Thieme

Bandscheibenbedingte Erkrankungen

Ursachen, Diagnose, Behandlung, Vorbeugung, Begutachtung

Robert Krämer
Jan Matussek
Theodoros Theodoridis

Unter Mitarbeit von
Lluís Aguilar i Fernàndez
Monika Hasenbring
Cordelia Schott
Wolfram Teske
Hans-Joachim Wilke

6. Auflage
504 Abbildungen

Georg Thieme Verlag
Stuttgart · New York

Impressum

Bibliografische Information der Deutschen Nationalbibliothek

Die Deutsche Nationalbibliothek verzeichnet diese Publikation in der Deutschen Nationalbibliografie; detaillierte bibliografische Daten sind im Internet über http://dnb.d-nb.de abrufbar.

1. Auflage 1978
2. Auflage 1986
3. Auflage 1994
4. Auflage 1997
5. Auflage 2006

1. englische Auflage 1981
2. englische Auflage 1990
3. englische Auflage 2008
1. polnische Auflage 2012
1. russische Auflage 2013
1. spanische Auflage 1989

Wichtiger Hinweis: Wie jede Wissenschaft ist die Medizin ständigen Entwicklungen unterworfen. Forschung und klinische Erfahrung erweitern unsere Erkenntnisse, insbesondere was Behandlung und medikamentöse Therapie anbelangt. Soweit in diesem Werk eine Dosierung oder eine Applikation erwähnt wird, darf der Leser zwar darauf vertrauen, dass Autoren, Herausgeber und Verlag große Sorgfalt darauf verwandt haben, dass diese Angabe **dem Wissensstand bei Fertigstellung des Werkes** entspricht.
Für Angaben über Dosierungsanweisungen und Applikationsformen kann vom Verlag jedoch keine Gewähr übernommen werden. **Jeder Benutzer ist angehalten**, durch sorgfältige Prüfung der Beipackzettel der verwendeten Präparate und gegebenenfalls nach Konsultation eines Spezialisten festzustellen, ob die dort gegebene Empfehlung für Dosierungen oder die Beachtung von Kontraindikationen gegenüber der Angabe in diesem Buch abweicht. Eine solche Prüfung ist besonders wichtig bei selten verwendeten Präparaten oder solchen, die neu auf den Markt gebracht worden sind. **Jede Dosierung oder Applikation erfolgt auf eigene Gefahr des Benutzers.** Autoren und Verlag appellieren an jeden Benutzer, ihm etwa auffallende Ungenauigkeiten dem Verlag mitzuteilen.

Rüdigerstraße 14
70469 Stuttgart
Deutschland
Telefon: +49/(0)711/8931-0
Unsere Homepage: www.thieme.de

Printed in Germany

Zeichnungen: Christiane und Dr. Michael von Solodkoff, Neckargemünd
Umschlaggestaltung: Thieme Verlagsgruppe
Umschlaggrafik: Martina Berge, Bad König
Redaktion: Stephanie Lofing, Berlin
Satz: Ziegler und Müller, Kirchentellinsfurt
gesetzt aus APP/3B2, V. 9
Druck: Firmengruppe APPL; aprinta druck, Wemding

ISBN 978-3-13-555606-2 1 2 3 4 5 6

Auch erhältlich als E-Book:
eISBN (PDF) 978-3-13-157186-1
eISBN (ePub) 978-3-13-176166-8

Widmung

Unserem Coach, Vater, Onkel und Schwiegervater.

Vorwort

Seit der Erstveröffentlichung dieses Werkes 1978 sind 35 Jahre vergangen. Es ist die Basis des Lebenswerks des Autors Prof. Dr. Jürgen Krämer (05.03.1939–07.10.2011) und die Grundlage für seine zahlreichen weiteren Werke und Veröffentlichungen. Vielzitiert und mittlerweile in 5 Sprachen übersetzt, stellt es einen wichtigen, nicht wegzudenkenden Bestandteil der Literatur zum Studium der bandscheibenbedingten Erkrankungen dar.

Um den Fortbestand des Gedankenguts von Prof. Dr. Jürgen Krämer zu gewährleisten, haben wir, Dr. Theodoros Theodoridis, Dr. Jan Matussek und Dr. Robert Krämer, uns der Fortführung des Werkes angenommen.

Der didaktische Aufbau des Buches ist gleich geblieben, jedoch wurden sämtliche Kapitel grundlegend überarbeitet sowie Neuerungen und Änderungen seit der Herausgabe der letzten Auflage 2006 in Basiswissenschaft, Diagnostik und Therapie berücksichtigt und ergänzt.

Das Kapitel spezielle Biomechanik der Wirbelsäule beinhaltet neue Erkenntnisse zur Biomechanik, bearbeitet von Prof. Dr. H.-J. Wilke, ebenso das Kapitel Wirbelsäule und Psyche bearbeitet von Frau Prof. Dr. M. Hasenbring.

Wir danken außerdem Frau Dr. C. Schott für die ausführliche Aktualisierung des Kapitels Schmerzentstehung und Chronifizierung und Dr. W. Teske für die umfangreiche Literaturrecherche für das gesamte Buch.

Geblieben sind dem Buch die zahlreichen eindrucksvollen MRT-Darstellungen aus dem von Prof. Dr. O. Köster und Prof. Dr. J. Krämer verfassten MRT-Atlas.

Für illustrative Fotos im Rahmen der Physiotherapie danken wir J. Griebel (Physiotherapeut) und für die Beratung in speziellen operativen Techniken Dr. L. Aguilar.

Auch in der Medizin wird die Zeit immer schnelllebiger. Die Industrie entwickelt in Zusammenarbeit mit Medizinern neue Techniken, die teilweise erfolgsversprechend sind, jedoch häufig auch teuer, oder eher enttäuschende Ergebnisse bringen und über kurz oder lang wieder vom Markt verschwinden. Insofern möchten wir im Angedenken an Prof. Dr. Jürgen Krämer insbesondere auf die Grundlagenkapitel und das Kapitel 12 hinweisen. Hier wird auf die physiologische Komponente der Bandscheibendegeneration, also die Natürlichkeit des Phänomens der Alterung und den gutartigen Spontanverlauf von bandscheibenbedingten Erkrankungen hingewiesen. Es gilt dem Patienten mit möglichst wenig aufwendigen Mitteln über den Schmerzpeak hinwegzuhelfen, bevor man zu aufwendigen und kostspieligen Maßnahmen greift.

Wir danken allen, die uns bei der Fortführung eines so umfangreichen Werkes unterstützt haben. Wir danken dem Georg Thieme Verlag KG für die großzügige Ausstattung des Buches.

Formentera – Regensburg – Bochum

Robert Krämer – Jan Matussek – Theodoros Theodoridis

Anschriften

Verfasser

Krämer, Robert, Dr. med.
Centro Médico Teknon
Consultorios Marquesa-Desp. 10
Marquesa de Vilallonga 12
08017 Barcelona
Spanien

Matussek, Jan, Dr. med.
Universitätsklinikum Regensburg
Orthopädische Klinik
Abt. Kinderorthopädie-Wirbelsäulenchirurgie
Kaiser-Karl-V.-Allee 3
93077 Bad Abbach

Theodoridis, Theodoros, Dr. med.
Viktoria Klinik Bochum
INWIFO – Institut für Wirbelsäulenforschung
Viktoriastr. 66–70
44787 Bochum

Mitarbeiter

Aguilar i Fernàndez, Lluís, Dr. med.
Centro Médico Teknon
Consultorios Marquesa-Desp. 10
Marquesa de Vilallonga 12
08017 Barcelona
Spanien

Hasenbring, Monika, Prof. Dr. phil.
Ruhr-Universität
Abt. für Medizinische Psychologie
Universitätsstr. 150
44801 Bochum

Schott, Cordelia, Dr. med.
Orthopädische Privatpraxis
Hindenburgstr. 27
45127 Essen

Teske, Wolfram, Dr. med.
St. Josef-Hospital
Orthopädische Universitätsklinik
der Ruhr Universität Bochum
Gudrunstr. 56
44791 Bochum

Wilke, Hans-Joachim, Prof. Dr.
Universitätsklinikum Ulm
Institut für Unfallchirurgische Forschung
und Biomechanik
Zentrum für Muskuloskelettale Forschung Ulm (ZMFU)
Helmholtzstr. 14
89081 Ulm

Inhaltsverzeichnis

Literatur unter: www.thieme.de/literatur/kraemer-bandscheiben

Kapitel 1

Einleitung

1

1 Einleitung

Unter den bandscheibenbedingten Beschwerden spielen **Erkrankungen auf degenerativer Basis** in jeder Hinsicht eine so überragende Rolle, dass den Tumoren, Entzündungen und Entwicklungsstörungen im Zwischenwirbelabschnitt nur eine untergeordnete klinische Bedeutung zukommt. Die durch degenerative Veränderungen hervorgerufenen Form- und Funktionsstörungen der Wirbelsäule haben in den letzten Jahrzehnten großes Interesse gefunden. Dazu hat nicht nur die weite Verbreitung bandscheibenbedingter Erkrankungen, sondern auch ihre vielfältige Auswirkung auf andere Organe beigetragen. Die Entdeckung des Kausalzusammenhanges zwischen Bandscheibenprolaps und Ischialgie hat zunächst morphologische Gesichtspunkte in den Vordergrund rücken lassen. Das Festhalten an den **pathologisch-anatomischen Veränderungen** führte dazu, dass funktionelle Störungen der Wirbelsäule, die bisher morphologisch nicht objektiviert werden konnten, häufig nicht vom Arzt, sondern von Paramedizinern behandelt wurden. Man erkannte sehr bald, dass sich mit der operativen Entfernung des Prolapses nicht alle Probleme beseitigen ließen. Allzu oft fand man eine erstaunliche Diskrepanz zwischen den pathologisch-anatomischen und den röntgenologischen Veränderungen sowie den tatsächlichen Beschwerden.

Form- und Funktionsstörungen treten entgegen einer vielfach geäußerten Ansicht im Bewegungssegment nicht unbedingt gemeinsam auf. Deformierungen sind nicht gleichbedeutend mit Beschwerden. Symptomlose Missbildungen, Skoliosen und juvenile Kyphosen legen einen eindeutigen Beweis ab.

> **Merke**
> Entscheidend für das Auftreten von Beschwerden ist die Entwicklungsdauer der Deformierung im Bewegungssegment.

Die plötzliche Bedrängung der Nervenwurzeln durch eine Fraktur oder einen Prolaps ruft heftigste Beschwerden hervor. Kommt die Dehnung des Nervs jedoch allmählich zustande, wie z. B. bei der idiopathischen Skoliose oder Spondylolisthesis, so bestehen ausreichend Möglichkeiten zur Adaptation, ohne dass neurologische Symptome auftreten.

Grundlage unserer heutigen **funktionell-dynamischen Betrachtungsweise** sind neu hinzugekommene Erkenntnisse auf dem Gebiet der Biochemie und Biomechanik. Morphologisch nicht fassbare Konsistenz- und Volumenänderungen der Bandscheibengrundsubstanz können Auswirkungen auf die Funktion des ganzen Achsenorganes haben. Wirbel, Zwischenwirbelabschnitte, Bänder und Muskeln bilden an der Wirbelsäule eine funktionelle Einheit, die in dem von Junghanns (1951) geprägten Begriff „Bewegungssegment" ihren besten Ausdruck findet. Die Störung eines dieser Bestandteile hat auch Auswirkungen auf die anderen Komponenten des Bewegungssegmentes. Wegen der Besonderheiten ihrer Stoffwechsellage bei gleichzeitiger starker mechanischer Beanspruchung sind vor allem die Bandscheiben Ausgangspunkt zahlreicher Erkrankungen im Bewegungssegment. Insbesondere die unteren Bewegungssegmente der HWS und der LWS, wo starre in bewegliche Abschnitte des Achsenorgans übergehen, rufen häufig Beschwerden hervor. Hinzu kommen hier noch die engen topographischen Beziehungen zwischen den zahlreichen Formschwankungen unterlegenen Bandscheibenbegrenzungen und den Nervenwurzeln.

Die Darstellung bandscheibenbedingter Erkrankungen beinhaltet im Wesentlichen eine Abhandlung über pathologische Zustände in den unteren zervikalen und lumbalen Bewegungssegmenten. Entsprechend dem Titel und der Aufgabenstellung sind die Akzente in diesem Buch vor allem auf die **klinischen Krankheitsbilder** gesetzt. Alle Grenzgebiete, wie Embryologie, pathologische Histologie, Elektronenmikroskopie und spezielle Operationsverfahren, wurden nur so weit aufgenommen, wie ihnen eine größere praktische Bedeutung zukam. Es galt, den gemeinsamen Nenner aller bandscheibenbedingten Erkrankungen herauszuarbeiten, um die Diagnostik zu erleichtern und die Therapie zu vereinfachen. Ein Beispiel dafür ist die Positionsabhängigkeit der Schmerzen und ihre Beeinflussung durch Lagerung bzw. Haltungswechsel. Alle weiterführenden Maßnahmen müssen unter Berücksichtigung des Stellenwertes für die Diagnosesicherung und den Gewinn für den Patienten 4 Bedingungen erfüllen: Sie sind nach dem WIRKE-Prinzip möglichst

> **Merke**
> wenig
> - invasiv,
> - riskant,
> - kostspielig,
>
> aber
> - effektiv.

Denn bei den immer aufwändiger werdenden diagnostischen und therapeutischen Verfahren muss man sich stets den relativ gutartigen Verlauf der Bandscheibenleiden vor Augen halten. Da von bandscheibenbedingten Erkrankungen vorwiegend jüngere Menschen betroffen sind, ist es erforderlich, dass der Arzt seinem Patienten nach Abschluss der Behandlung einige **Verhaltensmaßregeln** mit auf den Weg gibt. Während man früher dem scheinbar unabwendbaren Entstehen und schicksalhaften

Verlauf von Bandscheibenschäden machtlos gegenüberstand, bestehen heute Möglichkeiten, im Rahmen der **Rückenschule** mit einer sinnvollen Rehabilitation und Prophylaxe Häufigkeit und Intensität der Zervikal- und Lumbalsyndrome zu beeinflussen.

Bei unserer Umfrage in verschiedenen Wirbelsäulenzentren Europas (Bernsmann 2000) erwiesen sich unter den diagnostischen Verfahren die Magnetresonanztomographie (MRT) und in der Therapie Physiotherapie und Verhaltenstraining bei bandscheibenbedingten Erkrankungen als besonders günstig im Sinne des WIRKE-Prinzips.

Kapitel 2

Geschichte und Terminologie

2

2 Geschichte und Terminologie

2.1 Geschichte

2.1.1 Einleitung

Degenerative Wirbelsäulenveränderungen und bandscheibenbedingte Erkrankungen sind so alt wie die Menschheit selbst. Seit der Zeit des Homo primigenius bis in die Neuzeit liefern uns Skelettreste auch reichlich Nachweise für Aufbrauchschäden an der Wirbelsäule. Obwohl bandscheibenbedingte Erkrankungen wie Schulter-, Nacken-, Kreuz- und Ischiasbeschwerden heute weit verbreitet sind und als sog. Zivilisationsschäden gelten, haben auch schon unsere Vorfahren darunter gelitten, zumal diese Leiden oft schon in jungen Jahren auftreten und nicht an die hohe Lebenserwartung des Neuzeitmenschen gebunden sind.

Zusatzinfo

Es ist erstaunlich, dass ein sowohl pathologisch-anatomisch als auch klinisch-neurologisch so klar umrissenes Krankheitsbild wie z. B. die Prolapsischialgie in ihrem Wesen praktisch bis zur Veröffentlichung von Mixter u. Barr 1934 unerkannt blieb.

Operations- und sektionstechnische Mittel standen bereits seit Jahrzehnten zur Verfügung. Beschreibungen der Ischialgie als eine der häufigsten und bedeutendsten bandscheibenbedingten Erkrankungen finden sich bei namhaften Autoren der Antike und des Mittelalters (► Tab. 2.1).

Tab. 2.1 Zeittafel zur Geschichte der bandscheibenbedingten Erkrankungen.

Autoren	Jahr	Ereignis
Hippokrates	460–377 v. Chr.	Beschreibung der Ischialgie, benutzt dafür den Begriff Hüftweh. Therapie durch Kauterisation mit dem Glüheisen
Galenus von Pergamon	129–199 n. Chr.	Lebensweise des Menschen als Ursache der Ischias. Therapie: Aderlass in der Kniekehle, Brechmittel
Andreas Vesalius	1543	eingehende Beschreibung der Bandscheiben
Sydenham	1624–1689	prägt den Begriff Lumbago. Therapie durch Erbrechen, Purgieren und Schwitzen
Cotugno	1736–1822	genaue Beschreibung der Ischiassymptomatologie. Therapie durch warme Umschläge, Massage, Blasenpflaster
Bretschneider	1847	beschreibt die sog. Ischiasdruckpunkte
Valleix	1852	Beschreibung der von Bretschneider entdeckten sog. Valleix-Druckpunkte
Lasègue	1864	Beschreibung der Ischias in seinem Buch „Considérations sur la sciatique“
Charcot	1888	beschreibt eingehend die ischiatische Fehlhaltung
Krause u. Oppenheim	1909	Cauda-equina-Kompression durch Bandscheibengewebe
Goldthwait	1911	Läsion des Discus intervertebralis als Ursache der Ischias und der Cauda-equina-Kompression erkannt
Dandy	1919	Beschreibung der Pneumenzephalographie
Sicard u. Forestier	1922	subarachnoidale Einspritzung von Lipiodol im Bereich des Lumbosakralkanales zur Lokalisation von Spinaltumoren
Schmorl	1928	Beschreibung intraspongiöser Bandscheibenhernien als Schmorl-Knorpelknötchen
Mixter u. Barr	1934	Beschreibung des Bandscheibenvorfalles als Ursache der Ischialgie. Therapie durch Entfernung des prolabierten Materiales mit Hemilaminektomie
Bärtschi-Rochaix	1949	degenerative Veränderungen der Halsbandscheiben als Ursache der Migraine cervicale entdeckt
Junghanns	1951	schuf den Begriff Bewegungssegment als Grundlage für die moderne Bandscheibenbiochemie und –biomechanik
L. Smith	1964	Injektion von Chymopapain intradiskal zur Behandlung der Bandscheibenprotusion
Oldendorf/Hounsfield/Ambrose	1961/1973/1973	Computertomographie zur Diagnostik auch der Wirbelsäulenerkrankungen
Lauterbur/Mansfield	1973	Magnetresonanztomographie (MRT)

2.1.2 Vor Christus

Hippokrates (460–377 v. Chr.) beschreibt ein *Hüftweh* am Ende des Steißes und der Hinterbacken mit Ausstrahlung in den Schenkel. Er behandelte wie wir auch heute noch unter anderem mit Bädern und warmen Umschlägen (Hippokrates 1897).

2.1.3 0–1700

Galenus von Pergamon (129–199 n. Chr.) sah in der Lebensweise des Patienten mit sexuellen Ausschweifungen, Wein und Müßiggang eine wesentliche Mitursache für die Ischialgie. Seine Behandlung bestand in der Reinigung des Körpers, z. B. durch Aderlass.

Außer einer erstmaligen genauen Beschreibung der Bandscheiben 1543 durch **Vesalius** (Vesalius 1543) und einer Schilderung der Lumbago durch **Sydenham** (1624–1689) finden sich in den folgenden Jahrhunderten keine besonderen Erkenntnisse auf dem Gebiet der bandscheibenbedingten Erkrankungen.

2.1.4 1700–1900

Erst **Cotugno** (1736–1822) hat sich in seiner 1764 erschienenen Abhandlung „De ischiade nervosa commentarius“ mit der Ischias eingehend auseinander gesetzt. Seine Beobachtungen zur Symptomatologie und Therapie haben das Wissen über diese Erkrankung so bereichert, dass die Ischialgie in der Folgezeit auch als „Malum Cotunnii“ bezeichnet wurde. Aus der Folgezeit wären noch Namen zu erwähnen, die mit auch heute noch bekannten klinischen Untersuchungstests verbunden sind. **Valleix** beschrieb 1852 die nach ihm benannten Druckpunkte im Ischiasverlauf (Valleix 1852), die allerdings **Bretschneider** schon 5 Jahre vorher exakt angegeben hatte (Bretschneider 1847). Vergeblich sucht man in dem 1864 von **Lasègue** veröffentlichten Hauptwerk „Considérations sur la sciatique“ (Lasègue 1864) nach dem nach ihm benannten Lasègue-Test. Eine Beschreibung des Ischiasdehnungstests findet sich erst 1881 bei **Forst**, einem Schüler Lasègues (zit. nach Finneson 1980).

Obwohl die charakteristische eindrucksvolle Fehlhaltung des Rumpfes, welche im Zusammenhang mit einer Prolapsischialgie auftritt, auch schon in den vorhergehenden Jahrhunderten bekannt gewesen sein dürfte, so wurde sie jedoch erst 1888 von **Charcot**, einem Pariser Neurologen, richtig beschrieben.

2.1.5 Nach 1900

Trotz dieses Hinweises auf die LWS machten erst **Krause** u. **Oppenheim** (1909) sowie **Goldthwait** (1911) die entscheidende Beobachtung, dass eine Läsion des Discus intervertebralis Ursache einer Cauda-equina-Kompression und der Ischialgie sei. Weitere Untersuchungen blieben jedoch aus. Es bedurfte noch weiterer 20 Jahre, bis der Funke der Erkenntnis auch auf andere übersprang, die anhand eines größeren Patientengutes die Richtigkeit der Goldthwait-These bewiesen. Wegweisend dahin waren die erweiterten Möglichkeiten einer genauen Diagnostik durch Kontrastdarstellungen des lumbalen Spinalkanales, die **Dandy** (1919) mit Luft und **Sicard** u. **Forestier** (1922) mit Lipiodol durchführten. Es ist bedauerlich, dass der Pathologe **Schmorl** 1928 bei seinen systematischen Wirbelsäulenuntersuchungen nicht mit entsprechenden Klinikern in Verbindung stand, die mit dem Krankheitsbild der Lumboischialgie täglich zu tun hatten. Sonst wäre ihm und seinen Mitarbeitern sicherlich die klinische Relevanz seiner zahlreichen Entdeckungen aufgefallen. Er beschreibt in seinen Arbeiten Randwülste an den Wirbeln, Verschmälerungen der Zwischenwirbelscheibe, Zerstörungen des Anulus fibrosus und schließlich Verlagerungen von Bandscheibengewebe in die Spongiosa der Wirbelkörper, die nach ihm als *Schmorl-Knorpelknötchen* in die Literatur eingingen. Die für die Klinik der bandscheibenbedingten Erkrankungen bahnbrechende Arbeit stammt schließlich von **Mixter** u. **Barr**, die 1934 den lumbalen Bandscheibenvorfall in seiner Bedeutung für die Ischias klar beschrieben und die Effektivität einer operativen Behandlung anhand von 58 Fällen bewiesen (Mixter u. Barr 1934). Diagnostik und Therapie des lumbalen Bandscheibenvorfalles wurden in den folgenden Jahren und Jahrzehnten weiter verbessert.

Die Erkenntnisse über die Ätiologie und Pathogenese lumbaler Bandscheibensyndrome wurden auch auf die HWS übertragen. **Bärtschi-Rochaix** (1949) erkannte, dass Schulter-Arm-Syndrome sowie Nacken-Kopf-Schmerzen von Lockerungen und Verlagerungen der zervikalen Bandscheiben verursacht werden.

Nachdem die mechanisch bedingten degenerativen Veränderungen im Zwischenwirbelabschnitt als entscheidendes pathogenetisches Prinzip der bandscheibenbedingten Erkrankungen erkannt waren, beschäftigte man sich in den letzten Jahrzehnten eingehender mit der Biomechanik und Biochemie der Bandscheiben. **Junghanns** trug mit seinen Arbeiten über das Bewegungssegment als funktionelle Einheit der Wirbelsäule wesentlich zum Verständnis der bandscheibenbedingten Erkrankungen bei (Junghanns 1951).

Einen wesentlichen Fortschritt in der Bildgebung bei bandscheibenbedingten Erkrankungen bedeutete die Einführung und Weiterentwicklung der Magnetresonanztomographie (MRT) (Lauterbur u. Mansfield 1973). Mit dieser Technik wurden weitgehend invasive diagnostische Verfahren wie Diskographie und Myelographie und in den letzten Jahren zunehmend auch die (strahlenbelastende) Computertomographie ersetzt.

Nähere Ausführungen zur jüngsten Geschichte der Wirbelsäulenchirurgie einschließlich der minimalinvasiven Wirbelsäuleninterventionen finden sich bei Krämer (2004) und Borenstein, Wiesel, Boden (2001).

2.2 Terminologie

Definition

Alle Erkrankungen, die direkt oder indirekt von den Bandscheiben ausgehen, werden als bandscheibenbedingt bzw. diskogen bezeichnet.

2.2.1 Anatomie und Pathologie

Dazu zählen auch Beschwerden, die zwar von den Wirbelgelenken und Bändern ausgehen, primär aber von pathologischen Vorgängen im Zwischenwirbelabschnitt verursacht werden. Obwohl das mit **Bandscheibe** bezeichnete Gewebe zwischen 2 Wirbelkörpern entwicklungsgeschichtlich nicht zusammengehört, stellt es eine biomechanische Einheit dar. Auch sektionstechnisch lässt sich ohne weiteres ein zusammenhängendes Gebilde zwischen den Wirbelkörperdeckplatten herauspräparieren, das den Aspekt einer Bandscheibe bietet. Den Zwischenwirbelabschnitt kann man wegen der fehlenden Komponenten weder als Gelenk noch als Halbgelenk (von Luschka 1858), sondern allenfalls wie Lindemann u. Kuhlendahl (1953) als Synchondrose bezeichnen.

Definition

Die Verbindungen an den Gelenkfortsätzen sind echte Gelenke, die man als Wirbelgelenke bezeichnet.

Der Begriff Wirbel„bogen“gelenk ist umständlich, denn der Wirbelbogen stellt einen Bestandteil des Wirbels dar und Wirbelkörpergelenke sind nicht vorhanden. Ebenso erübrigt sich die Bezeichnung „kleine“ Wirbelgelenke. Die Gelenkverbindungen zwischen Querfortsatz und Rippe im Bereich der BWS heißen **Wirbel-Rippen-Gelenke** bzw. Kostotransversalgelenke.

Merke

Das Bewegungssegment stellt die funktionelle Einheit in der Wirbelsäule dar und besteht aus 2 Wirbelkörpern mit den zugehörigen Verbindungsgelenken, einem Zwischenwirbelabschnitt und den dazugehörigen Weichteilen.

► **Protrusion und Prolaps.** Obwohl die Kenntnis von den pathologischen Veränderungen im Zwischenwirbelabschnitt und ihre Bedeutung für bestimmte Krankheitsbilder noch kein halbes Jahrhundert alt ist, waren die Anschauungen über Ursachen und Therapie schon zahlreichen Wandlungen unterlegen. Dieser Wandel spiegelt sich u. a. in der unterschiedlichen Begriffsbestimmung wider. Bevor Mixter u. Barr 1934 zeigen konnten, dass eine Wurzelkompression durch Bandscheibenläsion eine häufige Ursache von Ischiasschmerzen ist, sahen Steinke (1918), Clymer (1921), Adison u. Ott und Elsberg im prolabierten Bandscheibengewebe Knorpeltumoren, die als ventrale extradurale „Chondrome“ bezeichnet wurden.

Bradford u. Spurling (1950) bezeichneten ein Vorspringen der intakten Zwischenwirbelscheibe als *Bandscheibenprotrusion* und unterschieden sie von der Bandscheibenruptur mit Nucleus-pulposus-Hernie.

Wir verwenden den Begriff *Protrusion* für die Vorwölbung der Bandscheibenkontur nach hinten bei intaktem äußerem Bandscheibenring.

Wenn der Anulus fibrosus perforiert ist und Bandscheibengewebe nach dorsal oder dorsolateral in den Epiduralraum vordringt, sprechen wir vom *Prolaps*. Die Übergangssituationen sind in Kap. 11.4.1 beschrieben.

Die Bezeichnung Hernie ist missverständlich, da dieser Begriff bereits für die pathologischen Ausstülpungen des Peritoneums und des Zwerchfells reserviert ist. Dort liegen grundsätzlich andere anatomische Voraussetzungen vor. Außerdem ist der Bruchinhalt von Leisten- oder Diaphragmahernien immer noch von verschiedenen Hüllen umgeben, was beim Bandscheibenprolaps nicht der Fall ist.

Eine Verlagerung von Bandscheibengewebe innerhalb des Zwischenwirbelabschnittes ohne wesentliche Vorwölbung der Bandscheibenkonturen nach außen wird als **intradiskale Massenverschiebung** oder „Dérangement interne“ bezeichnet. Aus dem Verband gelöste Gewebefragmente – *Bandscheibensequester* – werden verschoben oder verkantet.

Die altersbedingten Zermürbungen und Risse im Zwischenwirbelabschnitt stellen eine physiologische Umprägung des Bandscheibengewebes dar, die nach Schmorl u. Junghanns (1968) unter dem Begriff Chondrosis intervertebralis zusammengefasst werden. Man versteht darunter alle Veränderungen, die sich im Rahmen der *Bandscheibendegeneration* im Zwischenwirbelabschnitt abspielen. Die degenerativen Veränderungen des Zwischenwirbelabschnittes betreffen aber nicht nur den Knorpel, wie man dem Begriff Chondrosis intervertebralis entnehmen könnte, sondern die ganze Bandscheibe. Deswegen erscheint die Bezeichnung **Diskose** zutreffender (entsprechend Arthrose-Arthritis, Diskose-Diszitis; das Suffix „ose“ kennzeichnet die Zuordnung zu einem degenerativen Geschehen).

Merke

Unter Diskose versteht man alle im Rahmen der Bandscheibendegeneration auftretenden pathologisch-anatomischen, biochemischen und biomechanischen Veränderungen des Diskus.

Auch die Bezeichnung „regressive Veränderungen" kann in diesem Zusammenhang verwendet werden. Denn die Bandscheibe ist nicht zu einem Wiederaufbau in der Lage. Der Bandscheibendegeneration bzw. Diskose kommt noch kein Krankheitswert zu, sondern nur die Bedeutung einer Krankheitsbereitschaft. Das Gleiche gilt auch für die im Zusammenhang mit der Bandscheibendegeneration auftretenden Veränderungen an den benachbarten WirbelkörperschlussplattenSchmorl bezeichnete die Zermürbung der Bandscheibe zusammen mit den reaktiven Verdichtungen der Wirbelkörperendflächen als **Osteochondrose**.

Die röntgenologisch eindrucksvollste Erscheinung im Rahmen der Bandscheibendegeneration stellt die **Spondylose** dar. Es handelt sich hierbei um mehr oder weniger stark ausgeprägte reaktive knöcherne Randzacken an der Stelle, wo sich das vordere Längsband vom Wirbelkörper abhebt. An der dorsalen Wirbelkörper-Bandscheiben-Grenze entstehen nur ausnahmsweise spondylotische Ausziehungen, da das hintere Längsband fest mit dem Anulus fibrosus verbunden ist, als sog. Retrospondylose.

Spondylose und Osteochondrose werden häufig z. B. unter den Diagnosen aufgeführt. Diese Begriffe stellen jedoch keine Erkrankungen für sich dar, sondern sind Bezeichnungen für Alterserscheinungen ohne Krankheitswert, vergleichbar mit grauen Haaren und Falten in der Haut. Altern ist ein physiologischer Vorgang, dem jedes Gewebe im Organismus unterliegt. Die Besonderheiten der Alterungsvorgänge im Zwischenwirbelabschnitt des Menschen bestehen darin, dass sie – bedingt durch eine ungünstige Ernährungslage und starke mechanische Beanspruchungen – besonders frühzeitig einsetzen.

Zusatzinfo

Frühzeitiges Altern ist das natürliche biologische Schicksal des Bandscheibengewebes beim Menschen.

Bei allen älteren Menschen lassen sich Spondylose und Osteochondrose nachweisen, unabhängig davon, ob sie Beschwerden hatten oder nicht.

Neben dem Begriff Diskose wurde die Bezeichnung Bandscheibendegeneration beibehalten, weil sie auch im internationalen medizinischen Sprachgebrauch verwendet wird, obwohl Degeneration zugleich eine gewisse Wertung im Sinne eines krankhaften Vorganges bedeutet, was aber tatsächlich nicht der Fall ist. Degeneration ist ein rein morphologischer Terminus ohne klinische Relevanz, denn Strukturveränderungen bedeuten noch nicht gestörte Funktion oder Beschwerden.

Merke

Erst wenn Funktionsstörungen oder Schmerzen auftreten, spricht man von bandscheibenbedingter Erkrankung aufgrund degenerativer Veränderungen.

Es gibt Achsenabweichungen der Wirbelsäule in der Frontal- und Sagittalebene, die mit einer asymmetrischen Druckbeanspruchung der Bandscheiben einhergehen. In den konkavseitig gelegenen, schlechter ernährten Anteilen der Zwischenwirbelabschnitte laufen die degenerativen Veränderungen beschleunigt ab, sodass sich dort bevorzugt Rissbildungen und Zermürbungserscheinungen einstellen.

Definition

Analog dem Begriff der präarthrotischen Deformität bezeichnet man die zur vorzeitigen Diskose führenden Haltungsanomalien wie Beckenschiefstand, Rundrücken, Halbwirbel, Skoliose und dergleichen als prädiskotische Deformität.

Auch hier ist nur das morphologische Substrat ohne Krankheitswert gemeint. Lediglich die Krankheitsbereitschaft ist in diesen oder den benachbarten Wirbelsäulenabschnitten erhöht.

▸ **Entzündungen.** Sie sind durch die Endung „itis" gekennzeichnet. Eine Infektion des Diskus heißt **Diszitis**, die des Wirbels **Spondylitis**. Die gleichzeitige Entzündung von Wirbelkörper und Bandscheibe, die in den meisten Fällen vorliegt, müsste man konsequenterweise als **Spondylodiszitis** bezeichnen. Im medizinischen Sprachgebrauch wird jedoch bei bakteriellen Infektionen mit Wirbel- und Diskusbefall der Begriff Spondylitis eingesetzt, obwohl die Bandscheibeninfektion oft das Krankheitsbild bestimmt. Die Bezeichnung Spondylodiszitis wird im Allgemeinen nur bei entzündlich-rheumatischen Affektionen an der Wirbelkörper-Bandscheiben-Grenze verwendet.

2.2.2 Krankheitsbilder

Die Begriffe Zervikal-, Thorakal- und Lumbalsyndrom sind ungenau und erlauben keinerlei Rückschlüsse auf die Ätiologie und Pathogenese der Erkrankung. Sie besagen lediglich, dass von dem betreffenden Wirbelsäulenabschnitt Beschwerden ausgehen. Nach Leiber u. Olbrich (1990) steht Syndrom für Symptome, die durch charakteristischen Verlauf, Anamnese und Prognose miteinander verbunden sind.

Trotzdem erscheint die Beibehaltung dieser Bezeichnungen gerechtfertigt; einmal, weil sie aus dem allgemeinen medizinischen Sprachgebrauch nicht mehr wegzudenken sind und zum anderen, weil die bandscheibenbedingten Erkrankungen vor allem an HWS und LWS derartig häufig sind, dass man Beschwerdezustände anderer Genese in diesen Wirbelsäulenabschnitten schon zu den Ausnahmen zählen kann.

Für die bessere Verständigung in Klinik und Praxis hat es sich als zweckmäßig erwiesen, das Bandscheibenleiden schon bei der Diagnosebezeichnung genauer zu charakterisieren. Neben den häufigeren lokalen, d. h. in ihrer Symptomatik auf den betroffenen Wirbelsäulenabschnitt beschränkten Syndromen gibt es noch Krankheitsbilder mit radikulären, medullären oder zephalen Erscheinungen. Für die HWS gibt es bereits feststehende Begriffe, die mit ihren internationalen Kurzbezeichnungen in ▶ Tab. 2.2 aufgeführt sind. An der LWS unterscheidet man grundsätzlich lokale, auf die Lendenregion beschränkte Beschwerdezustände und solche, die mit in die unteren Extremitäten ausstrahlenden Schmerzen einhergehen. Da das verlagerte oder ausgestoßene Gewebe nicht allein aus Gallertkern, sondern aus allen Anteilen des Zwischenwirbelabschnittes einschließlich Knorpelplatten und Faserring besteht, heißt es Bandscheibenvorfall (Diskusprolaps) und die entsprechende Operation Diskotomie.

Tab. 2.2 Gebräuchliche Begriffe und Synonyma.

Gebräuchlicher Begriff	Synonym	Englische Bezeichnung	Erläuterung
Bandscheibe	Discus intervertebralis, Zwischenwirbelabschnitt, Zwischenwirbelscheibe	intervertebral disc	Gewebe zwischen 2 Wirbelkörpern
Bandscheibenbedingte Erkrankungen	diskogene Erkrankungen	disc diseases	alle krankhaften Zustände, die direkt oder indirekt von den Bandscheiben ausgehen
Bandscheibenlockerung	Instabilitas intervertebralis	segmental instability	Stabilitätsverlust des Bewegungssegmentes durch Nachlassen des Quelldruckes
Bandscheibenring	Anulus fibrosus, Faserring	annulus fibrosus	vorwiegend aus Fasern bestehender Bandscheibenrand
Bandscheibensequester		sequestrated disc fragment	aus dem Verband gelöste Bandscheibengewebefragmente
Bewegungssegment	Segmentum mobilitatis	motion segment	Funktionseinheit der Wirbelsäule
Chemonukleolyse	Diskolyse, Nukleolyse	chemonucleolysis	Auflösung bzw. Erweichung von Bandscheibengewebe durch intradiskale Injektion
Diskose	Bandscheibendegeneration, Chondrosis intervertebralis, Bandscheibenverschleiß, regressive Bandscheibenveränderungen	discosis, disc-degeneration	alle mit der Bandscheibendegeneration zusammenhängenden biomechanischen und pathologisch-anatomischen Veränderungen im Zwischenwirbelabschnitt
Diskotomie	lumbale Bandscheibenoperation, Prolapsoperation, Nukleotomie	discectomy	Operation an der Bandscheibe
Diszitis	Bandscheibenentzündung	discitis	isolierte Bandscheibeninfektion
Facettensyndrom	pseudoradikuläres Syndrom	facet syndrome	von den Wirbelgelenken ausgehende Schmerzen, z. T. in die Extremitäten ausstrahlend, ohne segmentalen Bezug
Facettektomie		facetectomy	Entfernung von Teilen des Wirbelgelenkes
Flavektomie	Fenestrotomie, Fensterung	fenestration	Entfernung des Lig. flavum zur Eröffnung des Wirbelkanales von dorsal
Foramen interarcuale	Zwischenbogenloch	interlaminar space	vom Lig. flavum überspannte dorsale Öffnung des Wirbelkanales zwischen 2 Wirbelbögen
Foramen intervertebrale	Zwischenwirbelloch	intervertebral foramen	Von Nerven durchzogene seitliche Öffnung des Wirbelkanals zwischen 2 Wirbelbögen
Foraminotomie		foraminotomy	Erweiterung des eingeengten Foramen intervertebrale
Fusionsoperation	Spondylodese	spinal fusion	vertebrale oder dorsale operative Versteifung eines Bewegungssegmentes

Tab. 2.2 Fortsetzung

Gebräuchlicher Begriff	Synonym	Englische Bezeichnung	Erläuterung
Gallertkern	Nucleus pulposus	nucleus pulposus	vorwiegend aus Grundsubstanz bestehendes Bandscheibenzentrum
Hemilaminektomie		hemilaminectomy	Entfernung einer Wirbelbogenhälfte bis zum Gelenk
Hohes lumbales Wurzelsyndrom	Femoralisneuralgie	upper lumbar radiculitis	Lumbalsyndrom mit Beteiligung der Spinalnervenwurzeln L 2, L 3, z. T. L 4
Hüft-Lenden-Strecksteife	Brettsymptom	tight hamstrings	reflektorische Anspannung der ischiokruralen und Rückenstreckmuskeln
Intradiskale Injektion	Bandscheibeninjektion	disc injection	Einbringen eines Medikamentes direkt in die Bandscheibe
Intradiskale Massenverschiebung	Dérangement interne	internal disc derangement	unphysiologische starke Verlagerung von Gewebe innerhalb der Bandscheibe
Intrathekale Instillation		intrathecal injection	Einbringen eines Medikamentes direkt in den Subarachnoidalraum
Ischialgie	Ischias, Lumboischialgie	sciatica	Lumbalsyndrom mit Beteiligung des Ischiasnervs (Spinalnervenwurzeln L 5, S 1, z. T. L 4 und S 2)
Ischiatische Fehlhaltung	Ischiasskoliose	sciatic list	typische Rumpffehlhaltung beim lumbalen Wurzelsyndrom
Knorpelplatte		cartilaginous endplate	hyalinknorpelige Schicht auf der Wirbelkörperschlussplatte
Laminektomie		laminectomy	Entfernung des ganzen Wirbelbogens bis zu den Gelenken
Laminotomie		laminotomy	Entfernung von Teilen des Wirbelbogens ohne Kontinuitätsdurchtrennung
Lokales Lumbalsyndrom	Lumbalgie, Kreuzschmerzen	low back pain	auf die Kreuz-Lenden-Region beschränkte Beschwerden
Lokales Zervikalsyndrom	internationale Abkürzung: LCS, HWS-Syndrom	local cervical syndrome	auf die HWS-Region beschränkte Beschwerden
Lumbago	Hexenschuss	lumbago	akute Form des lokalen Lumbalsyndromes
Lumbales Wurzelsyndrom		lumbar radiculitis	Lumbalsyndrom mit segmentaler Ausstrahlung ins Bein
Lumbalsyndrom	LWS-Syndrom, lumbales Bandscheibensyndrom	lumbar disc disease	Beschwerden von der LWS durch Funktionsstörungen und degenerative Veränderungen
Wirbelkanalstenose	Spinalkanalstenose, Lumbalstenose	spinal stenosis	Einengung des Wirbelkanales
Wirbel-Rippen-Gelenk	Kostotransversalgelenk	costotransverse joint	Gelenkverbindung zwischen Querfortsatz und Rippe
Zervikalsyndrom	internationale Abkürzung: CS, HWS-Syndrom	cervical syndrome	Beschwerden von der HWS durch Funktionsstörungen und degenerative Veränderungen
Zervikobrachiales Syndrom	internationale Abkürzung: CBS, Schulter-Arm-Syndrom, zervikales Wurzelsyndrom, Zervikobrachialgie	cervical radiculitis	Zervikalsyndrom mit Ausstrahlung in den Arm
Zervikomedulläres Syndrom	internationale Abkürzung: CMS	cervical myelopathy	Rückenmarkkompression durch degenerative Veränderungen
Zervikozephales Syndrom	internationale Abkürzung: CCS, Migraine cervicale, zervikale Kopfschmerzen	cervicocephalic syndrome	Zervikalsyndrom mit Kopfschmerzen, Schwindel, Hör-, Seh- und Schluckstörungen

Deutsche Begriffe nach den Empfehlungen des Arbeitskreises Degenerative Wirbelsäulenerkrankungen der DGOT (jetzt Sektion Wirbelsäule der DGOU)

Unter dem Begriff **lokales Lumbalsyndrom** werden alle bandscheibenbedingten Beschwerden im Bereich der LWS zusammengefasst, die nicht mit segmentalen Nervenwurzelreizerscheinungen einhergehen.

Das lokale Lumbalsyndrom entspricht am ehesten dem englischen „Low Back Pain".

Neben akuten kommen auch chronische Beschwerdezustände vor. Sie alle unter dem Begriff *Lumbago* zusammenfassen zu wollen, wäre terminologisch unrichtig. Die Lumbago stellt nur eine der akuten Erscheinungsformen des lokalen Lumbalsyndromes dar.

Lumbago (lumbago, f. [lat], „Lendenlähmung") ist in der Humanmedizin die Bezeichnung für heftige bewegungsabhängige Schmerzen im Bereich der LWS. Dieser akute, oft mit einer vornüber geneigten Fehlhaltung einhergehende Zustand wird im Volksmund, aber auch im medizinischen Sprachgebrauch als Hexenschuss bezeichnet. Nach dem Volksglauben, der sich bis ins 16. Jahrhundert zurückverfolgen lässt, beruht die Krankheit auf dem Schuss einer Hexe (altenglisch: heagtessan bzw. ylfa gescor, „Hexen-" bzw. „Elbenschuss"). Wenn man einen frisch vom Hexenschuss getroffenen Patienten mit dem typischen Aussehen einer Hexengestalt vor sich hat, ist man geneigt anzunehmen, dass das Krankheitsbild den Begriff geprägt hat.

Merke

Beim Hexenschuss (Lumbago) weisen Schützin und Getroffener Ähnlichkeiten auf.

Der Begriff Lumbago ist auch in der Veterinärmedizin gebräuchlich und stellt hier die Bezeichnung für eine 12–14 Stunden anhaltende Muskelstarre beim Pferd dar.

Sammelbezeichnung für die bandscheibenbedingten radikulären Erscheinungen an der LWS ist lumbales Wurzelsyndrom; nicht jeder ins Bein ausstrahlende Schmerz ist eine Ischialgie. Es gibt auch hohe lumbale Wurzelsyndrome, die durch Kompression der ventralen Äste von L 2/L 3 hervorgerufen werden, welche nicht zum N. ischiadicus ziehen.

Neben den Begriffen lokales Lumbalsyndrom und lumbales Wurzelsyndrom sind vor allem bei populärwissenschaftlichen Darstellungen und in Anlehnung an die angloamerikanische Terminologie Begriffe wie **Kreuzschmerzen**, **Rückenschmerzen** (**back pain**), **tiefer Rückenschmerz** (**low back pain**), **Kreuz-Bein-Schmerz** (**leg and back pain**) üblich.

▸ **Einfache Kreuzschmerzen.** Die auch **simple back pain** genannten Kreuzschmerzen sind mechanisch ausgelöst, bewegungsabhängig, kurz dauernd und betreffen meistens Menschen im Alter zwischen 20 und 60 Jahren.

▸ **Komplexe Kreuzschmerzen.** Sie haben die gleichen Merkmale, dauern aber länger an und weisen häufig Faktoren für die Chronifizierung auf. Der Patient fühlt sich nicht wohl. Die im angloamerikanischen Sprachraum gebräuchlichen Begriffe „Specific and non specific Back Pain" (Waddel 2004) sind bei uns irreführend, weil mit spezifisch und unspezifisch u. a. eine Differenzierung zwischen tuberkulös und nichttuberkulös gemeint sein kann, wie z. B. bei der spezifischen und unspezifischen Spondylitis (Peters 2004).

Der ins Bein ausstrahlende Schmerz, entweder radikulär als lumbales Wurzelsyndrom oder pseudoradikulär, vorwiegend von den Facetten ausgehend, wird auch als **Kreuz-Bein-Schmerz** (**back and leg pain**) bezeichnet. **Wirbelsäulensyndrome** („rote Flagge") mit gravierendem Hintergrund (Tumore, bakterielle Spondylolitiden etc.) weisen auf schwerwiegende Erkrankungen hin und betreffen alle Altersgruppen.

2.3 Zusammenfassung

Dadurch, dass bandscheibenbedingte Erkrankungen beim Menschen schon frühzeitig auftreten, waren diese Leiden unseren in der Regel kürzer lebenden Vorfahren schon bekannt. Die bekannten Ärzte und Naturwissenschaftler beschrieben die Beschwerden nach ihrer Lokalisation z. B. als Hüftweh (Hippokrates) und behandelten mit den damals üblichen Methoden wie Glüheisen, Aderlass und Schwitzen. Erst im 19. Jahrhundert wurde durch Neurologen das Krankheitsbild genauer definiert. Der eigentliche Durchbruch zur Erkennung der Ätiologie und Pathogenese von Nervenwurzelkompressionssyndromen kam erst Mitte des vorigen Jahrhunderts, dass mit der operativen Entfernung eines Bandscheibenvorfalles die Ursache einer Ischialgie beseitigt werden konnte. Danach gab es eine rasante Entwicklung in der Diagnostik bandscheibenbedingter Erkrankungen mit der Myelographie, Computertomographie und Magnetresonanztomographie. Auch in der Therapie wurden vielfältige, vor allem operative Verfahren entwickelt, deren historische Beurteilung heute noch nicht möglich ist.

Obwohl die bildgebenden Verfahren heute eine genaue Darstellung der pathologisch-anatomischen Vorgänge im Bewegungssegment erlauben, fällt die Zuordnung zu klinischen Krankheitsbildern auch heute noch schwer. Dies spiegelt sich u. a. auch in der Terminologie wider, mit dem Gebrauch von allgemeinen Krankheitsbezeichnungen wie Lumbalsyndrom, einfachen Kreuzschmerzen und pseudoradikulären Syndromen.

Fazit

Obwohl bandscheibenbedingte Erkrankungen seit Menschengedenken bekannt sind, waren sie bis in die modernste Medizingeschichte nicht immer richtig zuordenbar. Auch heute bestehen noch klinisch-terminologische Schwierigkeiten, die Beschwerden den pathologisch-anatomischen Veränderungen in den immer besser werdenden bildgebenden Verfahren zuzuordnen.

Kapitel 3
Epidemiologie

3

3 Epidemiologie

3.1 Lebenszeitprävalenz

Es gibt kaum einen Menschen, der nicht irgendwann im Laufe seines Lebens an Beschwerden leidet, die auf degenerative Veränderungen seiner Bandscheiben zurückzuführen sind. Bandscheibenbedingte Erkrankungen, vor allem in Form von Kreuzschmerzen sind eine Volkskrankheit.

Pathologisch-anatomische Untersuchungen von Schmorl (1932), Schmorl u. Junghanns (1936), Coventry (1945), Hirsch (1960) und in unserem Institut von Tiedjen u. Müller (2001) haben gezeigt, dass nach dem 30. Lebensjahr jeder Mensch degenerative Veränderungen in seinen Bandscheiben aufweist.

Die Häufigkeit der Spondyloseund Osteochondrose als Ausdruck durchgemachter Bandscheibenlockerungen auf degenerativer Basis erreicht mit zunehmendem Alter eine ständige Steigerung mit einer Annäherung an 100 % bei 80- bis 90-Jährigen.

Pathologisch-anatomisch festgestellte degenerative Veränderungen sowie die Zeichen der Bandscheibendegeneration im Röntgenbild sind nicht gleichbedeutend mit Beschwerden. Die im Zusammenhang mit den degenerativen Veränderungen auftretenden klinischen Symptome sind bei einigen Patienten nicht so schwerwiegend, dass sie einen Arzt aufsuchen müssen, sodass sie nicht in den Statistiken der Versicherungsträger auftauchen.

Zusatzinfo

Unsere Befragungen aus kontrollierten Studien haben ergeben, dass jeder ältere Mensch auf Kreuzschmerzperioden in seinem Leben zurückblicken kann: Die Lebenszeitprävalenz beträgt 100 %.

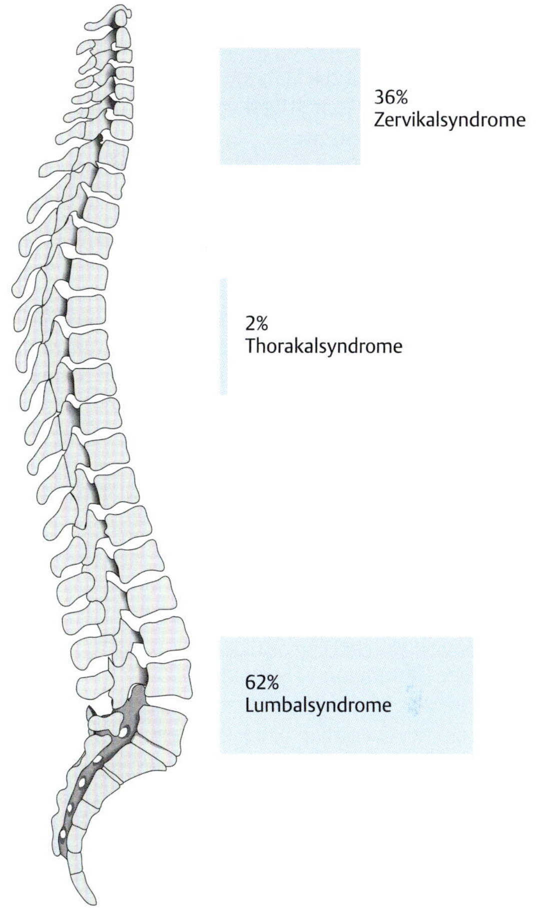

Abb. 3.1 Häufigkeit bandscheibenbedingter Erkrankungen in den einzelnen Wirbelsäulenabschnitten bei ambulant behandelten Patienten.

3.2 Punkt- und Jahresprävalenz

Mit einer Punktprävalanz (Rückenschmerzen heute) von 35 % und einer Jahresprävalenz von fast 70 % (Raspe u. Kohlmann 1993, TNS-Emnid 2004, Kohlmann u. Schmidt 2005, Schmidt et al. 2007) führen. Rückenschmerzen, die vor allem auf bandscheibenbedingte Erkrankungen zurückzuführen sind, in allen Krankheitsartenstatistiken. Die erste ernsthafte Erkrankung im Leben eines erwachsenen Menschen, die ärztliche Hilfe erfordert, ist in der Regel eine muskuloskelettale Erkrankung, vorrangig von der Wirbelsäule ausgehend (Ludwig et al. 1999).

3.3 Lokalisation und Häufigkeit

Die einzelnen Wirbelsäulenabschnitte sind unterschiedlich häufig von bandscheibenbedingten Erkrankungen betroffen. Unsere epidemiologischen Praxisstudien haben gezeigt, dass 36 % der Erkrankungen auf die Halswirbelsäule und 62 % auf die Lendenwirbelsäule entfallen (▶ Abb. 3.1).

Über die Verteilung auf einfache Kreuz-Bein-Schmerzen oder Kreuzschmerzen bei anderen Erkrankungen liegen keine genauen Zahlen vor. Die Schätzung von Waddel (2004) entspricht den übrigen Angaben in der Literatur (Bogduk 2000, Caspar 2001, Deyo 2004) mit folgender Verteilung:

- Kreuzschmerzen: 93 %,
- Kreuz-Bein-Schmerz: 5 %,

- gravierende, komplexe Wirbelsäulensymptome: 2 % („rote Flagge").

Die Häufigkeit bandscheibenbedingter Erkrankungen spiegelt sich in den Statistiken von Arztpraxen, Krankenversicherungen, Rentenversicherungsträgern und in der Gesundheitspolitik wider. Jeder 10. Patient in der Allgemeinpraxis und jeder 2. Patient beim Orthopäden sucht den Arzt wegen einer bandscheibenbedingten Erkrankung auf (Orthopädie-Memorandum 2001). Willweber-Strumpf u. Mitarb. (2000) konnten zeigen, dass bei der Hälfte der in orthopädischen Facharztpraxen befragten Patienten akute oder chronische Schmerzen der Grund des Arztbesuches waren. Unter diesen Schmerzen war der Rückenschmerz mit einem Anteil von 53,4 % am häufigsten vertreten. Die sozialmedizinischen Folgen dieser Erkrankungen lassen sich allein daran messen, dass Rückenschmerzen in Deutschland hinsichtlich der Arbeitsunfähigkeitstage bei den gesetzlich versicherten Personen an erster Stelle stehen. Nach den Ergebnissen der Krankheitsartenstatistik verliert in Deutschland jedes Pflichtmitglied der gesetzlichen Krankenversicherung wegen Rückenschmerzen pro Jahr durchschnitt ca. 2–3 Arbeitstage (Kohlmann u. Schmidt 2005).

Auch in der Rentenversicherung sind Rückenschmerzen durch degenerative bandscheibenbedingte Erkrankungen führend. So waren im Jahr 2002 die Krankheiten der Wirbelsäule und des Rückens mit einem Anteil von 30 % bei Männern und Frauen die häufigste Ursache für Leistungen der gesetzlichen Rentenversicherung zur medizinischen Rehabilitation. Bandscheibenbedingte Erkrankungen machen 17 % aller Neuzugänge der Berufs- und Erwerbsunfähigkeitsrenten aus (Arzneimittelkommission 2006).

Die in Deutschland verfügbaren Berechnungen der durch Rückenschmerzen bedingten Krankheitskosten schwanken in den letzten Jahren zwischen 16 und 22 Mrd. Euro (Hildebrandt et al. 2005). Die Gesamtausgaben für Rückenschmerzen erreichen damit in Deutschland einen Anteil von etwa 1 % des Bruttosozialproduktes.

3.4 International

Die Zahlen zur Epidemiologie von Kreuz- und Nackenschmerzen sind vergleichbar mit den Angaben im internationalen Schrifttum. Punkt-, Jahres- und Lebenszeitprävalenz entsprechen den Zahlen, die in Deutschland ermittelt wurden (Nachemson und Jonsson 2000). Die Prävalenz von Schmerzen durch degenerative Wirbelsäulenveränderungen in der Krankheitsartenstatistik spiegelt sich im European Pain Survey 2003 wider. Um die Häufigkeit chronischer Schmerzen in der Bevölkerung zu ermitteln, wurden in 16 europäischen Staaten in den Jahren 2002 und 2003 insgesamt 46 394 Erwachsene telefonisch befragt. Außerdem wurden insgesamt 48 039 Interviews mit chronisch Schmerzkranken durchgeführt. Europaweit zeigte sich ein einheitliches Bild: Chronisch Schmerzkranke lokalisieren ihre Schmerzen am häufigsten am Rücken (▸ Abb. 3.2).

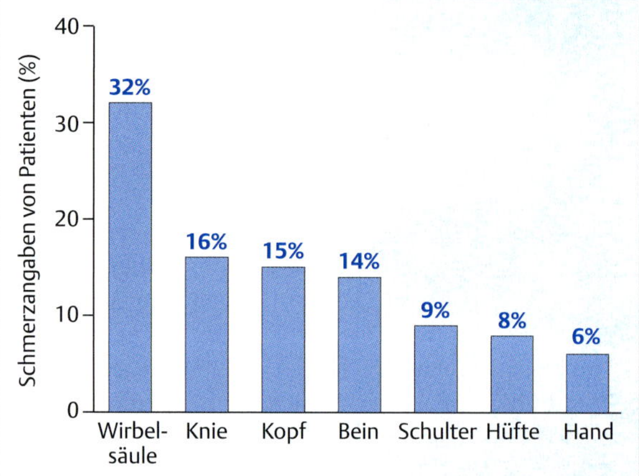

Abb. 3.2 Schmerzangaben von Patienten aus 16 europäischen Staaten (European Pain Survey 2003).

Rückenschmerzen stellen mit einem Gesamtkostenaufwand von $ 100 Millarden pro Jahr einen enormen ökonomischen Faktor dar. Zwei Drittel der Kosten sind indirekt, durch Lohnausfall und Produktivitätsminderung. Weniger als 5 % der Patienten, die innerhalb eines Jahres eine Episode von Rückenschmerzen erleiden, produzieren 75 % des Kostenaufwands (Katz 2006).

3.5 Zusammenfassung

Über die Häufigkeit und Verteilung bandscheibenbedingter Erkrankungen liegen aus dem deutschsprachigen und internationalen Schrifttum genaue Angaben vor. Der Schwerpunkt liegt im unteren Lendenwirbelsäulenbereich mit den sog. einfachen Kreuzschmerzen. Die wenigsten bandscheibenbedingten Erkrankungen sind gravierend und können konservativ mit einfachen Mitteln behandelt werden. Dennoch verursachen diese Leiden durch häufige Arbeitsausfälle Frühberentungen, Beanspruchung von Kapazitäten in Praxis und Klinik, allein schon durch ihre große Anzahl erhebliche Kosten in unserer Gesellschaft.

Fazit

Bandscheibenbedingte Erkrankungen sind eine Volkskrankheit.

Kapitel 4

Allgemeine Anatomie, Physiologie und Biomechanik

4

4 Allgemeine Anatomie, Physiologie und Biomechanik

4.1 Entwicklung des Zwischenwirbelabschnittes

Für das Verständnis der pathologisch-anatomischen Veränderungen in den Bandscheiben des erwachsenen Menschen ist die Kenntnis von der Entwicklung des Zwischenwirbelabschnittes bei Embryo und Kleinkind unerlässlich. Denn häufig finden sich bereits hier erste Ansätze für die beim Menschen relativ früh einsetzende Bandscheibendegeneration. Anatomische Untersuchungen über die Entwicklungsgeschichte und die Fehlbildungen der Wirbelsäule stammen vor allem von Töndury (1947, 1955, 1958, 1968, 1970, 1981) und seinen Mitarbeitern Larcher (1947), Prader (1947) und Ecklin (1960) sowie von Bell u. Mitarb. (1990) und Bogduk (2000). Sie konnten anhand einer Reihe von histologischen Schnitten den Ablauf der **Chordarückbildung** mit Aufbau der Wirbelkörper und der Bandscheibenanlage zeigen (▶ Abb. 4.1, ▶ Abb. 4.2, ▶ Abb. 4.3).

Als Vorläufer der Wirbelsäule entsteht bei den Wirbeltieren ein einzelliger Achsenstrang, der Rückensaite oder Chorda dorsalis genannt wird. Bei den Lanzettfischchen und der kleinen Gruppe der im Meer lebenden Manteltiere, den Chordaten, ist die Chorda dorsalis zeitlebens das einzige Achsenskelett.

Im Laufe der Keimesentwicklung wird die Chorda dorsalis bei den Wirbeltieren schon frühzeitig durch die knorpelige bzw. knöcherne Wirbelsäule ersetzt.

Bereits wenige Wochen alte Embryonen von 12 mm SSL (Scheitel-Steißbein-Länge) besitzen eine in Wirbel und Zwischenwirbelabschnitte gegliederte Wirbelsäulenanlage, die in ihrer ganzen Länge von der Chorda dorsalis durchsetzt wird (▶ Abb. 4.1).

Mit zunehmender Entwicklung wird die Chorda dorsalis in der Wirbelkörperanlage durch den Wachstumsdruck der Knorpelzellen zusammengepresst, sodass schließlich nur noch rundliche Chordafragmente im Zwischenwirbelabschnitt verbleiben. Sie sind der Platzhalter des späteren Gallertkernes. Die parachordale Bandscheibenanlage besteht aus einer Außen- und einer Innenzone. Aus der Außenzone, in der sich bereits frühzeitig längs verlaufende Fibrillen befinden, entwickelt sich der **Anulus fibrosus**. Die Fibrillen strahlen in die Knorpelschicht der Wirbelkörperanlage ein und bilden in der Übergangszone die Grundlage für die späteren Sharpey-Fasern. Die faserreiche zellarme Außenzone geht kontinuierlich in die strukturärmere gallertige parachordale Innenzone über (▶ Abb. 4.4).

Die parachordale Innenzone und das etwas exzentrisch liegende residuelle Chordasegment bilden schließlich die Grundlage für die Entstehung des Gallertkernes der Bandscheibe. Während das Zentrum des Wirbelkörpers allmählich verknöchert, entwickelt sich an der Wirbelkörper-Bandscheiben-Grenze die Knorpelplatte mit ihrer knorpeligen Randleiste, aus der später die knöcherne Randleiste hervorgeht.

Bei der Geburt sind bereits alle Strukturen im Zwischenwirbelabschnitt vorhanden, die später eine Bedeutung für die funktionsmechanische Beanspruchung der Wirbelsäule haben.

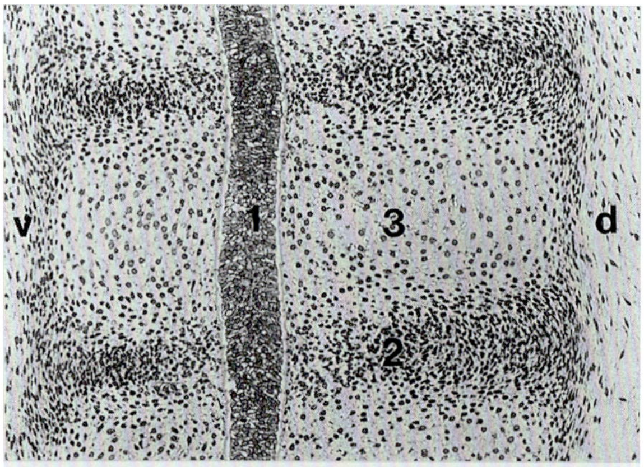

Abb. 4.1 Sagittal geführter Medianschnitt an der Wirbelsäulenanlage eines 12 mm großen Embryos. Die Chorda dorsalis (1) läuft von kranial nach kaudal durch die Bandscheibenanlage (2) und Wirbelkörper (3) (Originalphoto von Prof. Christ, Anatomisches Institut der Universität Bochum).

- v = ventral
- d = dorsal

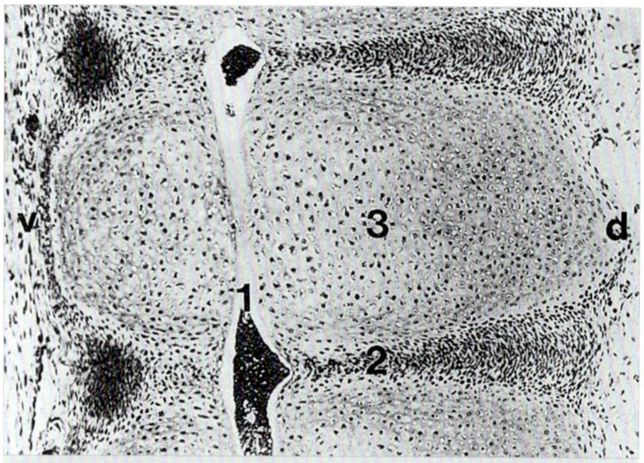

Abb. 4.2 Beim 30 mm großen Embryo ist die Chorda (1) in Höhe der Bandscheibe (2) verdickt. Im weiteren Verlauf verschwindet die Chorda normalerweise vollständig aus der Wirbelkörperanlage (3) (Originalphoto von Prof. Christ, Anatomisches Institut der Universität Bochum).

- v = ventral
- d = dorsal

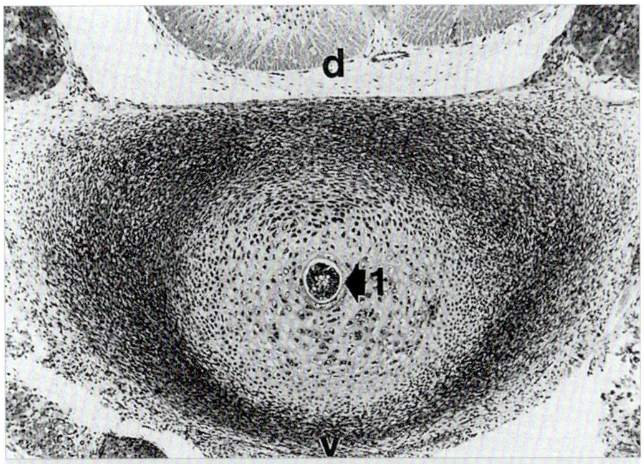

Abb. 4.3 Transversalschnitt durch die Bandscheibe bei einem 30 mm großen Embryo. Die Chorda dorsalis (1) liegt zentral. Der peripher dicht strukturierte Abschnitt des Bandscheibenblastems stellt den Anulus fibrosus dar (Originalphoto von Prof. Christ, Anatomisches Institut der Universität Bochum).

- v = ventral
- d = dorsal

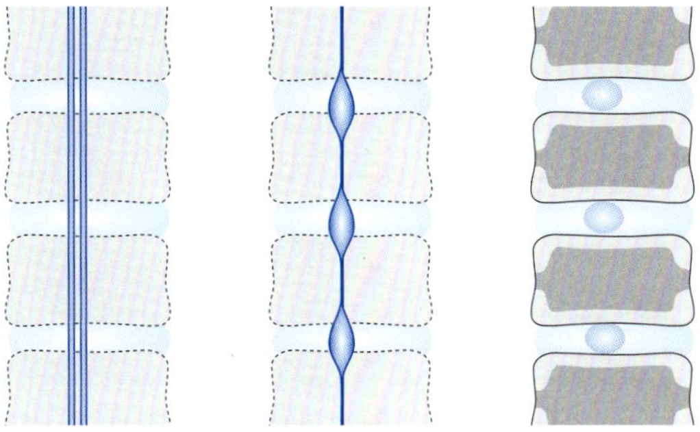

Abb. 4.4 Entwicklung des Zwischenwirbelabschnittes.
a Embryo, 12 mm SSL. Wirbelsäulenanlage mit knorpeligen Wirbelkörpern. Zwischenwirbelabschnitt mit längs verlaufenden Fibrillen in der Außenzone; die Chorda dorsalis durchsetzt alle Segmente.
b Embryo, 50 mm SSL. Verdrängung der Chorda dorsalis im Wirbelkörper. Ansammlung im Zwischenwirbelabschnitt.
c 6-jähriges Kind. Reste der Chorda dorsalis finden sich nur noch im zentralen Zwischenwirbelabschnitt. Zentrale Verknöcherung des Wirbelkörpers. Die Wirbelkörper-Bandscheiben-Übergangszone bildet Knorpelplatten mit knorpeligen Randleisten, aus denen später knöcherne Randleisten hervorgehen.

Merke

Der wachsende Zwischenwirbelabschnitt wird beim Embryo und Säugling noch mit Blutgefäßen versorgt.

Die Gefäße gelangen von dem der Wirbelsäule außen anliegenden Gefäßnetz, besonders aus der Gegend der Foramina intervertebralia, direkt in den Anulus fibrosus, durchbohren radial dessen Lamellen und bilden interlamelläre Kapillarnetze, dringen aber niemals bis in die inneren Schichten des Faserringes oder gar in den Gallertkern vor. Die zentralen Bandscheibenabschnitte werden also von Anfang an durch Diffusion ernährt. Die Knorpelplatten sind gut vaskularisiert. Es lassen sich periphere Rand- von zentralen axialen Gefäßen unterscheiden.

Wirbelkörper und **Zwischenwirbelabschnitt** entwickeln sich während des weiteren Wachstums nach der Geburt zu ihrer endgültigen Form beim jugendlichen Erwachsenen. Das Wachstum des Wirbelkörpers erfolgt von der Proliferationszone der Knorpelplatten her. An der markhöhlenwärts gerichteten Fläche der Knorpelplatten ist eine typische Knorpelwachstums- und -abbauzone ausgebildet, die erst um das 20. Lebensjahr verschwindet.

In dem knorpeligen Randleistenring entstehen Knochenkerne, die sich um das 12. Lebensjahr zum knöchernen Randleistenring verbinden. Von da ab beginnt die Verschmelzung der knöchernen Randleiste mit dem Wirbelkörper.

Die knöchernen Randleisten sind für die Bandscheibe insofern von Bedeutung, weil sich hier die Lamellen des Anulus fibrosus durch die sog. Sharpey-Fasern im Knochen verankern (▶ Abb. 4.5).

Die Volumenzunahme des Anulus fibrosus und des Gallertkernes erfolgt durch interstitielles appositionelles Wachstum. Es bilden sich in den äußersten Schichten dichte Lamellenbündel, die in verschiedenartigen, ineinander verwobenen Schraubenwindungen von Wirbelkörper zu Wirbelkörper ziehen.

Anzahl und Stärke der Faserringlamellen werden zum Bandscheibenzentrum hin geringer, sodass hier auch in der endgültigen Form des Gallertkernes die strukturlose Grundsubstanz überwiegt. Die Fasern und Grundsubstanz produzierenden Bindegewebezellen im Bandscheibenring werden nach den Untersuchungen von Töndury (1955) und Schaaf u. Mitarb. (2004) nur etwa bis zum 2. Lebensjahr mit Blutgefäßen versorgt. Danach bilden sich die Gefäße zurück, sodass bereits in den Faserringen 4-jähriger Kinder keine Blutgefäße mehr zu finden sind. Eine Erklärung für die **Gefäßrückbildung** hat man noch nicht finden können. Der zell- und faserreiche Zwischenwirbelabschnitt, in dem ein kontinuierlicher Auf- und Abbau von Makromolekülen stattfindet, erfordert auch beim Menschen eigentlich eine Vaskularisation.

Da beim Menschen das Verschwinden der Blutgefäße aus dem Zwischenwirbelabschnitt mit dem Beginn der aufrechten Haltung zwischen dem 1. und 2. Lebensjahr zeitlich zusammenfällt, kann ein Zusammenhang zwischen der anhaltenden Druckbelastung der Bandscheiben und ihrer Gefäßlosigkeit gesehen werden.

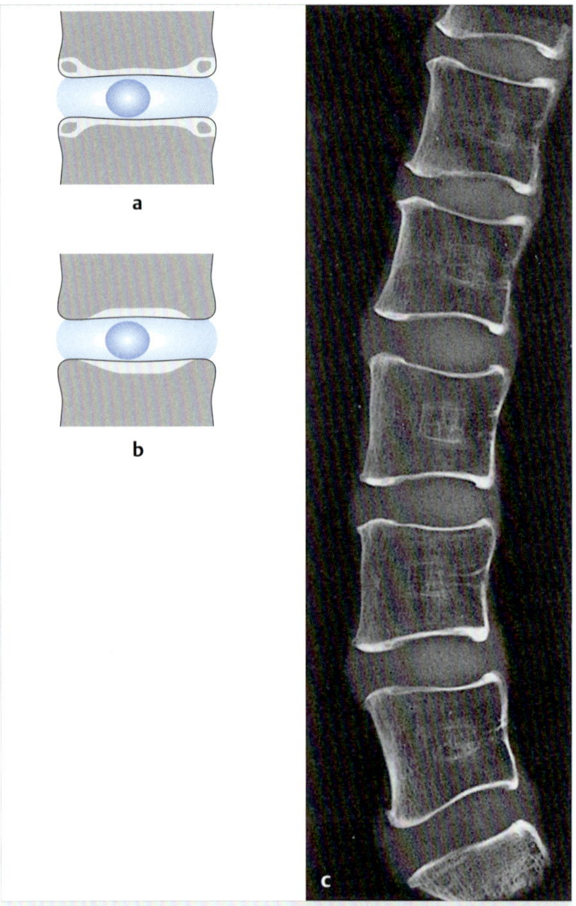

Abb. 4.5 Entwicklung der Wirbelkörper-Bandscheiben-Grenze.

a 12-jähriges Kind. In der knorpeligen Randleiste bildet sich zwischen dem 8. und 12. Lebensjahr ein Knochenring, die knöcherne Randleiste.

b Erwachsener. Nach dem 14. und 15. Lebensjahr verschmilzt die knöcherne Randleiste mit dem Wirbelkörper.

c Seitliche Röntgenaufnahme einer in der Sagittalebene durchsägten Wirbelsäule eines 17-Jährigen.

Im Gegensatz zu den Wirbelkörperarterien und -venen, die im Hohlraumsystem der Wirbelkörpertrabekel nicht der axialen Belastung ausgesetzt sind, werden die Gefäße in homogen-gallertigem Bandscheibengewebe, das physikalisch die Eigenschaften einer Flüssigkeit besitzt, je nach Körperposition in Abhängigkeit vom intradiskalen Druck oft anhaltend komprimiert. Dadurch wird der Metabolismus in den Bandscheiben empfindlich gestört.

Zusatzinfo

Die verschlechterte Ernährungslage hat Rückwirkungen sowohl auf die Qualität als auch auf die Quantität des Binde- und Stützgewebes im Zwischenwirbelabschnitt.

Im weiteren Verlauf bleibt die Volumenzunahme des Anulus fibrosus und des Gallertkernes durch interstitielles appositionelles Wachstum hinter dem Wirbelkörperwachstum zurück. Die **Relation Wirbelkörper-Zwischenwirbelabschnitt** verschiebt sich mit zunehmendem Wachstum zugunsten des Wirbelkörpers. Während bei der Geburt beide noch gleich hoch sind, weist der Zwischenwirbelabschnitt bei Abschluss des Wachstums nur noch etwa ⅓–⅕ der Höhe des benachbarten Wirbelkörpers auf. Auch in qualitativer Hinsicht zeigen die Bandscheiben Jugendlicher Veränderungen, die auf eine frühzeitige Altersinvolution hinweisen. Diese machen sich vor allem in der raschen Abnahme des Wassergehaltes bemerkbar. Infolgedessen kommt es auch zu Konsistenz- und Farbänderungen des Bandscheibengewebes in den ersten Lebensjahren, die schon makroskopisch beim Aufschneiden frisch entnommener Bandscheiben ins Auge fallen.

Beim Neugeborenen und Kleinkind ist die Schnittfläche glasig-gallertig und hat ein flüssiges Aussehen (► Abb. 4.6). Tatsächlich kann man das zentrale halbflüssige Bandscheibengewebe z. B. bei einem 2-Jährigen mit einem Tupfer wegwischen, was bei Bandscheiben Erwachsener nicht mehr möglich ist.

Auch **nach Abschluss des Wachstums** ändert die Bandscheibe durch regressive Veränderungen ihr Aussehen. Im höheren Alter verliert das zentrale Bandscheibengewebe seinen ursprünglichen gallertig-homogenen Charakter und erhält ein trockenes, faseriges Aussehen. Wenn das Bewegungssegment durch spondylotische Spangen immobilisiert ist, können im Rahmen einer bindegewebigen Organisation wieder Blutgefäße in den Bandscheibeninnenraum einsprießen. Hassler (1969) fand bei stark degenerierten Bandscheiben regelmäßig Granulationsgewebe mit Blutgefäßen.

So unterliegen Form und Konsistenz der Bandscheiben im Laufe des prä- und postnatalen Lebens einem ständigen Wandel.

Merke

Bestimmte Phasen in der Entwicklung des Zwischenwirbelabschnittes vom Kleinkind zum Greis zeichnen sich durch ein erhöhtes Krankheitspotenzial aus, was sich u. a. im gehäuften Auftreten von bandscheibenbedingten Beschwerden äußert.

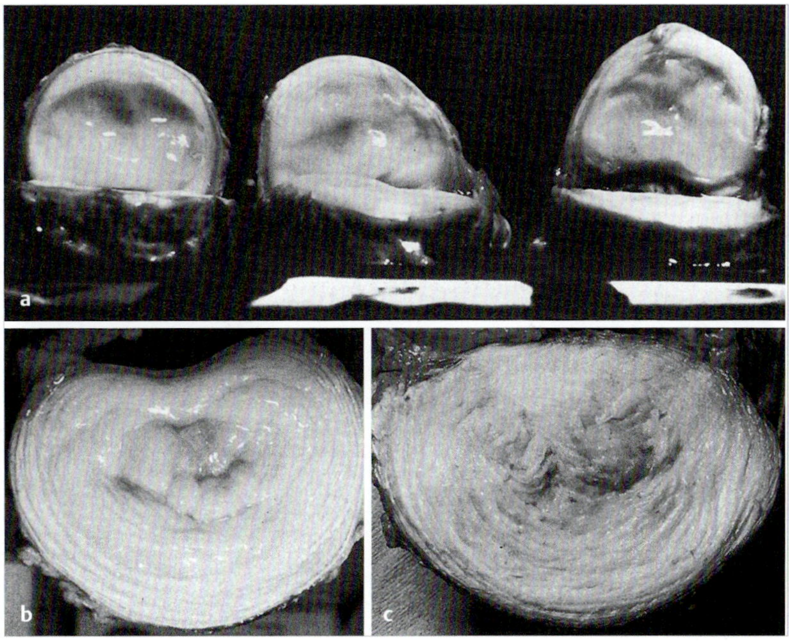

Abb. 4.6 Querschnitt lumbaler Bandscheiben.
a 2-Jähriger.
b 15-Jähriger.
c 42-Jähriger.

4.2 Anatomie

An der Entstehung bandscheibenbedingter Erkrankungen sind nicht allein die Bandscheiben beteiligt, sondern es spielen auch benachbarte und funktionell mit dem Zwischenwirbelabschnitt in enger Beziehung stehende Gebilde eine entscheidende Rolle. Diese seien hier nur insoweit mit aufgeführt, als sie später für die pathologische Anatomie von Bedeutung sind. Spezielle anatomische Gegebenheiten der einzelnen Wirbelsäulenabschnitte werden in den jeweiligen Kapiteln besprochen.

M!

Merke

Das Bewegungssegment stellt die Bau- und Funktionseinheit der Wirbelsäule dar.

Wesentlicher Bestandteil des Bewegungssegmentes ist der Zwischenwirbelabschnitt mit Gallertkern, Anulus fibrosus und Knorpelplatten, wobei Letztere entwicklungsgeschichtlich dem Wirbel zuzuordnen sind. Weiterhin gehören zum Bewegungssegment die Hälften der benachbarten Wirbel, vorderes und hinteres Längsband, gelbes Band (Lig. flavum), Wirbelgelenke und alle Weichteile, die sich in gleicher Höhe im Wirbelkanal, im Foramen intervertebrale sowie zwischen den Dorn- und Querfortsätzen befinden.

Die Wirbelsäule des Menschen hat im Allgemeinen 24 Bewegungssegmente, wobei die obersten Segmente zwischen Axis und Atlas sowie Atlas und Schädel keine Bandscheiben besitzen. Die Bezeichnung der **Bandscheiben** erfolgt nach den benachbarten Wirbeln. Es gibt normalerweise 23 Bandscheiben, darunter 5 Hals-, 11 Brust- und 4 Lendenbandscheiben sowie je eine am zervikothorakalen, thorakolumbalen und lumbosakralen Übergang. Der unterste Zwischenwirbelabschnitt wird auch als präsakraler Bandscheibenraum bezeichnet. Bei 6 freien Lendenwirbeln gibt es neben der präsakralen noch 5 lumbale Bandscheiben (► Abb. 4.7, ► Abb. 4.8). Beim erwachsenen Menschen machen die Zwischenwirbelabschnitte ¼ der Wirbelsäulenhöhe aus.

Von kranial nach kaudal nehmen die Bandscheiben an Höhe zu und sind entsprechend den physiologischen Krümmungen in der Sagittalebene trapezoidförmig gestaltet. Die Konvexität der zervikalen und lumbalen Lordose beruht auf der Dicke der ventralen Bandscheibenabschnitte, während die Brustkyphose durch die Form der Wirbelkörper bedingt ist.

[ ]

Definition

Die nicht knöchernen Bestandteile zwischen 2 Wirbelkörpern bezeichnet man als Bandscheibe, sie bestehen aus Knorpelplatten, Anulus fibrosus und Gallertkern.

Die **Knorpelplatten** gehören zum Wirbelkörper. Sie setzen sich aus hyalinem Knorpel zusammen und enden nach Wachstumsabschluss allseitig am inneren Rand der knöchernen Wirbelkörperrandleiste. Die Knorpelplatten sind auf der Wirbelkörperschlussplatte mit einer Kalkschicht befestigt, die feine Poren zur Ernährung des Zwischenwirbelabschnittes besitzt. Die Markräume des Wirbelkörpers stehen durch den siebartigen Charakter der Wirbelkörperoberfläche (Lamina cribrosa) mit der Knorpelplatte in Verbindung. Hier findet ein großer Teil des Stofftransportes per diffusionem statt.

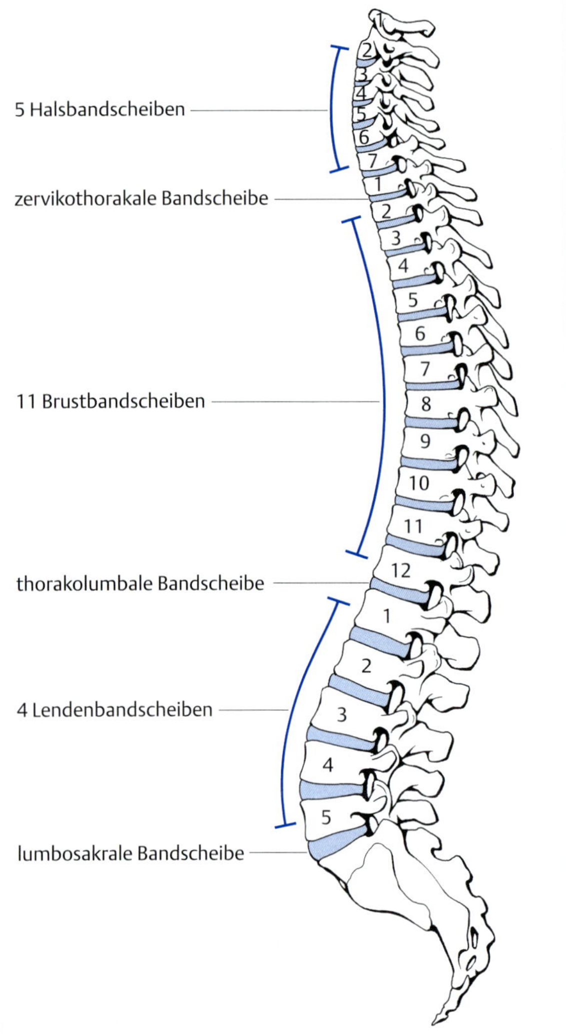

Abb. 4.7 Seitenansicht der Wirbelsäule eines Erwachsenen.

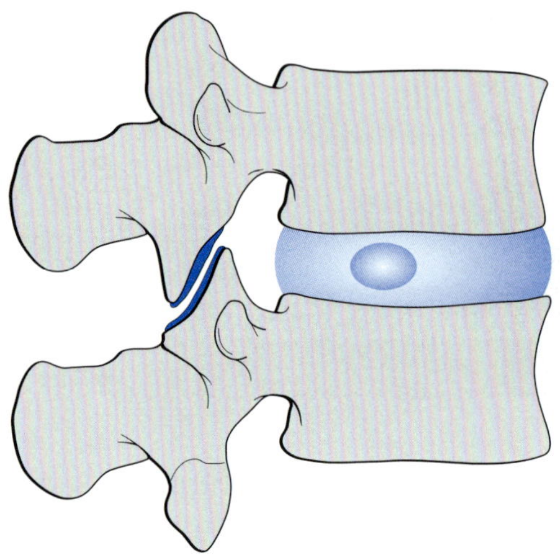

Abb. 4.8 Bewegungssegment (nach Junghanns).

Der **Bandscheibenring (Anulus fibrosus)** besteht vorwiegend aus Fasern, die in Schraubenwindungen sich miteinander verflechtend von Wirbelkörper zu Wirbelkörper ziehen. In der Randzone des Anulus fibrosus finden sich derbe sog. Sharpey-Fasern, die in die knöchernen Randleisten einstrahlen und dort fest verankert sind. Die Faserringlamellen sind ventral und lateral zahlreicher und kräftiger als dorsal. Hinten und hinten seitlich ist der Anulus fibrosus schmal und weist nur wenige, relativ dünne Lamellen auf. Der Bandscheibenring geht ventralwärts allmählich und ohne besondere Grenzen in den Gallertkern über.

Die Grundlage des **Gallertkerns (Nucleus pulposus)** stellt restliches Gewebe der Chorda dorsalis dar. Er liegt deswegen in Mittelstellung mehr im dorsalen Anteil des Zwischenwirbelabschnittes. Neben den bläschenförmigen Chordazellen liegen im Gallertkern während der Wachstumszeit noch netzartige Stränge aus direkt zusammenstehenden Kernen vom Aussehen der Chordazellkerne (Chordaretikulum). Die Maschenräume des Netzes enthalten eine flüssig-schleimige Grundsubstanz. So entsteht ein weit verzweigter Hohlraum, der zunächst mit synoviaähnlicher Flüssigkeit und später mit Gallertgewebe ausgefüllt ist, das nach dem Aufschneiden der Bandscheibe sofort herausquillt (▶ Abb. 4.9, ▶ Abb. 4.10)

Das Gewebe des Gallertkernes lässt sich in höherem Alter leichter auseinander schieben und zeigt Hohlräume, sodass es eher gelingt, 1–2 cm^3 Flüssigkeit zu instillieren als bei einem Jugendlichen, wo der Zusammenhalt des Bandscheibengewebes noch sehr groß ist.

Beim Aufschneiden der Bandscheibe eines Jugendlichen wölben sich die gallertartigen Massen des zentralen Bandscheibengewebes sofort über das Niveau der Schnittfläche. Die aus dem Verband der Wirbelkörper herausgenommene Zwischenwirbelscheibe strebt infolge des in ihr, insbesondere in dem des Nucleus pulposus, befindlichen Innendruckes, des Turgors, Kugelform an.

▶ **Bänder.** Das vordere Längsband *(Lig. longitudinale anterius)* überzieht als breiter Streifen die Wirbelkörpervorderwand und die ventralen Anteile des Anulus fibrosus. Man kann es präparatorisch leicht vom Bandscheibenring trennen.

Demgegenüber lässt sich das *hintere Längsband (Lig. longitudinale posterius)* nicht so ohne weiteres vom Bandscheibenring abpräparieren, da es mit diesem innig verbunden ist. Es ist kranial breiter als kaudal und verschmälert sich in Höhe der lumbalen Wirbelkörper zu einem schmalen Streifen (▶ Abb. 4.11). Bei unseren Bandscheibenpräparationen stellten wir fest (Stahl 1977), dass entgegen den Darstellungen in vielen Anatomiebüchern das hintere Längsband im Lumbalbereich die hintere Bandscheibenbegrenzung nicht ganz bedeckt, sondern in den

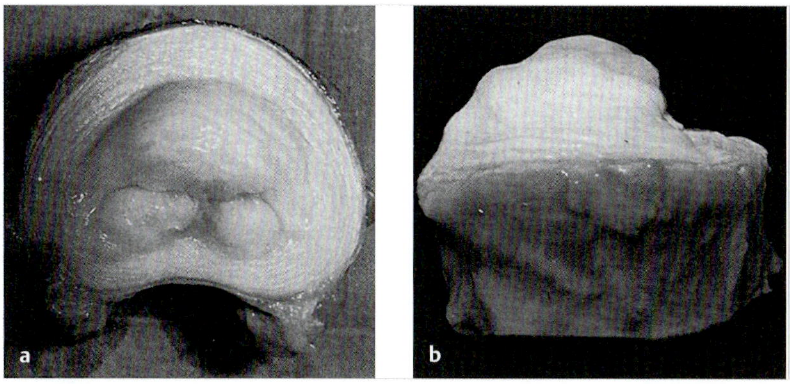

Abb. 4.9 Lumbale Bandscheibe eines 17-Jährigen. Sofort nach dem Aufschneiden wölbt sich der Gallertkern über das Niveau der Schnittfläche.
a Horizontalansicht.
b Seitenansicht.

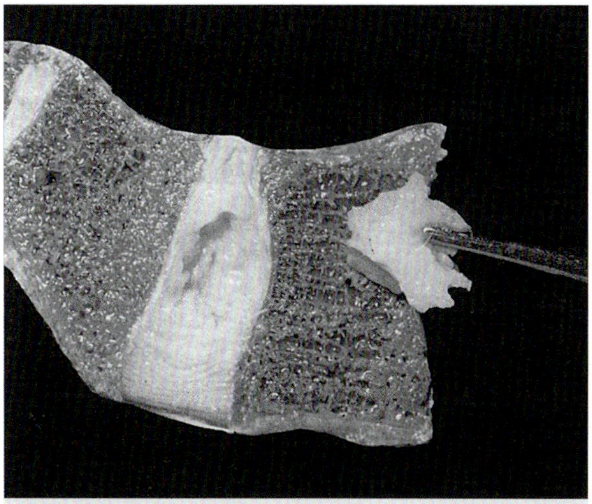

Abb. 4.10 Lumbosakrale Bandscheibe eines 18-Jährigen. Das zentrale mobile Bandscheibengewebe lässt sich mit der Pinzette herausnehmen.

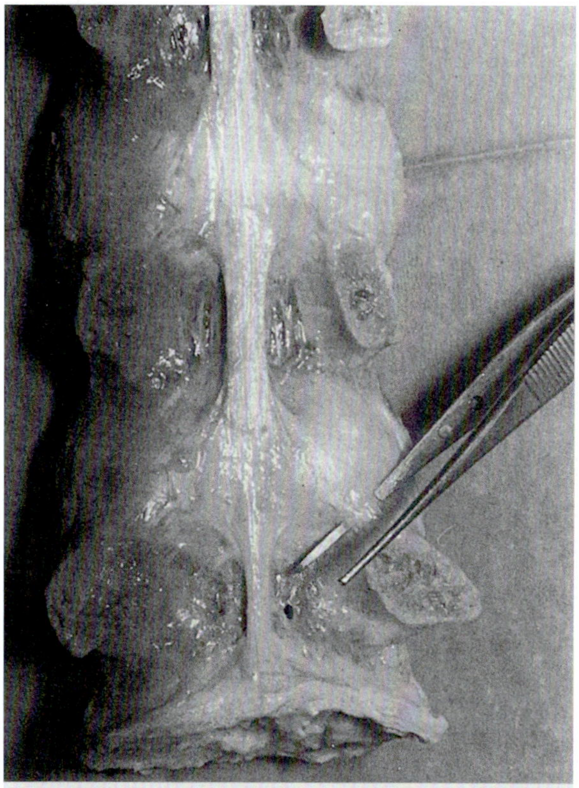

Abb. 4.11 Hinteres Längsband bei einem Präparat einer lumbalen Bandscheibe. Es verbreitert sich in Höhe der Bandscheibe und zieht mit einigen Fasern schräg nach unten zur Bogenwurzel. Die oberen lateralen Anteile der hinteren Bandscheibenbegrenzung bleiben unbedeckt.

dorsolateralen Abschnitten frei lässt, wo bekanntlich Bandscheibenvorfälle am häufigsten vorkommen. Die in Bandscheibenhöhe schräg nach kaudal verlaufenden lateralen Anteile des hinteren Längsbandes ziehen zum Periost der Wirbelbogenwurzel. Wenn diese Fasern z. B. durch eine Bandscheibenprotrusion unter Spannung gesetzt werden, kann es zum Periostschmerz kommen.

4.3 Feinstruktur und Biochemie

Bis auf vereinzelte Chordareste finden sich im Zwischenwirbelabschnitt des Menschen grundsätzlich nur Gewebebestandteile, die auch im Stütz- und Bindegewebe des übrigen Organismus vorkommen. Die einzelnen Komponenten des Bindegewebes sind zwischen den Wirbelkörpern entsprechend ihrer speziellen mechanischen Beanspruchung angeordnet und so klar gegen die Umgebung abgegrenzt, dass man von der Bandscheibe als **bindegewebigem Organ** sprechen kann. Im Zwischenwirbelabschnitt sind die histologisch und biochemisch grundverschiedenen Hauptelemente des Bindegewebes auch räumlich voneinander getrennt.

M!

Merke

Der Bandscheibenring besteht vorwiegend aus Fasern, der Gallertkern aus Grundsubstanz und die Knorpelplatten aus hyalinem Knorpel.

Diese Gewebe werden von Bindegewebezellen aufgebaut, die zwischen 20 und 30 % des Gewebevolumens ausmachen. Im Bandscheibengewebe finden sich Fibroblasten, Knorpelzellen und vereinzelt Chordazellen. Die Bindegewebezellen produzieren Grundsubstanz und Fasern, teils intra-, teils extrazellulär. Zur Synthese der extrazellulären Makromoleküle benötigen die Zellen niedermolekulare Stoffwechselsubstrate wie Aminosäuren, Salze, Glukose und Wasser. Die Zelldichte im Bandscheibengewebe ist abhängig von der Ernährungssituation. Im Bandscheibenzentrum gibt es deswegen weniger Zellen (Stairmand et al. 1991, Ito et al. 2001, Kluba et al. 2005).

Zusatzinfo

Der Wassergehalt im Nucleus pulposus sinkt von 90 % im 1. Lebensjahr auf 74 % im 8. Lebensjahrzehnt.

Dabei ergeben sich unterschiedliche Werte für die einzelnen Abschnitte im Anulus fibrosus, wie wir es in unseren Versuchen nachweisen konnten (Kolditz et al. 1985, Krämer et al. 1985). Das Wasser liegt nicht in freier Form vor, sondern findet sich vorwiegend als Strukturbestandteil der Makromoleküle. Es ist reversibel an die freien ionisierten Gruppen der Makromoleküle gebunden und kann gegen hydrophile Gruppen bestimmter Substanzen ausgetauscht und in die interstitielle Flüssigkeit abgegeben werden. Es ist möglich, den Wassergehalt der Bandscheiben im MRT quantitativ zu bestimmen (Panagiotacopulos et al. 1987, Silcox 1995, Rajasekaran 2004). Die Differenz des Wassergehaltes im Zwischenwirbelabschnitt zwischen Morgen und Abend wurden von unseren Radiologen quantitativ durch MRT anhand verschiedener Echozeiten bestimmt (Beyer et al. 1986).

Neben der *interstitiellen Flüssigkeit* finden sich im Bandscheibengewebe noch **Mineralstoffe**, Enzyme, organische Matrix und in geringen Mengen auch Fett.

Eine selbstständige Mineralphase kommt im Bandscheibengewebe normalerweise nicht vor. Nur im Alter können Kristalle von apatitischen Calciumphosphaten auftreten. McCarty (1964) fand im menschlichen Bandscheibengewebe Brushit und Calciumphosphat in kristalliner Form. Die anorganischen Ionen wie Natrium, Kalium und Calcium sind teils strukturgebunden, teils in der extrazellulären Flüssigkeit gelöst. Die Calciumionen sind an die sauren Mukopolysaccharide der Matrix gebunden und gegenüber der extrazellulären Flüssigkeit bis zu 35-fach anreicherungsfähig. Man kann deshalb zu Recht von der Calciumfängerschaft der Bandscheiben sprechen. Die Mineralisation geht mit einem Phosphorzuwachs und oft mit einer langsamen Kristallabscheidung einher. Der hohe Kaliumgehalt im Knorpelanteil der Bandscheiben ist durch den Zellgehalt zu erklären. Natrium ist teilweise matrixgebunden; alle übrigen Ionen finden sich in der interstitiellen Flüssigkeit. Die **Grundsubstanz** gehört zur organischen Matrix. Der Grundsubstanzgehalt nimmt vom Bandscheibenring zum Gallertkern hin zu. In der Grundsubstanz finden sich vorwiegend Glykoproteine und hochmolekulare Polysaccharide. Glykoproteine bestehen aus Eiweiß und Kohlenhydraten und zeichnen sich als Bestandteil von Sekreten (Mukoproteine) durch starke Wasseranziehungskraft und Viskosität aus. Unter den hochmolekularen Polysacchariden finden sich vor allem die sauren Mukopolysaccharide wie Hyaluronsäure, Chondroitinsulfat, Keratansulfat und Heparin. Die Mukopolysaccharide bilden ein hochpolymeres dreidimensionales Gittersystem, das der Grundsubstanz Viskosität verleiht.

Merke

Aufgrund ihres hohen effektiven hydrodynamischen Volumens binden die Makromoleküle einen großen Teil der Bandscheibenflüssigkeit.

Mit ihrer Hydratationskraft bestimmen die Mukopolysaccharide Quellbarkeit, Elastizität und Viskosität der Grundsubstanz. Die Synthese der Mukopolysaccharide und der Makromoleküle vollzieht sich zum Teil intra-, zum Teil extrazellulär. Aminozucker und andere Bausteine der sauren Mukopolysaccharide werden intrazellulär aus Intermediärprodukten des Glucosestoffwechsels gebildet. In erster Linie sind die Knorpelzellen Träger der Stoffwechselaktivitäten in der Bandscheibe. Sie synthetisieren mithilfe ihres Betriebsstoffwechsels ihre eigene organische Matrix, die aus Kollagen und einem Mukopolysaccharid-Protein-Komplex besteht. Der Abbau der Makromolekülkomplexe erfolgt durch eine Vitamin-A-abhängige zytoplasmatische saure Protease der Knorpelzellen, die durch Cortison gehemmt wird.

Die *Biosynthese der Makromolekülgruppen* im Bandscheibengewebe stellt keinen einmaligen Vorgang dar, sondern ist eine sich wiederholende Zellleistung. Aufgrund der begrenzten Lebensdauer müssen die extrazellulären Strukturen immer wieder erneuert werden. Es besteht normalerweise ein Gleichgewicht zwischen Synthese und Depolymerisation der Makromoleküle. Die sauren Mukopolysaccharide weisen z. B. eine hohe Umsatzrate auf. Für Chondroitinsulfat wurden biologische Halbwertszeiten von 7–16 Tagen, für die Hyaluronsäure von 2–4 Tagen gefunden (Schiller et al. 1956, Boström 1958, Davidson u. Small 1963, Ito et al. 2001).

Merke

Es erfordert einen regelmäßigen Stoffaustausch im Zwischenwirbelabschnitt, um Biosynthese und Abbau der extrazellulär gelegenen Strukturelemente aufrechtzuerhalten. Schlecht versorgte Bandscheibenzellen produzieren Makromoleküle von minderer Qualität und Quantität.

Der *Kollagengehalt* der Matrix macht im Bandscheibengewebe zwischen 44 und 51 % des Trockengewichtes aus. Das **fibrilläre Proteinkollagen** setzt sich vorwiegend aus den Aminosäuren Glycin (30 %), Prolin (12 %) und Hydroxyprolin (12–14 %) zusammen und besitzt eine hoch geordnete makromolekulare Struktur. Kollagenfasern finden sich vorwiegend im Bandscheibenring in Form von dicht gebündelten Fibrillen mit geflechtartigem Verlauf. Lichtoptische und elektronenmikroskopische Untersuchungen zeigen eine allmählich dichter werdende Struktur des Bandscheibengewebes zur äußeren Begrenzung hin (Dahmen 1966, Takeda 1975, Buckwalter 1976, Buckwalter et al. 1985, Urban 2001). Die Grenzbezirke der menschlichen Bandscheibe haben eine straff gebündelte Faseranordnung. Zwischen ihnen sieht man Streifen, die eine maschenwerkähnliche Ordnung erkennen lassen. Die Fasern liegen mehr oder weniger parallel in Bündeln, meistens dicht und unregelmäßig in einem Zwiebelschalenmuster gepackt. Die faserbildenden Zellen liegen in bikonvexer Form zwischen den Kollagenfibrillen. Für den Zusammenhalt der Kollagenfasern sorgen Mukopolysaccharide. Durch Verzahnung ihrer einzelnen Moleküle untereinander bildet sich eine makromolekulare Überstruktur, die durch das dreidimensionale Netzwerk der kollagenen Fasern mechanisch verfestigt wird. Solche Systeme stellen ein Hindernis für die Diffusion von Molekülen dar. Sie bilden eine Permeabilitätsbarriere, die den extrazellulären Stofftransport kontrollieren kann (Buddecke 1970). Unsere Diffusionsversuche mit Farbstoffen unterschiedlicher Molekülgröße haben gezeigt, dass nur Substanzen mit einem Molekulargewicht von unter 400 die Bandscheibengrenzen passieren können (Krämer 1973).

Merke M!

Der Grenzschicht der Bandscheibe kommt die Funktion einer selektiv permeablen Membran zu.

Auch die *Synthese der Kollagenfasern* vollzieht sich in der Initialphase intrazellulär. Von der Bandscheibenzelle wird zunächst die lösliche Vorstufe, das sog. Tropokollagen, bereitgestellt (Steven et al. 1969). Erst nach Verlassen der Zelle wird das Tropokollagen in einem extrazellulären Polymerisationsvorgang zur unlöslichen Kollagenfaser umgewandelt (Eyring 1969, Urban et al. 2004). Ähnlich den Mukopolysacchariden unterliegen auch die Kollagenmakromoleküle einem ständigen Auf- und Abbau. Das in der Fibrille lokalisierte Kollagen hat eine biologische Halbwertszeit von 30–60 Tagen. Ältere Individuen haben einen langsameren Kollagenumsatz. Der Abbau des Kollagens erfolgt über Kollagenasen.

▶ **Enzyme.** Sie werden in den Lysosomen der Bandscheibenzellen gebildet (Pearson 1972, Urban 2001) und beschleunigen als Biokatalysatoren den Ablauf der Stoffwechselvorgänge. Sie wirken nicht nur spaltend, sondern auch synthetisierend.

Merke M!

Enzymaktivitäten und kurze biologische Halbwertszeiten weisen darauf hin, dass der Stoffwechsel im Zwischenwirbelabschnitt relativ intensiv ist und durch zahlreiche mechanische sowie biochemische Faktoren auch von außen her beeinflusst werden kann.

4

4.4 Biomechanik

4.4.1 Die Bandscheibe als osmotisches System

Definition [ ]

Bandscheibeninnenraum, Knorpelplatten, Anulus fibrosus und paravertebrales Gewebe bzw. Spongiosa der angrenzenden Wirbel stellen ein Stoff- und Flüssigkeitsaustauschsystem – osmotisches System – dar.

In modernen in-vitro und in-vivo Untersuchungsverfahren werden elektrochemische Messungen als wenig-invasiv und preiswert zur Bestimmung von belastungsabhängigen Elektrolyt-Strömen im Bereich des Bandscheibengewebes vorgeschlagen (Grünhagen 2006).

Die begrenzenden Gewebeschichten des Zwischenwirbelabschnittes haben Eigenschaften einer **semipermeablen Membran**. Dabei ist die Durchlässigkeit der Bandscheibengrenzen für Flüssigkeiten und gelöste Stoffe nicht in allen Abschnitten gleich. Untersuchungen haben gezeigt, dass Glucose vorwiegend durch die Endplatten und Sulfationen bevorzugt durch den Anulus fibrosus diffundieren (Maroudas 1975, Urban et al. 1976, Holm 1980, Urban u. McMullin 1988, Roberts et al. 1989, Urban 2001, Adams u. Bogduk 2004, Neidlinger-Wilke 2004). Anulus fibrosus und Knorpelplatten besitzen in ihren äußeren Anteilen durch Verzahnung und Verflechtung der einzelnen Moleküle mit dem dreidimensionalen Netzwerk der Fasern ein submikroskopisches Maschenwerk, das nur kleinere Moleküle durchlässt. Dazu zählen neben Wasser auch die niedermolekularen Stoffwechselsubstrate und -schlacken. Mit Knorpelplatten und Bandscheibenring ist eine Permeabilitätsbarriere zwischen 2 biologisch und mechanisch grundverschiedene Geweberäume geschaltet: Bandscheibeninnenraum auf der einen Seite und paravertebrales Gewebe bzw. Wirbelkörperspongiosa auf der anderen Seite. Diese Räume unterscheiden sich in erster Linie durch den **Belastungsdruck (hydrostatischer Druck)**. Während in den Weichteilen neben der Bandscheibe und in dem durch Knochentrabekel abgestützten Hohlraum-

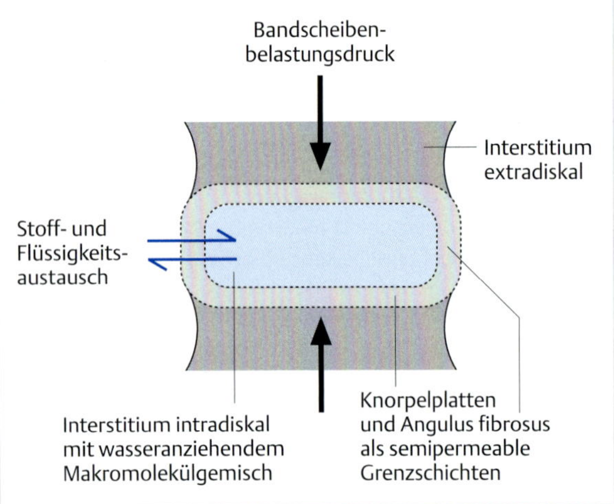

Abb. 4.12 Die Bandscheibe als osmotisches System.

system des Wirbels der normale Gewebedruck von nur wenigen mmHg herrscht, ist der Zwischenwirbelabschnitt je nach Körperposition und Gewichten, die angehoben werden (▸ Abb. 4.12), einem hohen Belastungsdruck ausgesetzt, der über 1 MPa (1×10^6 N/m^2) betragen kann. Gegen dieses Druckgefälle muss ein bandscheibenwärts gerichteter Flüssigkeitsstrom erfolgen, damit der Zwischenwirbelabschnitt nicht in kürzester Zeit ausgepresst wird und austrocknet. Die Flüssigkeitsaufnahme gegen ein derartiges Druckgefälle ist u. a. mithilfe von osmotischen Kräften möglich. In einem Ganz-Organ-Bandscheibe/Endplatte-Modell zeigt sich unter tagesprofiltypischer hyperosmotischer Belastung eine teilweise Inhibition der Expression degenerativer Genmatrix und ein Entgegenwirken metabolischer Hypoaktivität auf zellulärer Ebene (Hatschmann 2006).

> **Merke**
>
> Die im Bandscheibeninnenraum befindlichen Makromoleküle – in erster Linie Mukopolysaccharide – besitzen eine sehr große Wasseranziehungskraft und sind in der Lage, Flüssigkeit auch bei hoher Druckbelastung zu halten bzw. aufzunehmen.

Der Ansaugdruck, mit dem konzentrierte Lösungen Wasser oder andere Lösungsmittel durch semipermeable Membranen hindurch zu sich heranziehen, wird als **osmotischer Druck** bezeichnet. Die osmotische Flüssigkeitsbewegung erfolgt gegen den Belastungsdruck und hält so lange an, bis dieser Druck dem osmotischen Druck das Gleichgewicht hält.

Der **kolloidosmotische Druck** ist der von hochmolekularen Lösungen ausgeübte osmotische Druck. Im Organismus und besonders in der Bandscheibe ist außerdem der Quelldruck von Bedeutung. Es handelt sich dabei um den Druck, mit dem ein quellbarer Körper sich bei Wasserangebot gegen Widerstände ausdehnt. Der Ausdehnungsdruck der Bandscheiben lässt sich experimentell ermitteln. Wenn man eine Bandscheibe komprimiert hat, richtet sie sich wieder auf, sobald der Druck nachlässt. Wiederaufrichtungsgeschwindigkeit und Quellkraft sind von den elastischen Eigenschaften und vom Flüssigkeitsaufnahmevermögen des Bandscheibengewebes abhängig. Die Bandscheiben jüngerer Individuen richten sich nach Kompression nicht nur kraftvoller, sondern auch schneller wieder auf als bei älteren. Kolloidosmotischer Druck und Quelldruck zusammen ergeben den **onkotischen Druck**.

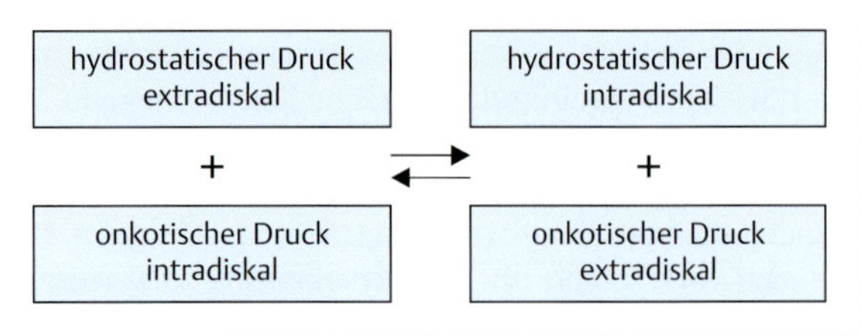

Abb. 4.13 Wechselbeziehungen zwischen dem hydrostatischen und dem onkotischen Druck.

> **Merke**
>
> Der Bandscheibeninnenraum zeichnet sich im Gegensatz zur Umgebung des Zwischenwirbelabschnittes durch einen hohen hydrostatischen und onkotischen Druck aus, wobei beide Kräfte den Flüssigkeitsstrom in den Bandscheibeninnenraum hinein und aus der Bandscheibe heraus entgegengesetzt beeinflussen.

Aufgrund der Konzentrations- und Druckunterschiede an den Bandscheibengrenzen ergibt sich die in der ▸ Abb. 4.13 dargestellte Beziehung.

Gewebedruck außerhalb der Bandscheibe und Ansaugkraft des Bandscheibengewebes stehen auf der einen und Gewebedruck in der Bandscheibe sowie Ansaugkraft des Gewebes außerhalb der Bandscheibe auf der anderen Seite. Gewinnt eine Seite das Übergewicht, so kommt es zu Flüssigkeits- und Substanzverschiebungen.

> **Merke**
>
> Das Wechselspiel zwischen hydrostatischem und onkotischem Druck ist von Bedeutung für die Ernährung des Bandscheibengewebes sowie für die Funktion des Bewegungssegmentes.

Das osmotische System im Zwischenwirbelabschnitt ist sowohl von der mechanischen als auch von der biochemischen Seite her zu beeinflussen.

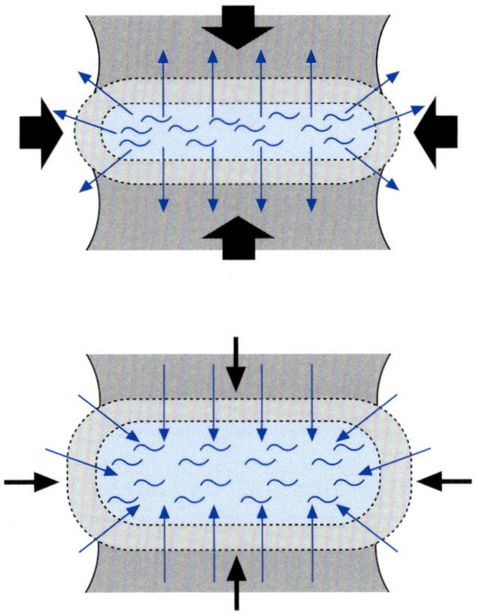

Abb. 4.14 Intradiskale Druckveränderungen.
a Intradiskale Druckerhöhung: Bei einem Belastungsdruck über 80 kp (800 N) werden Flüssigkeit und Stoffwechselschlacken aus der Bandscheibe herausgepresst. Das Volumen der Bandscheibe vermindert sich, der Zwischenwirbelabschnitt verliert an Höhe. Es kommt zu einer Konzentration des Makromolekülgemischs im Bandscheibeninnenraum mit Erhöhung der Ansaugkraft.
b Intradiskale Druckerniedrigung: Bandscheibenbelastungsdruck unter 80 kp: Es werden Flüssigkeit und Stoffwechselsubstrate aufgenommen. Gleichzeitig kommt es zu einer Volumenzunahme der Bandscheibe mit Erhöhung des Zwischenwirbelabschnittes. Das Makromolekülgemisch wird verdünnt und verliert an Ansaugkraft.

Kurzfristigen Änderungen in diesem System unterliegt vor allem die mechanische Komponente durch Erhöhung oder Erniedrigung des hydrostatischen intradiskalen Druckes. Dieser Bandscheibenbelastungsdruck, kurz intradiskaler Druck genannt, zeigt durch den Wechsel der Körperposition erhebliche Schwankungen. In keinem anderen Organ treten anhaltende Gewebespannungen in solchen Größenordnungen auf wie in der Bandscheibe.

Unsere Diffusionsversuche mit Farbstoffen und radioaktiven Substanzen haben gezeigt, dass eine Druckerhöhung über 80 kp (800 N) Flüssigkeitsabgabe und Druckreduzierung unter 80 kp Flüssigkeitsaufnahme bedeuten. Die Umkehr des Flüssigkeitsstromes findet bei einem Belastungsdruck zwischen 70 und 80 kp statt (▶ Abb. 4.14).

Untersuchungen über den Wasser- und Elektrolytgehalt des Bandscheibengewebes vor und nach Kompression bestätigten die osmotischen Vorgänge. Die relative Zunahme des Elektrolytgehaltes durch den Wasserverlust unter Belastung baut einen osmotischen Druckgradienten auf, der einen weiteren Wasserverlust nicht zulässt (Kolditz et al. 1985).

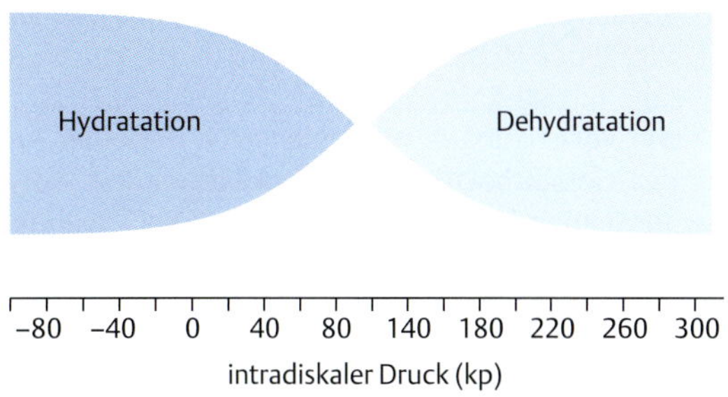

Abb. 4.15 Flüssigkeitsverschiebungen im Zwischenwirbelabschnitt in Abhängigkeit vom Bandscheibenbelastungsdruck.

Merke

M!

Der Flüssigkeitsstrom an der Bandscheibengrenze ist bei konstantem onkotischem Druck proportional dem Druckgefälle.

Starke Belastung, wie Sitzen, Heben, Tragen, bedeutet beschleunigte Flüssigkeitsabgabe, und starke Entlastung, also Extension, unter Umständen mit Unterdruck im Zwischenwirbelabschnitt, bedeutet beschleunigte Flüssigkeitsaufnahme (▶ Abb. 4.15).

Unter physiologischen Bedingungen sind den druckabhängigen Flüssigkeitsverschiebungen im Zwischenwirbelabschnitt dadurch Grenzen gesetzt, dass mit der Wasseraufnahme auch gleichzeitig eine Verdünnung des Makromolekülgemisches eintritt, womit sich die Ansaugkraft der Bandscheibe reduziert. Umgekehrt kann die Bandscheibe bei hoher Druckbelastung nur bis zu einem bestimmten Maße ausgepresst werden, da sich mit der Wasserabgabe das Makromolekülgemisch konzentriert und seine Ansaugkraft erhöht. Eine asymmetrische Belastung des Zwischenwirbelabschnittes ruft Flüssigkeits- und Substanzverschiebungen innerhalb der Bandscheibe hervor. Wasser und gelöste Stoffe wandern aus den stark belasteten Bandscheibenabschnitten zur weniger stark belasteten Seite. Im Versuch enthalten die stärker komprimierten Bandscheibenanteile weniger Wasser (Krämer et al. 1985).

Druckabhängige Flüssigkeitsverschiebungen im Zwischenwirbelabschnitt wurden auch von Shirazi (1992) im Finite-Element-Simulationsmodell und von Adams u. Hutton (1984) sowie von Monat u. Mitarb. (1993) in ihren Versuchen nachgewiesen. Sie stellten ebenso wie wir fest, dass im Stehen, also bei Lordose, die ventralen und im Sitzen, bei Kyphose, die dorsalen Bandscheibenabschnitte besser diffundiert werden.

Weitere Untersuchungen zu den druckabhängigen Flüssigkeitsverschiebungen im Zwischenwirbelabschnitt stammen von Hutton (1996, 1999), Fajman (1998), Malko u. Hutton (2000), Urban (2001), Williams u. Mitarb. (2001), Pope (2002), Holm (2004), Rajasekaran et al.

(2004), Riley u. Mitarb. (2004), Urban et al. (2004), Veen (2004), Huang et al. (2007), Iatridis et al. (2007), Masuoka et al. (2007) und Wang et al. (2007a/b).

Wie die intradiskalen Druckmessungen zeigen, ist jede Seit- und Vorneigung des Rumpfes auch mit einer Änderung des Gesamtbelastungsdruckes verbunden. Körperliche Bewegung ermöglicht Flüssigkeitsverschiebungen zwischen intra- und extradiskalem Raum sowie innerhalb der Bandscheibe selbst (Setton und Chen 2006).

4

Zusatzinfo

Der druckabhängige Flüssigkeitsaustausch im Zwischenwirbelabschnitt des Menschen stellt einen Pumpmechanismus dar, der Wasser und niedermolekulare Stoffwechselsubstanzen an den Bandscheibengrenzen hin- und herbewegt. Dieser Mechanismus verbessert sowohl die Versorgung der Bandscheibenzellen mit Substraten als auch den Abtransport von Stoffwechselschlacken.

Jede Stellungsänderung der Wirbelsäule, die mit Druckschwankungen im Intervertebralabschnitt einhergeht, bedeutet entweder Beschleunigung oder Verlangsamung mit oder ohne Richtungsänderung des Flüssigkeitsstromes im Bandscheibengewebe (Boubriak 2006).

Merke

Regelmäßiger Wechsel zwischen Vertikal- und Horizontallagerung verbessert den Stofftransport. Haltungskonstanz führt zum Sistieren der druckabhängigen Flüssigkeitsverschiebungen.

Die Haltungskonstanz wirkt sich besonders dann nachteilig auf den Stoffaustausch im Zwischenwirbelabschnitt aus, wenn Körperpositionen eingenommen werden, bei denen der intradiskale Druck sehr groß ist.

4.4.2 Höhenänderungen des Zwischenwirbelabschnittes

Druckabhängige Flüssigkeitsverschiebungen im Zwischenwirbelabschnitt führen zu messbaren Volumen- und Höhenänderungen der Bandscheiben. Diese sind sowohl für die Entstehung als auch für die Behandlung bandscheibenbedingter Beschwerden von Bedeutung. Die Höhenänderungen des Zwischenwirbelabschnittes lassen sich indirekt an der **Körperlänge** und direkt im Röntgenbild nachmessen.

Auf physiologische Änderungen der Körpergröße während des Tages hatten De Puky (1936), Heiss (1954), Tynell u. Troup (1985) und Wing u. Mitarb. (1992) und Brinkmann (2004) hingewiesen. Über röntgenologisch messbare Höhenzunahmen des Zwischenwirbelabschnittes nach Extension liegen ebenfalls Berichte vor (Krusen u. McFarlane 1943, De Sèze u. Levernieux 1952, Fraser 1954, Crisp 1955, Judovich 1955, Lawson u. Godfrey 1958, Lehmann 1958, Cyriax 1959, Worden u. Humphrey 1964, Mathews 1968, Colachis 1969, Krämer 1973, Eklund u. Corlett 1984, Krag et al. 1985, Ledsome 1996).

Entsprechend den druckabhängigen Flüssigkeitsverschiebungen kommt es bei Belastung, z. B. im Sitzen und Stehen, zur Höhenminderung und bei Entlastung, z. B. im Liegen und unter Extension, zur Höhenzunahme des Zwischenwirbelabstandes. Die Summation dieser Veränderungen in allen Bandscheiben ergibt eine signifikante Änderung der Körperlänge. Der Mensch ist morgens größer als abends.

Bei Körperlängenmessungen müssen Fehler durch Haltungsänderungen berücksichtigt werden, Variationen der Körpergröße ergeben sich durch willkürliche Betonung der Abflachung der physiologischen Wirbelsäulenkrümmungen: Man kann sich bewusst groß und klein machen. Unwillkürlich ergeben sich auch Krümmungsänderungen durch den Tonus der Rumpfmuskeln. Um diese Fehler zu vermeiden, ist eine Messvorrichtung erforderlich, bei der die physiologischen Krümmungen berücksichtigt werden. Wir führten Körperlängenmessungen zur Anfertigung von Tagesprofilen mit einer Messlatte durch, die eine Konstanteinstellung der physiologischen Krümmungen beim Messvorgang erlaubte (Gritz 1975).

Der absolute Körperlängenverlust beträgt beim Menschen am Tage durchschnittlich 17,6 mm, was im Verhältnis zur Körperlänge einem Durchschnittswert von 1,13 % entspricht. Mit zunehmendem Alter wird die Längendifferenz zwischen morgens und abends geringer (▶ Abb. 4.16).

Das normale Körperlängentagesprofil lässt sich durch zusätzliche Gewichtsbelastung oder vorübergehende Entlastung ändern. Schon einstündige Entlastung durch Horizontallagerung in der Mittagszeit bewirkt eine Zunahme der Körperlänge von durchschnittlich 4,5 mm bzw. 0,2 % (▶ Abb. 4.17).

Entsprechend der in Kap. 4.4.1 aufgestellten Gleichung sind die **Flüssigkeitsverschiebungen** im Zwischenwirbelabschnitt proportional dem Druckgefälle und hängen von der Ausgangssituation (onkotischer Druck) bzw. vom Füllungszustand der Bandscheiben ab.

Merke

Eine prall gefüllte Bandscheibe verliert nach längerer Horizontallagerung unter Belastung deutlicher an Höhe als eine bereits ausgepresste.

Umgekehrt füllt sich eine durch Kompression dehydrierte Bandscheibe rascher auf als eine voll gesogene. Wechselnde Konzentrationen des Makromolekülgemisches im Bandscheibenraum mit unterschiedlicher Wasseranziehungskraft verhindern eine völlige Kompression der

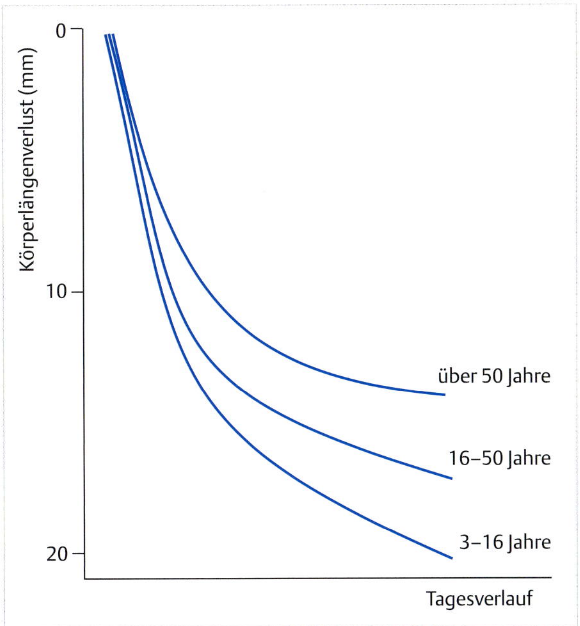

Abb. 4.16 Körperlängenverlust durch Höhenminderung der Bandscheiben bei verschiedenen Altersgruppen im Tagesverlauf.

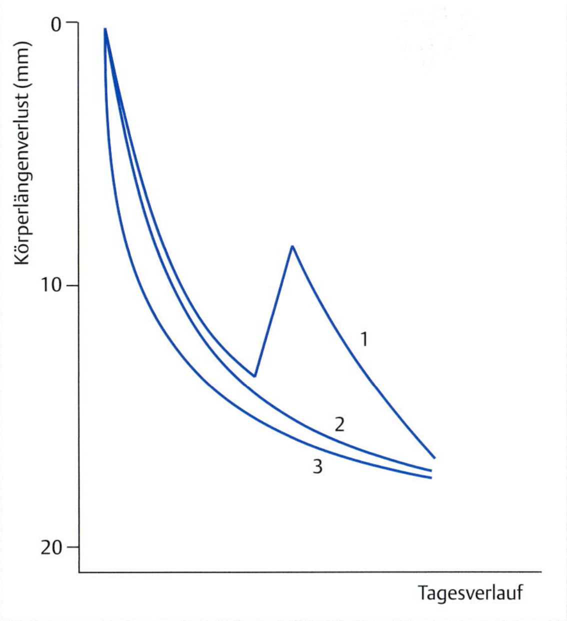

Abb. 4.17 Körperlängentagesprofile bei Be-und Entlastung (Altersgruppe: 16–50 Jahre). 1: nach einstündiger Horizontallagerung in der Mittagszeit, 2: bei ganztägiger normaler Belastung, 3: bei zusätzlicher Gewichtsbelastung mit 10 kg für 1 Stunde morgens.

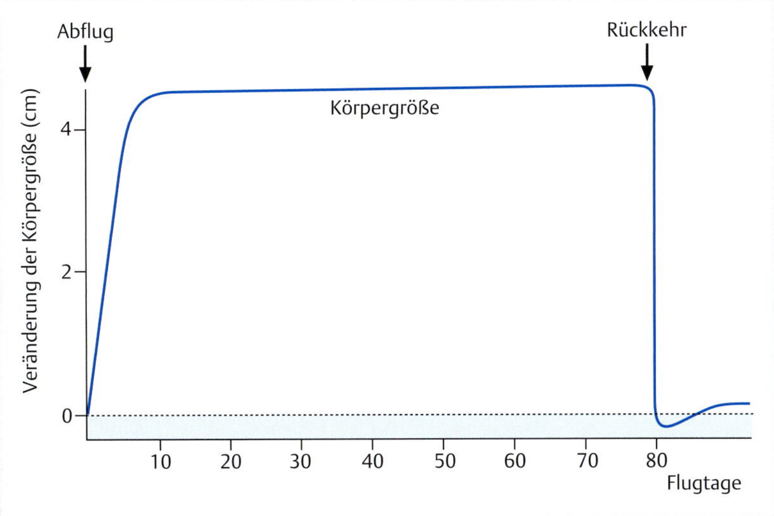

Abb. 4.18 Veränderungen der Körpergröße bei Astronauten von Skylab 4 während und nach der Flugzeit von 80 Tagen (aus Thornton et al. 1979).

Bandscheiben unter der erheblichen anhaltenden Druckbelastung bei der aufrechten Haltung und eine übermäßige Volumenzunahme unter Entlastung, z. B. beim Aufenthalt im schwerelosen Raum. Deswegen erfolgt die Abnahme der Körpergröße bei Belastung nicht linear, sondern nähert sich allmählich einem Endwert. ⅔ der Körperlängenänderung finden bereits in den ersten 3 Morgenstunden statt. Bei hohem Körpergewicht ist der Längenverlust noch rascher.

Der Kurvenverlauf in ▶ Abb. 4.17 entspricht einer Exponentialgleichung und stellt einen typischen Ausgleichsvorgang in der Biologie dar.

Derartige Ausgleichsvorgänge sind auch bei Körperlängenmessungen von Astronauten vor, während und nach dem Aufenthalt im schwerelosen Raum zu registrieren. Die Größenzunahme betrug schon nach wenigen Tagen über 4 cm und verblieb dann auf der gleichen Höhe. Mit Beendigung der Raumfahrt ging die Verlängerung der Wirbelsäule rasch zurück, vorübergehend sogar unter den Ausgangswert (▶ Abb. 4.18) (Thornton et al. 1979).

4.4.3 Bandscheibe und Extension (Traktion)

Die Extension (Traktion) der Wirbelsäule stellt eine gesteigerte Form der Entlastung dar. Je nach Größe der angewandten Zugkräfte am oberen und unteren Ende der Wirbelsäule kann der intradiskale Druck sogar negativ werden. Da die Flüssigkeitsaufnahme proportional dem Druckgefälle ist, muss unter der Extension mit einer beschleunigten Volumenzunahme der Bandscheiben gerechnet werden. Längenmessungen der Wirbelsäule vor und nach Extension ergeben eine signifikante Erweiterung der Zwischenwirbelabschnitte (De Séze u. Levernieux 1952, Fraser 1954, Lawson u. Godfrey 1958).

Nach 10 Minuten Extension mit der Streckbandage verlängert sich die LWS zwischen Th 1 und L 4 durchschnittlich um 4,8 mm; das sind 1,2 mm pro Zwischenwirbelabschnitt. Bei jüngeren Probanden waren die Höhenzunahmen der Bandscheiben nach Extension erwartungsgemäß größer als bei älteren (Krämer 1973).

> M!
> **Merke**
> Man kann durch Extension (Traktion) in kurzer Zeit eine Volumenzunahme der Bandscheibe erreichen, für die bei einfacher Entlastung durch Horizontallagerung 8–9 Stunden benötigt würde.

Dauerextension bringt die Gefahr einer vermehrten Volumenzunahme der Bandscheibe mit sich; es können Beschwerden entstehen.

> M!
> **Merke**
> Umgekehrt führt zusätzliche Gewichtsbelastung (Tragen schwerer Gegenstände) zu einer über das physiologische Ausmaß hinaus gehenden Flüssigkeitsabgabe mit Volumenminderung und stärkerer (statischer) Belastung der Wirbelgelenke.

Auch hier ist eine Situation zur Entstehung von Beschwerden gegeben.

4.4.4 Bandscheibe und Vibration

Es gibt zahlreiche biomechanische Untersuchungen über den Einfluss von Vibration auf die Bandscheiben (Kazarian 1975, Panjabi et al. 1986, Brinckmann u. Pope 1990, Holm 1990, Ishihara et al. 1992, Pope u. Hansson 1992). Klingenstierna u. Pope (1987) wiesen eine Höhenabnahme des Zwischenwirbelabschnittes nach Vibrationseinwirkung nach, die sich nach 2 Stunden wieder ausglich. Epidemiologische Studien wiesen den Zusammenhang von gehäuft auftretendem Kreuzschmerz mit Vibrationseinwirkungen, z. B. bei Hubschrauberpiloten (Gentlach 1978), Lastwagenfahrern (Frymorer u. Pope 1980) und Traktorfahrern (Wilder et al. 1982) nach. Die Ganzkörperschwingungen sind nur in sitzender Position bei ungefederten Fahrzeugen wirksam.

Nach Coermann u. Okada (1964) wird die Kraftübertragung auf den Menschen nur unterhalb von 1,5 Hz im Wesentlichen durch die Masse bestimmt. Über 1,5 Hz setzen Resonanzphänomene ein. Die Eigenfrequenz der Wirbelsäule liegt nach verschiedenen Untersuchungen etwa zwischen 3,5 und 8 Hz (Panjabi et al. 1986).

Aus der Technik wie auch der Biomechanik ist bekannt, dass die Belastung von Strukturen mit zur Resonanz anregenden Schwingungen besonders hoch ist.

> M!
> **Merke**
> Schwingungen im Resonanzbereich stören die druckabhängigen Flüssigkeitsverschiebungen in der Bandscheibe.

Bestimmte Wirbelsäulenstellungen in Verbindung mit Vibration im Resonanzspektrum führen zu einem erhöhten Energieverbrauch, wahrscheinlich durch eine experimentell nachgewiesene 2,5-fach erhöhte axiale Belastung bei derartigen Resonanzvibrationen. Die Ursache hierfür ist unter solchen Bedingungen in vermehrter Muskelaktivität zu sehen. Dies kann zu frühzeitiger Muskelermüdung führen.

Unsere Untersuchungen haben gezeigt, dass bei den Berufsgruppen, die Vibration unterschiedlicher Art ausgesetzt sind, eher Sitzverhalten und Haltungskonstanz für das Auftreten von Kreuzschmerzen maßgebend sind als die Vibration selbst (Kruse u. Rezai 1980).

4.4.5 Mechanische Aufgaben der Bandscheiben

Dir Wirbelsäule des Menschen wird sowohl durch dynamische als auch durch statische Kräfte beansprucht. Die Einlagerung elastischen Bindegewebes zwischen die inkompressiblen Wirbel macht die Wirbelsäule zu einem nach allen Richtungen hin beweglichen Organ. Je nach Stellung der Wirbelgelenke sind in den einzelnen Wirbelsäulenabschnitten **Bewegungsausschläge** in ganz bestimmten Richtungen möglich. Die Bandscheibe nimmt als verformbares Gebilde an diesen Bewegungen teil und gestattet mit ihrer begrenzten Kompressibilität und Dehnbarkeit den Wirbelgelenken einen gewissen Bewegungsspielraum. Intervertebrale Bewegungen vollziehen sich um den Drehpunkt Bandscheibe und werden von den Wirbelgelenken geführt. Diese Gelenke sind mehr auf Lenken und Gleiten als auf statische Belastung eingestellt. Entsprechend der unterschiedlichen Stellung der Gelenkflächen im Raum resultieren für die einzelnen Wirbelsäulenabschnitte unterschiedliche Drehpunktverhältnisse und Bewegungsmöglichkeiten, auf die in den jeweiligen Kapiteln näher eingegangen wird.

Für den Bewegungsausschlag ist auch die Ausgangsstellung des Bewegungssegmentes von Bedeutung. Variationen ergeben sich hier z. B. durch die belastungsabhängigen Höhenänderungen des Zwischenwirbelabschnittes.

M!

Merke

Die Rückneigung des Rumpfes mit Hyperlordosierung von HWS und LWS bedeutet bei höhenverminderter Bandscheibe gegen Abend eine stärkere Bedrängung der Nervenwurzel im Foramen intervertebrale als bei normaler Bandscheibenhöhe in den Vormittagsstunden.

Unter physiologischen Bedingungen sind die übrigen Komponenten des Bewegungssegmentes den Höhenänderungen und Bewegungsausschlägen im Zwischenwirbelabschnitt angepasst. Auch langsam einsetzende Form- und Funktionsstörungen, wie z. B. bei einer Skoliose, werden im Allgemeinen durch Anpassung toleriert. Beschwerden treten vor allem durch rasch einsetzende Veränderungen auf.

Neben der Bewegungsvermittlung haben die Bandscheiben des Menschen auch **statische Aufgaben** zu erfüllen. Aufgrund ihrer enormen Eigenelastizität üben die Bandscheiben Stoßdämpferfunktionen bei allen axialen Belastungen der Wirbelsäule aus. Der Gallertkern verhält sich wie eine Flüssigkeitsblase und überträgt den axialen Druck gleichmäßig auf die knorpeligen Deckplatten sowie auf den Anulus fibrosus, dessen Fasern dann auf Zug beansprucht werden.

Unter axialer symmetrischer Druckbelastung wird der nach allen Seiten hin ausweichende Nucleus pulposus gegen den elastischen Anulus fibrosus gepresst und, sobald der Druck nachlässt, wieder zum Zentrum gedrückt.

Unsere quantitativen Untersuchungen mithilfe von Quecksilberdehnungsmessstreifen an Lendenwirbelsäulen haben gezeigt, dass die Längsbänder unter normalen Bedingungen nicht überdehnt werden können. Bei degenerierter Bandscheibe kommt es zu einer Überbeanspruchung. Der Drehpunkt des Bewegungssegmentes wandert bei Reklination nach hinten und liegt noch hinter dem hinteren Längsband.

Bei asymmetrischer Belastung weicht das mobile zentrale Bandscheibengewebe, das auch als Gallertkern bezeichnet wird, zum weniger belasteten Bandscheibenabschnitt aus, d. h. bei Vorneigung nach dorsal, bei Rückneigung nach ventral und bei Seitneigung zur jeweils gegenüberliegenden Seite (▶ Abb. 4.19).

Durch Markieren des Gallertkernes mit einem Metallstift, der unverrückbar im Gewebeverband haften blieb, haben wir die intradiskalen Massenverschiebungen bei asymmetrischer Bandscheibenbelastung röntgenologisch verfolgen können (Stahl 1977, Vogel 1977). Die stärksten Verschiebungen ergaben sich innerhalb der ersten 3 Minuten mit einer Geschwindigkeit von 0,6 mm/min. Bei anhaltender asymmetrischer Kompression war noch eine Bewegung des Gallertkernes zur weniger belasteten Bandscheibenhälfte, wenn auch mit geringerer Geschwindigkeit, über mehrere Stunden zu beobachten. Krag u. Mitarb. (1987), Schnebel u. Mitarb. (1988), David u. Mitarb. (2001), Pope (2003) und Torio et al. (2006) konnten im Versuch und im Computersimulationsmodell ebenfalls nachweisen, dass sich der Nucleus pulposus bei asymmetrischer Belastung immer zur weniger belasteten Seite hin verlagert. Im Funktions-MRT in Sitzposition zeigte sich eindeutig eine Verschiebung des Gallertkerns nach dorsal in Flexion und ventral in Extension (Torio 2006).

Die zunehmende Dezentralisierung des Gallertkernes bei Haltungskonstanz mit ungleichmäßiger Belastung der Zwischenwirbelabschnitte ist für die Entstehung von bandscheibenbedingten Beschwerden und deren Prophylaxe von großer Bedeutung.

Bei sofortigem Nachlassen der asymmetrischen Belastung verharrt das träge Gallertgewebe (▶ Abb. 4.19b) zunächst noch in der veränderten Lage und schiebt sich dann erst allmählich, gleichsam im Zeitlupentempo, ins Zentrum zurück. Die Tendenz des zentralen mobilen Bandscheibengewebes, sich bei asymmetrischer Belastung des Zwischenwirbelabschnittes zu verlagern, lässt

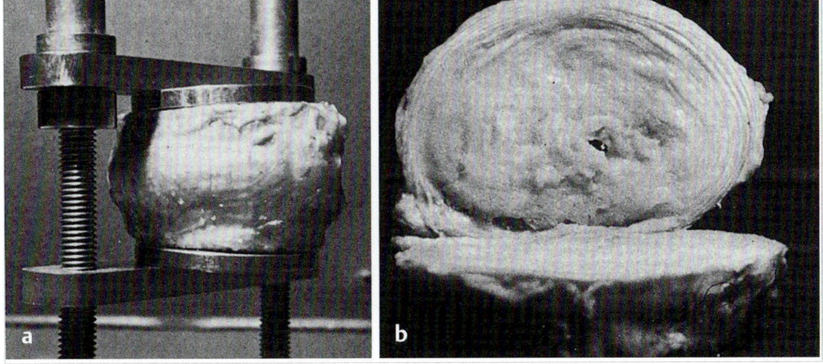

Abb. 4.19 Verhalten der Bandscheibe bei asymmetrischer Kompression.
a Asymmetrische Kompression des Präparates einer lumbalen Bandscheibe mit 150 kp (1500 N).
b Aufgeschnittene Bandscheibe unmittelbar nach asymmetrischer Kompression. Das mobile zentrale Bandscheibengewebe ist zur entlasteten Seite ausgewichen und wurde dort vom Anulus fibrosus abgefangen. Die zwiebelschalenartig angeordneten Faserringlamellen sind etwas nach außen vorgewölbt.

mit zunehmendem Alter nach. Je länger und stärker die asymmetrische Kompression anhält, umso beharrlicher verbleibt der Gallertkern in seiner dezentralisierten Position. Die Rückverlagerungszeit kann durch symmetrische Kompression oder Extension beschleunigt werden.

Merke

M!

Aufgrund der physiologischen Verlagerungsmöglichkeiten des Gallertkernes und der elastischen Eigenschaften ihres Faserringes stellt die Bandscheibe ein hochelastisches, anpassungsfähiges biomechanisches System dar, das bei normalem Gewebeturgor und Verstreckungsgrad den erheblichen statischen und dynamischen Belastungen der menschlichen Wirbelsäule gewachsen ist.

Dieses System weist so viel Stabilität auf, dass es selbst stärksten Gewalteinwirkungen standhält. Bei maximaler Biegungs-, Kompressions- oder Torsionsbeanspruchung kommt es sowohl im Versuch als auch bei Verletzungen eher zu einer Wirbelkörperfraktur als zu Bandscheibenläsionen, vorausgesetzt, dass die Bandscheiben intakt sind. In der Wirbel-Bandscheiben-Reihe stellt die Bandscheibe mit ihren ligamentären Verankerungen das stärkste Glied in der Kette dar. Sie rangiert in ihrer Beanspruchbarkeit und Widerstandskraft gegenüber traumatischen Einwirkungen vor dem Wirbelkörper. Wenn der Anulus fibrosus aufgrund von Rissen und Zermürbungserscheinungen seine Eigenelastizität verloren hat und das zentrale mobile Gallertgewebe über die physiologischen Grenzen hinaus verlagert werden kann, stellt die Bandscheibe hingegen ein anfälliges Gebilde dar.

4.5 Bandscheibe und Wirbelgelenke

Von besonderer Bedeutung für die Funktion des Bewegungssegmentes und die Entstehung von indirekt bandscheibenbedingten Beschwerden sind die Wirbelgelenke. Volumen- und Höhenänderungen im Zwischenwirbelabschnitt rufen immer auch Stellungsänderungen der Wirbelgelenke hervor. Bei den Wirbelgelenken handelt es sich um echte Gelenke mit hyalinknorpeligen Oberflächen, Synovialis, Synovia und Gelenkkapsel.

Im Schrifttum wurde bei der **Diskussion von Wirbelsäulenschmerzen** den Wirbelgelenken bisher eine unterschiedliche Beachtung geschenkt.

Lange wies 1936 in seiner Monographie auf die Bedeutung von Stellungsänderungen der Wirbelgelenkfortsätze für die Entstehung von Rückenschmerzen hin (Lange 1936). Weitere Untersuchungen finden sich in der Literatur (Töndury 1947, Emminger 1955, Güntz 1958, Keller 1959, Zukschwerdt et al. 1960, Brügger 1971, Eisenstein u. Perry 1985, Bogduk 2000, Panjabi 2004, Cavanaugh et a. 2006). Emminger (1955) beschreibt Synovialfalten, die als meniskusartige Gebilde in den Gelenkspalt hineinragen und zu Einklemmungserscheinungen führen sollen. Die Kenntnisse von der Existenz und dem histologischen Aufbau dieser Gelenkinterponate sind heute noch ungenügend. Umstritten ist auch die Ansicht vieler Autoren, dass unter bestimmten Bedingungen „Blockierungen" der Wirbelgelenke entstehen, die mit speziellen „Manipulationen" wieder gelöst werden können.

Wir haben bei unseren Untersuchungen über die **Biomechanik** des Bewegungssegmentes neben allen Veränderungen der Bandscheiben auch das Verhalten der Gelenkfacetten und Gelenkkapseln mitregistriert (Krämer 1973, Kaschner 1976, Hedtmann et al. 1989). Die Wirbelgelenke sind verzapfte Scharniergelenke, die je nach Stellung im Raum ganz bestimmte Bewegungsrichtungen zulassen. Ähnlich wie Extremitätengelenke sind auch die Wirbelgelenke von einer aus elastischen Fasern bestehenden Kapsel umgeben. Am oberen und unteren Gelenkrand findet sich jeweils ein Rezessus unterschiedlicher Größe.

Bei axialer Belastung der Wirbelsäule mit symmetrischer Kompression und Höhenminderung des Zwischenwirbelabschnittes kommt es zu einer teleskopartigen Verschiebung der Gelenkflächen in kraniokaudaler Richtung (▶ Abb. 4.20).

In gleicher Weise verschieben sich auch die Gelenkflächen bei Lordosierung und Kyphosierung. Entsprechend der Gelenkstellung im Raum findet die Bewegung in den oberen Abschnitten der Wirbelsäule mehr in der Frontal- und in der LWS mehr in der Sagittalebene statt. Durch die Sagittalstellung der Wirbelgelenke sind in der LWS in gewissem Umfang auch Verschiebungen der Wirbel in dorsoventraler Richtung, auch ohne Unterbrechung des Gelenkfortsatzes, möglich (Dorsaldislokation, Pseudospondylolisthesis). In der HWS und BWS wird eine solche Verschiebung durch quer stehende Gelenkflächen verhindert.

Wir untersuchten das Verhalten der lumbalen Wirbelgelenkkapseln bei den einzelnen Bewegungsabläufen durch Arthrographie und Gelenkausgüsse mit Kunststoff (Kaschner 1976). Bei der Präparation der Wirbelgelenke konnten keine Menisci oder meniskusähnliche Interponate gefunden werden. Es zeigte sich, dass die Wirbelgelenkkapsel vor allem bei Belastung und Lordosierung (Reklinationsbewegung) unter starke Zugspannungen gesetzt wird. Gleichzeitig vermindert sich das Gelenkvolumen. Die Wirbelgelenkflächen werden in Lordosestellung stärker ineinander gepresst (Hille u. Schulitz 1983, Lorenz 1983, Dunlop et al. 1984, Thols 1986, Rauschning 1987, Bogduk 2004). Wir untersuchten das Dehnungsverhalten der Wirbelgelenkkapseln mit Quecksilberdehnungsmessstreifen. Bei Höhenminderung und Lockerung der Bandscheibe werden die vermehrt auftretenden Gelenkkapselspannungen durch leichte Flexion wieder aufgehoben. Leichte Kyphosierung mit Dekompression der Bandschei-

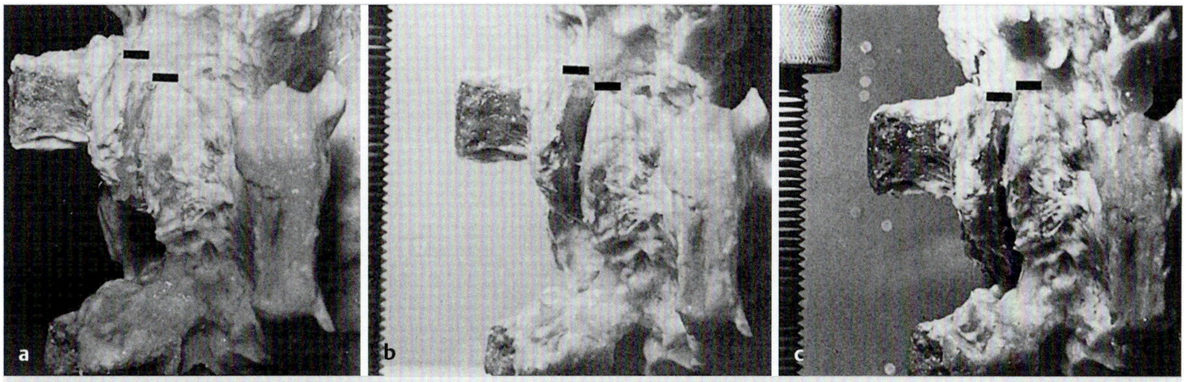

Abb. 4.20 Auswirkungen von Kompression auf ein lumbales Bewegungssegment.
a Rückansicht eines lumbalen Bewegungssegmentes ohne Kompression.
b Rückansicht eines lumbalen Bewegungssegmentes nach 12- stündiger Kompression.
c Rückansicht eines lumbalen Bewegungssegmentes nach 24- stündiger Kompression. Die Gelenkfacetten haben sich teleskopartig gegeneinander verschoben.

be (Stufenlagerung und Extension) bewirkt eine größtmögliche Entlastung der Wirbelgelenkkapseln mit Vergrößerung des Gelenkhohlraumes. Die Druckbelastung der Gelenkflächen wird unter diesen Umständen reduziert. Gleiches bewirken die Flexionsorthesen (Thols 1986). Unsere experimentellen Untersuchungen zur Drehpunktveränderung des Bewegungssegmentes nach Bandscheibenausräumung (Steffen et al. 1991) unterstreichen die Bedeutung der Flexionstherapie.

Diese Versuche, ebenso wie unsere früheren Untersuchungen an den Wirbelgelenken, haben gezeigt, dass *Bandscheibe und Wirbelgelenke eine funktionelle Einheit bilden, die auch bei starker mechanischer Beanspruchung elastisch reagiert*. Nach symmetrischer und asymmetrischer Kompression sowie nach Extension und Torsion kehrt das System, wohl aufgrund der elastischen Eigenschaften der Bandscheiben, immer wieder in seine Ausgangsposition zurück. Wirbelgelenke lassen sich bei erhaltener Kapsel auch durch extreme Erniedrigung des Zwischenwirbelabschnittes (Entfernung der Bandscheibe) oder durch Verdrehung und Distraktion der Wirbel weder luxieren noch verhaken. Unter starker mechanischer Beanspruchung entsteht eher eine Wirbelfraktur als eine Läsion der Bandscheibe oder der Wirbelgelenke.

Beschwerden auslösende Situationen am Wirbelgelenk entstehen immer dann, wenn die Gelenkkapsel unter starke Zugspannungen gerät oder die Gelenkflächen abnormen Druckbelastungen ausgesetzt sind.

> **Merke**
> Der Ausgangspunkt für eine funktionsmechanische Überbeanspruchung der Wirbelgelenke ist fast immer in Lockerungen, Volumenänderungen oder irreversiblen Sinterungen der Bandscheibe zu suchen.

Wenn bei einer traumatischen oder degenerativen **Bandscheibenlockerung** die bewegungshemmende oder stoßdämpfende Funktion des Bandscheibengewebes wegfällt, werden die von den starken Rumpfmuskeln ausgelösten Bewegungsausschläge der Wirbelsäule ungebremst und unkontrolliert auf die Wirbelgelenke übertragen. Es entstehen typische Wirbelgelenkschmerzen. Wenn die Bandscheibenlockerung mit Fehlbeanspruchung der Wirbelgelenke längere Zeit besteht, entwickelt sich eine *Spondylarthrose*.

Auch stärkere **Volumenschwankungen** der Bandscheiben, die sich in relativ kurzer Zeit entwickeln, können Wirbelgelenkschmerzen verursachen. Bei anhaltender Druckbelastung entsteht eine deutliche Höhenminderung des Zwischenwirbelabschnittes. Wenn der intradiskale onkotische Druck niedrig ist, kann die Volumenabnahme der Bandscheibe relativ rasch erfolgen, sodass die Wirbelgelenke unter vermehrte Druckbelastung gesetzt werden (▸ Abb. 4.21b).

Umgekehrt führen lang anhaltende Entlastung und Extension bei hohem intradiskalem onkotischem Druck zur vermehrten Flüssigkeitsaufnahme in den Bandscheibeninnenraum mit Vergrößerung des Zwischenwirbelabstandes: Die Wirbelgelenkkapseln werden überdehnt (▸ Abb. 4.21c).

Die durch Volumenschwankungen der Bandscheibe hervorgerufene Kapseldehnung bzw. Gelenkkompression wird durch bestimmte Bewegungen der Wirbelsäule, wie z. B. die Hyperlordosierung, noch verstärkt.

Wenn die Bandscheibe z. B. hei degenerativen Veränderungen oder nach offener bzw. perkutaner Diskotomie und Chemonukleolyse irreversibel gesintert ist und der Zwischenwirbelabschnitt mehrere Millimeter an Höhe verloren hat, ändert sich auch die Ausgangsstellung der Wirbelgelenke. Dann rufen unter Umständen schon normale Belastungen mit physiologischen Bewegungsausschlägen durch Überschreitung der Endstellung eine Kapselüberdehnung oder Gelenkkompression mit entsprechenden Beschwerden hervor (▸ Abb. 4.22).

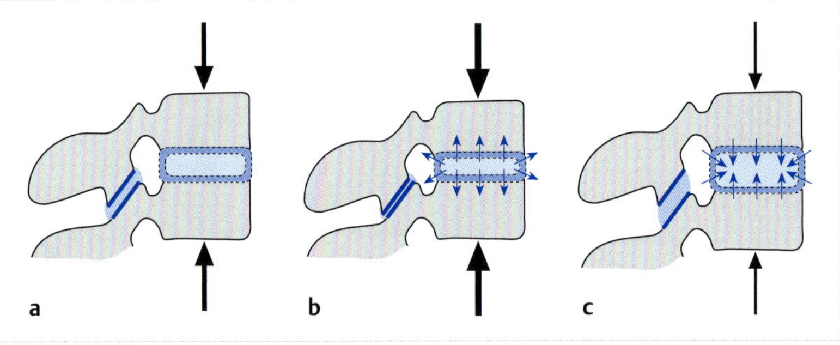

Abb. 4.21 Höhenminderung des Zwischenwirbelabschnittes und des Wirbelgelenkes.
a Mittelstellung.
b Vermehrte Belastung mit Flüssigkeitsabgabe, Höhenminderung des Zwischenwirbelabschnittes: Druckbelastung der Wirbelgelenke.
c Längere Entlastung mit Flüssigkeitsaufnahme, Höhenzunahme des Zwischenwirbelabschnittes: vermehrter Zug an den Kapseln der Wirbelgelenke.

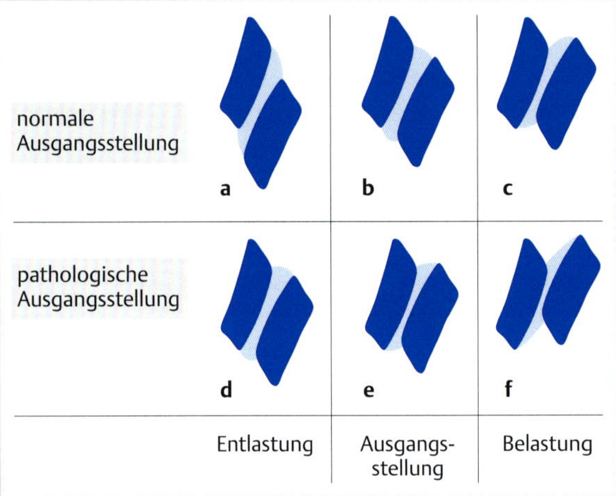

Abb. 4.22 a–f Verhalten eines Wirbelgelenkes bei Flexion und Extension in normaler (a–c) und pathologischer (d–f) Ausgangsstellung. Die pathologische Ausgangsstellung e, wie sie z. B. bei höhenverminderter oder gelockerter Bandscheibe auftritt, lässt sich durch leichte Flexion bzw. Entlordosierung wieder normalisieren. Extension ist gleichbedeutend mit Lordosierung, Reklination bzw. Rückneigung des Rumpfes.

4.6 Therapeutische Ansätze

Unsere Versuche an Wirbelgelenkkapseln und Bändern (Hedtmann, Fischer u. Krämer 1989, Hedtmann et al. 1989) haben eindeutig gezeigt, dass man die durch Bandscheibenlockerung und -sinterung vermehrt auftretenden schmerzhaften Band- und Kapselüberdehnungen durch leichte Flexion bzw. Entlordosierung der LWS wieder entspannen kann ▶ Abb. 4.23). Diese Untersuchungen stellen wesentliche Grundlagen für die Flexionstherapie mit Stufenlagerung, Würfelgymnastik und Flexionsorthesen dar.

Ebenso wie Stellung und Bewegungsausmaß der Wirbelgelenke von den Vorgängen im Zwischenwirbelabschnitt beeinflusst werden, gibt es auch eine Möglichkeit, vom Wirbelgelenk her eine gewisse Stabilisierung im ganzen Bewegungssegment herzustellen. Bei der posterolateralen Fusion mit Verblockung der Wirbelgelenke und Spananlagerungen an Bögen und Querfortsätzen macht man von dieser Möglichkeit Gebrauch, vor allem wenn gleichzeitig eine Entlordosierung stattfindet wie bei der Distraktionsspondylodese mit und ohne Instrumentation.

Die gegenseitige Beeinflussung von Bandscheibe und Wirbelgelenk unterliegt in den einzelnen Wirbelsäulenabschnitten je nach Bewegungsmöglichkeiten durch die Gelenkfacetten eigenen Gesetzmäßigkeiten, die in den jeweiligen Kapiteln besprochen werden.

4.7 Zusammenfassung

Die Wirbelsäule des Menschen zeigt während der Embryonalphase und auch in den ersten beiden Jahren nach der Geburt eine normale Entwicklung, die mit anderen Organen vergleichbar ist. Die mikroskopischen und makroskopischen Strukturelemente im Bewegungssegment sind auf die horizontale Belastung eines Vierfüßlers eingerichtet. Die mit dem aufrechten Gang verbundene andauernde Vertikalbelastung der Bandscheiben ist für die Zellen und bindegewebigen Strukturen im Gallertkern und Anulus fibrosus unphysiologisch. Hinzukommender Bewegungsmangel wirkt sich ungünstig auf die Ernährung des Gewebes im Zwischenwirbelabschnitt aus.

Die Bandscheiben des Menschen sind gefäßlos und werden über ein osmotisches System per diffusionem ernährt. Druckabhängige Flüssigkeitsverschiebungen im Zwischenwirbelabschnitt werden auch durch neuere Untersuchungen bestätigt. Regelmäßiger Wechsel zwischen Be- und Entlastung fördert, Haltungskonstanz – vor allem unter Belastung – behindert den Stoffaustausch im Zwischenwirbelabschnitt.

Alle Veränderungen im vorderen Anteil des Bewegungssegmentes haben Rückwirkungen auf die Wirbelgelenke. Sie sind schicksalsmäßig mit der Bandscheibe verbunden. Anhaltende Höhenminderung des Zwischenwirbelabschnittes führt zu einer unphysiologischen Belastung der Wirbelgelenke mit nachfolgender Arthrose, ggf. Spinalkanalstenose.

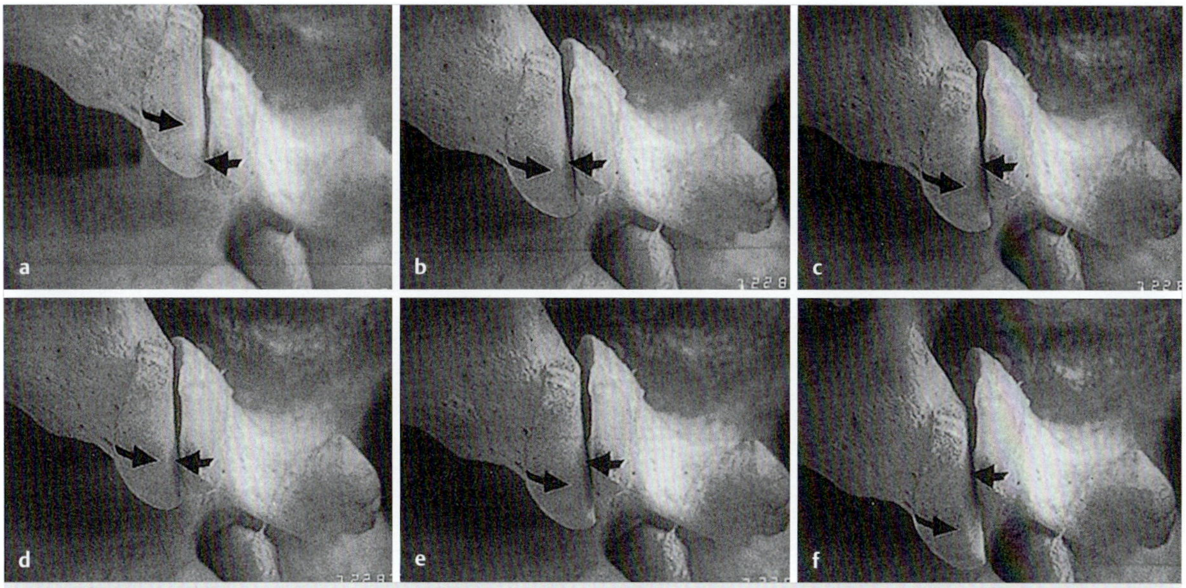

Abb. 4.23 Gelenkstellung bei Flexion und Extension (Lordosierung) im normalen oder degenerativ bzw. therapeutisch gelockerten lumbalen Bewegungssegment.

a Flexion im normalen Segment. Die Gelenkflächen schieben sich auseinander: physiologische Gelenkkapselspannung.
b Mittelstellung im normalen. Segment. Die Gelenkflächen stehen sich genau gegenüber: entspannte Gelenkkapsel.
c Extension im normalen Segment. Die Gelenkflächen schieben sich teleskopartig ineinander: physiologische Gelenkkapselspannung.
d Flexion im gelockerten Segment bringt wieder die Mittelstellung wie im normalen Segment (b) und normalisiert die Gelenkkapselspannung.
e Mittelstellung im gelockerten Segment entspricht der Extensionsstellung im normalen Segment (c).
f Extension und Belastung im gelockerten Segment aus schon vorgegebener Extensionsstellung bedeutet weiteres Ineinanderschieben der Gelenkflächen mit pathologischer Gelenkkapselspannung.

Fazit

Die eigentlich für einen Vierfüßler gedachte Wirbelsäule ist in ihrer Anatomie und Biomechanik den Anforderungen beim Menschen nicht gewachsen.

Kapitel 5

Nichtdegenerative Bandscheibenerkrankungen

5

5 Nichtdegenerative Bandscheibenerkrankungen

5.1 Entwicklungsstörungen

5.1.1 Chordareste

Die embryonale Rückbildung der Chorda dorsalis kann in allen Entwicklungsstufen gehemmt sein, sodass sich daraus alle möglichen Formvarianten im Bewegungssegment ergeben. Bei weitgehend persistierender Chorda durchzieht ein Weichteilzylinder in voller Länge den Wirbelkörper und erweitert sich zwischen den Wirbeln zu einer intervertebralen spindelförmigen Chordaanschwellung. Derartige Entwicklungsstörungen sind sehr selten und wurden bisher nur von Schmorl (1932) und Schmorl u. Junghanns (1968) beschrieben. Minimale Manifestierungen von Chordarückbildungsstörungen stellen bogenförmige Eindellungen im dorsalen Drittel der Deck- und Bodenplatten mit Verdünnung der Kortikalis dar. Im Bereich dieser Eindellungen haben sich die Durchtrittsstellen des Chordakanales nicht regelrecht geschlossen, sondern sind dünn geblieben. An solchen ausgebuchteten Stellen ist auch die Knorpelplatte stets etwas dünner als es der Regel entspricht, sodass hier bevorzugt Bandscheibenmaterial in die Wirbelkörperspongiosa vordringen kann. Es bilden sich dann die nach Schmorl (1932) benannten Knorpelknötchen. Derartige Veränderungen sind relativ häufig und werden zufällig entdeckt. Sie sind klinisch bedeutungslos und rufen keine Beschwerden hervor. Es können sich Verwechslungen mit Wirbelkörperentzündungen und -frakturen ergeben. Charakteristisch für die Residuen der Chordaanlage sind ihre Lokalisation im dorsalen Drittel der Wirbelkörperdeck- bzw. -bodenplatten und ihr gleichzeitiges Vorkommen in mehreren Bewegungssegmenten (▶ Abb. 5.1).

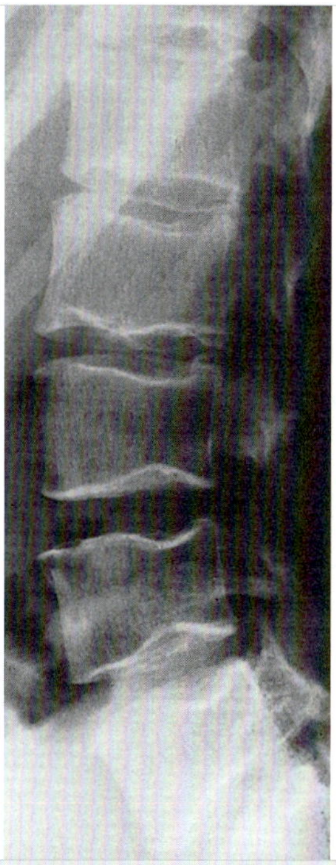

Abb. 5.1 Seitliche Röntgenaufnahme der LWS eines 20-Jährigen. Chordarückbildungsstörungen mit bogenförmiger Eindellung der Deck- und Bodenplatten im hinteren Drittel. Keine Beschwerden.

Neben Chordaresiduen werden Gefäßdurchtrittsstellen (Böhmig 1930), Ossifikationslücken (Schmorl 1932) oder Faserausfallgebiete (Aufdermaur 1968) für die umschriebene verminderte Widerstandskraft der Bandscheibenbegrenzung gegenüber dem enormen Ausdehnungsdruck des Bandscheibengewebes verantwortlich gemacht. Mau (1974) hält die Veränderungen für vereinbar mit denen einer enchondralen Dysostose.

5.1.2 Juvenile Aufbaustörungen

Chordarückbildungshemmungen dürfen nicht mit den Knorpelverknöcherungsstörungen an der Wirbelkörper-Bandscheiben-Grenze verwechselt werden, die vorwiegend in den ventralen Anteilen des Zwischenwirbelabschnittes anzutreffen sind. Diese juvenilen Aufbaustörungen betreffen sowohl das Wachstum des Wirbelkörpers als auch das der Bandscheibe. Die Ursachen sind noch nicht restlos aufgeklärt.

Zusatzinfo

Bandscheibengewebe tritt infolge seines hohen onkotischen und hydrostatischen Druckes beim Jugendlichen an Orten geringerer Widerstandsfähigkeit durch die Knorpelplatte und die Wirbelkörperdeckplatte unter Zerstörung der Wachstumszonen hindurch und wölbt sich in die Wirbelkörperspongiosa vor.

Je nach Größe des Einbruches und dem Entwicklungsstand der Wirbelkörper-Bandscheiben-Anlage kommt es zu mehr oder weniger starken Deformierungen, die entsprechend der Belastungssituation in den einzelnen Wirbelsäulenabschnitten unterschiedliche Erscheinungsformen zeigen.

In der BWS entsteht das charakteristische Bild der Adoleszentenkyphose (Scheuermann-Krankheit) mit Wachstumsstörungen der Wirbelkörper, die ventral niedriger bleiben als dorsal, Schmorl-Knorpelknötchen und unregelmäßiger Konturierung der Deck- und Bodenplatten. Gleichzeitig verschmälern sich die vorderen Abschnitte der Zwischenwirbelräume.

Merke

Die Entwicklungsstörungen der Bandscheiben im Rahmen der Scheuermann-Krankheit sind sekundär und werden durch vermehrte Druckbelastung des wachsenden Bandscheibengewebes in den ventralen Abschnitten der Zwischenwirbelräume im Kyphosescheitel verursacht.

In Kap. 4.4.1 wurde bereits darauf hingewiesen, dass die asymmetrische Belastung des Zwischenwirbelabschnittes Flüssigkeits- und Substanzverschiebungen innerhalb der Bandscheibe hervorruft. Wasser und gelöste Stoffwechselsubstrate wandern aus den stark belasteten Bandscheibenabschnitten zum konvexseitigen Anteil des Zwischenwirbelraumes. Bei anhaltender Kompressiongelangen die für den Aufbau des Bandscheibengewebes erforderlichen Substanzen nur in unzureichendem Umfang zu den Zellen. Folge: Das interstitielle appositionelle Bandscheibenwachstum bleibt in diesen Abschnitten zurück. An der fixierten Achsenabweichung der Wirbelsäule in der Sagittalebene beim Morbus Scheuermann sind ähnlich wie bei der strukturellen Skoliose auch die Bandscheiben im hohen Maße beteiligt.

In den anhaltend und stark belasteten ventral gelegenen Bandscheibenteilen der betroffenen thorakalen Bewegungssegmente treten frühzeitig regressive Veränderungen auf. Die Stadien der Bandscheibenalterung werden hier relativ rasch durchschritten, sodass frühzeitig eine fibröse Teilversteifung des Zwischenwirbelabschnittes in Fehlstellung eintritt.

Bei der Behandlung der Adoleszentenkyphose sollte das therapeutische Bemühen, vor allem in den Anfangsstadien, wenn noch eine ausreichende Beweglichkeit vorhanden ist, darauf gerichtet sein, die Ernährungssituation des Bandscheibengewebes durch regelmäßigen Wechsel zwischen Be- und Entlastung zu verbessern.

Die Aufbaustörungen der Wirbel-Bandscheiben-Grenze im thorakolumbalen Übergang und in der LWS stellen sich aufgrund der veränderten Belastungssituation anders dar als in der BWS. Sie werden häufig als lumbale Form des Morbus Scheuermann bezeichnet, obwohl Scheuermann 1921 ein Krankheitsbild beschrieb, das sich nur auf die mittlere und untere BWS bezog.

Die intraspongiösen Bandscheibenhernien erreichen im LWS-Bereich ein größeres Ausmaß als in der BWS und rufen wegen der damit verbundenen Wachstumsstörungen oft erhebliche Deformierungen im Bewegungssegment hervor. Es kann zu Kantenabgliederungen und tiefen Einbuchtungen in den Wirbelkörper kommen (▶ Abb. 5.2).

Die röntgenologische Diagnose wird meistens dadurch erleichtert, dass mehrere Segmente gleichzeitig betroffen sind und ein reaktives Wachstum an den gegenüberliegenden Wirbeln erkennbar ist. Diese tritt dann in Form von bandscheibenwärts gerichteten Knochenwülsten auf, die meistens einer tiefen Einbuchtung der gegenüberliegenden Schlussplatte entsprechen (▶ Abb. 5.3).

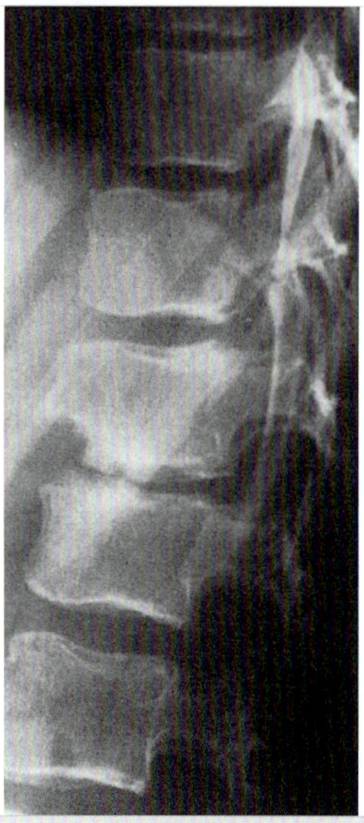

Abb. 5.2 Juvenile Aufbaustörungen im Bereich der LWS bei einer 12-Jährigen mit Deformierung der Bandscheibe und der angrenzenden Wirbelkörperschlussplatten. Klinisch bestehen Rückenmuskelinsuffizienzerscheinungen.

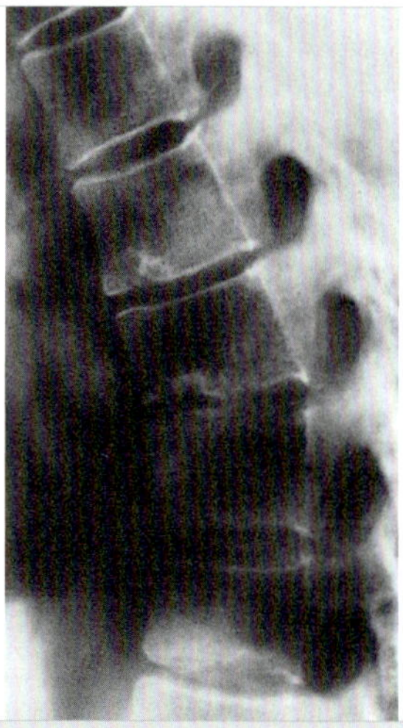

Abb. 5.3 Juvenile Aufbaustörungen der Bandscheiben und der Wirbel im Bereich der BWS bei einer 25-jährigen aktiven Turnerin. Keine Beschwerden.

Bei der Entstehung dieser Aufbaustörungen wirken endogene und exogene Faktoren zusammen. Anlagebedingt sind umschriebene Bezirke verminderter Widerstandskraft in den knorpeligen Schlussplatten der Wirbelkörper. Der enorme Ausdehnungsdruck des Bandscheibengewebes schädigt zusammen mit dem hydrostatischen Druck die Wirbelkörperwachstumszone. Es entstehen Defekte, die vom expansiven Bandscheibengewebe ausgefüllt werden.

Dadurch entsteht wiederum an dieser Stelle eine Entlastung der Bandscheibe in axialer Richtung, sodass an der Verknöcherungsschicht des nächsten Wirbelkörpers ein überschüssiges Knochenwachstum auftritt und schließlich an der Wirbelkörperendplatte zum Zwischenwirbelraum hin ein buckelförmiger Knochenvorsprung entsteht. Diese Veränderungen können nur während der Wachstumszeit entstehen. Für eine maßgebliche Beteiligung des Bandscheibenbelastungsdruckes bei der Entstehung juveniler Aufbaustörungen spricht auch die Tatsache, dass sie vorwiegend in den Wirbelsäulenabschnitten auftreten, die bei axialen Gewalteinwirkungen auch am häufigsten von Kompressionsfrakturen betroffen sind.

Man muss sich davor hüten, die oft eindrucksvollen Röntgenbefunde überzubewerten oder dem Patienten mitzuteilen. Das Röntgenbild steht oft in krassem Gegensatz zu den geschilderten Schmerzen, die meistens in anderen Abschnitten der Wirbelsäule lokalisiert sind und den üblichen bandscheibenbedingten Beschwerden aus den unteren zervikalen und lumbalen Bewegungssegmenten zugeordnet werden müssen. Von den deformierten Zwischenwirbelabschnitten gehen sogar auffallend wenige Beschwerden aus: Das Bandscheibengewebe ist durch intraspongiöse Knorpelknötchen und Einbuchtungen bzw. Vorwölbungen der Schlussplatten mit seiner Umgebung verankert und zeigt nur wenig Tendenz, sich zu verlagern.

> **Merke**
>
> Der betroffene Zwischenwirbelabschnitt ist verschmälert und entspricht in biomechanischer Hinsicht einem „inaktiven" Bewegungssegment.

Das Vorhandensein juveniler Aufbaustörungen spricht lediglich für eine mindere Qualität der begrenzenden Bandscheibenstrukturen, die schon im Wachstumsalter dem Ausdehnungsdruck des Bandscheibengewebes nicht gewachsen sind. Dementsprechend ist bei den Betroffenen auch mit einem gehäuften Auftreten von bandscheibenbedingten Beschwerden zu rechnen. Darauf haben bereits Alajonanine u. Thurel (1949), Kuhlendahl (1953), Hanraets (1959), Brocher (1973) und Idelberger (1984) hingewiesen. Mau (1974) betont, dass metaphysär-dysostotische Schwachzeichen bei Patienten mit Bandscheibenvorfällen öfter zu erwarten sind als bei einer normalen Vergleichsserie. Da die über mehrere Segmente verteilten juvenilen Aufbaustörungen meistens zu Achsenabweichungen der Wirbelsäule in der Sagittal- und Frontalebene führen, entstehen auch Über- und Fehlbeanspruchungen der Bandscheiben in benachbarten Abschnitten der Wirbelsäule. Aus diesem Grunde ist bei den Betroffenen mit gehäuften bandscheibenbedingten Erkrankungen zu rechnen.

5.1.3 Kongenitale Fehlbildungen

Im Gegensatz zu den juvenilen Aufbaustörungen, die sich während des Wachstums teilweise unter Einwirkung der Schwerkraft entwickeln, gibt es Fehlbildungen im Zwischenwirbelabschnitt, die schon bei der Geburt bestehen. Wenn die Bandscheibe völlig fehlt, spricht man von einem Blockwirbel. Unvollständige Blockwirbel mit stark erniedrigter hypoplastischer Bandscheibe können differenzialdiagnostische Schwierigkeiten bereiten. Es muss insbesondere eine Spondylitis ausgeschlossen werden. Für kongenitale Missbildungen sprechen neben den fehlenden entzündlichen Symptomen bei der klinischen Untersuchung auch die vordere konkave Begrenzung des Blockes mit veränderter Gesamtgröße der beteiligten Wirbel im Vergleich zu den angrenzenden Wirbeln sowie eine scharfe Abgrenzung der Bandscheibenreste gegen den Wirbelkörper. Deckplattennahe Sklerosierungen und Defekte sind bei kongenitalen Fehlbildungen der Zwischenwirbelabschnitte in der Regel nicht anzutreffen. Die Diagnose erleichtern oft Verschmelzungen im Bogenbereich und an den Dornfortsätzen. Beschwerden gehen von verblockten Bewegungssegmenten nicht aus, selbst wenn das Foramen intervertebrale stark eingeengt oder sogar knöchern verlegt ist. Diesen schmerzfreien Verblockungszustand streben wir schließlich auch mit Fusionsoperationen an. Bei der Verblockung zweier Wirbel können lediglich schmerzhafte Funktionsstörungen von den mechanisch überbeanspruchten benachbarten Bewegungssegmenten ausgehen, vor allem wenn es sich um einen in Fehlstellung fixierten Block handelt.

Partielle vordere Blockbildungen über mehrere Segmente sind nicht angeboren und entstehen im Zusammenhang mit der Scheuermann-Krankheit oder bei schweren Alterskyphosen der BWS.

5.2 Entzündungen

5.2.1 Bakterielle Bandscheibenentzündung

Unter den bandscheibenbedingten Erkrankungen spielen die bakteriellen Infektionen des Zwischenwirbelabschnittes trotz ihrer relativ geringen Häufigkeit eine bedeutende Rolle. Bei der überwiegenden Anzahl degenerativer Krankheitsbilder können die Entzündungen besonders im Anfangsstadium leicht übersehen werden.

Bakterielle Infektionen können im Zwischenwirbelabschnitt durch spezifische (z. B. Tbc) oder unspezifische Erreger (Staphylokokken, Streptokokken, Koli u. a.) hervorgerufen werden. Bei den unspezifischen Infektionen sind am häufigsten die lumbalen Bewegungssegmente betroffen. In letzter Zeit ist eine Zunahme der Infektionen mit gramnegativen Erregern (Escherichia coli, Proteus) zu verzeichnen. Bei der isolierten Diszitis ohne primäre Wirbelkörperbeteiligung gelangen die Erreger direkt, meis-

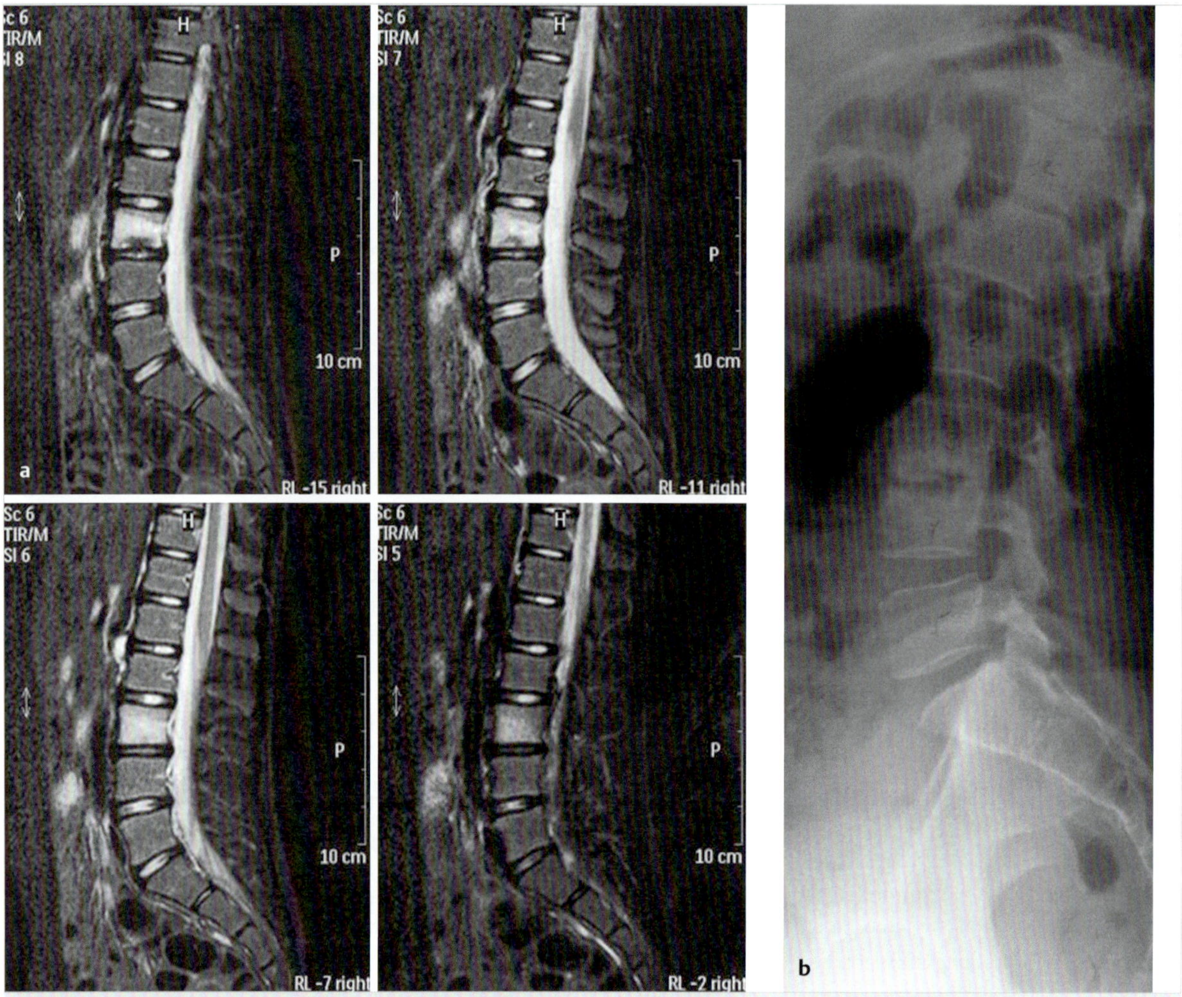

Abb. 5.4 Bandscheibenraumverschmälerung nach abgelaufener Diszitis beim Kind.
a Spondylodiszitis bei Mädchen (13 Jahre) L 3/L 4 mit Zerstörung des Bandscheibenraumes und Abszedierung.
b Bandscheibenraumverschmälerung nach abgelaufener Diszitis beim Kind, Röntgen-LWS stehend.

tens iatrogen durch Diskotomie oder Diskuspunktion in den Zwischenwirbelraum. Eine hämatogene Diszitis setzt Blutgefäße im Bandscheibengewebe voraus. Diese sind aber nur beim Kleinkind noch oder im Alter schon wieder vorhanden (Matussek 2011).

Schmorl (1932) konnte die hämatogene Primärinfektion einer Bandscheibe in seinem großen Material nur in vereinzelten Fällen nachweisen. Er berichtet z. B. über einen Gallertkernabszess in einer vaskularisierten 2. Lendenbandscheibe im Anschluss an eine Pyämie nach Angina.

Den meisten in der Literatur mitgeteilten primären Bandscheibeninfektionen beim Erwachsenen dürften deckplattennahe Wirbelkörperentzündungen zugrunde liegen. Diese sind oft erst auf Schichtaufnahmen zu erkennen. Bakterielle Infektionen im Zwischenwirbelabschnitt sind röntgenologisch durch eine Verschmälerung des Zwischenwirbelraumes und subchondrale Schlussplattendefekte gekennzeichnet, die von einer sklerosierten Zone umgeben sind. Im Gegensatz zu den Schmorl-Knorpelknötchen ist die Sklerosezone um einen Entzündungsherd nicht glatt abgegrenzt. Sie reicht übergangslos bis weit in die Wirbelspongiosa hinein. Auch sind die an die infizierte Bandscheibe grenzenden Deck- und Bodenplatten der Wirbelkörper unscharf konturiert und verwaschen. Bakterielle Infektionen der Bandscheibe können sich nach oben oder unten unter dem vorderen Längsband ausbreiten und zu ausgedehnten spindelförmigen Abszessen führen. Auf diesem Wege können dann auch benachbarte Bandscheiben infiziert werden. In der LWS entwickelt sich der paravertebrale Abszess entlang der Psoasloge und bewirkt eine Verbreiterung des Psoasschattens im Röntgenbild.

In den Anfangsstadien kann die Diagnose einer Infektion im Zwischenwirbelabschnitt noch Schwierigkeiten bereiten, weil die Röntgenübersichtsaufnahmen bis auf eine diskrete Bandscheibenerniedrigung keinen Anhalt bieten (▶ Abb. 5.4). Im heutzutage nur noch selten durchgeführten Szintigramm sieht man unter Umständen eine vermehrte lokale Aktivität. Man ist heutzutage neben den vornehmlich klinischen Untersuchungskriterien (Anamnese mit vorausgegangener Infektion anderer Lokalisation (Angina, Furunkel, Abszess), Fieber, umschriebener Rüttel- und Stauchungsschmerz) auf Laborwerte und die Kernspintomographie (MRT), seltener die Computertomographie (CT) in der Diagnosefindung angewiesen.

Die Kernspintomographie ist gelegentlich mit ihrer hohen Sensitivität gegenüber Ödemen und Flüssigkeitsansammlungen in unmittelbarer Nähe zu den Bandscheiben bezüglich bakterieller Entzündungen wenig spezifisch. Modic hat mit seiner MRT-Klassifikation bandscheibennaher degenerativer Veränderungen von Wirbelkörperdeck- und bodenplatten im Rahmen von aseptischen Verschleißphänomenen einen großen Beitrag zur Differenzierung von Spondylitiden und ähnlich akut schmerzhaften degenerativen WS-Erkrankungen geleistet (Modic 2007, Hutton et al. 2011). Zwischen spezifischen und unspezifischen Infektionen im Zwischenwirbelabschnitt bestehen im Röntgenbild nur graduelle Unterschiede. Die unspezifischen Entzündungen verlaufen meistens foudroyanter und zeigen stärkere knöcherne Reaktionen mit breiten Spangenbildungen und Sklerosierungen (► Abb. 5.5).

5.2.2 Rheumatische Bandscheibenentzündung

Eine abakterielle Entzündung im Zwischenwirbelabschnitt kann man bei entzündlich-rheumatischen Erkrankungen, vor allem bei der ankylosierenden Spondylitis und der rheumatischen Polyarthritis, beobachten (Behrens 2005, Rehart u. Henninger 2005, Schröder 2005, Hutton 2011). Dihlmann stellte bei einer Untersuchungsreihe von floriden ankylosierenden Spondylitiden in 18 % der Fälle spondylodiszitische Veränderungen auf den Schichtaufnahmen der LWS fest (Dihlmann 1987). Gegenüber den bakteriellen Spondylitiden ist bei rheumatischen Entzündungen an der Wirbelkörper-Bandscheiben-Grenze von vornherein eine breite Spongiosaverdichtungszone um den Defekt zu sehen, der an mehreren Segmenten gleichzeitig auftreten kann. Spondylodiszitiden treten häufig in Segmenten auf, die keine Syndesmophyten zeigen. Eine Verschmälerung des Zwischenwirbelabschnittes (Diszitis) mit usurierten Wirbelkörperabschlussplatten und reaktiven Sklerosierungen (Spondylodiszitis) ist auch bei der rheumatischen Arthritis zu beobachten. Im weiteren Verlauf kann es sogar zur Blockwirbelbildung kommen. Die Bandscheiben der HWS sind am häufigsten betroffen. Der entzündlich-granulomatöse Prozess geht von den Unkovertebralverbindungen aus. Im Gegensatz zu den bakteriellen Infektionen verursachen die abakteriellen rheumatischen Entzündungen im Zwischenwirbelabschnitt keine auffallende klinische Symptomatik. Eine spezielle Therapie ist nicht erforderlich.

5.2.3 Tumoren

Obwohl im Zwischenwirbelabschnitt Binde- und Stützgewebe vorhanden ist, das regelmäßig erneuert wird, sind primäre Bandscheibentumoren bisher noch nicht beschrieben. Schmorl (1932) und Schmorl u. Junghanns (1968) fanden in ihrem umfangreichen Material keinen einzigen Fall. Bandscheibenprolapse und Protrusionen wurden früher fälschlicherweise als Knorpeltumoren angesehen, die vom Diskus ausgegangen sein sollen.

Wenn Geschwulstgewebe im Zwischenwirbelabschnitt angetroffen wird, so stammt es von aus angrenzenden Wirbelkörpern eingedrungenen Tumormassen, die relativ häufig von Metastasen betroffen sind. Das vordringende Tumorgewebe benutzt bereits vorhandene Einrisse oder Einlagerungen von fibrösem Gewebe, Blutgefäße oder Knochen als Wegbereiter. Auch vom Bauchraum oder Mediastinum her können die Bandscheiben durch Tumoren bedrängt oder infiltriert werden. Im Allgemeinen bleibt die Bandscheibe in der Umgebung von Tumorgewebe erstaunlich lange intakt, sodass man den erhaltenen Zwischenwirbelabschnitt bei zerstörtem Wirbel als diagnostisches Kriterium für einen Tumor verwerten kann. Bei einer Entzündung ist die Bandscheibe immer mitbetroffen.

5.3 Verhalten der Bandscheiben bei Allgemeinerkrankungen

5.3.1 Mögliche Reaktionen

Da das Bandscheibengewebe beim Erwachsenen nicht direkt dem Blutkreislauf angeschlossen ist, nimmt es – wenn überhaupt – nur verzögert an den Allgemeinreaktionen des Organismus teil. Noch mehrere Stunden nach Todeseintritt ist es möglich, die physiologischen Quellreaktionen, Diffusionsvorgänge und Volumenschwankungen im Zwischenwirbelabschnitt auch in vitro nachzuvollziehen. Unsere Versuche haben u. a. gezeigt, dass Bandscheibengewebe äußeren Einflüssen gegenüber wie Sauerstoffmangel, Temperaturschwankungen und pH-Änderungen relativ unempfindlich ist. Bis auf die theoretisch zwar mögliche, praktisch aber seltene hämatogene Bandscheibeninfektion bei einer Sepsis im Kleinkindesalter rufen schwere Allgemeinerkrankungen des Organismus wie komatöse Zustände, Azidose, Alkalose, Ernährungsstörungen oder andere Stoffwechselschäden keine sichtbaren Veränderungen am Bandscheibengewebe hervor. Von Bedeutung sind lediglich generalisierte Bindegewebeerkrankungen unter Einbeziehung der Bandscheiben und alle pathologischen Zustände, die sich in unmittelbarer Umgebung des Zwischenwirbelabschnittes, also vorwiegend im Wirbel, abspielen.

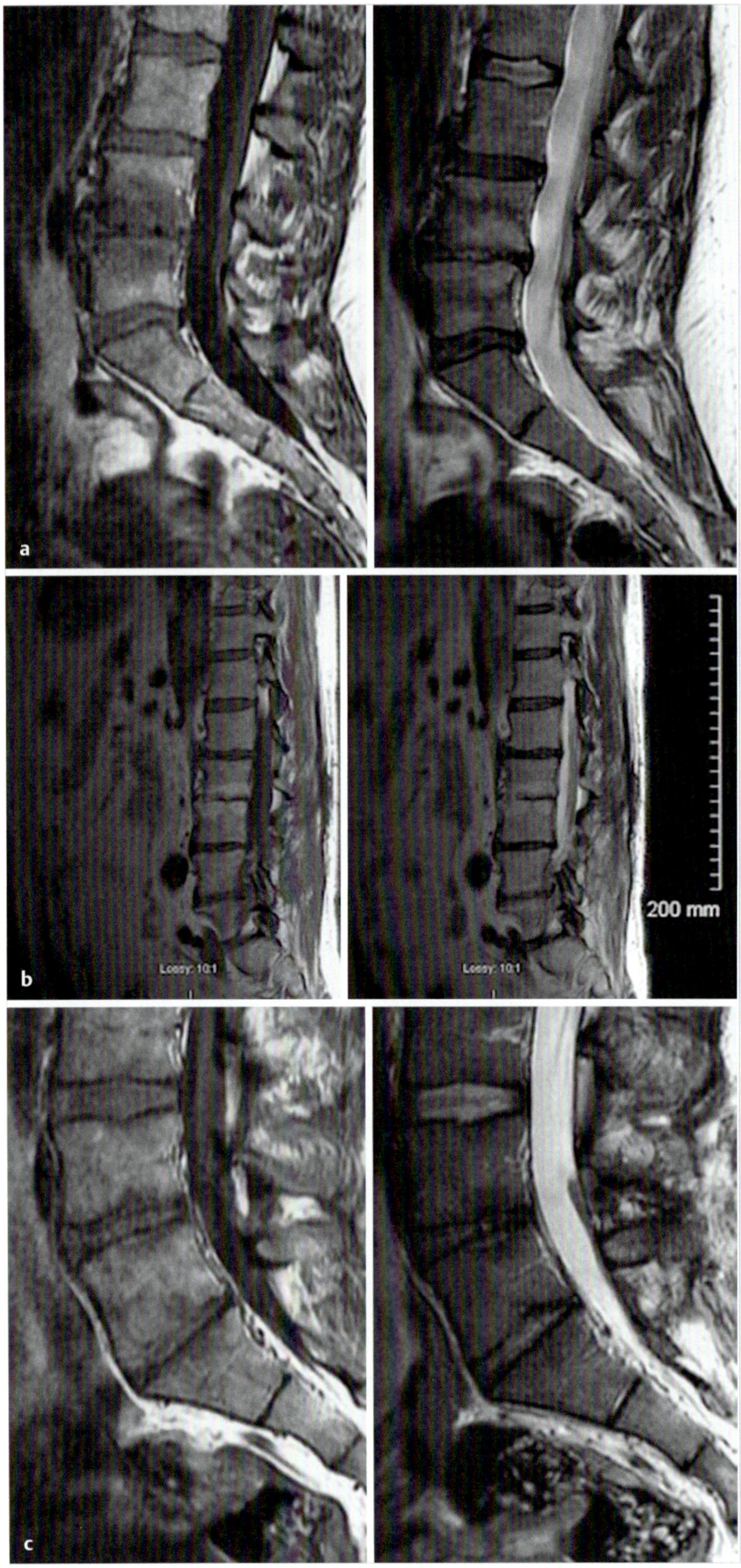

Abb. 5.5 Modic-Zeichen.

- **a** Modic-Typ I L 4/L 5; MRT T 1 Hypointenses Signal; MRT T 2 Hyperintenses Signal.
- **b** Modic-Typ II L 3/L 4; MRT T 1 Hyperintenses Signal; MRT T 2 Hyperintenses Signal.
- **c** Modic-Typ III L 4/L 5; MRT T 1 Hypointenses Signal; MRT T 2 Hypointenses Signal.

5.3.2 Chondrodystrophie (Syn. Achondroplasie, Hypochondroplasie)

Bei diesem dominant vererbten Leiden kommt es zu einer ungenügenden Knorpelzellproliferation im Bereich der Wachstumsfugen. Das Längenwachstum bleibt zurück (▶ Abb. 5.6). Auch an der Wirbelsäule entstehen Wachstumsstörungen. Beim Neugeborenen erscheint der Knochenkern als flache Scheibe, die vorn unregelmäßig gezackt ist. Der erwachsene Chondrodystrophiker hat kurze, hohe dorsale Wirbelkörper und einen engen Wirbelkanal. Dieser wird einerseits durch die nach hinten sich vorwölbenden Wirbelkörper und andererseits durch einen abnorm kurzen Wirbelbogen eingeengt, der durch eine frühzeitige Vereinigung an der Wirbelbogenepiphyse entsteht. Achondroplastiker („dysproportionierte Minderwüchsige") zeigen nach den Untersuchungen von Donath u. Vogt (1927), Bergström (1971) und Nelson (1972) eine Stenosierung des Wirbelkanales mit Verminderung der Interpedikulardistanz und Verkürzung des Wirbelbogens. Es handelt sich um ein typisches Beispiel einer anlagebedingten Wirbelkanalstenose. Ob unter diesen Umständen noch eine anlagebedingte Minderung der Bandscheibenqualität erforderlich ist, um gehäufte und massive bandscheibenbedingte Beschwerden auftreten zu lassen, erscheint fraglich. Den Chondrodystrophikern wird im Allgemeinen eine besondere Neigung zum Bandscheibenverschleiß wegen des gehäuften Auftretens von bandscheibenbedingten Beschwerden unterstellt. In der Literatur findet sich eine Reihe von Beobachtungen über Kaudaquerschnittlähmungen durch Bandscheibenprolaps bei Chondrodystrophikern (Vogel u. Osborne 1949, Schreiber u. Rosenthal 1952, Kuhlendahl u. Hensell 1953). Nach Kuhlendahl u. Hensell (1953) stellt die Chondrodystrophie eine Systemstörung dar, aufgrund welcher unter Einwirkung der funktionsmechanischen Belastung am exponierten lumbalen Wirbelsäulenabschnitt ein gehäuftes Auftreten von Bandscheibenvorfällen verständlich ist. Grundlegende histologische und biochemische Untersuchungen über die Qualität des Bandscheibengewebes beim Chondrodystrophiker fehlen jedoch noch.

Seit den Untersuchungen von Verbiest (1954) wissen wir, dass einer stärkeren Einengung des Wirbelkanales eine pathogenetische Bedeutung für Nervenwurzelkompressionssyndrome zukommt: Schon geringe Bandscheibenprotrusionen oder Wirbelverschiebungen können schwere Ausfallerscheinungen hervorrufen (▶ Abb. 5.6).

> **Merke**
> M!
> Beim Chondrodystrophiker spielen offensichtlich beide Faktoren eine Rolle: Schlechte Bandscheibenqualität und Spinalkanalstenose.

5

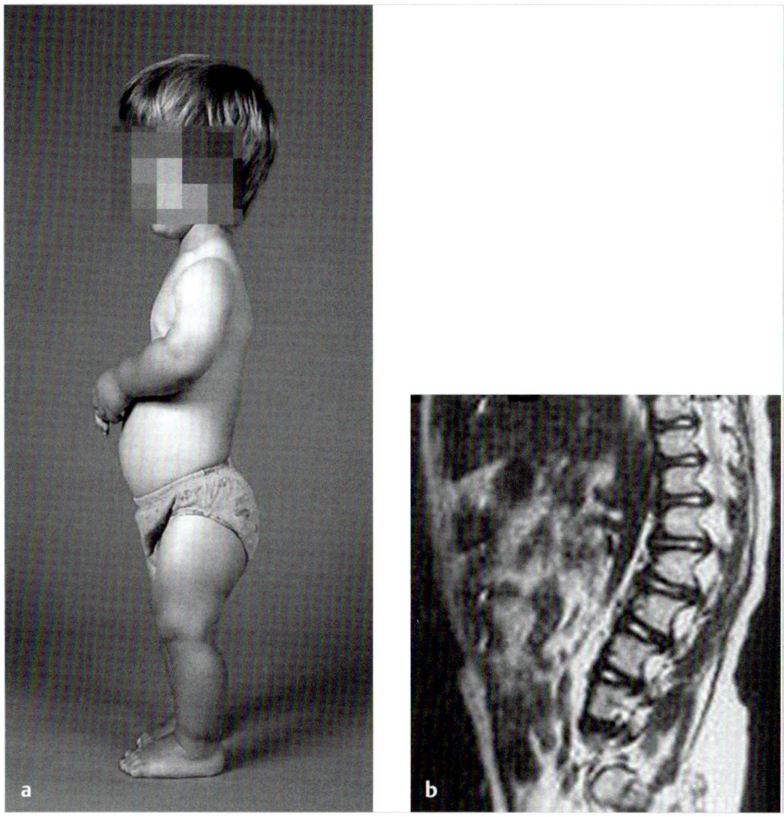

Abb. 5.6 Achondroplasie.
a Kind (6 Jahre) mit Achondroplasie und Spinalkanalstenose lumbal: Bandscheibenvorwölbungen und Pedikelverdickungen.
b MRT der Wirbelsäule eines Achondroplasie-Patienten.

5.3.3 Ochronose (Alkaptonurie)

Zu den typischen generalisierten Erkrankungen mit Manifestation u. a. in den Bandscheiben gehört die Ochronose. Bei diesem allerdings seltenen erblichen Stoffwechselleiden ist die fermentative Aufspaltung verschiedener Aminosäuren, z. B. von Tyrosin und Phenylalanin, gestört. Der Abbau geht nur bis zum Stadium der Homogentisinsäure, die in verschiedenen bradytrophen Geweben, u. a. auch in den Bandscheiben, abgelagert wird.

Die Ausscheidung von Homogentisinsäure über die Nieren führt zur charakteristischen Dunkelfärbung des Urins. Auch die Veränderungen in den Bandscheiben sind durch eine Schwarzfärbung gekennzeichnet (▸ Abb. 5.7). Daneben kommt es zu frühzeitigen Zermürbungserscheinungen in allen Gewebeteilen des Zwischenwirbelabschnittes, sodass das Bild einer ausgedehnten Osteochondrose besonders in den mechanisch stark beanspruchten Teilen der unteren HWS und LWS entsteht. Die großen Gelenke der unteren Extremitäten zeigen starke arthrotische Veränderungen mit symmetrischem Befall. Im Röntgenbild sieht man mitunter eine Luftsichel in den zentralen Anteilen des Zwischenwirbelabschnittes als Vakuumphänomen. Außerdem kommen Spaltbildungen und Verkalkungen vor. Wenn bei einem jugendlichen Patienten neben einer generalisierten Arthrosis deformans auch zermürbte Bandscheiben mit fortgeschrittener Osteochondrose gefunden werden, besteht Verdacht auf eine Ochronose, die durch die Urinuntersuchung auf Homogentisinsäure identifiziert werden kann.

Zur Ochronose mit Bandscheibenbeteiligung gibt es nur Einzelbeobachtungen (Cervenansky et al. 1959, Feild et al. 1963, McCollum 1965, Emel et al. 2000). Bei allen Beobachtungsfällen bestanden Rückenschmerzen zum Teil mit Beinausstrahlung. Eine direkte Beziehung der Ochronose zu den bandscheibenbedingten Beschwerden konnte aufgrund der kleinen Anzahl nicht festgestellt werden.

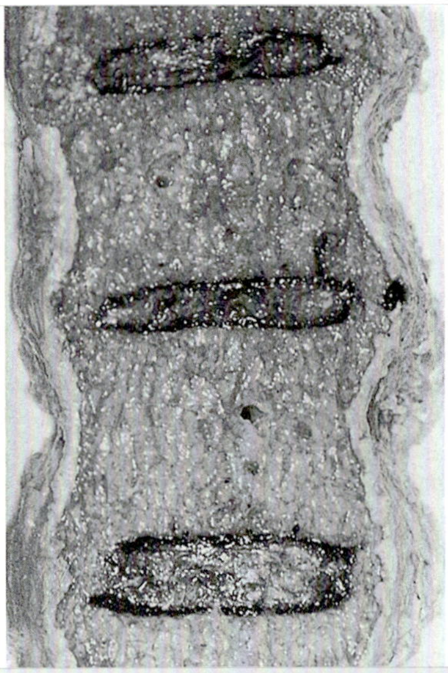

Abb. 5.7 Ochronose bei einem 24-Jährigen. Das Gewebe im Zwischenwirbelabschnitt ist dunkel gefärbt (Präparat aus dem Pathologischen Institut der Universität Düsseldorf).

5.3.4 Wirbelkörpererweichungen

Wenn der Ausdehnungs- bzw. Wiederaufrichtungsdruck des Bandscheibengewebes größer als die Widerstandskraft des Wirbelkörpers ist, kommt es zu einer Höhenzunahme des Zwischenwirbelabschnittes auf Kosten der Wirbelkörperhöhe. Dabei ist der Ausdehnungsdruck des Bandscheibengewebes auf der Höhe des Gallertkernes am größten, sodass eine charakteristische bikonkave Eindellung der Wirbelkörperschlussplatten im dorsalen Anteil entsteht. Die im mittleren Abschnitt vom hydrostatischen Belastungsdruck befreiten Bandscheiben nehmen entsprechend der in Kap. 4.4.1 aufgestellten Gleichung vermehrt Flüssigkeit auf. Das kann zu zystischen Erweiterungen der Gallertkernhöhle führen, die sich im Röntgenbild durch Aufhellung im Zwischenwirbelraum erkennen lassen. Histologisch finden sich durch vermehrte Wasseraufnahme aufgeblähte Knorpelzellen.

Zu den häufigsten Wirbelkörpererkrankungen, die sekundäre Veränderungen an den Bandscheiben hervorrufen, zählen die **Osteoporosen**. Bei der Osteoporose kommt es durch verminderten Knochenaufbau bei normalem Knochenabbau zu einer Schwächung der mechanischen Widerstandskraft von Spongiosa und Kortikalis. Die Knochentrabekel verdünnen sich und verschwinden zum Teil, sodass die Markräume weiter werden. Die krankhafte Nachgiebigkeit der Wirbelkörper führt zu Vorbuchtungen der Zwischenwirbelscheibe in den Wirbelkörper. Der Vorgang findet nicht lokal begrenzt wie bei den Schmorl-Knorpelknötchen statt, sondern es kommt zu gleichmäßigen breitbasigen Eindellungen der Schlussplatten. Bei großem Ausdehnungsdruck des Bandscheibengewebes nehmen dabei die Zwischenwirbelabschnitte an Volumen zu, die Wirbel werden kleiner (▸ Abb. 5.9). Der Wirbel sintert an der Stelle der größten Druckbelastung zuerst. Wegen der vorwiegenden Vorderkantenbelastung entstehen in der BWS Keilwirbel (Matussek 2010). Bei axialer Belastung, die im thorakolumbalen Übergang und in der LWS vorherrscht, kommt es zur bikonkaven Wirbelform. Die Eindellungen können bis zur Wirbelkörpermitte reichen, sodass die Zwischenwirbelabschnitte fast aneinandergrenzen.

Bandscheibenbedingte Verformungen erweichter Wirbelkörper setzen die erhaltene Quellkraft des Gallertkernes voraus. Deswegen entstehen Fischwirbel nur bei frühem Beginn der Osteoporose.

Eine krankhafte Nachgiebigkeit des Knochengerüstes mit Eindellung der Wirbelkörperschlussplatten ergibt sich auch bei **anderen Knochenerkrankungen**. Der Vorgang der kompensatorischen Bandscheibenausdehnung beim Zusammensintern der Wirbelkörper ist prinzipiell

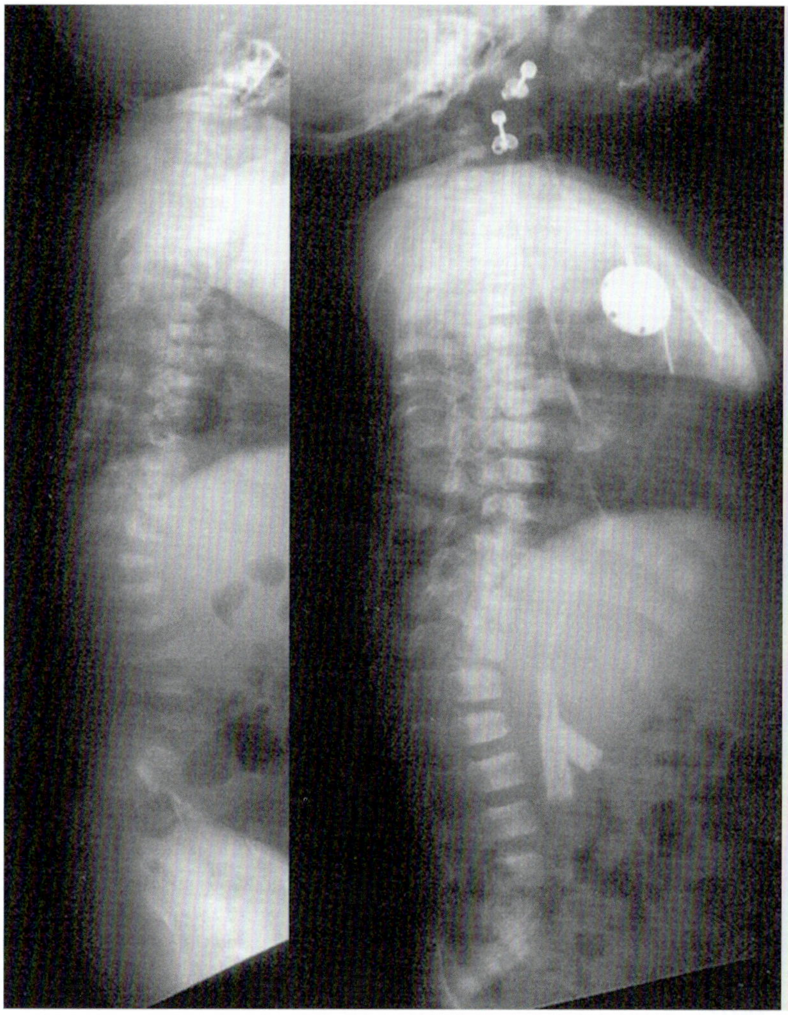

Abb. 5.8 a u. b Wirbelsäule mit Wirbelsäulendeformierungen bei Osteogenesis imperfecta (Junge bei Geburt und mit 3 Jahren).

immer der gleiche. Differenzialdiagnostische Kriterien ergeben sich nur durch unterschiedliche Lokalisation, Ausbreitung, Progredienz sowie klinische Parameter. Erhaltene oder erhöhte Bandscheiben neben einem sinternden Wirbelkörper beim Erwachsenen finden sich außer bei der Osteoporose auch bei Tumormetastasen, Plasmozytom, Osteomalazie, Osteodystrophia fibrosa (Recklinghausen) und bei Frakturen. Wenn die Bandscheibe in den Prozess miteinbezogen ist und ebenfalls sintert, so spricht dies eher für eine Entzündung.

Auch im Kindesalter kann es schon zu Erweichungen der Wirbelkörper mit sekundären Veränderungen an den Bandscheiben kommen. Ein typisches Beispiel ist die **Osteogenesis imperfecta** (▶ Abb. 5.8). Diese Erbkrankheit beruht auf einer unzulänglichen Bildung der Grundsubstanz aller Mesenchymabkömmlinge und geht mit einer pathologischen Knochenbrüchigkeit bzw. -erweichung einher. Weitere typische Merkmale sind blaue Skleren und Otosklerose. Neben der meistens frühzeitig letal ausgehenden Osteogenesis imperfecta congenita gibt es eine Spätform, die in ihrem Verlauf auch typische Veränderungen an der Wirbelsäule bzw. an den Bandscheiben zeigt.

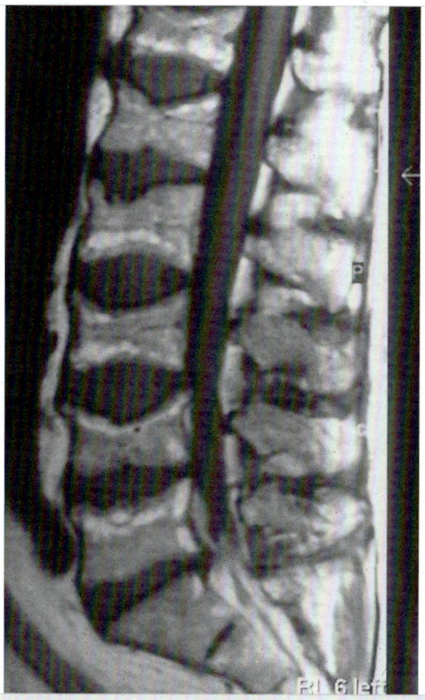

Abb. 5.9 Ballonförmige Auftreibung der lumbalen Bandscheiben bei früh einsetzender Osteoporose mit bogenförmiger Eindellung der Deck- und Bodenplatten der Wirbelkörper.

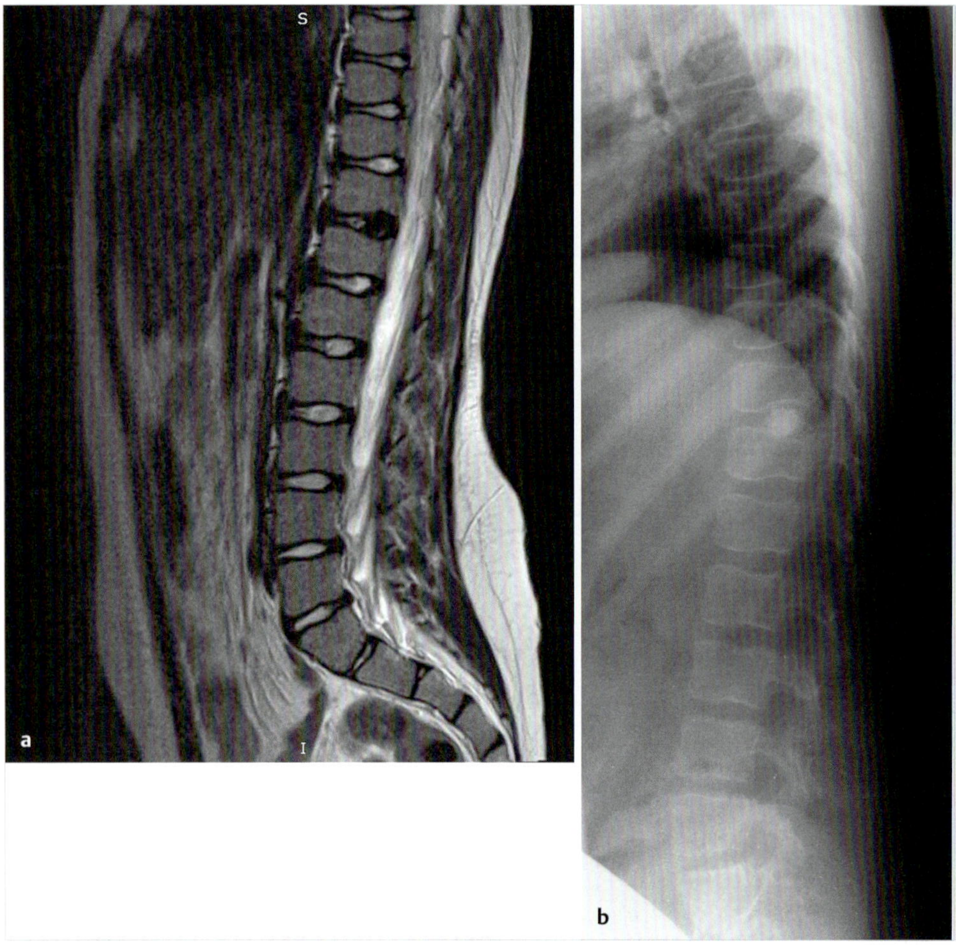

Abb. 5.10 Ossifikation der Bandscheibe.
a Ossifikation der Bandscheibe Th 11/12 eines Jungen (12 Jahre) im MRT T2.
b Ossifikation der Bandscheibe Th 11/12 eines Jungen (12 Jahre), Röntgenbild.

Es bilden sich schon beim Jugendlichen die für die Osteoporose typischen Keilwirbel der BWS und Fischwirbel der LWS. In extremen Fällen entstehen sehr hohe Zwischenwirbelabschnitte mit Flachwirbeln. Bei asymmetrischer Sinterung der Wirbelkörper kommt es zu Skoliosen und vermehrter Kyphose. In manchen Osteogenesis-imperfecta-Familien besteht eine auffällige Häufung von präsenilen Osteoporosen, die nach Idelberger (1984) als Manifestatio minima des Leidens zu betrachten sind.

Generalisierte Wirbelkörpererweichungen mit sekundären Bandscheibenveränderungen im Kindesalter können auch erworben sein. Bei der **Rachitis** sind die Bandscheiben im Bereich des Sitzbuckels schon im Kindesalter erheblichen Druckbelastungen ausgesetzt und neigen zu frühzeitigen Verschleißerscheinungen. Fisch- und Plattwirbel sind bei der Rachitis selten, weil sich das Leiden vorwiegend an den schnell wachsenden langen Extremitätenknochen manifestiert.

5.3.5 Bandscheibenverkalkungen und -verknöcherungen

Verkalkungen entstehen in bradytrophen Geweben durch Auskristallisation von Kalksalzen. In der Bandscheibe finden sie sich sowohl im Gallertkern als auch im Anulus fibrosus. Falls der Nucleus pulposus Sitz der Verkalkungen ist, lässt sich seine Ausdehnung genau feststellen. Calvé und Galland (1930) wiesen anhand von Röntgenbildern auf Verkalkungen des Gallertkernes hin (▶ Abb. 5.10). Schmorl (1932) fand bei seinen vielen Wirbelsäulenpräparationen auch einige Fälle mit Bandscheibenverkalkungen. Es zeigten sich Ablagerungen von kohlensaurem oder phosphorsaurem Kalk. Bei Gichtkranken können es auch Uratkristalle sein. Im Schnittbild sieht man feinbröckelige Einlagerungen im Spaltwerk der Gallertkernhöhle oder Kalkflecke im Faserring (Schmorl u. Junghanns 1968).

Die Kalkeinlagerungen kommen in inaktivierten Bewegungssegmenten (▶ Abb. 5.11) und als Ausdruck degenerativer Veränderungen bei älteren Menschen vor. Gesetzmäßige Beziehungen zu allgemeinen Stoffwechselstörungen sind bisher nicht nachgewiesen, zumal Bandschei-

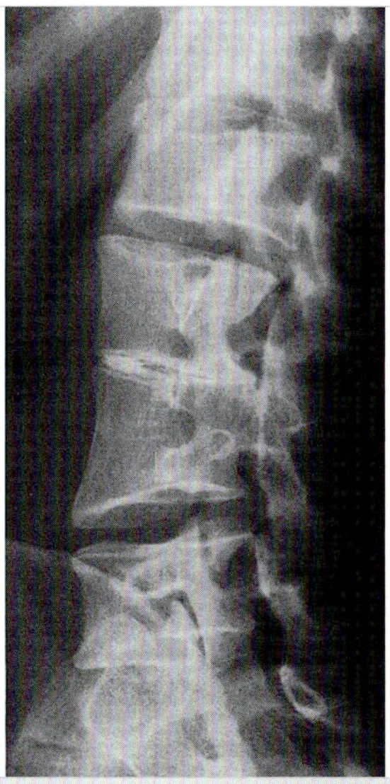

Abb. 5.11 Bandscheibenverkalkungen bei partiellem Blockwirbel eines 20-Jährigen. Keine Beschwerden.

benverkalkungen relativ selten vorkommen und nur auf einzelne Bewegungssegmente beschränkt sind.

Kalkdichte Verschattungen im Zwischenwirbelabschnitt können auch von regelrechten Verknöcherungen herrühren. Die Knochenneubildung setzt eine Vaskularisation mit der Einsprossung von Gefäßbindegewebe voraus. Diese kann im Rahmen der bindegewebigen Organisation nach Entzündungen oder Verletzungen im Bandscheibenraum entstehen. Mit dem Bindegewebe wandern auch Knochen bildende Zellen ein. Auf diesem Wege können ganze Zwischenwirbelabschnitte durch spongiösen Knochen ersetzt werden, was man häufig z. B. bei der Bechterew-Erkrankung sieht (▶ Abb. 5.12).

Auch bei Kindern und Jugendlichen gibt es schon Bandscheibenverkalkungen. Hierüber liegen zahlreiche Berichte vor (Baron 1924, Buse 1963, Schmorl u. Junghanns 1968, Coventry 1970, Franke 1971, Rosenberg et al. 1971, Kemperdick 1974, Blomquist et al. 1979, Brocher u. Willert 1980, Crock 1983, Wong et al. 1992, Ventura et al. 1995, Li Yang et al. 2004). Bär u. Fischer (1973) sahen eine Calcinosis intervertebralis bei einem 10-jährigen Knaben nach Sportunfall. Die Ursachen der Bandscheibenverkalkungen sind weitgehend unbekannt. Neben einer entzündlich-rheumatischen Genese werden auch bakteriell-entzündliche oder traumatische Ursachen diskutiert (Eyring 1969). Ähnlich wie die paraartikulären Kalkherde bei der Periarthropathia humeroscapularis können sich auch die Bandscheibenverkalkungen im Jugendalter wieder zurückbilden.

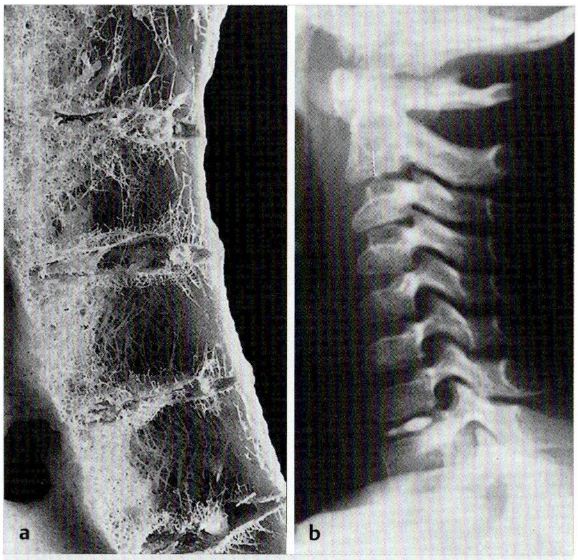

Abb. 5.12 Bechterew-Erkrankung.
a Verknöcherung der Bandscheiben mit starker Osteoporose der Wirbelkörper (Präparat aus dem Pathologischen Institut der Universität Düsseldorf).
b Zentrale Bandscheibenverkalkung von C 7 / Th 1 bei einem 4-Jährigen (Zufallsbefund).

> **Merke**
> Eine klinische Bedeutung kommt den Verkalkungen und Verknöcherungen im Zwischenwirbelabschnitt nicht zu. Verlauf und Prognose sind meistens gutartig.

Die Immobilisierung bzw. Teilfixierung eines Bewegungssegmentes durch Einlagerungen von Kalk oder Knochen stellt eine Art Ausheilungszustand dar, den wir bei der Therapie mit Fusionsoperationen oder intradiskalen Instillationen sogar anstreben.

5.4 Zusammenfassung

Nichtdegenerative Bandscheibenerkrankungen spielen gegenüber den bandscheibenbedingten Erkrankungen auf degenerativer Basis eine untergeordnete Rolle. Bis auf die Diszitis gilt dies sowohl für die angeborenen und anlagebedingten wie auch für die erworbenen Veränderungen im Zwischenwirbelabschnitt. Chordareste, juvenile Aufbaustörungen und kongenitale Fehlbildungen sind oft sehr eindrucksvoll in den bildgebenden Verfahren, haben aber nur eine geringe oder keine klinische Relevanz. Bei Entzündungen und Tumoren sind die Bandscheiben als gefäßlose Gewebe nur indirekt beteiligt. Hämatogene Infektionen und Metastasen siedeln sich primär im Wirbelkörper an und dringen dann in die Bandscheiben.

Allgemeinerkrankungen wie Diabetes, Ernährungsstörungen, Herz- und Kreislauferkrankungen haben keine direkten Einwirkungen auf das Bandscheibengewebe. Einlagerungen bei der Ochronose (Alkaptonurie) sind ebenso harmlos wie Kalkeinlagerungen, welche vor allem bei Jugendlichen beschrieben werden. Die ballonförmige Auftreibung der Bandscheiben beim Widerstandsverlust der Deck- und Bodenplatten, wie z. B. bei der Osteoporose, weist auf den noch gut erhaltenen Quelldruck des Bandscheibengewebes hin.

Fazit

Anlagebedingte Veränderungen des Zwischenwirbelabschnittes, Kalkeinlagerungen und Verformungen der Bandscheiben bei Osteoporose sind harmlos.

Kapitel 6

Diskose

6 Diskose

6.1 Definition

Definition

Alle mit der Bandscheibendegeneration zusammenhängenden biomechanischen und pathologisch-anatomischen Veränderungen im Zwischenwirbelabschnitt nennt man Diskose.

▶ **Synonyme.** Bandscheibendegeneration, Chondrosis intervertebralis, Bandscheibenverschleiß, regressive Bandscheibenveränderungen

▶ **Englisch.** Discosis, disc degeneration

6

6.2 Klassifikation

Es gibt 3 Diskosestadien (▶ Abb. 6.1):

1. Stadium, Frühphase (Jugendliche und junge Erwachsene),
2. Stadium, mittlerer Lebensabschnitt,
3. Stadium, ältere Menschen.

Das **1. Stadium der Diskose** beginnt mit dem Verschwinden der Blutgefäße im 2.–4. Lebensjahr. Das von diesem Zeitpunkt ab nur noch per diffusionem ernährte Gewebe im Zwischenwirbelabschnitt wird bei Kindern noch gut ernährt. Die Fibroblasten, Chondrozyten erhalten ausreichend Nährstoffe über das noch gut funktionierende osmotische System Bandscheibe. Durch das noch geringe Körpergewicht und vor allem durch das Verhalten der Kinder mit viel Bewegung bestehen gute biomechanische Voraussetzungen zur regelrechten Ernährung der faserbildenden Zellen. Mit zunehmendem Körpergewicht erhöht sich auch die axiale Belastung, insbesondere auf die unteren Abschnitte der Lendenwirbelsäule. Hinzu kommt eine relative Bewegungsarmut mit vorwiegend sitzender Tätigkeit in Schule und Beruf. Die schlecht versorgten Faserringlamellen sind dem starken Ausdehnungsdruck des zentralen mobilen Bandscheibengewebes, bedingt durch die axiale Belastung, nicht mehr gewachsen und wölben sich nach außen. Erste Beschwerden machen sich u. U. zwischen dem 12. und 20. Lebensjahr bemerkbar, wenn intradiskale Massenverschiebungen plötzlich zu Verspannungen oder Vorwölbungen des hinteren Längsbandes führen. Beim Jugendlichen entwickelt sich das Bild der Hüftlendenstrecksteife (s. Kap. 11.7.9).

Das **2. Stadium der Diskose** betrifft den mittleren Lebensabschnitt zwischen dem 20. und 60. Lebensjahr. Die schlecht ernährten Fibroblasten und Chondrozyten bilden Fasern von minderer Qualität, die dem noch erhaltenen Ausdehnungsdruck des zentralen mobilen Bandscheibengewebes nicht mehr standhalten. Es bilden sich zunehmend radiäre, aber auch zirkuläre Risse, in die das gallertige Gewebe des Nucleus pulposus eindringt. Ganze Gewebesequester, bestehend aus Anulus fibrosus und den Knorpelplatten, können sich demarkieren und bei axialer und asymmetrischer Belastung entsprechend dem Weg des geringsten Widerstandes nach außen verlagern und über die Bandscheibengrenzen hinaustreten. Die Folge sind Protrusionen und Prolapse. Solange der Anulus fibrosus in seinen äußeren Schichten noch intakt ist, sind Rückverlagerungsmöglichkeiten gegeben. Beim Durchbrechen des Anulus fibrosus kommt es zum Prolaps. Dringt das Bandscheibengewebe nach dorsal oder dorsolateral, so tritt es in Kontakt mit Rezeptoren im hinteren

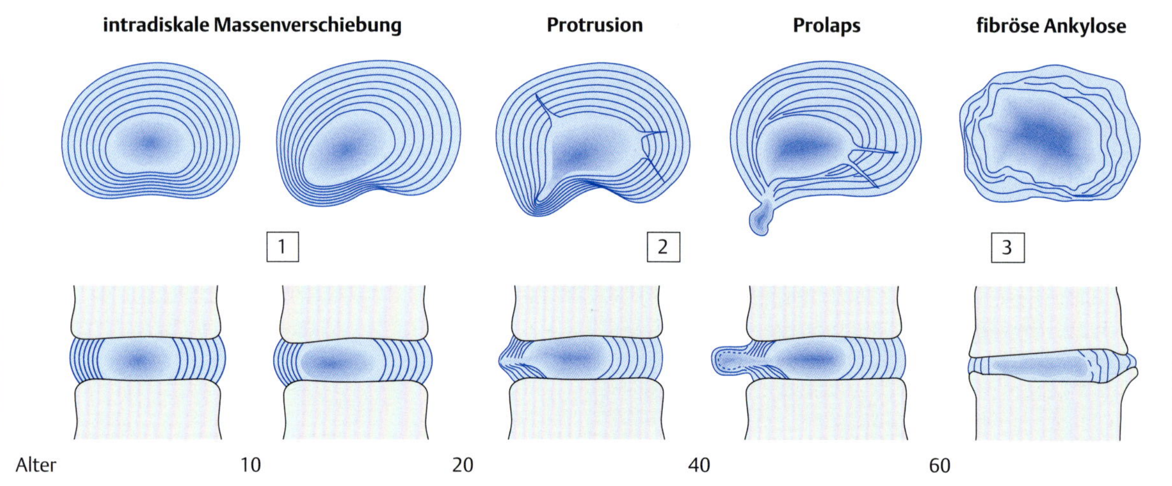

Abb. 6.1 Stadien der Diskose.

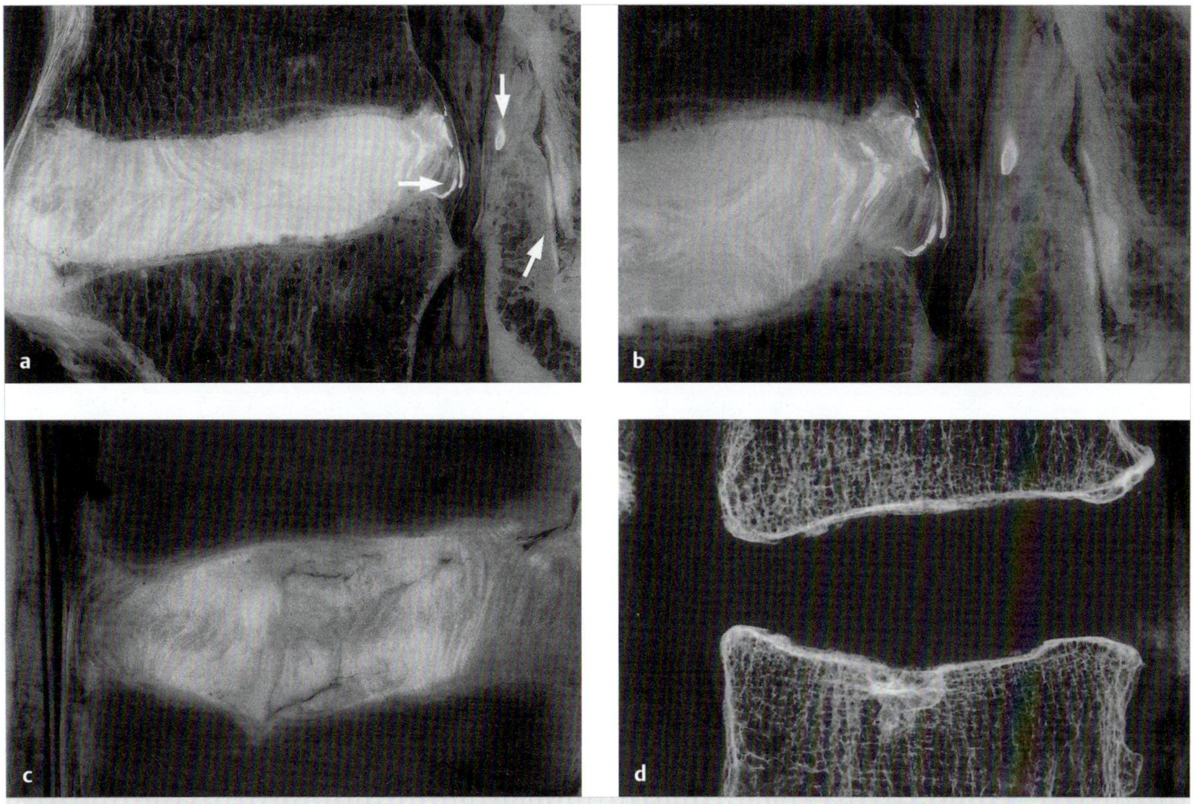

Abb. 6.2 Diskosestadium 2.

a Sagittalschnitt eines LWS-Präparates Segment L4/5. Disseminierte Kalzifikationen in den dorsalen Faserringlamellen und dem hinteren Längsband. Isolierter Herd im Lig. flavum (Pfeil). Aufsicht in den Facettengelenkraum (Pfeil). Geographische Bandscheibenstruktur im Nucleus pulposus und Anulus fibrosus. Die Vorwölbung (Protrusion) überragt die Wirbelkörperhinterkante. Fissuren im Anulus fibrosus: Diskosestadium 2.

b Sagittalschnitt eines LWS-Präparates Segment L4/5. Disseminierte Kalzifikationen in den dorsalen Faserringlamellen und dem hinteren Längsband. Isolierter Herd im Lig. flavum (Pfeil). Aufsicht in den Facettengelenkraum (Pfeil). Geographische Bandscheibenstruktur im Nucleus pulposus und Anulus fibrosus. Die Vorwölbung (Protrusion) überragt die Wirbelkörperhinterkante. Fissuren im Anulus fibrosus: Diskosestadium 2.

c Segment L3/4 mit Fissur im Bereich des Anulus fibrosus. Eine Fissur reicht bis in die Deckplatte L4 mit Einbruch von Bandscheibengewebe in den Wirbelkörper. Geographische Bandscheibenstruktur und Fissuren entsprechen Diskosestadium 2 (aus Ludwig, Tiedjen, Krämer 2004).

d Segment L3/4 mit Fissur im Bereich des Anulus fibrosus. Eine Fissur reicht bis in die Deckplatte L4 mit Einbruch von Bandscheibengewebe in den Wirbelkörper. Geographische Bandscheibenstruktur und Fissuren entsprechen Diskosestadium 2 (aus Ludwig, Tiedjen, Krämer 2004).

Längsband mit dem R. meningeus des Spinalnervs und vor allem mit verschiedenen Abschnitten der Spinalnerven. Die daraus resultierenden bandscheibenbedingten Erkrankungen sind entweder lokal begrenzt als Lumbago, chronischer diskogener Kreuzschmerz oder/und Wurzelkompressionssyndrom (▶ Abb. 6.2).

Die pathologisch-anatomischen Veränderungen des Bandscheibengewebes mit Kontinuitätsdurchtrennung von Fasern, Verlust von Bandscheibengewebe durch Prolaps und Wasserverlust führen zu einem weiteren Phänomen der Diskose im 2. Stadium: Die **Segmentinstabilität**. Die Erschlaffung des ursprünglich prall elastischen Bandscheibengewebes mindert den Zusammenhang der Wirbel gegeneinander, sodass es zu unphysiologischen Bewegungen und Bewegungsausschlägen kommt. Solche Instabilitäten sind nicht unbedingt direkt sichtbar, sondern lassen sich nur durch Funktionsaufnahmen, z. B. bei Vor- und Rückneigung objektivieren. Folgen der degenerativen Instabilität sind auch Verschiebungen der Wirbel gegeneinander, entweder nach dorsal als Retrolisthese oder nach ventral als degeneratives Wirbelgleiten. Symptome entstehen immer dann, wenn Nervenelemente im Wirbelkanal oder im Zwischenwirbelloch durch die Verschiebungen betroffen sind.

Wegen der Häufigkeit und Heftigkeit der lokalen und radikulären Symptome, die durch Bandscheibenverlagerungen und Lockerungen verursacht werden, fallen auch die meisten therapeutischen Eingriffe in das 2. Stadium der Diskose.

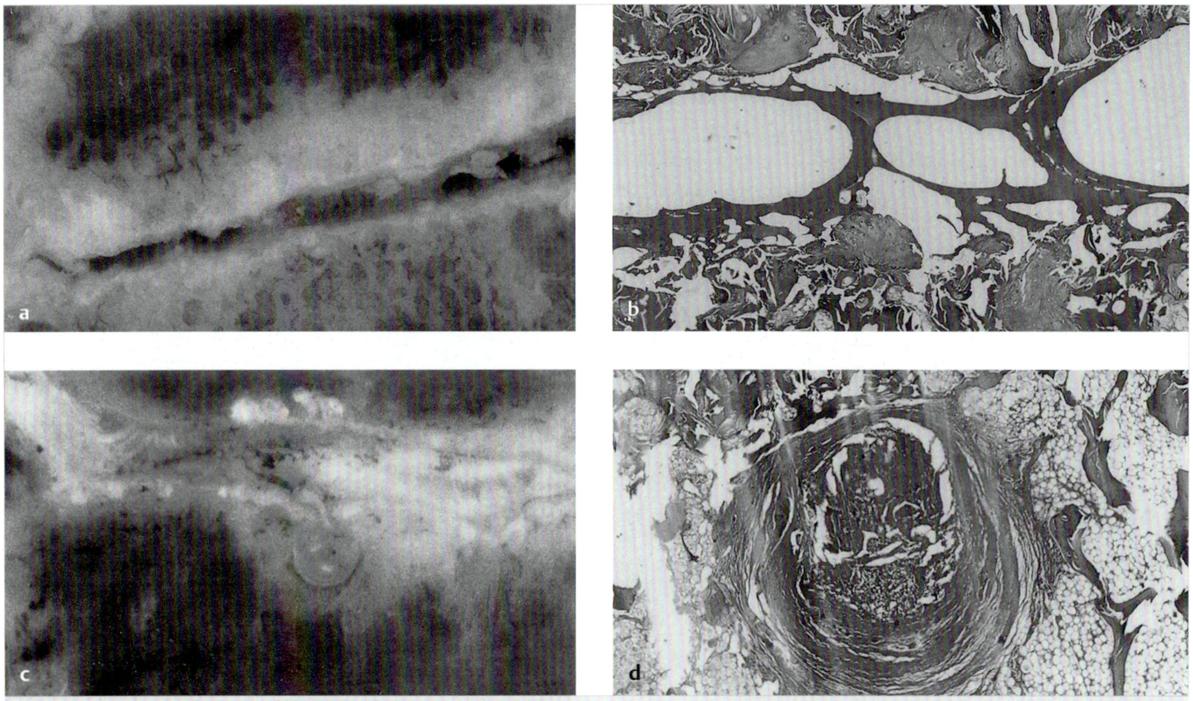

Abb. 6.3 Vergleichende makromorphologische und histopathologische Befunde bei fortgeschrittenem Diskosestadium 3 (aus Ludwig, Tiedjen, Krämer 2004).

a Intervertebralraum L 5/S 1 mit subtotaler Destruktion des Zwischenwirbelgewebes, Höhenminderung und fokalen Kontaktzonen der Deckplatten (Vergrößerung 4fach).

b Histologischer Schnitt der zentralen Anteile des Intervertebralraumes mit fibrösen Bindegewebeeinlagerungen zwischen den Markraumtrabekeln. Stellenweise Durchsetzung des Intervertebralraumes mit Knochentrabekeln. Präparat wie unter a (Vergrößerung 63fach, HE-Färbung).

c Makromorphologisches Bild eines Deckplatteneinbruches im Segment L 4/5. Deutliche Höhenabnahme des Zwischenwirbelabschnittes mit Sklerose der Endplatten. Konsolidiertes Schmorl-Knötchen unter Niveau der kaudalen Wirbeldeckplatte.

d Korrespondierendes histomorphologisches Schnittbild. Konzentrische fibröse Bindegewebelamellen umschließen das dislozierte Gewebe. Angrenzende fetthaltige Markräume (Vergrößerung 63fach, HE-Färbung).

Im **3. Stadium** schreiten die Verlagerungen des zentralen mobilen Bandscheibengewebes mit Protrusionen und Prolapsen sowie Lockerungen nicht weiter fort. Nach dem 60. Lebensjahr zeigt das Bandscheibengewebe wegen Austrocknung und Fibrosierung immer weniger Tendenz sich nach dorsal zu verlagern. Das Bandscheibengewebe verfestigt sich. Hinzu kommen Verknöcherungen der intervertebralen Bandverbindungen als Spondylose, die zu einer weiteren Verfestigung des Bewegungssegmentes beitragen (▶ Abb. 6.3, ▶ Abb. 6.4). So stellt trotz der eindrucksvollen pathologisch-anatomischen Veränderungen die Teilversteifung einen Zustand relativer Beschwerdefreiheit dar. Es kommt zur sog. **wohltätigen Teilversteifung der Wirbelsäule im Alter.** Entsprechend der Häufigkeitsverteilungskurve von bandscheibenbedingten Erkrankungen kommen auch Protrusionen und Prolapse im höheren Lebensalter vor. Diese zeigen jedoch ein anderes Entstehungs- und Verteilungsmuster auf und betreffen vornehmlich die oberen lumbalen Bewegungssegmente mit extradiskalen Sequestern, die sich nach kraniolateral verlagern. Vertebragene Symptome nach dem 60. Lebensjahr gehen weniger von den Bandscheiben selbst, sondern vielmehr von den sekundären degenerativen Veränderungen im dorsalen Anteil des Bewegungssegmentes aus. In den Vordergrund treten Spondylarthrosen und Symptome der degenerativen Spinalkanalstenose mit chronischem Wurzelreizsyndrom durch laterale knöcherne Bedrängungen der Nervenwurzeln mit Claudicatio spinalis.

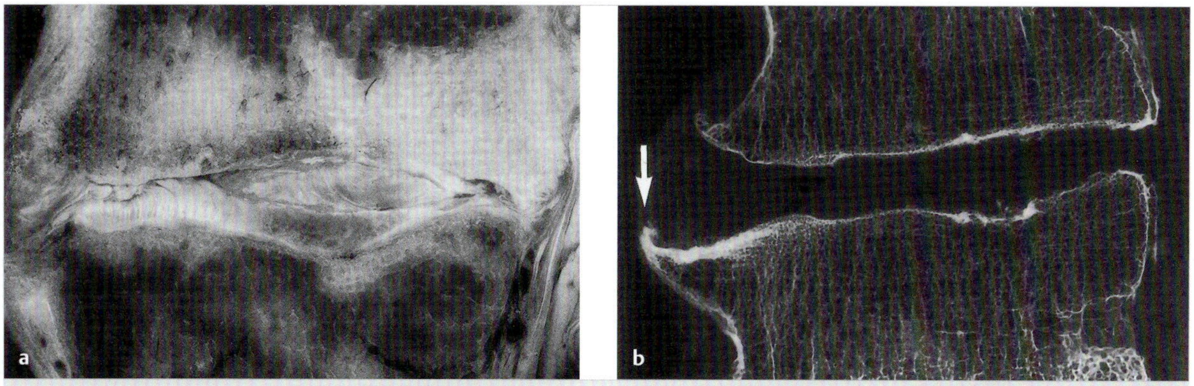

Abb. 6.4 **a u. b** Fortgeschrittene Diskose im Stadium 3 mit ventraler Spondylophytenbildung und Verdichtung der angrenzenden Markraumanteile (Pfeil) (aus Ludwig, Tiedjen, Krämer 2004).

6.3 Ätiologie

Im Gegensatz zu einer prinzipiell gleich gebauten Vierfüßlerwirbelsäule, die an 2 Stellen ihres Verlaufes unterstützt wird, ist die Wirbelsäule des Menschen infolge ihrer vertikalen Einstellung wesentlich größeren Belastungen ausgesetzt.

Zusatzinfo

Sein Bandscheibenproblem hat der Mensch in erster Linie dem aufrechten Gang zu verdanken.

Umschriebene Bandscheibeneinbrüche in Deck- und Bodenplatten (Schmorl-Knorpelknötchen) werden bei Vierfüßlern nicht beobachtet. Die Wirbelsäulen einiger Laufvögel, die durch ihre Zweifüßigkeit eine ähnliche Skelettbelastung haben wie der Mensch, zeigen gewisse Parallelen zu den Störungen an der menschlichen Wirbelsäule (Klapp 1958). Exner (1954) beschreibt schwere Formen der Spondylosis deformans bei Anthropoiden mit aufrechter Haltung. Yamada (1962), Wassilev u. Dimova (1970) sowie Cassidy u. Mitarb. (1988) zwangen Mäuse durch Amputation der vorderen Extremitäten zum aufrechten Gang. Ein Jahr nach der Operation fanden sich strukturelle Veränderungen am Anulus fibrosus und an den Knorpelplatten, die auf vertikale Druckbelastungen zurückzuführen waren. Ähnliche Beobachtungen im Tierversuch machten auch Edwards u. Mitarb. (1998), Palmer u. Lotz (2003) und Unglaub u. Mitarb. (2003).

Merke

Abgesehen von den individuell unterschiedlichen anlagebedingten Faktoren, liegt die Hauptursache der allgemeinen Bandscheibendegeneration beim Menschen in der **frühzeitigen Alterung bradytropher Gewebe**, begünstigt durch statisch-mechanische Einflüsse.

Die Zwischenwirbelabschnitte des Menschen stellen ursprünglich kein bradytrophes Gewebe dar. Noch im Säuglingsalter findet ein reger Stoffaustausch über die Gefäße der Bandscheibe ohne nennenswerte Druckbelastung statt. Verdrehungen und Verbiegungen des Rumpfes beim Strampeln in Horizontallage verstärken beim Säugling weiterhin die Durchsaftung des Bandscheibengewebes.

Mit der aufrechten Haltung ändert sich die biomechanische Situation im Zwischenwirbelabschnitt grundlegend. Während die Blutgefäße der Wirbelkörper durch das knöcherne Trabekelwerk geschützt sind, überträgt sich der Belastungsdruck – zusammengesetzt aus Oberkörpergewicht und Muskeltonus – im gallertig-homogenen Bandscheibengewebe direkt auf die Blutgefäßwand. Da der Venen- und Arteriolendruck geringer als der hydrostatische Druck ist, wird das Blut herausgedrückt bzw. gelangt nicht erst in die Bandscheibe. Die Blutgefäße kollabieren, fallen der Druckatrophie anheim und verschwinden schließlich. Die Versorgungslage der vom Blutkreislauf abgeschnittenen Fibroblasten und Knorpelzellen verschlechtert sich relativ kurzfristig. Der Stoffaustausch muss jetzt über eine lange Gewebestrecke mithilfe von Transportmechanismen erfolgen, die einer normalen Vaskularisation unterlegen sind (Mokhbi-Soutane 2006).

Merke

Eine Bandscheibe stellt das größte zusammenhängende nichtvaskularisierte Gebilde im Organismus dar.

Der auf Durchblutung, Entlastung und Bewegung eingestellte, im Aufbau befindliche Zwischenwirbelabschnitt ist mit der aufrechten Haltung neuen, ungünstigeren Bedingungen ausgesetzt. Mangelnde Anpassungsfähigkeit der Bandscheibenzellen an die verschlechterte Versorgungslage hat beim Menschen die Entwicklung eines minderwertigen Binde- und Stützgewebes zur Folge, das frühzeitig verschleißt.

Deswegen werden Bandscheibenerkrankungen auf degenerativer Basis bereits im Kindesalter angetroffen. Töndury (1968) konnte schon in den Bandscheiben 4-jähriger Kinder mikroskopisch sichtbare Degenerationszeichen erkennen. Anatomische und klinische Befunde sprechen dafür, dass bereits zur Pubertätszeit – wenn nicht schon früher – Diskopathien in allen 3 Wirbelsäulenabschnitten vorkommen (Idelberger 1959). Der jüngste Patient, bei dem ein Bandscheibenvorfall operiert werden musste, war bei Ford (1960) 9 Jahre, bei Mittelmeier (1970) 10 Jahre, bei Seyfarth (1970) 16 Jahre und bei Daschner u. Mitarb. (1971) 13 Jahre alt. Von 2755 in der Neurochirurgischen Klinik der Universität Düsseldorf wegen eines bandscheibenbedingten Kompressionssyndroms operierten Patienten waren 36 jünger als 19 Jahre. Es handelte sich bei diesen Patienten meistens um massive monoradikuläre Ischialgien (Barghoorn 1975). Weitere Berichte über Bandscheibenvorfälle im Kindesalter finden sich bei zahlreichen Autoren (Key 1950, King 1959, O'Connell 1960, Epstein u. Lavine 1964, Da Silva et al. 1977, Parsch u. Eulenburg 1983, Bradbury 1996, Ishihara 1997, Panayiotis 1998, Balagué 2001, Schlenzka 2001, Arendt 2002, Kjaer 2005).

Der häufig zu beobachtende akute Schiefhals beim Kind (Tortikollis) ist weniger bandscheibenbedingt, sondern primär auf Bagatellverletzungen der Halsmuskulatur (Distorsionen) oder HNO-Infektionen (Tonsilitiden, „Grisel-Syndrom") zurückzuführen.

Zusatzinfo

Jenseits des 30. Lebensjahres gibt es fast keine Wirbelsäule beim Menschen mehr, die nicht schon degenerative Veränderungen aufweist.

Die aktiven und passiven Transportmechanismen an der Bandscheibengrenze sind bei den meisten Menschen nicht in der Lage, über Jahrzehnte eine konstante Versorgung der Bandscheibenzellen zu gewährleisten.

Merke

Bewegungsarmut und Haltungskonstanz in ungünstiger Position beeinträchtigen die bewegungsabhängigen Flüssigkeitsverschiebungen an der Bandscheibengrenze.

Weniger Traumen und vorübergehende Überlastungen als vielmehr längere Ruhigstellung des Zwischenwirbelabschnittes schädigen die Versorgung der Bandscheibenzellen.

Neben vertikaler Wirbelsäuleneinstellung und Haltungskonstanz wirken auch **anlagebedingte Faktoren** beim frühzeitigen Auftreten regressiver Bandscheibenveränderungen mit.

Eine endogene Komponente wird von vielen Autoren angenommen (Hanraets 1959, Armstrong 1965, Schmorl u. Junghanns 1968, Wilson 1968, Braun 1969, Brocher 1973, Töndury 1981, Idelberger 1984, Simmons 1996, Matsui 1998, Kawaguchi 2002, Battié 2004, Bernadino 2004, Lattermann 2004). Nach Idelberger (1952) ist die Neigung zur vorzeitigen Bandscheibenermüdung konstitutionell verankert. Hanraets (1959) und Wilson (1968) wiesen eine familiäre Häufung bei Bandscheibenleiden nach. Wilson (1968) und Beard u. Stevens (1985) machen genetische Faktoren für Qualität und Anordnung der Kollagenfasern im Anulus fibrosus verantwortlich. Nach Untersuchungen von Battié und Videmann (2004) waren bei Familienangehörigen der Patienten mit Bandscheibenvorfall wesentlich öfter Wirbelsäulenbeschwerden aufgetreten als bei den Angehörigen gesunder Kontrollpersonen.

Gewisse *erbliche Belastungen* bei bandscheibenbedingten Erkrankungen sind nicht von der Hand zu weisen, obwohl eine Verbindung zu einem bestimmten Habitus wie bei anderen Krankheiten (z. B. Diabetes, Ulcus ventriculi) nicht zu erkennen ist. Unsere Untersuchungen an einem größeren Krankengut haben eindeutig gezeigt, dass Bandscheibenläsionen bei athletisch, leptosom, pyknisch und dysplastisch gebauten Menschen in gleicher Häufigkeit vorkommen (Krämer 1978).

Videman et al. (2006) konnten neue Gene im Zusammenhang mit Bandscheibendegeneration und Anzeichen für eine multigenetische Ätiologie nachweisen.

6.4 Pathogenese

Mit der verschlechterten Stoffwechsellage, die schon in den ersten Lebensjahren einsetzt, ändert sich neben der chemischen Zusammensetzung auch die anatomische Struktur des Zwischenwirbelabschnittes. Die mit Substraten und Energie unzureichend versorgten Fibroblasten bilden Fasern und Grundsubstanz unzulänglicher Qualität und gehen schließlich zugrunde. Histologische Untersuchungen, die schon von vielen Autoren an Bandscheiben eines unausgelesenen Sektionsmateriales vorgenommen wurden, bestätigen diesen Verlauf.

▸ **Literaturüberblick.** Grundlegende Arbeiten stammen von Hirsch u. Schajowicz (1952–1953), Hirsch et al. (1953, 1963), Hirsch u. Nachemson (1954), Hirsch (1960, 1966), Hirsch u. Bobechecko (1965), Feng (2000), An et al. (2004), Batié u. Videman (2004), Crock (2004), Hansson (2004), Naturajan et al. (2004), Roughley (2004), Guehring et al. (2005), Haefeli et al. (2005), Roh et al. (2005), An et al. (2006), Brisby (2006), Guehring et al. (2006), Natarajan (2006), Setton (2006), Unglaub et al. (2006).

Kuhlendahl u. Richter (1952) fanden in den Bandscheiben Jugendlicher Verfettungen in der Grundsubstanz sowie vereinzelt auch Fetttropfen in den Zellen des Anulus fibrosus. In der Altersstufe jugendliche Erwachsene (25–40 Jahre) zeigte sich das Fortschreiten regressiver Strukturumwandlungen in der beginnenden Dehydratation, schärferen Konturierung der Faserringlamellen sowie in einer Verwischung der Grenze zwischen Faserring und Gallertkern. Nach pathologisch-anatomischen Untersuchungen zeigen alle Strukturen des Zwischenwirbelabschnittes bereits im 3. Lebensjahrzehnt regelmäßig degenerative Veränderungen in Form von Zelluntergängen, Zellschwund, Faserzerfall und Auflockerung der Grundsubstanz (Püschel 1930, Schaffer u. in von Möllendorf 1930, Erlacher 1949, Coventry et al. 1954, Harris u. Macnab 1954, Lang 1962, Dahmen 1966, Rothman u. Simeone 1982, Miller et al. 1988). Harris u. Macnab (1954) fanden im histologischen Bild von Nucleus-pulposus-Gewebe Erwachsener nur pyknotische, verklumpte, körnig zerfallene oder als Schatten nachweisbare Zellkerne. Elektronenoptische Untersuchungen am Bandscheibengewebe Erwachsener zeigten unregelmäßige Fibrillen ohne erkennbare Ordnung mit veränderter Dichte und Querstreifung (Dahmen 1966).

Weitere ausführliche Beschreibungen der pathologisch-anatomischen Veränderungen im Zwischenwirbelabschnitt finden sich im umfangreichen Schrifttum (Friberg u. Hirsch 1950, Lindemann u. Kuhlendahl 1953, Güntz 1958, Schmorl u. Junghanns 1968, Töndury 1981, Rothman u. Simeone 1982, Wiesel u. Rothman 1982, Genant 1984, Kirkaldy-Willis 1984, Roberts 1985, Rauschning 1986, Bell et al. 1990, Bernick et al. 1991, An 2004, Crock 2004, Hansson 2004, Bantrizos et al 2005, Gruber et al. 2007, Warris et al. 2007, Zhang et al. 2008). Desweiteren gibt es Untersuchungen zu Matrixbestandteilen, die die Matrixdegeneration beeinflussen (Feng 2006). Die Ätiologie der Symtommanifestation degenerativer Veränderungen der lumbalen und cervikalen Wirbelsäule ist multifaktoriell und schließt zelluläre, biochemische und biomechanische Ursachen mit ein (Roh 2005).

Die Biologie bietet etliche Möglichkeiten die degenerierte Bandscheibe wiederherzustellen. Hier spielen rekominante oder natürliche Proteine eine Rolle, welche die Akkumulation und den Aufbau von Matrix steigern, die Anzahl der Bandscheibenzellen erhöhen, oder auf anderem Weg die Wiederherstellung einer gesunden Bandscheibe beeinflussen. Das rekombinante bone morphogenic protein-7 (osteogenic protein-1) zeigt in dieser Hinsicht vielversprechende Ansätze. Andere Substanzen mit guten Ergebnissen sind, neben den Wachstumsfaktoren, Zytokin-Antagonisten, wie der Interleukin-1-Rezeptorantagonist (Evans 2006).

Im weiteren Verlauf stellen sich unter der erheblichen Druckbelastung Zusammenhangstrennungen im Bandscheibengewebe in Form von *konzentrischen* Spalten *und radiären Fissuren* ein. Das Höhlensystem des Gallertkernes erweitert sich und schafft Verbindungen zu den Fissuren im Anulus fibrosus (▶ Abb. 6.5).

Hohlraumsystem und Fissuren werden auch bei der Diskographie dargestellt. Der Hohlraum kann mit einer Na-

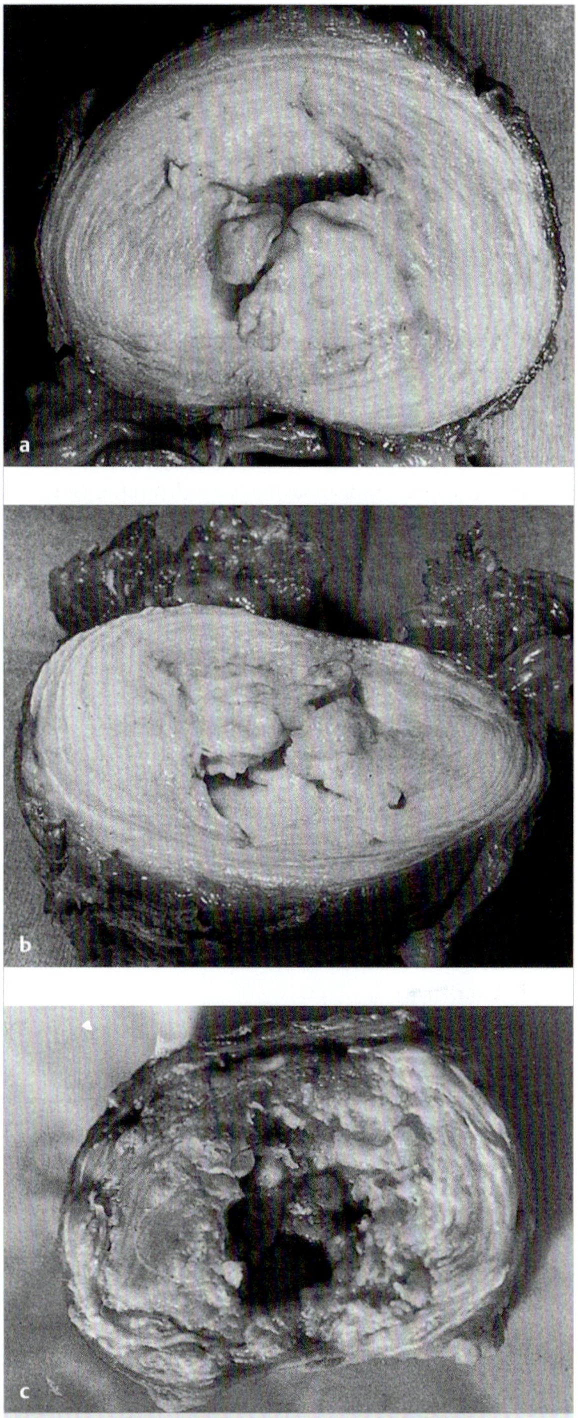

Abb. 6.5 Hohlraumsystem an der 3. Lumbalbandscheibe eines 42-Jährigen und eines 66-Jährigen.
a Hohlraumsystem an der 3. Lumbalbandscheibe eines 42-Jährigen, Diskosestadium 2, Frontalansicht.
b Hohlraumsystem an der 3. Lumbalbandscheibe eines 42-Jährigen, Diskosestadium 2, Seitenansicht.
c Hohlraumsystem an der 3. Lumbalbandscheibe eines 66-Jährigen, Diskosestadium 3.

6

del punktiert und mit Kontrastmittel oder Medikamenten aufgefüllt werden. Je stärker die Bandscheibenzermürbung ausgeprägt ist, umso mehr Flüssigkeit lässt sich in den Innenraum instillieren mit geringem Anpressdruck (Panjabi et al. 1988). Bei jüngeren Patienten sind es etwa 1–2 cm^3. Bei älteren Patienten mit verschlissenen Bandscheiben gelingt es mitunter, bis zu 5 cm^3 Flüssigkeit in einen lumbalen Zwischenwirbelabschnittzu applizieren, ohne dass die Bandscheibengrenzen lädiert sind und die eingebrachte Substanz wieder heraustritt.

► **Gasansammlungen.** Im Hohlraumsystem der Bandscheiben vorliegende Gasansammlungen stellen sich im Röntgenbild als sog. Vakuumphänomen dar (Knutsson 1944, Hoeffken 1951, Raines 1953, Armstrong 1965, Schmorl u. Junghanns 1968, Genant 1984). Nähere Einzelheiten über Entstehungsursachen und Zusammensetzung des Gases sind nicht bekannt.

6

► **Gelb- und Braunfärbungen.** Ebenfalls zur Bandscheibendegeneration gerechnet werden Gelb- und Braunfärbungen des Bandscheibengewebes. Güntz (1958) konnte in einer systematischen Untersuchung solcher farbveränderten Zwischenwirbelscheiben feststellen, dass es nur dann zu einer solchen Verfärbung der Fasern in der Zwischenwirbelscheibe kommt, wenn Spalt- und Rissbildungen derselben durch Lücken in der Knorpelplatte hindurch bis zu den Gefäßwucherungen heranreichen, die vom Knochenmark ihren Ausgang nehmen (► Abb. 6.6).

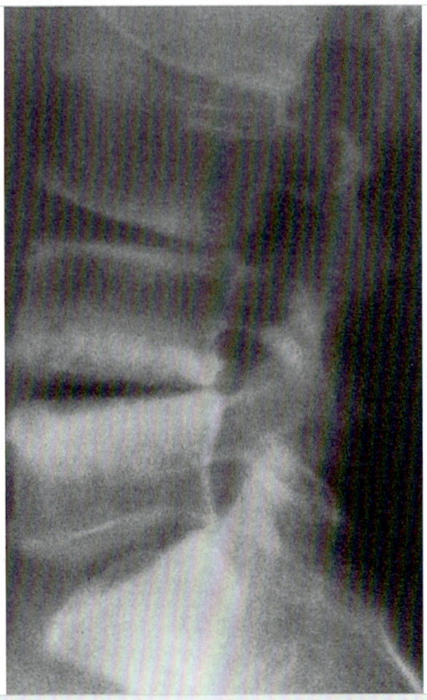

Abb. 6.6 Vakuumphänomen mit Gasansammlung im zentralen Hohlraumsystem der Bandscheiben L 4/L 5 bei einer 68-jährigen Frau mit fortgeschrittener Spondylose und Osteochondrose (Diskosestadium 3). Klinisch: chronisch-rezidivierende Kreuzschmerzen.

Verschleiß- und Zermürbungsvorgänge im Zwischenwirbelabschnitt bezeichnen Schmorl u. Junghanns (1968) als Chondrosis intervertebralis.

> **Merke** M!
>
> Da nicht nur der Knorpel, sondern alle übrigen Anteile der Bandscheibe von den degenerativen Veränderungen betroffen sind, ist der Begriff Diskose zutreffend.

Die Vorgänge sind zunächst nur auf das Bandscheibengewebe beschränkt und spielen sich daher im röntgenologisch transparenten Raum ab. Man sieht im Röntgenbild allenfalls eine Verschmälerung des Zwischenwirbelabschnittes oder haltungsbedingte Achsenabweichungen. Das Zusammensinken der Bandscheiben hat eine vermehrte Druckbelastung der Wirbelgelenke und eine Einengung der Foramina intervertebralia zur Folge. Wegen der fehlenden Vaskularisation finden im Bandscheibengewebe selbst keine reparativen Vorgänge statt. Diese gehen bei länger bestehender Bandscheibenzermürbung vom benachbarten Wirbel aus. Da es sich bei den regenerativen Vorgängen in diesem Stadium auch um Knochenveränderungen handelt, werden sie nach Schmorl (1932) unter dem Begriff **Osteochondrose** zusammengefasst. Die angrenzenden Wirbelkörperschlussplatten zeigen sklerotische Verdichtungen mit einer unregelmäßigen Konturierung. Im Gegensatz zur Spondylitis erstreckt sich die Sklerosierungszone bei der Osteochondrose nur auf den schlussplattennahen Anteil des Wirbelkörpers. Vereinzelt kommen, wie bei der Arthrose, subchondrale Geröllzysten vor.

Die **erosive Osteochondrose** ist eine besonders rasch fortschreitende Variante der Osteochondrose. Sie geht oft mit stärkeren Beschwerden einher und muss differenzialdiagnostisch gegen eine Spondylodiszitis abgegrenzt werden. Diagnostische Kriterien sind die erhaltenen sklerosierten Deck- und Bodenplatten in den Schichtaufnahmen und im CT. In der Literatur finden sich nur vereinzelte Angaben (Courtois 1980, Herbsthofer et al. 1996).

Osteochondrotische Zwischenwirbelabschnitte findet man am häufigsten und ausgeprägtesten in den unteren Bewegungssegmenten der HWS und der LWS, weil dort die mechanische Beanspruchung am größten ist.

Als Folge der allgemeinen Zermürbung und des Turgorverlustes stellt sich eine Lockerung des Zwischenwirbelabschnittes ein. Mit der Bandscheibenlockerung kommt es auch zur übermäßigen Zerrung an den intervertebralen Bandverbindungen. Betroffen ist vor allem das vordere Längsband, das die Bandscheiben frei überspringt und mit Sharpey-Fasern am Wirbelkörper jenseits der Randleisten ansetzt. An dieser Stelle entstehen knöcherne Reaktionen, die sich im weiteren Verlauf des Längsbandes entwickeln. **Spondylotische Randwülste** (► Abb. 6.7) mit ihrem typischen, erst horizontalen Abgang und dann vertikalen Verlauf entwickeln sich nur im Bereich des Längs-

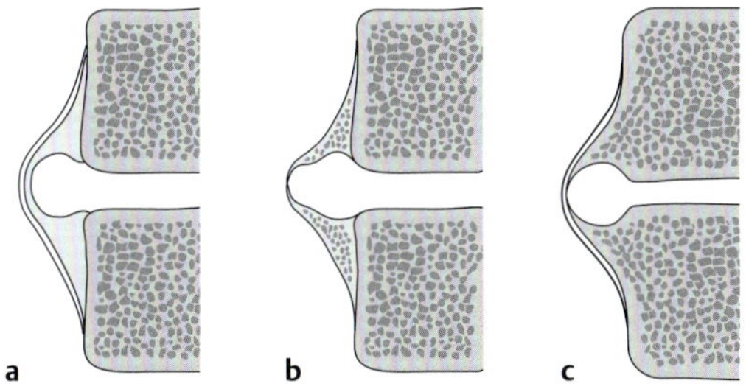

Abb. 6.7 a–c Entstehung der Randwülste bei Spondylose.

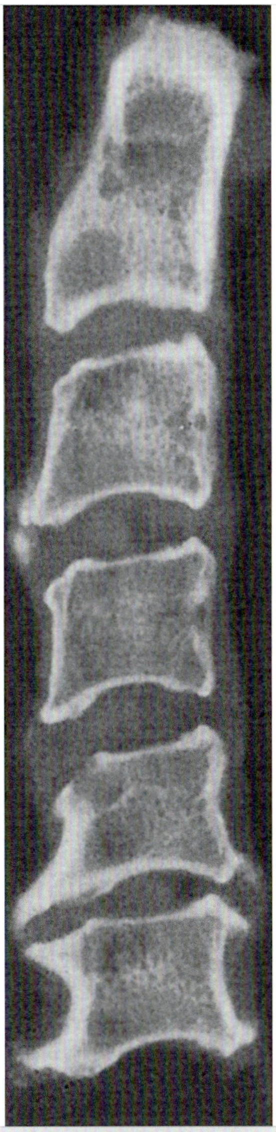

Abb. 6.8 Medialer Sagittalschnitt durch das HWS-Präparat eines 65-Jährigen. Spondylotische Ausziehungen finden sich ventral stärker ausgeprägt als dorsal.

bandes am vorderen und seitlichen Rand der Wirbelkörper. Mitunter findet man auch dorsal kleine Kantenausziehungen, wie sie in ► Abb. 6.8 zu sehen sind. Durch den Reiz der Knochenneubildung werden immer größere Bezirke erfasst, sodass mitunter ausgedehnte Randwulstbildungen eine sog. *Spondylosis hyperostotica* entstehen lassen (► Abb. 6.9). Trotz der eindrucksvollen Veränderungen bestehen keine entsprechenden Beschwerden. Klinisch bedeutungsvoller sind vor allem die Vorgänge in der Bandscheibe selbst.

Bei weit fortgeschrittener Zermürbung können sich Teile des Anulus fibrosus als sog. Bandscheibensequester herauslösen. Radiäre Spalten ermöglichen **intradiskale Massenverschiebungen** – so lange die Sprengkraft des Nucleus pulposus erhalten ist –, wobei Teile des Gallertkernes und Faserringsequester unter Druckbelastung, dem Weg des geringsten Widerstandes folgend, in die Fissuren eindringen und als *Bandscheibenvorfall* nach außen treten können. Bei einem Bandscheibenvorfall besteht das prolabierte Material selten allein aus Nucleus-pulposus-Gewebe, sondern enthält auch Anteile vom Bandscheibenring und von den Knorpelplatten. Deswegen ist der Begriff Bandscheibenvorfall korrekter als Nucleus-pulposus-Prolaps. Das erste Auftreten radiärer Fissuren fällt in den Lebensabschnitt, in dem Lumbago und Ischias die größte Frequenz aufweisen.

Einbrüche und Risse der Knorpelplatten gewähren Blutgefäßen und Bindegewebe der Wirbelkörperspongiosa freien Zutritt in den Zwischenwirbelabschnitt (► Abb. 6.10). Die Blutgefäße breiten sich, falls Bandschei-

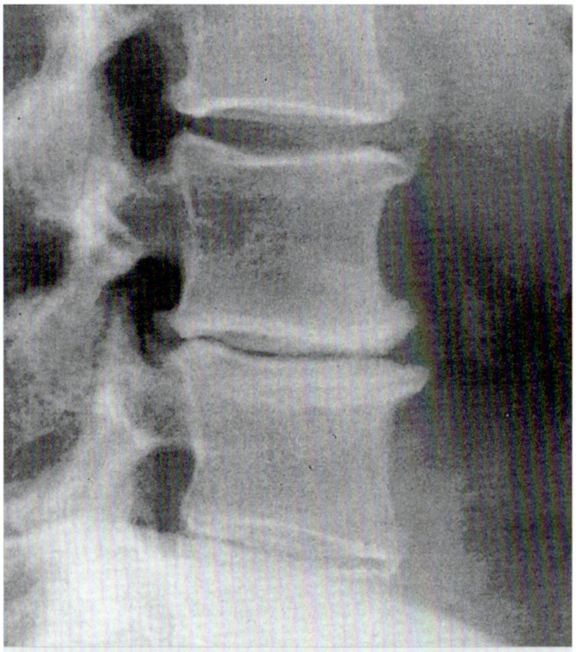

Abb. 6.9 Fortgeschrittene Osteochondrose und Spondylose mit Entwicklung von Osteophyten sowohl ventral als auch dorsal (Diskosestadium 3).

6

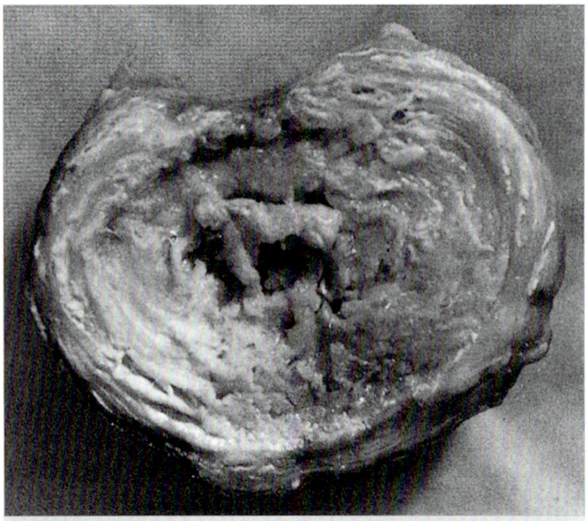

Abb. 6.10 Lumbalbandscheibe eines 80-Jährigen (Diskosestadium 3).

benreste vorhanden sind, wie Wurzeln im Erdreich aus, verdrängen das Gewebe und ersetzen es durch ein lockeres zell- und gefäßreiches Narbengewebe (Töndury 1958). Derbe ausgetrocknete Faserstränge und spondylotische Randzacken sorgen für die nötige Abstützung des Zwischenwirbelabschnittes, sodass die einsprießenden Blutgefäße nicht direkt dem Belastungsdruck ausgesetzt sind. So kommt es zur fibrösen und unter Umständen knöchernen **Ankylose** mit Inaktivierung des Bewegungssegmentes. Höhenminderung und Fixierung sind meistens trotz starker Einengung des Foramen intervertebrale mit vollkommener Schmerzfreiheit verbunden, wenn sich der Vorgang über mehrere Jahrzehnte erstreckt und den übrigen Komponenten des Bewegungssegmentes (Nervenwurzeln, Gefäße) genügend Anpassungsmöglichkeiten lässt. Man sollte grundsätzlich bei der Betrachtung degenerativer Veränderungen am Bewegungssegment bedenken, dass keine Korrelation zwichen Bandscheibendegeneration und Schmerz besteht (An u. Masuda 2006).

Der zunehmende Bandscheibenverschleiß wird allgemein zu den degenerativen Veränderungen gerechnet. Schmorl u. Junghanns (1968) weisen darauf hin, dass es sich um ein altersbedingtes, also mehr oder weniger physiologisches Nachlassen der Gewebequalität handelt, das man auch als schicksalsmäßige Umprägung des Bandscheibengewebes bezeichnen kann. Töndury (1981) spricht von der Lebenskurve der Zwischenwirbelscheiben.

Merke

M!

Die Bandscheibendegeneration (Diskose) stellt keine Krankheit, sondern einen biologischen Regelvorgang dar, allerdings mit einem großen Potenzial funktioneller Störungsmöglichkeiten in bestimmten Lebensabschnitten.

Die mit der Bandscheibendegeneration verbundene zunehmende Bewegungseinschränkung der Wirbelsäule lässt sich funktionell ohne weiteres verkraften und wird von den meisten Menschen nicht einmal registriert.

Merke

M!

Klinische Bedeutung erlangen rasch entstehende Risse, Zermürbungen und Gewebeverschiebungen vor allem dort, wo Nerven und Gefäße infolge unmittelbarer Nachbarschaft betroffen sind.

Dies ist insbesondere in den unteren Bewegungssegmenten der HWS und der LWS der Fall.

6.5 Biochemische Altersveränderungen

Parallel zu den morphologischen Alterserscheinungen im Zwischenwirbelabschnitt kommt es auch zu einer Verringerung des Wassergehaltes mit Änderung der chemischen Zusammensetzung. Damit sind gleichzeitig Auswirkungen auf die Biomechanik des Bewegungssegmentes verbunden.

Merke

M!

Ein charakteristisches Zeichen der Bandscheibenalterung ist die Abnahme des Wassergehaltes.

Während das Bandscheibengewebe beim Neugeborenen noch zu 88 % aus Wasser besteht, beträgt der **Wassergehalt** beim 12-Jährigen 83 % und beim 72-Jährigen nur noch 70 % (Keyes u. Compère 1932). Der Nucleus pulposus enthält in den ersten Lebensjahren mehr Wasser als der Anulus fibrosus. Später wird die Differenz immer geringer. Diese Feststellungen wurden durch unsere Untersuchungen (Krämer et al. 1985) sowie durch die von Beard u. Stevens (1985) bestätigt. Mit dem MRT-Verfahren erkennt man die Verminderung des Wassergehaltes an der geringeren Signalintensität. Wasserarme Bandscheiben sind dunkler als wasserreiche (Krämer u. Köster 2001).

Mit dem Flüssigkeitsverlust verschlechtert sich die Versorgungslage im Zwischenwirbelabschnitt, denn Wasser stellt nicht nur einen Strukturbestandteil der intradiskalen Makromoleküle dar, sondern es dient auch als Transportmittel von Substraten und Schlacken des Zellstoffwechsels (► Abb. 6.11).

► **Mineralgehalt.** Mit zunehmendem Alter erfährt auch die organische **Matrix** der Bandscheibe typische Veränderungen. Der Calciumgehalt des Bandscheibengewebes verdoppelt sich im Laufe des Lebens; das Kalium nimmt – bedingt durch den Rückgang der Zellzahl – allmählich ab.

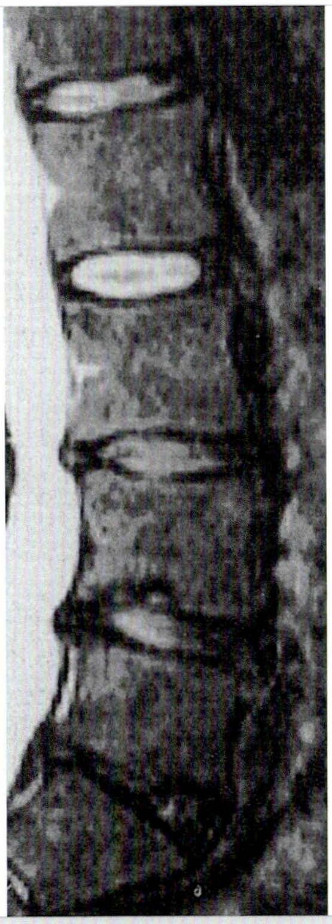

Abb. 6.11 MRT der LWS (T 2 betont): Der Wassergehalt in den unteren 3 Lumbalbandscheiben (dunkel) ist infolge Degeneration geringer als in den beiden oberen (hell).

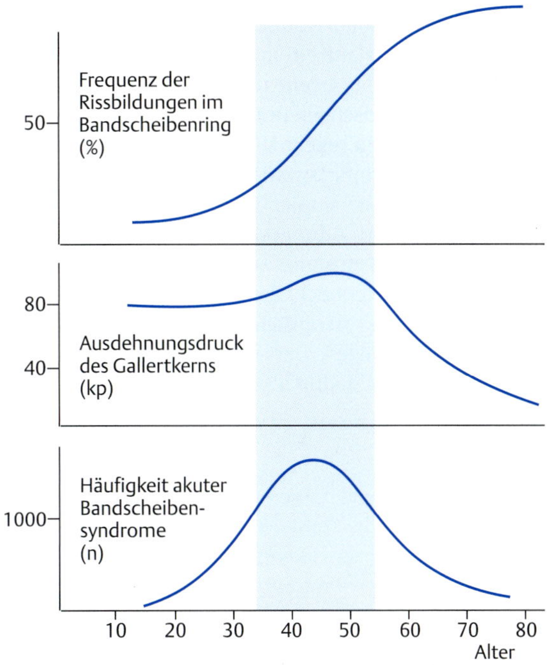

Abb. 6.12 Biomechanische Konstellation für einen Bandscheibenvorfall im mittleren Lebensalter. Hoher Quelldruck des Bandscheibengewebes bei zunehmender Anzahl von Rissbildungen im Anulus fibrosus.

Der Magnesiumgehalt nimmt bis zum 17. Lebensjahr zunächst ab und steigt dann langsam wieder an. Der Schwefelgehalt in der Bandscheibe nimmt kontinuierlich ab; der Stickstoffgehalt nimmt zu. Bedeutungsvoll für Stoffaustausch und Biomechanik sind vor allem die Veränderungen des **Kollagens** und der **Mukopolysaccharide**. Parallel zum Stickstoffgehalt findet eine Zunahme der nichtkollagenen Proteine statt. Der Kollagengehalt des Bandscheibengewebes steigt bis zum 20. Lebensjahr an und bleibt dann annähernd konstant. Die Gesamtmukopolysaccharide und Proteoglykane erfahren mit zunehmendem Alter eine qualitative und quantitative Änderung (Zöllner et al. 1999, Hutton et al. 2000, Taylor et al. 2000, Weiler et al. 2002, Roberts u. Caterson 2004).

M!

Merke

Ein charakteristisches Zeichen der Bandscheibenalterung ist die Abnahme der Mukopolysaccharide.

Außerdem erniedrigt sich ihr Molekulargewicht. Da die Hydratationskraft der Bandscheiben, d. h. ihre Fähigkeit, Flüssigkeit auch bei starker Druckbelastung zu halten, vorwiegend von Anzahl und Größe der Mukopolysaccharidmoleküle abhängt, reduziert sich der intradiskale onkotische Druck mit zunehmendem Alter: Die Bandscheiben trocknen aus.

6.6 Biomechanische Konstellation zur Verlagerung von Bandscheibengewebe

Bei der enzymatischen Depolymerisation der Makromoleküle im Zwischenwirbelabschnitt entstehen als Abbauprodukte ionisierte Zwischenstufen, die über eine vermehrte Teilchenzahl den **intradiskalen onkotischen Druck** vorübergehend erhöhen. Wir haben bei Quelldruckmessungen an Bandscheiben von Individuen unterschiedlicher Altersgruppen feststellen können, dass die Wiederaufrichtung der Bandscheiben nach Kompression bei Jugendlichen und Individuen mittleren Alters nicht nur kraftvoller, sondern auch schneller als bei Älteren erfolgt.

Zusatzinfo

Die Quelldruckkurven zeigten erstaunlich hohe Werte bei Individuen mittlerer Altersgruppen zwischen dem 30. und 50. Lebensjahr.

Danach kommt es zu einem deutlichen Abfall des Bandscheibenquelldruckes (Krämer 1973) (▶ Abb. 6.12).

Dem durch erhöhten Quelldruck zur Expansion neigenden zentralen mobilen Bandscheibengewebe steht nach dem 25.–30. Lebensjahr ein in seiner mechanischen Widerstandskraft bereits **beeinträchtigter Anulus fibrosus** gegenüber. Im Bandscheibenring jugendlicher Erwachsener finden sich schon regelmäßig Faserverwerfungen und Rissbildungen; jenseits des 30.–35. Lebensjahres werden Faserringdurchbrüche immer frequenter. Mikroskopisch finden sich in diesem Alter gewöhnlich eine gewisse Verquellung der Grundsubstanz, zunehmende Homogenisierung im Gallertkernbereich, Zeichen des Kernzerfalles im Faserring sowie mikroskopische Rissbildungen in den Lamellen des Faserringes. Der Zusammenhalt des Bandscheibengewebes ist dadurch gestört.

> **Merke** M!
>
> Im jugendlichen und mittleren Lebensabschnitt besteht die biomechanische Konstellation zur Verlagerung von Bandscheibengewebe: Es entstehen intradiskale Massenverschiebungen, Protrusionen und Prolapse.

6

Mit der größeren Anzahl ionisierter Moleküle im Zwischenwirbelabschnitt wird vorübergehend vermehrt Flüssigkeit in diesem aufgenommen. Durch die starke Volumenzunahme steht der Anulus fibrosus schon in Ruhe ohne Belastung unter starker Spannung. Der Verstreckungsgrad ist erhöht, und die Zwischenwirbelscheibe erhält eine feste, unelastische Konsistenz. Wie Virgin (1951) an Kompressionsversuchen und Hartmann (1970) an Druck- und Stauchungsdiagrammen nachweisen konnten, geraten die überspannten Anulus-fibrosus-Fasern bei Belastung eher in den Grenzbereich, in dem sie anfangen zu fließen und zu reißen. Jede zusätzliche Belastung hinterlässt in diesem Zustand einen Rest irreversibler Verformung, die sich auch nach längerer Zeit nicht mehr ausgleicht (Hysterese). Nach starker Volumenzunahme treffen plötzliche Belastungen die Zwischenwirbelscheibe in einer Art von glasartigem Zustand: Die Fasern können reißen. Die Ruptur findet primär im peripheren Anulus fibrosus statt (Gordon et al. 1991).

Obwohl – wie alle pathologisch-anatomischen Untersuchungen eindeutig gezeigt haben – die radiären Rissbildungen und Faserringaufbrüche sich mit zunehmen dem Alter verstärken, nehmen Ausmaß und Frequenz der prolaps- und protrusionsbedingten Beschwerden ab, weil der Ausdehnungsdruck des Gallertkernes und damit die Neigung, sich zu verlagern, nachlässt.

Wie lange im Einzelfall die Depolymerisation der Makromoleküle mit intradiskaler Drucksteigerung anhält und welchen Gesetzmäßigkeiten sie unterliegt, ist noch nicht bekannt. Nach Naylor (1983) ist ein vermehrtes Auftreten von Hyaluronidase für das Auseinanderfallen der Makromoleküle im Bandscheibengewebe verantwortlich zu machen.

Unser therapeutisches Bemühen ist u.a. darauf ausgerichtet, durch Instillation bestimmter Substanzen die Depolymerisation zu beschleunigen (Chemonukleolyse), aufzuhalten (Hyaluronidase-Inhibitoren) oder die ionisierten Depolymerisationszwischenstufen zu neutralisieren (Quelldruckerniedrigung).

Neben dem Zusammentreffen von hohem Quelldruck und verminderter Widerstandskraft des Anulus fibrosus sind noch weitere biomechanische Faktoren für die Entstehung eines Bandscheibenvorfalles von Bedeutung. Dazu gehören z.B. auch Lockerungen im Bandscheibengefüge mit Demarkierung eines größeren Sequesters, der sich bei intradiskaler Druckerhöhung und dem Einwirken von Schub- bzw. Scherkräften aus dem Gewebeverband löst und in Richtung des kleinsten Widerstandes, d.h. bei asymmetrischer Belastung des Zwischenwirbelabschnittes zur Konvexseite, verlagert. Diese Verlagerung findet dann über das physiologische Ausmaß hinaus statt und kann zu Protrusionen und Prolapsen führen. Hoher Belastungsdruck mit Schub- und Scherkräften wird verschiedentlich – besonders in Begutachtungsfragen – als alleinige Ursache eines Bandscheibenvorfalles angeschuldigt. Ohne die übrigen in der Infobox „Auflösende Momente“ aufgeführten Veränderungen im Zwischenwirbelabschnitt ist ein solches Ereignis jedoch nicht möglich. Deswegen kommt den von außen einwirkenden Kräften – von Schmorl u. Junghanns (1968) Zusatzimpuls genannt – nur die Bedeutung eines auslösenden Moments zu (s. Kap. 17.2.2).

> **Auflösende Momente** M!
>
> - hoher Bandscheibenbelastungsdruck
> - hoher Quelldruck des Bandscheibengewebes
> - Gefügelockerung mit Demarkierung von Bandscheibengewebe
> - Schub- und Scherkräfte

Nach Iatridis (2006) ist das Verständnis der Biomechanik der Bandscheibe essentiell vor allem für zukünftig möglicherweise einsetzbare Ersatzmethoden wie die Gewebekultivierung (das sog. „tissue engineering“) oder die Stammzelltherapie.

6.7 Rückwirkungen auf das osmotische System

Durch weiteren fermentativen Abbau erreichen die Spaltprodukte der intradiskalen Makromoleküle eine geringere Größe mit einem Molekulargewicht von weniger als 400, sodass sie die semipermeablen Grenzschichten des Zwischenwirbelabschnittes passieren können. Wenn nicht entsprechend Makromoleküle im Bandscheibeninnenraum nachproduziert werden, reduziert sich mit zunehmendem Alter der intradiskale onkotische Druck. Entsprechend der in Kap. 4.4.1 aufgestellten Gleichung vermindern sich mit der reduzierten Ansaugkraft des Bandscheibengewebes auch **Wassergehalt** und Wasseraufnahmevermögen. Es kommt zur Volumen- und Höhenminderung des Zwischenwirbelabschnittes. Durch Volumenänderung der Bandscheibe ändert sich die Ruhespannung der Fibrillen im Anulus fibrosus. Bei vermehrter Flüssigkeitsabgabe mit Höhenminderung des Intervertebralabschnittes erschlaffen die Fasern. Der Verstreckungsgrad nimmt ab und Bewegungen können bei Belastung weniger gedämpft und weniger gleichmäßig auf den Faserring übertragen werden. Eine Zermürbung der Fasern ist die Folge. Davon sind in erster Linie die sog. Spannfasern betroffen, welche die Lamellen aneinander binden und größere Verschiebungen verhindern sollen.

Die unelastisch und rissig gewordene Bandscheibe vermag ihre Aufgabe als Stoßdämpfer und Halbgelenk im Bewegungssegment nicht mehr zu erfüllen.

M!

Merke

Durch die Bandscheibenlockerung werden die anderen Bestandteile des Bewegungssegmentes, vor allem Wirbelgelenke und Bänder, über- und fehlbeansprucht. Damit sind Voraussetzungen für eine Entstehung indirekt bandscheibenbedingter Beschwerden gegeben.

Bei niedrigem onkotischem Druck im Bandscheibeninnenraum kann schon ein relativ geringer Belastungsdruck (hydrostatischer Druck intradiskal) zur Flüssigkeitsabgabe führen. Entsprechend den reduzierten Flüssigkeitsverschiebungen verringern sich auch die Tagesschwankungen der Körperlänge, die in erster Linie auf Volumenschwankungen der Zwischenwirbelabschnitte zurückzuführen sind. Bei Jugendlichen beträgt die Körperlängendifferenz zwischen morgens und abends 2 % und bei älteren Erwachsenen nur noch 0,2 % der Körperlänge. Ein weiterer Grund für die zunehmende Austrocknung der Bandscheibe im Alter sind die bereits beschriebenen Risse im Anulus fibrosus. Fissuren in den Grenzschichten des Zwischenwirbelabschnittes heben deren semipermeable Eigenschaften auf: Wasser, gelöste Stoffe oder sogar Makromoleküle können schon bei geringem Druckgefälle austreten. Das osmotische Gleichgewicht an der Bandscheibengrenze ist gestört. Gleiches gilt auch für den Zustand nach Bandscheibenverletzung bzw. Diskotomie.

Mit fortschreitender Austrocknung wird das Bandscheibengewebe weiter rissig und spröde. Im trockenem Gewebe verlangsamt sich die Diffusionsgeschwindigkeit für gelöste Stoffwechselsubstrate und Schlacken. Dieser Circulus vitiosus führt schließlich zur weitgehenden Austrocknung und Zermürbung der Bandscheiben. Mit dem Flüssigkeits- und Substanzverlust tritt eine deutliche Höhenminderung des Zwischenwirbelabschnittes ein. Die degenerativen Bandscheibenveränderungen sind zuerst in den Zervikal- und unteren Lumbalsegmenten nachweisbar, obwohl sich die gleichen Vorgänge prinzipiell in allen Zwischenwirbelabschnitten abspielen.

6.8 Instabilität im Bewegungssegment

6.8.1 Definition

Instabilität bedeutet Verlust von Stabilität. Im muskuloskelettalen System heißt Instabilität Verlust von Steifigkeit. Dies gilt z. B. für die Symphyse und die Iliosakralgelenke am Beckenring, die Verbindungen am Schultergürtel, vor allem aber für das Bewegungssegment der Wirbelsäule. Im Bewegungssegment ist die Bandscheibe für die Stabilität maßgebend. Geht die Steifigkeit der Bandscheibe durch Degeneration oder Verletzungen bzw. Diskotomie verloren, spricht man von **diskogener Instabilität**. Diese ist im weiteren Verlauf mit einer Überbeanspruchung und Degeneration der Wirbelgelenke verbunden, die einige Jahre später typische degenerative Veränderungen als sog. Spondylarthrose aufweisen, mit den klinischen Symptomen arthroligamentärer Kreuzschmerzen und Randosteophyten, die u. a. in den Wirbelkanal ragen, als Spinalkanalstenose.

6.8.2 Pathogenese der Instabilität

Durch die diskogene Instabilität kommt es zu qualitativen und quantitativen Veränderungen des physiologischen Bewegungsmusters im Bewegungssegment. Krismer u. Mitarb. (1997) haben die unterschiedlichen Definitionen der Instabilität zusammengestellt. Danach werden die mechanischen Auffälligkeiten wie folgt beschrieben:

- erhöhte Translation in dorsoventraler Richtung
- pathologische Begleitbewegungen (coupled motion)
- verbreiterte neutrale Zone
- pathologisches Rotationszentrum

Der Steifigkeitsverlust der Bandscheibe auf degenerativer Basis ist durch die Strukturveränderungen innerhalb der Bandscheibe zu erklären. Die Anulusfasern sind bei jungen Disken durch den Druck des Nukleus ausgespannt. Lässt der Druck nach, verlieren diese Fasern teilweise ihre stabilisierende Funktion. Die Fasern selbst wurden von Krismer u. Mitarb. (1997) anhand eines Sektionsmodelles untersucht, bei dem nur die in eine Richtung verlaufenden Fasern durchtrennt wurden. Es zeigte sich, dass die Anulusfasern zumindest die axiale Rotation stärker begrenzen, als dies die Wirbelgelenke tun. Durch radiäre, vorwiegend ventral gelegene Risse kann der Anulus seine stabilisierende Funktion verlieren. Die Versuche haben weiterhin gezeigt, dass bei physiologischen Lasten der Anulus die Rotation stärker begrenzt als das Wirbelgelenk. Dies ist allerdings nur graduell zu verstehen und mit zunehmender Degeneration des Anulus wird die rotationsbegrenzende Funktion des Wirbelgelenkes immer wichtiger. Die daraus folgende Arthrose der Wirbelgelenke ist nur eine Frage der Zeit.

6.8.3 Klinische Relevanz

Instabilität, Verlust von Steifigkeit, Hypermobilität, Translation mit bleibender Verschiebung der Wirbel gegeneinander sind nicht gleichbedeutend mit klinischen Symptomen. Erst wenn Schmerzen und Behinderungen aufgrund der Instabilität auftreten, ist die klinische Relevanz gegeben. Deswegen erscheint der Begriff klinische Instabilität zutreffender. Als klinische Instabilität beschreiben White u. Panjabi (1978) den Verlust der Fähigkeit unter physiologischen Bedingungen und alltäglicher Aktivität die normalen Bewegungsmuster einer Wirbelsäule beizubehalten, wenn es nicht zu neurologischen Störungen, zu größeren Deformitäten oder zu intolerablen Schmerzen kommen soll. Frymoyer u. Mitarb. 1979 beschreiben die klinische Instabilität mit dem Verlust der Steifigkeit eines Bewegungssegmentes, sodass eine Krafteinwirkung auf diese Strukturen eine größere Verschiebung verursacht, mit den Folgen neurologischer Störungen. Kirkaldy-Willis u. Farfan (1982) beschreiben die klinische Instabilität als Zustand, in dem sich der klinische Status des Patienten mit Rückenproblemen bei der leisesten Provokation von Bewegungen verschlechtert.

Vereinfacht ausgedrückt gibt es eine

- symptomatische Instabilität und
- asymptomatische Instabilität.

Ursachen sind neben der Bandscheibenlockerung als diskogene Instabilität auch Veränderungen in den knöchernen Strukturen des Bewegungssegmentes, wie z. B. nach Frakturen, Operationen mit Entfernung der stabilisierenden Interartikularportion oder anlagebedingt als Spondylolyse bzw. Spondylolisthese.

6.8.4 Operationsindikation

Krismer u. Mitarb. (1997) weisen darauf hin, dass die Diagnose „primäre lumbale Instabilität" nur geschaffen wurde, um eine Stabilisierungsoperation zu indizieren.

Diese Vermutung wird genährt durch die Tatsache, dass zurzeit noch keine einheitliche Meinung darüber existiert, was Instabilität eigentlich ist. Ein bildgebendes Verfahren zum positiven Nachweis einer Instabilität, die Röntgenfunktionsaufnahme, zeigt in den wenigsten Fällen eine a.–p. Bewegung über der Nachweisbarkeitsgrenze von 4 mm. Außerdem korreliert die Symptomatik beim degenerativen Wirbelgleiten nicht mit dem Ausmaß der Gleitbewegung.

Erforderlich sind Messgeräte zur dreidimensionalen Aufzeichnung von Kraft, Weg, Kurven zur Ermittlung von Instabilitäten im Bewegungssegment (Kayser 2006).

6.8.5 Prognose und Verlauf der diskogenen degenerativen Instabilität

Nach Kirkaldy-Willis und Farfan (1982) zeigt die Instabilität auf degenerativer Basis 3 Phasen:

- Die **1. Phase** der Funktionsstörung mit Bandscheibenlockerung in den ersten Lebensdekaden ohne Korrelat in den bildgebenden Verfahren. In dieser Phase kommt es zu intradiskalen Massenverschiebungen mit Bandscheibenprotrusionen mit akut auftretenden Kreuzschmerzen, ggf. Nervenwurzelreizerscheinungen.
- **2. Phase** der Instabilität mit belastungsabhängigen Schmerzen in den mittleren Lebensdekaden mit radiologischen Zeichen der Instabilität. Diese bestehen in einer Höhenminderung der Bandscheibe, im MRT als sog. „Black Discs" (Peng et al.2006) mit beginnenden arthrotischen Veränderungen der Wirbelgelenke. Die Folgen sind chronisch-rezidivierende Kreuzschmerzen, die vorwiegend von den arthroligamentären Strukturen ausgehen.
- **3. Phase** bedeutet Stabilisierung mit zunehmender Einsteifung bei geringen Schmerzen in den höheren Lebensdekaden, gelegentlich verbunden mit Spinalkanalstenose durch reaktive knöcherne Veränderungen an den Wirbelgelenken.

M!

Merke

Abgesehen von der Spinalkanalstenose, die nur in wenigen Fällen auftritt, zeigt die degenerative Instabilität im Bewegungssegment einen gutartigen Verlauf. Diesen sollte man sich immer vor Augen halten, wenn man Versteifungs- oder Bandscheibenersatzoperationen plant.

6.9 Prädiskotische Deformitäten

Definition

Es gibt Form- und Funktionsstörungen an den Bewegungsorganen, welche die Bandscheibendegeneration (Diskose) in einem oder mehreren Bewegungssegmenten begünstigen: Sie werden prädiskotische Deformitäten genannt.

Dabei kann die klinisch und röntgenologisch erkennbare Fehlstellung entweder in der Wirbelsäule selbst oder entfernt davon liegen. *Mehr noch als die Präarthrosen stellen prädiskotische Deformitäten nur ein Krankheitspotenzial dar.* Sie müssen nicht unbedingt mit Krankheitserscheinungen verbunden sein.

M!

Merke

Zu den prädiskotischen Deformitäten zählen alle Veränderungen am Bewegungsapparat, welche eine anhaltende asymmetrische Belastung einer oder mehrerer Zwischenwirbelabschnitte zur Folge haben.

Unsere Untersuchungen haben ebenso wie die anderer Autoren (MacGibbon u. Farfan 1979) gezeigt, dass überwiegend statische Störungen wie Skoliosen und Hyperlordosen als prädiskotische Deformitäten für das frühzeitige und vermehrte Auftreten degenerativer Veränderungen an der LWS verantwortlich zu machen sind (Strickstrack 1983, Krüger-Sayn 1986, Wansor u. Fleischhauer 1986, Nachemson u. Jonsson 2000, Herkowitz et al. 2004). Durch ungleichmäßige Beanspruchung des Zwischenwirbelabschnittes kommt es im Kindesalter zur Beeinträchtigung des interstitiellen appositionellen Bandscheibenwachstums mit konkavseitiger Erniedrigung und Deformierung des Diskus. Auch nach Abschluss des Wachstums entstehen hier Störungen. Exner (1954) konnte im Tierexperiment nachweisen, dass stärker komprimierte Anteile des Zwischenwirbelabschnittes auch mehr degenerative Veränderungen aufweisen. Anhaltende asymmetrische Belastung führt zu Stoffaustauschstörungen in der konkavseitigen Bandscheibenhälfte. Auf diesen Anteil des Intervertebralabschnittes wirkt sich fast der gesamte Belastungsdruck aus, der sich sonst auf die ganze Bandscheibe verteilt. Gallertkern und mobile Anteile des inneren Bandscheibenringes verlagern sich dem Druckgefälle entsprechend zur weniger belasteten Seite hin. Die fest verankerten Strukturen des Anulus fibrosus und der Knorpelplatten können dem Druck jedoch nicht ausweichen und ihn auch nicht, wie in einer Flüssigkeit, weiterleiten. Schon der Ruhetonus der Rumpfmuskulatur erzeugt bei Wirbelsäulenverbiegungen im konkavseitigen Bandscheibenabschnitt so große Belastungsdrücke, dass dort Flüssigkeit und niedermolekulare Stoffwechselsubstrate nicht hingelangen. Der Stoffwechsel faser- und knorpelbildender Zellen ist in diesem Gewebebezirk gestört.

Zwischenwirbelabschnitte erleiden durch asymmetrische Belastung typische Veränderungen. An der Konkavseite einer Skoliose kommt es infolge des gesteigerten Druckes frühzeitig zu regressiven Erscheinungen im Faserring, die das Auftreten von Bandscheibenverlagerungen begünstigen. Die anhaltende Kompression und die mangelhafte Versorgung der Fibroblasten führen zur Entwicklung einer vorzeitigen Diskose. Objektivierbar sind Bandscheibenerniedrigungen, spondylotische Ausziehungen und Deckplattensklerosierungen im betroffenen Wirbelsäulenabschnitt (▶ Abb. 6.13).

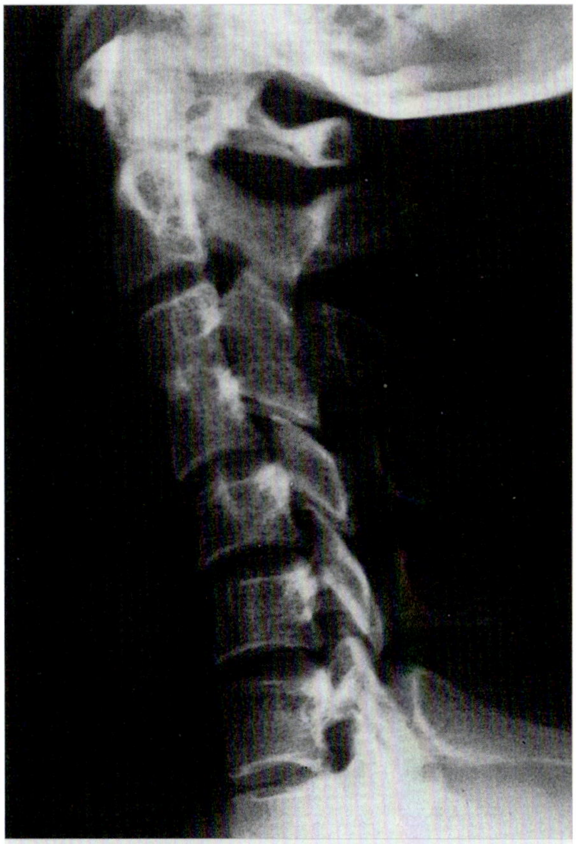

Abb. 6.13 Angeborener Blockwirbel C 3/4 als prädiskotische Deformität für die benachbarten Bewegungssegmente. Bei der 26-jährigen Patientin bestehen seit mehreren Jahren chronisch-rezidivierende Zervikalsyndrome.

M!

Merke

Austrocknung, Gewebealterung und Sinterung laufen unter der ständigen Druckbelastung besonders schnell ab, sodass das Endstadium der Diskose, die fibröse Ankylose, oft schon bei Jugendlichen mit Wirbelsäulenverkrümmungen anzutreffen ist.

Im Scheitel jugendlicher Kyphosen (Adoleszentenkyphose) und Skoliosen finden sich dementsprechend häufig bindegewebig versteifte Bewegungssegmente.

Bandscheibenbedingte Beschwerden gehen weniger vom fixierten Wirbelsäulenabschnitt als vielmehr von den benachbarten erhaltenen Bewegungssegmenten aus. Diese sind vermehrter mechanischer Beanspruchung ausgesetzt und neigen zu Gefügelockerungen und Gewebeverlagerungen.

Eine asymmetrische Einstellung des Zwischenwirbelabschnittes ist sowohl in der Sagittal- als auch in der Frontalebene möglich.

Die dorsoventrale Höhendifferenz der Zwischenwirbelabschnitte im Bereich der normalen sagittalen Wirbelsäulenverkrümmungen ist physiologisch. Die Bandscheiben haben sich während ihres Wachstums dem Abstand der Wirbelkörperdeck- und -bodenplatten anpassen können. Verstärkung oder Aufhebung der physiologischen Krümmungen nach Wachstumsabschluss bedeutet vermehrte Belastung der vorderen bzw. hinteren Bandscheibenhälfte und führt dort zu vorzeitiger Diskose. Anhaltende Vorderlastigkeit des Rumpfes, z. B. bei Gravidität, schlechter Haltung und Fettleibigkeit, führt über eine *Beckenkippung mit verstärkter Lendenlordose* zur ständigen Überlastung und Mindererernährung der dorsalen lumbalen Bandscheibenabschnitte. Hängebauch und schlechte Haltung stellen somit prädiskotische Deformierungen dar. Überhaupt stören pathologische Lordosen die Statik der unteren Lendengegend und schädigen Lumbosakralbandscheibe und Wirbelgelenke. Sie treten häufig im Gefolge von Hüftgelenkerkrankungen mit Beugekontrakturen auf.

Häufigste statische Formabweichung der Wirbelsäule in der Sagittalebene stellt die **fixierte Brustkyphose** beim Zustand nach Morbus Scheuermann dar. Nach statistischen Untersuchungen haben diese Patienten vermehrt bandscheibenbedingte Erkrankungen im Bereich der LWS (Idelberger 1952, Sölderberg u. Andrèn 1955, Hochheim u. Grünbein 1970, Niethard 1982, Nachemson u. Jonsson 2000). Neben einer endogenen Komponente durch Minderwertigkeit des Bandscheibenknorpels ist es vor allem die veränderte Statik, welche zu einer Überbeanspruchung der benachbarten, nichtfixierten Wirbelsäulenabschnitte führt (▶ Tab. 6.1). Meistens beobachtet man bei ausgeprägter BWS-Kyphose eine kompensatorische Hyperlordose der HWS und der LWS.

Tab. 6.1 Prädiskotische Deformitäten.

HWS	BWS/LWS
• muskulärer Schiefhals • Narbenzug • Oberarmamputation • Blockwirbel • in Fehlstellung verheilte Wirbelfrakturen und -entzündungen • Plexusparese • Trapeziusparese	• pathologische Lordose (Hängebauch, schlechte Haltung) • Morbus Scheuermann • Beinlängendifferenz • Spondylolyse (-listhesis) • asymmetrischer Übergangswirbel • Oberschenkelamputation • Hypersegmentierte LWS • in Fehlstellung verheilte Wirbelfrakturen und -entzündungen

Die klinische Erfahrung lehrt, dass häufig dasselbe Individuum, welches während der Adoleszentenperiode eine pathologische Brustkyphose entwickelte, in der 3. Lebensdekade von Lumbago und Ischias befallen wird sowie ferner 10–20 Jahre später unter den Folgen einer Zervikalarthrose zu leiden hat.

Auch die *lumbale Form juveniler Aufbaustörungen* gehört zu den prädiskotischen Deformitäten, weil häufig statische Abweichungen damit verbunden sind. Der obere Teil der LWS zeigt statt der physiologischen Lordose eine Kyphose. Brocher (1973) fand sowohl bei thorakalen als auch bei lumbalen juvenilen Aufbaustörungen erstaunlich oft eine Erniedrigung der Lumbosakralbandscheibe. Durch die kompensatorische Hyperlordose im unteren LWS-Abschnitt ist diese Bandscheibe erheblichen Druck- und Scherkräften ausgesetzt und verschleißt eher; auch die entsprechenden Wirbelgelenke zeigen vermehrt Arthrosen.

Häufig sind Veränderungen am Bewegungsapparat, die eine Wirbelsäulenabweichung in der Frontalebene zur Folge haben. Bei längerem Bestehen einer seitlichen Wirbelsäulenverbiegung entwickelt sich u. a. wegen der beschriebenen fibrösen Festigung der Zwischenwirbelabschnitte eine nicht mehr ausgleichbare Verkrümmung, die als **Skoliose** bezeichnet wird. Häufigste Ursache einer Seitverbiegung der Wirbelsäule ist der *Beckenschiefstand* bei Beinverkürzung. Ungleiche Beinlängen, die eine Beckenkippung in der Frontalebene verursachen, sind nach Taillard (1964) bei 60–75 % aller Menschen nachweisbar.

Zu den selteneren prädiskotischen Deformitäten zählen **Spondylolyse und Spondylolisthesis**. Durch Lockerung und Gleitvorgang wird die betroffene Bandscheibe zermürbt und ausgewalzt. Eine ständige asymmetrische Belastung der lumbalen Zwischenwirbelabschnitte kann auch durch angeborene Assimilationsstörungen am lumbosakralen Übergang gegeben sein (▶ Abb. 6.14). Lange (1986) gibt an, dass bei den angeborenen Assimilationsstörungen (Lumbalisation, Sakralisation) ein Diskusprolaps 2- bis 3-mal häufiger auftritt als an anderen Wirbelsäulen. Bei unseren Untersuchungen fanden sich in der Gruppe von Patienten mit Rückenschmerzen 3-mal häufiger asymmetrische lumbosakrale Übergangswinkel als im Vergleichskollektiv ohne Rückenschmerzen (Wansor u. Fleischhauer 1986). Weitere Angaben finden sich bei Aihara u. Takahashi (2005).

Merke M!

Assimilationsstörungen am lumbosakralen Übergang stellen nur dann eine prädiskotische Deformität dar, wenn sie asymmetrisch sind und zu einer ungleichen Belastung der darüber liegenden lumbalen Bewegungssegmente führen.

Eine **hypersegmentierte LWS** ist wesentlich mobiler und bedarf zur Stabilisierung eines guten Muskelkorsetts. Sie neigt auch leichter zu seitlichen und torquierenden Ausweichbewegungen im Sinne einer Lumbalskoliose. Bei unseren Probanden (Wansor u. Fleischhauer 1986) mit Rückenschmerzen fand sich das Merkmal 6-teilige LWS doppelt so häufig wie im Vergleichskollektiv ohne Rückenprobleme.

Für die HWS gibt es weniger prädiskotische Deformitäten als für die LWS. Durch **Blockwirbel**, die an der HWS relativ häufig sind, kommt es in den darunter gelegenen

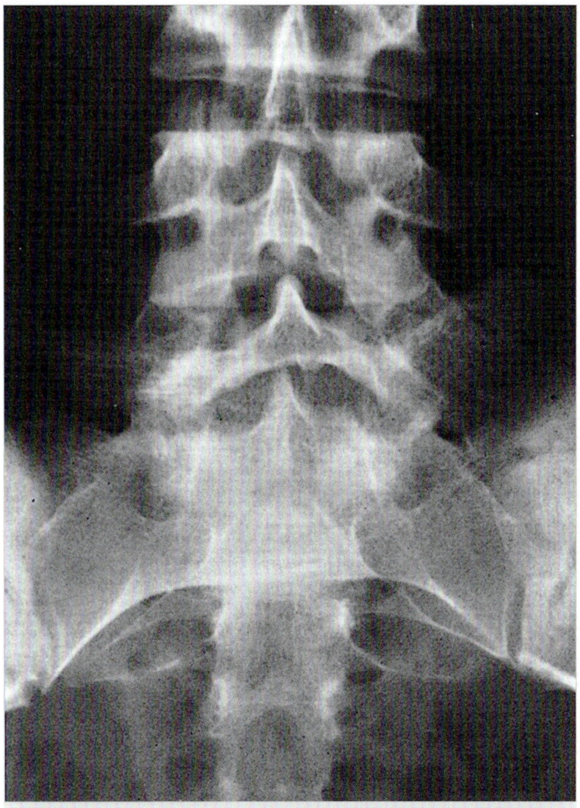

Abb. 6.14 Asymmetrischer lumbosakraler Übergangswirbel als prädiskotische Deformität. Die darüber liegenden Bandscheiben werden ungleichmäßig belastet. Bei der 19-jährigen Patientin bestehen Kreuzschmerzen, zeitweilig mit Wurzelsymptomen einhergehend.

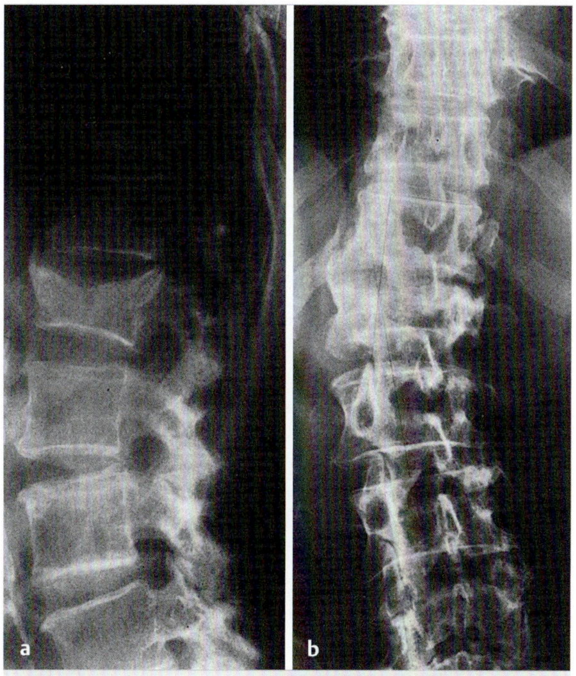

Abb. 6.15 a u. b In Fehlstellung verheilte Fraktur des 1. Lendenwirbelkörpers als prädiskotische Deformität für die darunter liegenden lumbalen Bandscheiben. Der Zwischenwirbelabschnitt L 2/3 zeigt eine konkavseitige Erniedrigung. Bei dem 58-jährigen Patienten bestehen seit dem Unfall gehäufte lokale und radikuläre Lumbalsyndrome (Privatunfall, kein Versicherungsschaden).

Bandscheiben zu einer vermehrten mechanischen Beanspruchung. Das Gleiche gilt auch für den Zustand nach ventraler interkorporaler Fusionsoperation eines oder mehrerer Segmente. Zu den außerhalb der HWS gelegenen prädiskotischen Deformitäten zählen alle Krankheitszustände, welche eine **ständige Schiefhaltung** *der Kopf-Hals-Region* bewirken, wie z. B. der muskuläre Schiefhals, der Narbenzug oder der Zustand nach Oberarmamputation. Aus der zunächst noch ausgleichbaren skoliotischen Fehlhaltung entwickelt sich allmählich die fixierte Skoliose.

> **Merke** M!
>
> In Fehlstellung verheilte Wirbelfrakturen und -entzündungen stellen in allen Wirbelsäulenabschnitten prädiskotische Deformitäten dar.

Die benachbarten, nicht unmittelbar betroffenen Bandscheiben sind vermehrten asymmetrischen Druckbelastungen ausgesetzt und entwickeln eher Verschleißerscheinungen. Ähnlich wie bei den gelenknahen Frakturen ist auch für Wirbelbrüche eine möglichst achsengerechte Reposition zu fordern, um keine Folgekrankheiten entstehen zu lassen (▶ Abb. 6.15).

Obwohl prädiskotische Deformitäten nur ein Krankheitspotenzial und noch kein Krankheitsobligatorium darstellen, müssen sie im Rahmen einer Vorsorgeuntersuchung erkannt und nach Möglichkeit ausgeglichen werden.

6.10 Zusammenfassung

Analog zur Arthrose mit pathologisch-anatomischen sowie biomechanischen Veränderungen im Gelenk gibt es eine Diskose im Zwischenwirbelabschnitt, mit dem Unterschied, dass die Diskose beim Menschen im Gegensatz zu den Arthrosen regelhaft eintritt. Ursache ist der aufrechte Gang mit frühzeitiger Alterung des ständig unter Druck stehenden bradytrophen Bandscheibengewebes, das durch zusätzliche Bewegungsarmut schlecht ernährt wird und verschleißt.

Die degenerativen Veränderungen im Zwischenwirbelabschnitt stellen nur ein Krankeitspotenzial dar und können weitgehend symptomfrei verlaufen. Häufig rufen sie jedoch schon beginnend im Jugendalter bandscheibenbedingte Erkrankungen hervor, die im mittleren Lebensabschnitt hinsichtlich Frequenz und Intensität ihren Höhepunkt haben. Danach kommt es zur wohltätigen Teilversteifung der Wirbelsäule.

Zur Pathogenese gibt es zahlreiche histologische, biochemische und biomechanische Untersuchungen zum Einfluss äußerer Faktoren, insbesondere berufliche Belastung. Die im Rahmen der degenerativen Veränderungen vorübergehend auftretende Instabilität im Bewegungssegment erlangt eine besondere Aufmerksamkeit im Hinblick auf die Indikation zur Fusionsoperation bzw. zum Bandscheibenersatz.

Es gibt anlagebedingte oder erworbene Form- und Funktionsstörungen an der Wirbelsäule selbst und an den Extremitäten, etwa Beinlängendifferenzen, welche als prädiskotische Deformitäten die Diskose im Zwischenwirbelabschnitt verstärken und ggf. bandscheibenbedingte Erkrankungen hervorrufen.

Fazit

Die Diskose ist beim Menschen regelhaft und verursacht in den unteren Abschnitten der Hals- und Lendenwirbelsäule häufig bandscheibenbedingte Erkrankungen.

Kapitel 7

Traumatologie

7

7 Traumatologie

7.1 Ätiologie, Arten der Verletzungen und Abhängigkeit von der Vorschädigung

Die Bandscheiben werden, wie auch die übrigen Anteile des Bewegungssegmentes, nur selten von direkten Verletzungen betroffen. Durch ihre zentrale Lage ist die Wirbelsäule als Achsenorgan allseitig von einem breiten Weichteilmantel umgeben, der einen guten Schutz gegenüber allen direkten Gewalteinwirkungen bietet. Die häufig gestellte Diagnose Wirbelsäulenprellung bzw. -kontusion dürfte nur in seltenen Fällen zutreffen.

7.1.1 Ätiologie

Verletzungen der Wirbelsäule entstehen meistens durch ein indirektes Trauma, z. B. durch Stauchung, Biegung oder Verdrehung. Aufgrund ihrer segmentalen Gliederung mit dem abwechselnden Einbau fester und elastischer Elemente scheint die Wirbelsäule allen Gewalteinwirkungen gegenüber relativ viel Widerstand entgegensetzen zu können. Die Praxis zeigt jedoch, dass Wirbelsäulenverletzungen häufig vorkommen. Diese entstehen entweder durch axiale Stauchung, z. B. beim Sturz aus großer Höhe, oder durch Biegung mit Kompression auf der Konkav- und Extension auf der Konvexseite. Häufig kommt noch eine Verdrehung (Torsion) mit hinzu. Die Bandscheiben können auf unterschiedliche Weise am Trauma des Bewegungssegmentes beteiligt sein.

7

7.1.2 Arten der Verletzungen

Nach dem Ausmaß der Verletzungen unterscheidet man:
- Distorsion des Bewegungssegmentes,
- Bandscheibenzerreißung,
- Wirbelbruch mit Bandscheibenverletzung.

Am häufigsten sind Bewegungssegmente betroffen, die sich am Übergang zwischen starren und beweglichen Wirbelsäulenabschnitten befinden, also an den Kopfgelenken in den unteren Abschnitten der HWS und der LWS sowie am thorakolumbalen Übergang. Von besonderer Bedeutung bei allen Bandscheiben- bzw. Wirbelsäulenverletzungen ist die Tatsache, dass sich die traumatische Deformierung mit ihren Begleiterscheinungen (Hämatom, Ödem) in unmittelbarer Nähe des Rückenmarkes und seiner Nervenwurzeln abspielen kann und diese direkt oder indirekt in das Verletzungsgeschehen miteinbezogen sein können. Im Gegensatz zu den meisten Verletzungen am übrigen Bewegungsapparat sind traumatisch bedingte Form- und Funktionsstörungen im Bewegungssegment häufig auch mit neurologischen Symptomen verbunden.

7.1.3 Abhängigkeit von der Vorschädigung

Für das Ausmaß einer traumatischen Bandscheibenschädigung ist neben der Richtung und Stärke der Gewalteinwirkung auch der Zustand des Gewebes im Zwischenwirbelabschnitt entscheidend. Wir haben im Versuch nachweisen können, dass intakte Bandscheiben durch alle möglichen Krafteinwirkungen nicht lädiert werden können, ohne dass vorher der Wirbel frakturiert. Ähnliche Erfahrungen finden sich in der Literatur (Göcke 1932, Lob 1951, Ingelmark u. Ekholm 1952, Wyss u. Ulrich 1953, Hirsch 1954, Güntz 1958, Plaue et al. 1974, Adams u. Hutton 1984, Eysel u. Fürderer 2004). Anders verhält es sich bei degenerativ **vorgeschädigten Bewegungssegmenten**. Hier genügen oft relativ geringfügige Vorderkantenbelastungen, um eine Verlagerung von Bandscheibengewebe über die dorsale Begrenzung hinaus zu provozieren. Wegen des geringen Zusammenhaltes der intervertebralen Bandverbindungen bei einer degenerativ bedingten Bandscheibenlockerung kann es auch leichter zu traumatisch bedingten Verschiebungen der Wirbel gegeneinander kommen. Auch Hinz (1970) hat nachweisen können, dass bei den Verletzungen der HWS durch Schleuderung und Abknickung immer in dem am meisten vorgeschädigten Segment sichtbare Läsionen entstehen. Das gleiche Trauma hat also je nach Alter des Patienten und dem Zustand seiner Bandscheiben unterschiedliche Verletzungsfolgen. Durch das unterschiedliche Ausmaß der Vorschädigung und Gewalteinwirkung ergeben sich bei der Begutachtung von Bandscheibenschäden Beurteilungsschwierigkeiten.

7.2 Distorsion des Bewegungssegmentes

7.2.1 Ätiologie und Pathogenese

Die leichteste Verletzung im Bewegungssegment ist die Distorsion. Es handelt sich hierbei um eine Zerrung oder Dehnung der intervertebralen Bandverbindungen und Wirbelgelenkkapseln ohne Kontinuitätsdurchtrennung. Ähnlich wie bei den Distorsionen der Extremitätengelenke kann es auch an den beweglichen Verbindungen der Wirbelsäule durch gewaltsame Verbiegung oder Verdrehung zu einer Überdehnung der Kapseln und Bänder kommen. Es handelt sich um Bewegungsausschläge, die über das physiologische Ausmaß hinausgehen. Solche Distorsionen sind am ehesten an der HWS möglich. Ein typisches Beispiel ist das sog. Schleudertrauma. Gewaltsame Verdrehungen und Verbiegungen der Wirbelsäule, die zu einer Distorsion im Bewegungssegment führen, sind in den übrigen Wirbelsäulenabschnitten seltener, weil die äußere Stabilisierung durch Rumpfmuskeln bzw. Brustkorb extreme Bewegungsexkursionen verhindert. Hinter den oft diagnostizierten Rückenprellungen und -zerrungen steckt meistens eine Lumbago, die auf degenerativ bedingte intradiskale Massenverschiebungen zurückzuführen ist.

7.2.2 Klinik und Therapie

Wenn die inter- und paravertebralen Bandverbindungen sowie Wirbelgelenkkapseln bei einer Distorsion kurzfristig elongiert und überdehnt werden, entstehen – ähnlich wie bei der Zerrung von Extremitätengelenken – Rupturen kleiner Blutgefäße mit posttraumatischer Hämatom- und Ödembildung. Klinisch ist der Zustand durch eine schmerzhafte Bewegungseinschränkung des betroffenen Wirbelsäulenabschnittes infolge reflektorischer Anspannung der Muskulatur (Muskelhartspann) gekennzeichnet. Mitunter findet sich ein umschriebener Klopf- und Rüttelschmerz am Dornfortsatz des betroffenen Segmentes. Im Röntgenbild ist, bis auf eine eventuelle schmerzbedingte Fehlhaltung (Aufhebung der Lordose), kein pathologischer Befund zu erheben.

> **Merke** M!
>
> Nach einer einfachen Distorsion bilden sich Schmerzen und Bewegungseinschränkungen mit der Resorption des Ödems innerhalb weniger Tage bzw. Wochen zurück.

Traumatische Funktionsstörungen in den Wirbelsäulenweichteilen (Distorsion) sind fast immer reversibel und hinterlassen keine Dauerschädigung. Der Heilungsvorgang sollte durch Schonung und Ruhigstellung des betroffenen Wirbelsäulenabschnittes (Halskrawatte) unterstützt werden. Abschwellende Mittel fördern den Rückgang der Schwellung. Die manuelle Therapie ist kontraindiziert, da hiermit das Distorsionstrauma erneuert wird.

> **Merke** M!
>
> Die einfache Distorsion muss von der traumatisch induzierten intradiskalen Massenverschiebung bei degenerativ vorgeschädigter Bandscheibe unterschieden werden.

Hier kommt es zu den typischen positions- und quelldruckabhängigen Beschwerden mit Entlastungsfehlhaltung und positivem Extensionstest. Die gutachterliche Beurteilung solcher „Verletzungen" ist schwierig und bedarf in jedem Fall einer genauen Abklärung (s. Kap. 17.2).

7.3 Isolierte traumatische Bandscheibenruptur

Die Frage einer traumatischen Bandscheibenzerreißung ohne gleichzeitigen Wirbelbruch war schon oft Gegenstand wissenschaftlicher und vor allem gutachterlicher Auseinandersetzungen. Häufigkeit und Ausmaß isolierter Bandscheibenverletzungen lassen sich nicht so ohne weiteres feststellen, weil es keine sicheren klinischen und röntgenologischen Erkennungszeichen gibt. Nur bei kompletter Kontinuitätsdurchtrennung ist die Diagnose anhand von Funktionsaufnahmen möglich.

7.3.1 Ätiologie und Pathogenese

Eine Bandscheibenruptur kann durch 2 verschiedene traumatische Einwirkungen zustande kommen: einmal durch Kompression, zum anderen durch Extension. Beide können mit Torsionsbewegungen verbunden sein. Kombinationstraumen sind häufig. Die Bandscheibenruptur durch Kompression bei axialer Stauchung der Wirbelsäule setzt immer eine degenerativ vorgeschädigte Bandscheibe voraus. Wir haben im Versuch gesehen, dass es unter dieser Gewalteinwirkung eher zur Impressionsfraktur des Wirbels als zur Bandscheibenzerquetschung kommt. Die tägliche Praxis bestätigt diese Beobachtung: Stauchungsverletzungen der Wirbelsäule finden sich meistens im thorakolumbalen Übergang; hingegen kommen die vermeintlichen Bandscheibenverletzungen immer dort vor, wo auch die degenerativen Veränderungen am ehesten anzutreffen sind, nämlich in den unteren Abschnitten der HWS und der LWS. Wenn man die breiten Bandmassen einer intakten Bandscheibe präpariert, verwundert es nicht, dass dieses Gewebe durch Kompression nicht so leicht zu lädieren ist. Wenn allerdings der Zusammenhalt des Bandscheibengewebes durch Risse und Lockerungen im Gefüge nicht mehr gewährleistet ist, kann ein Sequester bei axialer Kompression herausgedrückt werden und die Bandscheibe perforieren.

> **Merke** M!
>
> Das Trauma gibt nur den letzten Anstoß zur Bandscheibenruptur, die ohnehin bald „fällig" war.

Durch starke Distraktion ist eine isolierte Bandscheibenruptur schon eher möglich. Starke Zugkräfte treten z. B. bei allen plötzlichen Verbiegungen der Wirbelsäule an den jeweils konvexseitig gelegenen Anteilen der Zwischenwirbelabschnitte auf.

Ein solcher Verletzungsmechanismus ist bei Hyperflexions- bzw. Extensionstraumen gegeben. Diese kommen z. B. bei der Schleuderverletzung der HWS und der Klappmesserbewegung am thorakolumbalen Übergang vor. Starke Bewegungsexkursionen zur Seite werden durch

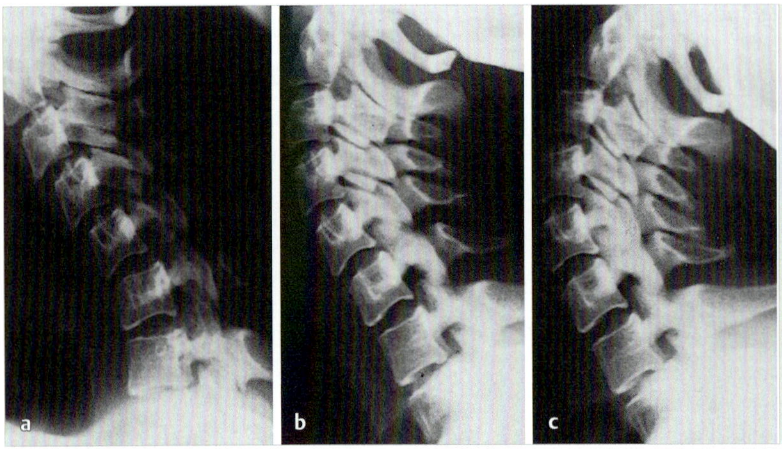

Abb. 7.1 Vermehrte dorsale Aufklappbarkeit des Zwischenwirbelabschnittes C 5/6 bei isolierter Bandscheibenruptur nach Schleudertrauma der HWS bei einer 22-Jährigen.
a Funktionsaufnahmen bei maximaler Vorneigung.
b Normale Seitenaufnahme.
c Funktionsaufnahmen bei maximaler Rückneigung.

die Stellung der Wirbelgelenke verhindert. Die Bandscheibenrupturgefahr wird erhöht, wenn eine Torsionsbewegung hinzukommt.

Eine primär traumatische Bandscheibenzerreißung ist grundsätzlich von den Horizontalspalten der HWS und von den degenerativ bedingten radiären Fissuren in den übrigen Zwischenwirbelabschnitten zu unterscheiden.

Die Diagnose einer isolierten Bandscheibenzerreißung ergibt sich aus der Anamnese mit einem adäquaten Trauma und aus dem Röntgenbild. Bei einer Zusammenhangstrennung der intervertebralen Bandverbindungen lässt sich der betroffene Zwischenwirbelabschnitt auf den Funktionsaufnahmen abnorm weit aufklappen (▶ Abb. 7.1).

Bei starkem reflektorisch bedingtem Muskelhartspann kann die Diagnosestellung ähnlich wie bei der Seitenbandverletzung am Knie oder Sprunggelenk schwierig sein. Oft lassen sich Verletzungsfolgen erst später an der rasch und isoliert eingetretenen Höhenminderung der betroffenen Bandscheibe erkennen. Verschiedentlich stellen sich Randzackenbildungen ein, die häufig zu einer spangenartigen Überbrückung des Zwischenwirbelabschnittes führen. Schmorl u. Junghanns (1968) reihen diese Veränderungen in das Gebiet der *Spondylosis deformans traumatica* ein. Die Voraussetzung für Randzackenbildungen nach Trauma ist allerdings, dass sich an der Zwischenwirbelscheibe gleichartige Veränderungen abspielen wie bei der Entstehung der typischen Spondylosis deformans; es müssen Abtrennungen bzw. Abrisse der Faserringschichten von der knöchernen Randleiste vorn oder seitlich am Wirbelkörper vorliegen, wie sie Schmorl (1932) für die Ursache der Spondylosis deformans nachgewiesen hat. Die spondylotische Verklammerung nach isolierter traumatischer Bandscheibenruptur kann zur vollständigen Wirbelblockbildung führen. In der Gutachterpraxis kann die traumatisch bedingte Spondylose nur selten als Beweis für eine isolierte Bandscheibenverletzung herangezogen werden, weil sie sich nur in wenigen Fällen entwickelt.

7.3.2 Therapie

Eine Wiederverfestigung der rupturierten Bandscheibe ist nur durch konsequente Ruhigstellung möglich. Isometrische Spannungsübungen der Rumpf- bzw. Schulter-Nacken-Muskulatur schaffen ein Muskelkorsett, das die Stabilität des Bewegungssegmentes von außen her gewährleistet.

Da Bandscheibengewebe beim erwachsenen Menschen keine Blutgefäße besitzt, ist eine Eigenregenerationsmöglichkeit nicht gegeben. Der Bandscheibenriss kann sich lediglich mit fibrösem Gewebe ausfüllen, das über die Einwanderung von gefäßführendem Granulationsgewebe entsteht. Eintrittspforten sind die traumatisch entstandenen Risse und ihre Verbindungen zum paravertebralen Gewebe oder zum Wirbelkörper.

Merke M!

Bei unsachgemäßer Behandlung traumatischer Bandscheibenrupturen – z. B. durch manuelle Therapie – und bei ausbleibender Fibrosierung der Rupturstelle kann eine dauernde Instabilität des Bewegungssegmentes als Unfallfolge zurückbleiben.

In diesen Fällen muss eine operative Versteifung (Spondylodese) des betroffenen Zwischenwirbelabschnittes vorgenommen werden.

7.4 Wirbelfraktur mit Bandscheibenverletzung

Kombinationsverletzungen von Wirbel und Bandscheiben sind sowohl bei Bogenbrüchen als auch bei Frakturen des Wirbelkörpers möglich. Frakturen der Gelenkfortsätze können mit Verschiebungen der Wirbel gegeneinander und Zerreißung der Bandscheibe einhergehen. Es kommt dann zu Luxationen oder Subluxationen der Wirbel, die

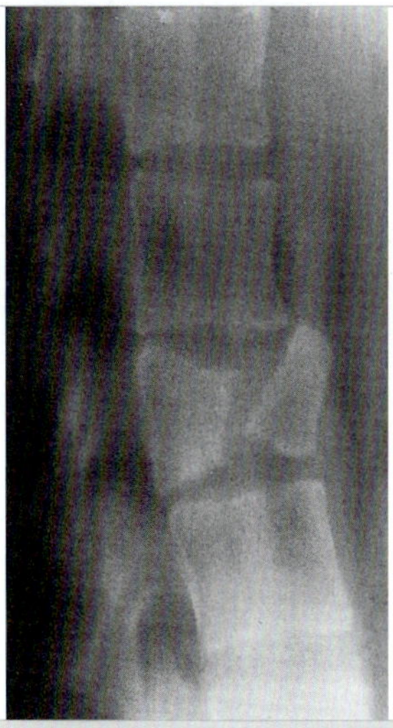

Abb. 7.2 Wirbelkörperbruch von L 3 bei einer 23-Jährigen unter Beteiligung der Bandscheiben L 2/3 und L 3/4. In den Bruchspalt ist Bandscheibengewebe vorgedrungen.

häufig mit Rückenmarkkompressionen verknüpft sind. Wirbelkörperfrakturen im Bereich der Deck- und Bodenplatten sind häufig auch mit Einrissen der Knorpelplatten verbunden. Durch die Spalten dringt dann das vom Quelldruck getriebene gallertige Bandscheibengewebe in die Wirbelkörperspongiosa ein. Dieser Vorgang lässt sich auch in vitro am Bandscheibenpräparat nachvollziehen (▸ Abb. 7.2).

Mit der Verletzung der Bandscheibengrenzen ist die Integrität des osmotischen Systems zerstört. Neben dem Substanzverlust durch Eindringen des Bandscheibengewebes in den Wirbel kommt es auch zur vermehrten Flüssigkeitsabgabe. Als Folge stellt sich eine Höhenminderung des betroffenen Zwischenwirbelabschnittes mit Lockerung des Bewegungssegmentes ein. Das im Rahmen der Frakturheilung auftretende Kallusgewebe bildet zusammen mit den spondylotischen Ausziehungen im Verlauf der Längsbänder ausgeprägte Überbrückungsvorgänge, die bald zu einer Ankylosierung des Bewegungssegmentes führen. Bei der Beurteilung von Spätfolgen können oft Schwierigkeiten entstehen, weil sich die Ausheilungszustände nach Traumen und Infektionen ähneln.

7.5 Zusammenfassung

Ähnlich wie am Gelenk kommt es auch im Bewegungssegment bei traumatischen Einwirkungen zu Verletzungsfolgen mit und ohne Kontinuitätsdurchtrennung von Weichteilen und Knochen. Je nach Schweregrad der Gewalteinwirkung und Ausmaß der immer vorhandenen Diskose kommt es entweder zur einfachen, folgenlos ausheilenden Distorsion des Bewegungssegmentes oder zur Ruptur des Anulus fibrosus mit Bandscheibenvorfall. Eine intakte Bandscheibe, die allerdings beim erwachsenen Menschen nicht vorausgesetzt werden kann, ist äußeren Einwirkungen gegenüber sehr widerstandsfähig: Es kommt eher zum Wirbelbruch als zur Bandscheibenzerreißung. Im mittleren Lebensabschnitt ist es eher umgekehrt: Das degenerativ gelockerte Bandscheibengewebe verlagert sich, noch bevor der Wirbel bricht. Dass die Diskose beim Menschen dem Normalzustand entspricht, ist bei der Beurteilung der Beschleunigungsverletzung an der Halswirbelsäule und bei der Fragestellung Bandscheibenvorfall und Unfall zu berücksichtigen (s. Kap. 17.4).

Bei jedem Wirbelbruch mit Beteiligung der Deck- und Bodenplatten sind auch die Bandscheiben involviert. Meistens kommt es zur posttraumatischen Verfestigung des Zwischenwirbelabschnittes.

Fazit

Die Bandscheiben des Menschen sind verletzungsanfällig.

Kapitel 8

Schmerzentstehung und Chronifizierung

8 Schmerzentstehung und Chronifizierung

C. Schott

8.1 Lokaler und ausstrahlender Schmerz

Wesentliche Abschnitte der konservativen Orthopädie und Unfallchirurgie betreffen die Schmerzbehandlung und Wiederherstellung von Form- und Funktionsstörungen der Stütz- und Bewegungsorgane. Schmerzen des Stütz- und Bewegungsorgans sind in der Regel durch Reizung von Nozizeptoren verursacht. Die Nozizeptorenreizung wird durch Hitze, starke mechanische Reize oder endogen algetische Substanzen verursacht und leitet Entzündungsvorgänge ein, die wiederum selbst zu einer Erregung von Nervenfasern führen. Im Rahmen bandscheibenbedingter Beschwerden treten Schmerzformen und -ausbreitungen auf, die auf Irritation unterschiedlicher Anteile des Nervensystems zurückzuführen sind. Es kommen **Neuralgien**, d. h. sog. projizierte Schmerzen vor, bei denen der Schmerz im Ausbreitungsgebiet des segmentalen Nervs empfunden wird. Die verursachende Störung liegt nicht im Schmerzgebiet. Typisch hierfür sind die Brachialgien und die Ischialgien.

Durch ihre Lokalisation unterscheidet sich die Neuralgie vom **Organschmerz**, bei dem Schmerzort und Ort der Störung identisch sind, wie z. B. bei den lokalen Zervikal- und Lumbalsyndromen. Daneben gibt es noch Schmerzzustände, vor allem an der HWS, die durch Beeinträchtigung des Sympathikus entstehen. Hier handelt es sich um gleichförmige Schmerzen mit diffuser Ausbreitung und vasomotorisch-trophischen Begleiterscheinungen. Die Koppelung der Schmerzperioden an den 24-Stunden-Rhythmus und an hormonelle Rhythmen sowie die Häufung bei vegetativ Labilen lässt die Sympathikusabhängigkeit erkennen. Trotz zahlreicher nicht genau definierbarer Symptome lassen die meisten bandscheibenbedingten Beschwerden eine gewisse Zugehörigkeit zu bestimmten Nervenstrukturen im Bewegungssegment erkennen.

8.2 Nervenversorgung der Wirbelsäule

▸ **Schmerzempfindliche Strukturen.** Die Bandscheiben des Menschen besitzen keine Nervenfasern. Sensible Nervenendigungen wurden bisher nur in den äußersten Lagen des Anulus fibrosus am hinteren Längsband nachgewiesen (Kuhlendahl 1950, Kuhlendahl u. Richter 1952, Mulligan 1957, Mendel et al. 1992, Bogduk 2000, Fagan 2003).

Die histologischen Untersuchungen wurden von Smith u. Wright (1958) im Experiment bestätigt: Sie befestigten intraoperativ dünne Nylonfäden an verschiedenen Strukturen im Bewegungssegment und an der Nervenwurzel. Nach der Operation konnten die typischen Beschwerden nur durch Zug am dorsalen Anulus fibrosus und an der Nervenwurzel hervorgerufen werden. Kuslich u. Ulstrom (1990) stimulierten bei lumbalen Bandscheibenoperationen in Lokalanästhesie die verschiedenen Gewebestrukturen im Bewegungssegment und registrierten die Schmerzempfindlichkeit: Schmerzen ließen sich vor allem in der Haut und an der komprimierten Nervenwurzel provozieren, gefolgt vom äußeren Anulus fibrosus und hinterem Längsband. Bandansätze und Kapsel der Wirbelgelenke waren seltener schmerzempfindlich. Als völlig schmerzunempfindlich erwiesen sich Lig. flavum, Lumbalfaszie, Lamina, Facettenknorpel und nichtkomprimierte Nervenwurzeln.

Die Punktion der Bandscheibe von ventral – wie z. B. bei der zervikalen Diskographie – verläuft schmerzfrei. Bei intakter Bandscheibe treten unter der Instillation des Kontrastmittels oder Farbstoffes auch keinerlei Schmerz- oder Drucksensationen auf. Wenn die Bandscheibe über eine Protrusion bereits in Kontakt mit einer Nervenwurzel steht, kann es durch die Volumenzunahme zu einem Ausdehnungsschmerz kommen, der beim sog. Distensionstest diagnostisch verwertbar ist.

Bei der medialen transduralen Diskuspunktion im Lumbalbereich gibt der Patient nur einen kurzen lumbagoartigen Kreuzschmerz im Moment der Perforation des hinteren Längsbandes bzw. des dorsalen Anulus fibrosus an. Auch bei der Prolapsoperation in Lokalanästhesie lässt sich durch Sondendruck auf die dorsale Bandscheibenbegrenzung der typische Kreuzschmerz in heftiger Intensität auslösen.

Die schmerzempfindlichen Strukturen im Wirbelkanal, also vorwiegend hinteres Längsband und dorsaler Anulus fibrosus, aber auch Periost und Wirbelgelenkkapseln, werden von einem **speziellen Wirbelsäulennerv** versorgt.

Von Luschka beschrieb 1850 einen distal vom Spinalganglion abgehenden Ast des Spinalnervs, der als R. meningeus (menigicus) nach Aufnahme sympathischer Fasern vom Grenzstrang wieder durch das Foramen intervertebrale zurück in den Wirbelkanal zieht (von Luschka 1850). Er wird auch R. recurrens oder N. sinuvertebralis genannt. Die Untersuchungen von Luschkas wurden später von Hovelacque (1925), Roofe (1940), Wiberg (1949) und Bogduk (2000) bestätigt.

Der R. meningeus des Spinalnervs verzweigt sich nach Wiedereintritt in den Wirbelkanal und versorgt die inneren Anteile der Wirbelgelenkkapsel, Wirbelperiost, hinteres Längsband sowie die Hüllen des Rückenmarks mit efferenten, afferenten und sympathischen Fasern.

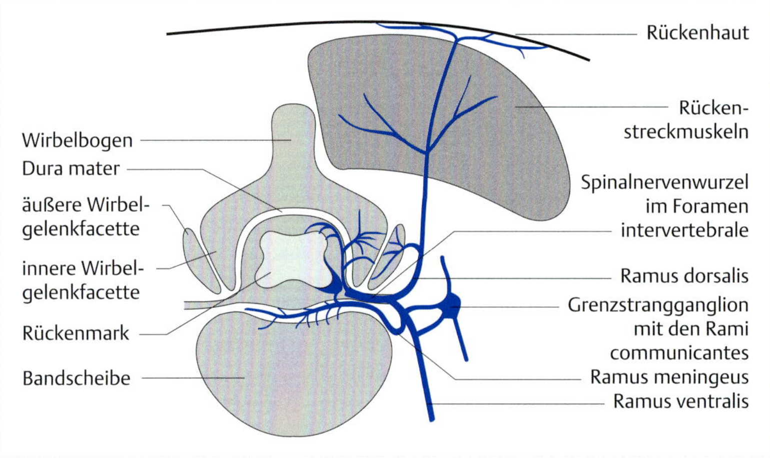

Abb. 8.1 Eigeninnervation der Wirbelsäule durch den R. meningeus des Spinalnervs. Sensible Fasern finden sich vor allem im Wirbelgelenk, im hinteren Längsband und im Spinalnerv selbst.

> **Merke**
> Mechanisch reizbare, sensible Nervenelemente finden sich vor allem im hinteren Längsband, in der Wirbelgelenkkapsel und im Spinalnerv selbst.

Der aus motorischen, sensiblen und sympathischen Bestandteilen gemischte Spinalnerv teilt sich bei seinem Austritt aus dem Foramen intervertebrale in einen R. ventralis und einen R. dorsalis. Der ventrale Ast stellt den umfangreicheren Teil des Spinalnervs dar. Er versorgt die vordere Körperregion, zu der auch die Gliedmaßen gehören. Der kleinere dorsale Ast des Spinalnervs zieht zur Haut und zu den Muskeln im Rückengebiet. Außerdem gibt er Zweige an die äußere Facette des Wirbelgelenkes und dessen Kapsel ab. Die dorsalen Äste treten paarweise vom Okziput bis zum Os coccygis neben der Wirbelsäule durch die Faszie, um die entsprechenden Hautareale zu versorgen: im Thorakalbereich (Th 1–Th 11) relativ nahe an der Mittellinie, im Lumbalbereich (L 1–L 5) lateral vom Muskelwulst der Rückenstrecker und sakral (S 1–S 4) paramedian über den dorsalen Foramina. Richter (1977) weist auf Einklemmungsneuropathien dieser Nervenäste hin, insbesondere im Zusammenhang mit der *Okzipitalisneuralgie* und *Kokzygodynie*.

Aus der Art der Nervenversorgung ergeben sich Hinweise für die Schmerzentstehung im Bewegungssegment und den komplexen Charakter eines Bandscheibensyndromes (▸ Abb. 8.1).

8.3 Die foraminoartikuläre Region

Von besonderem Interesse, insbesondere für den therapeutischen Ansatz bei der lokalen Injektionsbehandlung, ist die foraminoartikuläre Region in den unteren Abschnitten der Lendenwirbelsäule mit dem Austritt des N. spinalis aus dem Foramen intervertebrale und Aufzweigung in seine Endäste.

Aus ▸ Abb. 8.1, ▸ Abb. 8.2 und ▸ Abb. 8.3 geht hervor, wie dicht in der foraminoartikulären Region der unteren lumbalen Bewegungssegmente die Spinalnerven mit ihren Abzweigungen, Muskeln und Gelenke sowie ihre Verbindungen über den R. communicans zum Truncus sympathicus zusammenliegen. Nozizeptoren der Gelenkkapseln des hinteren Längsbandes und des Wirbelkörperperiostes liegen dicht neben afferenten Fasern verschiedener Nerven. Form- und Funktionsstörungen, in erster Linie durch die beim Menschen früh einsetzende Bandscheibendegeneration, führen zu reaktiven Veränderungen der Gelenkkapsel. Direkt und indirekt einbezogen ist die vegetative Reaktion über eine Reizung des R. communicans vom R. meningeus zum Truncus sympathicus und über den spinalen Reflexbogen der Nozizeption. Es liegt nahe, die dicht beieinander liegenden nozizeptiven neuralgischen Strukturen lokal durch Infiltrationen, Lokalanästhetika und lokal wirkenden Antiphlogistika zu behandeln.

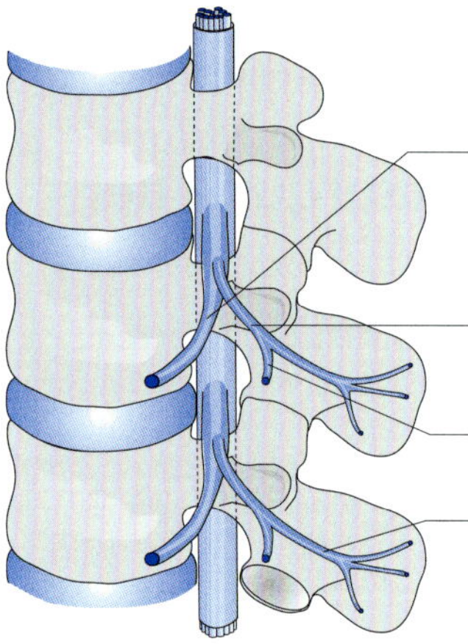

Abb. 8.2 Lumbaler Spinalnerv mit R. ventralis und R. dorsalis (aus Krämer/Nentwig 1999, nach Bogduk 1997).

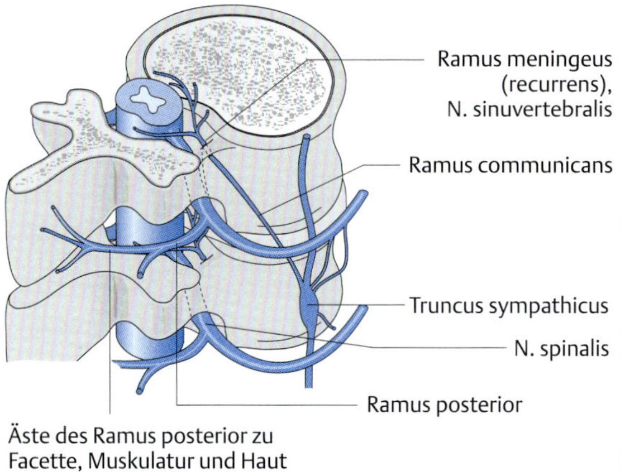

Abb. 8.3 Nervus spinalis (5) mit seinen Ästen (aus Krämer/Nentwig 1999, nach Bogduk 1997).

8.4 Diskogener Schmerz

Neben den rein mechanischen Schmerzursachen müssen auch andere Irritationsmöglichkeiten der im Bewegungssegment befindlichen Nervenendigungen in Erwägung gezogen werden. Ähnlich wie an anderen Organen (z. B. an Zähnen, Magen) kommt auch im Bewegungssegment eine Änderung der Tonizität, des pH-Wertes oder der chemischen Zusammensetzung als Schmerzursache infrage.

Nachemson (1969) hat mit einer nadelförmigen Antimonelektrode den pH-Wert in Zwischenwirbelscheiben von Patienten mit Bandscheibenvorfall gemessen. Waren die pH-Werte niedriger als 7, so zeigten sich auch gewisse entzündliche Reaktionen an den Nervenwurzeln. Derartige Reaktionen wurden bei pH-Werten über 7 nicht beobachtet. Bei signifikant erniedrigten pH-Werten (6,1) waren die Nervenwurzeln von verdicktem, reaktivem Narbengewebe umgeben. Demnach kann auch die chemische Zusammensetzung prolabierten Bandscheibenmaterials, abgesehen von seiner Größe, für das Ausmaß der Beschwerden von Bedeutung sein. Aber auch ohne Prolaps ist eine Irritation angrenzender Nervenstrukturen, z. B. im hinteren Längsband, durch chemische Veränderungen an der Bandscheibensubstanz möglich. Analog zur Chemie anderer Organe sammeln sich auch bei der schlechten Versorgungslage der Bandscheiben Stoffe an, die Tonizität und pH-Wert der Grundsubstanz verändern. Nachemson (1969) vermutet, dass proteolytische Enzyme in den Lysosomen des Bindegewebes saure Aminosäuren aus den Protein-Polysaccharid-Komplexen der Grundsubstanz freisetzen und dadurch den pH-Wert erniedrigen. Auch eine Zunahme der freien sauren Mukopolysaccharide soll dazu beitragen. Karlsson u. Mitarb. (1968) und Diamant u. Mitarb. (1968) fanden einen Zusammenhang zwischen intraoperativ gemessenem pH-Wert und Lactatspiegel in der Bandscheibe. Bei erniedrigtem pH war der Lactatspiegel regelmäßig erhöht.

Aufgrund anatomischer und biochemischer Untersuchungen von Mooney (1987), MacCarron u. Mitarb. (1987) und Fagan (2003) sind rein diskogene – d. h. direkt von der Bandscheibe ausgehende – Schmerzen möglich. Dementsprechend können gelöste saure Metaboliten bei anhaltendem erhöhtem hydrostatischem Druck aus dem Bandscheibenraum gepresst werden und entzündliche Reaktionen angrenzender Nervenfasern hervorrufen. Bei Fissuren im Anulus fibrosus sind nicht einmal größere Belastungsdrücke erforderlich.

Weitere Untersuchungen zum diskogenen Schmerz finden sich bei Schwarzer u. Mitarb. (1995), Nakamura u. Mitarb. (1996), Coppes u. Mitarb. (1997), Faustmann (2004), Kniesel (2004), Schaaf u. Mitarb. (2004), Weißkopf u. Mitarb. (2004), Peng u. Mitarb. (2005), Murata et al. (2006a, 2006b), Gravius et al. (2007), Locher et al. (2011).

8.5 Schmerzfreie Deformitäten

> **Merke**
> Entscheidend für die Entstehung von Schmerzen im Bewegungssegment ist nicht das Ausmaß der Deformierung, sondern der Zeitraum, in dem die Deformierung entsteht.

Selbst stärkste Achsenabweichungen der Wirbelsäule mit Torsion, Spondylosen, Osteochondrosen gehen ohne Beschwerden einher, wenn sie sich über Jahre entwickeln. Nervenwurzeln, Bänder und Kapseln der Wirbelgelenke haben offensichtlich ausreichende Adaptationsmöglichkeiten. Hingegen kann schon eine kleine dorsale Bandscheibenprotrusion heftigste Beschwerden hervorrufen, wenn sie plötzlich entsteht und einen minimalen Kontakt mit druckempfindlichen Nervenelementen im hinteren Längsband oder in der Nervenwurzel bewirkt.

8.6 Schmerzen vom hinteren Längsband

Die vom hinteren Längsband ausgehenden Schmerzen sind dumpf und schwer lokalisierbar. Sie können plötzlich und heftig entstehen wie beim Hexen- bzw. Nackenschuss oder allmählich einsetzen, wenn die dorsalen Bandscheibenabschnitte durch starke Kyphosierung oder abnorme Volumenzunahme des Zwischenwirbelabschnittes unter starke Zugspannungen gesetzt werden. Als Träger der eigenen Schmerzsensibilität der Wirbelsäule kommt der R. meningeus des Spinalnervs in Betracht. Ob die Dura bei mechanischer Kompression als Schmerzausgangspunkt eine Rolle spielt, kann nicht mit Sicherheit gesagt werden. Große mediane Prolapse und spinale Tumoren verursachen mitunter keinerlei Schmerzen.

8.7 Wurzelschmerz

► **Mechanische Nervenwurzelirritation.** Der spinale Nervenwurzelabschnitt ist der weitaus störbarste und verletzlichste Teil der nervalen Leitungsbahn. Die wesentlichsten mechanischen Faktoren, die für die Krankheitsauslösung eine Rolle spielen, sind Kompression und Dehnung der Nervensubstanz. Nur an der präganglionären Wurzelstrecke ruft die mechanische Irritation meistens durch Druck und Zug am meningealen, also mesenchymalen Gewebe einen Reizzustand hervor, der mit Schmerzen verbunden ist. Es kommt dabei zu den unterschiedlichsten Beschwerdebildern (► Abb. 8.4).

Radikuläre Syndrome haben folgende Charakteristika:

- Die Schmerzausstrahlung erstreckt sich entlang den Dermatomstreifen.
- Die Sensibilitätsstörung betrifft ausschließlich die Algesie.
- Muskelatrophien sind isoliert und passen zu keinem peripheren Nerv.
- Reflexausfälle gehören nicht zu dem scheinbar betroffenen peripheren Nerv.
- Vegetative Ausfallerscheinungen fehlen.

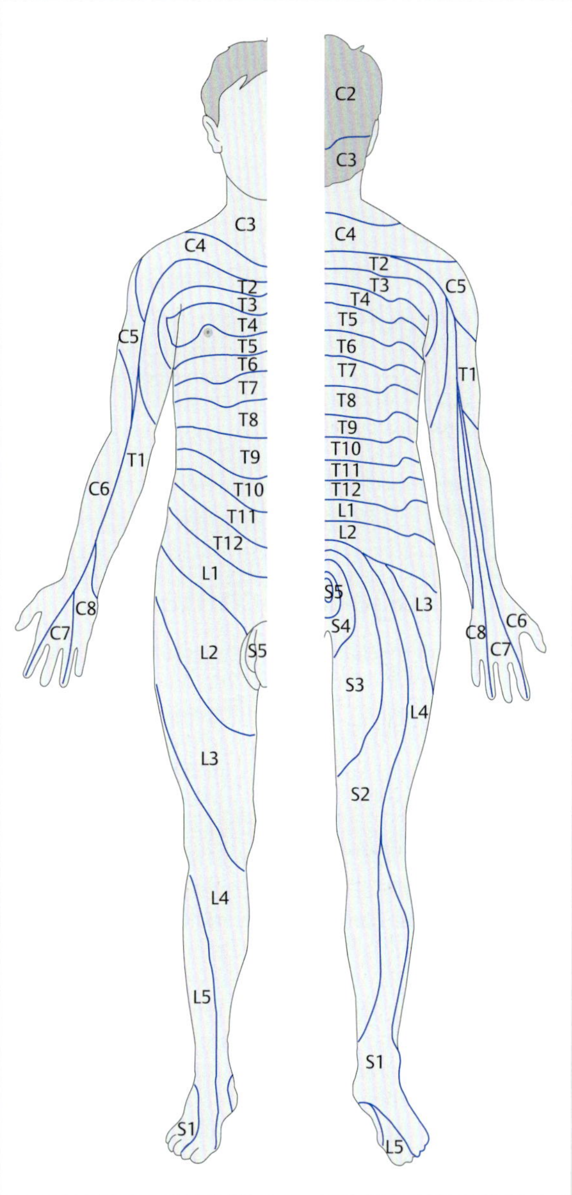

Abb. 8.4 Radikuläre Innervation. Vorder- und Rückansicht.

Da eine Spinalnervenwurzel Fasern führt, die Haut und Muskeln am Stamm und an den Extremitäten versorgen und außerdem die Wirbelsäule noch selbst innervieren, sind verschiedene **Beschwerdekombinationen** möglich, die sich vor allem dann segmental einordnen lassen, wenn die Symptomatik des R. ventralis im Vordergrund steht. Diagnostische Leitlinien sind hier neben den typischen Segmenten der ventralen Äste an der Rumpfvorderwand und an den Extremitäten auch die Muskelversorgungsgebiete der Rr. dorsales des Spinalnervs.

Wenn eine Spinalnervenwurzel komprimiert wird, kann man das betroffene Bewegungssegment durch abgrenzbare sensible und motorische Störungen am Stamm und an den Extremitäten identifizieren. Je nachdem, an welcher Stelle und wie stark die Spinalwurzel irritiert ist, können Erscheinungen des einen oder anderen Spinalnervenastes im Vordergrund stehen. Im segmental begrenzten Rahmen kommen alle Schmerzkombinationen vor, die sich in ihrer Zusammensetzung sowie in Qualität und Quantität mit dem Druck auf die Nervenwurzel ändern. Es sind alle Übergänge von der reinen Schmerzausstrahlung (Schmerzband) ohne „objektivierbare" Zeichen bis zur völligen Anästhesie möglich. Untersuchungen von Smith u. Wright (1958) haben gezeigt, dass die Länge des Schmerzbandes proportional dem Druck ist, der auf die Nervenwurzel ausgeübt wird, d. h., bei geringem Kontakt strahlt z. B. ein Ischiasschmerz nur bis zum Oberschenkel, bei starker Kompression geht er bis in den Fuß.

Nervenwurzelkompressionen im Bereich der HWS und der LWS sind in der Regel nicht mit vegetativen Ausfallerscheinungen verbunden. Mumenthaler u. Mitarb. (1998) wiesen wiederholt darauf hin, dass oberhalb von Th 2 und unterhalb von L 2 keine vegetativen Efferenzen das Rückenmark verlassen, die über den Grenzstrang laufen. Das heißt: Gerade jene Segmente, die von akuten und chronischen Bandscheibenschäden bei weitem am meisten betroffen werden, nämlich C 5–C 8 und L 4–S 1, liegen außerhalb der vegetativen sympathischen Kernsäule des Rückenmarkes.

Das Fehlen einiger vegetativer Begleiterscheinungen, wie z. B. Störungen der Schweißsekretion bei zervikalen und lumbalen Wurzelschäden, ist ein wichtiges differenzialdiagnostisches Kriterium gegenüber Läsionen von Plexus oder peripheren Nerven. Die **diskogene Kompression** der Nervenwurzel lässt sich durch Volumen und Konsistenzänderungen des Bandscheibengewebes wie durch Stellungsänderungen im Bewegungssegment beeinflussen. Darauf beruhen viele diagnostische und therapeutische Maßnahmen bei bandscheibenbedingten Beschwerden. In den vorhergehenden Kapiteln wurde darauf hingewiesen, dass es sich bei Bandscheiben im Jugendlichen- und frühen Erwachsenenalter nicht um starre Gebilde handelt, sondern um in sich abgeschlossene bindegewebige Organe, die schon physiologischerweise bei Be- und Entlastung sowie asymmetrischer Kompression Form und Volumenschwankungen zeigen. Die übrigen Teile des Bewegungssegmentes – auch die Nervenfasern – sind diesen Veränderungen angepasst. Zwischen dem Durasack und seinen austretenden Nervenwurzelpaaren und der hinteren Bandscheibenbegrenzung steht unter normalen Bedingungen ausreichend Raum zur Verfügung, der bei den Wirbelsäulenbewegungen sowohl Konturänderungen der Bandscheibe als auch Lageänderungen der Nervenwurzel in gewissem Umfang erlaubt, ohne dass es zu einer Bedrängung des Spinalnervs kommt. Der mit lockerem Fettgewebe und Venenplexus ausgefüllte Reserveraum zwischen Dura bzw. Nervenwurzel und Bandscheibe zeigt in den einzelnen Wirbelsäulenabschnitten eine unterschiedliche Weite. Auch im Foramen intervertebrale ist normalerweise ausreichend Platz zwischen dem Nerv und seiner knöchernen Umgebung. Wenn nun der Reserveraum um den Spinalnerv durch Bandscheibenvorwölbungen, Osteophyten, verdickte Gefäße oder eine Einengung des Wirbelkanales (Spinalkanalstenose) ausgefüllt ist, wird die Nervenwurzel unter Druck gesetzt.

Beim Kontakt mit der Bandscheibenoberfläche übertragen sich die physiologischen, druckabhängigen Konsistenz- und Volumenschwankungen auf den Spinalnerv, der seinerseits zu keinen Lageänderungen mehr fähig ist und bei bestimmten Bewegungsausschlägen der Wirbelsäule empfindlich reagiert.

Daraus ist der überaus wechselhafte Charakter bandscheibenbedingter Beschwerden zu erklären. Neben der diskogenen ist auch eine ossäre Nervenwurzelkompression möglich. Diese Voraussetzungen sind vor allem an der HWS durch osteophytäre Reaktionen, die von den Processus uncinati ausgehen, gegeben. Aber auch an der LWS finden sich mitunter arthrotische Ausziehungen an den Wirbelgelenken oder spondylotische Zacken an der Wirbelkörperhinterkante mit Bedrängung der Nervenwurzel.

Der **osteogene Nervenwurzelkompressionsschmerz** ist durch seine Hartnäckigkeit und Therapieresistenz gegenüber konservativen Maßnahmen gekennzeichnet. Außerdem lässt er sich gut lokalisieren, da immer die gleichen Anteile des Nervs gereizt werden. In vielen Fällen ist eine operative Behandlung unumgänglich.

Wenn Bandscheibengewebe als Prolaps durch den Anulus fibrosus in den Epiduralraum gepresst wird und in direkten Kontakt mit der Nervenwurzel tritt, kommt es auch zu einer **biochemisch induzierten Nervenwurzelirritation**.

Normalerweise gehört Bandscheibengewebe nicht in den Wirbelkanal und löst dort eine Fremdkörperreaktion aus. Saal u. Saal (1989), Olmarker u. Rydevik (1993), Willburger u. Mitarb. (1998) und Olmarker (2004) haben eine direkt toxische Einwirkung von Bandscheibenmaterial auf Nervengewebe experimentell nachweisen können.

> **Merke** M!
>
> Bei einem Bandscheibenvorfall sind neben der mechanischen Bedrängung auch entzündliche Reaktionen an der Nervenwurzel für die Schmerzentstehung maßgebend.

Die mechanische oder chemische Reizung einer Spinalnervenwurzel ruft **makroskopisch sichtbare Veränderungen** an dieser hervor: Sie zeigt sich ödematös gequollen oder nach längerer Kompression atrophisch-dünn. Zuweilen sieht man im Operationssitus auch eine rötliche oder bläulich-livide Verfärbung. In der durch Kompression geschädigten Nervenfaser entstehen spontan Aktionspotenziale. Die Erregbarkeit des durch Kompression demyelinisierten Axons ist verändert (Wehling 1993, Olmarker 2004, Gupta et al. 2005).

> **Merke** M!
>
> Eine entzündlich gereizte Wurzel ist Berührungsreizen gegenüber viel empfindlicher als im Normalzustand.

Diese Feststellung lässt sich bei der Berührung einer gereizten Nervenwurzel während der Prolapsoperation immer wieder bestätigen. Viele Behandlungsmaßnahmen, besonders die lokalen Infiltrationen mit Novocain, Lidocain und Cortison, sind darauf ausgerichtet, die Überempfindlichkeit der Nervenwurzel zu reduzieren und eine Desensibilisierung zu erreichen. Die Erregbarkeit der Nervenfasern gegenüber mechanischer Irritation wird herabgesetzt (therapeutische Lokalanästhesie, TLA). Selbst wenn der schmerzauslösende Prolaps beseitigt und die Nervenwurzel frei beweglich ist, können von dieser noch Schmerzen und Empfindungsstörungen ausgehen, gleich einer Gräte im Hals, die auch nach der Entfernung noch längere Zeit ein Fremdkörpergefühl hinterlässt.

8.8 Wirbelgelenkschmerz (Facettensyndrom, pseudoradikuläres Syndrom)

Neben den primär diskogenen Schmerzen gibt es auch Beschwerden, die sekundär auf degenerative Veränderungen im Zwischenwirbelabschnitt zurückzuführen sind, wie z. B. der Kapselschmerz der Wirbelgelenke und der Muskelschmerz.

> **Merke**
> Wegen ihrer zahlreichen Rezeptoren sind die Wirbelgelenke als Schmerzursache im Bewegungssegment von großer Bedeutung.

Gelenkkapsel, Synovialis sowie Periost der Gelenkfacetten haben neben eingekapselten Nervenendigungen (Vater-Pacini-Typ) vorwiegend freie Nervenendigungen. Die Wirbelgelenke sind mit der Stellung ihrer Knorpelflächen und der Dehnbarkeit ihrer Kapsel wie alle anderen Gelenke des Organismus auf bestimmte Bewegungsexkursionen eingerichtet. Ausgangs- und Endstellungen eines Wirbelgelenkes werden durch die dazugehörigen Bandscheiben bestimmt. Wir haben bei unseren Kontrastdarstellungen und Kompressionsversuchen gesehen, dass der Bewegungsspielraum der Wirbelgelenke recht groß ist. Das plötzliche Überschreiten einer physiologischen Endstellung nennt man Gelenkzerrung oder Distorsion. Derartige Zustände sind – vor allem, wenn sie plötzlich entstehen – immer mit Schmerzen verbunden, die von den druck- und zugempfindlichen Rezeptoren in der Gelenkkapsel ausgehen.

Die Höhenminderung des Zwischenwirbelabschnittes – etwa im Rahmen einer Bandscheibendegeneration – ist mit einer Änderung der Ausgangsstellung der betreffenden Wirbelgelenke verbunden. Normale Bewegungsausschläge der Wirbelsäule rufen unter diesen Umständen durch Überschreitung der Endstellung Kapseldehnungsschmerzen hervor. Die abnorme Stellung der Gelenkfacetten führt auch zu einer unphysiologischen Belastung der Gelenkflächen mit Knorpelabrieb. Es kann eine Arthrose der Wirbelgelenke (Spondylarthrose, Facettenarthrose) entstehen. Bei der Wirbelgelenkarthrose handelt es sich um dumpfe, schwer lokalisierbare Schmerzen, die im Gegensatz zu den primär diskogenen Beschwerden nicht sofort auf Haltungsänderungen und Extension ansprechen. Die von den Wirbelgelenkfacetten ausgehenden Schmerzen wurden von Ghormley (1933) als Facettensyndrom bezeichnet. Man versteht darunter Rücken- und Beinschmerzen, die nicht von der Nervenwurzel ausgehen. Mooney u. Robertson (1976) wiesen mit arthrographisch kontrollierten Facetteninjektionen nach, dass die von den Gelenken ins Bein ausstrahlenden Schmerzen ein bestimmtes nichtradikuläres Verteilungsmuster aufweisen. Einzelheiten zur Klinik des Facettensyndroms finden sich in Kap. 11.9.5.

8.9 Muskelschmerz

Schulter-, Nacken-, Rumpf- und Ischiokruralmuskeln können bei pathologischen Vorgängen im Zwischenwirbelabschnitt auf zweierlei Weise in Mitleidenschaft gezogen werden. Einerseits besteht die Möglichkeit einer Fehl- bzw. schmerzhaften Dauerinnervation bei Irritation des R. dorsalis im Spinalnerv (s. ▶ Abb. 8.1), zum anderen soll die Rumpf- und proximale Extremitätenmuskulatur bei Instabilität des Bewegungssegmentes kompensatorisch eingreifen und kann hierbei überfordert werden. Ein spastischer Hypertonus der Muskulatur als Antwort auf Noziafferenzen kann reaktiv erfolgen, ohne dass der Muskel selbst primär betroffen ist. Gegebenenfalls können sich intramuskulär Tendomyosen und positive Triggerpunkte bis hin zu Myogelosen ausbilden.

Elastizitätsverlust der Fasern und zunehmende Wasserverarmung der Grundsubstanz rufen die häufigste Leistungsstörung der Bewegungssegmente hervor: die Bandscheibenlockerung. In ihren Anfangszuständen wird die Lockerung der intervertebralen Verbindungen bei gewohnter Wirbelsäulenbelastung durch die Rumpfmuskeln kompensiert.

> **Merke**
> Sind die Leistungsreserven der Muskeln erschöpft, kommt es zu Muskelinsuffizienzerscheinungen mit dumpfen Rückenschmerzen.

Die relative Leistungsschwäche der Rumpfmuskulatur stellt selbst bei Leistungssportlern einen Störfaktor für die Funktion des Bewegungssegmentes dar. Die Rücken- und Nackenmuskulatur gehört zu den am wenigsten trainierten Muskelgruppen des Körpers, obwohl ihr die unphysiologischen Bedingungen unserer Arbeitswelt oftmals sehr große Dauerbelastungen abverlangen.

> **Definition**
> In die Rumpf- sowie proximale Extremitätenmuskulatur ausstrahlende Schmerzsensationen ohne Zugrundelegung einer direkten Wurzelreizung sind pseudoradikuläre Syndrome.

Sie sind Ausdruck einer Störung der funktionellen Beziehung zwischen den Gelenken und den dieselben bewegenden Muskeln (Brügger 1971, Gross 1977, 1984, Mumenthaler u. Schliack 1993, Mense 1999, Jerosch 2005). Eine schmerzhafte Bewegungshemmung von Muskeln

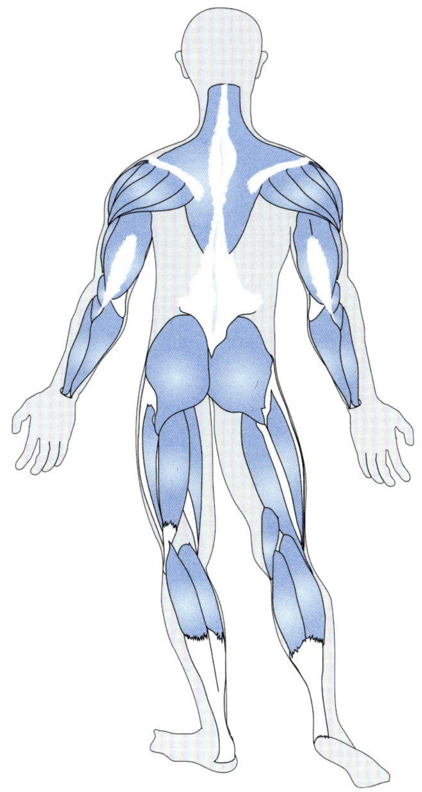

Abb. 8.5 Pseudoradikuläre Schmerzen im Bereich der Schulter-Nacken-Muskeln, die von den Wirbelgelenken der HWS bzw. vom Schultergelenk ausgehen, und ischialgiforme Beschwerden in der ischiokruralen Muskulatur, die von den lumbalen Wirbelgelenken und den Kreuzdarmbeinfugen ausgehen.

findet man vor allem bei gereizten Gelenkkapseln. Der Muskeltonus wird zum Teil von Rezeptoren der Gelenkkapsel gesteuert. Die funktionellen Veränderungen sind mit einem Schmerzhaftwerden der Muskulatur verbunden. Es entwickelt sich ein Spontanschmerz in der betroffenen Muskulatur, der sich bei Druck und Bewegung verstärkt. So rufen z. B. Reizzustände der unteren lumbalen Wirbelgelenke reflektorische Schmerzen der lumbalen Rückenstrecker sowie der Gesäß- und dorsalen Beinmuskeln hervor (ischiokrurale Gruppe, Wadenmuskeln) (▶ Abb. 8.5).

Im „wide dynamic range"-Neuron (WDR-Neuron) im Rückenmarkhinterhorn werden Schmerzfasern ebenfalls auf das Alpha- und Gamma-Motoneuron verschaltet mit der Konsequenz, dass jeder Schmerzimpuls eine Neuronaktivierung und damit eine Muskeltonuserhöhung auslöst. Halten diese Aktivierungen länger an, führt dies zwangsläufig in der Folge zu Muskelverspannungen. Anfangs betrifft dies die dem Reizort nahe liegenden Muskelgruppen, später erfolgt eine Ausdehnung auch auf die umliegende Muskulatur. Eine gezielte Lokalanästhesie trägt zur Diagnosesicherung bei. Pseudoradikuläre Schmerzempfindungen finden sich als Vorboten einer Diskusprotrusion oder als Restsymptome nach operativ oder konservativ behandelten Bandscheibenvorfällen.

8.10 Schmerzkombinationen

Dadurch, dass die Schmerzausgangspunkte im Bewegungssegment nahe beieinander liegen und alle Nervenfasern motorische, sensible und vegetative Fasern führen, die zudem noch untereinander verbunden sind, können im Rahmen eines Segmentes unterschiedliche Beschwerdekombinationen auftreten. Als Segment bezeichnet man das Versorgungsgebiet eines Spinalnervs. Hierzu gehört das Dermatom als Einflusszone der sensiblen Nervenfasern in der Haut und das Myotom als Einflussgebiet der motorischen Spinalnervenfasern innerhalb der Skelettmuskulatur. Störungen im somatischen wie auch im vegetativen Bereich des R. ventralis des Spinalnervs haben gewisse Rückwirkungen auch auf die Wirbelsäule selbst, auf den Funktionsbereich des R. meningeus wie auch auf den R. dorsalis. In ▶ Tab. 8.1 sind die Komponenten bandscheibenbedingter Beschwerden einzeln aufgeführt. In seltenen Fällen treten die Schmerzen isoliert auf. Meistens handelt es sich um eine Mischsymptomatik, die sich im Verlauf der Erkrankung ständig ändert. Pathophysiologisch ist von einer Kombination struktureller, biochemischer und physiologischer Veränderungen im peripheren und zentralen Nervensystem auszugehen, die als gemeinsame Endstrecke das klinische Bild der chronischen Lumboischialgie bedingt („mixed pain") (Baron u. Binder 2004). Insbesondere bei ausgedehnten Reizzuständen im Bewegungssegment, wie sie mitunter nach Prolapsoperationen auftreten, entstehen Krankheitserscheinungen mit Beteiligung aller Nervenäste.

> M!
>
> **Merke**
>
> Bei einem dorsolateralen Prolaps mit Wurzelkompression entwickelt sich nach einer rein radikulären Symptomatik eine Schmerzkombination mit radikulären, pseudoradikulären und tendomyogenen Komponenten.

Aus ▶ Abb. 8.6 geht hervor, dass über die reflektorische Anspannung der Rückenstreckmuskeln eine abnorme Verschiebung der Wirbelgelenke mit schmerzhafter Verspannung der Gelenkkapseln eintreten kann. Pseudoradikuläre und verstärkte lokale Beschwerden gesellen sich zu den radikulären. Aus dieser Schmerzkombination ergeben sich auch die therapeutischen Ansätze. Um eine möglichst effiziente und mechanismenorientierte, im Idealfall sogar kausale Therapie einleiten zu können, muss jeder akute Schmerzzustand am Bewegungsorgan frühestmöglich umfassend analysiert und einer Primärbehandlung zugeführt werden.

8

Tab. 8.1 Ausgangspunkte und Komponenten bandscheibenbedingter Beschwerden.

	Ausgangspunkt	Schmerzvermittler	Identifikation	
	hinteres Längsband, Dura		R. meningeus	–
Primär diskogen	Spinalnerv	diskogen	N. spinalis	Dermatom dorsal und ventral
		osteogen	vorwiegend R. ventralis	motorische Beteiligung
	Wirbelgelenk	Kapseldehnungsschmerz	R. meningeus	–
		Arthroseschmerz	und R. dorsalis	–
Sekundär diskogen	dorsale Muskulatur	reflektierender Muskelkrampf bei primär diskogenen Beschwerden	R. dorsalis	Dermatom dorsal
		Muskelinsuffizienz bei Bandscheibenlockerung	R. dorsalis	–

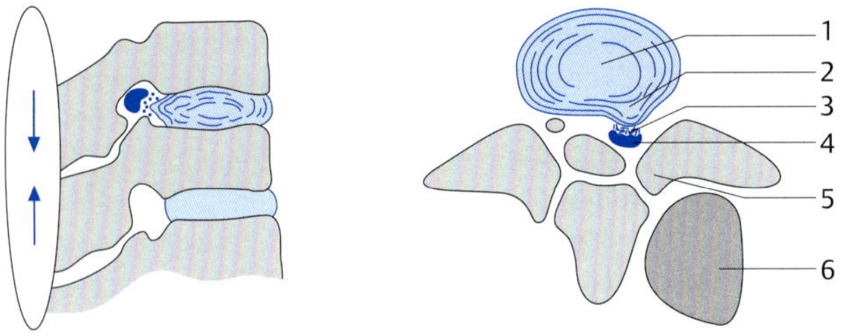

1 Ausdehnungsdruck der Bandscheibe
2 Masse des Bandscheibenvorfalls
3 entzündlicher Kontakt Prolaps–Wurzel
4 entzündliche Wurzelschwellung
5 pathologische Wirbelgelenksverschiebung durch 6
6 reflektorischer Spasmus der Rückenstreckmuskeln

Abb. 8.6 Entstehung von Schmerzkombinationen durch ein primär diskogenes Geschehen.

Da das schmerzverarbeitende System eine komplizierte Anatomie beinhaltet, muss bedacht werden, dass lokale Schmerzgeneratoren trotzdem große Teile des zentralen Nervensystems aktivieren können (Locher 2011). Das Nebeneinander von Bewegungseinschränkung der Wirbelsäule, Muskelhartspann, radikulärer Symptomatik und vegetativen Begleiterscheinungen rechtfertigt den zusammenfassenden Begriff Bandscheibensyndrom.

M!

Merke

Bei den meisten Wirbel- und Muskelschmerzen sowie pseudoradikulären Syndromen handelt es sich um quantitative und qualitative Varianten bandscheibenbedingter Erkrankungen.

Die Wahl der eingesetzten therapeutischen Mittel richtet sich danach, welche Schmerzkomponente im Vordergrund steht.

8.11 Nozizeption und Chronifizierung

8.11.1 Physiologie der Nozizeption an der Wirbelsäule

Von der Aktivierung der Nozizeptoren im Bewegungssegment über die Weiterleitung nozizeptiver Impulse zur Schmerzwahrnehmung und den muskulären und vegetativen Reaktionen werden verschiedene Phasen durchlaufen. Der Ablauf ist spezifisch. Schmerzen, ausgehend von den schmerzempfindlichen Strukturen im Bewegungssegment, entstehen durch mechanische, entzündliche, thermische und chemische Reize. Wahrgenommen werden die schmerzverursachenden Reize im Großhirn. Auf spinaler Ebene erfolgt eine Schmerzverteilung auf das Gehirn, auf das muskuläre System und das Vegetativum. Bei der ▶ Abb. 8.7 ist der Ablauf von der Schmerzentstehung bis zur Schmerzwahrnehmung und den entsprechenden Reaktionen auf spinaler Ebene skizziert.

Noxen (1) als gewebeschädigende bzw. gewebebedrohende Reize aktivieren die Nozizeptoren im Bewegungssegment. Nozizeptoren (2) sind meist unmyelisierende Nervenfasern (Schmerzrezeptoren), die aktiviert werden, wenn Noxen einwirken, d. h. sie haben eine Erregungs-

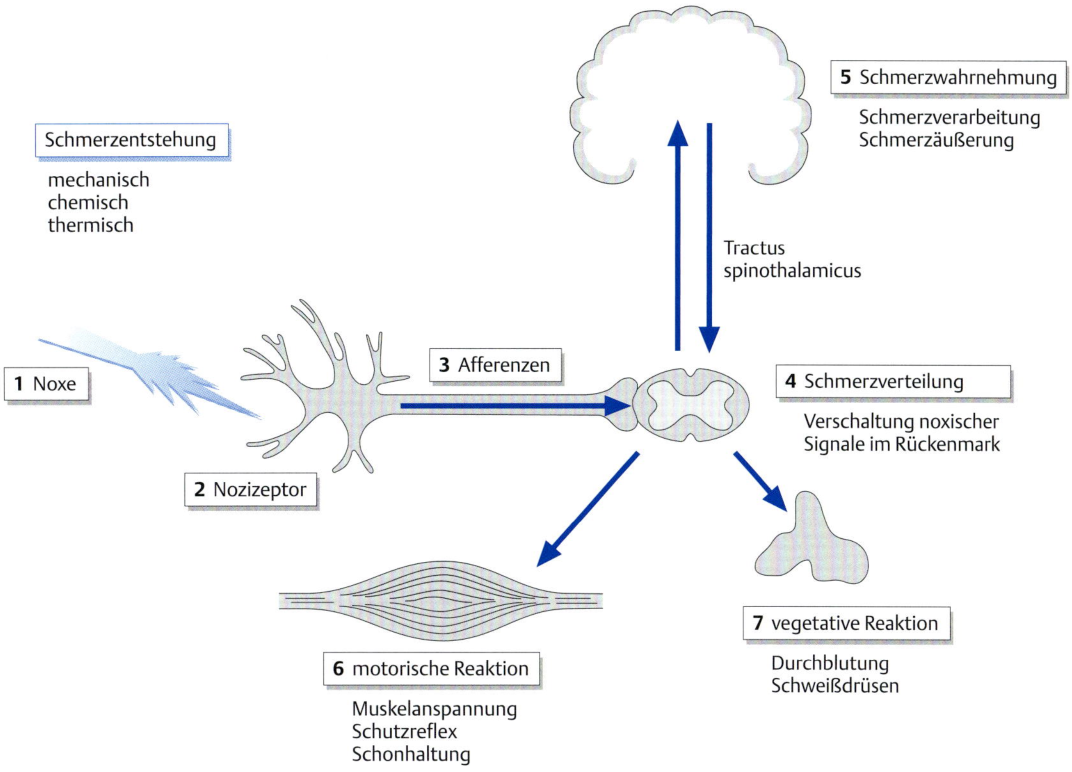

Abb. 8.7 Nozizeption und Schmerzverarbeitung an Knochen, Muskeln, Sehnen und Gelenken. Die Übergänge z. B. Afferenzen/Rückenmark sind symbolisch dargestellt (aus Krämer/Nentwig 1999).

schwelle, die nur durch gewebeschädigende Reize überschritten wird. Die Ansprechbarkeit auf Noxen im Bewegungssegment ist von der Nozizeptorendichte und deren Reizschwelle abhängig. Im Bewegungssegment sind vor allem die Kapseln der Wirbelgelenke und die dorsalen Anteile des Anulus fibrosus mit dem hinteren Längsband mit zahlreichen Nozizeptoren versehen.

Von den Nozizeptoren wird der Schmerz über afferente Nervenfasern (3) zum Rückenmark weitergeleitet. Sie bilden synaptische Kontakte an den Neuronen des Hinterhornes im Rückenmark (4). Die Impulse führen an diesen Schaltstellen im Rückenmark zur Freisetzung von erregenden Überträgersubstanzen, den sog. Neurotransmittern, wie z. B. L-Glutamat und Substanz P. Die nozizeptiven Zuflüsse werden u. a. in folgende Richtungen vom Rückenmark weitergeleitet:

- Über den Tractus spinothalamicus zu höher gelegenen Hirngebieten (limbisches System und Thalamus),
- auf segmentale Neurone, die in motorische und in vegetative Reflexbögen eingebunden sind.

Die Schmerzwahrnehmung (5) mit Schmerzverarbeitung und Schmerzäußerung erfolgt schließlich im Kortex. Im ZNS sind ständig Hemmungssysteme in Aktion, welche die Empfindlichkeit und Reaktionsbereitschaft regulieren. Die Aktivität dieser deszendenten und segmental hemmenden Systeme kann durch verschiedene schmerztherapeutische Maßnahmen verstärkt werden. Die endogen, schmerzhemmenden Systeme sind aktivierbar durch elektrische Stimulation, Morphineinwirkungen, afferente Stimulation (z. B. Akupunktur), psychische Einflüsse (Stress) und durch Bewegung; in erster Linie Sport und Gymnastik. **Schmerzreduktion durch Bewegung stellt ein besonderes Anliegen der orthopädischen Schmerztherapie, insbesondere bei vertebragenen Beschwerden dar.**

Bei der motorischen Reaktion (6) führen noxische Reize zu Reflexen mit Einnahme einer Schonhaltung, wie z. B. der ischiatischen Fehlhaltung. Diese Aktionen sind meist primär mit einer Veränderung der Muskelspannung verbunden. Die Einnahme der Schonhaltung mit reflektorischer Anspannung bestimmter Muskelgruppen und Entspannung anderer Muskelgruppen stellt einen Schutzmechanismus des muskuloskelettalen Systems dar und soll die Auswirkungen von Noxen auf die Nozizeptoren vermindern. Beim Tortikollis oder bei der ischiatischen Fehlhaltung wird der Kontakt zwischen den druckempfindlichen Nervenstrukturen und den kompressionsauslösenden Deformierungen durch bestimmte Körperhaltungen reduziert. Das heißt, es ist im Rahmen der orthopädischen Schmerztherapie bei akuten Schmerzen durchaus sinnvoll, Fehlhaltungen und Muskelspannungen vorübergehend für einige Tage zu belassen, bis der Noxeneinstrom abgebrochen ist und sich die Nozizeptoren wieder beruhigt haben.

Die vegetative Reaktion (7) auf einen noxischen Reiz im Bewegungssegment ist in einen spinalen Reflexbogen eingebunden. Noxischer Einstrom hat je nach seinem Ursprung unterschiedliche Wirkungen auf das Vegetativum. Meistens handelt es sich um reflektorische Durchblutungssteigerungen oder -minderungen, die u. a. durch die parallel verlaufende Muskelkontraktion bzw. Kontraktur verursacht werden. Die physiologische Muskelpumpe wird beeinflusst. Je nach Mitbeteiligung des Vegetativums entstehen auch Temperaturunterschiede der Haut, Feuchtigkeitsunterschiede durch Schweißdrüsenbeeinflussung sowie Empfindungsstörungen.

8.11.2 Chronifizierung

Wenn Nozizeptoren durch Noxen in bestimmtem Umfang gereizt werden, geben sie ein adäquates Signal bis zur kortikalen Schmerzwahrnehmung weiter bei einer ebenso adäquaten Schmerzverarbeitung und Schmerzreaktion. Dieser **akute Schmerz** setzt kurz vor oder unmittelbar mit der Gewebeschädigung ein. Er warnt vor weiteren schädigenden Einwirkungen. Nach eingetretener Schädigung signalisiert er die Notwendigkeit der Ruhigstellung oder Schonung des betroffenen Körperteils, um so günstige Bedingungen für die Heilung herzustellen.

8

Dieser Ablauf von der Schmerzentstehung bis zur Schmerzwahrnehmung kann an verschiedenen Stellen durch exogene und endogene Einflüsse entkoppelt werden, es kommt zur **Chronifizierung**. Nozizeptoren können z. B. durch exogene Noxen und endogene Entzündungsmediatoren, wie Bradykinin, Histamin, Prostaglandine, Interleukine und andere so stark und vor allem rezidivierend aktiviert werden, dass sie ihre Reizschwelle herabsetzen und damit sensitiver werden. Es entstehen chronische Schmerzen, die keine Warnfunktion haben. Der chronische Schmerz bleibt trotz eingetretener organischer Rekonvaleszenz bestehen und scheint dem Patienten nach wie vor anzuzeigen, dass Ruhe und Schonung notwendig sind. Durch die so herbeigeführte Einschränkung motorischer und sozialer Aktivitäten wird der chronische Schmerz zusätzlich stabilisiert.

Der akute Schmerz beginnt mit dem Eintritt des Traumas und erreicht sein Maximum zugleich mit dem Moment der stärksten Gewebeschädigung. Parallel zum organischen Heilungsverlauf nimmt der akute Schmerz ab und verschwindet mit dem erfolgreichen Abschluss des Heilungsprozesses vollständig. Demgegenüber entwickelt sich der chronische Schmerz gleichsam im Schatten des akuten Schmerzes, um sich dann relativ unabhängig von der organischen Rekonvaleszenz zu stabilisieren.

Zeitlicher Verlauf

Die Frage, ab wann etwa ein Rückenschmerz als chronisch bezeichnet werden muss, ist unterschiedlich beantwortet worden (Gerbershagen u. Ljutow 2000, Sandkühler 2001, Zenz u. Jurna 2001, Zimmermann 2004, Niesert u. Zenz 2005, Kovacs et al. 2005).

Die Vorschläge für den notwendigen Zeitraum der Schmerzdauer gehen von 6 Monaten bis zu 6 Wochen. Nozizeptiver und neuropathischer Schmerz können beide in übergeordneten Schaltzentren moduliert werden, sowohl auf spinaler als auch auf supraspinaler Ebene (zentrale Sensibilisierung). Das veränderte Ausmaß des wahrgenommenen Schmerzes wird als neuronale Plastizität bezeichnet und spielt eine entscheidende Rolle in der Chronifizierung von Schmerzen (Brisby 2006).

> M!
> **Merke**
> Chronischer Schmerz ist nicht einfach Schmerz, der länger dauert.

Die zeitliche Dimension ist nur eines der Unterscheidungskriterien zwischen akutem und chronischem Schmerz. Im Verlauf der Chronifizierung wandeln sich auch Schmerzerleben und Schmerzverhalten. Die Patienten reagieren schon auf geringste mechanische Einwirkungen mit starken Schmerzen. Patienten mit chronischen Schmerzen unterscheiden sich oft auch in ihrem Krankheitsverhalten von Patienten mit akuten Schmerzen, d. h. sie wechseln häufiger den Arzt, nehmen mehr und stärkere Analgetika und haben häufiger stationäre Klinikaufenthalte und operative Eingriffe. Die Rolle des Schmerzpatienten wird zum lebensbestimmenden Inhalt (s. auch Kap. 13).

Sekundäre Schmerzen

Neben den primär ausgelösten Schmerzen im Bewegungssegment, etwa durch Gelenkkapselüberdehnung und Nervenwurzelkompression, kommt es bei vertebragenen Beschwerdezuständen auch zu sog. sekundären Schmerzen in korrelierenden Skelettabschnitten. Sekundäre Schmerzzustände kommen vor allem bei reflektorischen Muskelanspannungen und Fehlhaltungen vor. Die einseitige Beinbelastung mit Rumpfschiefhaltung führt zur Asymmetrie der Beckenstellung mit Irritation und chronischen Schmerzen im Bereich der Kreuz-/Darmbeinfuge und der Muskelansätze am Beckenkamm und an den Dornfortsätzen. Die sekundären Schmerzen können ebenfalls chronifizieren und sich unter Umständen verselbständigen nach Beseitigung der primären Schmerzursache. Dies gilt insbesondere für residuelle Beschwerden im Bereich einer oder beider Kreuz-/Darmbeinfugen im Zusammenhang oder im Anschluss an eine Nervenwurzelirritation.

Neben dem Zeitfaktor sind Neuromodulation und psychosoziales Verhalten wesentliche Kriterien chronischer vertebragener Schmerzen.

Schmerzsyndrome

Chronische, von der Wirbelsäule ausgehende Schmerzsyndrome stellen in der Regel eine Kombination von Nozizeptorschmerzen und Neuralgien dar. Typisch sind die gemischt radikulär-pseudoradikulären Zervikal- und Lumbalsyndrome. Neben den dermatombezogenen Neuralgien mit Ausstrahlung in die Extremitäten gibt es (fast) immer lokale Schmerzen im betroffenen Wirbelsäulenabschnitt, ausgehend von Nozizeptoren in den Wirbelgelenkkapseln, sowie im dorsalen Anulus fibrosus und hinteren Längsband. Hinzu kommen sekundäre Schmerzen, zum Teil in anderen Abschnitten der Stütz- und Bewegungsorgane, hervorgerufen durch die Muskelverspannungen und Schmerzfehlhaltungen. Wesentliche Voraussetzung für eine sinnvolle orthopädische Schmerztherapie ist eine Analyse der einzelnen Schmerzkomponenten durch

- klinisch-neurologische Untersuchung mit Prüfung der Reflexe, Sensibilität, Motorik und Koordination,
- manualmedizinische Untersuchung der einzelnen Wirbelsäulensegmente,
- Analyse der Fehlstatik,
- Analyse von Emotionen.

Dementsprechend ist der Ansatz der orthopädischen Schmerztherapie bei vertebragenen Symptomen mehrschichtig.

Therapeutische Ansätze

Jeder akute Schmerzzustand am Bewegungsorgan sollte so früh wie möglich einer umfassenden Schmerzanalyse unterzogen werden und eine möglichst effiziente mechanismenorientierte Primärbehandlung erfahren (Locher et al, 2011). Im Vordergrund der **kausalen** orthopädischen Schmerztherapie bei vertebragenen Beschwerden stehen Maßnahmen, die sofort verfügbar sind, wie Lagerung, orthopädische Hilfsmittel und manuelle Therapie. Längerfristig folgen Haltungs- und Verhaltenstraining im Rahmen der Rückenschule sowie Physiotherapie und Bewegungsprogramme. Die kausale Schmerztherapie dient in erster Linie dazu, nozizeptorreizende Noxen abzubauen, damit die Nozizeption an den schmerzempfindlichen Strukturen des Bewegungssegmentes gar nicht erst in Gang gesetzt werden (▶ Abb. 8.8).

Erstes Schmerztherapeutisches Prinzip ist es, die Schmerzen durch Einbringen geeigneter Substanzen lokal zu unterbinden. Dies wird mittels Lokalanästhetika (LA) erreicht, ggf. in Kombination mit einem Kortikoid oder anderen Injectibilia. Das zweite schmerztherapeutische Prinzip beinhaltet die Hemmung der Schmerzleitung. Im Bereich der C-Fasern (Schmerzfasern) können durch Un-

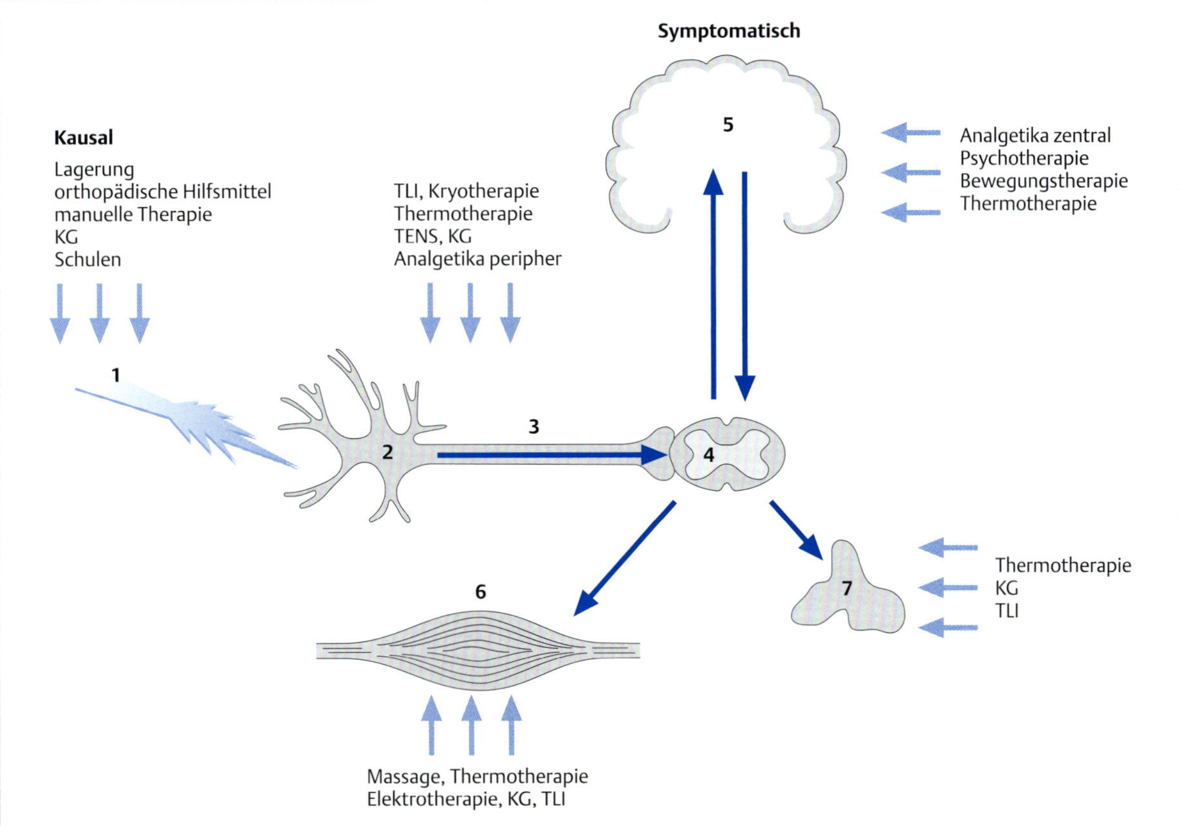

Abb. 8.8 Ansätze der orthopädischen Schmerztherapie bei vertebragenen Beschwerden (aus Krämer/Nentwig 1999).

terbindung der Schmerzweiterleitung Schmerzen reduziert werden, so dass durch Dauerbeschuss des Spinalganglions und des Zentralnervensystems auftretende Chronifizierungsvorgänge unterbrochen und bestenfalls konsequent unterbunden werden. Hier spielen schmerztherapeutische Injektionen eine wesentliche Rolle, auch und insbesondere als kausale Therapie. Chronifizierungsvorgänge hängen eng mit der Intensität und Dauer der Beschwerden zusammen, so dass die gezielte Injektion in der Regel anderen Maßnahmen allein häufig dadurch überlegen ist, dass eine sofortige Wirkung einsetzt (Ng et al. 2005, Becker et al. 2007, Theodoridis 2009).

Die **symptomatische** Schmerztherapie konzentriert sich auf die Nozizeption, nachdem die Noxe bereits eingewirkt hat, d. h. der Vorgang der Nozizeption mit Reizung der Nozizeptoren und Weiterleitung über afferente Fasern und Rückenmark zur Schmerzwahrnehmung im Gehirn und zur motorischen bzw. vegetativen Reaktion in der Peripherie ist bereits in Gang gesetzt. Die symptomatische Schmerztherapie greift an verschiedenen Stellen der Weiterleitung, Wahrnehmung und Reaktion ein, wobei die Akzente der einzelnen Behandlungsmittel unterschiedlich gesetzt werden (Baron u. Binder 2004, Junker 2004). Im Gegensatz zur kausalen orthopädischen Schmerztherapie erwarten Arzt und Patient eine Sofortwirkung der eingesetzten Mittel. Deswegen stehen rasch wirkende Analgetika, lokale Injektionen und direkt einwirkende physikalische Therapie (Wärme, Kälte) im Vordergrund.

8.11.3 Zusammenfassung

Die Vielfältigkeit vertebragener Schmerzen geht aus der Anordnung hoch empfindlicher Nervenstrukturen im Bewegungssegment hervor, dass vor allem aufgrund degenerativer Veränderungen schon frühzeitig Form- und Funktionsstörungen aufweist. Diskogene, ligamentäre, radikuläre und von den Wirbelgelenkkapseln ausgehende Schmerzen lassen Schmerzkombinationen entstehen, die bei mangelnder Untersuchungstechnik und fehlender Sachkenntnis auf Begriffe wie „einfache Kreuzschmerzen“ und „pseudoradikuläre Syndrome“ reduziert werden.

Eine besondere „Wetterecke“ des Bewegungssegmentes ist die foraminoartikuläre Region. Hier treffen der Spinalnerv und seine 3 Äste mit den Form- und Funktionsstörungen der Bandscheibe auf der einen Seite und dem Wirbelgelenk auf der anderen Seite zusammen. Lokale therapeutische Ansätze finden sich vor allem in diesem Abschnitt des Bewegungssegmentes. Bandscheibenvorfälle und Wirbelgelenkdeformierungen mit Zielrichtung auf diese Region lassen Krankheitsbilder mit starken Schmerzen entstehen.

Neben der mechanischen Kompression sind biochemische Interaktionen zwischen Bandscheibenmaterial und Nervenelementen zu berücksichtigen.

Fazit

Vertebragene Schmerzen sind vielfältig und neigen zur Chronifizierung.

8.12 Medikamentöse Schmerztherapie

8.12.1 Einleitung

Eine suffiziente und möglichst frühzeitig einsetzende medikamentöse Schmerztherapie kann durch ein gezieltes, frühes Therapiemanagement den Krankheitsverlauf maßgeblich abkürzen, eine Chronifizierung des Schmerzes verhindern oder Chronifizierungsvorgänge unterbinden. Ziel ist es, den Patienten frühzeitig zurück in die Bewegung zu bringen. Entgegen althergebrachter Ansichten haben kontrollierte Studien belegt, dass Patienten mit akuter Lumbago durch Bewegung eher schmerzfrei werden als durch Bettruhe (Coomes 1961, Deyo 1986, Postacchini 1988, Szpalski 1992, Wilkinson 1995; s. auch Kap. 15). Bewegung selbst hat einen positiven Einfluss auf die Nozizeption der Stütz- und Bewegungsorgane und kann ohne entsprechende medikamentöse Therapie nicht umgesetzt werden. Nicht zuletzt aufgrund der Gate-Control-Theorie als auch bezüglich der neuronalen Plastizität kann eine medikamentöse Schmerztherapie die Schmerzweiterleitung und Schmerzwahrnehmung dämpfen oder sogar ganz unterbrechen.

Es wird unterschieden in Nichtopioidanalgetika, Opioidanalgetika, Muskelrelaxanzien und andere Substanzgruppen wie beispielsweise Psychopharmaka oder Phytopharmaka.

8.12.2 Klassifikation

Nichtopioide Analgetika

▸ **Nichtsaure antipyretische Analgetika.** In der Therapie von Rückenschmerzen hat sich vor allem das Paracetamol bewährt. Paracetamol besitzt wie nichtsteroidale Antirheumatika (NSAR) analgetische und antipyretische, jedoch keine antiphlogistischen Eigenschaften. Im Vergleich ist die Rate an unerwünschten Wirkungen deutlich geringer. Die analgetische Wirksamkeit von Paracetamol und NSAR scheint in der Behandlung akuter und chronischer Rückenschmerzen vergleichbar zu sein, obwohl hierfür nur relativ wenige aussagekräftige klinische Studien als Beleg zur Verfügung stehen und Untersuchungen von Paracetamol im Vergleich zu Placebo fehlen (Agency for health 1994, van Tulder et al. 1997, Arzneimittelkommission 2006, Arzeimittelkommission 2007). Es ist gut geeignet zur Therapie leichter und mittlerer Schmerzzustände. In Kombination mit Opioiden eignet es sich auch zur Therapie mittelstarker bis starker Schmerzen.

Das Metamizol unterscheidet sich kaum vom Wirkmechanismus des Paracetamols und ist entsprechend einsetzbar. Wegen seiner spasmolytischen Wirkung ist es bei kolikartigen Schmerzen bewährt und wird gern als Komedikation in Verbindung mit NSAR oder anderen Analgetika verordnet.

▶ **Saure antiphlogistische antipyretische Analgetika/NSAR.** Antiphlogistika wie Acetylsalicylsäure und andere NSAR hemmen Prostaglandinbildung aus Arachidonsäure und greifen somit direkt in Entzündungsprozesse ein, der zugrundeliegende Wirkmechanismus ist die Hemmung der beiden Cyclooxygenasen, Cox-1 und Cox-2. Betreffend dieses Wirkmechanismus wird in selektive Cyclooxygenasehemmer (Cox-2-Hemmer, Coxibe) und nichtselektive Cyclooxygenasehemmer unterschieden. Letztere zählen zu den klassischen NSAR.

M!

Merke

Jeder Entzündungsprozess im Gewebe hat eine Nozizeptorenreizung zur Folge, die selber wiederum einen Entzündungsprozess einleitet. NSAR können hier kausal eingreifen, haben aber ein deutliches Nebenwirkungspotential.

Multiple Untersuchungen belegen die Wirksamkeit dieser Substanzen bei der Behandlung von akuten Rückenschmerzen mit und ohne radikuläre Symptomatik sowie bei chronischen Rückenschmerzen. Die Ergebnisse zeigen die Überlegenheit von NSAR gegenüber Placebo (Agency for health 1994, van Tulder 1997, Koes et al. 1997, Arzneimittelkommission 2006). Innerhalb der Gruppe der NSAR fanden sich keine wesentlichen Unterschiede in der Wirksamkeit. Wie aus ▶ Tab. 8.2 hervorgeht, verfügen nichtsteroidale Antirheumatika über ein erhebliches Nebenwirkungs- und Interaktionspotenzial. Die Hemmung der Cox-2 bedingt eine Schmerzreduktion, jedoch zusätzlich auch unerwünschte Effekte auf die Magenschleimhaut und die Blutgerinnung. Zu beachten ist dementsprechend das häufigere Auftreten von gastrointestinalen und renalen Nebenwirkungen sowie kardiologische Nebenwirkungen im höheren Lebensalter oder bei kardiovaskulären Risiken. Aussagefähige epidemiologische Untersuchungen weisen auf eine deutliche gastrointestinale Toxizität der NSAR hin (Arzneimittelkommission 2007).

Wegen der vermehrten Inzidenz von Herzinfarkten und thromboembolischen Ereignissen mussten einige vom Markt genommen werden, weswegen die zurzeit in ▶ Tab. 8.2 angegebenen Wirkstoffe Celecoxib und Parecoxib als beispielhaft gelten. Die prophylaktische Gabe eines Protonenpumpenhemmers (PPI) als sog. „Magenschutz" in Kombination kann sinnvoll sein (Arzneimittelkommission 2006). In ▶ Tab. 8.2 sind Ratschläge für den Einsatz und Gebrauch der Analgetika und insbesondere der NSAR zusammengestellt. Eine Dauertherapie sollte möglichst vermieden werden. Die Gabe sollte niemals als primäres Schmerzmittel, sondern gezielt zur Therapie bei Entzündungen und Schwellungen (z. B. an der Nervenwurzel) erfolgen und zeitlich auf wenige Tage bis Wochen begrenzt sein.

Tab. 8.2 Tabellarische Übersicht über die klinisch wichtigsten Nicht-Opioide (aus Stehr-Zirngibl in Theodoridis/Krämer 2006).

Freiname	Handelsname	Eigenschaften
Paracetamol	z. B. Ben-u-ron, Perfalgan	Formen: Tabl. 500 mg; Supp. 125/250/500/1000 mg; Saft 1 ml = 200 mg; infusionsfertige Lösung 1000 mg Einzeldosis: 500–1000 mg max. Tagesdosis: 6 000 mg Dosierintervall (n): 4–6 Nebenwirkungen: Leberzellnekrose bei Überdosierung (Antidot: Acetylcystein) Kontraindikationen: cave: Leber- und Nierenfunktionsstörungen
Metamizol	z. B. Novalgin	Formen: Tr.-Lösung 1 ml = 500 mg; Tabl. 50 mg; Supp. 300/1000 mg; Amp. 1 g/2,5 g Einzeldosis: 500–1000 mg 6 000 mg Dosierintervall (n): 6 Nebenwirkungen: i. v.: massiver Blutdruckabfall, Schock (keine Bolusinjektionen!), allergische Reaktionen, Schwitzen, sehr selten: Agranulozytose Kontraindikationen: cave: bekannte Allergie auf Metamizol
Ibuprofen	z. B. Imbun	Formen: Tabl./Drag. 200/400/600 mg, Rateardtabl. 800 mg, Supp. 500 mg, Brausegranulat 600 mg, Amp. (i. m.) Einzeldosis: 200–800 mg max. Tagesdosis: 2400 mg Dosisintervall: 8 Nebenwirkungen: gastrointestinale NW (Ulzera) (weniger als Ibuprofen), Blutgerinnungsstörungen, Leber- und Nierenstörungen, Nierentoxizität, allergische Reaktionen Kontraindikationen: Steroidmedikation, bek. Ulkusleiden, Asthma bronchiale, strenge Ind. i. letzten Trimenon

Tab. 8.2 Fortsetzung

Freiname	Handelsname	Eigenschaften
Diclofenac	z. B. Voltaren	Formen: Tabl./Drag. 25/50 mg, Retardtabl. 100 mg Resinat Kps. 75 mg, Dispers. Tabl. 50 mg, Supp. 12,5/25/50 mg Einzeldosis: 50–100 mg (Kinder 12,5) max. Tagesdosis: 300 mg Dosisintervall: 8 Nebenwirkungen: s. Ibuprofen (stärkere gastrointest. NW als Ibuprofen), z. T. schwere anaphylaktische Schockzustände und Lyell-Syndrom bei parenteraler Gabe Kontraindikationen: s. Ibuprofen, Allergien
Celecoxib	Celebrex	Formen: Hartkaps. 100/200 mg Einzeldosis: 100–200 mg max. Tagesdosis: 200 mg Dosisintervall: 12–24 Nebenwirkungen: dyspept. Beschwerden, Blutdruckanstieg, Herzinsuffizienz, Ödeme Kontraindikationen: Nieren- und Leberfunktionsstörungen, Asthma bronchiale, letztes Trimenon der Schwangerschaft, Stillzeit
Parecoxib	Dynastat	Formen: Amp. (i. v./i. m.) 40 mg/2 ml Einzeldosis: 40 mg max. Tagesdosis: 80 mg Dosisintervall: 12–24 Nebenwirkungen: s. Celebrex Kontraindikationen: s. Celebrex
Flupirtin	Katadolon, Trancopal Dolo	Formen: Kps. 100 mg, Supp. 75 mg/150 mg, Amp. 100 mg Einzeldosis: 100–200 mg max. Tagesdosis: 600 mg Dosisintervall (n): 8 Nebenwirkungen: Müdigkeit, Mundtrockenheit, Einschränkung der Konzentrationsfähigkeit Kontraindikationen: allergische Reaktionen
Nefopam	Ajan	Formen: Filmtapl. 30 mg, Amp. 20 mg Einzeldosis: 30–90 mg max. Tagesdosis: 80 mg i. v. 270 mg oral Dosisintervall (n): 8 Nebenwirkungen: Tachykardie, Blutdruckanstieg, Unruhe, Mundtrockenheit, Einschränkung der Konzentrationsfähigkeit, ausgeprägtes Schwitzen, bei älteren Patienten Harnverhalt Kontraindikationen: allergische Reaktionen, relativ: ältere Patienten, Anfallsleiden

▶ **Steroide.** Kortikosteroide hemmen neben der Cyclooxygenase auch die intrazelluläre Interleukin-1-beta-Expression und die Tumornekrosefaktor-alpha-Expression (IL 1-β, TNF-α) der Mastzellen und sind damit ebenfalls stark antiphlogistisch und antiödematös wirksam. Kortison hat einen hohen Stellenwert in der orthopädischen/unfallchirurgischen Schmerztherapie und wird neben der oralen und parenteralen Gabe vor allem lokal (perineural) mit großem Erfolg eingesetzt. Nebenwirkungen wie Hyperglykämie oder Flush (Rötung des Gesichts) sind abhängig von der Dosis möglich, bei Langzeitanwendung gelten strenge Indikationsstellungen wegen der möglichen Nebennierensuppression.

Opioide

Bei starken und schweren Schmerzzuständen kommen Opioide zum Einsatz. Sie koppeln an drei Rezeptortypen im Körper an: δ- und κ-Rezeptoren bedingen eine Schmerzreduktion auf Rückenmarkebene, während die Analgesie auf supraspinaler Ebene durch μ-Rezeptoren vermittelt wird. Gerade letztere vermittelt ebenfalls Nebenwirkungen wie Euphorie, Sucht, Atemdepression und Obstipation. In ▶ Tab. 8.3 findet sich eine Übersicht über die klinisch wichtigsten Opioide.

Tab. 8.3 Tabellarische Übersicht über die klinisch wichtigsten Opioide (aus Stehr-Zirngibl in Theodoridis/Krämer 2006).

Freiname	Handelsname	Eigenschaften
Tramadol	z. B. Tramal, Tramal long	Wirkungsstärke zu Morphin: 1/5–1/10 Formen: Tropfen 20 Tr. (1 ml) = 50 mg, Supp. 100 mg, Amp. 50/100 mg (1/2 ml), Retardtabl. 100/150/200 mg Einzeldosis: 50–100 mg Einzeldosis Retardpräparat: 50–200 mg max. Tagesdosis: 600 mg Dosierintervall (h): 4–6 Dosierintervall Retardpräparat (h): 8–12 Hinweise: gehäuft Übelkeit/Erbrechen (Retardpräparate besser verträglich), NOR- und Serotonin-Uptake-Wirkung, evtl. günstig bei neuropathischen Schmerzen
Tilidin/Naxolon	z. B. Valoron N/ Valoron N ret	Wirkungsstärke zu Morphin: 1/5–1/10 Formen: Tropfen 20 Tr. (1 ml) = 50 mg, Kps. 50 mg, Retardtabl. 50/100/150/200 mg Einzeldosis: 50–100 mg Einzeldosis Retardpräparat: 50–200 mg max. Tagesdosis: 600 mg Dosierintervall (h): 4–6 Dosierintervall Retardpräparat (h): 8–12 Hinweise: nicht wirksam bei schweren Leberfunktionsstörungen
Buprenorphin	Temgesic, Temgesic forte	Wirkungsstärke zu Morphin: 20 Formen: Tabl. (sublingual) 0,2/0,4 mg Einzeldosis (Retardpräparat): 0,2–0,6 mg max. Tagesdosis: 2,4 mg Dosisintervall (h): 8–12 Hinweise: Ceiling-Effekt; gut verträglich, weniger Obstipation als bei Morphin, weniger Toleranzentwicklung?
Morphin	z. B. MST, MSI etc.	Hinweis: bei schwerer Leber- und Niereninsuffizienz muss Morphin niedriger dosiert werden (Kumulation von M-6-G), Interaktionen mit Erythromycin, Propofol und Cimetidin möglich bei klinisch manifester Atemdepression: Naloxon titrieren (cave: Wirkdauer nur 15 min → kontinuierliche Überwachung)
		Nicht retardiert Wirkungsstärke zu Morphin: 1 Formen: Morphin-Lösung 0,1–4 %, Supp. 10/20/30 mg, Sevredol Tabl. 10/20 mg, Amp. (MSI) 10/20/100/200 mg Einzeldosis: 10 mg max. Tagesdosis: keine Limitierung Dosisintervall (h): 4–6
		Retardiert Formen: MST Tabl. 10/30/60/100/200 mg, MST Continus-Kaps. 30/60/100/200 mg, MST Retard-Granulat 20/30/60/100/200 mg Einzeldosis: 30–60 mg max. Tagesdosis: keine Limitierung Dosisintervall (h): 8–12
Hydromorphon	Palladon	Wirkungsstärke zu Morphin: 7 Formen: Tabl. 1,25/2,5 mg, Retardtabl. 4/8/16/24 mg Einzeldosis: 1,25–2,5 mg Einzeldosis Retardpräparat: 4–8 (16) mg max. Tagesdosis: keine Limitierung Dosisintervall (h): nach Bedarf (Escape-Medikation) Dosisintervall Retardpräparat (h): 8–12 Hinweise: keine aktiven Metabolite → vorteilhaft bei eingeschränkter Nierenfunktion, weniger ZNS-Nebenwirkungen im Vergleich zu Morphin, weniger Obstipation, Abhängigkeitspotenzial?
Oxycodon	Oxygesic (Retardpräparat)	Wirkungsstärke zu Morphin: 2 Formen: Retardtabl. 10/20/40 mg Einzeldosis Retardpräparat: 10–20 mg Dosisintervall Retardpräparat (h): 8–12 Hinweise: keine aktiven Metabolite → vorteilhaft bei eingeschränkter Nierenfunktion, geringe Plasma-Eiweiß-Bindung → weniger Wechselwirkung bei Medikamenten mit hoher Proteinbindung

> **Merke**
> Die sichere Kenntnis der pharmakologischen Wirkungen dieser Substanzen, Metaanalysen zur Opioidtherapie chronischer Schmerzen anderer Genese und nicht zuletzt die Erfahrung von Arzt und Patient lassen jedoch an der Wirksamkeit auch bei bandscheibenbedingten Erkrankungen kaum Zweifel.

Unterschieden wird in nicht-BTM-rezeptpflichtige Opioide wie Tramadol, Codein, Tilidin-Naloxon und Dihydrocodein und BTM-rezeptpflichtige Opioide wie vor allem retardiertes Morphin, Oxycodon-Naloxon, Oxycodon, das relativ neue Tapentadol und Buprenorphin. Tapentadol vereint zwei Wirkmechanismen (µ-Opioid-Rezeptor-Agonismus und Noradrenalin-Wiederaufnahme-Hemmung) und zeigt bei gleicher Wirksamkeit bessere Verträglichkeit. Das Nebenwirkungs- und Abhängigkeitspotenzial bei allen Substanzen dieser Wirkstoffklasse ist zu beachten. Wir haben gute Erfahrungen mit dem Einsatz von Oxycodon bei akuten Nervenwurzelkompressionssyndromen machen können (Rubenthaler 2005). Schwere unerwünschte Ereignisse traten dabei nicht auf. Inzwischen liegen auch Ergebnisse von langfristigen Effekten bei der Opioidanwendung von Patienten mit chronischen nicht tumorbedingten Schmerzen vor (Maier et al. 2005, Gaertner et al. 2006). Der analgetische Effekt geht nicht verloren. Die Mehrzahl der Patienten setzt diese Therapie fort und fühlt sich hierdurch ausreichend behandelt.

Transdermale Therapiesysteme bieten eine alternative nichtinvasive Applikationsform zu stark wirksamen Opioiden, wobei Transtec (Buprenorphin) der WHO-Stufe II–III und Durogesic (Fentanyl) der WHO-Stufe III zugeordnet werden (Stehr-Zirngibl 2005). Das Pflaster ermöglicht eine kontrollierte gleichmäßige Freisetzung der Wirksubstanz durch eine kontinuierliche Aufnahme über die Haut (Allan et al. 2005). Die Anflutung des Wirkstoffes erfolgt jedoch sehr langsam, sodass man bei akut auftretenden bandscheibenbedingten Beschwerden eher auf eine orale Medikation mit Opioidanalgetika in retardierter Form zurückgreift.

Myotonolytika/Muskelrelaxanzien

Unterschieden wird in zentral wirksame Myotonolytika und nicht zentral wirksame, allen gemein ist die Anwendung bei Muskelverspannungen oder Muskelspasmus, sie zählen zu den sog. Ko-Analgetika und sind oft eine wichtige Ergänzung zu den Analgetikagaben. Die Datenlage zur Wirksamkeit von Myotonolytika bei bandscheibenbedingten Erkrankungen ist angesichts der Häufigkeit dieser Leiden und der häufigen Verordnung dieser Substanzen recht spärlich und heterogen. Einige Ergebnisse weisen auf eine überlegene Wirkung der Myotonolytika gegenüber Placebo hin (Pratzel et al. 1996, Arzneimittelkommission 2006). **Pridinolmesilat** blockiert Muskarinrezeptoren und damit die Weiterleitung der Aktionspotentiale vom WDR zum Alpha-Motoneuron, ohne höhere zentrale Zentren zu beeinflussen, bei schnellem Wirkungseintritt und nur seltenen Nebenwirkungen. Zentral wirksame Muskelrelaxanzien wie Baclofen, Carisoprodol und Tizanidin nehmen in der Behandlung bandscheibenbedinger Schmerzzustände nur einen geringen Stellenwert ein.

Flupirtin hat einen anderen Wirkansatz und gilt als „Selective Neuronal Potassium Channel Opener“ (SNEPCO), also auf einer selektiven neuronalen Kaliumkanalöffnung, was eine Hemmung der Erregungsleitung auf das Alpha- und Gamma-Motoneuron zur Folge hat und deutlich schmerzhafte Muskelverspannungen löst. Der Wirkeintritt ist schnell und die Gabe bei mittelstarken bis starken Schmerzzuständen sinnvoll, häufig als Ko-Analgetikum-Gabe. Bei hepatotoxischer möglicher Nebenwirkung sind Laborkontrollen unter längerer Anwendung angezeigt.

Tolperison wirkt muskelentspannend aufgrund der sekundären Hemmung der Aktionspotentiale des WDR auf das Alpha-Motoneuron durch Hemmung spannungsgesteuerter Natriumkanäle. Letztere werden erst bei länger anhaltenden Aktionspotentialen generiert, also bei chronischen Muskelverspannungen und Schmerzzuständen. Die Dosis muss durch langsame Steigerung individuell gefunden und dann meist einige Wochen angewandt werden, bevor eine Dosisreduktion erfolgen kann.

Methocarbamol blockiert letztendlich ebenfalls die Weiterleitung der Aktionspotentiale am WDR, was zu einer Hemmung der reflektorischen Aktivierung der Motoneurone und damit zu einer signifikanten Muskelentspannung führt. Die Nebenwirkungen wie Müdigkeit und Vigilanzminderung sind gering. Bei mittelstarken und starken Schmerzen kommen diese Substanzen sinnvoll zum Einsatz.

Antikonvulsiva

Bei chronischen Nervenwurzelreizerscheinungen, sei es diskogen, ossär (Spinalkanalstenose) oder postoperativ, hat sich bei uns der Einsatz von Antikonvulsiva als Ko-Analgetikum bewährt. Als Folgepräparate von Carbamazepin mit deutlich weniger unerwünschten Wirkungen sind mittlerweile **Gabapentin** und **Pregabalin** in einfach zu handhabender Dosierung und hoher Rezeptoraffinität verfügbar (Stehr-Zirngibl 2005). Zu beachten sind die Nebenwirkungen mit Müdigkeit, Schwindel und orthostatischer Dysregulation.

8.12.3 Zusammenfassung

Das Spektrum der symptomatischen medikamentösen Behandlung von bandscheibenbedingten Beschwerden reicht von einfachen, schwach wirksamen Analgetika bis zu stark wirkenden Opioiden entsprechend dem WHO-

Stufenschema. Im mittleren Bereich finden sich die zurzeit noch bei Arzt und Patient gleichermaßen beliebten NSAR, die relativ leicht zugänglich sind und bei entsprechend hoher Dosierung auch gut wirken. Eine Dauermedikation mit einer hohen Inzidenz von gastrointestinalen Komplikationen ist problematisch. Insofern wendet man sich zunehmend – je nach Schmerzstärke – den schwach und stark analgetischen Opioiden zu, die nicht organtoxisch sind. Zur Reduktion der Gesamtmenge von Medikamenten hat sich eine multimodale medikamentöse Therapie mit gleichzeitiger Gabe von Analgetika, Antiphlogistika und ggf. Ko-Analgetika in Form von Antidepressiva, Antikonvulsiva und Muskelrelaxanzien bewährt.

Fazit

Eine symptomatische medikamentöse Therapie der Schmerzen bei bandscheibenbedingten Erkrankungen ist sinnvoll, Ziel ist es, den Patienten so frühzeitig wie möglich zurück in die Mobilisierung zu bringen und Chronifizierungsvorgänge zu unterbinden oder zu verhindern.

Kapitel 9

Zervikalsyndrom

9

9 Zervikalsyndrom

9.1 Definition und Häufigkeit

Definition

Unter einem Zervikalsyndrom versteht man Krankheitserscheinungen, die durch Funktionsstörungen und degenerative Veränderungen zervikaler Bewegungssegmente verursacht werden.

Diese gehen mit einer Bewegungseinschränkung der HWS, Verspannungen der Schulter-Nacken-Muskulatur und u. U. mit radikulären Zeichen an den oberen Extremitäten sowie vegetativen Symptomen einher. Es handelt sich um einen rein klinischen Begriff. Schmerzlose Teilversteifungen der HWS bei fortgeschrittener Osteochondrose und Spondylose – wie man sie im höheren Lebensalter häufig antrifft – werden nicht zum Zervikalsyndrom gerechnet.

Die unmittelbare Nachbarschaft der im Laufe ihrer Altersinvolution starken Formschwankungen unterliegenden zervikalen Bandscheiben mit wichtigen Teilen des Zentralnervensystems und der Gefäße lässt Beschwerdensyndrome entstehen, die sich durch eine Vielfalt von Symptomen kennzeichnen.

▸ **Häufigkeit, Alters- und Geschlechtsverteilung.** Bandscheibenbedingte Beschwerden im Bereich der HWS sind sehr häufig. Jeder 5. Patient beim Fachorthopäden kommt wegen eines zervikalen Bandscheibensyndromes zur Behandlung. Frauen sind bis zum 60. Lebensjahr häufiger betroffen als Männer (▸ Abb. 9.1). Die Punktprävalenz (Nackenschmerzen heute) mit 30 % und die Jahresprävalenz (Nackenschmerzen im letzten Jahr) mit 60 % liegen dicht hinter den Angaben für Rückenschmerzen (Kohlmann 2001, Borenstein et al. 2004). Ähnliche Angaben zur Alters-, Geschlechts- und Häufigkeitsverteilung von Beschwerden an der Halswirbelsäule finden sich bei Bovim et al. (1994), Coté et al. (1998), Guez et al. (2002), Borenstein et al. (2004), Fejar et al. (2005) und in der Task Force on Neck Pain (Haldemann et al. 2008).

▸ **Einteilung.** Nach Kardinalsymptomen und Beschwerdedauer richten sich Einteilung und Therapie der Zervikalsyndrome. Danach unterscheidet man akute und chronische Krankheitszustände mit oder ohne radikuläre Symptomatik. Bei der Beschwerdedauer ist eine gewisse Altersabhängigkeit zu erkennen: Akute Krankheitsbilder betreffen mehr Jugendliche, chronische zervikale Reizzustände vorwiegend ältere Erwachsene. Eine Sonderstellung nimmt das traumatisch bedingte Zervikalsyndrom ein.

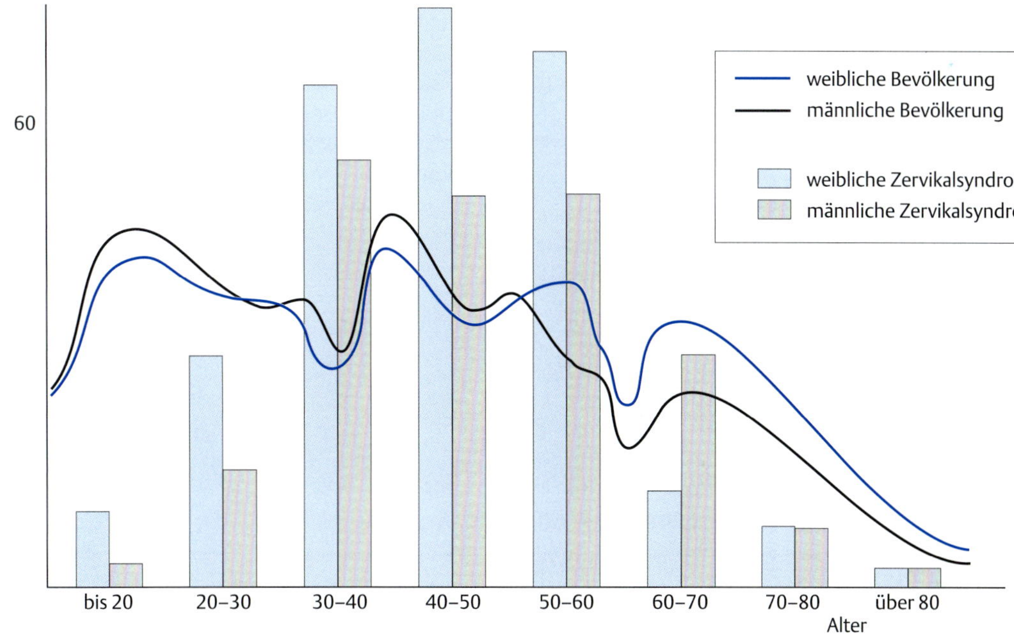

Abb. 9.1 Alters- und Geschlechtsverteilung bei ambulant behandelten Zervikalsyndrompatienten in Relation zur Altersverteilung der männlichen und weiblichen Bevölkerung Nordrhein-Westfalens (Statistisches Jahrbuch Nordrhein-Westfalen).

Unterschiedliche Schmerzkombinationen und Symptomänderungen im Verlauf eines Zervikalsyndromes machen oft eine genauere Bezeichnung unmöglich. Für die Therapie ist der klinische Befund maßgebend. Man muss sich immer dem jeweiligen Zustand und vor allem der Ansprechbarkeit auf die angewandten Mittel anpassen. Deswegen ist vielfach eine gewisse Polypragmasie am Platze.

9.2 Spezielle Anatomie und Physiologie der zervikalen Bewegungssegmente

9.2.1 Processus uncinati

Im Vergleich zu den übrigen Wirbelsäulenabschnitten zeichnen sich die zervikalen Bewegungssegmente durch eine Reihe anatomischer und biomechanischer Besonderheiten aus, die zu frühzeitigen Verschleißerscheinungen und Beschwerden Anlass geben können. Die Deckplatten der Halswirbelkörper C3–C7 haben an der hinteren und seitlichen Kante sattelartige Ausziehungen, die als Processus uncinati bezeichnet werden. Die Bandscheiben erhalten dadurch eine nach lateral spitz zulaufende Form. Durch die Halslordose sind sie außerdem ventral um ⅓ höher als dorsal. Im Frontalschnitt erscheinen die Halsbandscheiben als flache, nach kranial konkave, helle Gebilde (▶ Abb. 9.2).

Die Processus uncinati richten sich im Laufe des Wirbelsäulenwachstums auf und bilden schließlich schaufelartige Knochenkämme, die von der seitlichen Wirbelkante ausgehen. Anders als in den übrigen Wirbelsäulenabschnitten sind die Bandscheiben, vor allem lateral, vorwiegend durch Knochen (Processus uncinati) begrenzt. Bei unseren Untersuchungen zur Biomechanik der HWS (Stahl 1977) fiel auf, dass die Processus uncinati von kranial nach kaudal mit einer Übergangszone bei C6 von einer mehr lateralen Position auf den dorsolateralen Anteil des Wirbelkörperrandes überwechseln.

Von besonderer Bedeutung sind osteophytäre Reaktionen, welche im Rahmen der Bandscheibendegeneration von den Processus uncinati ausgehen und sich in unmittelbarer Nachbarschaft mit der Nervenwurzel und der A. vertebralis befinden (▶ Abb. 9.3). Nach den Untersuchungen von Aufdermaur (1968) wuchern die Osteophyten der Processus uncinati im 4. und 5. Lebensjahrzehnt nach dorsolateral; mit zunehmendem Alter befinden sie sich dann immer weiter lateral, wo sie eher in Beziehung zur A. vertebralis treten.

Da die Processus uncinati normalerweise von kranial nach kaudal mit einer Übergangszone im Bereich des HWK 6 von einer mehr lateralen zu einer dorsolateralen Ausrichtung überwechseln, sind bei zusätzlich osteophytären Reaktionen nervale Kompressionen eher im unteren, vaskuläre Kompressionen eher im mittleren und oberen Abschnitt der Halswirbelsäule zu erwarten (Faustmann 2004).

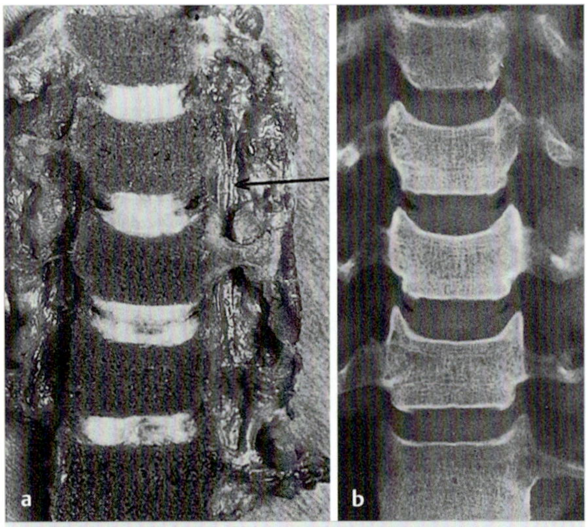

Abb. 9.2 Frontalschnitt durch die mittlere HWS eines 27-Jährigen.
a Präparat der mittleren HWS. Der Pfeil markiert die A. vertebralis.
b Röntgenbild.

9.2.2 Horizontalspalten

Von Luschka beschrieb als erster Horizontalspalten in den Halsbandscheiben und bezeichnete sie als seitliche Halbgelenke (von Luschka 1858). Diese Spalten entstehen während des Kindesalters in Höhe der Processus uncinati und haben eine Tendenz, sich nach medial fortzusetzen. Die Horizontalspalten kommen so regelmäßig vor, dass man sie als physiologisch bezeichnen kann. Es handelt sich nicht um Degenerationszeichen, sondern um eine Anpassung an die Funktion der HWS etwa im Sinne einer Erhöhung der Beweglichkeit (Töndury 1958, Ecklin 1969, Shark u. Parke 1983, Faustmann 2004).

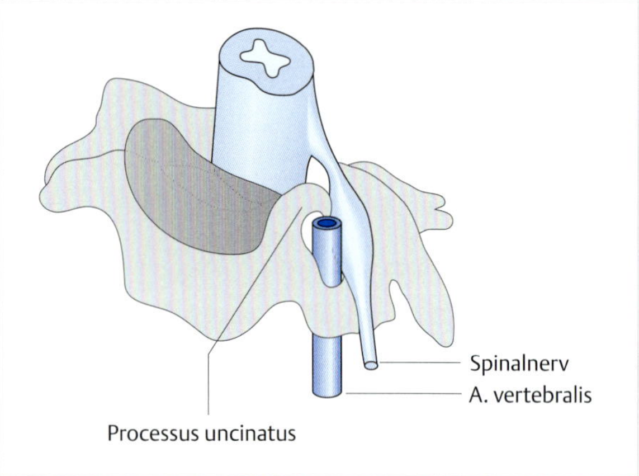

Abb. 9.3 Topographische Beziehung zwischen Processus uncinatus, A. vertebralis und Spinalnerv.

Die Horizontalspalten der HWS entstehen im Gegensatz zu den degenerativen radiären Fissuren anderer Wirbelsäulenabschnitte in vollkommen normalem Bandscheibengewebe. Sie beginnen in den äußeren Lamellen des Anulus fibrosus und verlieren sich allmählich zum Bandscheibenzentrum hin. Häufig wächst aus dem paravertebralen Bindegewebe ein meniskusartiger Gewebekeil in den Spalt vor. Nach Ecklin (1960) resultiert schließlich ein anatomisches Gebilde, das an Gelenkähnlichkeit nichts mehr zu wünschen übrig lässt: glatt begrenzter Gelenkraum, hyalinknorpeliger Belag am Processus uncinatus und Gegenpol (von Luschkas Gelenkfacette), meniskusartiger Gelenkeinschluss und häufig gelenkkapselähnliche, derbe Bänder, die das „Gelenk" gegen den Intervertebralkanal hin begrenzen (Stahl u. Huth 1980). Bei unseren Untersuchungen fand sich der morphologische Nachweis synovialer Spalträume in der Unkovertebralregion in allen Altersdekaden.

Merke M!

Die Horizontalspalten verbessern zwar die Beweglichkeit der HWS; sie stellen durch ihre Tendenz, sich nach medial und lateral zu erweitern, aber auch einen Locus minoris resistentiae in der Biomechanik der HWS dar.

9.2.3 Arteria vertebralis und Halssympathikus

Von besonderer klinischer Bedeutung ist die unmittelbare Nachbarschaft der A. vertebralis und des Halssympathikus zur Unkovertebralregion. Diese nahe Nachbarschaft erklärt, dass beide bei den sich hier abspielenden Alterungsprozessen in Mitleidenschaft gezogen werden können und für eine vielschichtige neurovaskuläre Symptomatik infrage kommen. Der **Halsgrenzstrang des Sympathikus**, der über die Rr. communicantes grisei mit den Spinalnerven in Verbindung steht, bestreitet mit 3 Halsganglien die vegetative Innervation der Kopf-Hals-Region und der oberen Extremitäten. Das obere umfasst die Segmente C 1–C 4, das mittlere C 5–C 6 und das untere, das mit dem obersten Thorakalganglion zum Ganglion stellatum verschmolzen ist, die Segmente C 7–Th 2. Dem Ganglion stellatum kommt eine besondere Bedeutung als Großverteilerstelle zu, da alle efferenten und fast alle afferenten sympathischen Fasern für Kopf, Hals, Arm und oberen Thorax es durchlaufen. Von hier aus gelangen die Fasern u. a. auch über die sympathischen arteriellen Plexus der A. vertebralis nach kranial.

Untersuchungen von Hovelacque (1925), Wrete (1934), Kummer (1984), Kehr u. Jung (1985), Bogduk u. Mitarb. (1988), Lang (1991), Faustmann (2004) und Heller u. Mitarb. (2005) haben auf die Verflechtungen des Halssympathikus mit den zervikalen Spinalnerven und der A. vertebralis aufmerksam gemacht. Sympathische Nervenfasern ziehen von allen 3 Halsganglien des Grenzstranges zu den Spinalnerven C 4–C 8 und umgreifen teilweise die A. vertebralis.

Die **A. vertebralis** durchläuft nach ihrem Abgang aus der A. subclavia die Foramina processum transversorum des 2.–6. Halswirbels. Auf der Höhe jedes Zwischenwirbelabschnittes zieht sie unmittelbar am Processus uncinatus vorbei. Jung u. Mitarb. (1974) und Lang (1991) haben auf die relative Enge der Foramina im Vergleich zum Lumen der A. vertebralis hingewiesen. Schon normale Kopfbewegungen haben bei regelrechten anatomischen Verhältnissen Lumeneinengungen der A. vertebralis zur Folge. Weitere Bedrängungsmöglichkeiten für die A. vertebralis ergeben sich in den Gelenken am Kopf-Hals-Übergang.

Merke M!

Posttraumatische oder hypermobilitätsbedingte Gelenkfehlstellungen können die A. vertebralis an ihren Umbiegungsstellen einengen.

Brown u. Tissington (1963) fanden bei Kopfdrehung und -reklination eine erhebliche Verengung der A. vertebralis der Gegenseite. Die beiden Aa. vertebrales bilden eine funktionelle Einheit, d. h., eine Störung der einen Seite wird durch die andere Seite kompensiert. Die Kompensation ist infrage gestellt, sobald eine A. vertebralis schon von vornherein ungenügend funktioniert. Gefäßvarianten und Kaliberschwankungen zwischen der rechten und der linken Seite kommen vor und können für hartnäckige Beschwerden bei relativ geringfügigen unkovertebralen Veränderungen verantwortlich sein. Infolge der anatomischen Verflechtung zwischen A. vertebralis, Halssympathikus und Bandscheibenbegrenzung können vaskuläre und neurovegetative Erscheinungen im Rahmen eines Zervikalsyndromes auftreten. Entsprechend dem Versorgungsgebiet der A. vertebralis und des Halssympathikus sind davon u. a. auch Hirnstamm und Innenohr betroffen (▶ Abb. 9.4).

Unsere Durchflussmessungen an der A. vertebralis (Oppel u. Fritz 1986) in verschiedenen Kopfstellungen haben gezeigt, dass die Durchblutungsverhältnisse der A. vertebralis positionsabhängig sind.

Merke M!

Bei leichter Flexion der Halswirbelsäule ist der Durchfluss in der A. vertebralis am größten.

Weitere Flexion, aber auch Mittelstellung und Extension, d. h. Kopfrückneigung, sind mit zunehmender Durchblutungsverschlechterung verbunden (▶ Abb. 9.5).

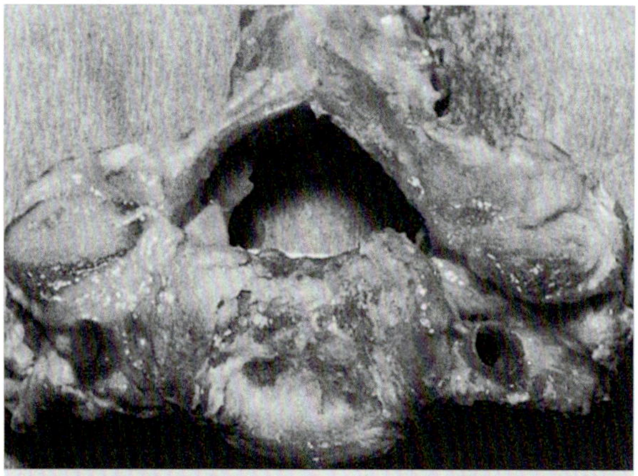

Abb. 9.4 Horizontalschnitt durch das Bewegungssegment C4/C5 eines 23-Jährigen. Das Lumen der A. vertebralis befindet sich unmittelbar neben den lateralen Anteilen des Processus uncinatus und der Weichteilrinne des Spinalnervs.

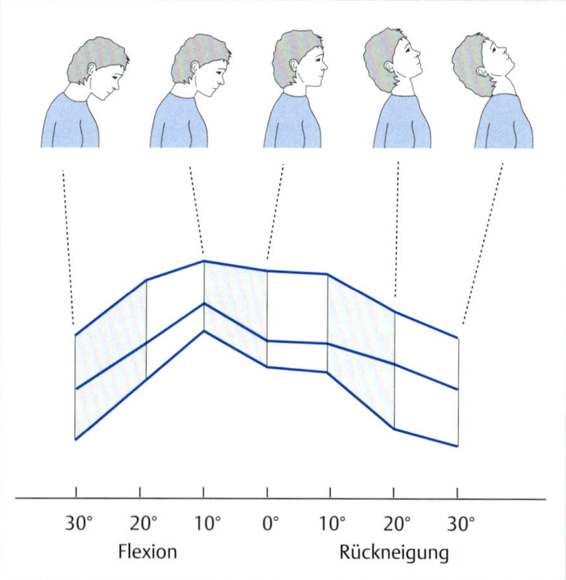

Abb. 9.5 Die Durchblutung der A. vertebralis in verschiedenen Kopfhaltungen. Bei leichter Kopfvorneigung von etwa 10° ist die Durchblutung der A. vertebralis besser als in der Normalhaltung. Bei weiterer Flexion und Kopfrückneigung aus dieser Haltung heraus verschlechtert sich die Durchblutung mit zunehmenden Winkelgraden.

In leichter Flexion kommt es auch zu einer deutlichen Erweiterung der Foramina intervertebralia (Grifka et al. 1989, Struckhoff 1994, Tomoaki et al. 2004).

Bei grenzwertiger Durchblutung der A. vertebralis, eingeschränkt z. B. durch Arteriosklerose, Anomalien und vor allem durch seitliche Osteophyten an den Processus uncinati, kann sich durch einen Zusatzimpuls wie z. B. Fehlhaltung oder Trauma eine vertebrobasilare Insuffizienz ergeben, welche durch Haltungsänderung mit leichter Flexion kompensierbar ist.

9.2.4 Zervikale Nervenwurzeln – Nervenwurzeltaschen

Von besonderem Interesse speziell im Hinblick auf die zervikale Spinalnervanalgesie sind die Nervenwurzeln und Nervenwurzeltaschen im Bereich der unteren Halswirbelsäule. Bei der zervikalen Spinalnervanalgesie umflutet man die betroffenen Nervenwurzeln von dorsal her mit einem Lokalanästhetikum. Insofern interessiert die topographisch-anatomische Beziehung der Knochen, insbesondere der Massa lateralis des Halswirbels, in Relation zur austretenden Nervenwurzel, die wie in allen Abschnitten der Wirbelsäule zunächst noch ein kurzes Stück in der sog. Nervenwurzeltasche von Liquor umgeben ist. Eine Punktion der liquorhaltigen Nervenwurzeltasche bedeutet Injektion des Lokalanästhetikums in den zervikalen Liquorraum mit den entsprechenden Folgen: Atemstillstand, Kreislaufkollaps.

In Anatomielehrbüchern sind entsprechend der Einteilung in Stütz- und Bewegungsorgane und zentrales Nervensystem die jeweiligen Strukturen immer nur gesondert beschrieben. Gleichzeitige Darstellungen von Knochen und Nerven an der Wirbelsäule fehlen.

So beschreibt Lang (1991) die Eingänge der einzelnen zervikalen Wurzeltaschen, in die vordere und hintere Wurzelbündel ziehen. Die Arachnoidea verschmilzt meist einige Millimeter zentral des Ganglion spinale mit der vorderen und hinteren Wurzel und bildet einen Teil des inneren Nervenhüllensystems. Die Dura mater der Wurzeltaschen geht ununterbrochen in das Stratum fibrosum perineurii über. Frykholm (1951), der die unteren zervikalen Nervenwurzeln und deren Höhlensysteme untersuchte, wies darauf hin, dass jede Wurzeltasche 2 Öffnungen besitzt: eine ventrale und eine dorsale, welche durch ein Duraseptum voneinander getrennt sind. Jedes Wurzelosteum führt in eine individuelle Wurzeltasche. Diese stellt eine laterale Aussackung des Durasackes dar (▶ Abb. 9.6).

In unserem anatomischen Institut wurden von Heinze und Rubenthaler (2004) die Spinalnervenabgänge von C5–C8 beidseits präpariert, die Nervenaustrittsstelle markiert und die Wurzeltaschen dargestellt (▶ Abb. 9.7). Danach wurden sie vermessen und in Beziehung zu den knöchernen Überdachungen durch die Foramina intervertebralia gesetzt. Hierzu wurden erstens die Wurzeltaschentiefen mithilfe einer Knopfsonde sondiert und vermessen, zweitens die Wurzeltaschen unter 16facher Vergrößerung präpariert, um den Übergang ins perineurale Bindegewebe zu erfassen, drittens die Spinalnerven an ihrem knöchernen Austrittspunkt mit einer Kanüle punktiert und unter hohem Injektionsdruck mit Methylenblau markiert und viertens erfolgte eine Röntgendarstellung des Intrathekalraumes nach Instillation eines Kontrastmittels.

Lateral des Ganglions ließ sich selbst durch die Präparation mit dem Messer keine abgrenzbare Schicht vom

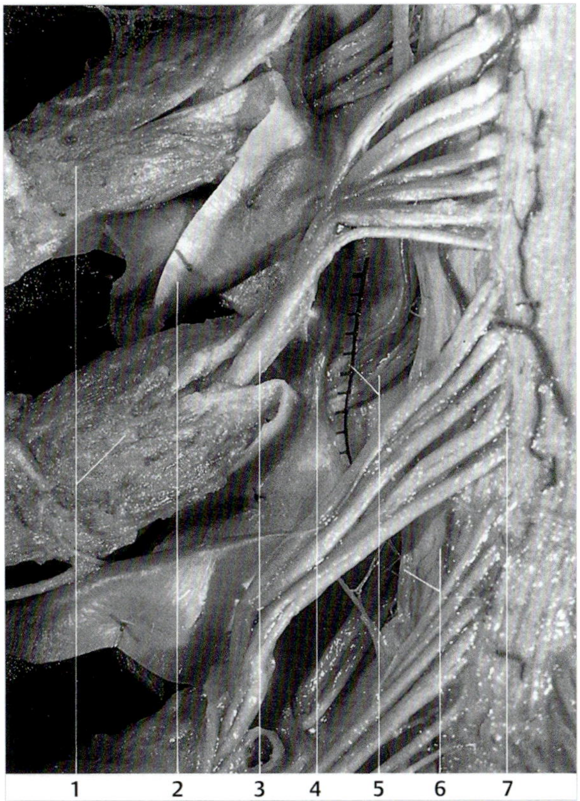

Abb. 9.6 Vaginae radiculares, Ostien (von dorsal eröffnet) (aus Lang 1991).

- 1 Ganglia spinalia C 5 und C 6
- 2 Dura mater, seitverlagert
- 3 Radix dorsalis C 6
- 4 Durasporn zwischen Wurzeltascheneingang für Radix dorsalis und Radix ventralis
- 5 Radix ventralis C 6 und Millimeterpapier
- 6 Lig. denticulatum
- 7 Linea radicularis dorsalis

Nerv mehr abpräparieren. Da der Spinalnerv erst distal des Ganglion spinale das Foramen intervertebrale verlässt, ergibt sich die Schlussfolgerung, dass es eine sichere Zone von der äußeren Markierung bis zur sondierbaren Wurzeltasche gibt, in der keine direkte intrathekale Lokalanästhetikaapplikaton erfolgen kann. Es wurden knöcherne Überdachungsstrecken von 15–21 mm gemessen. Anhand der ermittelten Daten kann gesagt werden, dass eine intrathekale Applikation durch die Punktion der Wurzeltaschen in technischer korrekter Durchführung der zervikalen Spinalnervanalgesie nicht möglich ist.

Weiterhin wurde bei den Untersuchungen festgestellt, dass die zervikalen Nervenwurzeln C 5–C 8 sehr dick sind und dicht beieinander liegen (▶ Abb. 9.8). Somit kann bei einer zervikalen Spinalnervanalgesie davon ausgegangen werden, dass z. B. bei der Infiltration der C 7-Wurzel auch die C 6-Wurzel und die C 8-Wurzeln mitinfiltriert werden, wenn man mind. 5 cm^3 Lokalanästhetikum verwendet. Somit kann man bei einer C 8-Wurzel-Irritation auch eine Infiltration in Höhe der C 7-Wurzel durchführen, um das Pneumothoraxrisiko zu vermindern.

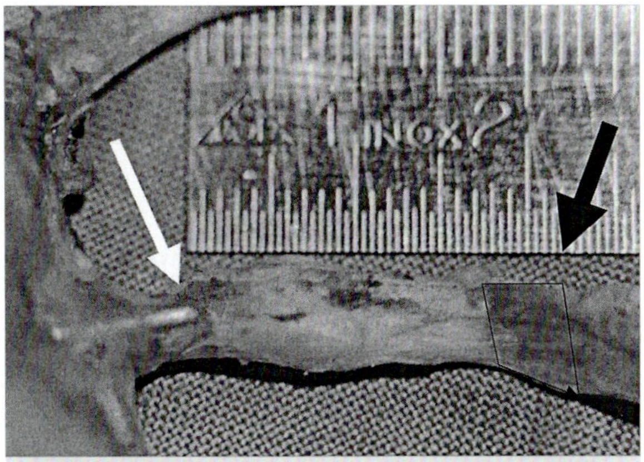

Abb. 9.7 Präparierter Spinalnerv der unteren Halswirbelsäule mit Markierung (schwarzer Pfeil) am lateralen Knochenaustrittspunkt. Sondierung der Spinalnervenwurzeltasche (weißer Pfeil) und Vermessung der Strecke von der lateralen Markierung bis zur Sondenspitze (aus Rubenthaler 2005).

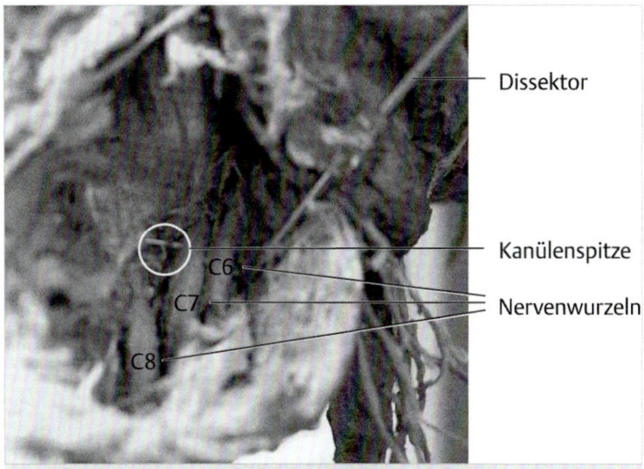

Abb. 9.8 Dicht beieinander liegende Nervenwurzeln C 5–C 8 nach Entfernung der dorsal gelegenen Weichteile (aus Theodoridis/Krämer 2006).

9.3 Biomechanik

Merke

Die HWS ist der beweglichste Teil des Achsenorganes. Bewegungen des Kopfes und der HWS sind nach allen Richtungen hin möglich. Ein großer Teil der Beweglichkeit ergibt sich in den beiden oberen bandscheibenlosen Segmenten. Das Atlantookzipitalgelenk ermöglicht „Nick"-Bewegungen; im Dens-Atlas-Gelenk finden vor allem Rotationsbewegungen statt.

Unter den übrigen bandscheibenhaltigen Segmenten zeigen die unteren zwischen C4 und C7 die größten Bewegungsausschläge. Die Stellung der Gelenkfacetten ermöglicht auch hier Bewegungen nach allen Richtungen. Vor- und Rückneigung sind allerdings begünstigt, da die sagittal eingestellten Processus uncinati diesen Bewegungsablauf in ganzer Länge führen (Jofe et al. 1983, Panjabi et al. 2005).

Durch die schienenartig wirkenden Processus uncinati werden extreme Rotationsbewegungen der HWS vermieden, die mit einer allzu starken Beanspruchung der Bandscheiben verbunden wären.

Die Flexionsbewegung der HWS ist, ähnlich wie die Beugung am Kniegelenk, ein Dreh-Gleit-Vorgang. Die Wirbelkörper vollziehen vor allem bei Jugendlichen neben der Kippung auch noch eine Gleitbewegung in dorsoventraler Richtung. Im Röntgenbild sieht man dann eine typische treppenförmige Anordnung der Wirbelkörperhinterkanten. Die Flexion aus der Mittelstellung führt zu einer Verschiebung des kranialen Wirbels über den kaudalen um 2–3 mm nach ventral, die Extension zu einer gegensinnigen Verschiebung um 1–2 mm (Exner 1954).

Bei allen Bewegungen der HWS verändert sich auch das Lumen der Foramina intervertebralia. Am Wirbelsäulenpräparat wie auch auf Röntgenfunktionsaufnahmen lässt sich nachweisen, dass die Zwischenwirbellöcher auf der jeweils konvex gelegenen Seite am weitesten sind und sich auf der konkaven Seite verengen. Bei Vorneigung bzw. Kyphosierung der HWS erweitern sich alle Foramina intervertebralia; bei Rückneigung bzw. Lordosierung verengen sie sich. Hieraus lässt sich auch die Entlastungshaltung beim akuten Zervikalsyndrom (Schiefhals) erklären. Typische Kopfhaltung und Bewegungssperre in bestimmten Richtungen erlauben Rückschlüsse auf den Sitz der Läsion.

Zusatzinfo

Durch das relativ große Kopfgewicht beim Menschen sind die Halsbandscheiben hohen Druckbelastungen ausgesetzt.

Berechnungen von Groh (1968) ergaben einen Belastungsdruck für die unteren Halsbandscheiben von 5,6 kp/cm² (550 kPa) bei normaler Haltung und normalem Muskeltonus. Fällt die Muskulatur aus, so erhöht sich der Druck auf 40 kp/cm² (3 900 KPa).

Panjabi u. Mitarb. (2005) kamen bei ihren biomechanischen Versuchen an der Halswirbelsäule zu ähnlichen Ergebnissen. Sie berechneten darüber hinaus die mögliche Entlastung durch Traktion mit dem Glisson-Zug (Stretch-Test). Hier ergeben sich therapeutische Ansätze für den Glisson-Kyphose-Zug im Rahmen der konservativen Behandlung von Zervikalsyndromen.

Ähnlich wie in den übrigen Wirbelsäulenabschnitten verlagert sich auch der Gallertkern der Halsbandscheiben bei asymmetrischer Kompression.

Wir sind der Frage nachgegangen, ob das zentrale mobile Bandscheibengewebe bei asymmetrischer Belastung des Zwischenwirbelabschnittes an der HWS eine ähnliche Verlagerungstendenz aufweist wie an der LWS. In das Zentrum des Gallertkernes zervikaler Wirbelkörper-Bandscheiben-Präparate wurde ein kurzer Metallstift vorgeschoben, der im Gewebeverband haften blieb und röntgenologisch sichtbar alle Bewegungen des zentralen mobilen Bandscheibengewebes mitmachte (Stahl 1977).

Bei asymmetrischer Belastung wandert das verschiebliche Bandscheibenmaterial zur weniger belasteten Seite, d. h. bei Vorderkantenbelastung (Kyphose) nach dorsal, bei Hinterkantenbelastung (Lordose) nach ventral und bei Seitenbelastung zur jeweils konvexen Seite (▶ Abb. 9.9). Die Verlagerungswege zeigten bei unseren Versuchen schon nach wenigen Minuten erstaunlich große Distanzen. Bei anhaltender asymmetrischer Kompression waren auch nach mehreren Stunden noch Verschiebungen des Gallertkernes festzustellen. Die Verschiebbarkeit des zentralen Bandscheibengewebes durch asymmetrische Belastung ist bei älteren Individuen geringer als bei Jugendlichen und jüngeren Erwachsenen.

Merke

Man muss auch an der HWS bei Haltungskonstanz und asymmetrischer Kompression der Bandscheiben mit intradiskalen Massenverschiebungen rechnen.

Sie spielen bei der Entstehung von Zervikalsyndromen eine Rolle.

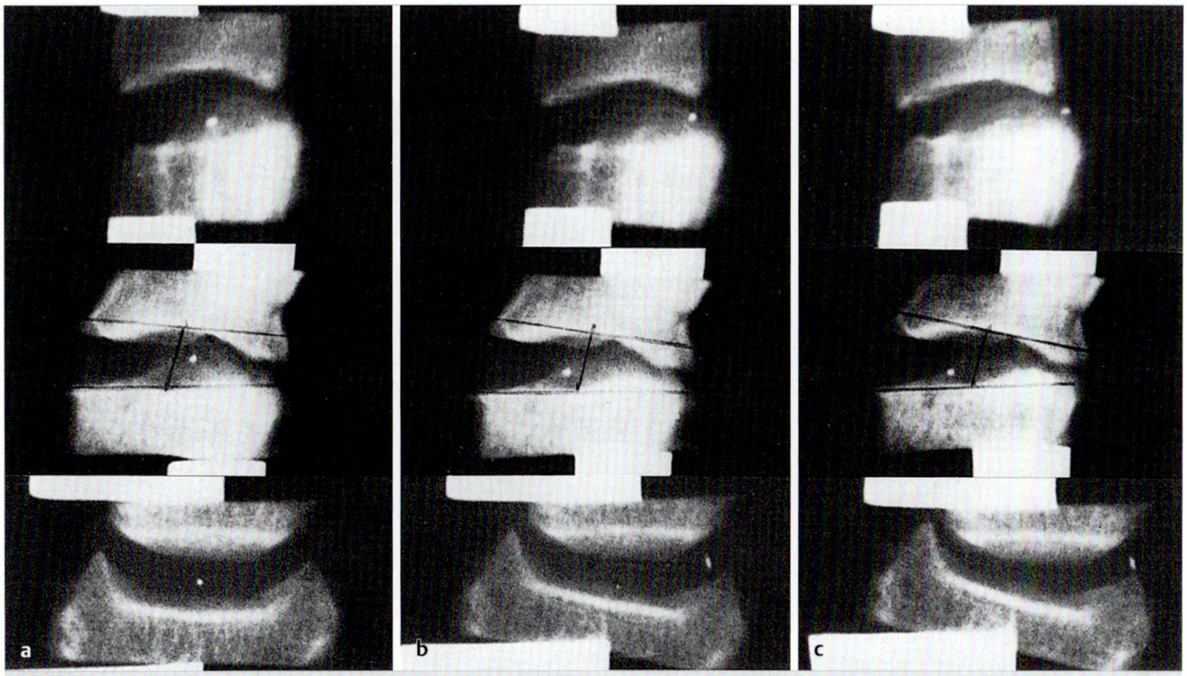

Abb. 9.9 Verschieblichkeit des mit einem Metallstift markierten zentralen Bandscheibengewebes bei asymmetrischer Kompression (50–100 kp = 500–1000 N) des Zwischenwirbelabschnittes C 4/C 5 eines 18-Jährigen.
a Vorderkantenbelastung (Kyphose) des zentralen Bandscheibengewebes.
b Hinterkantenbelastung (Lordose) des zentralen Bandscheibengewebes.
c Seitenkantenbelastung des zentralen Bandscheibengewebes.

9.4 Spezielle pathologische Anatomie und Pathophysiologie

Die unteren Bewegungssegmente der HWS zeigen schon frühzeitig degenerative Veränderungen, die jedoch erst relativ spät im Röntgenbild zu erkennen sind. Als wesentliche **Ursache** kommen besondere mechanische Beanspruchungen durch erweiterte Bewegungsexkursionen am Übergang zur relativ starren BWS infrage. Auch ist die Druckbeanspruchung im Bereich der zervikalen Bandscheiben pro cm^2 durch das relativ hohe Kopfgewicht beim Menschen größer als vergleichsweise im Bereich der BWS und der LWS. In der HWS besteht zudem nicht die Möglichkeit, durch Erhöhung des intraabdominellen Druckes (Bauchpresse) den intradiskalen Druck zu reduzieren.

Anhaltend starke Druckbelastungen und die erweiterten Bewegungsmöglichkeiten, insbesondere bei der Torsion, führen zur Überdehnung des Anulus fibrosus mit Einrissen und intradiskalen Massenverschiebungen: Diskusprotrusionen wird Vorschub geleistet.

> **Merke**
> Primärer Manifestationsort pathologischer Veränderungen in den zervikalen Bewegungssegmenten sind die Horizontalspalten.

Der gelenkähnliche Aufbau der Horizontalspalten stellt nur einen vorübergehenden Idealzustand dar, denn die Begrenzung dieser Spalten ist keineswegs scharf; sie können sich sowohl nach medial als auch nach lateral erweitern.

Lateral kommt es durch die noch stehen gebliebenen äußersten Faserringlamellen zur Vorwölbung (Protrusion) gegen das Foramen intervertebrale. Durch die Spalte kann sich auch mobiles Bandscheibenmaterial nach außen vorarbeiten und über die Bandscheibengrenze hinaus vorwölben, obwohl die Durchtrittspforte eng ist. Töndury (1958) hat in histologischen Schnitten schon beim Kind solche intradiskalen Protrusionen in der Unkovertebralregion nachweisen können: Überdehnte innere Faserringlamellen zwängen sich durch gerissene äußere hindurch, ohne zunächst über den eigentlichen Bandscheibenraum hinauszutreten. Bei Erwachsenen fand er Gallertkerngewebe, das sich durch den Horizontalspalt nach außen gedrängt hatte und nur noch von den kapselartig wirkenden unkovertebralen Bandverbindungen zurück-

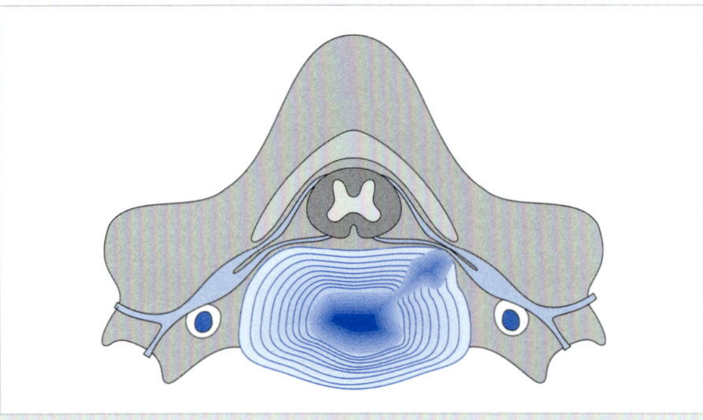

Abb. 9.10 Verlagerung des zentralen mobilen Bandscheibengewebes (Gallertkern) nach dorsolateral mit Bedrängung einer zervikalen Nervenwurzel.

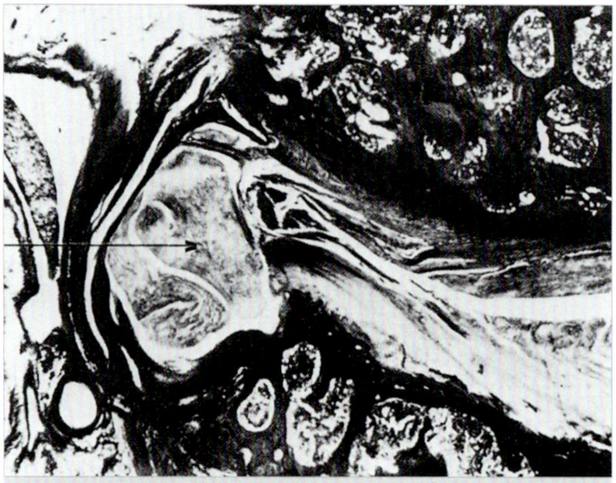

Abb. 9.11 Prolabiertes Gallertkerngewebe (Pfeil), das sich als strukturlose Masse unter der unkovertebralen Bandverbindung pilzartig vordrängt. Der Spalt kommuniziert im Innern mit der Gallertkernhöhle (aus Ecklin U. Die Altersveränderungen der Halswirbelsäule. Berlin: Springer; 1960).

gehalten wurde. Das Vorquellen von Bandscheibengewebe setzt einen normalen oder erhöhten Quelldruck im Zwischenwirbelabschnitt voraus, wie er nur im jugendlichen Alter anzutreffen ist (▸ Abb. 9.10, ▸ Abb. 9.11). Töndury hat in seinem Material größere zervikale Protrusionen nur bei Jugendlichen gefunden; bei eingetrockneter Bandscheibe im höheren Alter fehlten auch bei durchgehenden Horizontalrissen jegliche Gewebeaustritte.

Die Horizontalspalten können sich nach medial so weit ausbreiten, dass eine regelrechte Halbierung der Halsbandscheiben eintritt. Ein Zusammenhalt ist dann nur noch durch die intervertebralen Bandverbindungen und Gelenkkapseln gewährleistet: Das Bewegungssegment ist gelockert und instabil.

> M!
> **Merke**
> Mit der Erweiterung der Horizontalspalten nach lateral ist die Integrität des osmotischen Systems der Bandscheibe zerstört.

Die Bandscheibengrenzen werden auch für größere Moleküle durchgängig, sodass der intradiskale onkotische Druck sinkt: Die betroffenen Bandscheiben trocknen aus und verlieren an Höhe. Durch das Aneinanderrücken der Wirbel vergrößert sich der knöcherne Kontakt an den Processus uncinati sowie an den Wirbelgelenken. Die Processus uncinati biegen sich zur Seite aus und zeigen **knöcherne Appositionen**. Auch am Gegenpol des gegenüberliegenden Wirbels kommt es zu reaktiven Verdichtungen. Es bildet sich eine Stützfunktion der Unkovertebralregion heraus. Qualitativ sind die Processus uncinati mit ihrem Knorpelbelag dieser Aufgabe jedoch nicht gewachsen, sodass sich rasch arthroseähnliche Veränderungen entwickeln.

> M!
> **Merke**
> Osteophytäre Reaktionen, welche von den Processus uncinati ausgehen, führen zusammen mit der Höhenminderung des Zwischenwirbelabschnittes zu einer Einengung des Foramen intervertebrale.

Wie aus ▸ Abb. 9.12 hervorgeht, sind an dieser Einengung nicht nur die im Röntgenbild sichtbaren knöchernen Ausziehungen am Processus uncinatus, sondern auch röntgentransparente Weichteilwülste beteiligt, welche den Knochen umgeben. Manchmal sind es nur diese, welche bei einem zervikalen Wurzelreizsyndrom trotz scheinbar freier Durchgängigkeit der Foramina intervertebralia auf den Schrägaufnahmen für die klinischen Symptome verantwortlich sind.

Wenn der Reserveraum erschöpft ist, kann es zu Nervenwurzelirritationen sowie zur Bedrängung von Gefäßen kommen. Die Zwischenwirbellöcher der HWS sind im Vergleich zu denen im BWS- und LWS-Bereich relativ eng, sodass hier eher Voraussetzungen für eine osteogene Konstriktion gegeben sind. An der Einengung sind neben den unkovertebralen Exostosen auch die Wirbelgelenkfacetten beteiligt, die sich im Rahmen der osteochondrotischen Bandscheibensinterung ineinander schieben, wodurch besonders der obere Teil des Zwischenwirbelloches enger wird. Es handelt sich beim zervikalen Wurzelreizsyndrom in den meisten Fällen nicht um einen direkten Druck der Bandscheiben wie in der LWS, sondern um die sekundären Auswirkungen der Bandscheibendegeneration an den Wirbelkanten und -gelenken. Dementsprechend liegt der Häufigkeitsgipfel bei den Zervikobrachialgien 10 Jahre später als bei den Ischialgien.

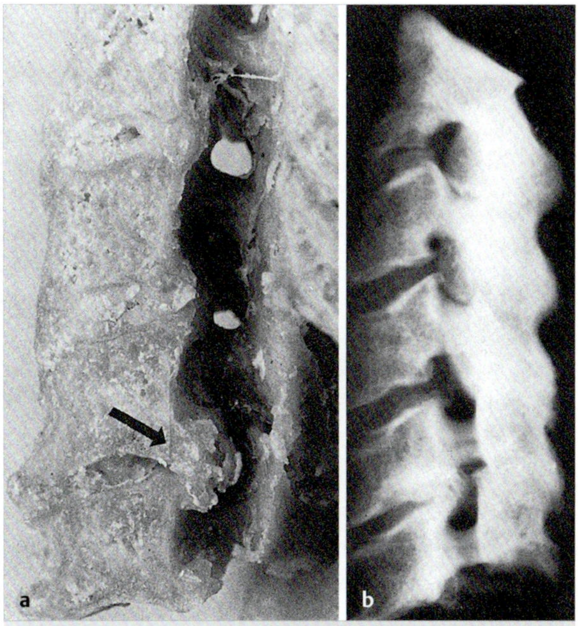

Abb. 9.12 Lateraler Sagittalschnitt durch die HWS eines 65-Jährigen. Osteophytäre Reaktionen am Processus uncinatus und am gegenüberliegenden Wirbelpol mit Einengung des Foramen intervertebrale C 5/C 6.

a Lateraler Sagittalschnitt durch die HWS eines 65-Jährigen im Präparat.

b Lateraler Sagittalschnitt durch die HWS eines 65-Jährigen im Röntgenbild.

Alle **übrigen degenerativen Veränderungen** wie Spondylose, Osteochondrose sowie Spondylarthrose laufen an der HWS in ähnlicher Weise ab wie in den übrigen Wirbelsäulenabschnitten.

Entsprechend ihrer stärkeren mechanischen Beanspruchung sind zuerst und am häufigsten die Segmente C 5/C 6 und C 6/C 7 betroffen.

Die pathologisch-anatomischen Veränderungen entsprechen auch der Häufigkeitsverteilung bei den monoradikulären Wurzelsyndromen (s. ▶ Abb. 9.20).

Zusatzinfo

Jenseits des 70. Lebensjahrs haben 95–100 % aller Menschen mehr oder weniger stark ausgeprägte spondylotische HWS-Veränderungen.

Die osteochondrotischen Segmente verlieren durch Bandscheibenerniedrigung ihre Lordose und verbleiben in Streckstellung, was zu einer kompensatorischen Hyperlordose der darüber und darunter gelegenen Segmente führt.

▶ **Arthrotische Erscheinungen.** Arthrotische Erscheinungen der Wirbelgelenke (Spondylarthrose) sind seltener, als man früher annahm. Beim Zusammensinken der zervikalen Bandscheiben treten zuerst die Processus uncinati mit dem Gegenwirbel in Kontakt, bevor größere Druckbelastungen an den Wirbelgelenken entstehen. Die Arthrose der Wirbelgelenke tritt auch vorzugsweise im Bereich der oberen und mittleren HWS auf.

Durch **fibröse Ankylose** mit Einsprossung von organisierendem Gefäßbindegewebe kommt es schließlich zur „wohltätigen" Teilversteifung der betroffenen zervikalen Bewegungssegmente. Osteophyten, Randzacken und Verdichtungen bilden sich zurück, wenn die Bandscheibenlockerung als Ursache der knöchernen Abstützungsvorgänge wegfällt. Der funktionelle Ausfall durch die Immobilisierung verschiedener Bewegungssegmente wird vom älteren Menschen toleriert, zumal ein großer Teil der Kopfbeweglichkeit in den oberen beiden Segmenten erhalten bleibt.

9.5 Zusammenfassung

Die **Anatomie** der Halsbandscheiben ist durch ihre Nähe zu wichtigen neuralen und vaskulären Strukturen gekennzeichnet. Bei der Beschleunigungsverletzung der Halswirbelsäule, beim Sport, insbesondere bei passiven Bewegungen im Rahmen der Manualtherapie ist zu berücksichtigen, dass A. vertebralis, Spinalnerv und Rückenmark sich in unmittelbarer Nähe der Bandscheiben, Processus uncinati und Wirbelgelenke befinden. Bei leichter Flexion ist der Abstand zwischen den neurovaskulären Strukturen und den Skelettelementen im Bewegungssegment optimal, bei Reklination verschlechtert er sich. Deswegen ist die Positionsabhängigkeit bandscheibenbedingter Erkrankungen an der Halswirbelsäule besonders ausgeprägt.

Biomechanisch imponiert beim Menschen das Missverhältnis zwischen relativ großem Kopfgewicht und vergleichsweise kleinen Halsbandscheiben. Zusammen mit der guten Beweglichkeit der zervikalen Bewegungssegmente nach allen Seiten hin ergibt sich ein hohes Verletzungspotenzial. Die unteren zervikalen Bewegungssegmente zeigen aufgrund der ungünstigen biomechanischen Bedingungen relativ frühzeitig Verschleißerscheinungen, die insbesondere in der „Wetterecke" Processus uncinatus–Foramen intervertebrale klinische Bedeutung erlangen.

Fazit

Die nach allen Richtungen hin frei bewegliche Halswirbelsäule ist durch ihre enge Verbindung zu wichtigen neurovaskulären Strukturen und durch das relativ große Kopfgewicht ein problemreicher Abschnitt des Achsenorgans.

9.6 Klinik der Zervikalsyndrome

9.6.1 Überblick über die Symptome und Einteilung

Unter dem **Begriff** Zervikalsyndrom versteht man alle Krankheitszustände, die direkt oder indirekt auf degenerative Veränderungen der Halsbandscheiben zurückzuführen sind. Dazu zählen neben der eigentlichen schmerzhaften Bewegungseinschränkung der HWS auch Muskelverspannungen im Schulter-Nacken-Bereich, segmentale Nervenwurzelsymptome im Arm, Kopfschmerzen, Schwindelanfälle, Rückenmarksymptome, kochleovestibuläre Reizerscheinungen und verschiedene funktionelle Störungen, welche von den inneren Organen ausgehen. Die systematische Einteilung einer solchen Vielfalt von Krankheitserscheinungen muss immer unzureichend sein, gleichviel, ob man nach der Lokalisation ein oberes und unteres oder nach dem Verlauf ein akutes oder chronisches Zervikalsyndrom unterscheidet.

Eine strenge **Abgrenzung** der einzelnen Krankheitsbilder ist nicht möglich, weil viele Symptome oft gleichzeitig bestehen, ineinander übergehen oder im Verlauf der Erkrankung wechseln. Eine Unterteilung der zervikalen Syndrome in ein oberes, mittleres und unteres erscheint nicht angebracht, weil hierdurch der Eindruck entstehen könnte, dass die betreffenden Syndrome den oberen, mittleren oder unteren zervikalen Bewegungssegmenten zuzuordnen sind.

M!

Merke

Fast alle Zervikalsyndrome gehen von den Segmenten der unteren HWS aus, wo auch die stärksten degenerativen Form- und Funktionsstörungen anzutreffen sind.

Primär akute und chronische zervikale Syndrome voneinander abzugrenzen ist ebenfalls problematisch, da bandscheibenbedingte Beschwerden einen sehr wechselhaften Verlauf zeigen.

Die Einteilung richtet sich in erster Linie nach der Beteiligung der einzelnen Spinalnervenäste am Beschwerdesyndrom. Meistens handelt es sich um Mischbilder mit Betonung eines Astes.

9.6.2 Beschwerdeangaben

Einen wesentlichen Stützpfeiler für die Diagnose beim Zervikalsyndrom stellen Schilderungen des Patienten über seine Beschwerden dar, weil objektivierbare Zeichen häufig fehlen. Hieraus ergeben sich auch Schwierigkeiten bei der Begutachtung. Bei unseren Reihenuntersuchungen am Krankengut niedergelassener Orthopäden registrierten wir die Beschwerdeangaben der Patienten mit zervikalen Syndromen.

Die charakteristischen Schulter-Nacken-Schmerzen mit dem Steifigkeitsgefühl im Bereich der HWS treten plötzlich auf. Auslösend sind Drehbewegungen des Kopfes und längere kyphotische Einstellung der HWS beim Lesen, Fernsehen oder bei der Schreibtischarbeit.

M!

Charakteristische Beschwerdeangaben

- plötzliches Auftreten
- Positionsabhängigkeit
- nächtliche Schmerzzunahme

Oft wird das erste Auftreten der Beschwerden mit einer *Unterkühlung* der Schulter-Nacken-Muskulatur durch Zugluft, etwa beim Autofahren oder beim Aufenthalt in Räumen mit Klimaanlage, in Zusammenhang gebracht.

M!

Merke

Pathogenetisch wirken Haltungskonstanz in ungünstiger Position (totalkyphotische Einstellung unter Belastung) und Verstärkung des Muskelzuges durch Unterkühlung sowie Verspannungen der Muskeln mit Erhöhung des intradiskalen Druckes.

Bisweilen beginnen die Symptome eines Zervikalsyndromes morgens mit dem Aufwachen. Wenn die Beschwerden einsetzen, zeichnen sie sich durch ihre **Positionsabhängigkeit** aus. Die typischen Schmerzen lassen sich bei bestimmten Bewegungen und Stellungen der HWS auslösen oder intensivieren. Der Patient nimmt dann eine Entlastungshaltung ein, die beim akuten Schiefhals extreme Formen annimmt. Oft schildert der Patient, wie er durch eine Gegenbewegung oder durch Hochdrücken einer Kopfseite seine Schmerzen beeinflussen kann.

Die Positionsabhängigkeit der Beschwerden muss durch gezieltes Fragen ermittelt werden, da sich hieraus wichtige Hinweise für die Differenzialdiagnose ergeben.

Charakteristisch für das Zervikalsyndrom ist die **Verschlimmerung der Beschwerden in der Nacht**. Die Patienten wachen vor Schmerzen auf. Durch Herabsetzung des Muskeltonus und Ausschaltung der Willkürmotorik nimmt der Patient im Schlaf ungewollt Positionen ein, die bei ihm beschwerdeauslösend wirken. Starke Seitneigung mit Hyperlordosierung führt z. B. zur Einengung der konkavseitigen Foramina intervertebralia. Wenn der Reserveraum für Nerven und Gefäße erschöpft ist, wird der Circulus vitiosus Nervenirritationsschmerz–Muskelspannung in Gang gesetzt. Solche Situationen entstehen z. B. beim Schlafen in Bauchlage oder bei der Lagerung auf zu hohem Kopfkissen. Schmerzen im Rahmen eines Zervikalsyndromes gehen meistens auch mit einem gewissen

Steifigkeitsgefühl einher. Je nach Syndromtyp sind *Schulter-Nacken-Schmerzen, Parästhesien, Hinterkopfschmerzen, Ohrensausen, synkopale Anfälle, Stenokardien oder migräneartige Beschwerden* damit verbunden.

Bei großen spondylotischen Ausziehungen an den Vorderkanten klagen die Patienten mitunterüber ein *Globusgefühl mit Schluckbeschwerden*. Seltener sind *Atemstörungen* durch Verdrängung der Trachea und *Augenstörungen*.

Alle Patienten klagen neben den eigentlichen Beschwerden über **allgemeine Begleiterscheinungen** wie Abgeschlagenheit, Leistungsabfall und Gereiztheit. Auch funktionelle Störungen an inneren Organen, speziell am Herzen, können auftreten. Im Gegensatz zu den monotonen Klagen bei organischen Herzerkrankungen stellen die Pseudosymptome vertebraler Genese ein buntes, schillerndes Klagebild dar. Es finden sich Angaben über Stiche, leises Ziehen, Herzpochen, Rieseln, Reißen. Diese Empfindungen setzen plötzlich mit bestimmten Körperbewegungen ein und lassen sich durch Extension in der Glisson-Schlinge beeinflussen.

Wenn man in der Praxis oder Poliklinik zahlreiche Patienten mit einem Zervikalsyndrom betreut, kann man sich des Eindruckes nicht erwehren, dass bei den meisten Fällen eine gewisse **psychische Überlagerung** vorliegt. Diese Vermutung wurde durch psychologische Tests in unserer Poliklinik bestätigt.

Zusatzinfo

Zervikalsyndrompatienten sind psychisch auffälliger als ein vergleichbares Kollektiv Nichterkrankter.

Da an der rein mechanisch-organischen Genese eines Zervikalsyndromes heute kein Zweifel mehr besteht, bleibt zu diskutieren, ob nicht der ständige bohrende Schulter-Nacken-Schmerz, der zudem auch noch die Nachtruhe stört, im Laufe der Zeit den Patienten aus seinem seelischen Gleichgewicht bringt und psychisch auffällig macht. Beim Umgang mit solchen Patienten und vor allem bei der Behandlung sollte man dieser psychischen Beeinträchtigung Rechnung tragen.

9.6.3 Klinische Untersuchungsbefunde

Die Untersuchungsbefunde beim Zervikalsyndrom lassen sich in 2 große Gruppen einteilen. Das sind einmal solche, die allgemein auf eine Erkrankung der HWS deuten – dazu zählen Verspannungen der Schulter-Nacken-Muskeln, schmerzhafte Bewegungseinschränkungen der HWS und Druckempfindlichkeit der ganzen Halsregion. Andere Untersuchungsbefunde erlauben eine gewisse segmentale Einordnung: umschriebener Druck- und Rüttelschmerz eines Dornfortsatzes, Bewegungseinschränkung bestimmter HWS-Abschnitte, segmentale Nervenwurzelreizerscheinungen und schließlich die Ergebnisse spezieller Untersuchungsmethoden wie EMG, Neurographie, Myelographie, Diskographie, CT, MRT und Distensionstest.

Die Untersuchung fängt mit der **Inspektion** an. Dem geübten Untersucher fällt sofort eine gewisse Steifhaltung des Halses auf, die der Patient beim Aus- und Ankleiden beibehält. Oft sind die Schultern hochgezogen. Der Patient ist vor allem bemüht, keine Rotationsbewegungen in der HWS durchzuführen und dreht sich lieber mit dem ganzen Rumpf herum. Nicht zu übersehen ist auch die oft groteske Schiefhaltung des Kopfes beim Torticollis. In dieser Position hat der Patient die relativ geringsten Beschwerden. Bei der Bewegungsprüfung sollte man darauf Rücksicht nehmen. Neben der Seitneigung und der Rotation ist die Schiefhaltung auch immer mit einer mehr oder weniger starken Vorneigung (Kyphosierung) verbunden, die sich im Röntgenbild als sog. Streckstellung dokumentiert. Wie unsere Untersuchungen gezeigt haben, ist der Reserveraum für Nerven und Gefäße in der Unkovertebralregion in dieser Stellung am größten. Bei der **Palpation** imponiert zunächst die Verspannung der Schulter-Nacken-Muskulatur. Druckempfindliche umschriebene Verhärtungen – vielfach als Myogelosen bezeichnet – finden sich besonders am oberen Trapeziusrand vom Okziput bis zum Akromioklavikulargelenk, im Skalenusbereich und in den Mm. rhomboidei. Lokale Druckdolenzen palpiert man weiterhin über den Dorn- und Querfortsätzen. Die Querfortsätze des Atlas kann man im Mandibulomastoidwinkel tasten. Der Druckschmerz lässt sich meistens beidseitig an den Prädilektionsstellen auslösen; er ist jedoch auf der betroffenen Seite stärker ausgeprägt.

Die **Funktionsprüfung** der HWS ergibt beim Zervikalsyndrom fast immer eine Einschränkung der Beweglichkeit, die oft nur bestimmte Abschnitte betrifft. Geprüft werden Vor- und Rückneigung (Kinn-Sternum-Abstand) sowie Seitneigung und Rotation, die nach der Neutral-Null-Methode in Winkelgraden anzugeben sind.

Da die absoluten Bewegungsausmaße der HWS je nach Halslänge, Muskeldicke und Alter des Patienten variieren, erkennt man eine pathologische Bewegungseinschränkung in erster Linie an der Seitendifferenz der Motilität und an der Schmerzhaftigkeit einer bestimmten Endstellung.

Neben den Winkelgraden, die wegen der Ungenauigkeit der Fixpunkte eine größere Fehlerbreite aufweisen, kann man zur objektiven Verlaufsbeurteilung eines Zervikalsyndromes noch die Kinn-Akromion-Distanz messen, die eine Aussage über die Rotationsfähigkeit erlaubt.

Die **segmentale Beweglichkeitsprüfung** wird am liegenden und sitzenden Patienten durchgeführt. Dabei werden die Facettenränder der Wirbelgelenke und Querfortsätze in jedem Segment einzeln fixiert und Rotations-, Seitneigungs- und Flexions-Extensions-Bewegungen im darüber liegenden HWS-Abschnitt durchgeführt.

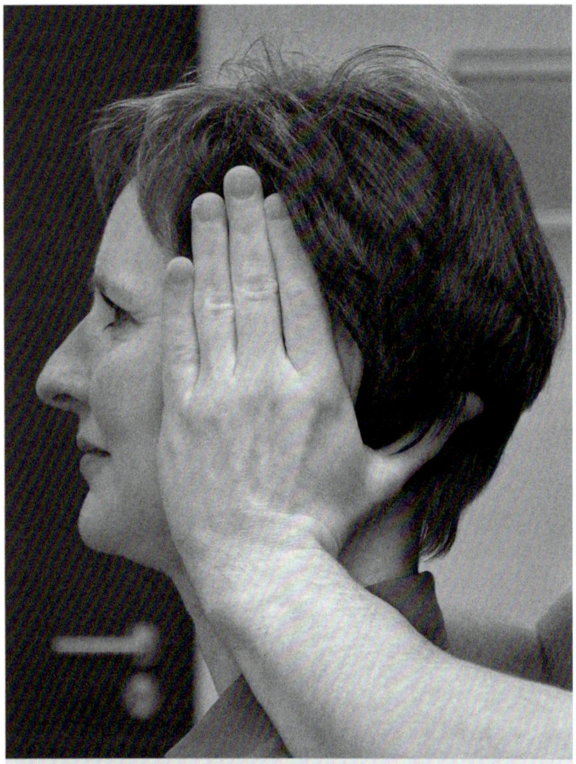

Abb. 9.13 Extensionstest (Glisson-Test) an der HWS: Das Mastoid wird beiderseits mit der flachen Hand erfasst. Unter gleichzeitigem Abstützen mit dem Ellenbogen auf der Schulter wird der Kopf nach oben gedrückt. Dieser Griff findet auch in der manuellen Therapie Anwendung.

Im Zusammenhang mit der Funktionsprüfung der HWS sollte man auch immer den **Extentionstest** vornehmen. Man stellt sich hinter den Patienten, erfasst mit der flachen Hand beiderseits die dorsolaterale Kopfpartie in der Gegend des Mastoids und drückt den Kopf nach oben unter gleichzeitigem Abstützen mit dem Ellenbogen auf der Schulter des Patienten. Man kann mit diesem Griff kurzfristig einen starken axialen Zug auf die HWS ausüben und erhält dabei wichtige Aussagen von Patienten über ein eventuelles Nachlassen des Schulter-Arm-Schmerzes (▶ Abb. 9.13). Hieraus ergeben sich auch wichtige Hinweise für die Therapie.

Zur klinischen Untersuchung bei einem zervikalen Bandscheibensyndrom gehört immer auch ein **neurologischer Status**. Die wichtigsten Hinweise für den Ausgangspunkt eines zervikalen Wurzelreizsyndromes ergeben sich aus den Schilderungen des Patienten über den Schmerzverlauf. Man muss sich Schmerzband und Parästhesieareal möglichst mit einem Finger genau zeigen lassen, denn typische objektivierbare neurologische Symptome, wie Reflexdifferenzen, Paresen, Muskelhypotonien und Atrophien sowie Hyperästhesien trifft man unter den vielen bandscheibenbedingten HWS-Syndromen eher selten an.

9.6.4 Röntgen

Röntgenübersichtsaufnahmen der HWS gehören ebenso wie orientierende Laboruntersuchungen zur Routineuntersuchung beim Zervikalsyndrom. Mit diesen einfachen Untersuchungsmethoden gelingt es, Tumoren (Metastasen) und Entzündungen (Spondylitis) auszuschließen. Zur speziellen Diagnostik des Zervikalsyndromes und zur Bestimmung des betroffenen Bewegungssegmentes tragen die Röntgenaufnahmen nur wenig bei. Sie werden oft überbewertet.

Auf das häufige Vorkommen der Spondylose und der Osteochondrose im Alter und ihre klinische Bedeutungslosigkeit wurde bereits hingewiesen.

Zur Routineuntersuchung eines Zervikalsyndromes gehören im Allgemeinen Röntgenübersichtsaufnahmen der HWS im a.-p. und seitlichen Strahlengang (▶ Abb. 9.14).

Die **a.-p. Aufnahme** der HWS erlaubt eine Aussage über die Achsenverhältnisse in der Frontalebene sowie über den Zustand der Processus uncinati im mittleren und unteren HWS-Bereich. Wenn der Bandscheibenraum erniedrigt ist und die Processus uncinati in knöchernen Kontakt mit dem gegenüberliegenden Wirbelpol treten, flachen sie sich ab, sodass die Deckplatte einen *tellerartigen Aspekt* erhält. Bei fortgeschrittener Spondylarthrose überragen Gelenkkantenosteophyten zusätzlich das seitliche Profil der HWS.

Die **Seitenaufnahme** der HWS ist zum Ausschluss von Metastasen und Entzündungen sowie auch zur Beurteilung degenerativer Bandscheibenschäden bedeutungsvoller als die a.-p. Aufnahme. Verschmälerungen der Zwischenwirbelabschnitte mit Sklerosierungen der entsprechenden Deck- und Bodenplatten sowie spondylotische Ausziehungen an den Vorderunterkanten der Halswirbelkörper sind nicht Ursache aktueller Beschwerden, sondern stellen Dokumente früher durchgemachter Bandscheibenlockerungen dar.

Man darf sich von den Veränderungen im Röntgenbild nicht allzu sehr beeindrucken lassen.

> **Merke** (M!)
>
> Selbst bei massiven Spondylosespangen, Bandscheibenerniedrigungen und Verschiebungen der Wirbel gegeneinander verspüren die Patienten oft nur geringe oder gar keine Beschwerden.

Meistens werden diese Veränderungen zufällig entdeckt. Entscheidend ist allein der klinische Befund.

> **Merke** (M!)
>
> Röntgenologisches Symptom eines akuten zervikalen Bandscheibensyndromes ist allenfalls eine gewisse Streckstellung der HWS mit Aufhebung der physiologischen Lordose.

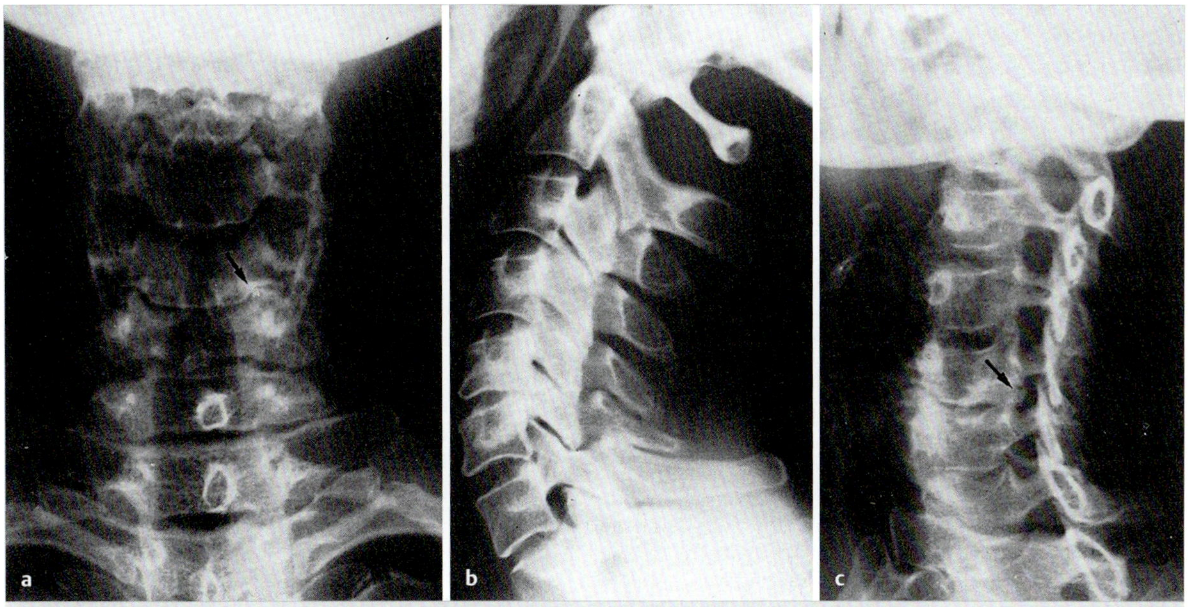

Abb. 9.14 Röntgenaufnahmen der HWS.
a In der a.-p. erkennt man die osteophytären Reaktionen an den Processus uncinati (Pfeil).
b Die Seitenaufnahme zeigt eine Verschmälerung des Zwischenwirbelraumes C5/C6.
c Schrägaufnahme mit osteophytären Reaktionen an den Processus uncinati (Pfeil).

Man muss bei der seitlichen Röntgenaufnahme darauf achten, dass der Patient den Kopf in seiner gewöhnlichen Position hält. Die Abflachung der Lordose kann auch auf einzelne Abschnitte der HWS beschränkt sein. Die segmentale Streckstellung mit leichtem kyphotischem Knick entsteht reflektorisch durch Muskelzug. Es wird unwillkürlich eine kyphotische Haltung mit größter Weite des Foramen intervertebrale im betroffenen Bewegungssegment eingenommen. Das dorsale Klaffen des Zwischenwirbelabschnittes wirkt zusätzlich einer Nervenkompression entgegen.

M!

Merke

Meistens stehen alle Bewegungssegmente oberhalb der lädierten Bandscheibe ebenfalls in Streckstellung (Güntz-Zeichen).

Bei einem akuten Bandscheibensyndrom bleiben Streckstellung und segmentale Kyphose auch auf den **Funktionsaufnahmen** in maximaler Vor- und Rückneigung bestehen. Unter Vorneigung der HWS kommt es neben dem nach dorsal konvexen Bogen auch zu einer geringen begleitenden Ventralverschiebung des oberen auf dem jeweils unteren Wirbel mit dem sog. *Treppenphänomen*. Die Begleitverschiebung findet sich vor allem bei jüngeren Menschen und kann sich bei zervikaler Bandscheibenlockerung im betroffenen Segment verstärken.

Eine weitere Möglichkeit, degenerative Segmentlockerungen zu objektivieren, besteht in dem von White u. Panjabi (1978, Panjabi 2004) angegebenen „Stretch"-Test. Seitliche Röntgenaufnahmen und neurologische Untersuchung werden vor und während der Glisson-Extension der HWS mit ⅓ Körpergewicht durchgeführt.

Beim zervikobrachialen und zervikozephalen Syndrom sollte man zusätzlich **Schrägaufnahmen** mit Einblick in die Foramina intervertebralia anfertigen lassen (▸ Abb. 9.14c). Hier sieht man ggf. osteophytäre Reaktionen an den Processus uncinati, die zu einer Einengung des Foramen intervertebrale führen. Die degenerativen Veränderungen der Processus uncinati zeigen sich im Röntgenbild teils als spitze, teils als wulstige Ausziehungen, welche nach lateral auf das Zwischenwirbelloch hin gerichtet sind. Am gegenüberliegenden Teil der Wirbelkörperbodenplatte finden sich häufig reaktive Sklerosierungen und Kantenausziehungen.

Wir haben bei Ausmessungen im Röntgenbild und am Präparat nachweisen können, dass sich röntgenologisch immer nur ein Teil, und zwar der schattengebende harte Kern einer unkovertebralen Vorwölbung, darstellt (s. ▸ Abb. 9.12). Der knöcherne Kern ist oft noch von einer derben bindegewebigen Schicht umgeben, die aus Resten des Anulus fibrosus und der Längsbänder besteht und sich röntgenologisch nicht darstellt. Somit sind Bedrängungen der Nervenwurzel im Foramen intervertebrale durch Appositionen am Processus uncinatus möglich, ohne dass sie sich im Röntgenbild darstellen.

Zusatzinfo

Umgekehrt findet man, vor allem bei älteren Leuten, häufig ausgedehnte Osteophyten an den Processus uncinati mit weitgehender Einengung der Foramina intervertebralia ohne jegliche Beschwerden.

Einengungen des Zwischenwirbelloches im Bereich der HWS sind vor allem dann klinisch bedeutungsvoll, wenn sie rasch entstehen, ohne Nerven und Gefäßen eine Adaptationsmöglichkeit zu lassen. Rasche Lumenänderungen ergeben sich z. B. bei Lockerungen im Bewegungssegment mit ständiger Positionsänderung der Wirbel gegeneinander.

Die zervikale Diskographie hat bei speziellen Fragestellungen mit einer „memory pain"-Provokationsrate von 70 % noch einen Stellenwert, wie Onyewu u. Mitarb. 2012 trotz der limitierten wissenschaftlichen Evidenz der Diskographie als Verfahren zeigten, vor allem weil andere Methoden strukturelle Veränderungen und Schmerzbild zu korrelieren fehlen.

9.6.5 CT und MRT

CT und MRT bieten gute Möglichkeiten, einen zervikalen Bandscheibenvorfall darzustellen. Eine Myelographie muss man nur selten ergänzend durchführen, um zur Diskussion stehende neurologische Erkrankungen auszuschließen (▶ Abb. 9.15, ▶ Abb. 9.16).

Die zervikale Computertomographie lässt sich methodenbedingt nur auf ausgewählte Segmente anwenden. Sie gibt vor allem Aufschluss über die Weite des Wirbelkanales sowie über die osteophytären Reaktionen an den Processus uncinati. Zusätzliche Kontrastmittelgabe erlaubt Aussagen über die Nervenwurzeltaschen.

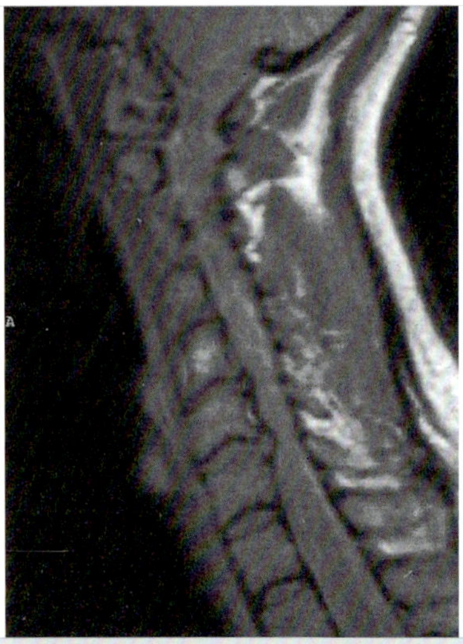

Abb. 9.15 Zervikales MRT. Bei C 4/C 5 und C 5/C 6 finden sich Bandscheibenprotrusionen mit wasserhaltigem subligamentärem Sequester. Konservative Behandlung.

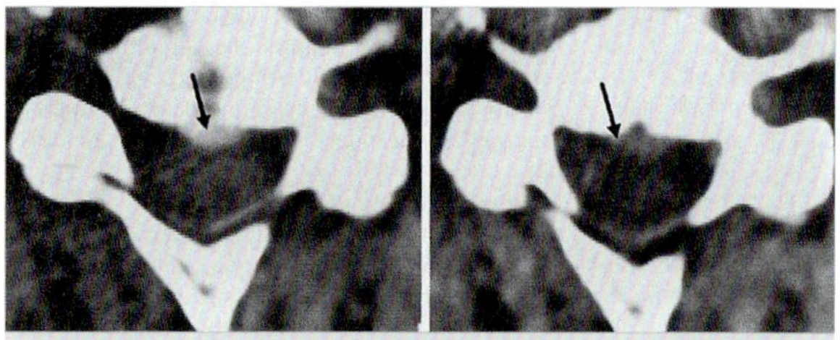

Abb. 9.16 CT der HWS. Im Segment C 4/C 5 findet sich eine mediane breitbasige Bandscheibenprotrusion, welche in der Mittellinie die Dura etwas eindellt (Pfeil). Konservative Behandlung.

Die MRT bietet eine Darstellung sämtlicher Halssegmente, vor allem der Bandscheiben. Bandscheibenprotrusionen sieht man in den Seitenaufnahmen besonders gut. Man muss allerdings vor Überbewertungen warnen (Siivola et al. 2002, Ullrich 2005).

Merke

Das MRT zeigt den Bandscheibenvorfall größer, als er tatsächlich ist.

Im MRT sichtbare Veränderungen nach Modic haben bei beschwerdefreien Individuen eine prognostische Aussagekraft auf die langfristige Entwicklung von zervikalen Syndromen (Matsumoto et al. 2012).

9.6.6 Neurophysiologische Untersuchungen – EMG

Den neurophysiologischen Methoden kommt bei der Abgrenzung der Wurzelkompressionssyndrome bzw. der kompressionsbedingten Myelopathie von Systemerkrankungen wie multiple Sklerose, amyotrophe Lateralsklerose, aber auch von peripheren Kompressionssyndromen wie z. B. beim Karpaltunnelsyndrom ein hoher Stellenwert zu. Darüber hinaus liefern neurophysiologische Untersuchungen wertvolle Informationen über das Stadium der Erkrankungen bzw. das Ausmaß einer Schädigung der sensiblen und motorischen Bahnsysteme. Die präoperative neurophysiologische Beurteilung der peripheren Nerven (Neurographie, EMG), der Pyramidenbahnen (motorisch evozierte Potenziale) sowie der afferenten Hinterstränge (somatosensibel evozierte Potenziale) ist nicht nur im Hinblick auf die Indikationsstellung zum operativen Vorgehen hilfreich, sondern auch ein wichtiger Ausgangswert für Verlaufskontrollen (Dvorak 1996, 2002).

In Relation zu dem erforderlichen Zeitaufwand tritt die Bedeutung der motorisch evozierten Potenziale und der somatosensibel evozierten Potenziale bei der Diagnostik zervikaler Radikulopathien hinter der Aussagekraft des konventionellen EMG zurück. Hingegen nehmen die evozierten Potenziale bei der Diagnostik von Einengungen des Spinalkanales mit infrage stehender Kompression des Rückenmarkes bei den zervikalen Myelopathien eine führende Rolle ein.

▶ **EMG.** Ein wichtiges Hilfsmittel zur Objektivierung zervikaler Wurzelreizerscheinungen ist die Elektromyographie (EMG). Dabei werden die Aktionsströme des Muskels von der Haut oder durch Nadelelektroden direkt vom Muskel abgeleitet, verstärkt und als Kurve aufgezeichnet. Man gewinnt damit eine Aussage über den Zustand der Muskulatur und der die Muskulatur erregenden Nerven, oft noch bevor klinische Zeichen wie Paresen oder Atrophien in Erscheinung treten.

▶ **Technik beim EMG.** Muskelaktionspotenziale werden mit einer Nadelelektrode abgeleitet. Um sich ein repräsentatives Bild über die Funktion des Muskels zu machen, ist es notwendig, in verschiedenen Tiefen und von verschiedenen Einstichstellen aus abzuleiten. Dabei werden die elektrischen Abläufe im Skelettmuskel aufgezeichnet und analysiert. Die Elektromyographie erfordert stets die Kooperation des Patienten. Die Untersuchung ist zeitaufwendig und teils schmerzhaft. Sie sollte nur gezielt und mit klarer Fragestellung eingesetzt werden (Dvorak u. Haldemann 2004).

▶ **Indikation.** Da bei einem Nervenwurzelkompressionssyndrom neben segmentalen Schmerzen und Parästhesien auch motorische Störungen in bestimmten Muskeln, sog. Kennmuskeln, vorliegen, ist es möglich, mit dem EMG Rückschlüsse auf das betroffene Segment zu ziehen, was z. B. wichtig für die zervikale Wurzelblockade ist. Die Indikation zur Elektromyographie bei Zervikalsyndromen ergibt sich aus verschiedenen Fragestellungen:

- Abgrenzung eines Karpaltunnelsyndromes.
- Ordnen sich die Muskeln einem radikulären oder peripheren Verteilungstyp ein?
- Wie stark ist der Nerv geschädigt?
- Kommt es zur Reinnervation oder welche Fortschritte macht sie?
- Weisen die vorhandenen Schäden auf eine isolierte, diskogene Nervenwurzelkompression oder auf ein generalisiertes neurologisches Leiden hin?

▶ **Befunde.** Ein radikuläres Kompressionssyndrom an der Halswirbelsäule geht in der Regel mit einer normalen oder nur leicht herabgesetzten motorischen und sensiblen Nervenleitgeschwindigkeit einher. Dies verwundert nicht, da die Nervenleitgeschwindigkeit am Unterarm bzw. am Handbereich bestimmt wird, die Läsion aber viel weiter proximal liegt. Nur ausgeprägte chronisch-radikuläre Kompressionssyndrome werden von einer Muskelatrophie mit erniedrigter MAP-Amplitude sowie von einem amplitudenreduzierten oder nicht mehr auslösbaren SNAP begleitet. Hingegen ist die Erregbarkeit der F-Wellen häufig herabgesetzt oder ihre Latenz erhöht (Dvorak 1996, Dvorak u. Haldemann 2004). Eine übersichtliche und detaillierte Beschreibung der elektromyographischen Befunde findet sich bei Conrad u. Bischoff (1988), Hopf (1988), Haig u. Mitarb. (1998), Mumenthaler u. Mitarb. (1998), Nargol (1998), Balague (1999), Hirayama (1999), Krämer u. Nentwig (1999), Perlick u. Mitarb. (1999), Colloca (2000), Dvorak (1998, 2002), Greenough (2003), Dvorak u. Haldemann (2004).

9.6.7 Allgemeine Differenzialdiagnose

Durch die Vielfalt der Symptome, die im Rahmen eines Zervikalsyndromes auftreten können, gibt es zahlreiche Erkrankungen, die in die differenzialdiagnostischen Erwägungen miteinbezogen werden müssen. Jede Erscheinungsform eines bandscheibenbedingten HWS-Syndromes ist gegenüber ähnlichen Krankheitsbildern anderer Genese abzugrenzen. Ein zervikales Syndrom darf erst dann diagnostiziert werden, wenn alle anderen Möglichkeiten ausgeschlossen wurden.

M!

Merke

Die Diagnose eines Zervikalsyndromes sollte per exclusionem gestellt werden.

Die große Häufigkeit bandscheibenbedingter Erkrankungen darf nicht dazu verführen, bei Schulter-Nacken-Beschwerden nach kurzer orientierender klinischer Untersuchung die Diagnose Zervikalsyndrom zu stellen und gleich mit der Therapie zu beginnen. Massagen, Extensionen und manuelle Therapie können bei einer Wirbelmetastase oder Spondylitis unangenehme Folgen haben. Auf der anderen Seite sollte man die Primärdiagnostik nicht allzu kostenaufwendig gestalten. Neben der eingehenden klinischen Untersuchung einschließlich eines neurologischen Status sind orientierende Laborwerte und Röntgenübersichtsaufnahmen der HWS zunächst völlig ausreichend. Entscheidende Hinweise für ein bandscheibenbedingtes HWS-Syndrom ergeben sich aus dem plötzlichen Beginn und der Positionsabhängigkeit der Beschwerden. Auch das Alter des Patienten ist wichtig (s. Häufigkeitskurven, ▶ Abb. 9.1). Abweichende Befunde sollten zu **weiteren Untersuchungen** Anlass geben:

- schleichender Beginn,
- anhaltende, durch Haltungsänderung wenig beeinflussbare Schmerzen,
- hohes Lebensalter,
- erhöhte Blutsenkungsgeschwindigkeit,
- Knochendestruktionen im Röntgenbild,
- erhöhte Temperaturen,
- Blutbildveränderungen.

Bei unklaren neurologischen Symptomen sind speziellere Untersuchungen wie zervikale Myelographie, CT, MRT, EMG und elektrosensible Diagnostik anzuschließen.

9.6.8 Zusammenfassung (Klinik der Zervikalsyndrome)

Der übergeordnete Begriff Zervikalsyndrom kennzeichnet HWS-Beschwerden auf degenerativer Basis. Bleiben die Beschwerden auf die HWS-Region beschränkt, spricht man vom lokalen Zervikalsyndrom und analog zum Kreuzschmerz vom Nackenschmerz. Der wird wiederum unterteilt in einen einfachen und einen komplizierten Nackenschmerz. Einfache Nackenschmerzen bilden sich rasch wieder zurück, komplizierte Nackenschmerzen dauern länger mit der Gefahr der Chronifizierung (gelbe Flagge). Gleiches gilt für das zervikobrachiale Syndrom, wenn die Schmerzen von der HWS-Region in die Schulter und in den Arm ausstrahlen. Das zervikozephale Syndrom bezeichnet alle von der Halswirbelsäule ausgehenden Nacken-, Kopfschmerzen, unter Umständen verbunden mit Schwindelerscheinungen, Hör-, Seh- und Schluckstörungen. Im Mittelpunkt der klinischen Untersuchung steht die Anamnese (Fanatiker der Anamnese) mit Hinweisen auf die Positionsabhängigkeit der Beschwerden. Das Spektrum der differenzialdiagnostisch infrage kommenden anderen Erkrankungen im Kopf-/Halsbereich ist groß. Wichtig ist deswegen auch eine genaue manuelle Untersuchung mit segmentaler Prüfung der Beweglichkeit und Schmerzauslösung.

Die bildgebenden Verfahren spielen an der Halswirbelsäule nur eine Rolle, wenn sie mit dem klinischen Befund korrelieren. Gerade an der Halswirbelsäule wird eventuellen spondylotischen und osteochondrotischen Veränderungen wie den eindrucksvollen Bandscheibenvorwölbungen mit angeblichen Einengungen des Wirbelkanales zu viel Beachtung geschenkt. Das MRT übertreibt, gerade an der HWS!

Fazit

Bei der HWS-Diagnostik haben Anamnese und Befund einen wesentlich höheren Stellenwert als die Befunde in den bildgebenden Verfahren.

9.7 Klassifikation der Zervikalsyndrome

9.7.1 Einleitung

Der übergeordnete Begriff Zervikalsyndrom bezeichnet ganz allgemein HWS-Beschwerden auf degenerativer Basis, welche nicht durch Tumoren, Entzündungen oder Fehlbildungen hervorgerufen werden. Bleiben die Beschwerden auf die HWS-Region beschränkt, so spricht man vom *lokalen Zervikalsyndrom* und analog zum Kreuzschmerz vom *Nackenschmerz*. Das lokale Zervikalsyndrom (Nackenschmerz) wird wiederum unterteilt in einen einfachen und einen komplizierten Nackenschmerz. Einfache Nackenschmerzen bilden sich rasch wieder zurück, bei komplizierten Nackenschmerzen besteht die Gefahr der Chronifizierung (gelbe Flagge) (▶ Tab. 9.1).

Tab. 9.1 Klassifikation degenerativer HWS-Erkrankungen (Zervikalsyndrom) (aus Krämer in Wirth/Zichner 2004).

Nackenschmerz (lokales Zervikalsyndrom)		Nacken-Arm-Schmerz (zervikobrachiales Syndrom)		Nacken-Kopf-Schmerz (zervikozephales Syndrom)	Alarmierende Symptome (rote Flagge)
einfach	kompliziert	einfach	kompliziert		
		proximale Ausstrahlung	distale Ausstrahlung	Kopfschmerz	zervikale Myelopathie
mechanisch ausgelöst	gelbe Flagge (psychosoziale Faktoren)	mechanisch ausgelöst	gelbe Flagge	Schwindelerscheinungen	Gangstörungen
	bewegungsabhängig	bewegungsabhängig	Paresen	Hör-, Seh- u. Schluckstörungen	Paralysen
mäßiger Leidensdruck	Nachtschlaf gestört	mäßiger Leidensdruck	Nachtschlaf gestört		Anamnese mit Trauma, Tumor, Entzündung
kurz dauernd (<6 Tage)	>1 Woche	kurz dauernd (<6 Tage)			Krankheitsgefühl
20–60 Tage	<20 Jahre	20–60 Jahre			Gewichtsverlust
	>60 Jahre				Laborveränderungen

Einfache Nackenschmerzen sind mechanisch, z. B. durch eine unbedachte plötzliche Bewegung ausgelöst, treten aber auch spontan, z. B. bei Unterkühlung der Nackenregion auf. Charakteristisch ist die Bewegungsabhängigkeit der Schmerzen bei mäßigem Leidensdruck und kurzer Dauer mit Spontanremission innerhalb von 3–6 Tagen. Kompliziert wird der Nackenschmerz bei einer Korrelation mit psychosozialen Faktoren (gelbe Flagge), stärkeren Schmerzen, die den Nachtschlaf stören und bei einer Dauer von mehr als 1 Woche. Wiederholt auftretenden Nackenschmerzen bei Jugendlichen und bei älteren Menschen ist besondere Beachtung zu schenken.

Gleiches gilt für das zervikobrachiale Syndrom, wenn die Schmerzen von der HWS-Region in die Schulter und in den Arm ausstrahlen, gleichwohl ob es sich um radikuläre oder um pseudoradikuläre Syndrome handelt. Auch hier unterscheidet man einfache Nacken-Arm-Schmerzen mit proximaler Ausstrahlung, mäßigem Leidensdruck und kurzer Dauer von komplizierten, in der Regel radikulären Syndromen mit Ausstrahlung bis zur Hand, ggf. Paresen.

Das zervikozephale Syndrom bezeichnet alle von der Halswirbelsäule ausgehenden Nacken-Kopf-Schmerzen, ggf. einhergehend mit Schwindelerscheinungen, Hör-, Seh- und Schluckstörungen. Nacken-Kopf-Schmerzen treten vielfach im Zusammenhang mit der Beschleunigungsverletzung der Halswirbelsäule auf (s. Kap. 17).

Alarmierende Symptome (rote Flagge) ergeben sich bei Hinweisen auf eine zervikale Myelopathie mit Gangstörungen und Paralysen und bei Symptomen, die auf einen Tumor, Entzündungen und Folge von Fehlbildungen hinweisen (s. Kap. 9.6.7).

9.7.2 Lokales Zervikalsyndrom

Ätiologie und Symptome

Definition

Unter einem lokalen Zervikalsyndromversteht man alle klinischen Erscheinungen, welche direkt oder indirekt von degenerativen und funktionellen Störungen zervikaler Bewegungssegmente ausgehen und in ihrer Symptomatik auf die Halsregion beschränkt bleiben.

Es handelt sich um Beschwerdebilder, die allein durch positionsabhängige Schulter-Nacken-Schmerzen, Muskelverspannungen und Bewegungseinschränkungen der HWS charakterisiert sind.

M!

Leitsymptome des lokalen Zervikalsyndromes

- positionsabhängige Schulter-Nacken-Schmerzen
- Bewegungseinschränkung der HWS
- Verspannungen der Nacken-Schultergürtel-Muskulatur

Ausgangspunkt der Beschwerden sind degenerative und posttraumatische Veränderungen der zervikalen Bewegungssegmente mit **mechanischer Irritation** des hinteren Längsbandes, der Wirbelgelenkkapseln und des Wirbelperiostes. Es sind vorwiegend sensible Fasern der Rr. meningeus und dorsalis betroffen. Je nach Intensität und Dauer der Beschwerden unterscheidet man akute und chronische Krankheitsbilder. Die von den Wirbelgelenkkapseln ausgehenden Beschwerden werden analog zur Lendenwirbelsäule als **zervikales Facettensyndrom** bezeichnet, sofern sie sich z. B. durch lokale Injektion identifizieren lassen. Lokale Zervikalsyndrome sind unter den bandscheibenbedingten Beschwerden der HWS am häufigsten. Eine genaue statistische Erfassung ist nicht möglich, weil die meisten Patienten wegen der Geringfügigkeit der Beschwerden nicht zum Arzt gehen. Die Schmerzen verschwinden zudem oft von selbst und zeigen eine gute Ansprechbarkeit auf bewährte Hausmittel wie Wärmeanwendungen aller Art.

Im Vordergrund eines lokalen Zervikalsyndromes steht die **Tonuserhöhung der Schulter-Nacken-Muskulatur**, die als unangenehm und schmerzhaft empfunden wird. Diese Muskeln werden von den Rr. dorsales der zervikalen Spinalnerven versorgt. Eine genaue segmentale Einordnung der Symptome wie bei der Reizung des R. ventralis ist jedoch nicht möglich, da jeder einzelne Muskel von dorsalen Ästen mehrerer Segmente gleichzeitig versorgt wird. Die Symptome eines lokalen Zervikalsyndromes können akut einsetzen, etwa durch eine abrupte Drehbewegung des Kopfes, oder auch schleichend ohne besondere Ursachen. Häufig werden Unterkühlung und Zuglufteinwirkung in der Anamnese angegeben. Längeres Sitzen in vornüber geneigter Haltung mit kyphotischer Einstellung der HWS, wie z. B. bei Schreibmaschinenschreiben, Lesen oder Schreibtischarbeit, wirkt auch oft schmerzauslösend. Hier kommen allerdings diskogene Beschwerden und Muskelinsuffizienzerscheinungen zusammen.

Bei der Untersuchung kann der Patient seine Schmerzausgangspunkte ziemlich genau lokalisieren. Sie liegen im Versorgungsgebiet der Rr. dorsales *am oberen Trapeziusrand* vom Okziput bis zum Akromioklavikulargelenk, wenn die kranialen Segmente der HWS betroffen sind.

> **Merke**
> Bei einer Irritation der unteren zervikalen Bewegungssegmente werden Schmerzen zwischen den Schulterblättern angegeben.

Druckempfindlich sind dann die Mm. rhomboidei, levator scapulae, subscapularis.

Neben den typischen Schmerzpunkten findet sich ein mehr oder weniger ausgeprägter Hartspann der gesamten Schulter-Nacken-Muskulatur mit Bewegungseinschränkung der HWS. Die Schmerzen können über die Schulter in das dorsolaterale Schmerzfeld des Oberarmes ausstrahlen. Da die Beschwerden nur proximale Armabschnitte betreffen und sich segmental nicht einordnen lassen, werden sie auch als pseudoradikuläre Brachialgie bezeichnet. Bei der Diskographie bzw. beim Distensionstest (s. ▶ Abb. 9.39) lassen sich häufig solche Schmerzausstrahlungen auslösen.

Eine Sonderform des lokalen Zervikalsyndromes stellt die **Okzipitalisneuralgie** dar. Es handelt sich um ein lokales Geschehen in der Nacken-Hinterhaupt-Region mit Irritation des N. occipitalis major, der in der Höhe der Protuberantia occipitalis externa unter die Haut zieht und dort als schmerzempfindlicher Druckpunkt nachweisbar ist. Dort finden sich auch die Druckpunkte bei Insertionstendinosen des oberen Trapeziusansatzes. Lokale zervikale Bandscheibensyndrome zeigen einen chronisch-rezidivierenden Verlauf. Beschwerdefreie Intervalle, die manchmal monate- oder jahrelang anhalten, wechseln mit stärksten Krankheitserscheinungen ab. Die Patienten kennen oft „ihre" schmerzauslösenden Momente (Unterkühlung, Haltungskonstanz in ungünstiger Position) und versuchen, diese zu vermeiden.

Differenzialdiagnose

Geschwülste und Entzündungen können, je nach Sitz und Ausdehnung, klinische Erscheinungsformen eines lokalen Zervikalsyndromes hervorrufen. Neben den relativ seltenen primären Tumoren im Halsabschnitt des Zentralnervensystems, wie Neurinomen der Spinalnervenwurzeln und spinalen Meningeomen, kommen an der HWS vor allem **Karzinommetastasen** vor. Der Primärtumor sitzt meistens in Bronchien, Mamma, Schilddrüse oder Niere. Hinweise für ein Tumorgeschehen ergeben sich aus dem schleichenden Beginn der Krankheitserscheinungen, Labor, Destruktionen in den Röntgenübersichtsaufnahmen und dem schlechten Allgemeinzustand (Gewichtsabnahme). Auch handelt es sich in der Regel um ältere Patienten. Die weiterführende Diagnostik erstreckt sich auf MRT, CT, Szintigraphie, weitere Laboruntersuchungen und vor allem auf die Suche nach dem Primärtumor.

Eine Entzündung (**Spondylitis**) macht sich durch eine Erhöhung der CRP und erhöhte Temperaturen bemerkbar. Die Erniedrigung des Zwischenwirbelabschnittes bei der Diszitis kann anfangs mit einer Chondrosis intervertebralis verwechselt werden. Die Halswirbelsäule ist beim Rheuma häufig in das Krankheitsgeschehen mit der rheumatischen Zervikalarthritis einbezogen.

Auch muss man bei allen Wirbelsäulenerkrankungen immer einen **Morbus Bechterew** ausschließen (Atembreite, Schober-Distanz). Wenn ausreichender Verdacht besteht, sind Röntgenaufnahmen der Kreuz-/Darmbeingelenke gerechtfertigt, auch ohne dass dort Beschwerden angegeben werden.

Beim **sternalen Syndrom** handelt es sich nach Brügger (1971) um Beschwerden, die vom Sternum bzw. Sternoklavikulargelenk ausgehen und zu reflektorischen Schmerzen der Muskulatur des Schultergürtels und des Nackens führen. Sternale Überlastungsschmerzen treten vorwiegend nach längerem Sitzen in vornübergeneigter Haltung auf, in der das Kopf- und Schultergürtelgewicht mittels Schlüsselbein und Rippen auf das Sternum übertragen wird. Von den Gefügestörungen der HWS müssen weiterhin die **Tendopathien** an den Dorn- und Querfortsätzen abgegrenzt werden. Bei der Untersuchung lassen sich hier isolierte Druckschmerzen mit Ausstrahlungen auslösen bzw. durch Anspannung der Muskulatur verstärken. Durch probatorische Infiltration mit einem Lokalanästhetikum lässt sich die Diagnose sichern.

9.7.3 Akuter Schiefhals (Tortikollis)

Ätiologie und Symptome

> **Definition**
> Der akute Schiefhals (Tortikollis) stellt eine Sonderform des lokalen Zervikalsyndromes dar, bei der Fehlhaltung und Bewegungseinschränkung der HWS im Vordergrund stehen.

Er kommt in erster Linie bei Kindern und Jugendlichen vor und ist eine *Frühform diskogener Erkrankungen der HWS*. Über die Ursachen herrscht jedoch noch keine absolute Klarheit.

Da ein akuter Schiefhals vorwiegend bei Jugendlichen und jüngeren Erwachsenen auftritt, ist er offensichtlich an eine bestimmte biomechanische Situation im Bewegungssegment gebunden, die man nur in diesem Lebensalter findet. Dazu gehört das Auftreten von Horizontalspalten und eine außerordentliche Mobilität des zentral gelegenen Bandscheibengewebes bei bereits nachlassender Widerstandskraft des Anulus fibrosus. Intradiskale Massenverschiebungen führen, ähnlich wie bei einer akuten Lumbago, zur Irritation der sensiblen Fasern des R. meningeus im hinteren Längsband. Muskuläre und arthrogene Symptome sind sekundär. Durch die reflektorische entlastende Schiefhaltung stellen sich die Wirbelgelenkfacetten in eine extreme Position ein. Zur Aufrecht-

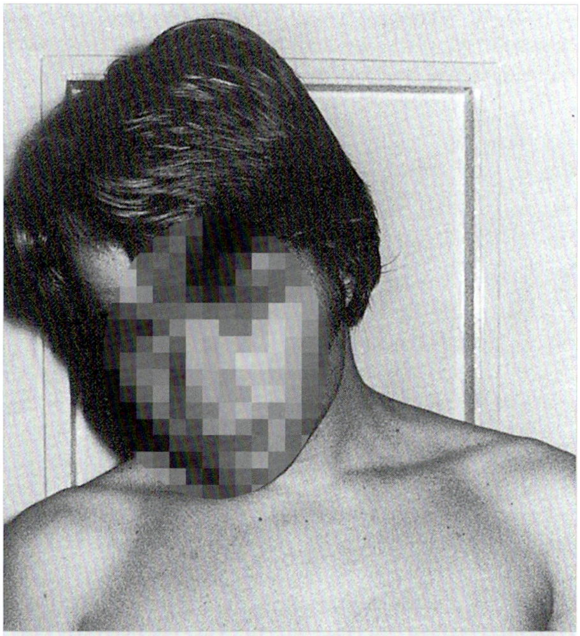

Abb. 9.17 Akuter Schiefhals. Neben der Seitneigung und der Rotation besteht eine deutliche Vorneigung.

erhaltung dieser Stellung ist eine Dauerkontraktur der Schulter-Nacken-Muskeln erforderlich.

Anamnestisch finden sich uncharakteristische Angaben. Mitunter sind bei Kindern Drehbewegungen der HWS unter Belastung vorausgegangen, wie sie z. B. beim Herumtoben (Kopfstand) häufig vorkommen.

Manchmal entwickelt sich ein akuter Schiefhals morgens beim Aufstehen, wenn der Patient verdreht im Bett gelegen hat; oft ist die Anamnese leer.

Bei der Inspektion imponiert eine **groteske Schiefstellung des Kopfes** (▶ Abb. 9.17).

Palpatorisch findet sich eine einseitig betonte Anspannung der Schulter-Nacken-Muskulatur. Mit dem Schiefhals wird, vergleichbar mit der ischiatischen Fehlhaltung, reflektorisch eine Schonhaltung eingenommen, die eine Weiterverlagerung der intradiskalen Massenverschiebungen verhindern und den Druck auf die Nervenfasern reduzieren soll. Alle übrigen Bewegungsausschläge, insbesondere zur Mittelstellung und gegenüberliegenden Seite hin, sind fast vollständig aufgehoben. Die HWS ist aus der Fehlhaltung heraus nur geringgradig und als kompakte Einheit bewegbar. Schmerzen sind, vor allem bei Kindern und Jugendlichen, kaum vorhanden. Neurologische Ausfallerscheinungen fehlen. Das Röntgenbild, das wegen der Fehlhaltung oft schwer zu interpretieren ist, zeigt keinen pathologischen Befund.

Entscheidende **diagnostische Hinweise** ergeben sich aus plötzlichem Beginn, fixierter Fehlhaltung des Kopfes und Besserung der Symptome durch Extension in Richtung Schonhaltung.

M!

Leitsymptome beim akuten Schiefhals

- plötzlicher Beginn
- fixierte Fehlhaltung
- Besserung unter Traktion

Unter der Therapie kommt es rasch zur Beseitigung der Fehlhaltung. Beim Erwachsenen kann sich aus der intradiskalen Massenverschiebung ein zervikaler Diskusprolaps entwickeln, der dann mit radikulären oder medullären Symptomen einhergeht.

M!

Merke

Der akute Schiefhals ist vor allem bei Kindern und Jugendlichen durch seinen stets gutartigen Verlauf gekennzeichnet.

Differenzialdiagnose

Wenn sich ein Trauma in der Anamnese findet, müssen in erster Linie **Knochenverletzungen** und **Subluxationen** der HWS ausgeschlossen werden. Dem dienen a.-p. und seitliche Übersichtsaufnahme der HWS, eine Spezialaufnahme des Dens bei geöffnetem Mund und in Zweifelsfällen eine CT.

Allmählich entstehende permanente Schiefhaltungen des Kopfes, wie beim muskulären, ossären oder okulären Schiefhals, bereiten im Allgemeinen keine differenzialdiagnostischen Schwierigkeiten. Sie gehen auch mit einer Gesichtsasymmetrie einher. Eine plötzlich einsetzende Schiefstellung des Kopfes wie beim Tortikollis kann auch andere Ursachen haben. Der Begriff ist auch ungenau und bezeichnet lediglich ein Symptom. Die Verdrehung des Kopfes kann als **Torticollis spasticus** infolge tonisch-klonischer Krämpfe der Mm. sternocleidomastoidei und der tiefen Halsmuskeln meistens als extrapyramidale Hyperkinese im Zusammenhang mit einer Encephalitis epidemica auftreten. Hinter dem sog. psychogenen Schiefhals steckt häufig ein bandscheibenbedingtes Syndrom. Früher wurde der bandscheibenbedingte Schiefhals vielfach als psychogen bezeichnet, da man die Ursache nicht kannte und objektivierbare klinische Symptome fehlten.

9.7.4 Zervikobrachiales Syndrom

[ ]

Definition

Unter einem zervikobrachialen Syndrom versteht man ein Zervikalsyndrom, welches mit Ausstrahlungen in den Arm einhergeht.

Bandscheibenbedingte Brachialgien gehen von den Bewegungssegmenten C 5–C 7 aus. Man bezeichnete sie deswegen früher auch als „unteres Zervikalsyndrom". Charakteristisch für das zervikobrachiale Syndrom sind von der HWS ausstrahlende Schmerzen und Sensibilitätsstörungen der oberen Extremität, die sich mehr oder weniger klar segmental einordnen lassen. Daneben bestehen meistens die Symptome eines lokalen Zervikalsyndromes. Unter Segment versteht man in diesem Zusammenhang das Einflussgebiet des R. ventralis des Spinalnervs. Bei seiner Reizung können sich Erscheinungen sowohl im betreffenden Dermatom als auch im Myotom mit Muskelinnervationsstörungen ergeben. Deswegen könnte man das zervikobrachiale Syndrom auch als R.-ventralis-Syndrom bezeichnen.

Die **Topik** der Myotome und der Dermatome weicht an vielen Stellen stark voneinander ab. Besonders auffällig ist die Verschiebung bei den zervikalen Wurzeln. Große Teile der am oberen Rumpf befindlichen Muskeln gehören ausschließlich zervikalen Myotomen an und sind beim zervikalen Syndrom mehr oder weniger mit betroffen. Dazu gehören: M. rhomboideus, Mm. supra- und infraspinatus, M. deltoideus, M. serratus anterior und M. latissimus dorsi. Die häufig vom Patienten geklagten Schmerzen zwischen den Schulterblättern gehen von den Rr. dorsales der unteren zervikalen Bewegungssegmente aus.

Unsere Reihenuntersuchungen von Patienten mit zervikobrachialen Syndromen, die sich in ambulanter fachorthopädischer Behandlung befanden, zeigten, dass objektivierbare neurologische Symptome nur in 43 % der Fälle nachzuweisen sind.

Je nachdem, welcher Teil des ventralen Astes stärker betroffen ist, entstehen Schmerzen, Sensibilitätsstörungen oder motorische Ausfälle. In der Initialphase handelt es sich noch um eine Mischsymptomatik mit Nackenschmerzen und Fehlhaltung.

> M!
> **Merke**
> Im Vordergrund stehen Schmerzausstrahlungen entlang dem Dermatomstreifen, die mitunter in diesem Bereich auch von Sensibilitätsstörungen begleitet sind.

Nachweisbare *hyperästhetische Zonen* finden sich nur in einem kleinen Teil der Fälle und stellen sich erst bei länger dauernder bzw. massiver Kompression ein. Ob es im Zusammenhang mit einer diskogenen Wurzelsymptomatik auch zu einer dermatombezogenen gesteigerten Empfindlichkeit, insbesondere für Berührungsreize (Hyperästhesie), kommen kann, ist fraglich. Aus der Praxis kennt man jedenfalls einige Patienten mit diskogenem Wurzelreizsyndrom, die eine Überempfindlichkeit der betroffenen Hautareale angeben.

> M!
> **Merke**
> Bei einem zervikobrachialen Syndrom empfinden die Patienten häufig ein Gefühl der Spannung und Schwellung in der Hand, ohne dass diese Zustände objektivierbar sind.

Es findet sich allenfalls eine Akrozyanose mit feuchten, kalten Händen, die auf eine Beteiligung sympathischer Elemente hinweist. Im Rahmen eines zervikobrachialen Syndromes kann auch eine Bewegungseinschränkung der Schulter entstehen, die nicht mit der Periarthropathia humeroscapularis (Subakromialsyndrom) verwechselt werden darf.

Ein ursächlicher Zusammenhang der Periarthropathia humeroscapularis (Subakromialsyndrom) und der Epicondylitis radialis humeri mit dem Zervikalsyndrom besteht trotz eines scheinbar häufigen gemeinsamen Vorkommens nicht, denn diese Krankheitsgeschehen stellen lokale degenerative Prozesse in der Rotatorenmanschette bzw. im Ansatz der Sehne des M. extensor carpi radialis dar. Es handelt sich hier um eigenständige Krankheiten. Eine zervikale Schultersteife kommt auf grundsätzlich andere Weise zustande: Schultergürtel und Schultergelenk sind in die Fehlhaltung beim Zervikalsyndrom miteinbezogen. Die Schulter der erkrankten Seite steht immer etwas höher. Der Kranke bemüht sich, die Schulter so wenig wie möglich zu bewegen und hält den Arm in der entlastenden Adduktionsstellung. Wenn dies bei einer chronischen Zervikobrachialgie längere Zeit geschieht, entsteht – ähnlich wie im zu lange getragenen Desault-Verband – eine Schultersteife.

Muskelatrophien sind beim zervikobrachialen Syndrom selten und können manchmal scheinbar isoliert auftreten. In der Anamnese findet sich dann, wenigstens zu Beginn, ein in den Arm ausstrahlender Schmerz.

> M!
> **Merke**
> Das zervikobrachiale Syndrom wird durch einen (weichen) Diskusprolaps oder durch eine (harte) knöcherne Konstriktion am Processus uncinatus hervorgerufen.

Beide unterscheiden sich durch Symptomatik und Verlauf (▸ Tab. 9.2). Gemeinsam ist die dermatombezogene Zervikobrachialgie.

Tab. 9.2 Unterschiedliche Symptomatik bei weicher und harter Wurzelkompression im Bereich der HWS.

	Zervikobrachialgie durch Diskusprotrusion (weiche Vorwölbung)	Zervikobrachialgie durch unkovertebrale Osteophyten (harte Vorwölbung)
Alter	30–45	50–65
Beginn	plötzlich	allmählich
Führendes Symptom	Fehlhaltung	Brachialgie
Röntgen	Streckstellung	unkovertebrale Osteophyten
Verlauf	akut	chronisch
Therapeutische Ansprechbarkeit auf konservative Mittel	gut	schlecht

9.7.5 Brachialgie durch weiche Diskusprotrusion

Zervikale Diskusprotrusionen oder -prolapse mit der sog. „weichen" Nervenwurzelkompression sind im Vergleich zum lumbalen Bandscheibenvorfall selten.

Die zervikale Diskusprotrusion liegt dorsolateral und führt zu einer Wurzelkompression mit Schmerzen, Fehlhaltung und neurologischen Ausfällen. Sie ist auf Verlagerungen von Bandscheibengewebe zurückzuführen, die über das Niveau des Anulus fibrosus hinausgehen und diesen unter Umständen sogar perforieren. In diesen Fällen handelt es sich dann um einen der seltenen *zervikalen Diskusprolapse.* Quellkraft und Verlagerungstendenz des Bandscheibengewebes sind nur bei Jugendlichen und jungen Erwachsenen vorhanden. Deswegen treten zervikale Diskusprotrusionen und -prolapse viel früher auf als Kompressionssyndrome durch unkovertebrale Osteophyten. Prädilektionsalter für die zervikale Diskusprotrusion bzw. den -prolaps ist das 30.–45. Lebensjahr.

> **Merke**
>
> Die Symptome setzen akut ein und sind neben der dermatombezogenen Brachialgie vor allem durch eine starke Fehlhaltung des Kopfes gekennzeichnet, die immer mit einer kyphotischen Einstellung der HWS einhergeht.

Motorische Störungen und Muskelatrophien treten erst später auf. Durch Husten und Niesen wird der Schmerz verstärkt. Im Röntgenbild ist, bis auf eine Streckstellung der HWS oberhalb der lädierten Bandscheibe (Güntz-Zeichen), kein pathologischer Befund zu erheben. Unkovertebrale Veränderungen fehlen, da es sich meistens um jüngere Patienten handelt. Auf Kontrollaufnahmen sieht man eventuell später eine Sinterung der betroffenen Bandscheibe (▶ Abb. 9.18).

Spondylose und Osteochondrose stellen sich evtl. erst nach Jahren als Dokument der durchgemachten Bandscheibenlockerung ein. Der zervikale Diskusprolaps lässt sich auch im Myelogramm, CT und MRT darstellen. Diese Untersuchungen sollten aber erst dann durchgeführt werden, wenn eine operative Behandlung infrage kommt.

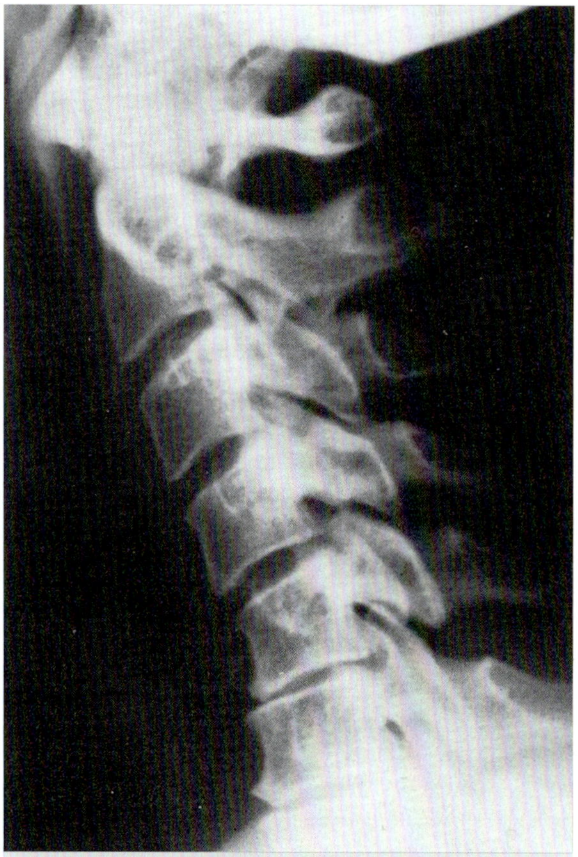

Abb. 9.18 Seitliche HWS-Aufnahme eines 34-jährigen Patienten 1 Jahr nach Diskusprolaps C 5/C 6. Der Bandscheibenraum ist bis auf einen schmalen Spalt zusammengesintert. Konservative Behandlung. Danach anhaltend beschwerdefrei.

9.7.6 Brachialgie durch Exostosen am Processus uncinatus

Wurzelreizerscheinungen, welche durch osteophytäre Reaktionen an den Processus uncinati verursacht werden, sind an der HWS wesentlich häufiger als prolaps- bzw. protrusionsbedingte Krankheitszustände. Die knöchernen Ausziehungen entstehen allmählich und erreichen gewöhnlich erst nach dem 50. Lebensjahr solche Ausmaße, dass sie die Nervenwurzeln bedrängen können. Wenn der Reserveraum im Foramen intervertebrale ausreicht und die altersbedingte Fibrosierung der Bandscheiben keine allzu großen Bewegungsexkursionen der HWS erlaubt, treten überhaupt keine Beschwerden auf.

> **Merke**
> Klinische Bedeutung erlangt die Kombination Segmentlockerung und unkovertebraler Osteophyt.

Die Facettengelenkspondylose und der zervikale Bandscheibenvorfall sind die häufigsten Ursachen zervikaler Radikulopathien (Caridi u. Mitarb. 2011). Hieraus ergibt sich auch der therapeutische Ansatz. Es genügt, eine dieser Komponenten auszuschalten, um Beschwerdebesserung zu erzielen.

Die Symptome eines zervikobrachialen Syndroms durch knöcherne Bedrängung der Nervenwurzel setzen allmählich ein und werden durch eine positionsabhängige, dermatombezogene Brachialgie bestimmt. Die Fehlhaltung und die übrigen Zeichen des lokalen Zervikalsyndromes sind nicht so stark ausgeprägt wie bei der „weichen" Protrusion. Charakteristisch ist der nächtliche Schmerz, der mit Ameisenkribbeln und Taubheitsgefühl im Dermatom einhergeht (**Brachialgia paraesthetica nocturna**). Im Röntgenbild sieht man auf den Schrägaufnahmen in das Lumen des Foramen intervertebrale ragende Ausziehungen an den Processus uncinati (▸ Abb. 9.14). Obwohl nur ein Segment einseitig klinisch in Erscheinung tritt, finden sich die unkovertebralen Veränderungen in gleicher Ausprägung oft doppelseitig und in mehreren Etagen, sodass zusätzliche Faktoren, wie z. B. die Segmentlockerung, als Krankheitsauslöser angenommen werden müssen.

Mitbestimmend für die Symptomatik ist außerdem die Wachstumsrichtung des Osteophyten. *Posterolateral wird die Nervenwurzel, lateral die A. vertebralis bedrängt* (s. ▸ Abb. 9.10). Kombinationssyndrome sind häufig.

Im ersteren Fall stehen radikuläre, im letzteren neurovaskuläre Symptome als zervikozephales Syndrom im Vordergrund (▸ Tab. 9.2).

Häufig treten Brachialgien und Zirkulationsstörungen der A. vertebralis gemeinsam auf.

Zervikobrachialgien durch unkovertebrale Osteophyten zeigen einen chronisch-rezidivierenden Verlauf. Durch äußere Einwirkungen (Schleudertrauma), Haltungskonstanz in ungünstiger Stellung (Schreibtischarbeit, Fernsehen) kann das Syndrom aktualisiert werden. Beschwerdefreie Intervalle, die oft monate- oder jahrelang anhalten, wechseln mit Phasen stärkster Schmerzen ab.

> **Zusatzinfo**
> Erst mit zunehmender Verfestigung der Bewegungssegmente im Alter, wenn der Zusatzfaktor Lockerung wegfällt, lassen die Beschwerden nach, obwohl die knöchernen Ausziehungen an den Processus uncinati unverändert bestehen oder sich sogar noch vergrößern.

9.7.7 Segmentale Syndrome

Anatomische Beziehungen und Segmentidentifikation

▸ **Anatomische Beziehungen.** Man versteht unter Segment einmal den Zwischenwirbelabschnitt (Bewegungssegment) und zum anderen den Spinalnerv mit seinem Versorgungsgebiet. Das Bewegungssegment wird nach seinen beiden benachbarten Wirbeln benannt, die Spinalnervenwurzelpaare nach dem Rückenmarksegment. Es gibt 7 Halswirbel und 8 zervikale Rückenmarksegmente. Infolge Wachstumsverschiebung liegen Bewegungs- und Rückenmarksegmente nicht immer auf gleicher Höhe (▸ Abb. 9.19). Die von kranial nach kaudal zunehmende Verschiebung ist bereits in den unteren zervikalen Segmenten deutlich. Auf die Dornfortsätze bezogen, liegen die Rückenmarksegmente im unteren Halsbereich einen Wirbel höher. Die Spinalnervenwurzeln von C 4 an abwärts verlaufen nach kaudal und lateral absteigend zu ihrer Austrittstelle durch das Foramen intervertebrale. Segmentale Syndrome werden nach der betroffenen Spinalnervenwurzel bezeichnet. Die Zahl kennzeichnet dabei gleichzeitig den unteren Wirbelkörper des lädierten Bewegungssegmentes. Bei einem C 6-Syndrom ist z. B. die Bandscheibe C 5/6, beim C 7-Syndrom die Bandscheibe C 6/7 betroffen. Die Wurzel C 8 tritt durch das Foramen intervertebrale C 7 / Th 1.

> **Merke**
> Wegen ihrer großen Häufigkeit sind die Syndrome der unteren zervikalen Spinalnervenwurzeln am bedeutungsvollsten.

Eine genaue **Identifikation des betroffenen Segmentes** ist für die lokale Therapie bei der dorsalen Nervenwurzelblockade sowie bei der Operation wichtig. Mit der Diskographie bzw. dem Distensionstest und den zahlreichen operativen Eingriffen beim Zervikalsyndrom war es in

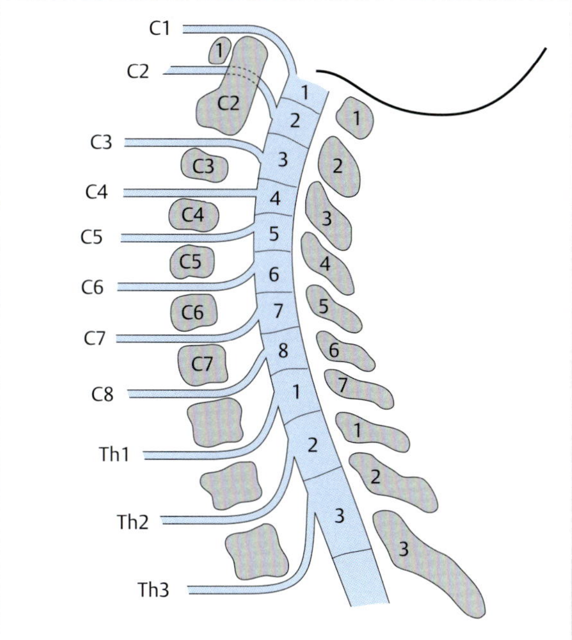

Abb. 9.19 Bewegungssegmente, Rückenmarksegmente und Spinalnervenwurzeln an der HWS.

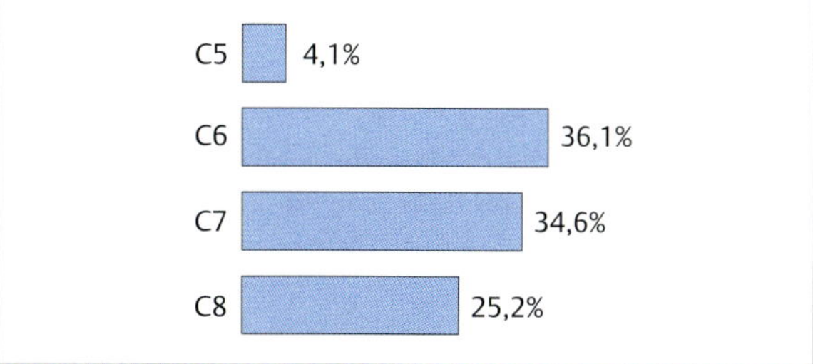

Abb. 9.20 Verteilung der monoradikulären zervikobrachialen Syndrome.

den letzten Jahren möglich, rein empirisch die Kenntnisse vom Versorgungsbereich der einzelnen Spinalnervenwurzeln zu ermitteln. Die zervikal bedingten Wurzelreizsyndrome treten meistens monoradikulär auf. Überschneidungen und Mischsymptome können sich bei Anastomosen unter den Spinalnerven, die zum Teil schon innerhalb des Durasackes stattfinden (Marzo u. Simmons 1987, Nobuhiro et al. 2002), und bei gleichzeitiger Irritation zweier oder mehrerer Nervenwurzeln ergeben. In unserem Krankengut (Brux 1994, Knepel 1977) waren 28,4 % der zervikobrachialen Syndrome polyradikulär oder aufgrund ihrer Mischsymptomatik segmental nicht genau einzuordnen.

Die Verteilung der monoradikulären Syndrome geht aus ▶ Abb. 9.20 hervor. Am häufigsten waren die Wurzeln C 6, C 7 und C 8 betroffen. Bei den ambulant behandelten Patienten erfolgte die Identifikation in erster Linie anhand klinischer Kriterien. Nur in Ausnahmefällen – wenn eine Operation zur Diskussion stand – wurden ergänzende Untersuchungen wie Elektromyographie CT, MRT und Distensionstest durchgeführt.

Die Dermatome der Wurzelreizsyndrome mit Ausbreitung bis zur Hand zeigen im Ober- und Unterarmbereich Überschneidungen. Allen gemeinsam ist ein dorsolaterales Schmerzband und Parästhesiefeld an Schulter und Oberarm. Am Unterarm liegt das C 6-Syndrom mehr auf der radialen und das C 8-Syndrom mehr auf der ulnaren Streckseite; das C 7-Syndrom befindet sich dazwischen. Zuverlässiger ist die Verteilung an der Hand.

Wurzelreizsyndrome von C 3 (Bandscheibe C 2/3) und C 4 (Bandscheibe C 3/4) sind äußerst selten. Unter den zervikalen Diskussyndromen spielen sie nur eine untergeordnete Rolle. Läsionen beider Segmente verursachen Schmerzen und Parästhesien am Hals und im proximalen Schulterbereich. Kennmuskel ist das Zwerchfell. Reflexausfälle oder andere charakteristische Symptome sind nicht bekannt.

C 5-Syndrom

Das C 5-Syndrom ist mit 4,1 % relativ selten und bietet wenig typische Anhaltspunkte für die klinische Diagnostik. Laterales Schmerzfeld an der Schulter bis zum halben Oberarm und motorische sowie reflektorische Störungen des M. biceps brachii kommen auch beim C 6-Syndrom vor (▶ Tab. 9.3). Schmerzen und Sensibilitätsstörungen an Unterarm und Hand fehlen. Wegen der auf die Schulterregion beschränkten Schmerzen kann ein C 5-Syndrom auch mit der Periarthropathia humeroscapularis (Subakromialsyndrom) verwechselt werden (s. Kap. Differenzialdiagnose).

Tab. 9.3 Zervikale Wurzelreizsyndrome.

Nervenwurzel	Bandscheibe	Peripheres Dermatom	Kernmuskel	Reflexabschwächung
C 5	(C 4/C 5)		Deltoideus	Bizeps
C 6	(C 5/C 6)	Daumen, Teil Zeigefinger	Bizeps Brachioradialis	Bizeps Radiusperiost
C 7	(C 6/C 7)	Zeige- und Mittelfinger, Teil Ringfinger	Daumenballen	Trizeps Trizeps
C 8	(C 7 / Th 1)	Kleinfinger, Teil Ringfinger	Kleinfingerballen Fingerbeuger Interossei	(Trizeps)

C 6-Syndrom

Von der Bandscheibe C 5/C 6 gehen mit 36,1 % die meisten monoradikulären Zervikobrachialsyndrome aus. Das C 6-Dermatom erstreckt sich über die Radialseite des Ober- und Unterarmes bis zum Daumenende. Teile des Zeigefingers können mitbetroffen sein. Die Abgrenzung ist jedoch nicht so exakt wie bei Läsionen peripherer Nerven. Mitunter strahlt der Schmerz nach vorn in den Thorax. Muskelinnervationsstörungen finden sich im M. biceps und M. brachioradialis. Der Bizepsreflex ist abgeschwächt oder erloschen (▶ Abb. 9.21).

Das Bewegungssegment C 5/C 6 ist häufig Ausgangspunkt eines Zervikalsyndromes. Wenn die klinische Untersuchung nicht genügend oder nur unsichere Anhaltspunkte für die Segmentlokalisation bietet und eine Operation (ventrale Fusion) in Erwägung gezogen wird, sollte man die Diskographie bzw. den Distensionstest zuerst bei C 5/C 6 durchführen. Die Bandscheibe C 5/C 6 ist bei der Diskuspunktion leicht von vorn zu erreichen.

C 7-Syndrom

Die C 7-Symptomatik steht mit 34,6 % in ihrer Häufigkeit an 2. Stelle. Ihr Dermatom zieht vom gemeinsamen dorsolateralen Schmerzfeld der Schulter und des Oberarmes entlang der mittleren Unterarmstreckseite zum 2. und 3., teilweise zum 4. Finger. Schmerzempfindungen und Parästhesien finden sich auch an der Volarseite der betroffenen Finger.

Als Kennmuskeln gelten M. triceps brachii, M. pronator teres und die Daumenballenmuskulatur, die sich aus den Mm. abductor pollicis brevis, opponens pollicis und flexor pollicis brevis zusammensetzt. Neben einer Minderung der groben Kraft bei der aktiven Unterarmstreckung im Ellenbogengelenk findet sich auch eine Schwäche oder Aufhebung des Trizepsreflexes (▶ Abb. 9.22). Auffallend und als einziges Symptom übrig bleibend ist häufig eine Atrophie des Daumenballens.

Die Zugehörigkeit der Daumenballenmuskulatur zur C 7-Wurzel wurde durch die Beobachtungen von Mumenthaler et al. (1998) sowie Lang (1991) bestätigt. Bei Querschnittläsionen im Segment C 8 fanden sie die Daumenballenmuskulatur intakt, während alle anderen kleinen Handmuskeln atrophisch waren. Querschnittgelähmte mit einer Läsion bei C 7 zeigten hingegen stets eine Atrophie aller kleinen Handmuskeln.

Auf der Daumenseite der Hand sind Dermatom (C 6) und Kennmuskel (C 7) voneinander getrennt.

C 8-Syndrom

Schmerzen und Parästhesien finden sich beim C 8-Syndrom, das 25,2 % aller monoradikulären Syndrome ausmacht, auf der Kleinfingerseite der Hand unter Einschluss des 4. und 5. Fingers. Im Bereich des Ober- und Unterarmes bestehen Überschneidungen mit dem C 7-Dermatom.

Motorische Störungen betreffen die Fingerbeuger, die Mm. interossei und vor allem die Muskeln des Kleinfingerballens (▶ Abb. 9.23). Hier liegen Dermatom und motorische Störungen auf einer Handseite. Die Atrophie des Hypothenars ist nicht so ausgeprägt wie die am Daumenballen beim C 7-Syndrom. Eine Abschwächung des Trizepsreflexes findet sich nicht so häufig und ausgeprägt wie beim C 7-Syndrom.

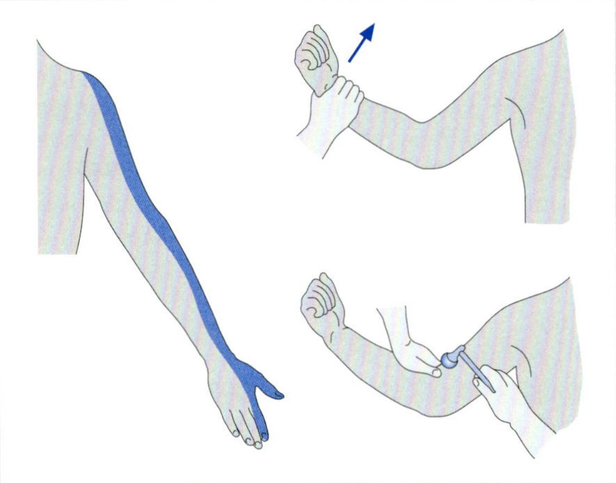

Abb. 9.21 Leitsymptome beim C 6-Syndrom.

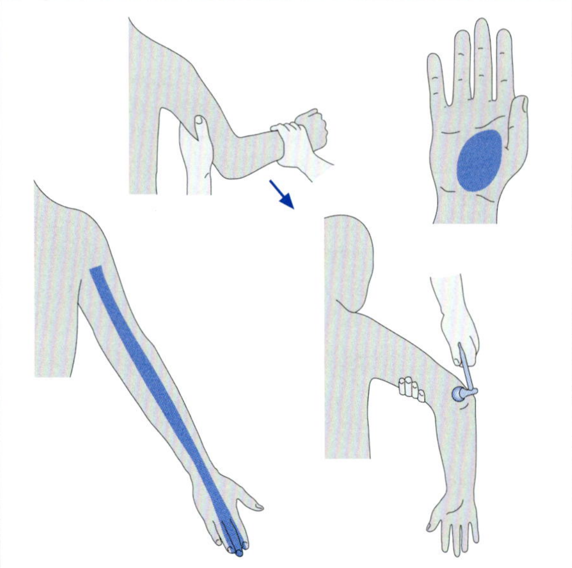

Abb. 9.22 Leitsymptome beim C 7-Syndrom.

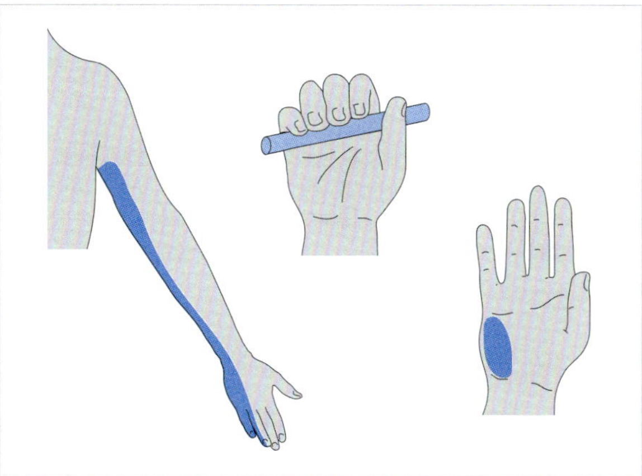

Abb. 9.23 Leitsymptome beim C 8-Syndrom.

Differenzialdiagnose

Dem zervikobrachialen Syndrom ähnliche Schmerzen und neurologische Störungen können auch bei anderen Erkrankungen auftreten. Verwechslungen ergeben sich immer wieder mit den Kompressionssyndromen des Plexus brachialis und der peripheren Armnerven. Während die bandscheibenbedingten Wurzelreizsyndrome oft mit heftigen Schmerzen einhergehen, entwickeln sich die Läsionen der peripheren Nerven häufig mit allmählich zunehmenden Defektsymptomen ohne besondere Schmerzen. Die **Schweißsekretion** ist beim zervikobrachialen Syndrom im Gegensatz zu den Läsionen peripherer Nerven in der Regel ungestört. In Zweifelsfällen helfen spezielle neurologische Untersuchungsmethoden wie das EMG und die Prüfung der Nervenleitgeschwindigkeit weiter.

Plexus brachialis und A. subclavia können in der Skalenuslücke durch eine Anomalie dieser Muskeln oder eine Halsrippe komprimiert werden (**Skalenussyndrom**). Auch eine Bedrängung des Gefäß-Nerven-Stranges zwischen Klavikula und 1. Rippe ist möglich (**Kostoklavikularsyndrom**). Neben der Brachialgie, die vorwiegend die ulnaren Bezirke von Unterarm und Hand betrifft, finden sich dann auch positionsabhängige Störungen der Blutzirkulation. Bei längerer Dauer entsprechen die neurologischen Ausfälle einer unteren Armplexusparese mit Befall der kleinen Handmuskeln. Nach Mumenthaler u. Mitarb. (1998) wird das Skalenussyndrom viel zu häufig diagnostiziert. Für die klinische Diagnose sollten immer objektive Untersuchungsbefunde gefordert werden. Dazu gehört z. B. das *Adson-Manöver*: Der Patient rekliniert die HWS unter tiefer Einatmung und rotiert den Kopf zur erkrankten Seite. Wenn hierbei der Radialispuls verschwindet, so spricht dies für eine relative Enge der Skalenuslücke. Mitunter kann man an der Kompressionsstelle auch bei den verschiedenen Arm- und Kopfstellungen Stenosegeräusche auskultieren. Die Symptome eines kostoklavikulären Syndroms intensivieren sich, wenn man beim aufrecht stehenden Patienten die Schulter herunterdrückt.

Beim **Karpaltunnelsyndrom** wird der periphere Teil des N. medianus bei seinem Durchtritt unter dem Retinaculum flexorum (Lig. carpi transversum) im Karpaltunnel komprimiert. Als Ursache kommen rheumatische Entzündungen, Arthrosen oder anlagebedingte Einengungen des Karpaltunnels infrage. Die typische Symptomatik ist durch Schmerzen, Kribbelgefühle und Schwellungszustände gekennzeichnet, die sich durch Positionsänderung im Handgelenk beeinflussen lassen. Sensibilitätsstörungen finden sich am 1.–3., zum Teil auch am 4. Finger. Das EMG ist typisch. Die Schmerzen gehen aber oft über das eigentliche Ausbreitungsgebiet des N. medianus hinaus und werden auch proximal von der Druckstelle gefunden. Im weiteren Verlauf eines Karpaltunnelsyndromes können sich eine Abduktionsschwäche des Daumens sowie Atrophie der lateralen Thenarpartie (M. abductor pollicis brevis) entwickeln. Durch Injektion eines Lokalanästhetikums mit Cortison in den Karpaltunnel kann man die Beschwerden vorübergehend beseitigen und damit gleichzeitig auch die Diagnose sichern. Zervikalbedingte Beschwerden in der Hand kann man auf diese Weise nicht beeinflussen. In gleicher Weise lassen sich auch **andere Läsionen peripherer Nerven** wie z. B. das *Ulnariskompressionssyndrom* von zervikalen Wurzelsyndromen differenzieren.

Da beim Zervikalsyndrom auch die Schulter durch ausstrahlende Schmerzen in das Krankheitsgeschehen miteinbezogen ist (man spricht von Schulter-Nacken-Beschwerden), müssen die **eigentlichen Schultererkrankungen** differenzialdiagnostisch ausgeschlossen werden. Hier kommen in erster Linie die regressiven Veränderungen im subakromialen Nebengelenk infrage, die das Krankheitsbild einer Periarthropathia humeroscapularis hervorrufen. Primär von der Schulter ausgehende Beschwerden, die meistens auf Läsionen der Supra- und Infraspinatussehne zurückzuführen sind, bezeichnet man auch als Supra- bzw. Infraspinatussehnensyndrom bzw. als Subakromialsyndrom. In ▶ Tab. 9.4 sind die entsprechenden Leitsymptome des Zervikalsyndromes und der Periarthropathia humeroscapularis gegenübergestellt. Wie bereits beschrieben kann sich eine Periarthropathia humeroscapularis auch im Rahmen eines Zervikalsyndromes entwickeln und so verselbständigen, dass sie schließlich das Krankheitsgeschehen bestimmt. Bewegungseinschränkungen der HWS, Verspannungen der Nackenmuskulatur und Schultersteife treten dann parallel auf und müssen gleichzeitig behandelt werden.

Tab. 9.4 Differenzialdiagnose beim Zervikalsyndrom und Subakromialsyndrom (Periarthritis humeroscapularis)

Zervikalsyndrom	Subakromialsyndrom (Periarthritis humeroscapularis)
1. Leitsymptom: neuralgischer Schmerz. Den Wurzelsegmenten folgende Nacken-Schulter-Arm-Schmerzen. Ruheschmerzen, die bei Beanspruchung kaum zunehmen. Bei Traktion am Kopf Abnahme des Schmerzes (Glisson-Test).	1. Leitsymptom: isolierter Schulterschmerz. In Ruhe nur geringe Beschwerden. Starke, auf Schultergelenk und Oberarm beschränkte Schmerzen bei unkontrollierten Bewegungen. Selten Ausstrahlungen bis in die Hand.
2. Leitsymptom: schlafstörende nächtliche Schmerzattacken.	2. Keine tageszeitlichen Schmerzunterschiede. Nachts nur Schmerzen, wenn der Patient auf der kranken Schulter liegt.
3. Leitsymptom: periphere segmentäre Symptomatik (Hyp- und Parästhesien, Abschwächung von Sehnenreflexen).	3. Fehlende neurologische Symptomatik.
4. Eventuell erhebliche Einschränkung der passiven und aktiven Schultergelenkbeweglichkeit.	4. Leitsymptom: Abduktionsphänomen. Besonders schmerzhaft: Abduktion und Innenrotation. Wesentlich geringere Beschwerden bei Abduktion und Außenrotation. Passive Beweglichkeit stärker als aktive. Pos. Impingementzeichen.
5. Druckdolenz des zum Segment gehörenden Dornfortsatzes und der Nackenmuskeln der kranken Seite (Myogelosen).	5. Druckdolenz im Schulterbereich (Tuberculum majus oder minus, Sulcus intertubercularis, Zentrum des M. deltoideus).
6. Nicht selten auffällige psychische und vegetative Labilität des Gesamtorganismus.	6. Keine auffälligen psychischen und vegetativen Störungen.

Beim **Pancoast-Syndrom** gehen Schmerzen und Parästhesien am Arm mit einem Horner-Syndrom und einer quadrantenförmig angeordneten Anhidrose einher. Meistens liegt diesem Syndrom ein Lungenspitzentumor zugrunde, der zuerst die der Pleurakuppel am nächsten liegenden medialen Faszikel des Plexus brachialis in Mitleidenschaft zieht. Das dadurch entstehende Schmerzbild kann leicht mit einem C 7- oder C 8-Syndrom verwechselt werden.

Ein **Zoster** kann sich ausnahmsweise auch einmal an einem Halssegment manifestieren und heftige Zervikobrachialgien hervorrufen. Er bleibt so lange unerkannt und wird als Bandscheibensyndrom behandelt, bis sich die typischen Hauterscheinungen zeigen. Im Allgemeinen sollten Anamnese, Labor und klinischer Befund zur Diagnose einer Zosterradikulitis oder *Radikulitis nach Zeckenbiss* ausreichen.

Die **Insertionstendopathien** des Armes wie die Epicondylitis radialis et ulnaris humeri, die Styloiditis radii et ulnae u. a. erkennt man am typischen lokalen Druckschmerz. Der Spontanschmerz lässt sich durch Anspannen der am betreffenden Knochen inserierenden Muskeln auslösen. So intensiviert sich z. B. durch Dorsalextension im Handgelenk gegen Widerstand der Schmerz bei der Epicondylitis lateralis humeri. Durch probatorische Lokalanästhesie lässt sich die Diagnose sicherstellen.

Hartnäckige segmentale Symptome können in seltenen Fällen auch von einem **Wurzelneurinom** herrühren. Dieses zeigt in Form der Sanduhrgeschwulst eine typische Erweiterung des betroffenen Foramen intervertebrale.

9.7.8 Zervikozephales Syndrom

Definition

Unter einem zervikozephalen Syndrom versteht man ein Zervikalsyndrom, welches mit Kopfschmerzen, Schwindelattacken, mitunter auch mit Hör-, Seh- und Schluckstörungen einhergeht.

Synonyme: zervikogener Kopfschmerz, Nacken-Kopfschmerz.

Geschichte

Barré beschrieb 1926 ein Syndrom, bestehend aus Schwindelerscheinungen und Hörstörungen, das er auf eine Irritation des hinteren Halssympathikus durch Veränderungen der HWS zurückführte (Barré 1926). Er nannte es „Syndrome sympathique cervical posterieur“. Bärtschi-Rochaix (1949) beschrieb in seiner Monographie über die „Migraine cervicale“ die Bedeutung der Processus uncinati bei der Entstehung von Kopfschmerzen und Schwindelerscheinungen. Kuhlendahl (1953) wies auf die missverständliche Deutungsmöglichkeit des Terminus „Migraine cervicale“ hin und führte den Begriff zervikozephales Syndrom ein. Er machte auch auf die Bedeutung der A. vertebralis aufmerksam.

Beiträge zum zervikogenen Kopfschmerz finden sich bei Clark et al. (2005), Hesselbarth (2005), Hülse (2005), Hugger et al. (2006).

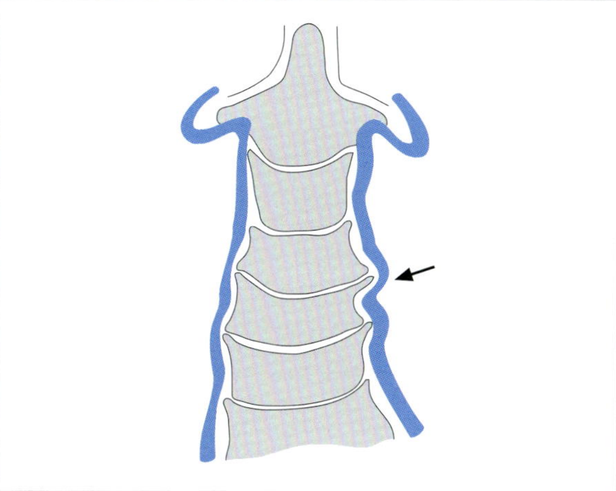

Abb. 9.24 Bedrängung der A. vertebralis durch seitliche Ausziehungen der Processus uncinati.

Ätiologie und Pathogenese

Das zervikozephale Syndrom wird durch eine Bedrängung der A. vertebralis und des Halssympathikus im Bereich der HWS verursacht. Als Störfaktoren kommen Fehlstellungen der Gelenke am Kopf-Hals-Übergang, Achsenabweichungen der HWS, Verschiebung der Wirbel gegeneinander und Einengung des A.-vertebralis-Kanales durch laterale knöcherne Ausziehungen an den Processus uncinati C4–C7 infrage (▶ Abb. 9.24). Meistens handelt es sich um eine Kombination von Ursachen.

Wie bereits beschrieben, besteht eine enge topographische Beziehung zwischen A. vertebralis, Halssympathikus und Unkovertebralregion.

> **Merke**
>
> Form- und Funktionsanomalien in diesem Wetterwinkel des zervikalen Bewegungssegmentes stellen den gemeinsamen Störfaktor für die Entstehung von lokalen, segmental-neurologischen und zerebralen Krankheitserscheinungen dar.

Neben den Symptomen des lokalen Zervikalsyndromes können deswegen auch vaskulär bedingte und neurovegetative Krankheitserscheinungen bestehen. Wenn diese das Krankheitsgeschehen bestimmen, spricht man vom zervikozephalen Syndrom. Auch hier gibt es noch weitere Unterteilungen, je nachdem, ob anfallartige Kopfschmerzen (Migraine cervicale), Schluckbeschwerden (pharyngoösophageales Zervikalsyndrom), Schwindelattacken, Flimmerskotome oder Ohrensausen im Vordergrund stehen. Allen gemeinsam ist die Positionsabhängigkeit der Beschwerden.

Die Durchströmungsverhältnisse der A. vertebralis sind schon unter normalen Bedingungen von der Kopfhaltung abhängig. Eine deutliche Strombahnverengung ergibt sich z. B. bei Reklination und Rotation der HWS. Wenn der Reserveraum im knöchernen Kanal der A. vertebralis ohnehin schon durch degenerative Exostosen eingeengt ist, können bei solchen an sich physiologischen Bewegungsabläufen Krankheitserscheinungen auftreten. Wie unsere Durchflussmessungen gezeigt haben, sind die Durchblutungsverhältnisse der A. vertebralis bei leichter Flexion der Halswirbelsäule am günstigsten (s. ▶ Abb. 9.5).

Klinische Symptome

In ▶ Abb. 9.25 sind die Symptome beim zervikozephalen Syndrom ihrer Häufigkeit nach zusammengestellt.

Die Patienten wurden uns zum Teil konsiliarisch aus anderen Polikliniken (HNO, Innere, Augenklinik) überwiesen. Bei allen Patienten bestanden mehr oder weniger ausgeprägte Symptome eines lokalen Zervikalsyndromes oder einer Zervikobrachialgie. Meistens war es nur eine endgradige Bewegungseinschränkung oder das Ansprechen der orthopädischen Therapie (Extension, Halskrawatte), die auf eine zervikale Genese der enzephalen Krankheitserscheinungen hinwiesen. Nach Ausschluss anderer Ursachen wurde schließlich in allen Fällen die Diagnose zervikozephales Syndrom gestellt, die sich durch Verlaufskontrollen bestätigen ließ. Entsprechend den Beobachtungen von Terrache (1984), Jung u. Mitarb. (1974) sowie Evers u. Schilgen (2006) klagten auch unsere Patienten vor allem über Kopfschmerzen und Schwindelerscheinungen. Nach genauerem Befragen gaben aber auch einige Hör-, Seh- und Schluckstörungen an.

Nach den Kriterien der Cervicogenic Headache International Study Group muss die Diagnose des zervikogenen Kopfschmerzes folgende Merkmale aufweisen (Hesselbarth 2005):

- Provokation typischer Kopfschmerzen durch Kopfbewegung,
- Beibehaltung schmerzlindernder Kopfhaltungen,
- deutliche Schmerzminderung oder Schmerzfreiheit nach diagnostischer Blockade.

Kopfschmerzen

Im Rahmen der zervikozephalen Symptomatik kann es zum Auftreten des zervikogenen Kopfschmerzes kommen. Dieser ist unter Code 11.2.1 Kopfschmerz bei Erkrankungen der Halswirbelsäule durch das Komitee der International Headache Society definiert (Greiner-Perth 1999).

Führendes Symptom beim zervikozephalen Syndrom sind Kopfschmerzen, die anfallsweise in Abhängigkeit von der Kopfhaltung auftreten bzw. sich verstärken. Die Erscheinungsformen zervikaler Kopfschmerzen sind unterschiedlich. Neben den migräneartigen halbseitigen Kopfschmerzen mit Ausstrahlung bis zur Stirn gibt es den beidseitigen, allerdings seitenbetonten neuralgischen Nacken-Hinterkopf-Schmerz.

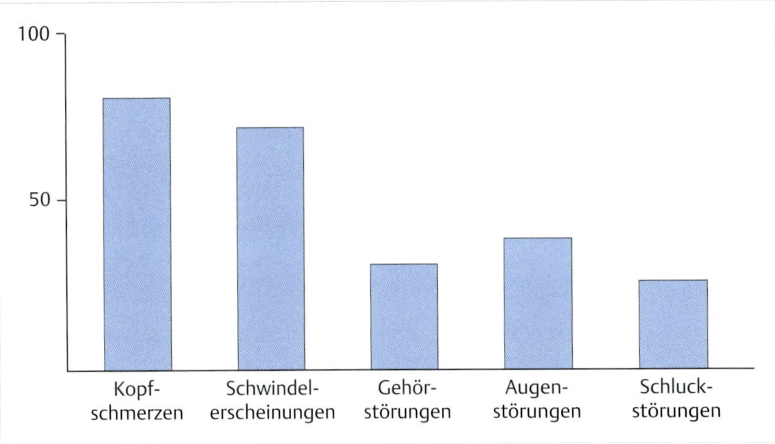

Abb. 9.25 Häufigkeit der einzelnen Symptome beim zervikozephalen Syndrom in Prozent.

Charakteristika zervikaler Kopfschmerzen

- Seitenbetonung
- Positionsabhängigkeit
- anfallsweises kurzfristiges Auftreten
- gleichzeitig bestehende Symptome eines lokalen Zervikalsyndromes

Die Kopfschmerzen sind gelegentlich mit Schwindelerscheinungen, subjektiven Sehstörungen und teilweise objektivierbaren Symptomen des N. vestibularis cochlearis sowie des Vestibularapparates verbunden.

Merke

Durch bestimmte Kopfbewegungen lassen sich zervikale Kopfschmerzen auslösen, verschlimmern oder auch kupieren.

Deswegen beherrscht die manuelle Medizin hier vielfach die Therapie.

Die Diagnosesicherung eines zervikal bedingten Kopfschmerzes erfolgt nach Ausschluss anderer Kopfschmerzursachen durch probatorische Behandlung mit einer Halskrawatte und paravertebralen Blockaden.

Eine Sonderform zervikal bedingter Kopfschmerzen ist der sog. Schulkopfschmerz (Gutmann u. Biedermann 1984): Er wird durch starke Kopfanteflexion bei Übermüdung in späten Schulstunden hervorgerufen. Die Ursache soll in einer Insuffizienz des Lig. transversum atlantis liegen.

Schwindelattacken

▸ **Ätiologie.** Gleichgewichtsstörungen und Schwindelgefühle treten beim zervikozephalen Syndrom ebenfalls in Abhängigkeit von bestimmten Kopfhaltungen auf: Bei Rotation der HWS entsteht ein Drehschwindel, der meistens nur wenige Sekunden bis Minuten anhält. Oft ruft nur die Kopfdrehung nach einer bestimmten Seite den Drehschwindel hervor, häufig auch die Hyperextension. Viele Patienten geben an, dass die Schwindelattacken bei allen plötzlichen Kopfbewegungen, vor allem beim raschen Nachobenschauen, auftreten. Ohnmachtsanfälle mit längerer Bewusstlosigkeit kommen nicht vor. Schwindelattacken zervikaler Genese können auch vom Propriozeptorenfeld der Kopfgelenke verursacht werden (Tilscher 1983, Terrache 1984, Hülse 1983, 2005).

Charakteristika zervikaler Schwindelattacken

- Auslösung durch Hyperextension und Rotation der HWS
- kurzfristige Dauer
- schwer objektivierbar
- gleichzeitig bestehende Symptome eines lokalen Zervikalsyndromes

Der Zervikalnystagmus (CN) stellt das Kernstück aller **diagnostischen Maßnahmen** bei zervikalen Gleichgewichtsstörungen dar (Boenninghaus 1984, Hülse 2005). Als Zervikalnystagmus wird der Nystagmus bezeichnet, der bei feststehendem Kopf, d. h. unbewegten Labyrinthen, allein durch die Drehung des Halses hervorgerufen wird. Die Untersuchung erfolgt im dunklen Raum. Der Untersucher hält den Kopf des Patienten konstant mit beiden Händen, während ein weiterer Untersucher den Pendelstuhl nach jeder Seite um 60° dreht, woraus eine reine Rotation der HWS bei unbewegten Labyrinthen resultiert. Da Kopfschmerzen und Gleichgewichtsstörungen sowohl vom Propriozeptorenfeld der Kopfgelenke als auch von einer A.-vertebralis-Insuffizienz herrühren können, gibt es einen propriozeptiven Zervikalnystagmus, der sofort auftritt, und einen vaskulären Zervikalnystagmus, der verzögert einsetzt mit einer Latenzzeit bis zu 50 Sekunden (Hülse 1983, 2005).

Hör-, Seh- und Schluckstörungen

Fast ⅓ aller Patienten mit einem zervikozephalen Syndrom klagt über **Ohrensausen** (Tinnitus), das immer einseitig auftritt. Die meisten haben auch eine Beeinträchtigung ihres Gehörs. Das tieftönige Ohrensausen tritt wie alle Symptome des zervikozephalen Syndromes anfallsweise auf. Auch **Ohrenschmerzen** können im Zusammenhang mit einem Zervikalsyndrom entstehen (zervikale Otalgie). Der Schmerz wird dabei von einer Neuralgie der aus C2 und C3 stammenden Haut und Weichteile retroaurikulär versorgenden Nn. occipitalis minor sowie auricularis magnus fortgeleitet. Charakteristisch ist auch hier wieder die Positionsabhängigkeit.

> **Merke**
> M!
> Ohrensausen, Schwerhörigkeit und Ohrenschmerzen werden durch bestimmte Kopfhaltungen ausgelöst oder intensiviert, was bei Gehörstörungen anderer Genese nicht der Fall ist.

Neben den bis in die Orbita ausstrahlenden Kopfschmerzen gibt es beim zervikozephalen Syndrom auch regelrechte **Sehstörungen**. Es handelt sich hier in erster Linie um kurz dauernde Flimmerskotome, nebelhaftes Sehen und Sehstörungen, die im Zusammenhang mit den Schwindelerscheinungen auftreten. Die Patienten geben ein kurzfristiges Schwarzwerden vor den Augen an. Ernsthafte und nachhaltige Sehbeeinträchtigungen kommen jedoch beim Zervikalsyndrom nicht vor. Mit der erfolgreichen Behandlung des Zervikalsyndromes verschwinden auch die Störungen.

Bei degenerativen Veränderungen an der HWS können auch **Schluckstörungen** vorkommen. Diese haben verschiedene Ursachen: Mächtige spondylotische Ausziehungen an den Vorderkanten der HWS verursachen mitunter eine mechanische Bedrängung des Ösophagus, die sich im seitlichen Röntgenbild durch Breischluck objektivieren lässt. Mechanisch bedingt sind auch die Schluckstörungen nach der ventralen Fusionsoperation oder bei HWS-Verletzungen. Mit der Resorption des Hämatoms und dem Abklingen des periösophagealen Ödems verschwinden die Beschwerden spontan.

Daneben gibt es aber auch noch Schluckstörungen auf nervaler Basis. Die Patienten klagen über Dysphagie, Globusgefühl und Missempfindungen im Pharynx.

Diese Zustände sind auf eine mechanische Bedrängung des Halssympathikus und der A. vertebralis zurückzuführen. Es bestehen Verbindungen zwischen dem oberen sympathischen Zervikalganglion, über den N. jugularis mit dem Ganglion inferius des N. glossopharyngeus sowie von dorsalen Zweigen mit dem N. hypoglossus.

▸ **Verlauf.** Zervikozephale Syndrome zeigen den gleichen Verlauf wie lokale oder brachiale Zervikalsyndrome: Schwerste Krankheitszustände wechseln mit Phasen relativer Beschwerdearmut oder Beschwerdefreiheit ab. Mit fortschreitender Fibrosierung und Verklammerung der Bewegungssegmente im höheren Lebensalter tritt eine Bewegungseinschränkung der HWS ein, die extreme Kopfbewegungen unmöglich macht. Die Prognose kann man deswegen als gut bezeichnen.

Differenzialdiagnose beim CCS

Kopfschmerzen, Schwindelerscheinungen sowie Hör-, Seh- und Schluckstörungen werden seltener durch Veränderungen an der HWS als durch andere Krankheiten verursacht. Deswegen sind hier differenzialdiagnostische Erwägungen besonders wichtig. Meistens suchen die Patienten zunächst auch den für das betreffende Organ zuständigen Facharzt auf.

Kopfschmerzen kommen bei vielen Erkrankungen vor. Man sollte zunächst mit einfachen diagnostischen Mitteln häufige Kopfschmerzursachen wie *Bluthochdruck, Stoffwechselerkrankungen, Sehstörungen* u. ä. ausschließen.

> **Merke**
> M!
> Eine echte Migräne ist vom zervikozephalen Syndrom durch stundenlanges Anhalten der Schmerzen sowie durch typische Begleiterscheinungen wie lang dauernde Flimmerskotome, Übelkeit, Lichtscheu und Erbrechen zu unterscheiden.

Beiden gemeinsam ist das anfallsweise Auftreten seitenbetonter Kopfschmerzen. Zur Diagnose zervikal bedingter Kopfschmerzen muss man sich an die Kardinalsymptome (▸ Tab. 9.5) halten.

Tab. 9.5 Differenzialdiagnostische Gegenüberstellung von Migräne und zervikozephalem Syndrom.

Migräne	Zervikozephales Syndrom (Migraine cervicale)
tritt spontan auf	lässt sich durch bestimmte Kopfhaltungen auslösen
durch Haltungsänderung unbeeinflussbar	durch Haltungsänderung beeinflussbar
Schmerzen halten stundenlang an	kurzfristige Dauer (Positionsabhängigkeit)
Übelkeit, Erbrechen	kein Erbrechen
HWS frei beweglich	Bewegungseinschränkungen der HWS, Verspannung der Nackenmuskeln
Beschwerdebesserung durch Triptane	Beschwerdebesserung durch HWS-Extension, Halskrawatte

9

Tab. 9.6 Differenzialdiagnostische Gegenüberstellung des Ménière-Symptomenkomplexes und mènièriformer Zustandsbilder beim zervikozephalen Syndrom.

Morbus Ménière	Schwindelerscheinungen, Gehörstörungen und Nystagmus beim zervikozephalen Syndrom
tritt spontan auf	lässt sich durch bestimmte Kopfhaltungen auslösen
durch Haltungsänderungen unbeeinflussbar	durch Haltungsänderungen beeinflussbar
Beschwerden halten stundenlang an	kurzfristige Dauer (Positionsabhängigkeit)
Erbrechen	kein Erbrechen
HWS frei beweglich	Bewegungseinschränkung der HWS, Verspannungen der Nackenmuskeln
Beschwerdebesserung durch Infusion mit 20 %iger Glukoselösung und Dehydrieren	Beschwerdebesserung durch HWS-Extension, Halskrawatte

Eine klare Differenzierung ist erschwert, wenn Krankheitserscheinungen und Verlauf durch therapeutische Maßnahmen beeinflusst werden. So können z. B. auch beim zervikozephalen Syndrom Übelkeit und Erbrechen auftreten, wenn die Patienten zahlreiche und starke Schmerzmittel einnehmen. Bei der großen Häufigkeit bandscheibenbedingter Beschwerden kann ein Patient mit echter Migräne durchaus auch gleichzeitig ein Zervikalsyndrom haben. Verlaufskontrollen führen auch in solchen Fällen schließlich zur richtigen Diagnose.

Die meisten **Schwindelerscheinungen** sind kreislaufbedingt. Es herrschen Schwankschwindel, Benommenheit, Schwarzwerden und Flimmern vor den Augen vor. Ängstliches Vermeiden bestimmter Kopfbewegungen – wie es für die zervikal bedingten Schwindelerscheinungen typisch ist – tritt dabei nicht auf.

Bei Gleichgewichtsstörungen und Schwindelgefühlen muss man auch immer an einen *Morbus Ménière* denken. In der Tat besteht auch meistens eine gute Zusammenarbeit zwischen Orthopäden und HNO-Fachärzten bei der Abklärung solcher Beschwerdezustände. Der Ménière-Symptomenkomplex umfasst Schwindelerscheinungen mit Erbrechen und objektiv nachweisbarem Nystagmus, Innenohrschwerhörigkeit und Ohrensausen. Die Symptome treten plötzlich anfallsweise und ohne erkennbare äußere Einwirkungen auf. Als Ursache werden angioneurotische Spasmen im Bereich der Labyrinthgefäße und Drucksteigerungen im Innenohr diskutiert.

Ménièreartige Zustandsbilder sind beim zervikozephalen Syndrom nicht selten. Alle Symptome des Morbus Ménière können auch beim zervikozephalen Syndrom auftreten. Wichtige Unterscheidungsmerkmale beider Erkrankungen ergeben sich im Auftreten und Verlauf der Symptome sowie wiederum aus der therapeutischen Ansprechbarkeit (▸ Tab. 9.6) auf spezielle Behandlungsmittel. Die beim zervikozephalen Syndrom wirksamen Mittel wie axiale Traktion und Schanz-Verband sprechen beim Morbus Ménière nicht an. Hier helfen eher Infusion von hypertonischer Lösung und Dehydrierung.

M!

Merke

Zervikale Vestibularisstörungen unterscheiden sich von solchen anderer Genese durch Auslösbarkeit und Verstärkung des Nystagmus mit Bewegungsausschlägen der HWS in bestimmten Richtungen (vor allem Reklination).

Der HWS-Provokationsnystagmus tritt häufig erst nach einer Latenzzeit von mehr als 10 Sekunden auf. Hauptunterscheidungsmerkmale des **Kleinhirnbrückenwinkeltumors** gegenüber dem zervikozephalen Syndrom sind gleichmäßiger Dauerschwindel, Dauerohrgeräusche und Kleinhirnsymptome, die in dieser Form beim zervikozephalen Syndrom nicht vorkommen.

Bei der Differenzialdiagnose von **Hör-, Seh- und Schluckstörungen** gilt es vor allem, organspezifische Erkrankungen durch die betreffenden Fachkollegen ausschließen zu lassen, bevor man mit der Therapie beginnt.

Voraussetzung für die Anerkennung einer zervikal bedingten Hörstörung ist der reine Schallempfindungscharakter der Schwerhörigkeit.

Obwohl es wahrscheinlich doppelseitige symmetrische Hochtonverluste zervikaler Genese gar nicht so selten gibt, kann mit einiger Sicherheit nur bei einseitigen oder deutlich seitenbetonten Hochtonverlusten eine zervikale Ursache angenommen werden. Plötzlicher Beginn und Wechselcharakter der Hörstörungen sprechen ebenfalls für das zervikozephale Syndrom. Ein Zervikalsyndrom kommt relativ selten als Ursache von Krankheitserscheinungen im Hals-, Nasen-, Ohren- und Augengebiet infrage. Wichtige Hinweise für die Differenzialdiagnose ergeben sich immer wieder aus der Positionsabhängigkeit der Beschwerden und dem Ansprechen auf die Therapie, wobei man mit der Applikation einer Halskrawatte und einer schonenden Bindegewebemassage auch bei Erkrankungen anderer Genese keinen Schaden anrichten kann.

9.7.9 Zervikomedulläres Syndrom

Definition

Beim zervikomedullären Syndrom handelt es sich um Rückenmarksymptome, die von degenerativen Veränderungen der zervikalen Bewegungssegmente ausgehen.

Synonyme: zervikale Myelopathie, zervikale spondylotische Myelopathie, engl.: cervical myelopathy

Ätiologie und Pathogenese

Rückenmarkkompressionen aufgrund degenerativer Veränderungen an der Halswirbelsäule gehen meistens von den unteren zervikalen Bewegungssegmenten aus. Hier werden 2 Faktoren pathogenetisch wirksam:

- Ausgeprägte, raumfordernde spondylitische Ausziehungen und osteophytäre Reaktionen an den Processus uncinati finden sich vorwiegend in der mittleren und unteren Halswirbelsäule.
- Der Epiduralraum im unteren Abschnitt der Halswirbelsäule ist relativ eng mit wenig Reserveraum durch epidurales Fettgewebe.

Ähnlich wie bei der Spinalkanalstenose an der Lendenwirbelsäule kann ein stabiler asymptomatischer Zustand dekompensieren durch

- eine hinzukommende Bandscheibenprotrusion,
- aktivierte Arthrose der Wirbelgelenke,
- aseptisch-entzündliche Veränderungen der Weichteile in der Umgebung der Unkovertebralverbindungen,
- Trauma.

Nur wenige systemische Erkrankungen sind bekannt, die diese degenerativen Vorgänge begünstigen: spondyloepiphyseale Dysplasie, Mukopolysaccharidose und Ochronose (Ohwada 1996).

Symptome

Wenn Rückenmarksymptome durch einen akuten Bandscheibenvorfall der Halswirbelsäule hervorgerufen werden, treten die Kompressionserscheinungen relativ plötzlich auf. Auch findet sich in der Anamnese häufig ein Hinweis auf irgendeine traumatische Einwirkung auf die Halswirbelsäule. Im Gegensatz dazu zeigen die Rückenmarksymptome bei der zervikalen Spondylose einen schleichenden Beginn und Verlauf. Bei der zervikalen Myelopathie stehen nicht Schmerzen, sondern Funktionsstörungen im Vordergrund. Taubheitsgefühle an oberen und unteren Extremitäten sowie Gangstörungen sind Frühzeichen. Diese äußern sich dann in erster Linie mit pathologischen Reflexen (Pyramidenbahn) oder dissozierten Empfindungsstörungen (Querschnittsyndrome). Auch spastische Hemi- und Paraparesen kommen vor.

Beim Übergang ins chronische Stadium treten Gangstörungen mit Ataxien auf (Hohmann et al. 1985, Kretschmer 1989, Rubenthaler 2004, Houten u. Errico 2005). Nach Ohwada (1996) lässt sich die zervikale Myelopathie in verschiedene Formen unterteilen:

- spastische Tetraparese mit Symptomen der oberen und unteren Extremität,
- spastische Paraparese bei Kompression oberhalb C 6,
- spastische Tetraparese mit Parese des M. deltoideus,
- atrophische Form der myelopathischen Hand mit Beteiligung der langen Bahnen,
- zentrales Rückenmarksyndrom bei zervikaler Spondylose und Traumaanamnese.

Beim klinischen Verdacht auf eine zervikale Myelopathie sollte immer eine umfassende neurologische Untersuchung mit neurophysiologischer Diagnostik erfolgen, um die Ursache klarzustellen und den Verlauf der Erkrankung besser beurteilen zu können (Rubenthaler 2004).

Bildgebende Diagnostik, Röntgenaufnahmen der Halswirbelsäule zum Ausschluss destruierender Raumforderungen im Bereich des zervikalen Rückenmarkes stellen die ersten diagnostischen Maßnahmen dar. Aufschlussreich ist das MRT, das die früher übliche Myelographie weitgehend überflüssig macht (▶ Abb. 9.26)

Bemerkenswert ist die Beobachtung vieler Autoren, dass lokale Zervikalsyndrome, Zervikobrachialsyndrome und Zervikozephalsyndrome selten in eine zervikale Myelopathie münden (Ohwada 1996, Matsumoto et al. 2001, Houten u. Errico 2005, Zeidmann 2005).

Therapie

Leichte Fälle einer zervikalen Myelopathie ohne progrediente neurologische Symptomatik kann man durchaus erfolgreich behandeln, insbesondere, wenn die Dekompensation durch eine Bandscheibenprotrusion oder durch eine entzündliche Irritation und Aufquellung des Gewebes am Processus uncinatus oder in der Wirbelgelenkkapsel entstanden ist.

Lokal und systemisch antiphlogistische Maßnahmen und Beruhigung des Bewegungssegmentes durch entsprechende Verhaltensweise können den Zustand sogar rückläufig machen. Dazu gehören Krankengymnastik auf neurophysiologischer Basis, medikamentöse Schmerztherapie, physikalische Maßnahmen, vorübergehende Verordnung einer Zervikalstütze und lokale Infiltrationen mit Antiphlogistika und Lokalanästhetika.

Die fortschreitende Schädigung des Rückenmarkes durch entsprechende Kompression muss engmaschig kontrolliert und bei relevanten Befunden frühzeitig einer operativen Therapie zugeführt werden (Dvorak et al. 1990).

Einzige Möglichkeit zur Verhinderung des Fortschreitens der Rückenmarkschädigung ist die operative Dekompression. Die Dekompression erfolgt entweder von ventral durch Diskektomie, Abbau der spondylotischen Aus-

9

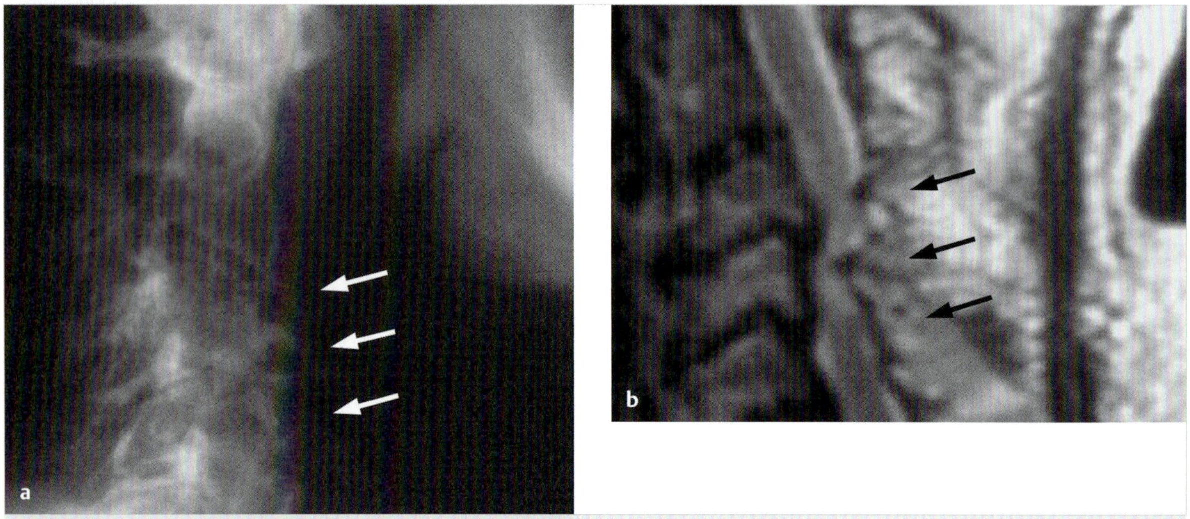

Abb. 9.26 Röntgenbild und MRT der HWS (aus Rubenthaler et al. in Wirth/Zichner 2004).
a Das Röntgenbild zeigt ausgeprägte degenerative Veränderungen der gesamten HWS.
b Das entsprechende MRT zeigt eine spinale Stenose der mittleren Halswirbelsäule mit konsekutiver Myelonaffektion.

ziehungen mit anschließender Fusion oder Bandscheibenersatz oder durch expansive Laminoplastik mit dorsaler Dekompression.

Die Indikation zur operativen Dekompression einer zervikalen Spinalkanalstenose aufgrund degenerativer Veränderungen sollte allein nach klinischen Kriterien erfolgen und nicht aufgrund der oft eindrucksvollen Befunde in den bildgebenden Verfahren.

9

9.7.10 Posttraumatisches Zervikalsyndrom

Definition

Definition
Das posttraumatische Zervikalsyndrom entsteht nach Verletzungen der Halswirbelsäule.

Unter Verletzung versteht man in diesem Zusammenhang reine Weichteilschäden nach einer Distorsion. Im Englischen ist der Begriff „Soft Tissue Neck Injury" gebräuchlich. Er soll nur für Nicht-Kontakt-Verletzungen (non contact injury) ohne Aufprall des Kopfes eingesetzt werden (Moorahrend 1993). Das posttraumatische Zervikalsyndrom unterscheidet sich von den übrigen auf degenerativer Basis entstandenen bandscheibenbedingten HWS-Erkrankungen nur hinsichtlich seiner Entstehungsweise und seines Krankheitsverlaufes. Krankheitserscheinungen und deren Therapie sind die gleichen.

Ätiologie und Pathogenese

Die Halswirbelsäule ist wegen ihrer biomechanisch ungünstigen Lage zwischen Kopf und Rumpf besonders verletzungsgefährdet. Wird eine der beiden Massen isoliert beschleunigt oder gebremst, so sind die Weichteile der HWS einschließlich der Zwischenwirbelabschnitte erheblichen Zug- und Druckspannungen ausgesetzt (▶ Abb. 9.27, ▶ Abb. 9.28). Solange die Bandscheiben und intervertebralen Bandverbindungen noch keine degenerativen Veränderungen aufweisen, sind sie durch ihre elastische Widerstandskraft größten Zug- und Druckspannungen gewachsen. Erhebliche Gewalteinwirkung, wie z. B. beim Extraktionsvorgang während der Geburt und beim Sport (Ringkampf), werden schadlos überstanden. Am häufigsten sind posttraumatische Zervikalsyndrome nach der Beschleunigungsverletzung der Halswirbelsäule (sog. Schleudertrauma).

Bei Verletzungen der HWS ergibt sich aufgrund der biomechanischen Beanspruchung ein bestimmtes Verteilungsmuster. Am häufigsten sind die Segmente C 4/C 5, C 5/C 6 sowie C 6/C 7 betroffen, die auch die meisten degenerativen Veränderungen aufweisen. Insofern ergibt sich ein Zusammenhang zwischen Verletzungsmuster und Schwere degenerativer Vorschädigungen.

Bei monosegmentären Spondylosen und Osteochondrosen kommt es unter der Gewalteinwirkung speziell in diesem Segment zu Zerreißungen mit Aufbruch der spondylotischen Brücke.

Wir haben bei unseren HWS-Präparaten immer wieder gesehen, dass degenerativ veränderte Zwischenwirbelabschnitte im Wesentlichen nur noch durch die äußeren Anteile des Anulus fibrosus und durch die Längsbänder zusammengehalten werden. Die zentralen Bandscheiben-

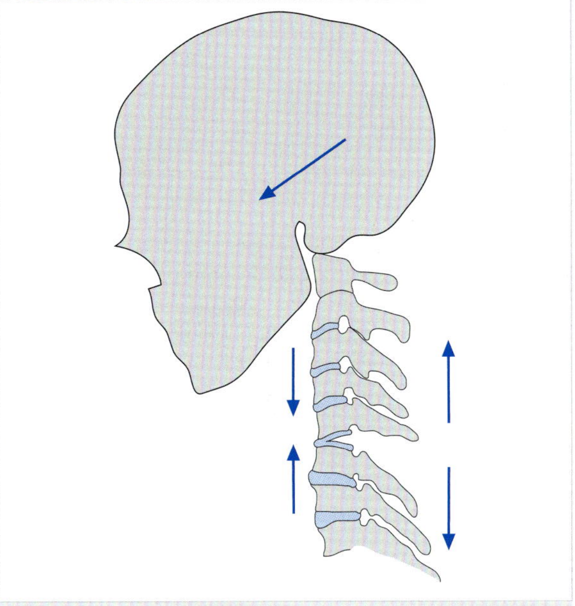

Abb. 9.27 Anteflexionstrauma der HWS mit ventraler Kompression und dorsaler Distraktion der mittleren und unteren zervikalen Bewegungssegmente.

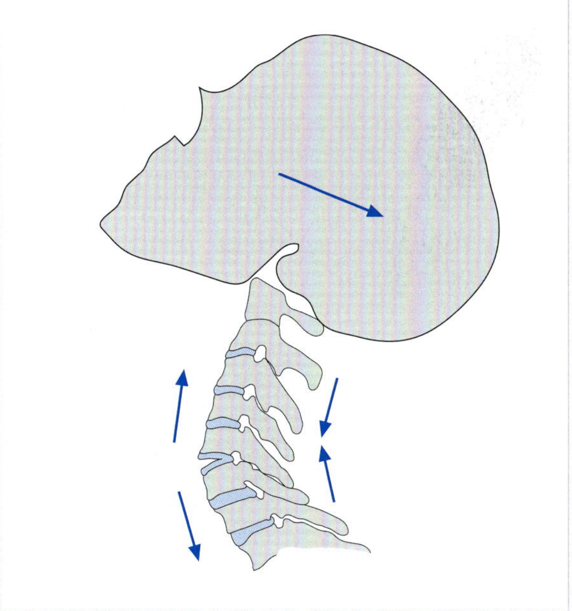

Abb. 9.28 Retroflexionstrauma (Hyperextensionstrauma) der HWS mit ventraler Distraktion und dorsaler Kompression der mittleren und unteren zervikalen Bewegungssegmente.

abschnitte sind bröcklig mürbe und lassen sich im Gegensatz zu jugendlichem Bandscheibengewebe mit der Pinzette leicht verschieben und aus dem Zusammenhang lösen.

Eine Distorsion oder Kontusion der Halswirbelsäule mit nachfolgendem Zervikalsyndrom kann auf verschiedene Weise zustande kommen. Beim Sport und Spiel, Ausstieg von Piloten im Schleudersitz, Sprung ins Wasser usw. sind vor allem immer auch Verletzungsmöglichkeiten für die HWS gegeben. Auch unsachgemäß ausgeführte Manipulationen an der HWS mit Hyperrotation stellen eine Distorsion dar und können ein posttraumatisches Zervikalsyndrom hervorrufen.

Klinik

Das nach einer Verletzung der Halswirbelsäule sich entwickelnde Zervikalsyndrom zeigt einen typischen Verlauf. Charakteristisch ist das beschwerdefreie Intervall zwischen der Verletzung und dem Auftreten der ersten Symptome. Diese bestehen bei einer einfachen Distorsion in Nacken-Hinterkopf-Schmerzen und in einer schmerzhaften Bewegungseinschränkung der Halswirbelsäule als Ausdruck eines **posttraumatischen lokalen Zervikalsyndromes.** Im Gegensatz zu den üblichen Formen des Zervikalsyndromes kommt es beim posttraumatischen Zervikalsyndrom innerhalb der ersten 2–3 Tage nach Einsetzen der Symptome zu einem Anschwellen der subjektiven Beschwerden, wie wir es auch von anderen Distorsionen, z. B. an den Extremitäten, her kennen. Entsprechend dem Schweregrad der Gewalteinwirkung und dem Ausmaß der Vorschädigung können auch andere Anteile des Bewegungssegmentes sowie benachbarte Organe in Mitleidenschaft gezogen werden. Je nachdem welche Strukturen betroffen sind, entwickelt sich ein zervikobrachial oder zervikozephal betonter Symptomenkomplex. Auch zervikomedulläre Syndrome mit Rückenmarkkompression sind möglich.

Eine Brachialgie als **posttraumatisches zervikobrachiales Syndrom** entsteht durch Wurzelirritation in der Unkovertebralgegend mit Veränderung der Lage zwischen degenerativ vergrößertem Processus uncinatus und Spinalnerv oder/und durch Zerrung an den Wurzeln, die in den Intervertebrallöchern relativ unbeweglich sind.

Ein **posttraumatisches zervikozephales Syndrom** tritt z. B. als hartnäckiger Hinterkopfschmerz mit Okzipitalneuralgien in Erscheinung. Die seitenbetonten Nackenkopfschmerzen halten oft mehrere Monate an, dauern aber selten länger als ein halbes Jahr. Das traumatisch entstandene zervikozephale Syndrom unterscheidet sich in seiner klinischen Symptomatik nicht vom rein degenerativen zervikozephalen Syndrom. Die Erscheinungen bilden sich mit zunehmender Stabilisierung des traumatisch gelockerten Bewegungssegmentes wieder zurück. Dauerschäden sind – abgesehen von gravierenden Verletzungen des Bewegungssegmentes – nicht zu erwarten.

Bei schweren, traumatisch bedingten Abknickungen der HWS kann auch das Rückenmark in Bedrängnis geraten. Es entsteht ein **posttraumatisches zervikomedulläres Syndrom.** Die zentrale Halsmarkläsion kommt durch einen Kneifzangenmechanismus bei der Retroflexion zustande: Das Rückenmark wird von dorsal her vom Wirbelbogen und Lig. flavum und von ventral durch die Wirbelkörperkanten komprimiert. Die medulläre Schädigung liegt überwiegend ventral, d. h. es sind Vorderhornzellen und innere Anteile der kortikospinalen Bahnen betroffen. Man findet demzufolge klinisch meist schlaffe Lähmungen an den oberen Extremitäten ohne oder mit nur geringer Beteiligung der unteren Extremitäten. Die häufig geklagten radikulären Brennschmerzen bei C 7–C 8 werden auf eine Hinterhorn- und mediale Teilschädigung der Hinterstränge bezogen.

Differenzialdiagnose

Wenn nach einem Unfallgeschehen Nacken-Hinterkopf-Schmerzen auftreten, können diese auch von einer **Commotio cerebri** herrühren. Abgesehen davon, dass eine Commotio cerebri ohne Bewegungseinschränkung der HWS und Verspannungen der Schulter-Nacken-Muskulatur einhergeht, setzen die Symptome beim Schädel-Hirn-Trauma ohne Intervall sofort ein. Bewusstlosigkeit, Erbrechen und retrograde Amnesie kommen bei einer reinen Verletzung der Halswirbelsäule nicht vor. Eine Kombination von Commotio cerebri und HWS-Verletzung findet sich besonders bei erheblicher Gewalteinwirkung. Hier stehen zunächst die Erscheinungen des Schädel-Hirn-Traumas im Vordergrund. Erst wenn diese abklingen und der Patient allmählich mobilisiert wird, kommen Schulter-Nacken-Schmerzen und Bewegungseinschränkung der HWS zum Tragen.

Bei einer posttraumatischen Brachialgie ergeben sich die gleichen differenzialdiagnostischen Überlegungen wie beim zervikobrachialen Syndrom. Darüber hinaus sind noch direkte **Verletzungen im Schulter-Arm-Bereich** auszuschließen. Zeigt die Schmerzlokalisation keine typisch segmentale Ausbreitung, so können auch äußerlich nicht sichtbare Muskel- und Bänderzerrungen zugrunde liegen.

9.8 Therapie der Zervikalsyndrome

9.8.1 Überblick über die verschiedenen Methoden

Trotz unterschiedlicher Entstehungsweise und Erscheinungsformen der zervikalen Bandscheibensyndrome wendet man bei ihnen immer wieder die gleichen therapeutischen Mittel an. Je nachdem, ob akute oder chronische Schmerzzustände vorliegen, ändert sich lediglich die Reihenfolge der einsetzenden Mittel.

Das Spektrum der Behandlungsmöglichkeiten ist bei bandscheibenbedingten Erkrankungen und speziell beim Zervikalsyndrom sehr groß. Es reicht von einfachen konservativen Mitteln wie Wärmeapplikation und Analgetika bis zu komplizierten Operationen.

> **Zusatzinfo**
> Wegen der vielschichtigen Symptomatik eines Zervikalsyndromes ist bei der Therapie auch eine gewisse Polypragmasie erlaubt.

Neben der **primären** mechanischen Komponente muss man auch **sekundäre** Krankheitserscheinungen wie Muskelverspannungen, Haltungsfehler und psychische Veränderungen behandeln.

Kausale und **symptomatische** Behandlungsmittel werden parallel eingesetzt. Wie bereits ausgeführt entstehen klinische Erscheinungen immer dann, wenn Deformierung und kurzfristige Stellungsänderungen bzw. Hypermobilität zusammentreffen. Eine kausale Therapie muss immer darauf ausgerichtet sein, eine dieser pathogenetischen Komponenten auszuschalten. Dazu dienen vor allem isometrische Muskelkräftigungsübungen, Halsstützen und Fusionsoperationen.

Wärme, Elektrotherapie, Massagen und Analgetika sollen die sekundären Erscheinungen beseitigen und den Circulus vitiosus Schmerz–Verspannung–Fehlhaltung–Schmerz unterbrechen. Vordergründig ist die Schmerzausschaltung, denn deswegen sucht der Patient den Arzt auf.

9.8.2 Konservative Therapie

Wärme

▶ **Wirkungsweise.** Wärmeapplikation in jeder Form stellt einen wesentlichen Bestandteil der Behandlung zervikaler Bandscheibensyndrome dar, besonders wenn es sich um akute Schmerzzustände handelt. Wärme wirkt durch Hyperämie und Lockerung der verspannten Schulter-Nacken-Muskeln. Auf reflektorischem Wege kommt auch ein ähnlicher Effekt in den entsprechenden Bewegungssegmenten zustande. Durch tief greifende Erwärmung werden die hier entzündlichen Vorgänge bei lokalisierten tendoperiostischen Reizzuständen – wie sie im Rahmen der Bandscheibendegeneration vorkommen – gedämpft. Gleichzeitig beeinflusst Wärme die Leitungsgeschwindigkeit der motorischen Nerven und die spinalmotorische Aktivität der α- und γ-Motoneurone, sodass es zur Entspannung schmerzhaft hypertoner Muskelpartien kommt.

▶ **Applikation.** Wärme kann auf verschiedene Weise appliziert werden. Sie wird entweder durch direkten Kontakt vom Wärmeträger auf den Patienten fortgeleitet oder man wendet sie indirekt als strahlende Wärme an.

Fango- und Moorpackungen sollen eine gute Tiefenwirkung entwickeln. Aber auch einfache Trockenapplikationen, wie Rotlicht und Heißluftkasten, haben sich in der Praxis bewährt. Für die Heimbehandlung als Sofortmaßnahme empfehlen sich Heizkissen, Wärmflasche oder ein

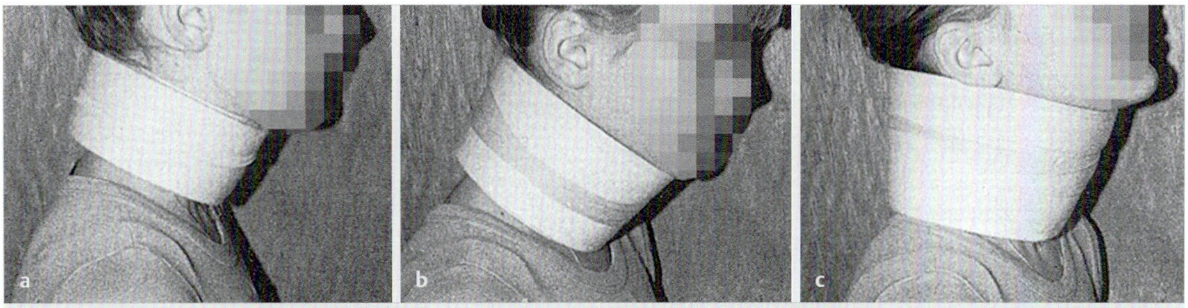

Abb. 9.29 Richtiger Sitz und Fehlermöglichkeiten bei rundum gleich hoher Halskrawatte.
a Halskrawatte zu schmal, Beugung und Streckung sind noch möglich.
b Richtiger Sitz der Halskrawatte.
c Halskrawatte zu breit, Reklination verursacht vermehrte Beschwerden.

heißes Bad. Mit einem dicken Wollschal kann man sich die körpereigene Wärme zunutze machen und die HWS in gewissem Umfang ruhig stellen. Direkt oder indirekt wärmeerzeugend wirken auch einige Strahlenqualitäten.

Halskrawatte

Die anatomischen Gegebenheiten im Schulter-Nacken-Bereich ermöglichen eine Abstützung und Fixierung der HWS ohne großen Aufwand. Mit dem Schanz-Watteverband oder ähnlich wirkenden Fertigprodukten stehen relativ einfache und preiswerte Mittel zur Verfügung. Beim **Anpassen** einer rundum gleich hohen Halskrawatte ist die richtige Breite des Verbandes wichtig. Eine zu groß gewählte Halskrawatte verstärkt die Beschwerden durch Hyperextension und eine zu kleine ist ineffektiv (▶ Abb. 9.29).

Da der Abstand zwischen Schultergürtel und Mandibula vorn geringer ist als hinten zwischen Hinterhaupt und Schultergürtel, kann durch eine sehr breite Halskrawatte der sog. Reklinationseffekt mit Hyperlordosierung der HWS auftreten. Diese Position wirkt oft beschwerdeauslösend. Die Patienten bevorzugen meistens eine leichte kyphotische Einstellung der HWS, weil hierbei die Foramina intervertebralia am weitesten sind und eine Druckentlastung der dorsalen Bandscheibenabschnitte sowie Nervenwurzeln gewährleistet ist. Mit einer richtig sitzenden Halskrawatte lassen sich gleichzeitig 3 therapeutische Wirkungen erzielen:

- Immobilisation,
- Wärme,
- Entlastung.

> **M!**
> **Merke**
> Mit der Fixierung der HWS durch eine Halskrawatte werden alle Bewegungen unterbunden, die zu wiederholten mechanischen Irritationen der gereizten Nervenwurzel oder der sensiblen Rezeptoren im hinteren Längsband führen.

Schmerzauslösende Kopfhaltungen ergeben sich unwillkürlich bei unbedachten Bewegungen oder im Schlaf. Deswegen ist das Tragen der Halskrawatte besonders nachts wichtig. Wenn man die HWS mit der Schulter-Nacken-Muskulatur bewusst in der richtigen Stellung fixiert, kann man die Halsstütze auch beim akuten Zervikalsyndrom vorübergehend, z. B. beim Duschen, weglassen. Bei einem posttraumatischen Zervikalsyndrom ist die Ruhigstellung der gezerrten und gerissenen Muskeln sowie der intervertebralen Bandverbindungen wesentlicher Bestandteil der Therapie. Die Halskrawatte sollte nur kurz (1–3 Tage) getragen werden.

Mit dem Schanz-Watteverband oder einer ähnlich wirkenden fertigen Halskrawatte erzielt man auch eine ausgezeichnete **Wärmewirkung**.

> **M!**
> **Merke**
> Die körpereigene Wärme wird durch den isolierten Verband im Schulter-Nacken-Bereich gestaut und entspannt dort die Muskeln.

Bei bandscheibenbedingten Beschwerden ist die Entlastung des lädierten Bewegungssegmentes von großer Bedeutung. Wie in Kap. 9.3 ausgeführt, sind die zervikalen Bandscheiben durch den relativ großen Kopf beim Menschen erheblichen Druckbelastungen ausgesetzt. Da mitstützende Organe oder Skelettteile, wie an der BWS oder

der LWS, fehlen, muss die HWS bei aufrechter Haltung den Kopf im labilen Gleichgewicht halten. Jede Haltungsänderung verlangt eine Ausbalancierung des Kopfes durch Tonusänderung der Schulter-Nacken-Muskeln.

Entlastung

Mit einer gut sitzenden Halskrawatte besteht die Möglichkeit, die schmerzhaft verspannte oder gezerrte Halsmuskulatur zu entlasten.

Ein Teil des Kopfgewichtes wird unter Umgehung der HWS über die Halsstütze zum Schultergürtel geleitet. Bei starken Beschwerden sollte zusätzlich Horizontallagerung (Bettruhe) zur Entlastung der Wirbelsäule eingenommen werden.

Man kann mit einer Halskrawatte auch eine gewisse **Extensionswirkung** auf die HWS ausüben. Bei symmetrischer Anspannung der ventralen Halsmuskeln werden die zervikalen Bewegungssegmente, vor allem in ihren dorsalen Anteilen, geringgradig auseinander gezogen (▶ Abb. 9.30). Dieser Effekt tritt jedes Mal ein, wenn der Patient versucht, den Kopf nach vorn zu neigen.

Nach längerer Immobilisation und passiver Abstützung der HWS muss man die teilinaktivierten Schulter-Nacken-Muskeln allmählich wieder an ihre eigentlichen Aufgaben heranführen. Bei den Patienten entstehen Unsicherheitsgefühle und unter Umständen schmerzhafte Muskelinsuffizienzerscheinungen, wenn man eine lange Zeit getragene Halsstütze gleich vollständig weglässt. Um den Übergang zu erleichtern, empfiehlt sich zunächst das stundenweise Weglassen der Halskrawatte; außerdem sollten isometrische Muskelkräftigungsübungen durchgeführt werden.

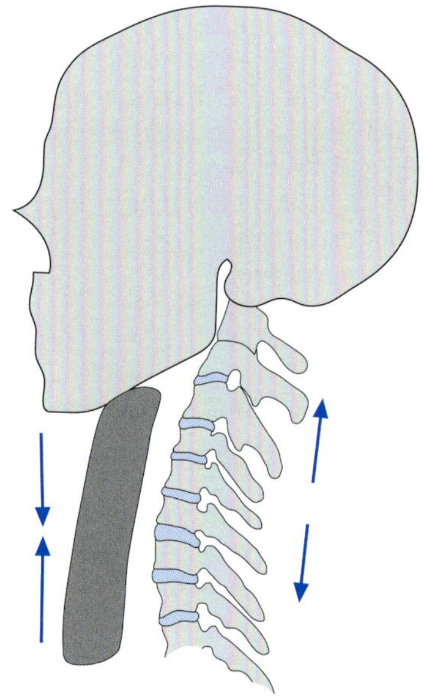

Abb. 9.30 Extensionswirkung auf die HWS durch die Halskrawatte.

In der **Rehabilitationsphase** sind alle Aktivitäten zu vermeiden, die eine erhöhte HWS-Beweglichkeit erfordern, wie z. B. Rückwärtsfahren mit dem Auto oder Überkopfarbeiten. Der Patient bevorzugt eine Flexionshaltung des Kopfes mit verringertem Kinn-Sternum-Abstand („Kinn runter"). Die **krankengymnastische Übungsbehandlung** zur Kräftigung der Schulter-Nacken-Muskulatur ist bei einem Zervikalsyndrom nicht nur Teil der Therapie, sondern vor allem Aufgabe der Rehabilitation und der Prophylaxe.

Indikation und Tragedauer

Zervikalstützen in den unterschiedlichsten Formen wurden früher bei degenerativen und posttraumatischen Zervikalsyndromen häufig verordnet. Die Tragedauer war nicht begrenzt. Vergleichende Studien der letzten Jahren haben gezeigt, dass es keinen Unterschied macht, ob man bei einem akuten Zervikalsyndrom eine Halskrawatte trägt oder nicht (Gennis 1996, Brochgrevink 1998). Trotz dieser Ergebnisse verweisen die meisten Autoren auf die genannten Vorteile der Halskrawatte in der Akutphase eines Zervikalsyndromes und empfehlen eine limitierte Tragedauer von wenigen Tagen (Sandler et al. 1996, Nachemson u. Johnsson 2000, Borenstein et al. 2004, Anderson et al. 2005, Clark 2005). Im Rahmen der Verordnung von Zervikalstützen sollten vor allem folgende Punkte beachtet werden (Bruns et al. 2004):

- optimale Passform,
- zeitliche Limitierung der Tragedauer,
- parallel durchzuführende Krankengymnastik.

Zervikalstützen werden auch in der Zukunft ihren festen Stellenwert besitzen, dies jedoch nicht als alleinige Behandlungsmaßnahme.

Medikamente

Die medikamentöse Therapie beim Zervikalsyndrom ist rein symptomatisch und soll die physikomechanischen Maßnahmen unterstützen. Eine Einflussnahme auf Konsistenz- und Volumenänderungen des Bandscheibengewebes durch allgemein verabreichte Mittel ist nicht erwiesen. Angesichts der Vielzahl pathogenetischer Momente werden verschiedene Mittel bei einem Zervikalsyndrom erfolgreich eingesetzt.

Der Patient sucht in erster Linie den Arzt auf, um sich seine bohrenden Schulter-Nacken-Schmerzen oder Hinterkopfschmerzen beseitigen zu lassen.

> **Merke** M!
> Bei heftigen Schmerzen muss am Beginn der Behandlung ein starkes Analgetikum stehen.

Eine indirekt muskelrelaxierende Wirkung haben auch **Sedativa und Tranquilizer**, die sich häufig in Kombinationspräparaten befinden oder zusätzlich verordnet werden (s. Kap. 8.12). Mit Tranquilizern wird die „Ärgerbarkeit“ der mechanisch irritierten Nervenelemente im Bewegungssegment herabgesetzt. Der Circulus vitiosus Schmerz–Krampf–Schmerz kann auch auf diese Weise beeinflusst werden. Außerdem sind Patienten mit chronisch-rezidivierendem Zervikalsyndrom durch die vor allem nächtlich auftretenden Schmerzen allmählich physisch und psychisch so mitgenommen, dass vorübergehend eine psychoregulierende Medikation indiziert erscheint. Unter diesem Aspekt kann auch Diazepam (Valium) als barbituratfreies Sedativum, Psychoregulans und Muskelrelaxans beim akuten und chronischen Zervikalsyndrom ergänzend zu den übrigen therapeutischen Maßnahmen eingesetzt werden.

Trotz dieser Medikamente, die sich bei Arzt und Patient allgemeiner Beliebtheit erfreuen, darf man nicht die psychoregulierende Wirkung einer **gründlichen Aussprache mit dem Patienten** vergessen. Eine kurze, anschauliche Erklärung des Krankheitsbildes anhand eines Modelles mit dem Hinweis auf die Harmlosigkeit der Erkrankung quoad vitam et sanationem und eine **eindringliche Belehrung über die richtige Verhaltensweise** wirken sich beruhigend auf den Patienten aus und regen ihn zur Mitarbeit an.

Massage, Elektrotherapie

Beim Zervikalsyndrom setzen viele Behandlungsmittel primär an der verspannten Schulter-Nacken-Muskulatur an.

Die auf Muskellockerung ausgerichtete **Massage** nimmt deswegen bei der Behandlung zervikaler Bandscheibensyndrome einen breiten Raum ein. Für alle muskellockernden Behandlungen ist zu berücksichtigen, dass die Anspannung der Schulter-Nacken-Muskulatur bei bandscheibenbedingten Krankheitsbildern eine reflektorische Schutzmaßnahme des Organismus darstellt, die den lädierten Wirbelsäulenabschnitt ruhig stellen soll. Die zunächst sinnvolle Anspannung der paravertebralen Muskeln kann jedoch in einen pathologischen Verkrampfungszustand einmünden, der dann von sich aus Beschwerden verursacht. Beim Zervikalsyndrom versucht der Kranke oft schon selbst, durch Drücken und Reiben der kontrakten Muskeln den Schmerzzustand günstig zu beeinflussen. Wirkungsvoller geschieht dies durch eine planmäßige Massage, die allerdings erst nach Abklingen der akuten Schmerzen zum Einsatz kommen sollte.

> M!
> **Merke**
> Besonders beim akuten Zervikalsyndrom können die Schmerzen durch Massage eher verstärkt werden, weil jede Manipulation am Hals mit einer Nervenwurzelirritation im gelockerten Bewegungssegment verbunden ist.

Erst beim Abklingen des akuten Zustandes sollte mit leichten Streichmassagen begonnen werden. Je hochgradiger der Schmerzzustand war, umso vorsichtiger müssen die Massagegriffe anfangs eingesetzt und langsam gesteigert werden. Wenn bei einem chronischen Zervikalsyndrom ausgeprägte Muskelhärten verbleiben, ist eine Knet-, Schüttel- und Druckmassage erforderlich. Die Wirkung der Muskelmassage beruht auf dem unmittelbaren mechanischen Effekt und einer reflektorischen Beeinflussung des entsprechenden Bewegungssegmentes. Adhäsionen zwischen einzelnen Muskeln werden gelöst; Blut- und Lymphzirkulation werden angeregt. Mit der Herabsetzung des Muskeltonus reduziert sich auch der intradiskale Druck in den zervikalen Bandscheiben. Eventuell verlagerte Bandscheibenteile können sich zurückverlagern. Das derangierte Bewegungssegment arrangiert sich wieder.

Auch die **Bindegewebemassage** hat sich bei der Behandlung chronisch-rezidivierender Zervikalsyndrome bewährt.

Bei der Technik der Bindegewebemassage handelt es sich um in besonderer Weise auszuführende Streichungen (Striche) mit einer (meist der 3. oder 4.) Fingerkuppe bei leicht federnder Haltung von Hand, Arm und Schulter. Die Streichungen orientieren sich segmental in ihrer Verlaufsrichtung.

> M!
> **Merke**
> Mit dem segmentweisen Ausstreichen der Schulter-Nacken-Region ist es möglich, über die Fasern des R. dorsalis Einfluss auf die reflektorischen Störungen im Bewegungssegment zu nehmen.

Wichtig erscheint in diesem Zusammenhang auch der Hinweis auf die *richtige Lagerung des Patienten während der Massage*. Die Überlordosierung der HWS stellt bei einfacher Bauchlagerung eine ungünstige Position für die unteren zervikalen Bewegungssegmente dar.

Die Massage der Schulter-Nacken-Muskeln erfolgt beim sitzenden und liegenden Patienten deswegen am besten unter leichter Kyphosierung der HWS (▶ Abb. 9.31).

Beim sitzenden Patienten ist darauf zu achten, dass er sich mit dem Oberkörper über einen niedrigen Tisch beugt und den Kopf auf seine Hände legt. Die übereinander gelegten Hände dienen als Stütze für die Stirn des Patienten, dessen Schulter-Nacken-Muskulatur in dieser Position gelockert und entspannt ist. Beim liegenden Patienten ist die Kopf-Arm-Haltung grundsätzlich gleich, man muss nur auf eine geeignete Polsterunterlage unter dem Thorax achten.

Nach der Massagebehandlung muss der Patient ein Wohlbefinden verspüren. Bleibt eine Schmerzsteigerung zurück, so war der Patient entweder falsch gelagert oder diese Therapieform wurde zu früh eingesetzt. Erst wenn durch Wärme und Massage einwandfreie Muskelverhältnisse geschaffen sind, kann mit krankengymnastischen Übungen begonnen werden.

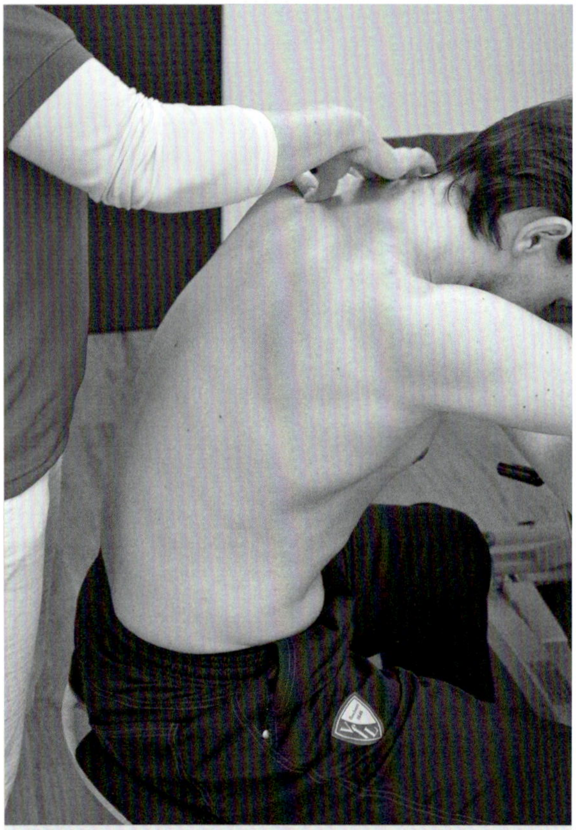

Abb. 9.31 Massage der Schulter-Nacken-Muskeln unter Kyphosierung der HWS beim sitzenden Patienten.

Mit der **Elektrotherapie** bestehen weitere Möglichkeiten, ohne großen personellen Aufwand die schmerzhaften Vorgänge im Bewegungssegment – vor allem im Muskelbereich – zu beeinflussen. Nähere Einzelheiten über die Elektrotherapie finden sich in Kap. 11.9.2. Beim Zervikalsyndrom bestehen allerdings oft Schwierigkeiten, mit den Geräten an die richtigen Stellen, z. B. an das Okziput, heranzukommen. Die Vakuumelektroden bei der heute in der Fachpraxis allgemein angewandten Interferenzstromtherapie hinterlassen oft an Schulter und Nacken kosmetisch störende Saugnapfeffekte, die sich erst nach mehreren Wochen wieder zurückbilden. Deswegen wird an der HWS in der Praxis den Handmassagen der Vorzug gegeben.

Extension (Traktion)

Höhenänderungen des Zwischenwirbelabschnittes sind für die Entstehung bandscheibenbedingter Beschwerden von großer Bedeutung. Vor allem Höhenminderungen mit Einengung der Foramina intervertebralia können an der HWS zu lokalen und segmentalen Bandscheibensyndromen führen. Während man die sich über Jahrzehnte hinziehende allmähliche und im Allgemeinen auch schmerzfreie Bandscheibensinterung als schicksalhaft gegeben hinnehmen muss, bestehen mit der Wirbelsäulenextension Möglichkeiten, kurzfristige Höhenänderungen und Volumenschwankungen im Zwischenwirbelabschnitt zu beeinflussen, welche sich z. B. an der HWS im Tag-Nacht-Rhythmus ergeben.

> **Merke**
>
> Wenn eine Diskusprotrusion oder ein unkovertebraler Osteophyt sich in unmittelbarer Nähe einer Nervenwurzel befindet, genügen schon geringe Höhenänderungen, um Beschwerden entstehen oder verschwinden zu lassen.

► **Ansatzpunkte.** Die therapeutische Wirkung der Extension setzt an verschiedenen Punkten des Bewegungssegmentes an:

- Erweiterung des Foramen intervertebrale,
- Erweiterung des Zwischenwirbelabschnittes,
- Dehnung paravertebraler Muskeln und Bänder,
- Reposition abnormer Wirbelgelenkstellungen,
- Volumenzunahme der Bandscheibe,
- Extension mit gleichzeitiger Kyphosierung der HWS *erweitert das Foramen intervertebrale* und beseitigt den direkten Druck auf die Nervenwurzel. Eine indirekte **Druckentlastung der Nervenwurzel** kommt durch Abfließen des Blutes aus den paraverteralen klappenlosen Venengeflechten zustande. Ödeme bilden sich zurück.
- *Erweiterung des Intervertebralabschnittes* bei gleichzeitiger **Druckreduzierung im Bandscheibeninnenraum** gibt verlagerten, eventuell prolabierten Bandscheibenteilen Gelegenheit, sich an ihren ursprünglichen Ort zurückzuziehen. **Intradiskale Massenverschiebungen werden zurechtgerückt.**
- Extension der HWS bewirkt eine *Dehnung der inter- sowie paravertebralen Bandverbindungen und der Nackenmuskeln.* Der Muskelhartspann bei einem vertebragenen Kompressionssyndrom, die sog. **Muskelzange, wird gelockert** und der Druck auf die neuralen Elemente und die Blutgefäße verringert.
- Durch Extension werden aneinander gepresste Facetten der Wirbelgelenke entlastet. Die infolge Trauma in *abnorme Stellung gebrachten Halswirbelgelenke* zeigen eine Neigung, **in ihre normale Nullstellung zurückzugleiten**, sobald die Wirbelsäule entlastet bzw. extendiert wird. Um dieses Zurückgleiten zu ermöglichen, ist ein Auseinanderziehen der HWS in streng axialer Richtung erforderlich. Zusätzliche Rotationsbewegungen und Seitneigungen sind insbesondere bei degenerativ gelockerten Bewegungssegmenten nicht angebracht.
- Eine Umkehr des Flüssigkeitsstromes mit *Volumenzunahme der Bandscheibe* kann man schon durch Horizontallagerung erreichen. Zusätzliche Extension verringert den Druck weiterhin und lässt ihn bei ausreichend starker Traktion negativ werden. Das Druckgefälle vom extradiskalen zum intradiskalen Raum beschleunigt

den Flüssigkeitsstrom in Richtung Bandscheibe. Die **Volumenzunahme der Halsbandscheiben** unter Extension ist zwar nicht ganz so stark und eindrucksvoll wie an der LWS; bei der Bedrängung einer Nervenwurzel durch eine harte oder weiche Diskusprotrusion genügen jedoch Bruchteile von Millimetern, um Schmerzerleichterung zu erzielen.

Für die Streckung der HWS gibt es zahlreiche, mehr oder weniger aufwendige Vorrichtungen. Ein schonender, gut dosierbarer Zug ist mit der Glisson-Schlinge möglich, die sich seit langem in Klinik und Praxis bewährt hat. Die Glisson-Schlinge muss sich dem Kopf gut anpassen und darf keinen Druck auf Kinn oder Kehlkopf ausüben und niemals zur Stauung der großen Halsgefäße führen. Ähnlich wie bei der Massage ist auch bei der Extensionsbehandlung der HWS die richtige Lagerung des Patienten wichtig. Die Glisson-Extension der HWS erfolgt grundsätzlich im Liegen, weil durch Wegfall des Kopfgewichtes weniger Zugkraft erforderlich ist als im Sitzen. Auch kommt es im Liegen eher zur Muskelrelaxation.

Die Spinalnervenwurzeln sind bei leichter Abduktion und Elevation der Arme am meisten entspannt. Eine Extension der HWS im Sitzen oder Stehen mit herabhängenden Armen ruft vermehrte Beschwerden hervor, weil die zervikalen Spinalnervenwurzeln unter diesen Umständen gedehnt werden. Die Zugrichtung bei der Glisson-Extension sollte auch nicht in Verlängerung der Körperachse, sondern nach vorn im Sinne einer leichten HWS-Kyphosierung erfolgen, möglichst in Richtung der Schonhaltung.

> **Merke**
> Es darf kein Korrektur- oder Lordosezug angelegt werden.

Abgesehen von der geringen Weite der Foramina intervertebralia bei HWS-Lordose führt die Extension in dieser Stellung zur Überdehnung der ventralen Halsmuskeln.

Das Prinzip des Kyphosezuges findet sich bei der Extension der LWS in Stufenlagerung wieder (▸ Abb. 9.32).

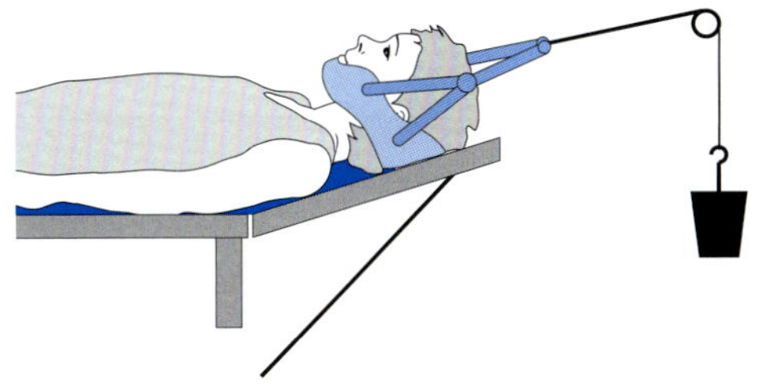

Abb. 9.32 Glisson-Kyphosezug der HWS.

Der Zug an der HWS kann durch Gewichte über Rollen angebracht werden oder mit Motorkraft als intermittierende Traktion erfolgen. Nach jeder Extension muss sofort eine Halskrawatte oder Stütze zur Retention angelegt werden. Die Extension der HWS darf nicht allzu lange erfolgen, weil es durch anhaltende Druckreduzierung im Zwischenwirbelabschnitt zur raschen Volumenzunahme der Bandscheiben mit vermehrten Beschwerden kommen kann.

▸ **Indikationen.** Für eine Extensionsbehandlung an der HWS stellen vor allem Zervikalsyndrome Indikationen dar, bei denen der Extensionstest (Glisson-Test) (s. ▸ Abb. 9.13) positiv ist.

Manuelle Therapie an der Halswirbelsäule

> **Definition**
> Bei der manuellen Therapie handelt es sich um eine mit den Händen ausgeübte Untersuchungs- und Behandlungstechnik für reversible Funktionsstörungen an den Bewegungsorganen.

Während mit der Glisson-Traktion Kräfte über Geräte einwirken, legt bei der manuellen Therapie der Therapeut definitionsgemäß selbst Hand an. Wie in Kap. 4 ausgeführt kann es im Rahmen der pathologisch-anatomischen Vorgänge im Zwischenwirbelabschnitt sekundär zu Stellungsänderungen der Wirbelgelenke über den physiologischen Bewegungsspielraum hinaus kommen. Volumenschwankungen sowie Konsistenz und Höhenänderungen der Bandscheiben verändern auch die Mittelstellung der Wirbelgelenke. Bestimmte Bewegungen, meistens Reklination und Rotation, führen dann zu Fehlstellungen der Wirbelgelenke mit schmerzhafter Dehnung der Gelenkkapseln und Kompression der Gelenkflächen. Gelingt es nicht allein durch einfache Wärmeanwendung, Entlastung und Lagerung die Funktionsmittelstellung zu erreichen, kann man zusätzlich mit manueller Therapie durch kurzfristige dynamische Impulse auf das derangierte Bewegungssegment einwirken.

Das Ziel der manuellen Therapie an der Wirbelsäule besteht darin, derangierte Bewegungssegmente wieder in ihre Mittelstellung zu bringen (▸ Abb. 9.33).

Hierfür kommen in erster Linie Manipulationen mit axialer Zugrichtung infrage, wie sie z. B. beim Extensionstest (s. ▸ Abb. 9.13) angewandt werden.

Wenn die manuelle Therapie auch primär auf das Wirbelgelenk ausgerichtet ist, so werden die Bandscheiben bei den Bewegungsimpulsen immer in den Vorgang miteinbezogen, denn Wirbelgelenk und Bandscheibe stellen im Bewegungssegment eine funktionelle Einheit dar.

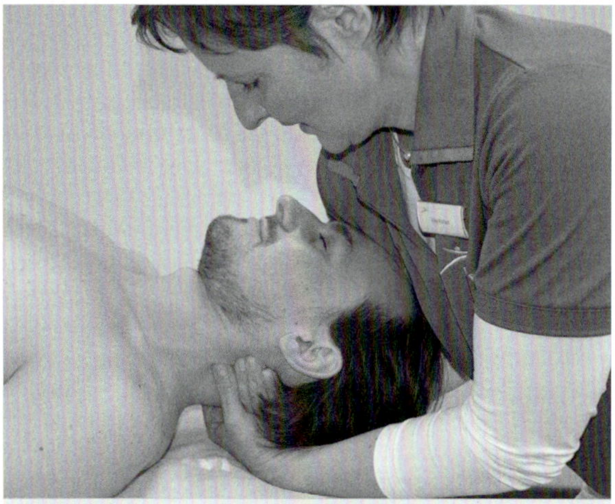

Abb. 9.33 Manuelle Therapie beim Zervikalsyndrom mit Traktion in die Entlastungsrichtung

Durch kurze, kräftige Traktion, die Grundlage fast aller chiropraktischen Handgriffe an der HWS ist, kommt es zur Erniedrigung des intradiskalen Druckes mit einer Art Sogwirkung. Eventuell nach lateral oder dorsal verschobene Bandscheibenteile können sich an ihren ursprünglichen Ort zurückverlagern. Es tritt also ein ähnlicher Effekt wie bei der Extension ein. In diesen Fällen kann der Geübte mit einem Griff das erreichen, was mit Wärme, Halskrawatte und Analgetika erst innerhalb von mehreren Tagen eintritt.

▸ **Indikation und Kontraindikationen.** Allerdings sollten auch hier – wenn überhaupt – nur reine *Traktionshandgriffe* (s. ▸ Abb. 9.13) verwandt werden. Alle sog. „Sprenggriffe", die mit einer starken Rotation der HWS einhergehen, erscheinen angesichts der Topographie an der HWS mit unmittelbarer Nachbarschaft der A. vertebralis und des Rückenmarkes gefährlich. Außerdem muss man bedenken, dass die Bandscheiben schon beim Jugendlichen durch Horizontalspalten eine verminderte Rotationsstabilität besitzen können.

M!

Merke

Indikationen für die manuelle Therapie bei Zervikalsyndromen sind akut einsetzende, nicht allzu heftige, schmerzhafte Bewegungssperren im Bereich der HWS bei Jugendlichen und jüngeren Erwachsenen.

Stärkere Muskelverspannungen dürfen noch nicht eingesetzt haben. Unter diesen Umständen ist eine manuelle Traktion der HWS durch axiale Zugrichtung erlaubt. Wenigstens kann man damit keinen Schaden anrichten. Man sollte die Manipulationen nicht allzu oft vornehmen, um keine Lockerung der zervikalen Bewegungssegmente zu erzeugen.

Bei allen übrigen Zervikalsyndromen ist eine manuelle Therapie nicht angebracht. Bei einem lokalen Zervikalsyndrom mit erhöhtem Tonus der Schulter-Nacken-Muskeln müsste erst der erhebliche Widerstand der Muskulatur durchbrochen werden, bevor das betroffene Segment bewegt werden kann. Ein typisches Beispiel ist die Fehlhaltung beim Tortikollis. Die Muskelverspannungen stellen Bemühungen des Organismus dar, das lädierte, gelockerte Bewegungssegment zu stabilisieren. Lockernde Behandlungen an der Wirbelsäule würden dieser sinnvollen Stabilisierung entgegenwirken. Durch Zerrungen an den Muskeln werden die Schmerzen darüber hinaus noch verstärkt.

Auch segmentale Nervenwurzelreizerscheinungen beim zervikobrachialen Syndrom, sei es, dass sie durch eine harte oder eine weiche Bedrängung im Foramen intervertebrale hervorgerufen werden, kann man durch Manipulationen an der HWS nur verschlimmern. Die gereizten Nervenwurzeln benötigen Ruhe.

Alle **prolapsbedingten Beschwerdezustände** beim zervikobrachialen oder zervikomedullären Syndrom stellen eine absolute Kontraindikation für die manuelle Therapie dar, weil hier die Gefahr besteht, dass der Prolaps weiter aus der Bandscheibe gedrückt wird und Lähmungen verursacht. Eine manuelle Therapie beim zervikozephalen Syndrom erscheint wegen der möglichen negativen Auswirkungen auf die Zirkulation der A. vertebralis zu gefährlich. Eine relative Stenose der A. vertebralis durch vorspringende osteophytäre Wucherungen, die von den Processus uncinati ausgehen, kann sich durch Verschiebungen oder Verdrehungen der HWS noch verstärken. Bedrohlich wird die Situation, wenn arteriosklerotische Veränderungen, Aneurysmen oder Anomalien der A. vertebralis vorhanden sind.

Die wichtigste und bedeutungsvollste Kontraindikation für Manipulationen an der HWS stellt das **Alter** dar. Die mit zunehmendem Alter einsetzende „wohltätige" Teilversteifung der Wirbelsäule wird durch chiropraktische Manöver durchbrochen und führt zu neuen Lockerungen. Sog. Einrenkungsmanöver werden dann in immer kürzeren Abständen erforderlich.

Das Gleiche gilt auch für den Zustand nach Distorsion der Halswirbelsäule mit posttraumatischem Zervikalsyndrom. Die überdehnten und teilrupturierten Halsweichteile benötigen Ruhe. Mit der manuellen Therapie von Verletzungen der HWS wird das Distorsionstrauma erneuert.

M!

Kontraindikationen für die manuelle Therapie an der HWS

- segmentale Wurzelerscheinungen
- zervikozephale Syndrome
- zervikomedulläre Syndrome
- Distorsion der HWS (Zustand nach Schleudertrauma)
- Alter über 65 Jahre

Über die **Ergebnisse** der manuellen Therapie beim Zervikalsyndrom gibt es zahlreiche Berichte: Goldy u. Landquist 1970, Koes u. Mitarb. 1992, 1993, Gross u. Mitarb. 1996, Shekella u. Coulter 1997. Häufig werden unterschiedliche Behandlungsformen miteinander verglichen. Lediglich Koes u. Mitarb. (1992, 1993) stellten eine plazebokontrollierte Studie vor, die eine bessere Wirksamkeit als Plazebo, jedoch nicht eine bessere Wirkung als Physiotherapie zeigte.

Beachtenswert sind die Berichte über Nebenwirkungen und Komplikationen bei der manuellen Therapie, insbesondere bei Nichtbeachtung der aufgeführten Kontraindikationen: Clark u. Haldemann (1993), Dabbs u. Lauretti (1995), Assendelft et al. (1996), Senstadt et al. (1996), Barret u. Breen (2000), Kraft et al. (2000), Rothwell et al. (2001), Coulter et al. (2002), Hurwitz et al. (1996, 2002, 2005), Haldemann et al. (1999, 2002, 2008).

Lokale Injektionsbehandlung an der Halswirbelsäule

Indikation und anatomische Gegebenheiten

Wenn die Schmerzen und Muskelverkrampfungen beim Zervikalsyndrom durch Ruhigstellung, Wärme und Analgetika nicht zu beherrschen sind, kommt eine lokale Injektionsbehandlung infrage. Vielfach – vor allem bei akuten Zervikobrachialgien – wird diese Therapieform auch an den Anfang gesetzt.

> **Merke**
> Mit lokaler Applikation analgetischer und antiphlogistischer Mittel gewinnt man direkten Einfluss auf die Schmerzursachen von Zervikalsyndromen.

Die Grundsatzausführungen zur diagnostischen und therapeutischen lokalen Injektion mit Lokalanästhetika und Steroiden an der Lendenwirbelsäule (Kap. 8) gelten auch für die Halswirbelsäule.

> **Merke**
> Bei der therapeutischen Lokalanästhesie an der HWS gilt es, den Circulus vitiosus Schmerz–Muskelverspannung–Schmerz am Ort seiner Entstehung zu unterbrechen.

Als Reizquelle kommt in erster Linie die Gegend des Foramen intervertebrale mit den lateralen Anteilen des Processus uncinatus in unmittelbarer Nachbarschaft der Kreuzungsstelle zwischen Spinalnervenwurzel und A. vertebralis mit ihrem vegetativen Geflecht infrage. Von hier gehen lokale zervikobrachiale und zervikozephale Syndrome aus. Wirbelgelenke und Schulter-Nacken-Muskulatur sind sekundär betroffen.

Lokale Muskelinfiltration

Die Infiltration schmerzhafter Muskelareale oder die verschiedenen *neuraltherapeutischen* Verfahren in Form *subkutaner Quaddeln* bieten als Routinemethoden in der Praxis Hilfen zur Unterbrechung der Schmerzkette in der Peripherie, ähnlich wie Wärmeapplikationen und Massagen. Die Infiltration des Gelenkareales erfolgt durch Einstich 2 Finger breit paravertebral in Bauchlage des Patienten, wobei man sich am Kostotransversalfortsatz entlang nach innen tastet und die ganze Gegend mit Lidocain durchflutet. Bei Okzipitalneuralgien hat sich die lokale Injektion am oberen Trapeziusrand mit einem Lidocain-Cortisonkristallsuspensions-Gemisch bewährt.

Durch *Infiltration der Schulter-Nacken-Muskeln*, besonders am oberen Trapeziusrand und im Bereich der Mm. rhomboidei, mit Licocain oder ähnlich wirkenden Lokalanästhetika kann man im Zusammenhang mit einer leichten Streichmassage die schmerzhaften Muskelverspannungen lösen. Eine direkte Ausschaltung der Reizquellen im Bewegungssegment ist durch diese Behandlungsform jedoch nicht möglich. Auch erscheint die lokale Muskelinfiltration sinnlos, wenn es sich um ein peripheres Projektionsschmerzfeld des dorsalen Spinalnervenastes handelt.

Zervikale Sympathikus- und Nervenwurzelblockade

> **Definition**
> Das **Prinzip** der zervikalen Spinalnervanalgesie (CSPA) besteht in der posterolateralen Injektion eines Lokalanästhetikums, ggf. im Gemisch mit Steroiden, in die foraminoartikuläre Region der unteren zervikalen Bewegungssegmente.

Als sehr wirksame Behandlungsmaßnahme bei allen Formen des Zervikalsyndromes hat sich die gezielte Lidocainumflutung des zervikalen Sympathikus, vor allem des Ganglion stellatum und der betroffenen Spinalnervenwurzeln, erwiesen. Hiermit hat man die Möglichkeit, die Reizquelle im Bewegungssegment direkt auszuschalten.

> **Merke**
> Ziel der Behandlung ist die Desensibilisierung der gereizten Spinalnervenwurzel und die vorübergehende Ausschaltung von Teilen des Halssympathikus mit seinen vielfältigen Verflechtungen in der Umgebung der A. vertebralis.

Mit der Lidocainumflutung will man die mechanisch irritierten, überempfindlich gewordenen Nervenstrukturen desensibilisieren und ihre „Ärgerbarkeit" herabsetzen.

Es hat sich gezeigt, dass die Neuralgiebereitschaft zervikaler Spinalnervenwurzeln, ja sogar ihre Ausfallsymptome, durch Sympathikusblockaden in weitem Maße zu beeinflussen sind. Nach Schmitt (1955), Reischauer (1953, 1956, 1961), Lang (1991), Bogduk (2000), Theodoridis u. Krämer (2006) ist im zervikalen Bereich der Spinalnerv als ein wesentliches Erfolgsorgan des Sympathikus anzusehen. Dabei ist es nicht erforderlich (wie vielfach gefordert), immer eine Stellatumblockade mit klassischem Horner-Syndrom zu erzielen. Entscheidend ist die Infiltration der irritierten Spinalnervenwurzel mit ihren zugehörigen sympathischen Nervenfasern der gleichen Etage.

Bei C 7 und C 8 erzielt man mit der Infiltration gleichzeitig eine Stellatumblockade; bei C 6 werden die Ausläufer des Ganglion cervicale medium getroffen. Die sympathischen Nervengeflechte in der Umgebung der A. vertebralis erreicht man in allen unteren zervikalen Bewegungssegmenten.

Es gibt verschiedene Möglichkeiten, mit einer Injektionskanüle zu den betroffenen ventrolateralen Anteilen der unteren zervikalen Bewegungssegmente zu gelangen. Für die Infiltration des Ganglion stellatum werden z. B. sowohl ventrale als auch laterale und dorsale Techniken angegeben.

Am einfachsten und treffsichersten erscheinen nach Herget (1943) der direkte ventrale und nach Lériche u. Fontaine (1934) und Mandl (1953) der ventrolaterale Zugang. Die Gefahren liegen in einer möglichen endoduralen Injektion bei schräger Nadelrichtung. Über den dorsalen Zugang zur Blockade des Ganglion stellatum wird von zahlreichen Autoren berichtet (Paraf et al. 1937, Mandl 1925, 1953, Reischauer 1956, 1961, Theodoridis u. Krämer 2005), wobei die Einstichstelle unterschiedlich in Höhe von C 7 oder Th 1 angegeben wird (▸ Abb. 9.34).

▸ **Indikation zur zervikalen Nervenwurzelblockade.** Für die Behandlung des Zervikalsyndromes hat sich die Injektion von dorsal bewährt.

> **Merke**
>
> Eine Indikation stellen in erster Linie zervikobrachiale Syndrome, aber auch lokale und zervikozephale Syndrome dar.
>
> Man erreicht beim dorsalen Zugang die zervikalen Spinalnerven und Anteile des Halssympathikus sowie die Umgebung der A. vertebralis, ohne die Gefahr einer Durapunktion oder der Verletzung der großen Halsgefäße einzugehen.

Die Injektion von hinten hat gegenüber den ventralen Methoden den Vorteil, dass der Patient nicht verängstigt wird, weil er die lange Nadel und die übrigen Vorbereitungen nicht zu Gesicht bekommt. Die Vorneigung des Kopfes wird beim Zervikalsyndrom auch angenehmer empfunden als die starke Reklination der HWS, die für eine Punktion von vorn oder seitlich erforderlich ist. Außerdem kann man die gleiche Technik auch für die über dem Ganglion stellatum gelegenen Segmente verwenden. Da das Hauptziel dieser Injektionsmethode nicht die Blockade des Ganglion stellatum ist, was man in den nächsthöheren Etagen auch nicht erreichen kann, verwenden wir den Begriff zervikale Nervenwurzelblockade.

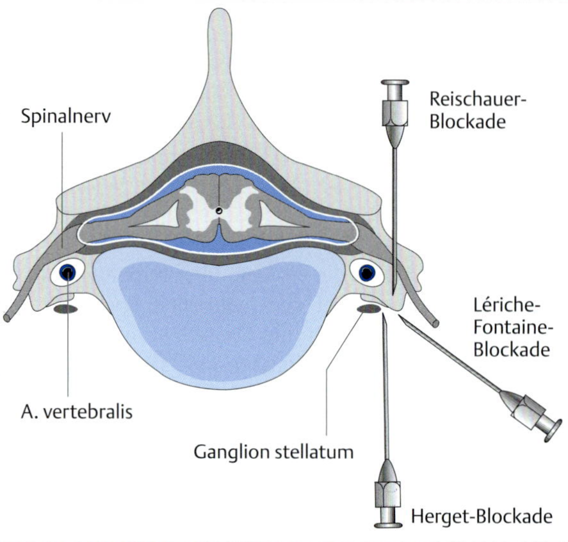

Abb. 9.34 Topographie des Spinalnervs, der A. vertebralis und des Ganglion stellatum und seine verschiedenen Punktionsmöglichkeiten.

▸ **Technik.** Die zervikale Nervenwurzelblockade wird im Sitzen bei maximaler Flexion der HWS und seitlich herunterhängenden Armen durchgeführt. Man markiert sich zunächst die Einstichstelle. Als Orientierungspunkte dienen dabei die Dornfortsätze von C 6, C 7 und Th 1, die durch eine Längslinie miteinander verbunden werden. Eingehende Ausführungen zur Technik dieser Injektionsmethode finden sich bei Theodoridis u. Krämer (2006).

▸ **Ergebnisse der zervikalen Nervenwurzelblockaden.** Berichte über diagnostische und therapeutische Nervenwurzelblockaden an der Halswirbelsäule finden sich bei: Bush u. Hillier (1996), Grifka (1996), Rubenthaler (2004), Bogduk (2005), Eckardt (2005), Hanefeld u. Mitarb. (2006), Theodoridis u. Krämer (2006). Nach der aktuellen Literatur besteht Evidenz für kurzfristige Symptomverbesserung durch selektiven Nervenwurzelblockaden (The Task Force on Neck Pain, Haldeman et al. 2008).

Im Rahmen einer prospektiv randomisierten Doppelblindstudie bei Patienten mit Zervikobrachialgie mit zervikalen Nervenwurzelblockaden über einen Zeitraum von 14 Tagen konnten Rubenthaler u. Mitarb. (2000) signifi-

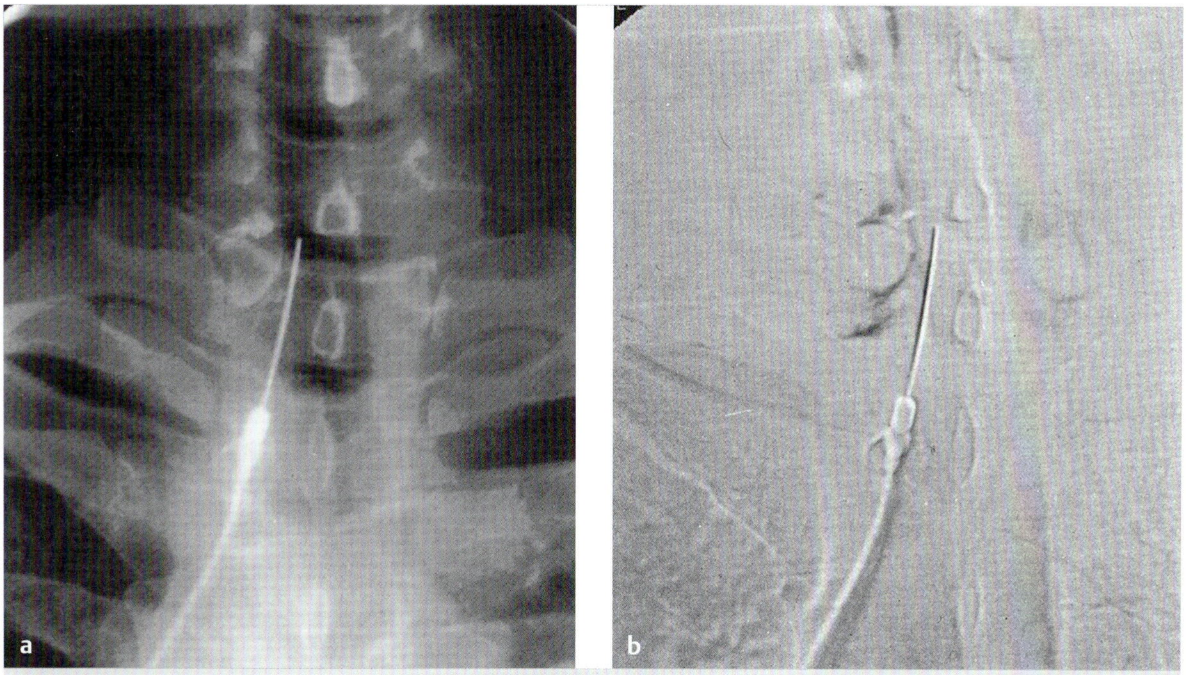

Abb. 9.35 Zervikale epidurale Injektion. Die Steroidkochsalzlösung injiziert man über den interlaminaren Zugang in den Epiduralraum und gelangt zu den Abgängen der Spinalnervenwurzeln.
a Röntgenbild der zervikalen epiduralen Injektion.
b MRT der zervikalen epiduralen Injektion.

kant bessere Schmerzlinderungen mit Mepivacain gegen isotone Kochsalzlösung aufzeigen. Hier wurden 57 Patienten mit einem Zervikobrachialsyndrom Injektionen in der Technik der zervikalen Wurzelblockade mit Mepivacain (n = 28) oder physiologische NaCl-Lösung (n = 29) verabreicht. Der Therapieerfolg wurde durch den geblindeten Patienten und Therapeuten nach frühestens 3-tägiger Behandlung beurteilt. Bei fehlendem Therapieerfolg wurde eine einmalige Injektion mit Mepivacain und Triamcinolon Acetonit durchgeführt. Am Ende der stationären Behandlung nach durchschnittlich 14 Tagen bewerteten die Patienten die Befundänderung auf einer Skala von 1–4 (beschwerdefrei–keine Besserung). Der durchschnittliche Therapieerfolg auf der Skala von 1–4 lag in der Mepivacain-Gruppe bei 2,15, in der NaCl-Gruppe bei 2,54 ($p = 0{,}038$). In der Mepivacain-Gruppe musste nur 2-mal eine Steroidinjektion verabreicht werden, in der NaCl-Gluppe 16-mal ($p = 0{,}01$)

Zervikale epidurale Injektion

Definition

Prinzip: Injektion einer Steroidkochsalzlösung durch das interlaminare Fenster in den Epiduralraum der unteren Halswirbelsäule.

Die Nervenwurzel wird an der Stelle vom Antiphlogistikum umspült, wo sie von Osteophyten des Processus uncinatus oder disloziertem Bandscheibengewebe mechanisch gereizt wird und ödematös aufgequollen eingeklemmt ist (▸ Abb. 9.35). Mit der therapeutisch induzierten lokalen Wurzelabschwellung ist die relative Raumenge in der Umgebung des Spinalnervs soweit beseitigt, dass die gestauten Epiduralvenen abfließen und das perineurale Ödem sich weiter abbaut.

Als Begleittherapie und zur Rehabilitation sind physikalische Maßnahmen mit Glisson-Traktion, Flexionslagerung und Krankengymnastik aus der Entlastungshaltung erforderlich.

▸ **Indikation.** Therapieresistente Zervikobrachialsyndrome stellen die Hauptindikation für die zervikale epidurale Injektion dar. Ergänzend werden zervikale Nervenwurzelblockaden durchgeführt. Auch zervikozephale und posttraumatische Zervikalsyndrome sprechen gut auf die Kombination zervikal-epiduraler Injektionen und zervikaler Nervenwurzelblockaden an.

Wegen des erhöhten Risikos, gegeben durch ZNS-Nähe und epidurale Kontrastmittelgabe, ist diese Behandlungsmethode nur am Ende des Behandlungsspektrums bei Therapieresistenz gegenüber allen anderen Verfahren einzusetzen.

Bei entsprechender Vorbereitung ist die Methode ambulant durchführbar (Baric 1992).

Tab. 9.7 Vergleichende Studien zur konservativen Behandlung von Zervikalsyndromen (aus Rubenthaler et al. in Wirth/Zichner 2004).

Name	Jahrgang	Anzahl (n)	Beschwerdebild	Verglichene Maßnahmen	Ergebnis der Studie
Basmajian	1978	83	schmerzhafte Muskelverspannungen	Cyclobenzaprin Diazepam Plazebo bessere	Muskelerweichung für Cyclobenzaprin
Barnsley	1994	41	HWS-Distorsion	Facetteninjektion mit Steroid ohne Steroid	keine Unterschiede
Brochgrevink	1998	201	akute HWS-Distorsion	nach dem Unfall 14 Tage AU + Halskrawatte „act as usual"	nach 6 Monaten bessere Ergebnisse für „act as usual"
Castergnera	1994	28	Zervikobrachialgie	epidurale Steroidinjektion mit Morphin ohne Morphin	keine Unterschiede
Foley-Nolan	1990	20	akute HWS-Distorsion	12 Wochen Krawatte mit pulsierender Magnetfeldtherapie oder mit NSAID oder mit Anweisung zur stündlichen Bewegungsübung	keine Unterschiede
Gennis	1996	92	akute HWS-Distorsion	2 Wochen konsequent Halskrawatte nur Entlastung und Analgesie ohne Krawatte	keine Unterschiede nach 6–12 Wochen
Goldie	1970	73	Zervikobrachialgie	isometrische Übungen Traktionstherapie	keine Unterschiede nach 24 Wochen
Koes	1992	256 (auch LWS)	unspezifischer Nackenschmerz	Physiotherapie manuelle Therapie allgem. Hausarztintervention	Physiotherapie und manuelle Therapie besser als Hausarzt
Jordan	1998	119	unspezifischer Nackenschmerz	manuelle Therapie Muskelaufbautraining Physiotherapie	keine Unterschiede
Lewith	1981	26	schmerzhafte Osteoarthrosen der HWS	Rotlichttriggerpunktbehandlung Plazebo	keine Unterschiede
Levoska	1993	47	Zervikobrachialgie	nur physikalische Therapie Krankengymnastik	nach 1 Jahr KG besser bei Funktion und Schmerz
Mealy	1986	61	akute HWS-Distorsion	2 Wochen Krawatte und Ruhe frühe Mobilisation	nach 8 Wochen besser für frühe Mobilisation
Nordemar	1981	30	akuter Nackenschmerz	Krawatte TENS manuelle Therapie	TENS schnellere Verbesserung der ROM, manuelle Therapie nicht besser als Krawatte
Rubenthaler	2000	57	Zervikobrachialgie	Spinalnervenanalgesie mit Mepivacain Plazebo	besser als Plazebo nach 14-tägiger Behandlung
Stav	1993	42	schmerzhafte Osteoarthrosen und Bandscheibenprolaps	epidurale Steroide paravertebrale Steroide	epidurale Steroide besser
Thomas	1991	44	schmerzhafte Osteoarthrosen der HWS	Akupuntur – Plazebo Diazepam – Plazebo	Akupunktur besser als Plazebomedikation
Trock	1994	81	unspezifischer Nackenschmerz	Physiotherapie manuelle Therapie allgem. Hausarztintervention	Physiotherapie und manuelle Therapie besser als Hausarzt
Zylbergold	1985	100	Zervikobrachialgie	pulsierende Magnetfeldtherapie Plazebo	pulsierender Magnetfeldtherapie besser nach 1 Monat Follow-up

9

▶ **Kontraindikation.** Neurologische Grunderkrankungen, Anfallsleiden, bekannte Kontrastmittelunverträglichkeiten, Hautinfektionen am Injektionsort und die üblichen Cortisonkontraindikationen schließen diese Therapieform aus.

▶ **Technik der zervikalen epiduralen Injektion.** Der Eingriff wird in Stand-by-Anästhesie bei liegendem venösem Zugang durchgeführt. Der Patient befindet sich in Bauchlage mit leichter Kyphosierung der Halswirbelsäule, um den interlaminaren Zugang zu erleichtern. Am besten erreicht man den zervikalen Epiduralraum zwischen den Bögen C6 und C7 sowie C7/Th1. Einzelheiten finden sich bei Theodoridis u. Krämer (2006).

Über **Ergebnisse nach zervikal-epiduraler Injektion** berichten: Catchlove 1984, Warfield 1988, Wilson u. Mitarb. 1988, Ferrante 1993, Nikkolai 1995, Bush Hillier 1996, Grifka 1996, Willburger u. Mitarb. 1998, Krämer u. Nentwig 1999, Morcet u. Mitarb. 1999, Rubenthaler 2004.

Alle Autoren weisen auf die besondere Sorgfalt bei dieser Injektionstechnik hin, da sich die Nadelspitze unmittelbar hinter dem Rückenmark befindet. Die korrekte Nadellage ist nur unter Bildwandlerkontrolle mit Kontrastmittelgabe nachweisbar (Renfrew et al. 1991). Bei der Behandlung von chronischen Schmerzsyndromen konnten Stav u. Mitarb. (1993) darlegen, dass die epidurale Gabe im Vergleich zu intramuskulärer Applikation signifikant besser ist. Eine Hinzunahme von Morphin zur epiduralen Gabe von Cortison erbrachte keine Veränderung.

Zervikale Facetteninfiltration

Definition

Prinzip: Ausschaltung sensibler Nervenfasern in den Wirbelgelenkkapseln durch vorübergehende Blockade mit einem Lokalanästhetikum.

▶ **Indikationen.** Zervikalsyndrome stellen Indikationen dar, die mit einer pseudoradikulären Ausstrahlung in die Arme, d. h. ohne segmentale Identifikation, einhergehen. Besonders gut sprechen die vom R. dorsalis des Spinalnervs ausgehenden Schmerzen an, die in die Gegend zwischen den Schulterblättern projiziert werden. Sie verstärken sich, wenn der Kopf nach hinten geneigt wird und sich die Wirbelgelenke teleskopartig ineinander schieben.

▶ **Technik.** Die Injektion kann beim sitzenden oder liegenden Patienten durchgeführt werden. Der Kopf sollte nicht zu stark nach vorn geneigt werden, damit das interlaminare Fenster weitgehend geschlossen bleibt.

Eingehende Ausführungen zur Technik dieser Injektionsmethode finden sich bei Theodoridis u. Krämer (2006).

▶ **Ergebnisse.** In der Literatur sind zur zervikalen Facetteninfiltration kaum Ergebnisse zu finden. Rubenthaler (2004) berichtet lediglich über eine randomisierte Studie bei chronischen Schmerzbildern nach HWS-Distorsion (Barnsley et al. 1994). Es konnten hier jedoch keine Unterschiede in der Behandlung mit Cortison oder ausschließlich Lokalanästhesie gefunden werden.

9.8.3 Operative Therapie

Indikation und Diagnosemethoden

▶ **Indikation.** Wenn alle konservativen Maßnahmen einschließlich zervikaler Wurzelblockaden bei einem chronisch-rezidivierenden Zervikalsyndrom mit unerträglichen Schmerzen keine Beschwerdebesserung bringen, muss man eine operative Behandlung in Erwägung ziehen.

Angesichts der großen Anzahl von Patienten mit zervikalen Bandscheibensyndromen, die uns zugewiesen werden, stellen wir die Indikation zur Operation relativ selten.

Massive neurologische Ausfälle, wie sie beim zervikomedullären Syndrom vorkommen, erfordern nach Diagnosesicherung durch zervikale Myelographie, CT und MRT ein sofortiges Eingreifen.

Bei den übrigen Formen des Zervikalsyndromes ergibt sich die Operationsindikation erst nach langwierigem Krankheitsverlauf. Vorübergehende Erfolge der konservativen Behandlung und Spontanremissionen, wie sie bei allen bandscheibenbedingten Erkrankungen vorkommen, zögern die Entscheidung zur Operation beim behandelnden Arzt und beim Patienten immer wieder hinaus, zumal Operationen an der HWS in Rückenmarknähe allen Beteiligten immer noch einen gewissen Respekt abgewinnen.

Es ist die Aufgabe des Arztes, der den Patienten über Jahre behandelt und beobachtet hat, die psychologische und sozialmedizinische Situation vor einer eventuellen Operation genau zu klären. Es hat keinen Sinn, einen Patienten zu operieren, der sein Schulter-Arm-Syndrom „braucht", weil er z. B. Schwierigkeiten im Beruf oder Familienleben hat (gelbe Flagge). Zur Operation stehen dann schließlich Patienten mit zervikalem Diskusprolaps oder chronisch-rezidivierenden segmentalen Zervikobrachialgien bei Unkovertebralarthrose an, die sich konservativ nicht mehr beeinflussen lassen. Mitentscheidend für einen Entschluss zur Operation ist die Aussage des Patienten, dass er sich mit den Beschwerden nicht abfinden kann und zur Operation bereit ist (▶ Tab. 9.8).

Tab. 9.8 Indikation zur Operation beim Zervikalsyndrom und präoperative Diagnose bzw. Segmentsicherung.

Indikation	Diagnose bzw. Segmentsicherung
zervikaler Diskusprolaps mit Myelopathie	MRT
zervikale Spinalkanalstenose mit Myelopathie (▶ Abb. 9.36)	MRT
therapieresistentes zervikobrachiales Syndrom	Distensionstest, MRT
instabiles Bewegungssegment nach HWS-Trauma	Funktionsaufnahmen und Distensionstest
zervikozephales Syndrom	A.-vertebralis-Angiographie, DSA

Auch ein konservativ nicht stabilisierbares *gelockertes Bewegungssegment nach Schleudertrauma* kann Anlass zur operativen Intervention sein. Diese Situation tritt z. B. ein, wenn eine Bandscheibenruptur nicht ausheilt. Therapieresistente Beschwerden und eindeutige Funktionsaufnahmen mit vermehrter Aufklappbarkeit des betroffenen Segmentes führen hier zur Operationsindikation. Zusätzlich wird der Distensionstest durchgeführt. Schließlich können auch therapieresistente Kopfschmerzen und Schwindelzustände bei einem zervikozephalen Syndrom, das durch Unkovertebralosteophyten unterhalten wird, eine Indikation für die Unkoforaminektomie sein.

Als wichtigste diagnostische Maßnahme bei der Stellung der Indikation zur Operation eines Zervikalsyndromes hat sich die zervikale Diskographie bzw. der Distensionstest erwiesen (Caillet 1981, Grote 1986, Whitecloud u. Scago 1987, Bhatia et al. 2004, Zeidman 2005).

Die alleinige Aussagekraft der Kontrastdarstellung zervikaler Bandscheiben wurde früher überbewertet. Man sah in der Durchlässigkeit der dorsalen Bandscheibenbegrenzung einen Beweis dafür, dass dieses Segment das betroffene sei. Die zervikale Diskographie gibt nur ein Bild der strukturellen degenerativen Veränderungen in der Bandscheibe; sie erlaubt jedoch noch keine Aussage darüber, ob dieses Segment auch für die Beschwerden verantwortlich ist. Viele stark verschlissene Bandscheiben mit Durchlässigkeit ihres Anulus fibrosus verursachen keinerlei Beschwerden. Es hat sich gezeigt, dass mit der Instillation des Kontrastmittels häufig auch das typische Schmerzsyndrom beim Patienten ausgelöst wurde. Dieses Phänomen, auch als Distensionszeichen bezeichnet, erwies sich für die Identifikation des zu operierenden Segmentes bedeutender als die eigentliche Kontrastdarstellung des Zwischenwirbelabschnittes.

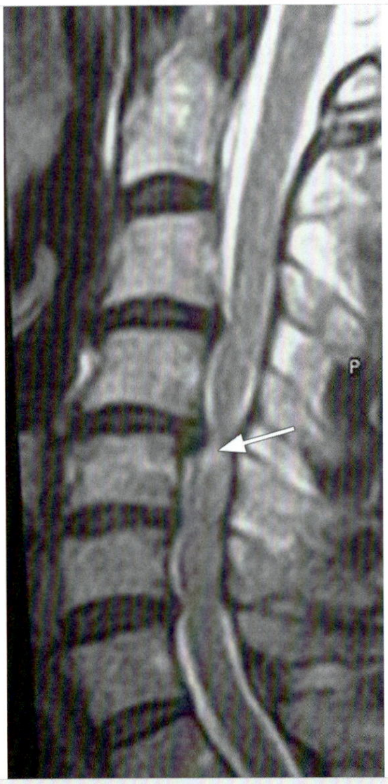

Abb. 9.36 Zervikale Spinalkanalstenose mit Myelopathie (Pfeil).

Wie in Kap. 9.4 ausgeführt erfolgt die Raumbeengung im Foramen intervertebrale nicht allein durch die im Röntgenbild sichtbaren Knochenvorsprünge, sondern auch durch darüber liegende Weichteile, die sich aus den dorsolateralen Anteilen des Anulus fibrosus und des Längsbandes zusammensetzen. Bei der „weichen" Protrusion sind diese allein für die Wurzelbedrängung verantwortlich.

M!

Merke

Durch kurzfristige Aufblähung der Bandscheibe mit Flüssigkeit intensiviert sich der Kontakt zwischen Bandscheibengrenze und Nervenwurzel.

Die typischen segmental ausstrahlenden Schmerzen treten auf bzw. verstärken sich (▶ Abb. 9.37). Dieser Effekt tritt auch unter der intradiskalen Instillation beim lumbalen Bandscheibensyndrom ein.

M!

Merke

Die Punktion der unteren zervikalen Bandscheiben von vorn ist mit relativ einfacher Technik ohne großen Aufwand möglich.

Der Patient liegt auf dem Rücken, wobei ein Kissen unter die Schultern geschoben wird, um eine größtmögliche Reklination der HWS zu erreichen. Der Kopf wird leicht nach rechts gedreht. Der Patient soll sich möglichst mit den Händen an der seitlichen Tischkante festhalten und seine Schultern fußwärts ziehen, damit diese im seitli-

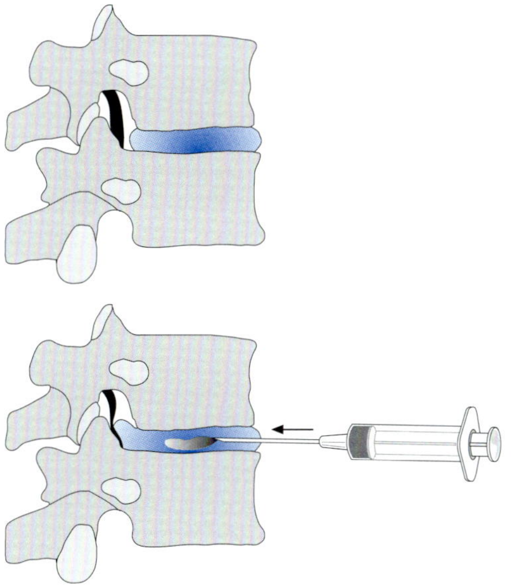

Abb. 9.37 Zervikaler Distensionstest mit Auslösung des typischen Schmerzsyndromes. Durch Aufblähen der Bandscheibe mit Flüssigkeit intensiviert sich der Kontakt zwischen Bandscheibenprotrusion und Nervenwurzel.

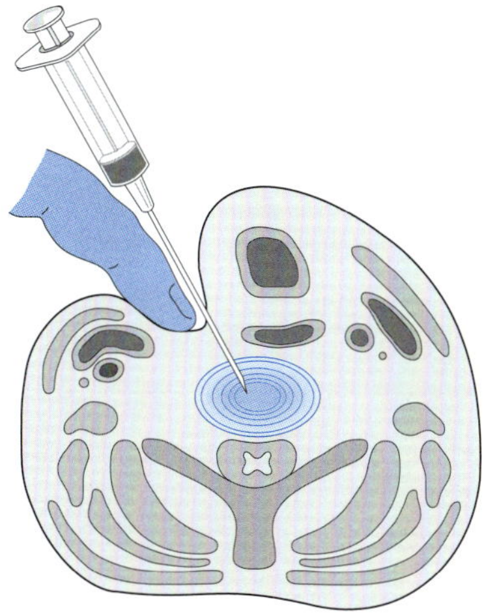

Abb. 9.38 Punktion einer zervikalen Bandscheibe von ventral. Gefäße und Nerven werden mit dem Finger nach lateral, Thyreoidea, Trachea und Ösophagus nach medial gedrückt.

chen Röntgenbild die unteren Anteile der HWS nicht verdecken. Nach Desinfektion der Haut und Lokalanästhesie punktiert man die linke Halsseite am medialen Rand des M. sternocleidomastoideus etwa in Höhe des Krikoids mit einer einen Mandrin enthaltenden Nadel. Gleichzeitig verdrängt man durch Fingerdruck (▶ Abb. 9.38) den M. sternocleidomastoideus mit der A. carotis und der V. jugularis nach lateral sowie Schildknorpel, Trachea und Ösophagus nach medial. Unter dem Finger tastet man deutlich die Wirbelsäule. Die Nadel wird langsam unter Bildwandlerkontrolle in der Mittellinie durch das vordere Längsband bis ins Bandscheibenzentrum vorgeschoben.

Die Beantwortung der Frage, welcher Zwischenwirbelabschnitt zuerst punktiert werden soll, ergibt sich aus dem klinisch-neurologischen Befund. Bestehen hier Unklarheiten, so wählt man zuerst das Segment C5/C6 und dann C6/C7, weil diese am häufigsten betroffen sind. Man kann auch ohne weiteres in einem Untersuchungsgang mehrere Bandscheiben punktieren.

Ist eine exakte Nadellage erreicht, wovon man sich im Bildwandler überzeugt, so wird etwas physiologische Kochsalzlösung in die Bandscheibe instilliert. Da oft ein größerer Andruck erforderlich ist, nehmen wir Spritzen mit dem Luer-Lock-Ansatz. In eine normale Halsbandscheibe kann man nur 0,2–0,5 ml Flüssigkeit instillieren. Gehen mehr hinein, so spricht dies für einen degenerativ veränderten Zwischenwirbelabschnitt, eventuell mit Zerreißung des dorsalen Anulus fibrosus. Man kann auch Kontrastmittel verwenden. Dies dient dann vor allem dazu, auf einer unmittelbar nach der Diskographie angefertigten Röntgenaufnahme das betroffene Segment zu dokumentieren. Man kann auch etwas Methylenblau in die Bandscheiben applizieren, um das Auffinden der richtigen Etage während der Operation zu erleichtern.

Zusatzinfo

Die Auslösung des typischen Schmerzes unter der Instillation ist diagnostisch von Bedeutung.

Asymptomatische Bandscheiben kommen für eine Operation nicht infrage, selbst wenn sie stärkste degenerative Veränderungen aufweisen. Beim **Distensionstest** (▶ Abb. 9.39) werden sowohl die Schmerzen im Arm im charakteristischen Dermatomstreifen als auch die vom R. dorsalis vermittelten Schmerzen im Schulterblatt provoziert. Bei einer Ausbuchtung des Anulus fibrosus nach medial dorsal kann es auch zu kurzfristigen myelogenen Empfindungen mit Schmerzen in beiden Armen und Ausstrahlung am Rücken entlang bis zu den unteren Extremitäten kommen. Alle diese Erscheinungen sind reversibel. Eine spezielle Lagerung nach der Untersuchung ist nicht erforderlich.

OP-Verfahren und Ziele

Die pathologisch-anatomischen und pathophysiologischen Vorgänge bei degenerativen Veränderungen an den Halsbandscheiben mit chronisch-rezidivierenden Zervikobrachialgien weisen auch den Weg für das anzuwendende Operationsverfahren. Wie in Kap. 9.4 ausgeführt sind Instabilität und Deformierung im Bewegungssegment wesentliche Ursachen für die Entstehung eines Zervikalsyndromes. Aus der großen Anzahl von Operations-

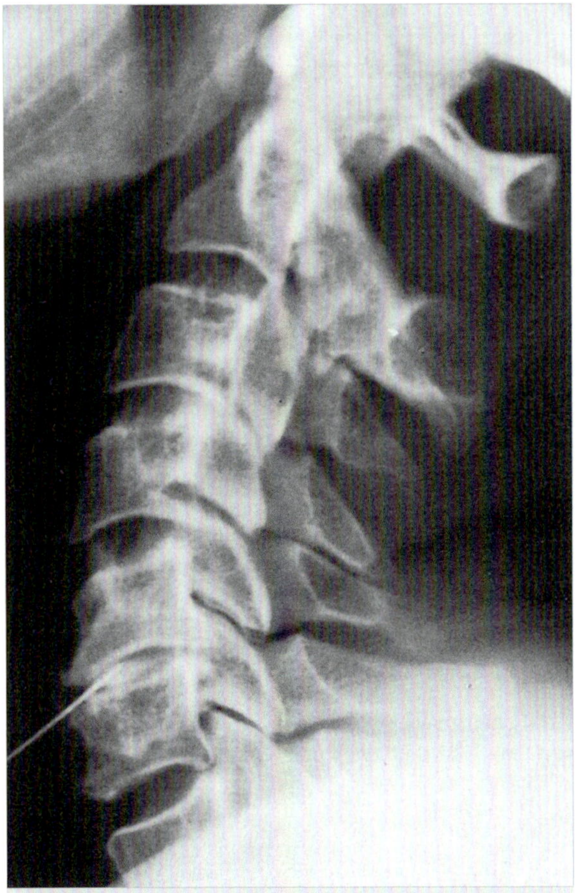

Abb. 9.39 Zervikale Diskographie und Distensionstest bei C 5/C 6.

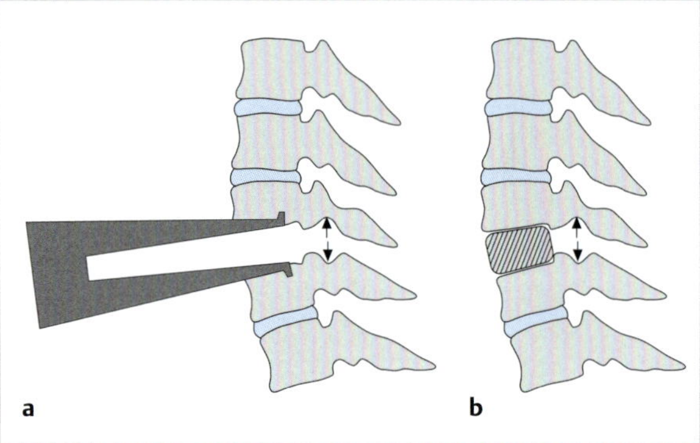

Abb. 9.40 Prinzip der ventralen interkorporalen Wirbelfusion.
a Zwischenwirbelabschnitt wird distrahiert.
b Ein entsprechender Knochendübel sorgt für die Aufrechterhaltung der Distraktion und fixiert das Bewegungssegment in dieser Stellung. Anschließend kann eine Verplattung vorgenommen werden.

9

verfahren erfüllen nur wenige diese beiden Grundbedingungen:

- Entlastung der mechanisch irritierten Nervenelemente,
- Stabilisierung des Bewegungssegmentes.

Nach Weidner (2004) unterteilt man grundsätzlich in ventrale und dorsale Operationsverfahren.

Zu den **ventralen Operationsverfahren** zählt die ventrale Dekompression mit Entfernung der Bandscheibe und Abtragung der Processus uncinati. Das Verfahren ist zwangsläufig mit einer Fusionsoperation, ggf. mit einem Bandscheibenersatz, verbunden. Bis vor wenigen Jahren war es Standard, einen autologen Beckenkammspan in den Zwischenwirbelraum einzubringen (▸ Abb. 9.40). Um eine Spanentnahme und die damit verbundenen Komplikationen zu vermeiden, wurde anfangs Knochenzement als Platzhalter eingefügt (Grote et al. 1991). Später wurden Platzhalter aus Metall (z. B. Titan) angeboten, die jetzt allgemein akzeptiert sind (Kaden et al. 1993, Kehr et al. 1993, Engelhardt et al. 2005). Verwendet werden auch Hohlkörper (Cages), sie müssen aber nicht unbedingt mit autologem Knochen gefüllt werden, da sie im Gegensatz zu einem eingebrachten Knochenspan nicht eingebaut, sondern nur umbaut werden, was für die Stabilität der HWS ausreichend ist (Payer et al. 2003, Weidner 2004). Viele Autoren fordern zusätzlich eine ventrale Osteosynthese mit Schrauben und Platten (▸ Abb. 9.41).

Die Aussagen in der Literatur über die **Behandlungsergebnisse** nach ventraler Fusion sind nur mit Einschränkungen zu verwerten, da die Patientenselektion und die Methoden zur Auswertung sehr unterschiedlich sind (Weidner 2004). Mit einer Spondylodese durch einen Knochenspan nach einer Dekompression lässt sich in 81 % der Fälle das Beschwerdebild bessern. Eine zusätzliche Osteosynthese hat nur einen geringen Effekt auf das Ergebnis (Zoega et al. 2000). Biomechanische Untersuchungen von Wilke u. Mitarb. (2000) haben ergeben, dass Interponate aus Titan eine gute Alternative zu einem Knochenspan sind. Die Implantatuntersuchungen wurden in einer speziellen biomechanischen Versuchsanordnung (Schmidt u. Wilke 2005) vorgenommen. Klinische Ergebnisse bestätigen diese Untersuchungen.

Neuere Erfahrungsberichte zu den verschiedenen ventralen Operationstechniken an der Halswirbelsäule liegen vor von Person et al. (1997), Dunn et al. (1998), Grob (1998), Kadanka et al. (2000), Kienapfel et al. (2004), Breidwell et al. (2005), Fischgrund (2005), Irwin et al. (2005), Schmidt et al. (2005).

▸ **Bandscheibenprothesen.** Sie stellen ein mobiles interkorporelles Interponat dar und sollen im Gegensatz zur Fusion die Nachbarsegmente schonen (▸ Abb. 9.42). Es wurden verschiedene Modelle entwickelt. In der Regel handelt es sich um Titanhalbschalen, die im Wirbelkörper verankert werden und sich über ein Kunststoffinterponat, z. B. Polyurethan, bewegen. Die Titanoberfläche verbindet sich, wie von anderen Implantaten – z. B. an der Hüfte – bekannt, gut mit dem Knochen. Klinische Verlaufsbeobachtungen zeigen kurz- bis mittelfristig zufriedenstellende Ergebnisse (Firsching et al. 2005, Phillips u. Garfin

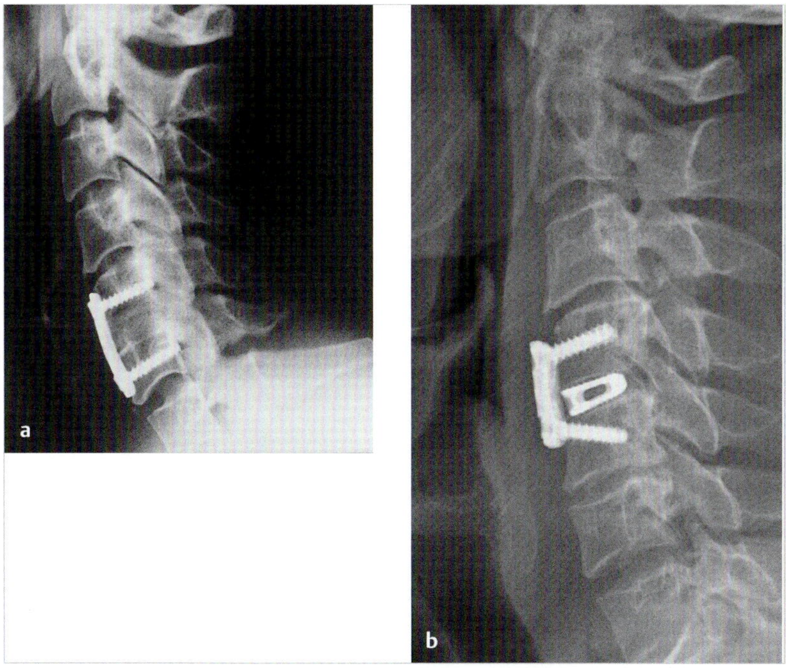

Abb. 9.41 Ventrale Spondylodese.
a Mit autologem Knochenspan.
b Mit Titan-Cage gefüllt mit autologem Knochen mit zusätzlicher Verplattung.

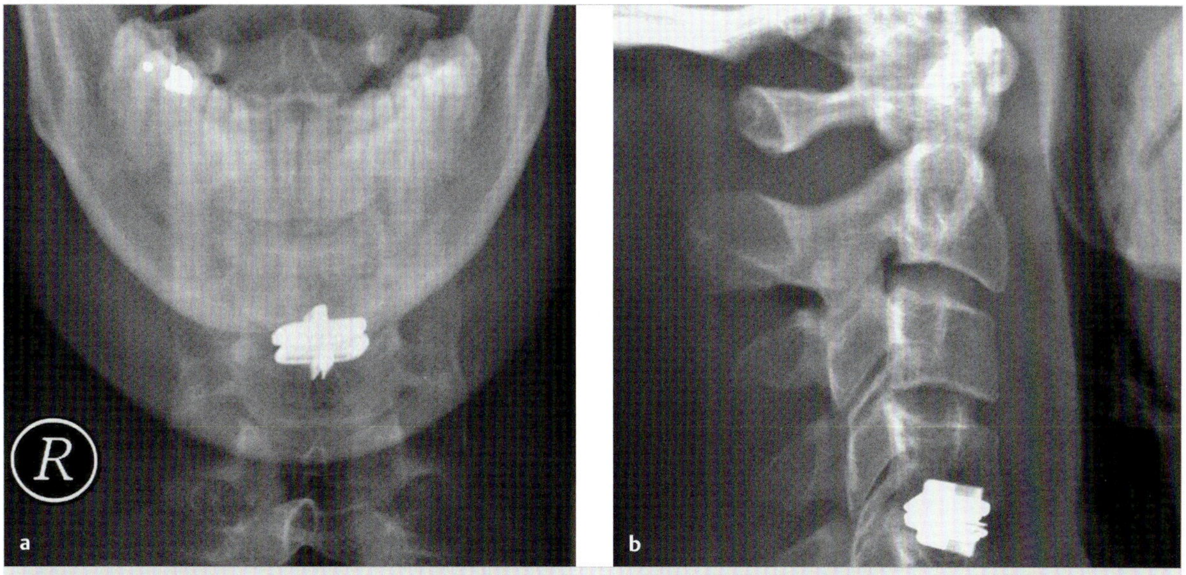

Abb. 9.42 a u. b Mobiles interkorporales Interponat (sog. künstliche Bandscheibe) an der Halswirbelsäule.

2005, Heidecke et al. 2008). In einer vergleichenden Studie konnten Sasso et al. (2007) nach 2 Jahren eine Überlegenheit im klinischen outcome der Bandscheibenprothese gegenüber der monosegmentalen Fusion feststellen. Man weiß allerdings nicht, wie sich das mobile Implantat im Alter verhält, wenn mit einer osteoporotischen Erweichung der Wirbel gerechnet werden muss.

► **Dorsale Operationsverfahren.** Der dorsale Zugang zur HWS dient zur Foraminotomie, Laminektomie, Hemilaminektomie und Laminoplastik. In der Regel wird eine Dekompression durchgeführt ohne Fusion. Nach Weidner (2004) sollte ein medialer Bandscheibenvorfall nicht von dorsal, sondern ausschließlich von ventral entfernt werden, da jede Manipulation im Rückenmark das Risiko von postoperativen neurologischen Ausfällen erhöht. Hauptindikation für den dorsalen Zugang sind laterale Bandscheibenvorfälle sowie komprimierende Veränderungen an den Processus uncinati. Generell haben dorsale Operationstechniken eine geringere Rate an Zugangskomplikationen. Auch sind Schrauben- und Plattenlockerungen dorsal nicht so schwerwiegend, wie bei ventralen Osteosynthesen. Bei allen Operationstechniken gilt aber, dass es immer auf die Erfahrung der Operateure mit dem jeweiligen Verfahren ankommt (Weidner 2004). **Ergebnisse** zu den dorsalen Operationen liegen von Grumme u. Kolodziejczyk (1994), Matsuyama et al. (1995), Aita et al. (1998), Borenstein et al. (2004), Klimo u. Apfelbaum (2005), Lam et al. (2005), Nagashima et al. (2005) vor.

9.8.4 Spezielle Krankengymnastik, Rehabilitation und Rückenschule

Bandscheibenbedingte Beschwerden im Bereich der HWS zeigen einen wechselhaften Verlauf. Stärkste Schmerzzustände wechseln mit beschwerdearmen oder -freien Phasen ab. Der Rezidivprophylaxe kommt deswegen eine entscheidende Bedeutung zu.

▶ **Ruhigstellung.** Nach einer erfolgreich durchgeführten Behandlung beim Zervikalsyndrom gilt es zunächst, das erreichte Ergebnis zu „halten“.

M!

Merke

Das rearrangierte Bewegungssegment muss möglichst in Mittelstellung gehalten werden, um erneute intradiskale Massenverschiebungen oder Fehlstellungen der Wirbelgelenke zu verhindern.

Die gereizten Nervenwurzeln sollen sich beruhigen und abschwellen.

Während der Rehabilitationsphase sind auch **Kräftigungsübungen für die Schulter-Nacken-Muskulatur** angebracht.

Zusatzinfo

In einem von außen muskulär geführten und stabilisierten Zwischenwirbelabschnitt sind Verlagerungen von Bandscheibengewebe sowie Verschiebungen der Wirbel und Wirbelgelenke gegeneinander weniger leicht möglich als bei schlaffen Muskeln und Bändern.

Um eine nachhaltige Kräftigung der Schulter-Nacken-Muskeln zu erreichen, lässt man den Patienten mehrmals täglich isometrische Spannungsübungen durchführen. Es handelt sich hier um Muskelanspannungen ohne Bewegung, d. h. Kopf und Hals bleiben immer in der gleichen Position (▶ Abb. 9.43). Die Halsmuskulatur wird mit einem Minimum an Zeitaufwand trainiert. Die Effektivität des isometrischen Muskeltrainings ist erwiesen (Hettinger 1983). Danach genügt es, täglich 2-mal 3 Minuten lang die in ▶ Abb. 9.43 angegebenen Übungen durchzuführen, um die Schulter-Nacken-Muskeln in einen guten Kräftezustand zu versetzen und diesen Zustand aufrechtzuerhalten.

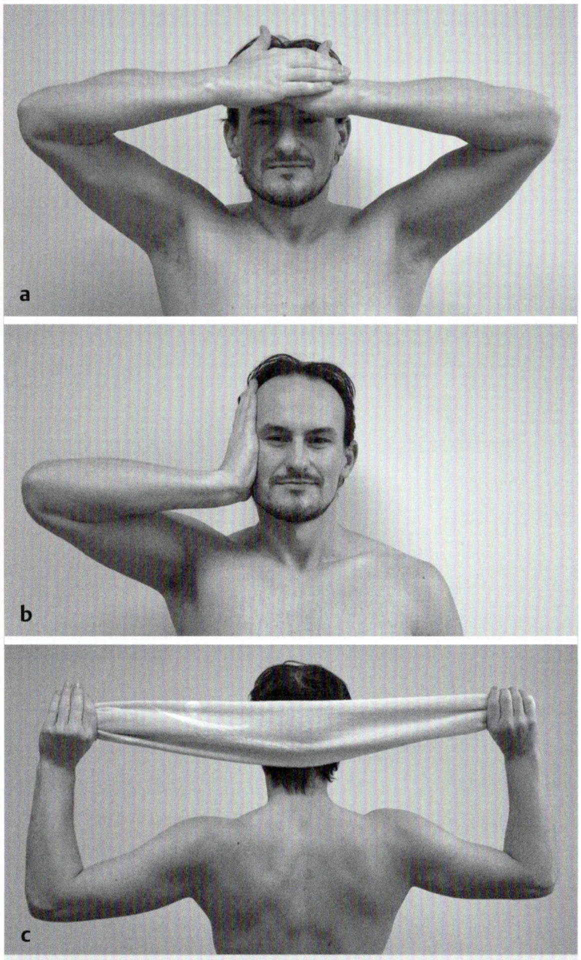

Abb. 9.43 a–c Isometrische Muskelkräftigungsübungen für die Schulter-Nacken-Muskulatur zur Rehabilitation und Prophylaxe beim Zervikalsyndrom.

Isotonische, d. h. mit Bewegung einhergehende Muskelkontraktionen sind für die Rehabilitation beim Zervikalsyndrom ungeeignet, da es immer wieder zu Irritationen der Spinalnerven, vor allem des R. meningeus, kommen kann.

Die *isometrischen Spannungsübungen* sollen zunächst unter krankengymnastischer Anleitung durchgeführt und entsprechend rezeptiert werden. Unmittelbar vor den Übungen sind Massagen und Wärmeanwendungen angebracht, um etwaige Verspannungen zu lösen. Erst wenn durch Wärme und Massage einwandfreie Muskelverhältnisse geschaffen sind, kann man mit der Krankengymnastik beginnen.

Später, wenn auch die krankengymnastische Nachbehandlung abgeschlossen ist, sollte der Patient die Übungen selbsttätig durchführen und zu einer täglichen Gewohnheit werden lassen.

Das vielfach empfohlene Schwimmen ist nur in Form des Rückenschwimmens angebracht. Brustschwimmen mit Hyperlordosierung der HWS wirkt eher beschwerdeauslösend.

Der behandelnde Arzt sollte den für ein Zervikalsyndrom anfälligen Patienten bei Abschluss der Behandlung auch einige **Verhaltensmaßregeln** mit auf den Weg geben. Starke Drehbewegungen der Wirbelsäule (Rückwärtsfahren mit dem Auto) sind vorerst zu vermeiden. Auch sollte sich der Patient vor Unterkühlung der Nackengegend schützen. Gefährdete Patienten mit chronisch-rezidivierenden Zervikalsyndromen haben auf Reisen am besten immer ihre Halskrawatte bei sich, um sie ggf. bei beginnenden Beschwerden sofort anlegen zu können.

Zu den ein Zervikalsyndrom auslösenden Faktoren gehört auch die **Haltungskonstanz in ungünstiger Position**. Dazu zählt z. B. die vornübergeneigte Kopfhaltung im Stehen oder Sitzen, wie z. B. bei der Schreibtischarbeit. Gefährdete Patienten sollten immer wieder Ausgleichsbewegungen der HWS durchführen und den Kopf vorübergehend mit den Armen abstützen.

Ungünstige Einstellungen der HWS ergeben sich auch im Schlaf. Ein großes Kopfkissen führt zur starken Abwinkelung der HWS, die intradiskalen Massenverschiebungen Vorschub leistet. Das Schlafen in Bauchlage ist mit einer für die HWS ungünstigen Hyperlordosierung und Rotation verbunden. Am besten ist die Seit- oder Rückenlage auf festem Untergrund mit Unterstützung der Kopf-Nacken-Gegend durch ein kleines Kopfkissen oder eine Nackenrolle.

Zur *Prophylaxe der Beschleunigungsverletzung* ist eine fest mit der Rückenlehne verbundene Nackenstütze erforderlich, die unmittelbar dem Hinterhaupt anliegt.

Die Verhaltensrichtlinien für Patienten mit anfälligen zervikalen Bewegungssegmenten werden u. a. in der Rückenschule (Krämer 2005) zusammengefasst.

M!

Verhaltensrichtlinien nach der Rückenschule

- Beim Lesen, Handarbeiten, Fernsehen, Autofahren öfter eine Pause machen.
- Keine abrupte Drehbewegung des Kopfes, besser mit dem ganzen Körper drehen.
- Zugluft vermeiden, Schals und Kragen tragen.
- Beim Liegen kleines Kopfkissen, keine Bauchlage.
- Beim Laufen – Kinn runter, beim Radfahren – Lenker hoch.
- Nicht über Kopfhöhe arbeiten, besser Leiter oder Stuhl benutzen.
- Im Theater oder Kino nicht in den ersten Reihen, besser hinten sitzen.
- Beim Trinken aus Büchse oder Flasche besser Strohhalm nehmen.
- Haare waschen unter der Dusche, nicht im Waschbecken.
- Trainiere täglich deine Halsmuskeln!

9.8.5 Therapieplan

Jeder Arzt, der bandscheibenbedingte Beschwerden therapiert, muss sich ein bestimmtes Behandlungskonzept zurechtlegen, um mit geringem Aufwand ein Höchstmaß an Effektivität zu erzielen, ohne Schaden anzurichten. Art und Reihenfolge der eingesetzten Behandlungsmittel richten sich u. a. nach dem Ausmaß der Beschwerden und dem Alter des Patienten.

In ▸ Tab. 9.9 ist der Behandlungsplan wiedergegeben, wie er sich an unserer Klinik in Zusammenarbeit mit niedergelassenen Kollegen in den letzten Jahren ergeben hat. Die meisten Zervikalsyndrome werden ambulant behandelt, wobei sich einfache Mittel, wie Wärmeanwendungen, Analgetika, Antiphlogistika und das Tragen einer Halskrawatte bewährt haben. Zur Durchführung der lokalen Injektionsbehandlung und der physikalischen Therapie wird der Patient meistens zum Facharzt überwiesen, falls dieser nicht schon von vornherein der behandelnde Arzt war. Bei leichteren Formen chronisch-rezidivierender Zervikobrachialgien und zervikozephaler Syndrome sind die ambulanten Methoden im Allgemeinen ausreichend. Erst wenn auf diesem Wege keine Besserung mehr zu erzielen ist, der Patient wiederholt arbeitsunfähig geschrieben werden muss und ständig Analgetika braucht, sollte er in einer entsprechenden Klinik vorgestellt werden. Hier wird zunächst eine der in ▸ Tab. 9.8 aufgeführten diagnostischen Maßnahmen vorgenommen, bevor die endgültige Indikation zur Operation gestellt wird. Es besteht immerhin noch die Möglichkeit, eine stationäre konservative Behandlung durchzuführen (Theodoridis u. Krämer 2006). Tägliche Stellatum- bzw. Nervenwurzelblockaden mit anschließendem Glisson-Kyphosezug (s. ▸ Abb. 9.32) über mehrere Stunden unter allgemeiner Sedierung des Patienten vermögen oft eine erstaunliche Remission bei einem anscheinend therapieresistenten zervikobrachialen oder zervikozephalen Syndrom herbeizuführen. Die Bedeutung der stationären Behandlung besteht u. a. auch darin, dass die beschwerdeauslösenden Situationen wie Schreibtischarbeit, Fernsehen, Hausarbeit usw. wegfallen. Wenn auf irgendeine Art Beschwerdefreiheit erzielt ist, gestalten sich Rehabilitation und Prophylaxe bei allen Formen des Zervikalsyndromes in gleicher Weise.

Tab. 9.9 Behandlungsplan beim Zervikalsyndrom.

Ambulant (alle Formen des Zervikalsyndromes)	Stationär
• Erstmalig auftretende Beschwerden: Wärme, Analgetika • Chronisch-rezidivierende Beschwerden: Massage, Elektrotherapie, lokale Injektionsbehandlung, Extension • Bei Therapieresistenz starker Beschwerden: CT, MRT, stationäre Einweisung zum Distensionstest.	• Zervikomedulläres Syndrom und therapieresistentes zervikobrachiales Syndrom, zervikozephales Syndrom ○ Konservativ: Nervenwurzel- und Stellatumblockaden, Glisson-Zug, Sedativa ○ Operativ: ventrale Fusionsoperation, Unkoforaminektomie, Prolapsoperation, Bandscheibenersatz • Zur Rehabilitation: Krankengymnastik, Rückenschule

9.8.6 Zusammenfassung (Therapie der Zervikalsyndrome)

Bei der Therapie von Zervikalsyndromen ist der gleiche Wandel eingetreten wie bei den Lumbalsyndromen. Passives Verhalten mit Massage, Einrenken, Halskrawatte wird durch aktive Maßnahmen ersetzt: Leichte Bewegungsübungen, aktiv bleiben. Unterstützend wirkt die Schmerzausschaltung durch geeignete Analgetika und lokale Infiltrationen am Schmerzausgangspunkt. Bewährt haben sich zervikale Spinalnervanalgesien und epidurale Injektionen beim Zervikobrachialsyndrom.

Mit der operativen Behandlung degenerativer Erkrankungen der Halswirbelsäule sollte man noch zurückhaltender sein als an der Lendenwirbelsäule. In jedem Fall sind Befunde in den bildgebenden Verfahren – insbesondere im MRT – nicht überzubewerten, wenn keine adäquate klinische Symptomatik vorliegt. Anders als an der LWS ist mit der Dekompression an der HWS immer auch eine Fusion des Zwischenwirbelabschnittes verbunden mit den bekannten Auswirkungen auf die Nachbarsegmente. Ob die mobilitätserhaltenden Interponate (sog. künstliche Bandscheiben) eine langfristige Lösung darstellen, ist noch nicht gesichert.

Bei allen invasiven Interventionen an der Halswirbelsäule ist zu bedenken, dass es gerade in diesem Skelettabschnitt im Alter zur wohltätigen Teilversteifung kommt, die man durch unnötige manuelle Mobilisationen und Operationen nicht verhindern sollte.

Fazit

Die Halswirbelsäule ist ein kompliziertes Gebilde, das äußerste Präzision bei der Diagnostik und Therapie erfordert.

Kapitel 10

Thorakalsyndrom

10

10 Thorakalsyndrom

10.1 Definition und Häufigkeit

Definition

Unter einem Thorakalsyndrom versteht man Krankheitserscheinungen, die durch Funktionsstörungen und degenerative Veränderungen thorakaler Bewegungssegmente verursacht werden.

Bandscheibenschäden der BWS spielen im Vergleich zu denen in der HWS und der LWS nur eine untergeordnete Rolle. Dies gilt sowohl für die Frequenz als auch für die Schwere der Krankheitserscheinungen. Lediglich 2 % aller bandscheibenbedingten Erkrankungen betreffen die BWS. Selten kommt es einmal zu einer therapieresistenten Wurzelirritation (Interkostalneuralgie), die eine operative Behandlung erforderlich macht. Ein Massenprolaps mit medullären Ausfällen bis zum Querschnittsyndrom kommt vor, stellt jedoch eine Rarität dar (Grote 1975, Awwad et al. 1991, Dietze 1993, Wilke et al. 2000, Borenstein et al. 2004, Endres 2005). Obwohl die Bandscheibendegeneration alle Wirbelsäulenabschnitte miteinbezieht und die BWS mitunter sogar verstärkt davon betroffen ist, kommen hier Krankheitserscheinungen nur sehr selten vor. Die Ursache liegt in der speziellen Anatomie und Biomechanik der thorakalen Bewegungssegmente.

10.2 Spezielle Anatomie, Biomechanik und pathologische Anatomie der thorakalen Bewegungssegmente

10.2.1 Spezielle Anatomie

Die Bandscheiben der BWS nehmen von kranial nach kaudal an Höhe und Breite zu. Im Vergleich zur Wirbelkörperhöhe sind die Bandscheiben in der BWS flacher als in der HWS und der LWS.

Der Wirbelkanal ist im BWS-Bereich relativ eng und verfügt nur über einen schmalen Epiduralraum zwischen Rückenmark und knöcherner Umgebung bzw. Bandscheibe. Die schmalste Stelle liegt zwischen Th 4 und Th 9.

Neben den eigentlichen Wirbelgelenken gibt es an der BWS noch Wirbel-Rippen-Gelenke (Kostotransversalgelenke), die gegen den unteren Teil der Foramina intervertebralia vorspringen und den Spinalnerv in den freien oberen Abschnitt drängen. Wegen des relativ großen Durchmessers der Foramina intervertebralia kommen osteogene Konstriktionen, wie wir sie z. B. an der HWS kennen, an der BWS kaum vor.

Die bei der HWS beschriebene Verschiebung der Rückenmarksegmente gegenüber den dazugehörigen Bewegungssegmenten setzt sich in der BWS weiter fort.

Zwischen dem 1. und 6. Brustwirbeldom beträgt die Verschiebung 2, vom 7.–10. Processus spinosus 3 Segmenthöhen.

Ventrale Äste der thorakalen Spinalnerven versorgen als Nn. intercostales die Wand des Brustkorbes, und zwar die Interkostalmuskulatur, die Kostotransversalgelenke, die Pleura parietalis

und die Haut. Bei Reizung eines dieser thorakalen Spinalnerven entsteht eine Interkostalneuralgie.

10.2.2 Biomechanik und pathologische Anatomie

Durch die nach dorsal konvexe Ausbiegung der BWS sind die ventralen Abschnitte der thorakalen Bewegungssegmente starken Druckbelastungen ausgesetzt. Der intradiskale Druck ist hier sehr groß. Während in den lordotisch eingestellten Abschnitten der HWS und der LWS bei axialer Stauchung ein Teil der einwirkenden Kräfte von den Wirbelgelenken und Weichteilen zwischen den Wirbelbögen abgefangen wird, müssen die Wirbelkörper und Bandscheiben der BWS die Last allein tragen. Infolgedessen kommt es hier häufig zu ventralen Kompressionsfrakturen und Einbrüchen des Bandscheibengewebes durch die Deckplatten hindurch in die Wirbelkörperspongiosa. Durch den anhaltend hohen intradiskalen Druck stellen sich vor allem in den mittleren und unteren thorakalen Zwischenwirbelabschnitten frühzeitig regressive Erscheinungen mit oft ausgedehnten spondylotischen und osteochondrotischen Veränderungen ein, die meistens zufällig entdeckt werden. Der Befund überrascht umso mehr, weil keine entsprechenden Beschwerden vorhanden sind. Gerade an der BWS kann man erkennen, dass selbst fortgeschrittene Spondylosen und Osteochondrosen an sich klinisch völlig bedeutungslos sind. Erst wenn sie sich in unmittelbarer Nachbarschaft einer Nervenwurzel abspielen und eine Instabilität im Bewegungssegment besteht, kommt es zu Beschwerden. Diese Voraussetzungen sind an der BWS nicht gegeben. Im Wesentlichen sind 2 Gründe dafür verantwortlich, dass bandscheibenbedingte Erkrankungen an der BWS nicht in gleicher Frequenz auftreten wie an der HWS und der LWS:

- Anders als in der HWS und LWS befinden sich die Foramina intervertebralia der BWS nicht hinter den Bandscheiben, sondern auf der Höhe des Wirbelkörpers (▶ Abb. 10.1). Es müssen schon ausgedehnte Prolapse sein, die sich nach oben oder unten vorarbeiten, um in Kontakt mit einer Spinalnervenwurzel zu treten. Diese Situationen kommen – wenn auch selten – vor und verursachen unter Umständen die klinischen Erscheinun-

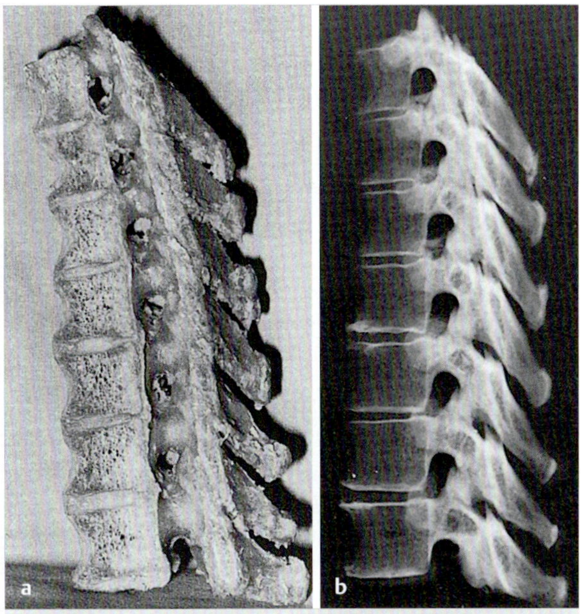

Abb. 10.1 a u. b Lateraler Sagittalschnitt durch die mittlere Brustwirbelsäule. Die Foramina intervertebralia finden sich nicht neben den Bandscheiben wie in ▶ Abb. 9.12 und ▶ Abb. 11.3, sondern auf der Höhe der Wirbelkörper.

gen eines thorakalen Bandscheibensyndromes mit Interkostalneuralgie.

- Im thorakalen Abschnitt der Wirbelsäule finden im Vergleich zu HWS und LWS nur geringfügige Bewegungsexkursionen statt. Die Lagebeziehung der schmerzempfindlichen Nervenelemente im Bewegungssegment – in erster Linie Spinalnerven zu ihrer knöchernen und bindegewebigen Umgebung – ist relativ konstant.

M!

Merke

Deformierungen (Skoliose, Morbus Scheuermann) entwickeln sich langsam und erlauben den Nervenwurzeln ausreichende Adaptationsmöglichkeiten.

Selbst wenn es im Rahmen der Bandscheibendegeneration zur Lockerung des Zwischenwirbelabschnittes kommt, ist das thorakale Bewegungssegment über die Kostotransversalgelenke durch den Brustkorb geschient, sodass klinisch relevante Verschiebungen der Wirbel nicht entstehen.

Trotz dieser günstigen Voraussetzungen können auch von der BWS bandscheibenbedingte Erkrankungen ausgehen.

Durch die ventrale Belastung des Zwischenwirbelabschnittes besteht die Möglichkeit, dass sich zentrale mobile Teile des Bandscheibengewebes nach dorsal verlagern und dort den Anulus fibrosus vorwölben oder gar perforieren. Je nach Ausmaß der Vorwölbung kommt es dann zur Kompression des Rückenmarkes und der intrathekal befindlichen Nervenwurzeln. Hier werden dann einmal die Nervenfasern selbst und zum anderen die sie versorgenden Blutgefäße des Rückenmarkes komprimiert. Gefährdet ist vor allem die ventral verlaufende A. spinalis anterior.

Das sequestrierte Bandscheibenmaterial erreicht oft die Größe einer Kirsche und wird im Laufe der Zeit mit der Dura adhärent (Benson u. Byrnes 1975). Zentrale und ventrolaterale bzw. laterale Bandscheibenverlagerungen nach hinten kommen etwa gleich häufig vor. Die Zwischenwirbelabschnitte Th 7–Th 12 sind am meisten betroffen (Kroll u. Reiss 1951, Love u. Schorn 1965, Benson u. Byrnes 1975, Stillermann 1998, Endres 2005).

10.3 Klassifikation

Die Klassifikation (▶ Tab. 10.1) erfolgt wie in den anderen Wirbelsäulenabschnitten in

- lokale,
- radikuläre,
- pseudoradikuläre Thorakalsyndrome.

Tab. 10.1 Klassifikation degenerativer BWS-Erkrankungen (Thorakalsyndrom).

Einfacher BWS-Schmerz (lokales Thorakalsyndrom)	Komplizierter BWS-Schmerz	Alarmierende Symptome (rote Flagge)
mechanisch ausgelöst		
bewegungsabhängig	nach vorn ausstrahlend	Myelopathie
mäßiger Leidensdruck		Gangbildstörungen
kurz dauernd	länger andauernd	Paralysen
20–60 Jahre	<20 Jahre	Herz-Kreislauf-Störungen
	>60 Jahre	Anamnese: Trauma Tumor Entzündung Krankheitsgefühl Gewichtsverlust Laborveränderungen

Das radikuläre Thorakalsyndrom wird auch als Interkostalneuralgie bezeichnet.

Hervorzuheben sind die alarmierenden Symptome, die von der Brustwirbelsäule ausgehen können. Dazu zählt in erster Linie die Myelopathie, meist aufgrund eines Bandscheibenvorfalles, verbunden mit Gangbildstörungen, Paralysen und Sensibilitätsstörungen.

10.4 Klinik des thorakalen Bandscheibenvorfalles

In der Vorgeschichte findet sich häufig eine axiale Stauchung des Rumpfes, wie z. B. der Sturz aufs Gesäß oder das Anheben eines schweren Gegenstandes in vornübergeneigter Haltung. Ein im lädierten Bewegungssegment lokalisierter Schmerz, der sich beim Husten und Pressen verstärkt, gehört fast immer zur Ausgangssymptomatik. Im Zusammenhang damit entwickeln sich dann medulläre oder radikuläre Erscheinungen. Diese können aber auch fehlen, sodass es nur beim lokalen Schmerz bleibt.

Bei medialer Verlaufsrichtung des thorakalen Diskusprolaps entstehen medulläre Symptome, die meistens uncharakteristisch sind und je nach Ausmaß der Kompression in mehr oder weniger ausgeprägten **Querschnitterscheinungen** bestehen. Es finden sich Sensibilitätsstörungen in den Beinen, Blasen-Mastdarm-Störungen, Reflexanomalien und Gangbehinderungen. Bei den meisten Patienten beginnen die Krankheitserscheinungen mit einer gewissen Kraftlosigkeit in beiden Beinen. Daneben findet sich ein lokaler Druck- und Bewegungsschmerz im lädierten Brustwirbelsäulenabschnitt.

Die endgültige Diagnose eines thorakalen Bandscheibenvorfalles mit Rückenmarkkompression ist erst durch das MRT möglich. Besonders bei einem Bandscheibenvorfall an der BWS ist zu beachten, dass das MRT übertreibt. Entscheidend für den therapeutischen Ansatz ist die klinische Symptomatik.

10.5 Interkostalneuralgie

Die Symptomatologie der thorakalen Spinalnervenwurzel erschöpft sich im Allgemeinen in typisch lokalisierten, gürtelförmigen Schmerzen, evtl. diskreten Störungen der Algesie, deren Topik sich aus dem Dermatomschema ergibt. Die Abgrenzung der einzelnen Hautbezirke ist im Thoraxbereich aber nicht so eindeutig wie in den peripheren Extremitätenabschnitten.

> M!
> **Merke**
> Ein wichtiges diagnostisches Kriterium für die Interkostalneuralgie durch degenerative Veränderungen ist auch an der BWS die Positionsabhängigkeit der Beschwerden.

Unter Entlastung bzw. Extension lassen sie nach; bei Belastung und bestimmten Körperdrehbewegungen verstärken sie sich. Hieraus ergeben sich auch Hinweise für den therapeutischen Ansatz.

10.6 Differenzialdiagnose

Wegen der relativen Seltenheit bandscheibenbedingter Syndrome im Thorakalbereich denkt man bei Beschwerden in dieser Region in erster Linie an Erkrankungen der inneren Organe oder bei einer Querschnittsymptomatik an primäre Störungen des Zentralnervensystems. Erst wenn sich die vermuteten Krankheiten nicht bestätigen lassen, findet man zur Diagnose thorakale Bandscheibenläsion. Bei Patienten mit einem partiellen Querschnittsyndrom verstreicht oft lange Zeit mit der Zwischendiagnose multiple Sklerose, Rückenmarktumor usw., ehe im MRT oder Myelogramm und dann im Operationssitus der Diskusprolaps gefunden wird.

Eine Interkostalneuralgie kann verschiedene Ursachen haben. In erster Linie kommen segmental ausstrahlende Schmerzen bei und nach einem **Zoster** infrage. Durch die typischen Hautveränderungen ist hier die Diagnose meistens sichergestellt. Mumenthaler et al. (1999) weisen auf den „Zoster ohne Herpes" hin, wenn die Eruptionen sehr diskret sind und sich unter den Mammae oder in der Leiste verbergen. Beim Zoster beherrschen anfangs Allgemeinerscheinungen wie Abgeschlagenheit, Glied- und Kopfschmerzen das Bild. Die herpetiformen Eruptionen stellen sich erst am 3.–5. Tag ein.

Segmentale Schmerzen können auch von den Kostotransversalgelenken durch Kompression der Nervenwurzel im Foramen intervertebrale ausgehen.

Das sog. **Kostotransversalgelenksyndrom** entsteht durch entzündliche oder arthrotische Veränderungen sowie Stellungsanomalien in diesen Gelenken. Solche Beschwerden entstehen spontan oder z. B. bei Spreizung des Interkostalraumes nach thoraxchirurgischen Eingriffen oder nach Rippenfrakturen. Klinische Symptome vonseiten der Kostotransversalgelenke treten auf als (Hohmann 1968, 1985):

- unbestimmte, bei forcierter und vertiefter Atmung sich verstärkende, im Rippenverlauf ziehende Schmerzen, zeitweilig „Reifengefühl",
- plötzliche, blitzartige schmerzhafte Atemsperren mit dem Gefühl, nicht mehr durchatmen zu können.

Weiterhin können **Entzündungen, Tumoren** und **erweiterte Brustwandarterien** beim Kollateralkreislauf Ursachen einer Interkostalneuralgie sein. Bei der differenzialdiagnostischen Beurteilung von Schmerzzuständen im Bereich des Rumpfes muss besonders an den „referred pain" bei Viszeralerkrankungen, also an die **Head-Zonen**, gedacht werden. Die entsprechenden inneren Erkrankungen sind auszuschließen.

Beim **Tietze-Syndrom** finden sich neben den Schmerzen auch Schwellungen der parasternalen Rippenknorpel. Spontan- oder Druckschmerzen im Bereich der oberen BWS zwischen den Schulterblättern gehen nicht von thorakalen Bewegungssegmenten aus. Wie in Kap. 9 beschrieben, handelt es sich hierbei um Schmerzen in den Mm. rhomboidei, die im Rahmen eines **Zervikalsyndromes** auftreten.

10.7 Therapie

Sofern keine bedrohlichen Rückenmarksymptome vorliegen, ist die Behandlung beim thorakalen Bandscheibensyndrom **konservativ**. Wichtig ist die Entlastung der Bandscheiben durch Horizontallagerung. Wärmeanwendungen aller Art werden als wohltuend empfunden, weil sie die reflektorischen Verkrampfungen der Rumpfmuskeln, insbesondere der paravertebralen Rückenstrecker, lösen und die Durchblutung fördern. Ergänzend werden paravertebrale Infiltrationen mit einem Lokalanästhetikum durchgeführt.

Wenn hartnäckige thorakale Nervenwurzelreizerscheinungen vorliegen (Interkostalneuralgie), werden thorakale Spinalnervanalgesien (TSPA, ▶ Abb. 10.2) durchgeführt. Handelt es sich mehr um lokale und pseudoradikuläre Ausstrahlungen, die ihren Ursprung in den thorakalen Wirbelgelenken und Kostotransversalgelenken haben, kommen thorakale Facetteninfiltrationen und Kostotransversalblockaden infrage. Einzelheiten der Injektionstechnik finden sich bei Theodoridis und Krämer (2006).

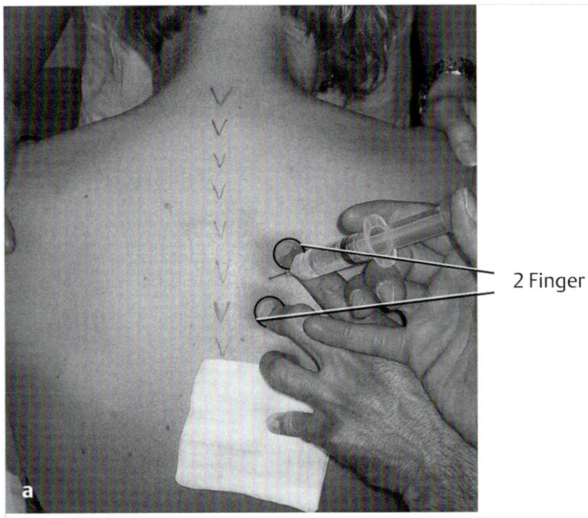

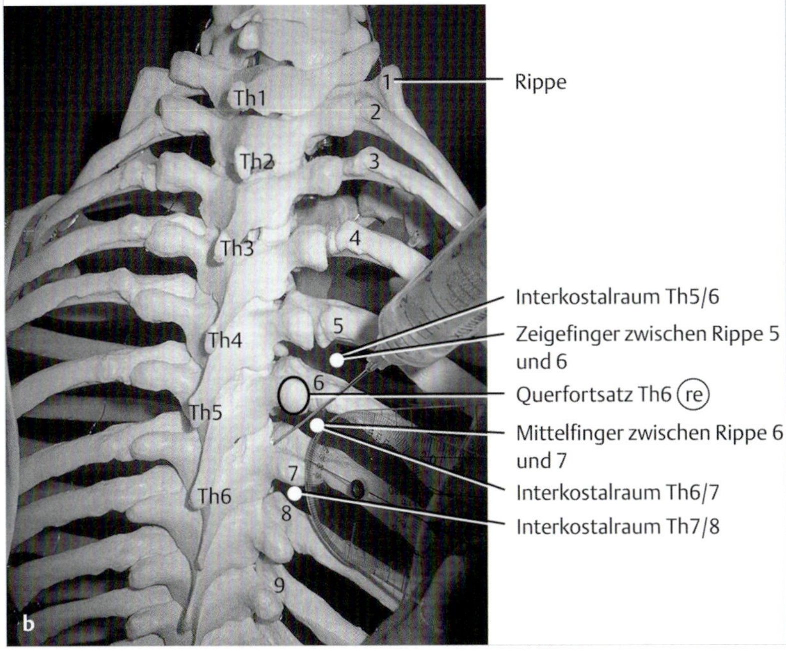

Abb. 10.2 Injektionsbehandlung an der Brustwirbelsäule: Thorakale Spinalnervanalgesie.
a Fingerposition bei thorakaler Spinalnervanalgesie.
b Modell der Brustwirbelsäule mit Position der Injektionsnadel.

Bei eindeutigen Kompressionserscheinungen des Rückenmarkes muss **operiert** werden. Die Lokalisation des Prolapses erfolgt mit CT und MRT.

Endres und Mitarbeiter (2005) empfehlen bei zu erwartender schwieriger intraoperativer Höhenlokalisation die präoperative, CT-gesteuerte Markierung des betroffenen Segmentes.

Den Bandscheibenvorfall kann man durch eine Laminektomie oder von lateral durch eine erweiterte Kostotransversektomie erreichen. Die Komplikationsrate ist bei diesen Eingriffen wegen der möglichen Rückenmarkläsionen relativ hoch (Hulme 1960, Carson et al. 1971, Dreyfus et al. 1972, Benson u. Byrnes 1975, Rothman u. Simeone 1982, Kretschmer 1989, Todd u. Haddad 1991, Fessler 1998, Wilke 2000).

In den letzten Jahren haben sich die dorso- und ventrolateralen Eingriffe bewährt, entweder als Kostotransversektomie oder als ventrolateraler Zugang über eine Thorakotomie (Gilsbach 1975, Schirmer 1985a, 1985b, Simpson et al. 1993, Regan et al. 1995, Stillerman et al. 1998, Isaacs et al. 2005, Ohnishi et al. 2005).

10.8 Zusammenfassung

Degenerative Erkrankungen an der Brustwirbelsäule haben 3 wesentliche Erscheinungsformen:

- Harmlose Spondylosen und Osteochondrosen im ventralen Abschnitt thorakaler Bewegungssegmente,
- Bandscheibenvorfälle in den Epiduralraum mit und ohne Querschnittsymptomatik,
- Form- und Funktionsstörungen der Wirbelgelenke und Wirbelrippengelenke.

Trotz der eindrucksvollen degenerativen Veränderungen im Röntgenbild, CT und MRT sind behandlungsbedürftige klinische Symptome im Brustwirbelsäulenbereich selten. Durch günstige topographisch anatomische und biomechanische Bedingungen, bleiben auch erhebliche Deformierungen oft symptomlos. Wenn ein ausgedehnter thorakaler Bandscheibenvorfall das Rückenmark komprimiert und Lähmungserscheinungen hervorruft, muss operiert werden; heutzutage in der Regel transthorakal.

Die Mehrzahl der Thorakalsyndrome wird durch degenerative Form- und Funktionsstörungen der thorakalen Wirbel und Wirbelrippengelenke sowie durch knöcherne Bedrängungen der thorakalen Spinalnerven im Foramen intervertebrale hervorgerufen. Die Behandlung ist konservativ mit Anwendung der üblichen Maßnahmen, wie an der Lendenwirbelsäule. Im Vordergrund steht die manuelle Diagnostik und Therapie. Lokale Injektionen als Facettenblockaden, Kostotransversalblockaden und thorakalen Spinalnervanalgesien sind durch ein hohes Pneumothoraxrisiko behaftet und sollten nur von ausgewiesenen Therapeuten durchgeführt werden, die sich auf diese Injektionen spezialisiert haben und sie entsprechend häufig durchführen. Bildgebend gesteuerte Injektionen bringen keine weitere Sicherheit. Bis auf den Bandscheibenvorfall mit Rückenmarkkompression haben alle Thorakalsyndrome einen gutartigen Verlauf mit selbstlimitierendem Charakter.

Fazit

Thorakalsyndrome sind selten und erfordern noch seltener invasive therapeutische Maßnahmen, die dann allerdings sehr komplikationsträchtig sind.

Kapitel 11

Lumbalsyndrom

11 Lumbalsyndrom

11.1 Definition und Häufigkeit

Definition

Unter einem Lumbalsyndrom versteht man Krankheitserscheinungen, die durch Funktionsstörungen und degenerative Veränderungen lumbaler Bewegungssegmente verursacht werden.

Dazu zählen neben lokalen Beschwerden im Bereich der LWS (lokales Lumbalsyndrom) auch ins Bein ausstrahlende Schmerzen (lumbales Wurzelsyndrom) und tiefe Querschnittsymptome (Kaudasyndrom). Bis auf Letzteres sind Lumbalsyndrome sehr häufig.

Zusatzinfo

Fast ⅔ aller bandscheibenbedingten Erkrankungen betreffen die LWS.

Jeder 12. Patient in der Allgemeinpraxis und jeder 3. in der orthopädischen Fachpraxis sucht den Arzt wegen eines Lumbalsyndromes auf. Hierbei sind nur die behandlungsbedürftigen Fälle erfasst. Nicht alle Patienten mit einem Hexenschuss oder belastungsabhängigen Kreuzschmerzen gehen zum Arzt. Der absolute und relative Anteil von Lumbalsyndromen unter allen Erkrankungen dürfte demnach noch viel höher liegen.

▸ **Alters- und Geschlechtsverteilung.** Männer sind insgesamt von lumbalen Bandscheibenschäden etwas häufiger betroffen als Frauen.

Das Überwiegen des männlichen Geschlechts ist nicht nur auf eine vermehrte funktionsmechanische Belastung, sondern auch auf einen noch unbekannten geschlechtsspezifischen Faktor zurückzuführen.

Neben der großen Häufigkeit ist auch die medizinische und vor allem soziale Bedeutung des Lumbalsyndromes darin zu sehen, dass es vorwiegend im mittleren Lebensabschnitt auftritt und den Menschen auf dem Höhepunkt seiner Leistungsfähigkeit trifft.

Die Beschwerden stellen sich meistens zwischen dem 25.–30. Lebensjahr ein und erreichen um das 40. Lebensjahr ihre größte Häufigkeit (▸ Abb. 11.1).

In diesem Alter sind auch die meisten Operationen lumbaler Prolapse erforderlich. Wie in Kap. 12 ausgeführt, besteht in diesem Lebensabschnitt eine besondere biomechanische Konstellation in den Bandscheiben mit noch hohem Quelldruck des Gallertkernes bei bereits nachlassender Widerstandskraft des Anulus fibrosus: Es sind Möglichkeiten zur Verlagerung zentral gelegenen Bandscheibengewebes nach außen gegeben. Weitere Ausführungen zur Punkt-, Jahres- und Lebenszeitprävalenz von Rückenschmerzen, die weitgehend mit der Epidemiologie von Lumbalsyndromen gleichzusetzen ist, finden sich in Kap. 3.

▸ **Ätiologie.** Syndrome lumbaler Bandscheiben lassen nur wenig statistische Gesetzmäßigkeiten erkennen. Hexenschuss und Ischias entwickeln sich scheinbar spontan ohne erkennbare äußere Ursache. Die Abhängigkeit des Lumbalsyndromes von schwerer bzw. leichter körperlicher Arbeit wird in Kap. 17 erläutert. Verschiedene Krankheiten (z. B. Ulkusleiden) treten mit jahreszeitlichen Schwankungen auf. Bei Lumbalsyndromen ist ein gewisser Rückgang der Erkrankungshäufigkeit im Frühjahr festzustellen. Während der übrigen Monate ist die Anzahl der behandlungsbedürftigen Patienten mit Lumbalsyndrom annähernd konstant.

Zusatzinfo

Das Auftreten von Beschwerden wird weitgehend von den autonom ablaufenden biochemisch-biomechanischen Vorgängen im Bandscheibengewebe bestimmt, die sich im Verlauf der Altersinvolution ergeben.

11.2 Spezielle Anatomie der lumbalen Bewegungssegmente

11.2.1 Lumbale Bandscheiben

Die LWS besitzt im Allgemeinen 5 freie Lendenwirbel, 4 lumbale Bandscheiben und je eine Bandscheibe am thorakolumbalen sowie lumbosakralen Übergang. Die lumbalen Bandscheiben nehmen von kranial nach kaudal an Größe zu mit Ausnahme des lumbosakralen Zwischenwirbelabschnittes. Dieser ist um etwa ⅓ niedriger als der nächst höhere Zwischenwirbelabschnitt. Die bikonvexe Form der Bandscheiben erscheint im lumbalen Teil der Wirbelsäule am ausgeprägtesten. In Abhängigkeit vom Ausmaß der Lendenlordose sind die Bandscheiben ventral höher als dorsal. Im lumbosakralen Zwischenwirbelabschnitt ist diese ventrodorsale Differenz am größten. Diese Bandscheibe zeigt im Seitbild einen trapezförmigen Zuschnitt (▸ Abb. 11.2).

11.2.2 Foramina intervertebralia

Von besonderer Bedeutung an der LWS ist die **Lagebeziehung** zwischen den Bandscheiben und den Zwischenwirbellöchern mit ihren Spinalnervenwurzeln.

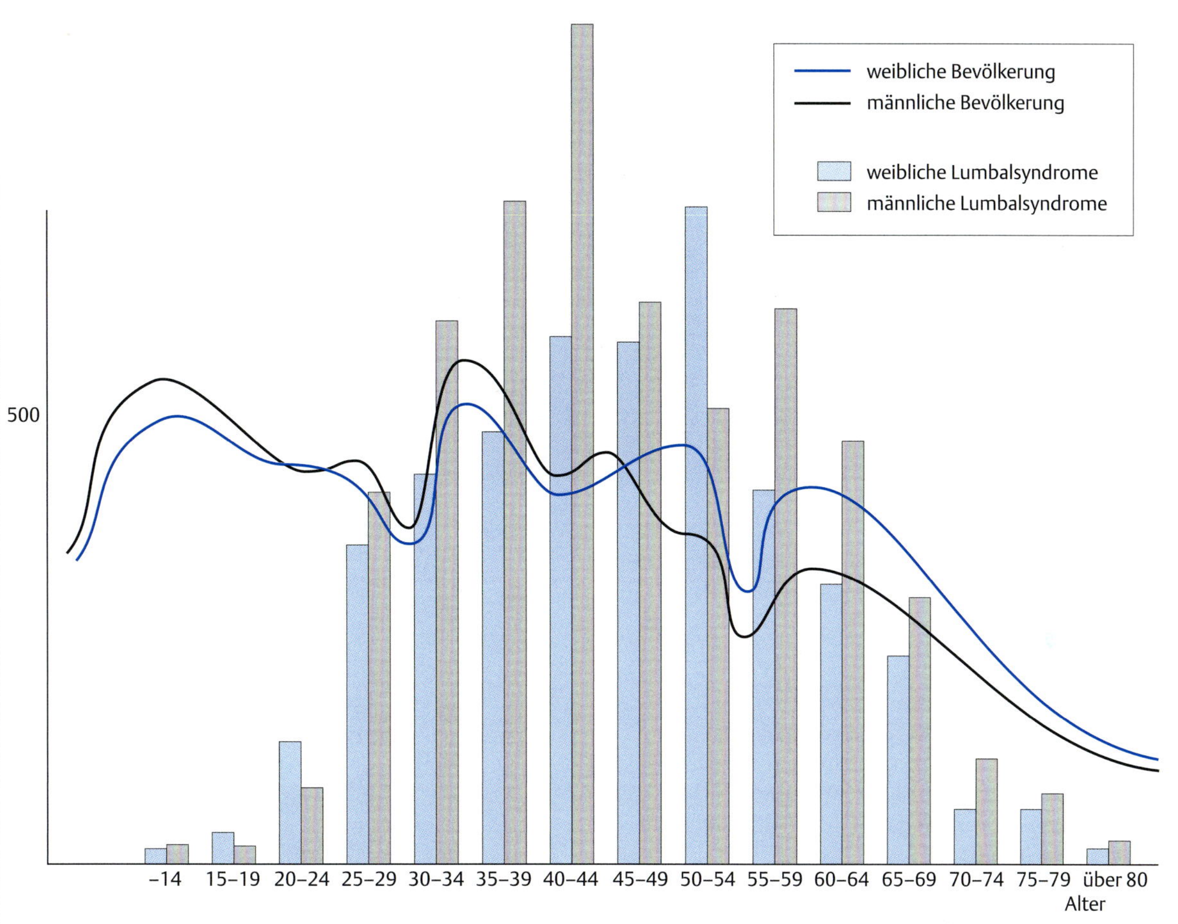

Abb. 11.1 Alters- und Geschlechtsverteilung bei ambulant behandelten Lumbalsyndrompatienten in Relation zur Altersverteilung der weiblichen und männlichen Bevölkerung in Nordrhein-Westfalen.

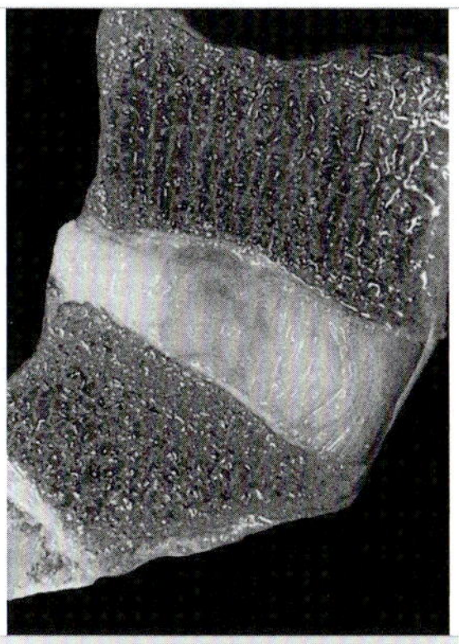

Abb. 11.2 Lumbosakrale Bandscheibe eines 18-Jährigen.

Wie in ▶ Abb. 11.3 zu erkennen ist, befinden sich die Zwischenwirbellöcher in Höhe der Bandscheiben. Spinalganglion und ventrale Wurzeln liegen weiter ventral als im Brustbereich und befinden sich somit unmittelbar neben der Bandscheibe. Nach kranial hin nimmt der Anteil der knöchernen Begrenzung des Foramen intervertebrale durch die dorsolaterale Wirbelkörperkante zu, besonders im oberen Bereich des Zwischenwirbelloches, durch den die Nervenwurzel zieht. Das Kaliber der Nervenwurzeln nimmt an der LWS von kranial nach kaudal zu und erreicht bei L5 ein Maximum. Das Dickenverhältnis von L1 zu L5 beträgt 1:5.

Die Zwischenwirbellöcher werden im Bereich der LWS von dorsal durch die Facetten der Wirbelgelenke begrenzt. Während die Spalten der Wirbelgelenke L1–L4 in der Sagittalebene stehen, befinden sich die Gelenkflächen am lumbosakralen Übergang in der Frontalebene ähnlich wie an der BWS. Das lumbosakrale Zwischenwirbelloch ist dadurch besonders klein. Variationen und Seitendifferenzen sind häufig. Veränderungen an den Gelenkfacet-

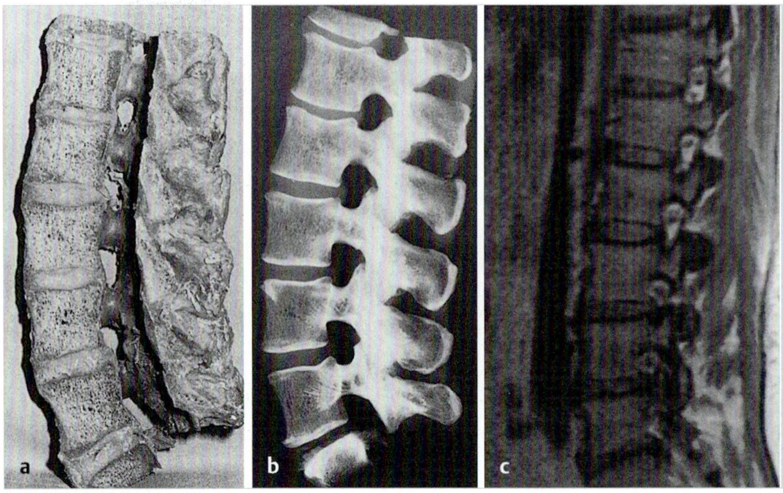

Abb. 11.3 Lateraler Sagittalschnitt durch die LWS.
a Die Foramina intervertebralia befinden sich auf der Höhe der Bandscheiben (Präparat).
b Die Foramina intervertebralia befinden sich auf der Höhe der Bandscheiben (Röntgenbild).
c MRT: Im kranialen Abschnitt der Foramina intervertebralia sieht man die Querschnitte der austretenden Nervenwurzeln als dunkle Punkte.

ten und Stellungsänderungen der Wirbelgelenke können das Zwischenwirbelloch von dorsal her einengen.

Merke

Alle anatomischen Gegebenheiten stellen eine ungünstige Ausgangssituation für die Nervenwurzeln in den unteren lumbalen Bewegungssegmenten dar. Bei Veränderungen der Bandscheibenkontur oder Verschiebungen der Wirbel durch Bandscheibenlockerung geraten sie in Bedrängnis.

Auch der **Weite des lumbalen Wirbelkanales** in der Frontal- und Sagittalebene wird heute bei der Entstehung von Kreuzschmerzen und Wurzelreizerscheinungen eine immer größere Bedeutung beigemessen. Bei angeborenen oder erworbenen Einengungen des lumbalen Wirbelkanales kann schon eine geringe Konturänderung der hinteren Bandscheibenbegrenzung zu Beschwerden führen.

11.2.3 Ventraler Epiduralraum

Der ventrale Epiduralraum befindet sich zwischen Wirbelkörperhinterwand und dorsaler Bandscheibengrenze auf der einen Seite und der ventralen Dura auf der anderen Seite. Das **Lig. longitudinale posterius** liegt medial im ventralen Epiduralraum und ist auf breiter Basis fest mit der Bandscheibenrückfläche und den Hinterkanten der Wirbelkörper verbunden. Es verschmälert sich bei der Überbrückung der Konkavität der Wirbelkörperrückfläche. Der darunter befindliche Hohlraum wird durch eine Mittellinienmembran in eine rechte und linke Hälfte geteilt. Die Membran zieht vom Wirbelkörper zum Lig. longitudinale posterius. Am Wirbelkörper besteht sie teilweise aus einer dünnen Knochenlamelle, der **Crista vertebralis mediana posterior** (▸ Abb. 11.4). Diese Crista

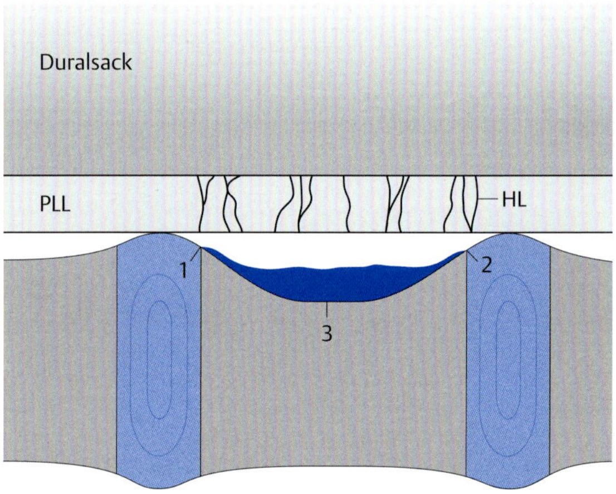

Abb. 11.4 Mittlerer Abschnitt des ventralen Epiduralraumes hinter dem Wirbelkörper. Das hintere Längsband (posteriores longitudinales Ligament, PLL) überbrückt die Wirbelkörperkonkavität. Zwischen der Ausdehnung bzw. der Tiefe der Wirbelkörperkonkavität (1, 2 und 3) befindet sich die Mittellinienmembran, die teilweise als Knochen besteht (Crista vertebralis mediana posterior, gepunktete Linie). Dorsal vom hinteren Längsband ziehen bindegewebige Stränge (Hofmann-Ligamente, HL) zur Dura.

(lat. Kamm, Leiste) lumbalis wurde von Krämer, Bastians, Theodoridis und Mitarbeitern erstmals beschrieben und systematisch für alle lumbalen Segmente untersucht (Theodoridis et al. 2011). Dorsal vom hinteren Längsband ziehen bindegewebige Stränge (Hofmann-Ligamente) zur Dura (Hofmann 1898).

Die Crista vertebralis mediana posterior und die medialen Durasackaufhängungen verhindern eine Verschiebung großer freier Bandscheibensequester zur gegenüberliegenden Seite.

Im ventralen Epiduralraum zwischen Wirbelkörperhinterwand und ventraler Dura findet sich im Lumbalbereich eine mit Venen durchzogene dünne Periduralmembran

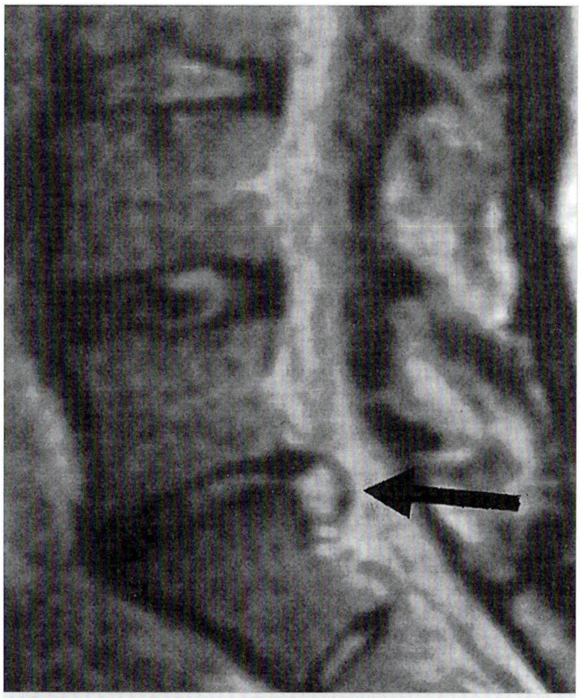

Abb. 11.5 Nach kaudal dislozierter submembranöser Bandscheibensequester (Dislokationsgrad III) unter der ventralen Epiduralmembran (→).

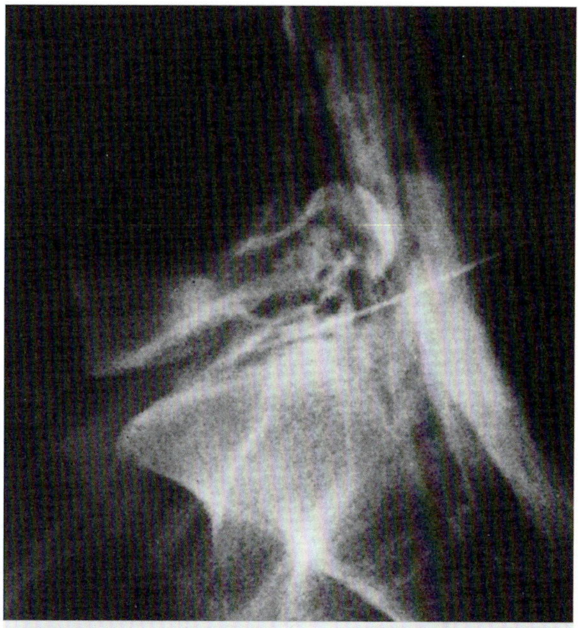

Abb. 11.6 Myelodiskographie (Myelographie mit anschließender Diskographie) von L 5/S 1. Das Diskogramm zeigt einen nach kranial verlagerten submembranösen Sequester (Dislokationsgrad III), der noch von einem dünnen Häutchen, der ventralen Epiduralmembran, überzogen ist. Im Operationssitus fand sich ein bohnengroßer Sequester auf der Schulter der S 1-Wurzel unter der ventralen Epiduralmembran, die sich leicht mit dem stumpfen Dissektor perforieren ließ.

(Fick 1904, Dommisse 1974, Schellinger et al. 1990, Wiltse et al. 1993, Ludwig 2004), unter die sich extradiskale Bandscheibensequester schieben können. Im Diskogramm sieht man dann kranial oder kaudal der Bandscheibe ein rundliches Kontrastmitteldepot ohne weiteren epiduralen Abfluss. Das MRT zeigt einen rundlichen membranbedeckten Schatten. Bei der offenen Operation muss man diese Membran erst eröffnen, bevor man an den Sequester gelangt (▸ Abb. 11.5).

Merke

Mediale Duraaufhängung und ventrale Epiduralmembran bestimmen Verlagerungsrichtung, Verlauf und Prognose lumbaler Bandscheibenvorfälle.

Lateral wird der ventrale Epiduralraum in der infradiskalen Ebene durch den Pedikel begrenzt. In der supradiskalen Ebene ergibt sich eine Begrenzung nach lateral dadurch, dass die entsprechende Bindegewebeschicht in diesem Bereich sich vom Wirbelkörper nicht abheben lässt.

Merke

Submembranöse Sequester liegen paramedial.

Hämatombildungen im ventralen Epiduralraum sind möglich und können mit submembranösen Bandscheibensequestern verwechselt werden (Wiltse et al. 1993) (▸ Abb. 11.5, ▸ Abb. 11.6).

11.2.4 Ligamentum flavum

Wichtig für die Bandscheibenchirurgie ist das *Lig. flavum (gelbes Band)*. Das Lig. flavum kleidet den rückwärtigen Teil des Wirbelkanales aus und zieht, die Foramina interarcualia überspannend, von einem Wirbelbogen zum anderen. Bei der Operation lässt es sich leicht vom Wirbelbogen lösen, sodass man bei der Laminektomie oder Hemilaminektomie noch eine schützende Schicht zur Dura hin hat.

Das Lig. flavum weist im Lumbalbereich 2 Schichten auf, die durch eine präparatorisch und operationstechnisch darstellbare Spalte getrennt sind. Diese Spalte trennt das dorsale vom ventralen Blatt des Lig. flavum. Bei der lateralen (partiellen) Flavektomie geht man so vor, dass man das dorsale Blatt scharf und das ventrale Blatt stumpf durchtrennt, damit die darunter liegende Dura nicht verletzt wird (Grifka et al. 1997, 1999).

Das Lig. flavum nimmt von der HWS nach kaudal ständig an Dicke zu.

Lig. flavum und die *Ligg. interspinalia* unterstützen den Zusammenhang der rückwärtigen Anteile des Bewegungssegmentes beim Vornüberbeugen in Totalkyphose und bei der aufrechten Haltung.

11.2.5 Venensystem

An der Entstehung bzw. Verschlimmerung bandscheibenbedingter Beschwerden können auch die Gefäße des vertebralen **Venensystemes** beteiligt sein. Die klappenlosen Venen im Wirbelkanal bilden eine von der Schädelbasis bis zum Kreuzbein durchgehende Anastomosenkette. Der Füllungszustand der Venen ist von der Körperposition abhängig. Im Sitzen und bei flacher Bauchlage sind die Venen prall gefüllt. Wie unsere intraoperativen Messungen gezeigt haben, ist der Füllungszustand der lumbalen epiduralen Venen vom zentralen Venendruck abhängig (Ghazwinian u. Krämer 1974). In der Kniehocklage sind Füllungszustand und zentraler Venendruck am niedrigsten. Bei der lumbalen Prolapsoperation sieht man die epiduralen Venengeflechte als platte, nur wenig mit Blut gefüllte Stränge, die bei Verletzung nicht merklich bluten, sodass eine *Elektrokoagulation zur Blutstillung im Wirbelkanal meistens nicht erforderlich* ist. Untersuchungen von Clemens (1970), Crock (1983, 1994, 2002) haben gezeigt, dass das vertebrale Venensystem über seine lokale Bedeutung als abführendes Gefäßsystem der Wirbelbögen, Dorn- und Querfortsätze hinaus insofern eine Rolle spielt, als es über Emissarien mit dem Schädelinneren in Verbindung steht. Die Venenplexus der Wirbelsäule stellen das Bindeglied zwischen den Vv. cavae superior und inferior dar. Sie bilden gemeinsam mit dem Azygossystem einen über das örtliche Gebiet hinaus wirksamen kollateralen Kreislauf, der physiologischerweise bei allen Druckerhöhungen in der Brust-, Bauch- und Schädelhöhle – wie Husten, Niesen und Pressen – wirksam wird. Damit kann man sich u. a. die häufige Verschlimmerung bandscheibenbedingter Beschwerden bei diesen Vorgängen erklären.

> **M!**
> **Merke**
> Druckerhöhungen im Thorax und Abdomen führen über eine vermehrte Füllung epiduraler Venen zur Verstärkung bandscheibenbedingter Schmerzen.

11.2.6 Numerische Variationen und Übergangswirbel

Fehlbildungen und Entwicklungsstörungen an der LWS werden hinsichtlich ihrer klinischen Bedeutung und als Ursache bandscheibenbedingter Beschwerden meistens überbewertet.

Numerische Variationen haben ihre Bedeutung für die klinisch-praktische Tätigkeit, z. B. bei der Segmentidentifikation. Es ist auf die Anzahl der rippenlosen präsakralen Lendenwirbel zu achten. Bei 4 freien Lendenwirbeln spricht man im Allgemeinen von Sakralisation und bei 6 freien Lendenwirbeln von Lumbalisation. Da nur bei Auszählung sämtlicher Wirbel auf Ganzaufnahmen die Frage nach der Sakralisation oder Lumbalisation klar beantwortet werden kann, sollte man sich auf die Bezeichnung Übergangswirbel beschränken. Die Zugehörigkeit der Nervenwurzeln bei numerischen Variationen geht aus ▶ Abb. 11.7 hervor. In diesen Fällen hat sich das Abwärtszählen von L 1 – dem 1. rippenlosen Wirbel – nach kaudal eher bewährt als das Aufwärtszählen. Bei 6 freien Lendenwirbeln ruft z. B. ein Bandscheibenvorfall zwischen L 5 und L 6 ein S 1-Syndrom hervor. Ein Prolaps zwischen dem 4. Lendenwirbel und dem Kreuzbeinmassiv bei nur 4 freien Lendenwirbeln hat in der Regel ein L 5-Syndrom zur Folge.

> **M!**
> **Merke**
> Für die Segmentidentifikation bei der perkutanen intradiskalen Therapie oder der Diskotomie mit Mikrotechnik ist es besser, die Bandscheiben in ihrer Reihenfolge von unten anzugeben, z. B. als letzte, vorletzte oder drittletzte bzw. als 3. Bandscheibe von unten.
> Dabei ist auf die unterschiedliche Darstellung rudimentärer Bandscheiben im MRT und auf der normalen Röntgenseitaufnahme zu achten.

Übergangswirbel weisen Charakteristika beider Nachbarregionen auf. Lumbosakrale Übergangswirbel können freie Querfortsätze haben oder fest bzw. gelenkig mit dem Kreuzbein in Verbindung stehen. Der Zwischenwirbelabschnitt zeigt alle möglichen Übergangsformen (▶ Abb. 11.8).

Solange der Übergangswirbel symmetrisch entweder gelenkig oder knöchern eingepasst ist, sind keine Beschwerden zu erwarten. *Zu Veränderungen der Wirbelsäulenstatik kommt es erst bei asymmetrischer Entwicklung,* wenn z. B. einseitig ein freier Querfortsatz vorliegt und auf der anderen Seite eine gelenkige oder feste Verbindung zum Kreuzbein besteht (▶ Abb. 11.8). Auch asymmetrisch ausgebildete Seitenflügel bei doppelseitiger gelenkiger Assimilation können zu einer Verkantung des Übergangswirbels mit tief sitzender Lumbalskoliose führen. In solchen Fällen werden frühzeitig die darüber liegenden Bandscheiben durch asymmetrische Beanspruchung in Mitleidenschaft gezogen.

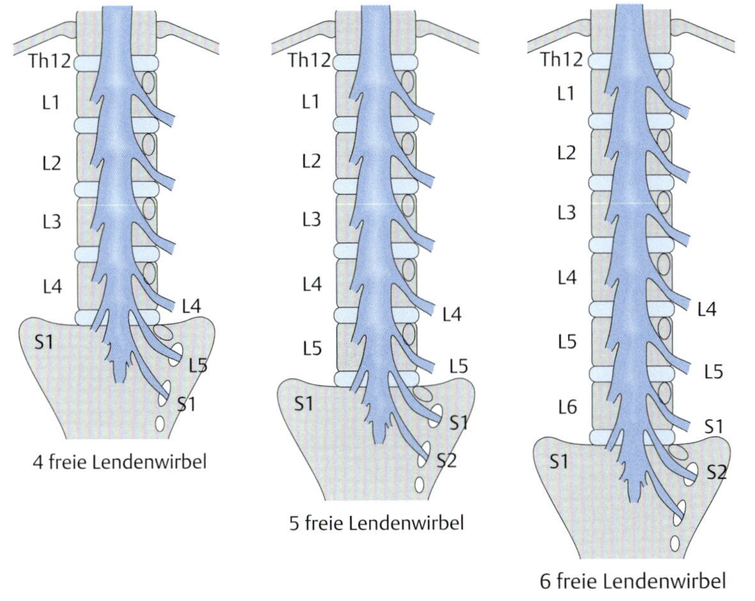

Abb. 11.7 Nervenwurzeln bei numerischen Variationen der LWS.

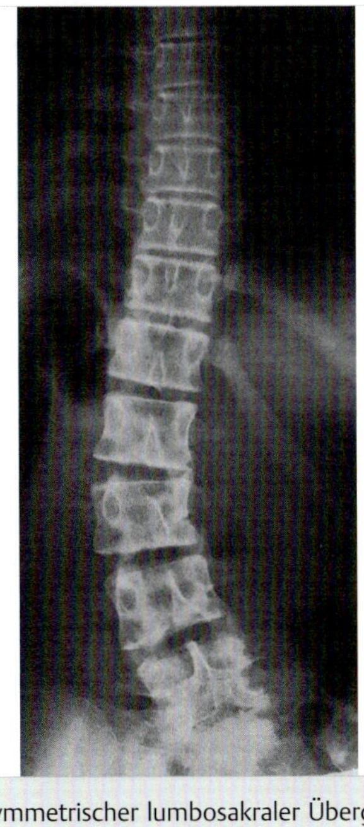

Abb. 11.8 Asymmetrischer lumbosakraler Übergangswirbel bei einer 15-Jährigen mit Lumbalskoliose.

11.2.7 Topographische Beziehungen zwischen Spinalnervenwurzeln und Bandscheiben im lumbalen Wirbelkanal

Dass die meisten lumbalen Wurzelsyndrome von den beiden untersten Bewegungssegmenten ausgehen, liegt einmal an der besonderen mechanischen Beanspruchung dieser Wirbelsäulenregion, zum anderen auch am engen Kontakt zwischen Nervenwurzel und Bandscheibe. Anders als an der HWS, wo sich die klinisch relevanten degenerativen Vorgänge vorwiegend außerhalb des Wirbelkanales abspielen, kommt es an der LWS häufiger zur Einengung des Wirbelkanallumens durch dorsale Bandscheibenprotrusionen und -prolapse. Der **lumbale Wirbelkanal** ist ventral von Wirbelkörper und Bandscheiben und dorsal vom Lig. flavum und von den Wirbelbögen begrenzt. Lateral finden sich die Bogenwurzeln und die Foramina intervertebralia. Der Hohlraum stellt einen Zylinder dar, der mit jeder Rumpfbewegung Form- und Volumenschwankungen zeigt.

Den Inhalt des lumbalen Wirbelkanales bilden Durasack, Nervenwurzeln und das peridurale Gewebe. Dieses besteht aus Venen und Fett, welche die Nervenwurzeln umhüllen, sodass sie von den knöchernen Begrenzungen des Wirbelkanales auch bei extremen Bewegungsausschlägen der LWS geschont werden.

Die Verschiebung zwischen dem Rückenmarksegment und dem entsprechenden Bewegungssegment an der Wirbelsäule ist im Lendenabschnitt am größten. Dadurch, dass sich das untere Ende des Rückenmarkes mit seiner Spitze nur bis zum 1.–2. Lendenwirbelkörper erstreckt,

11

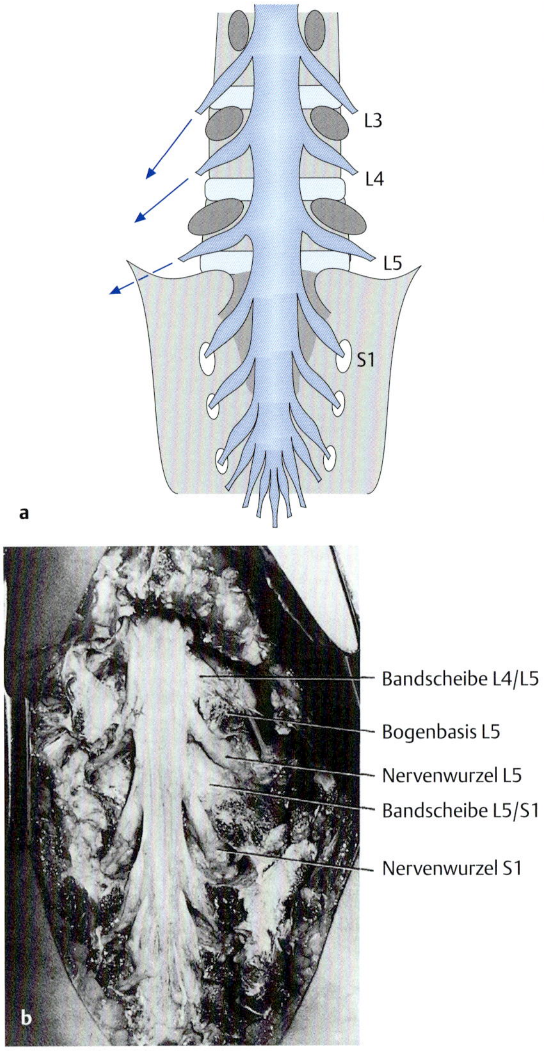

Abb. 11.9 Dura und Nervenwurzeln im lumbosakralen Wirbelkanal und ihre topographische Beziehung zu den Bandscheiben.
a Schemazeichnung des lumbosakralen Wirbelkanals.
b Präparat einer 32-Jährigen. Die Wirbelbögen sind bis zur Bogenwurzel abgetragen worden.

die Spinalnerven aber weiter kaudal in ihrem zugehörigen Foramen intervertebrale aus dem Wirbelkanal austreten, verlaufen sie eine längere Strecke im Subarachnoidalraum. Hier befinden sie sich vorwiegend lateral, sodass bei medialer Lumbalpunktion und Myelographie sowie transduraler Diskuspunktion keine Verletzungen zu befürchten sind.

M!

Merke

Paramediale Protrusionen und Prolapse können zu einer intrathekalen Kompression von Spinalnerven führen und tiefer gelegene Wurzelsyndrome hervorrufen.

Die Gesamtheit der langen kaudalen Spinalnerven zusammen mit dem Filum terminale, dem Endfaden des Rückenmarkes, der bis zum 2. Steißbeinwirbel reicht, nennt man Cauda equina.

Die Verlaufsrichtung der **Nervenwurzeln** nach Verlassen des Durasackes richtet sich nach der Höhe des Segmentes. Je weiter die Wurzeln nach kaudal ziehen, umso spitzwinkliger ist ihr Abgang aus dem Durasack.

Dadurch finden sich in den lumbalen Bewegungssegmenten jeweils andere topographische Beziehungen zwischen Nervenwurzeln und Bandscheibe (▶ Abb. 11.9). Die Abgangsstelle der Wurzel L4 befindet sich in Höhe des Wirbelkörpers L3. Die Wurzel L5 verlässt den Durasack in Höhe der Unterkante des 4. Lendenwirbels und die Wurzel S1 an der Unterkante des 5. Lendenwirbelkörpers. Ein Prolaps der Bandscheibe L4/L5 bedrängt in erster Linie die Wurzel L5. Die Wurzel L4 ist nur dann betroffen, wenn der Prolaps sehr massiv ist und sich nach lateral verschiebt, denn die Wurzel L4 verläuft oberhalb der Zwischenwirbelscheibe.

Im Zwischenwirbelabschnitt L5/S1 können die Wurzeln S1 und L5 auch bei einem kleineren lateralen Prolaps gleichzeitig betroffen sein.

Die Spinalnervenwurzel L5 liegt im oberen Abschnitt des Foramen intervertebrale direkt den äußeren Lamellen der Zwischenwirbelscheibe auf. Der Spielraum der Wurzel L5 im Foramen intervertebrale L5/S1 ist sehr klein. Die lumbalen Nervenwurzeln werden nur in den beiden unteren Segmenten durch Bandscheiben tangiert. Hier ist die Gefahr einer bandscheibenbedingten Kompression am größten.

11.2.8 Radiologisch-chirurgische Einteilung der lumbalen Bewegungssegmente

Um anatomische Strukturen und ihre pathologischen Veränderungen auf Röntgenbildern, CT und MRT richtig zuordnen zu können und zur besseren Orientierung im Operationssitus, ist eine topographisch-anatomische Einteilung des lumbalen Bewegungssegmentes unter Berücksichtigung der Lagebeziehung zwischen Spinalnerven, Bandscheibe, Pedikel und Foramen intervertebrale sinnvoll. Auch Prognose und Verlauf einer Ischialgie hängen von Größe und Lage des Prolapses in seiner Umgebung ab. Dabei ist neben den 3 radiologisch-anatomischen Ebenen anterior-posterior (frontal), seitlich (sagittal) und transversal auch eine chirurgisch-anatomische Perspektive mit quer liegender a.-p. Wirbelsäule von Bedeutung. McCulloch (1989, 1998) nahm eine Einteilung von kaudal nach kranial in Stockwerken wie bei einem Haus vor und bezeichnete die Diskusebene als 1., die infrapedikuläre als 2. und die pedikuläre Ebene als 3. Stockwerk. Wiltse u. Mitarb. (1992) unterscheiden zusätzlich eine suprapedikuläre Ebene.

Da man die Pedikel im Operationssitus nicht genau ausmachen kann, erscheint eine diskusbezogene Einteilung praktischer (Krämer 1995, Willburger et al. 2005).

Frontalansicht (a.-p. Projektion)

In der a.-p. Ansicht überblickt man die Topographie eines lumbalen Segmentes am besten. Sie entspricht auch der Sicht des Operateurs – allerdings um 90° gedreht.

Von kranial nach kaudal spricht man von *Ebenen* und von medial nach lateral von *Zonen* (▶ Abb. 11.10).

Ebenen

Die Grenzen von Zwischenwirbelraum und Pedikel an der Wirbelkanalvorderwand dienen von kaudal nach kranial zur Einteilung in Ebenen. In der Praxis der Radiologie und Bandscheibenchirurgie ist die Bandscheibe der Hauptorientierungspunkt, weil man sie sowohl in den bildgebenden Verfahren als auch im Operationssitus gut ausmachen kann.

Die **diskale Ebene** wird von der Deck- bzw. Bodenplatte der benachbarten Wirbel begrenzt.

Über der diskalen findet sich die **supradiskale Ebene**, die bis zum Pedikelunterrand reicht, was etwa der Wirbelkörpermitte entspricht.

Unter der diskalen findet sich die **infradiskale Ebene**, die bis zum Unterrand der Pedikel des darunter liegenden Wirbels reicht.

> **Merke**
> Ein nach kranial dislozierter Sequester liegt supradiskal und ein nach kaudal dislozierter infradiskal.

Zonen

Bei der Einteilung in der Frontalebene von medial nach lateral in Transversalaufnahmen (CT, MRT) ist es von Bedeutung, in welcher Ebene (von kaudal nach kranial) man sich befindet. In der **diskalen Ebene** ohne weitere Orientierungspunkte unterscheidet man eine mediale, paramediale und laterale Zone.

Die mediale Zone teilt sich in eine rechte und linke Hälfte. Die Mitte der paramedialen Zone entspricht der Mitte (Punkt) des interlaminären Operationssitus nach Entfernung des Lig. flavum. Alle Befunde in unmittelbarer Umgebung gelten als paramedial, liegen sie weiter zur Mittellinie sind sie medial und weiter nach außen lateral, wobei die Übergangszone von paramedial nach lateral durch die mediale Pedikelbegrenzung der benachbarten Wirbelkörperebenen gegeben ist.

In der **supra- und infradiskalen Ebene** gilt die gleiche Einteilung. Innerhalb der medialen Pedikelbegrenzungen liegen mediale und paramediale Wirbelanteile und lateral der medialen Pedikelbegrenzung die lateralen Wirbelanteile, d. h. der Pedikel selbst und die infrapedikuläre Zone, die dem oberen Anteil des Foramen intervertebrale entspricht.

Infradiskale Ebenen haben keine lateralen Zonen. Diskale und supradiskale laterale Zonen entsprechen der intraforaminalen Lage.

Frontalansicht mit Wurzeln

Eine gleichzeitige Darstellung des Durasackes mit seinen Wurzelabgängen, projiziert auf die a.-p. Ansicht von Wirbelkörper und Bandscheibe, findet sich im Myelogramm, MRT und im Operationssitus.

In den unteren lumbalen Bewegungssegmenten überqueren (traversieren) die Wurzeln erst eine Bandscheibe, bevor sie im darunter liegenden Segment unterhalb des Pedikels durch das Foramen intervertebrale aus dem Wirbelkanal treten.

Im lumbalen interlaminaren Fenster hat man es jeweils mit 2 Wurzeln zu tun (▶ Abb. 11.11).

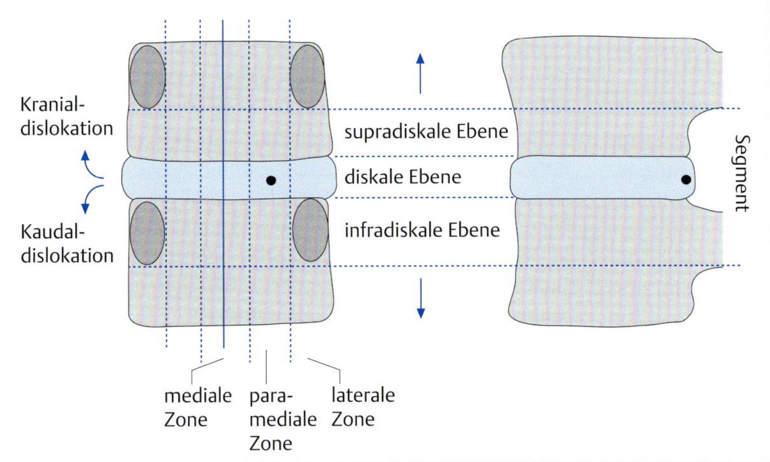

Abb. 11.10 Einteilung lumbaler Bewegungssegmente.

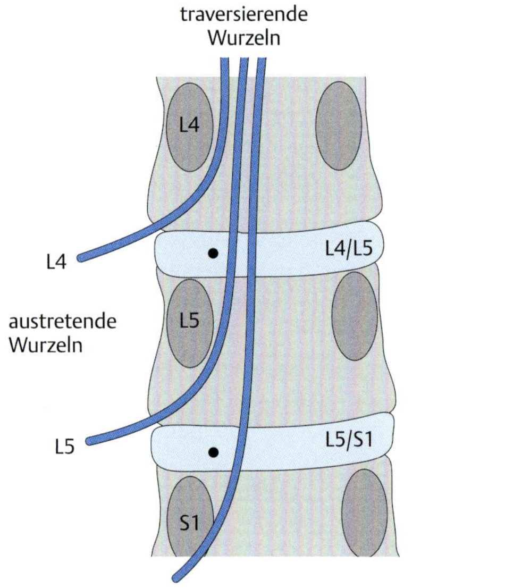

Abb. 11.11 Frontansicht lumbaler Bewegungssegmente mit Wurzeln.

Die **traversierende** Wurzel liegt in Bandscheibenebene paramedial und ist meist von diskalen paramedialen Prolapsen und Protrusionen betroffen. Die austretende Wurzel findet man lateral oberhalb (kranial) der Bandscheibe.

Die **austretende** Nervenwurzel stammt aus dem darüber liegenden Segment und verlässt unterhalb des gleichnamigen Pedikels den Wirbelkanal. Nach kraniolateral dislozierte Prolapse können die austretende Wurzel in der supradiskalen Zone (infrapedikulär, foraminal) komprimieren.

Weiter lateral in der diskalen und supradiskalen Ebene finden sich die extraforaminalen Prolapse.

Frontalansicht im Operationssitus

Bei der Operation an der lumbalen Bandscheibe blickt der Operateur auf die quer vor ihm gelagerte Wirbelsäule. Nach Resektion des Lig. flavum im lateralen Anteil stößt er beim interlaminaren Zugang bei L4/5 und L5/S1 auf die **traversierende** Wurzel und darunter auf den paramedialen Abschnitt der diskalen Ebene.

Auf der rechten Seite liegt die **austretende** Nervenwurzel rechts und auf der linken Seite links von der Bandscheibe und zwar jeweils in kraniolateraler Richtung im oberen Anteil des Foramen intervertebrale. Interforaminal nach kranial dislozierte Sequester sind hier zu suchen, allerdings unter weitgehender Schonung der darüber befindlichen Wirbelgelenkfacetten. Bandscheibensequester können von ihrer Perforationsstelle im paramedialen Diskusabschnitt grundsätzlich in alle Richtungen wandern.

Merke M!

Die austretende Wurzel liegt immer kraniolateral von der Bandscheibe.

Neben den Hauptrichtungen kranial, kaudal, medial, lateral gibt es die Übergangsrichtungen kraniomedial, kraniolateral sowie kaudomedial und kaudolateral. Zur Dokumentation und Unterstützung des Vorstellungsvermögens ist es möglich, die verschiedenen Richtungen mit dem Uhrzeiger zu vergleichen (▶ Abb. 11.12).

Im Operationsbericht ist neben der Dislokationsrichtung auch die Entfernung von der Perforationsstelle anzugeben.

Merke M!

Die meisten Prolapse, die schließlich operiert werden müssen, wandern nach kaudal (9 bzw. 3 Uhr).

An 2. Stelle folgen Kranialdislokationen (3 bzw. 9 Uhr). Die kraniolaterale Dislokation (4 bzw. 8 Uhr) als infraforaminaler Prolaps ist relativ selten. Das Gleiche gilt für den lateralen Prolaps (6 Uhr).

Schon vor der Operation eines lumbalen Bandscheibenvorfalles sollte man sich im Klaren darüber sein, in welche Richtung man den Wirbelkanal explorieren muss, um Sequester ausfindig zu machen, ohne den Wirbelkanal breit zu eröffnen. Im CT bzw. MRT finden sich schon die entscheidenden Hinweise.

Seitenansicht

Sagittalschnitte im MRT ergeben die beste Ansicht prolabierten Bandscheibengewebes. Es liegt entweder in Bandscheibenhöhe, ist mehr oder weniger nach kranial bzw. kaudal disloziert oder befindet sich hinter dem Wirbelkörper. Meistens lässt sich die Donorbandscheibe (Ausgangsbandscheibe) ausmachen.

Je nach Schnittebene ist auch auf der Sagittalaufnahme eine Seitenzuordnung möglich. Laterale und kraniolaterale Dislokation sprechen für infraforaminale Sequesterlage mit Kompression der austretenden Wurzel. Alle übrigen Richtungen betreffen traversierende Wurzeln.

Neben der Prolapslokalisation ist auch die **Segmentzuordnung** in der seitlichen Aufnahme von Bedeutung. Die normale Röntgenübersichtsaufnahme mit liegender Nadel muss mit der prolapshaltigen Kernspinaufnahme in Übereinstimmung gebracht werden. Rudimentäre Bandscheiben und Übergangswirbel stellen sich im MRT anders dar als auf der normalen Röntgenseitaufnahme (▶ Abb. 11.13). Fehlinterpretationen lassen sich durch die Verwendung deskriptiver Termini wie letzte bzw. vorletzte Bandscheibe vermeiden.

11

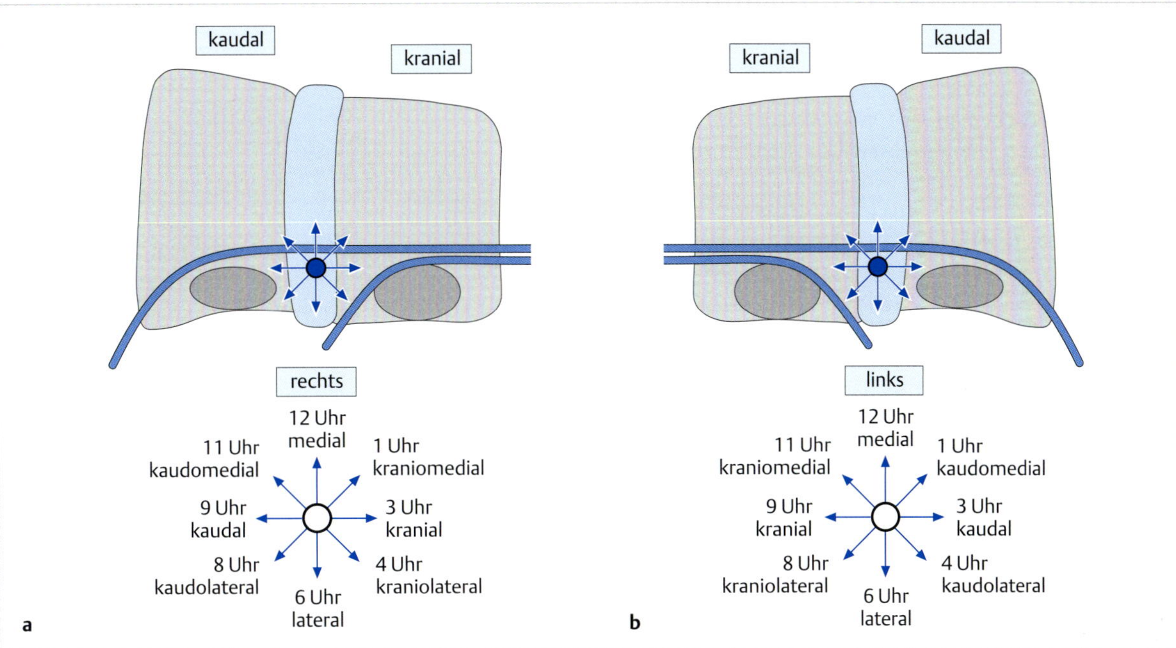

Abb. 11.12 a u. b Lokalisation freier Sequester im Spinalkanal. Bezugspunkt ist das Zentrum der Paramedialzone in der diskalen Ebene.
a Rechte Seite.
b Linke Seite.

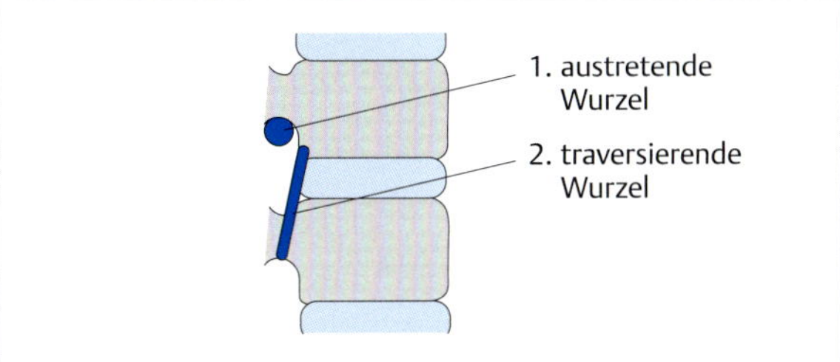

Abb. 11.13 1. Kraniolaterale Dislokation mit Kompression der austretenden Nervenwurzel. 2. Diskale Sequesterlage und Kaudaldislokationen komprimieren traversierende Nervenwurzeln.

▶ **Überlappende Wirbelbögen.** Bei seitlicher Betrachtung der unteren Wirbelsäule ist für den interlaminaren Zugang weiterhin zu berücksichtigen, dass der Wirbelbogen immer weiter die Bandscheibenebene überdeckt, je höher man kommt. Das heißt, bei L 5/S 1 stößt man nach Flavektomie direkt auf die Bandscheibe, während man bei L 4/5 und noch mehr bei L 3/4 und höher eher infradiskale Wirbelkörperanteile antrifft und die Bandscheibe erst nach Entfernung unterer Bogenanteile weiter kranial zu Gesicht bekommt (▶ Abb. 11.14).

> **Merke**
>
> Kranial dislozierte Prolapse erfordern deswegen oft eine Abtragung des unteren Bogenrandes bis zur Hemilaminektomie.

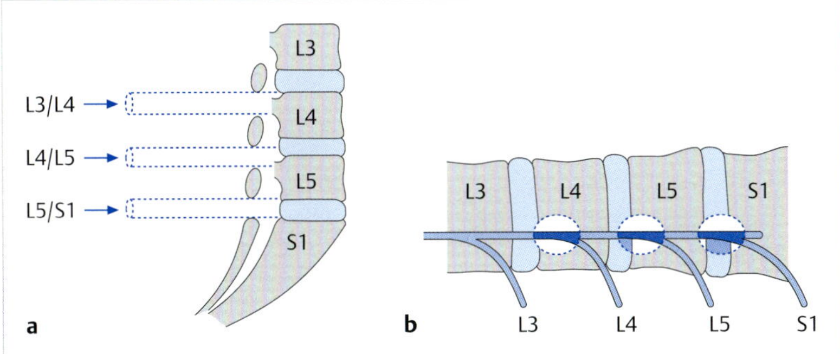

Abb. 11.14 Operationssitus im interlaminaren Fenster in den unteren lumbalen Segmenten. Bei L 5/S 1 befindet sich die Bandscheibe noch zwischen den Bögen. Je höher man kommt, umso mehr überlappt der untere Wirbelbogenanteil den Bandscheibenraum.

Transversalansicht

Die Transversalschnitte lumbaler Bewegungssegmente sieht man im CT und MRT (▶ Abb. 11.15). Aus der Zuordnung von Bandscheiben bzw. Wirbelkörper auf der einen Seite zu Foramen intervertebrale bzw. Pedikel auf der anderen Seite lässt sich die Ebene auch ohne Topogramm ermitteln. Die anderen posterioren Elemente wie Gelenke, Dorn- und Querfortsätze tragen schon wegen ihrer zahlreichen Variationen nur zur Verwirrung bei. Eine seitendifferente Darstellung ergibt sich bei Skoliosen und fehlerhafter Schnittführung.

Der Transversalschnitt der **diskalen Ebene** zeigt neben der Bandscheibe mit eventuellen noch angeschnittenen Teilen der Wirbelkörperdeck- bzw. -bodenplatten das Foramen intervertebrale. Supradiskal sind Wirbelkörper und Foramen nebeneinander abgebildet, infradiskal Wirbelkörper und Pedikel, d. h. ohne Foramen.

Supradiskal findet sich lateral die austretende und paramedial die traversierende Wurzel. In der Umgebung der austretenden Wurzel, die meist schräg angeschnitten ist,

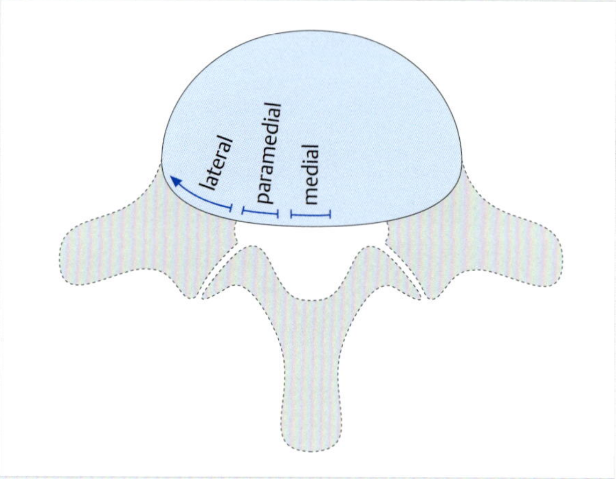

Abb. 11.15 Transversalebenen im CT und MRT.

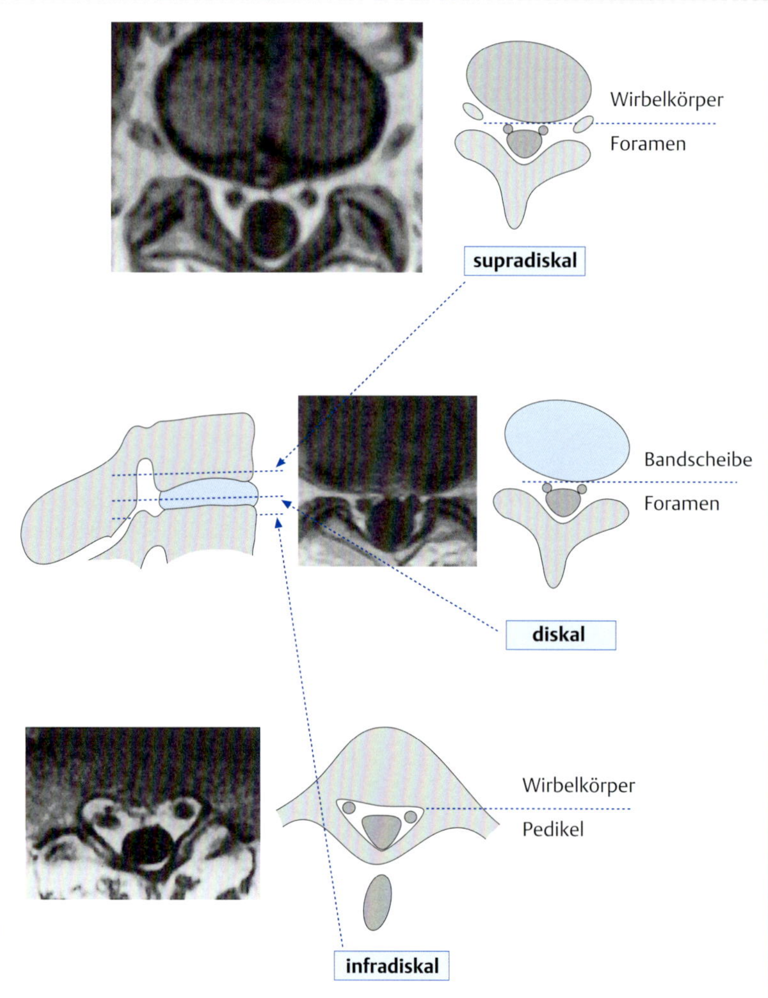

Abb. 11.16 Einteilung in der Transversalebene.

liegen intraforaminale Prolapse, die mit der Wurzel verwechselt werden können und umgekehrt.

In den **infradiskalen** Schnittebenen geht die Wirbelkörperdarstellung kontinuierlich über in die dorsalen Bogenanteile. Dort, wo sich in der diskalen und supradiskalen Ebene das Foramen intervertebrale hin projiziert, findet sich in der intradiskalen Ebene der Recessus lateralis. Im Recessus lateralis findet sich die traversierende Wurzel neben dem gleichnamigen Pedikel, d. h., im Recessus lateralis, z. B. des Wirbels L 5, findet sich die Wurzel L 5.

Die Zoneneinteilung der Transversalabschnitte in den verschiedenen Ebenen entspricht der Einteilung in der Frontalansicht (▶ Abb. 11.16).

Zwischen Mittellinie und lateraler Bandscheibenbegrenzung liegt die Mitte der paramedialen Zone, die auch meistens der Mitte des Operationssitus beim interlaminaren Zugang entspricht. Die mediale Pedikelbegrenzung aus Aufnahmen der infradiskalen Ebene (mit Pedikeldarstellung) ergibt die Grenze zur lateralen Zone. Mediale Prolapse und Protrusionen können rechts oder links betont sein.

11.3 Spezielle Biomechanik der Lendenwirbelsäule

H. J. Wilke

11.3.1 Belastungsdruck der lumbalen Bandscheiben

Über die im Grundlagenabschnitt aufgeführten allgemeinen biomechanischen Eigenschaften der Bewegungssegmente hinaus finden sich an der Lendenwirbelsäule noch einige Besonderheiten, die für die Entstehung bandscheibenbedingter Erkrankungen und deren Prophylaxe von Bedeutung sind.

Durch die aufrechte Haltung sind beim Menschen besonders die unteren Abschnitte der Wirbelsäule starken Belastungen ausgesetzt. Hier muss das Gewicht aller höher gelegenen Abschnitte des Organismus auf einer kleinen Fläche von wenigen Quadratzentimetern getragen werden. Andererseits vergrößert sich der Belastungsdruck bei Verlagerungen des Oberkörpers aus der Mittellinie um ein Vielfaches.

Es gibt viele Möglichkeiten zur Bestimmung der Wirbelsäulenbelastung in den unterschiedlichen Körperpositionen sowie beim Heben und Tragen schwerer Lasten. Die Quantifizierung der Wirbelsäulenbelastung ist dadurch erschwert, dass man im Allgemeinen keinen Messaufnehmer direkt in oder an der Wirbelsäule am lebenden Objekt einbringen kann. Man ist deshalb meist auf theoretische Modelle oder indirekte Methoden angewiesen. Bei den analytischen Modellen bestimmt man die Wirbelsäulenbelastung durch Berechnung der einzelnen Kräfte, die auf die Wirbelsäule einwirken (▶ Abb. 11.17). Die Wirbelsäule erfährt aufgrund ihrer vielfältigen Aufgaben und ihrer komplizierten mechanischen Struktur komplexe Belastungen. Muskeln müssen Gegenkräfte erzeugen, um diese Kräfte und Momente zu kompensieren und den Körper im Gleichgewicht zu halten.

Ein kompliziertes Zusammenspiel vieler Muskelgruppen sowie einzelner Muskelfasern in Abhängigkeit von der Körperhaltung, Bewegung oder den erwähnten äußeren Kräften bestimmen diese Kräfte. Sie sind individuell stark unterschiedlich und abhängig von Alter, Geschlecht, Statur und physischer Verfassung des Einzelnen. Ferner werden Kräfte durch den intraabdominellen Druck bzw. durch Muskelkontraktion diskutiert (Grew 1980, Hemborg u. Moritz 1980, Nachemson et al. 1986). Deren Betrag ist jedoch keineswegs bekannt, sogar über die Richtung in der wirkenden Kraft, d. h. ob es sich um eine Druck- oder Zugkraft handelt, ist man sich uneinig. Es kann angenommen werden, dass die gesunde Wirbelsäule mit ihrer komplexen Struktur unter physiologischen Bedingungen eine ausreichende Stabilität in den einzelnen Bewegungssegmenten sowie für die Wirbelsäule als Gesamtsystem gewährleistet und ihre Hauptaufgaben optimal erfüllt. Verletzungen, Erkrankungen oder Degenerationen einzelner Strukturen können jedoch einen Stabilitätsverlust zur Folge haben.

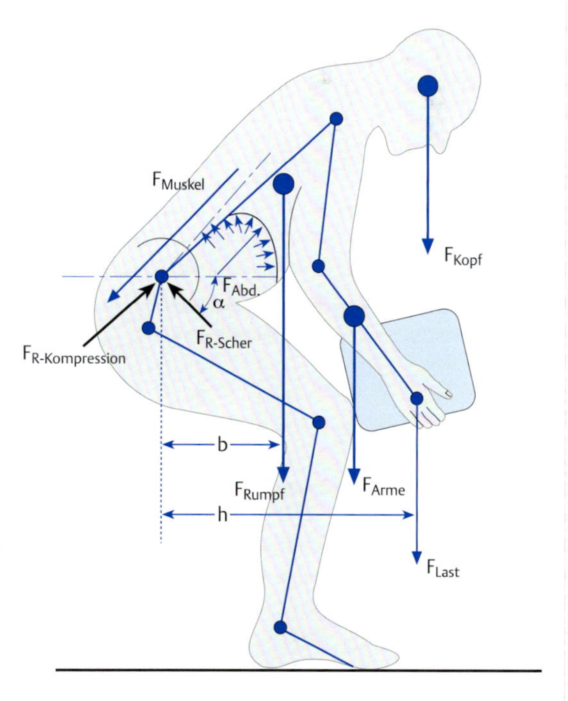

Abb. 11.17 Analytische Modelle: Kräfte, die die Wirbelsäulenbelastung bestimmen (einschl. der Kraft F durch den intraabdominellen Druck P und die daraus resultierenden Reaktionskräfte) (aus Wilke 2004).

Im Folgenden sollen die wichtigsten Methoden zur Bestimmung der Wirbelsäulenbelastung mit ihren Vor- und Nachteilen skizziert werden.

11.3.2 Messmethoden zur Bestimmung der Belastung lumbaler Bewegungssegmente

Mathematische Modelle

Mit theoretischen Modellen kann man über einfache analytische Ansätze erste grobe Abschätzungen der biomechanischen Bedingungen an der statisch bzw. dynamisch belasteten Wirbelsäule erhalten (Schultz u. Andersson 1981, McGill 1992). Umfangreiche Berechnungen wurden mit numerischen Computersimulationsmodellen durchgeführt (Chaffin 1969, 1988, Nussbaum u. Chaffin 1996, Parnianpour et al. 1997). Ist man an spezifischen Parametern wie der Verformung, z.B. Dehnung oder Druck, in einzelnen Strukturen des Bewegungssegmentes interessiert, kommen Finite-Elemente-Modelle zur Anwendung (Shirazi 1991, Goel et al. 1993, Wang et al. 2000, Zander et al. 2001) (▶ Abb. 11.18).

Das komplexe Gesamtsystem mit allen Einzelstrukturen kann aus Rechenkapazitätsgründen jedoch nur vereinfacht modelliert werden. Die Eingabeparameter wie anatomische, biomechanische und biologische Daten oder Materialkonstanten können dabei nur zum Teil mit anderen Methoden ermittelt oder abgeschätzt und deshalb nur bruchstückhaft zur Verfügung gestellt werden. Die Gültigkeit der Rechenmodelle ist aufgrund der Vereinfachungen und Annahmen eingeschränkt. Deshalb sollte die Zuverlässigkeit der berechneten Ergebnisse mit experimentellen Messdaten verglichen werden (▶ Abb. 11.19).

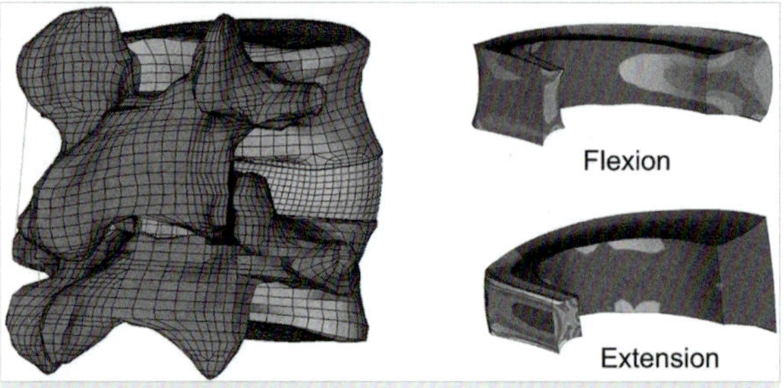

Abb. 11.18 Beispiel einer eigenen Finite-Elemente-Rechnung. Links: komplettes Modell eines Wirbelsäulensegmentes L4/L5 in posterolateraler Ansicht. Rechts: Midsagittaler Schnitt durch den Anulus. Darstellung der Vergleichsdehnungen in Flexion und Extension (aus Wilke 2004).

In-vitro-Untersuchungen

In-vitro-Untersuchungen an anatomischen Präparaten bieten die Möglichkeiten, Messaufnehmer direkt an realistische Wirbelsäulenstrukturen zu platzieren. Somit können die einzelnen Strukturen, seien es die Bandscheibe, Bänder oder der Wirbelkörper selbst, isoliert oder im Verbund untersucht werden. So kann z.B. in vitro eine Materialprüfung am Präparat durchgeführt werden, um die Belastungsgrenzen beim Versagen einzelner Elemente zu bestimmen. Ferner bieten In-vitro-Untersuchungen in speziellen Versuchsaufbauten die Möglichkeit, unter definierten Belastungsbedingungen das Verhalten dieser Strukturen zu untersuchen. Es können z.B. Bandscheibendruck, Bänderdehnung, Implantatbelastung oder die Bewegung in den einzelnen Segmenten analysiert werden (Wilke et al. 1994, 1995, 1996).

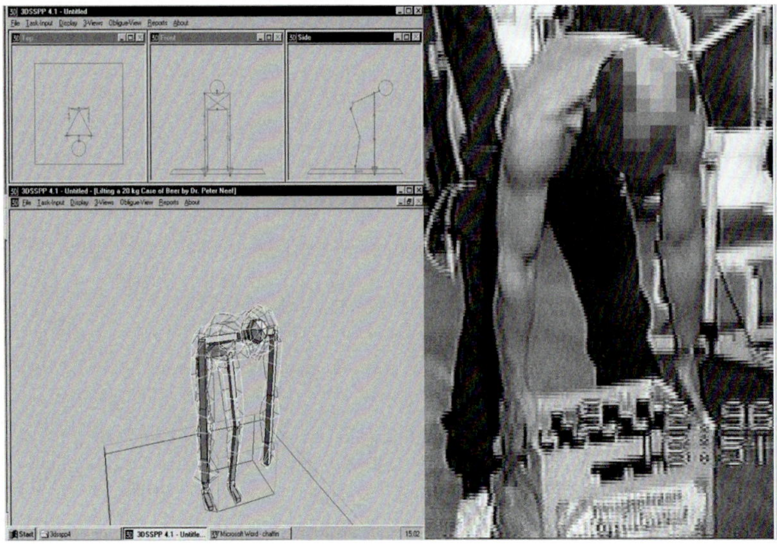

Abb. 11.19 Mathematische Modelle wie das 3D-Static Strength and Multilink Model von Chaffin et al. (University of Michigan) (links) können durch in vivo gewonnene Bandscheibendruckwerte in bestimmten Körperhaltungen (rechts) überprüft werden (aus Wilke 2004).

In-vivo-Untersuchungen

In-vivo-Untersuchungen bieten grundsätzlich realistischere Bedingungen. Aus messtechnischen und vor allem aus ethischen Gründen stößt man dabei jedoch sehr schnell an Grenzen. In-vivo-Messungen am Tier sind wegen der Übertragbarkeit auf den Menschen fragwürdig, da die Belastung an der Wirbelsäule beim Vierfüßler im Vergleich zum Zweifüßler unterschiedlich ist.

Elektromyographische Messungen (EMG) liefern neben der Information über die Aktivität des Muskels bei gleich bleibendem experimentellen Aufbau grobe Anhaltspunkte über die ungefähre Aktivitätsverteilung auf die einzelnen Muskelgruppen. Meist handelt es sich um Oberflächenelektroden, die über die darunter liegenden Muskeln keine Informationen liefern. Seltener, aber aufschlussreicher sind dünne Nadelelektroden, die tief in den Muskel eingestochen werden und direkte Auskunft über die lokale Situation in der Tiefe geben. Andersson u. Mitarb. (1974) publizierten Arbeiten über intradiskale Druckmessungen, die zum Teil mit elektromyographischen Untersuchungen kombiniert wurden. Leider ist es bis heute nicht möglich, vom EMG auf die absolute Muskelkraft zu schließen. Dazu bedarf es komplexer Optimierungsalgorithmen, die ebenfalls nur hypothetisch sind (Parnianpour et al. 1997). Es konnte mit dieser Methode jedoch eindeutig gezeigt werden, dass eine kyphotische Sitzhaltung eine geringere Muskelaktivität benötigt als eine bewusst angestrebte Lordose (Dolan et al. 1988, Betz et al. 2001).

Messungen mit instrumentierten Implantaten

Indirekt können biomechanische Daten in vivo erfasst werden, indem Messaufnehmer an Implantaten angebracht werden, wie sie zur Fusionsoperation an der unteren Lendenwirbelsäule Verwendung finden. Diese Implantate wirken bei entsprechender Zurichtung selbst als Messsystem. Wegen des enormen experimentellen Aufwandes und der besonderen Bereitschaft zur Mitarbeit bei ausgewählten Patienten ist diese Messmethode jedoch nur in Einzelfällen anwendbar. Solche Messungen am Fixateur externe haben erstmals gezeigt, dass die Implantate beim Sitzen nicht mehr belastet werden als im Stehen (Wilke et al. 1992). Verbessert wurde das System durch die Instrumentierung eines internen Implantates, des Fixateur interne (Rohlmann et al. 1999, 2000, 2001) (▶ Abb. 11.20). Rohlmann u. Mitarb. (2004) ermittelten die Belastungen im Fixateur interne bei 10 Patienten für verschiedene Körperpositionen und Aktivitäten. Die Im-

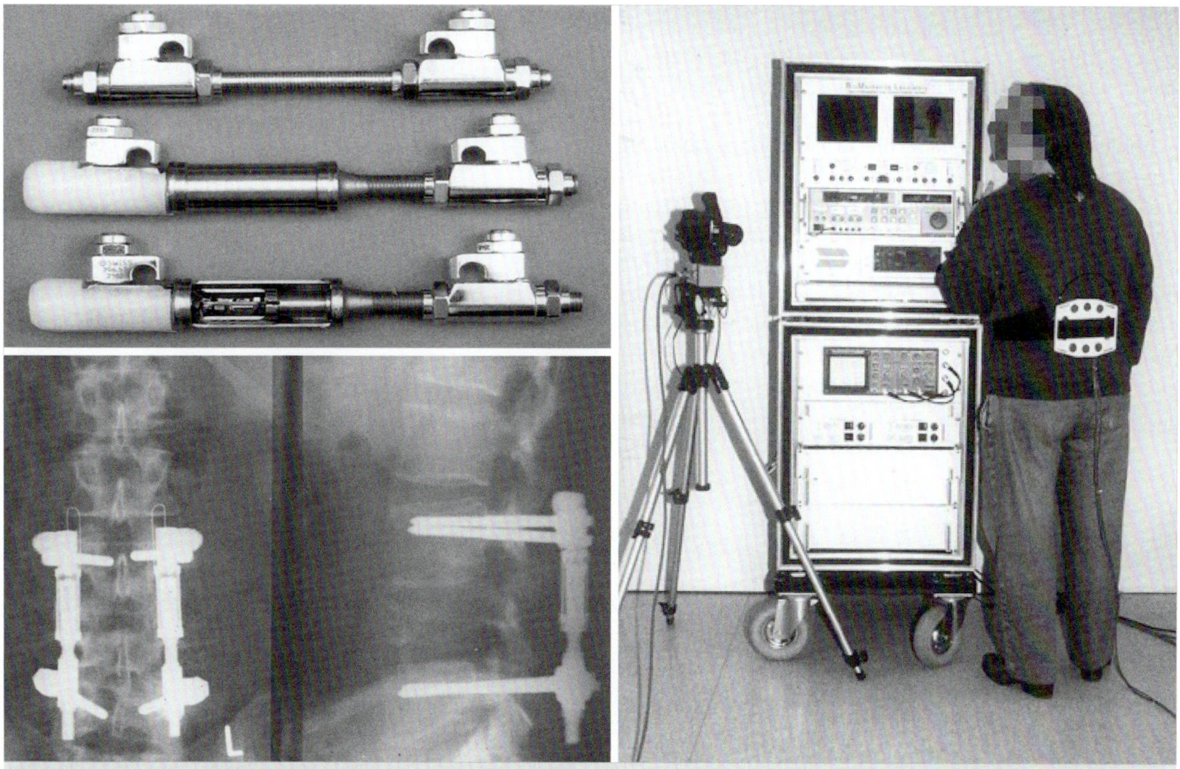

Abb. 11.20 Belastungsmessungen am instrumentierten Fixateur interne. Der Fixateur interne ist mit Messaufnehmern verbunden. Innerhalb der Messhülse finden sich 6 Lastsensoren, bestehend aus Halbleiterdehnungsmessstreifen. Für die Messungen wurden den Patienten eine flache Spule und eine kleine Empfangsantenne auf dem Rücken befestigt. Mit der üblichen Entfernung des Fixateurs nach eingetretener Fusion wurde auch das Messsystem entfernt.

plantatbelastungen waren im Sitzen etwa 10 % niedriger als im Stehen und deutlich niedriger als beim Gehen. Sitzmöbel (Hocker, Bürostuhl, Gymnastikball, Kniestuhl) hatte nur einen geringen Einfluss auf die Belastungen. Bürostühle mit nach hinten kippbarer Rückenlehne führten im Vergleich zu normalen Bürostühlen zu geringeren Belastungen der Implantate. Ein Vergleich der Implantatbelastungen mit den bei einem Probanden gemessenen Drücken in der Bandscheibe zeigte für viele Aktivitäten eine gute Übereinstimmung, wenn die Messwerte zuvor auf die entsprechenden Werte beim Stehen bezogen wurden.

Intradiskale Druckmessungen

Die zuverlässigsten In-vivo-Daten liefern intradiskale Druckmessungen, die zuerst von Nachemson u. Mitarb. durchgeführt wurden (Nachemson u. Morris 1964, Nachemson 1966, Nachemson u. Elfstrom 1970, Nachemson et al. 1986). Die Autoren sind dabei so vorgegangen, dass sie eine mit einer feinen, druckempfindlichen Polyethylenmembran überzogene Nadel in den Bandscheibenraum vorgeschoben und mit einem Messinstrument nach dem Nanometerprinzip verbanden. Gemessen wurde der intradiskale Druck, vorwiegend in der 3. Lumbalbandscheibe. Die Ergebnisse wurden jeweils auf den Bandscheibendruck der stehenden Probanden (100 %) normiert. Bei diesen Messungen zeigte sich ein deutlicher Druckanstieg von ca. 50 % beim Vorbeugen. Mit einem zusätzlichen Gewicht in der Hand stieg dieser Druck noch einmal um 70 % auf 220 %.

Ähnliche Ergebnisse fand die Arbeitsgruppe beim Sitzen. Auch hier erhöhte sich der Druck beim Vorbeugen und weiter mit zusätzlichen Gewichten in der Hand. Druckmessungen in diesen Positionen ergaben einen um ca. 40 % höheren Wert als im Stehen. Durch Anspannen der Bauchmuskulatur (Bauchpresse) gelingt es, einen Teil des Oberkörpergewichtes über den Luft- und Flüssigkeitsballon des Abdomens vom Brustkorb zum Becken direkt überzuleiten. Der intraabdominelle Druck kann bis zu 140 mmHg (19 kPa) erreichen (Bartelink 1957, Eie 1962). Die Belastung der lumbalen Bandscheiben durch Betätigung der Bauchpresse bzw. durch eine Bauchpelotte in einer Orthese wird um ca. 30 % reduziert.

Durch neuere Untersuchungen zur Druckbelastung der Bandscheiben in den unteren lumbalen Bewegungssegmenten wurden die Untersuchungen von Nachemson mit modernen Messtechniken wiederholt und durch Messungen bei weiteren Haltungen und Bewegungsabläufen ergänzt (Wilke et al. 1998, 1999, 2001, 2004). Bei diesen intradiskalen Druckmessungen wurde ein flexibler Druckaufnehmer mit einem konstanten Durchmesser von 1,5 mm operativ unter sterilen Bedingungen direkt im Nucleus pulposus der Bandscheibe L4/L5 platziert (▶ Abb. 11.21, ▶ Abb. 11.22). Damit sich der Proband uneingeschränkt bewegen konnte, wurden die Signale drahtlos an einen Computer übertragen und dort registriert. Insgesamt wurden über einen Zeitraum von ca. 24 Stunden u. a. folgende Übungen aufgezeichnet: Verschiedene Liegepositionen, Sitzpositionen auf einem normalen Stuhl, in einem Armlehnstuhl und auf einem Pezziball. Niesen, Lachen, Gehen, Treppensteigen, Gewichtheben und viele andere Übungen. Über Nacht wurden die Druckänderungen aufgrund der Hydratation beim Liegen über einen Zeitraum von 7 Stunden aufgezeichnet.

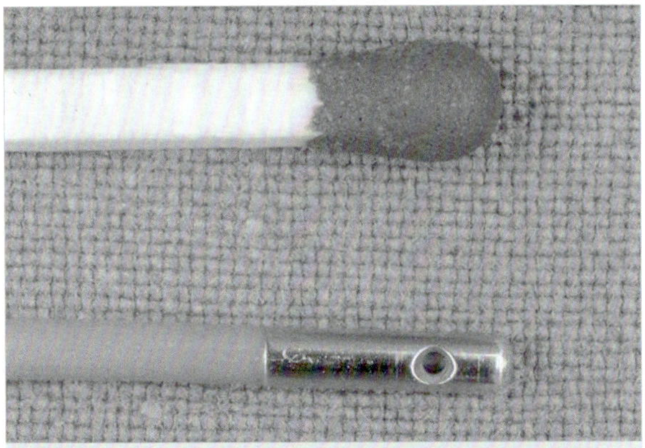

Abb. 11.21 Drucksensor für intradiskale Druckmessungen. Die 7 mm lange Metallhülse mit einem Durchmesser von 1,5 mm war im Zentrum des gallertigen Kernes der Bandscheibe L4/L5 platziert.

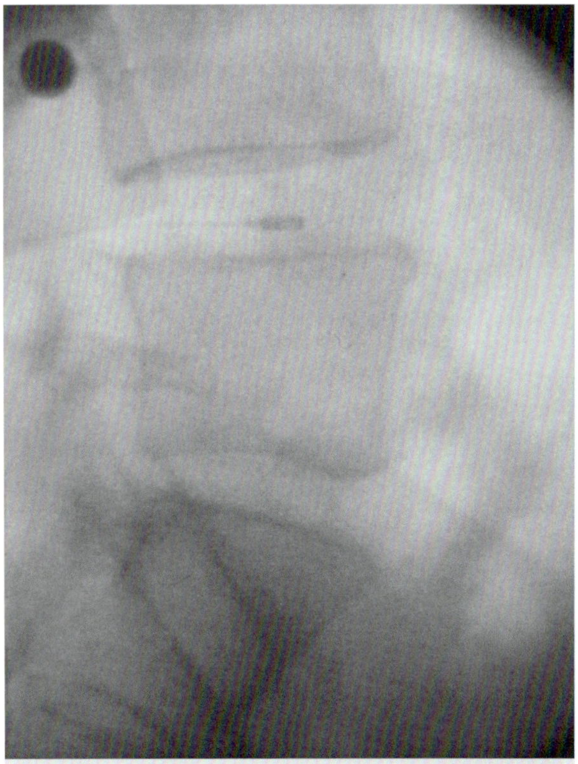

Abb. 11.22 Seitliche Röntgenaufnahme des Druckaufnehmers nach Implantation bei L4/L5.

Die ersten Messungen wurden noch auf dem Operationstisch vorgenommen.

Beim entspannten **Liegen** auf dem Rücken mit leicht angezogenen Beinen (ca. 20°) wurden von allen Messungen der geringste Druck von 0,08 MPa gemessen (0,1 MPa = 1 bar). Sowohl die Knierolle als auch die Lagerung im Stufenbett konnte den Druck nicht weiter reduzieren. Beim Ausstrecken der Beine stieg der Druck auf 0,11 MPa. Beim Drehen in die Seitlage stieg der Druck lediglich nur von 0,1 auf 0,12 MPa. Nach dem Weiterdrehen in die Bauchlage lag der Druck zwischen Rücken- und Seitlage bei 0,11 MPa. Durch das Aufrichten aus der Bauchlage in die Leseposition, d. h. mit extendiertem Rücken und aufgestützt auf den Unterarmen verdoppelte sich der Druck auf 0,25 MPa. Bei der Aktion des Umdrehens selbst, um z. B. von der Rücken- in die Seitlage zu kommen, wurden Druckspitzen bis zu 0,8 MPa gemessen. Husten im Liegen erzeugte einen Druck von bis zu 0,38 MPa, während herzhaftes Lachen den Druck auf nur 0,15 MPa erhöhte.

Beim entspannten **Stehen** lag der Druck reproduzierbar zwischen 0,48 und 0,5 MPa. Durch die Bauchpresse konnte der Druck auf 0,92 MPa erhöht werden, durch starkes Beugen nach vorn stieg der Druck auf 1,1 MPa.

Beim **Sitzen** konnte der Druck durch die Sitzposition und bei Unterstützung durch die Rücken- oder Armlehne deutlich variiert werden (▶ Abb. 11.23, ▶ Abb. 11.24). Beim Sitzen auf einem Hocker mit einem normalen geraden Rücken wurde ein Druck von 0,45–0,5 MPa gemessen. Durch aktives Strecken der lumbalen Wirbelsäule stieg der Druck auf 0,55 MPa. Auch im Sitzen wurde durch das Beugen nach vorn der Druck kontinuierlich gesteigert und erreichte bei einer Maximalflexion, wie z. B. beim Binden der Schuhe, den höchsten Wert von 0,83 MPa. Der Druck beim Sitzen konnte jedoch deutlich gesenkt werden, wenn man sich in einem Armlehmstuhl bequem anlehnte. Durch lässiges Sitzen in der hinteren Sitzhaltung konnte der Druck auf bis zu 0,27 MPa gesenkt werden.

Beim **Gehen** lagen die Druckwerte zwischen 0,53 und 0,65 MPa. Der Unterschied zwischen langsamem und schnellem Gehen bzw. zwischen Gehen mit Tennisschuhen oder barfuß Gehen war nur gering. Beim Joggen oszillierte der Druck zwischen 0,35 und 0,95 MPa. Beim Joggen mit Tennisschuhen konnten die Druckspitzen nur geringfügig auf 0,85 MPa reduziert werden.

Die höchsten Druckwerte mit 2,3 MPa wurden beim falschen **Heben** eines vollen Bierkastens mit 19,8 kg registriert. Beim falschen Heben handelt es sich um die Rundrückenhaltung mit gestreckten Kniegelenken, durch sog. richtiges Heben mit geradem Rücken und gebeugten Hüft- und Kniegelenken, wie es in der Rückenschule gelehrt wird, konnte der Spitzendruck während des Anhebens auf 1,7 MPa reduziert werden. Wurde der Kasten auf Brusthöhe am Körper gehalten, lag der Druck bei 1,1 MPa, auf gleicher Höhe mit gestreckten Armen im Abstand von ca. 60 cm vom Oberkörper lag der Druck bei 1,8 MPa (▶ Abb. 11.25).

▶ **Schlussfolgerungen.** Übereinstimmungen mit den Ergebnissen von Nachemson u. Mitarb. (1964–1966) fanden sich für die ermittelten Werte beim Stehen, Liegen, Heben und Tragen. Insbesondere die Druckunterschiede zwischen dem Heben mit geradem Rücken und gebeugten Kniegelenken und dem Rundrücken mit gestreckten Kniegelenken ließen sich mit den neuen Methoden reproduzieren. Diese Kernaussagen aus den alten und neuen intradiskalen Druckmessungen betreffen die Rückenschulregel 2: **„Halte den Rücken gerade“** und Regel Nr. 3: **„Gehe beim Bücken in die Hocke“**. Beim falschen Hochheben einer Last (Kasten Bier ca. 20 kg) mit Rundrücken und gestreckten Beinen wurde in den neuen Untersuchungen eine Drucksteigerung auf 450 % registriert. Dieser hohe Druckwert in der Bandscheibe wurde selbst beim Trampolinspringen nicht erreicht. Wird der Kasten richtig, mit gebeugten Beinen und geradem Rücken gehoben, wie es in der Rückenschule gelehrt wird, kann der Druck deutlich auf 340 % reduziert werden. Wenn der Kasten dann nach dem Anheben so nah wie möglich an den Körper herangezogen wird und man eine leichte Lordosestellung einnimmt, kann der Druck weiter auf 200 %, also das Doppelte des ursprünglichen Druckes im Stehen reduziert werden.

Nicht bestätigt wurden dagegen die deutlichen Druckunterschiede, die Nachemson u. Mitarb. (1964–1966) zwischen Stehen und Sitzen oder zwischen den unterschiedlichen Liegepositionen fanden. Es konnte nicht gezeigt werden, dass beim Sitzen in der bequemen Sitzposition, d. h. der entlastenden Sitzhaltung, der Druck um 40 % höher ist. Bei den heutigen Druckmessungen schien dieser Druck eher um 10 % reduziert zu sein, was mit den Ergebnissen der Höhenpräzisionsmessungen übereinstimmt und auch durch instrumentierte, interne Fixateure, gezeigt werden konnte (Rohlmann et al.). Ferner konnte nicht gezeigt werden, dass der Druck in der Seitlage 3-mal so hoch ist wie in der Rückenlage. Bei den jetzigen Untersuchungen war der Druck in Seitlage im Vergleich zur Rückenlage nur leicht erhöht.

Wesentlich sind die neuen Erkenntnisse für die entlastende Sitzhaltung. So genannte lässige Sitzposition mit Schrägstellung des Rückens und „Ablagerung“ des Oberkörpers auf der Rückenlehne führt zu einer Druckreduzierung, damit ist die Körperhaltung beim Sitzen mit einer Druckreduzierung verbunden, die auch vom Menschen als angenehm empfunden wird. Sobald man die Probanden aufforderte, aus der lässigen, entlastenden Sitzhaltung in eine aufrechte Haltung überzugehen, kam es zu einem deutlichen Druckanstieg in der lumbalen Bandscheibe (▶ Abb. 11.26).

Somit kann man auch im Sitzen mit regelmäßigem Wechsel zwischen aufrechter und entlastender Sitzhaltung eine Verbesserung der Diffusionsvorgänge und so-

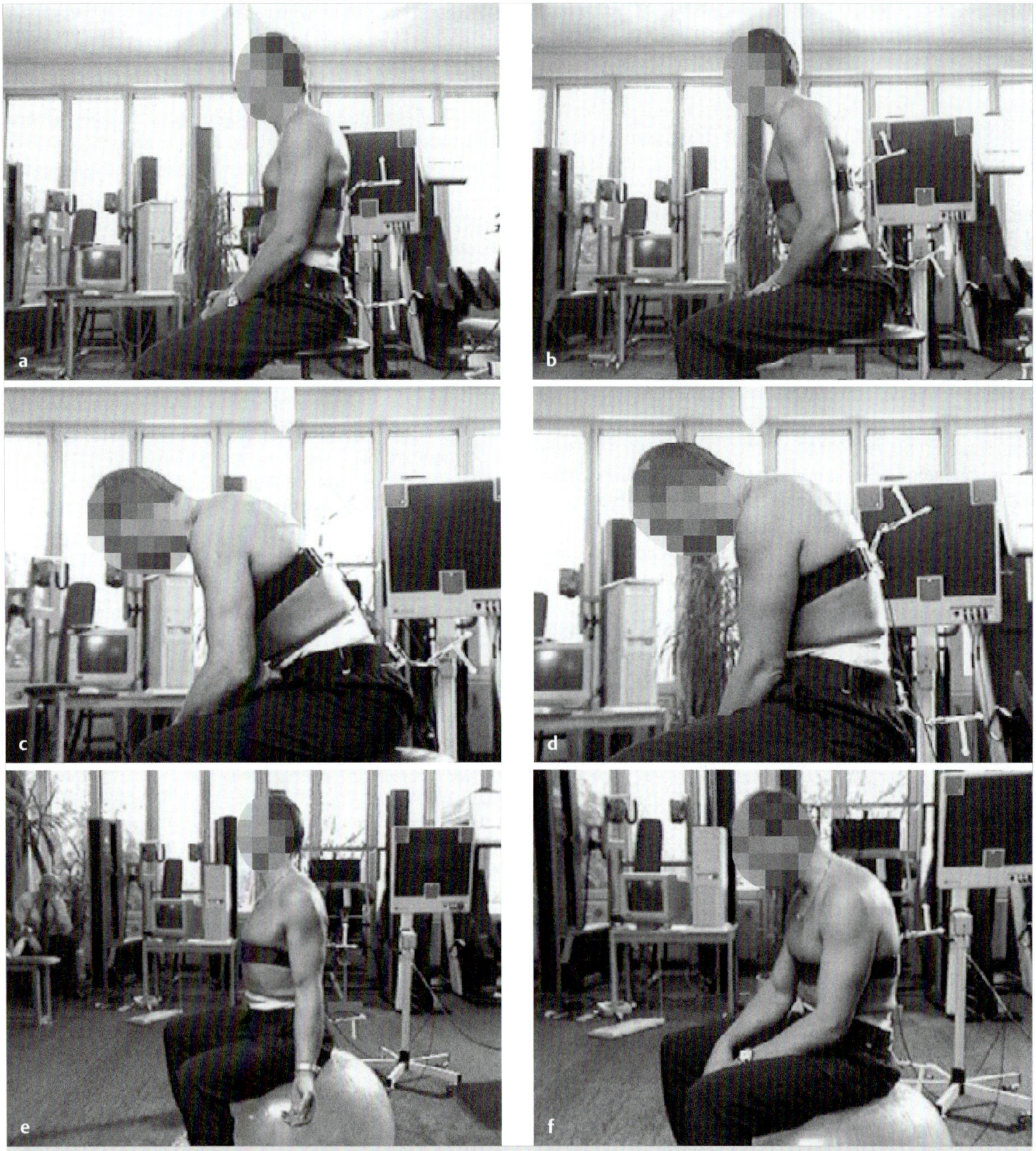

Abb. 11.23 Sitzhaltungen ohne Armlehne (aus Wilke 2004).
a Entspannt, aufrecht sitzend: 0,45 MPa.
b Aufrecht sitzend nach vorne gebeugt: 0,63 MPa.
c Vorwärts flektiert mit Ellenbogen auf den Oberschenkeln: 0,43 MPa.
d Flektiert, aufrecht sitzend: 0,90 MPa.
e Sitzend auf einem Pezziball mit geradem Rücken: 0,50 MPa.
f Sitzend auf einem Pezziball mit flektiertem Rücken: 0,65 MPa.

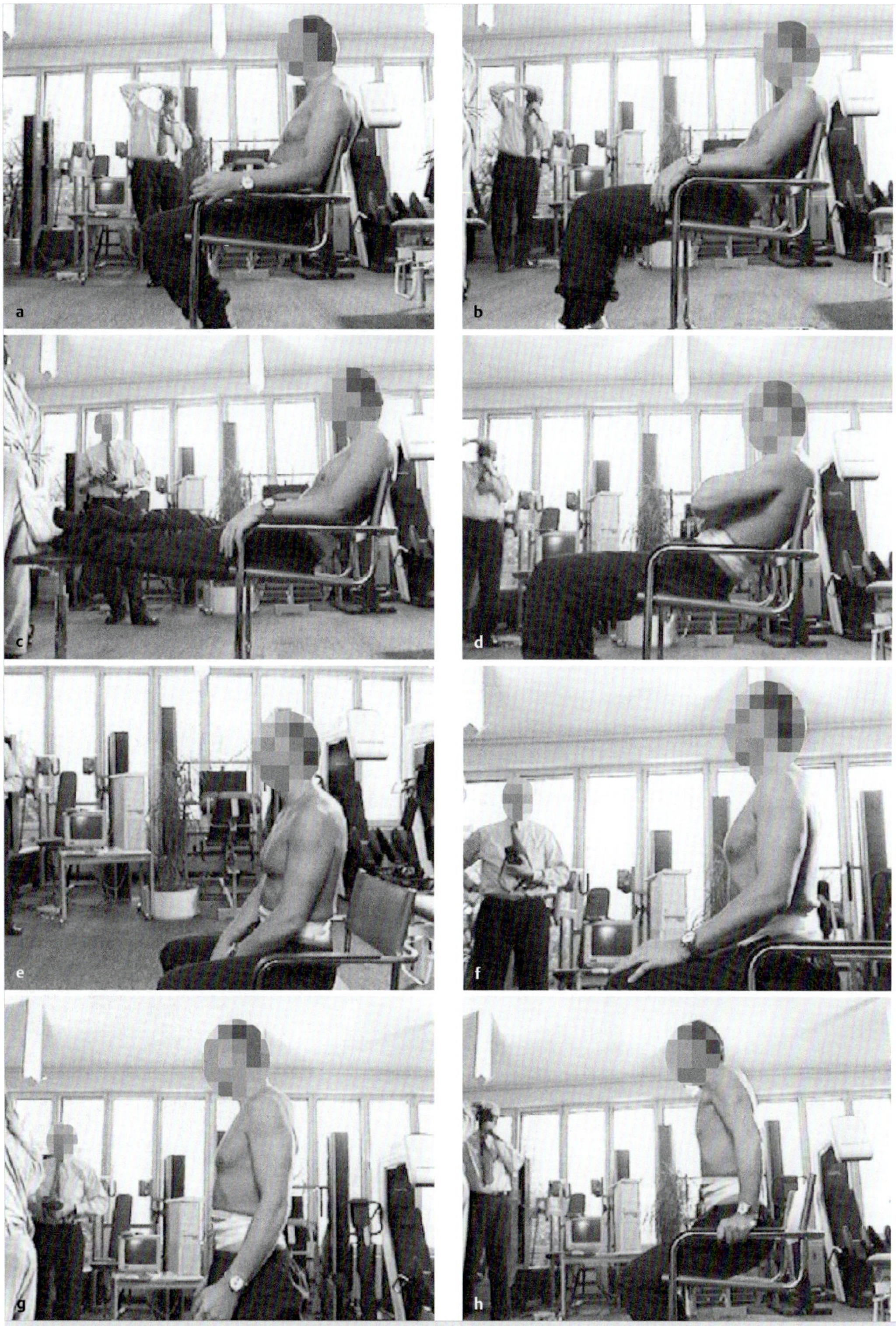

Abb. 11.24 Sitzhaltungen in einem Armlehnstuhl (aus Wilke 2004).
a Entspanntes, aufrechtes Sitzen mit Rückenlehne: 0,33 MPa.
b Entlastende Sitzhaltung (lässiges Sitzen): 0,27 MPa.
c Entlastende Sitzhaltung (lässiges Sitzen) mit aufgelegten gestreckten Beinen: 0,38 MPa.
d Entlastende Sitzhaltung mit überkreuzten Armen auf der Brust: 0,36 MPa.
e Entspanntes Sitzen ohne Rückenlehne (mittlere Sitzhaltung): 0,44 MPa.
f Sitzen in aktiv aufrechter Haltung (mittlere Sitzhaltung): 0,55 MPa.
g Entspanntes Stehen: 0,48 MPa.
h Abstützen des Oberkörpers, z. B. beim Aufstehen aus einem Stuhl (Barrenstütze): 0,10 MPa.

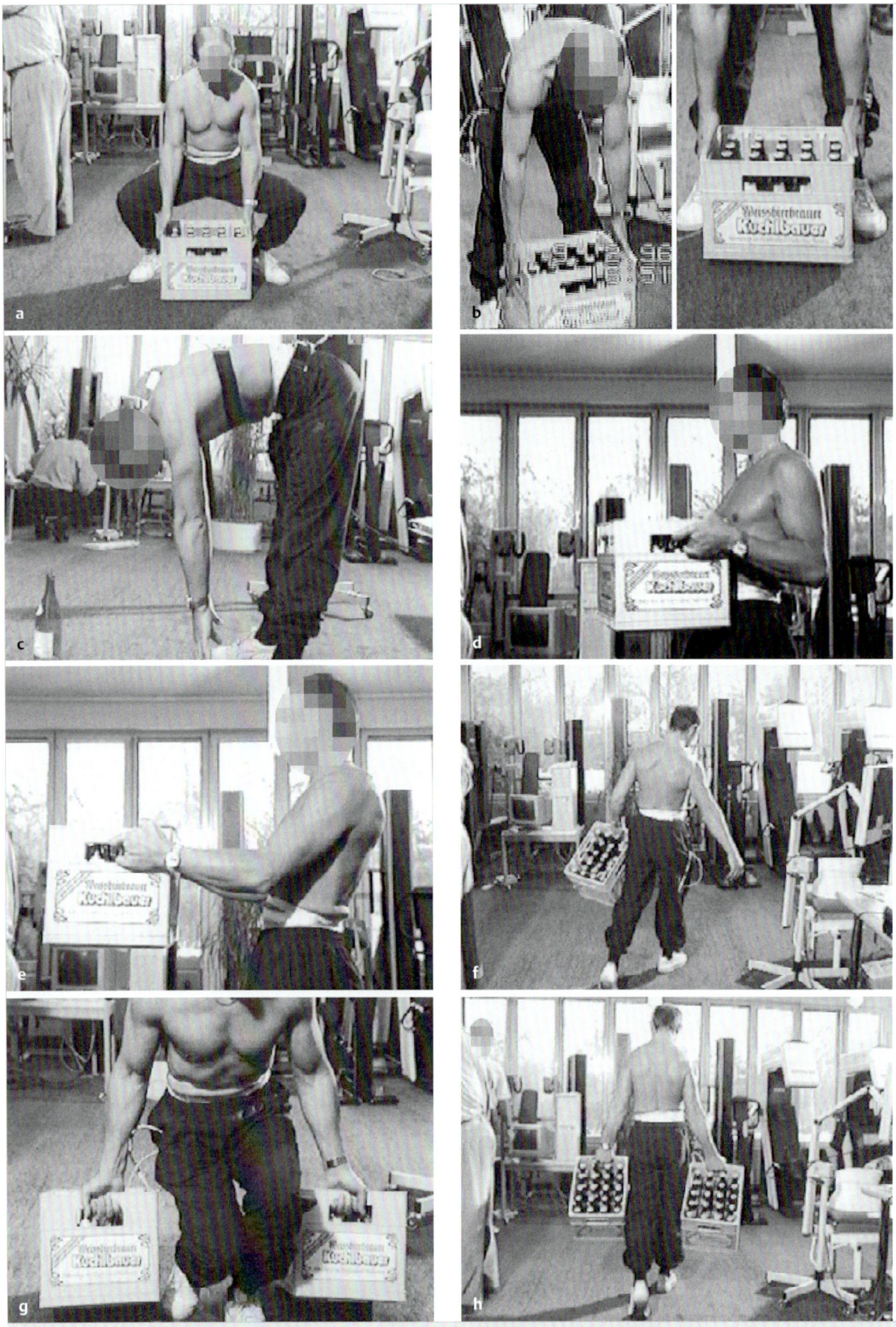

Abb. 11.25 Intradiskale Druckmessungen beim Heben und Tragen (aus Wilke 2004).

a Heben einer Bierkiste nach den Regeln der Rückenschule: Gerader Rücken, gebeugte Hüft- und Kniegelenke, Kiste unmittelbar vor dem Körper: 1,7 MPa.
b „Falsches" Heben einer Bierkiste: Rundrücken, gestreckte Kniegelenke, Bierkiste deutlich vor der Rumpfachse: 2,3 MPa.
c Gymnastische Übung mit Rundrücken und gestrecktem Knie: 1,6 MPa.
d Halten und Tragen einer Bierkiste unmittelbar am Rumpf mit geradem Rücken: 1,0 MPa.
e Halten und Tragen einer Bierkiste ca. 60 cm vor der Rumpfachse: 1,8 MPa.
f Einseitiges Tragen einer Bierkiste: 1,0 MPa.
g Beidseitiges Anheben jeweils einer Bierkiste: 2,1 MPa.
h Tragen zweier Bierkisten: 0,9 MPa.

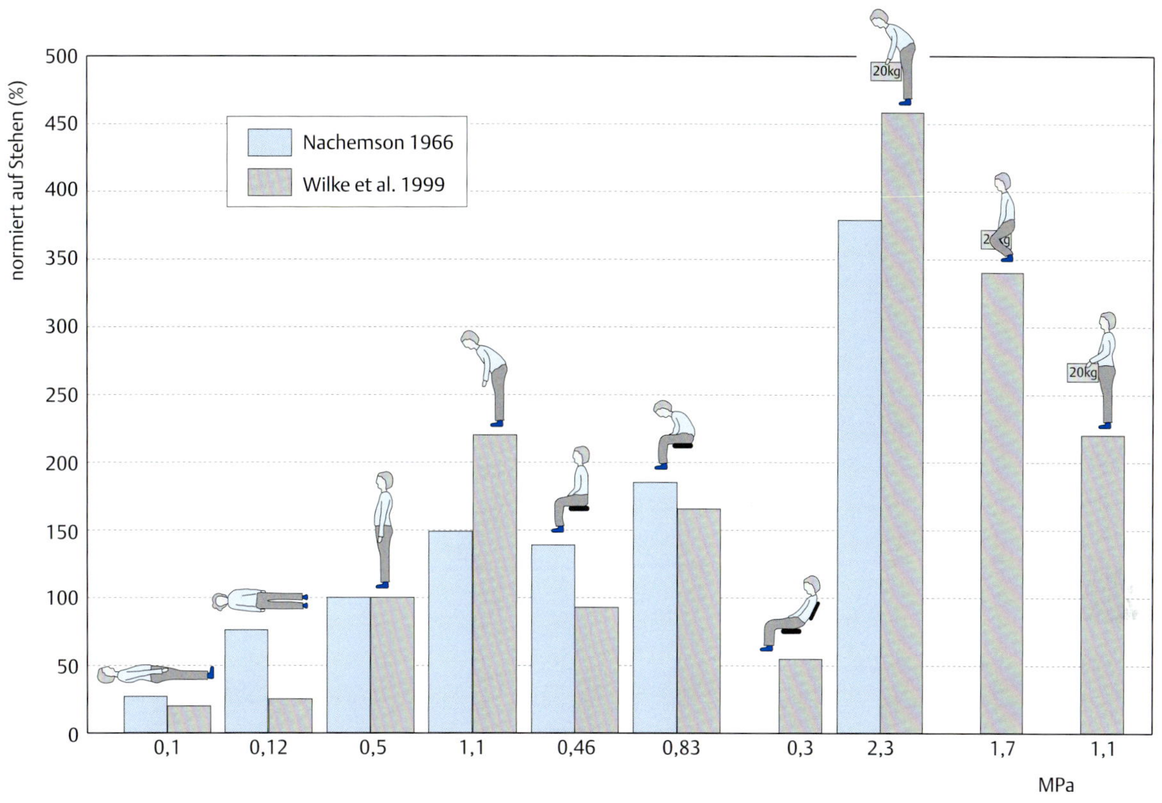

Abb. 11.26 Vergleich zwischen Bandscheibendruckwerten von Nachemson u. Mitarb. (1964–1966) und Wilke u. Mitarb. (1992–2001). Die absoluten Druckwerte unterhalb der Balken stammen von der neuen Druckmessung. Die lässige, d. h. entlastende Sitzhaltung mit schräg gestellter Rückenlehne und Ablagerung von Teilen des Oberkörpergewichtes auf die Rückenlehne mit einem lumbalen intradiskalen Druck von 0,3 MPa ist mit einer deutlichen Entlastung der lumbalen Bandscheiben verbunden. Die niedrigen Druckwerte erlauben auch im Sitzen eine Flüssigkeitsaufnahme in den Zwischenwirbelabschnitt (s. Kap. 4) (aus Wilke 2004).

mit der Ernährung der Bandscheiben erreichen (▶ Abb. 11.27).

Die Unterschiede zu den früheren Messungen von Nachemson u. Mitarb. (1964–1966) sind wahrscheinlich auf die unterschiedliche Messtechnik zurückzuführen. Nachemson u. Mitarb. (1964–1966) integrierten ihren Messaufnehmer in eine steife Kanüle, die z. B. aufgrund der Muskelanspannung oder Verschiebung verbogen werden konnte, was evtl. zu Falschsignalen und somit zu falschen Druckwerten geführt haben könnte. Die heutigen Sonden können nicht verbogen werden, da sie über die gesamte Länge flexibel sind. Nur die 7-mm-Metallspitze ist steif, welche sich nach der Implantation komplett im Nukleus befindet und somit in diesem Bereich einen hydrostatischen, d. h. gleichmäßigen Druck erfährt. Eine Bestätigung für die Wertigkeit der neuen Ergebnisse zeigt die außerordentlich gute Übereinstimmung mit den Messungen an den Implantaten des Fixateur externe (Wilke et al. 1992) und den Stadiometriemessungen (van Deursen 2001).

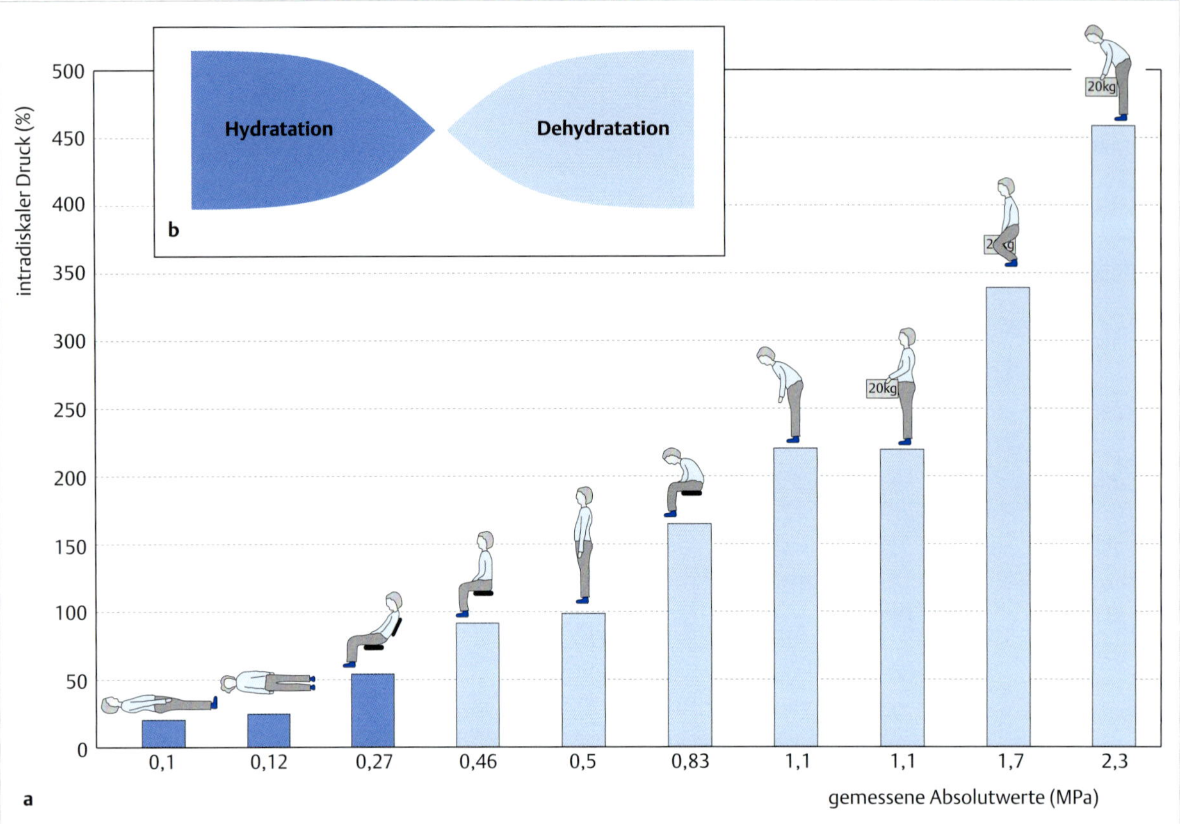

Abb. 11.27 Zusammenhang zwischen dem intradiskalen Druck und der Körperposition.
a Intradiskaler Druck in der Bandscheibe L4/L5 bei verschiedenen Körperpositionen (Wilke 2004).
b Druckabhängige Flüssigkeitsverschiebungen an der Bandscheibengrenze (Krämer 1997).

11.4 Spezielle pathologische Anatomie und Pathophysiologie

11.4.1 Protrusionen und Prolapse

Terminologie, Klassifikation

Für den klinischen Sprachgebrauch ist es wichtig, die pathologisch-anatomischen Veränderungen beim sog. Bandscheibenvorfall genau zu definieren. Handelt es sich um eine Vorwölbung mit noch erhaltenem Bandscheibenring oder schon um einen Vorfall mit frei ausgetretenem Bandscheibengewebe? Von der intradiskalen Massenverschiebung bis zum freien Sequester im Wirbelkanal gibt es alle Übergänge.

Entsprechend den Empfehlungen des Arbeitskreises „Degenerative Wirbelsäulenerkrankungen“ (jetzt Sektion) der Deutschen Gesellschaft für Orthopädie und Orthopädische Chirurgie hat man sich im deutschsprachigen Raum darauf geeinigt, die Begriffe Protrusion und Prolaps zu verwenden (Krämer 1983, Arzneimittelkommission der Deutschen Ärzteschaft 2006). Die Terminologie erfolgt in Anlehnung an die einschlägige Literatur: DePalma u. Rothman (1970), Rothman u. Simeone (1982), Crock (1983), Farfan (1996), McCulloch (1989,1998), Postacchini (1998), Nachemson u. Jonsson (2000), Bendix (2004), Borenstein et al. (2004), Pearson et al. (2008).

Protrusion

Protrusion steht für die Bandscheibenvorwölbung mit mehr oder weniger gut erhaltenem Anulus fibrosus und Prolaps für den Bandscheibenvorfall mit Perforation des Anulus fibrosus. Auch bei einem Prolaps mit Perforation des Anulus fibrosus kann das ausgetretene Bandscheibenmaterial noch von einer dünnen Membran umhüllt sein. Bei der Protrusion mit Dislokation des Bandscheibengewebes innerhalb der Bandscheibe ist der Bandscheibenring weitgehend erhalten (Dislokationsgrad I+II) (s. ▶ Abb. 11.32). Das Kontrastmittel bei intradiskaler Applikation verbleibt in der Bandscheibe und fließt nicht in den Epiduralraum ab. Die Protrusion als Vorwölbung entspricht dem angloamerikanischen Begriff „Contained Disc“ bzw. „Bulging Disc“ (▶ Abb. 11.28).

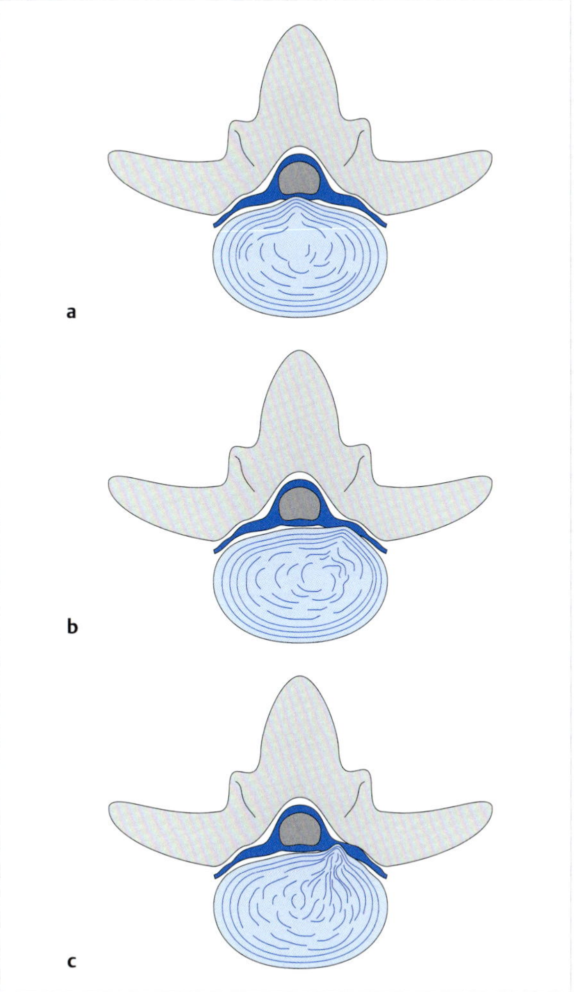

Abb. 11.28 Protrusionen (Dislokationsgrad II) lumbaler Bandscheiben. Der Anulus fibrosus ist intakt. Rückverlagerungsmöglichkeiten sind gegeben.
a Mediale Protrusion: Lumbago.
b Paramediale Protrusion: Protrusionsischialgie.
c Paramediale Protrusion: Protrusionsischialgie; Übergang zu gedecktem Prolaps (Dislokationsgrad III).

Beim gedeckten Prolaps (Dislokationsgrad III, s. ▶ Abb. 11.32), hat das dislozierte Bandscheibengewebe den Anulus fibrosus perforiert, ist aber noch von einer dünnen Membran, der sog. ventralen epiduralen Membran bedeckt (Ludwig 2004). Sequester, die sich unter diese Membran bzw. unter Anteile des nach lateral sich verdünnenden hinteren Längsbandes schieben, werden als subligamentär bzw. submembranös bezeichnet. Sie entsprechen im chirurgischen Sinne der gedeckten Perforation. Auch der Begriff „Hernie" ist für diese Situation zutreffend, weil das dislozierte Gewebe noch von einer Gewebeschicht umhüllt ist. Bei der intradiskalen Injektion von Kontrastmittel (Diskographie) füllt das Kontrastmittel diesen Raum aus, der unter Umständen nach supra- bzw. infradiskal reichen kann. Im angloamerikanischen Sprachraum entspricht diese Situation der „Herniation" bzw. „Subligamentous Fragment".

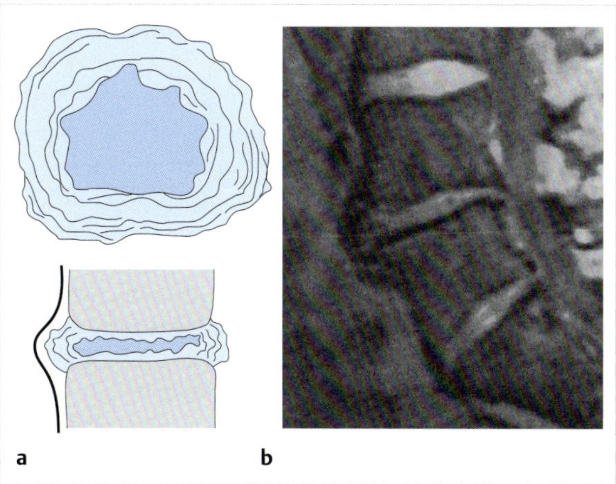

Abb. 11.29 a u. b Auswalzung des Anulus fibrosus bei Verschmälerung des Zwischenwirbelabschnittes durch Bandscheibendegeneration oder operativer Ausräumung. Das vorgewölbte Gewebe ist der Anulus fibrosus.

Die Einhüllung des ausgetretenen Bandscheibengewebes mit direktem Kontakt über dem Austrittskanal zum Zwischenwirbelabschnitt stellt auch biochemisch eine besondere Situation dar. Das verlagerte Bandscheibengewebe ist noch Bestandteil des osmotischen Systems des Zwischenwirbelabschnittes, d. h. das Bandscheibengewebe wird noch per diffusionem über die druckabhängigen Flüssigkeitsverschiebungen im Zwischenwirbelabschnitt ernährt. Dieses Gewebe schrumpft nicht so rasch wie der im Wirbelkanal frei liegende Sequester, der u. a. den enzymatischen Einflüssen der Lymphe ausgesetzt ist. Außerdem nimmt das noch umhüllte, ausgetretene Bandscheibengewebe bei der Protrusion an den Konsistenzänderungen und Volumenschwankungen des Zwischenwirbelabschnittes teil.

Sofern sich noch eine kräftige Lamelle des Anulus fibrosus über der Vorwölbung befindet, besteht mit Ausnahme des inkarzerierten Sequesters noch die Möglichkeit zur Rückverlagerung ins Bandscheibenzentrum. Diese Chance wird bei einigen Behandlungsverfahren genutzt, wie z. B. bei der Traktion, der Stufenlagerung und der Bewegungstherapie.

Von der Bandscheibenprotrusion durch Verlagerung des zentralen mobilen Bandscheibengewebes nach außen muss die einfache Auswalzung des Anulus fibrosus bei total degenerierter Bandscheibe unterschieden werden (▶ Abb. 11.29).

Solche Anulus-fibrosus-Vorwölbungen finden sich oft in mehreren Segmenten gleichzeitig und verstärken sich bei axialer Belastung und Lordosierung. Bei lumbaler Spinalkanalstenose sind sie an der Einengung des Wirbelkanales beteiligt, insbesondere dann, wenn sie sich auf der Ebene des Oberrandes der aszendierenden Facette befinden.

Prolaps

Vom Prolaps spricht man, wenn Anulus fibrosus und ventrale epidurale Membran komplett perforiert sind. Das dislozierte Bandscheibengewebe liegt mehr oder weniger frei im Epiduralraum. Die Perforation ist nicht mehr gedeckt. Ein intradiskal appliziertes Kontrastmittel fließt in den Epiduralraum ab und verbreitet sich dort. Der ausgetretene Sequester kann noch in Verbindung mit der Bandscheibe stehen (Dislokationsgrad IV) und sich „halb drinnen und halb draußen" befinden. Beim Dislokationsgrad V (Free Fragment) befindet sich das Gewebe frei im Epiduralraum, ohne Verbindung zur Bandscheibe.

Nach Perforation der hinteren Bandscheibenbegrenzung kann sich das dislozierte Bandscheibengewebe nach allen Richtungen hin entwickeln. Im Allgemeinen schiebt sich das Prolapsmaterial doch nach lateral und kaudal entlang der Nervenwurzel und komprimiert diese von ventral her. Die Wurzel wird dabei angehoben und gegen die rückwärtigen Teile des Wirbelkanales (Wirbelbogen, Lig. flavum) gedrückt. Das prolabierte Gewebe kann sich auch nach kranial oder weiter kaudal verschieben und die Wurzel der nächsten Etage bedrängen.

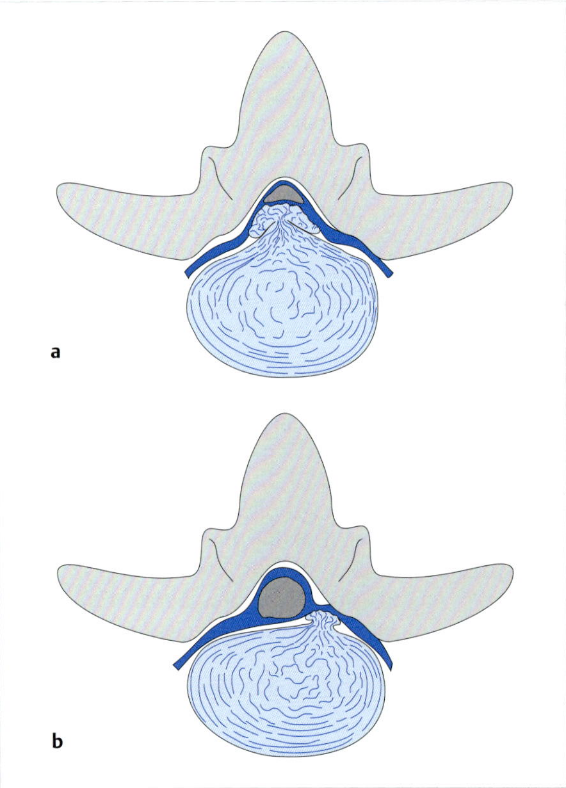

Abb. 11.30 Medialer und paramedialer Vorfall (Dislokationsgrad IV) einer lumbalen Bandscheibe. Der Anulus fibrosus ist perforiert, Rückverlagerungsmöglichkeit nicht gegeben.
a Medialer Prolaps: Kaudasyndrom.
b Paramedialer und lateraler Prolaps: Prolapsischialgie.

In jedem größeren Operationsmaterial kommen neben den Standardsituationen immer wieder Sonderfälle vor. Wandert das Prolapsgewebe nach medial, so wird auch die Nervenwurzel der gegenüberliegenden Seite bedrängt: Es tritt eine wechselseitige Ischialgie auf (▸ Abb. 11.30). Auch ein Herumwandern zur Rückseite der Dura mit Wurzelkompression von dorsal her ist möglich (▸ Abb. 11.31). Harte Sequesteranteile können auch sehr selten zu einer Perforation der ventralen Dura mit intraduraler bzw. **intrathekaler Sequesterlage** führen.

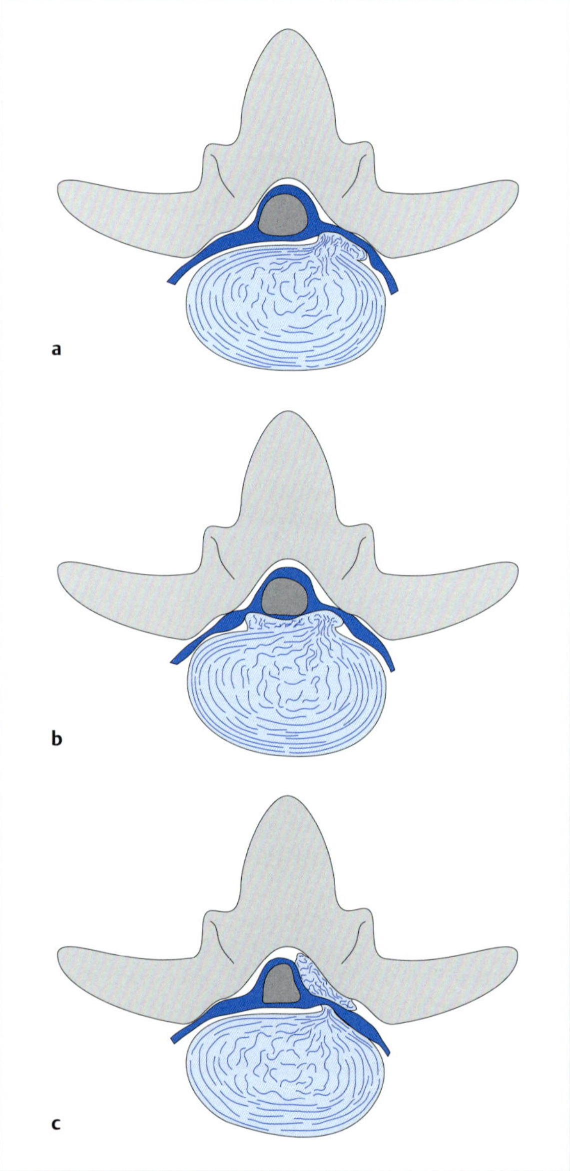

Abb. 11.31 Verlaufsrichtungen des prolabierten Bandscheibengewebes (Dislokationsgrad V) im gleichen Segment.
a Nach lateral mit Kompression der Nervenwurzel im Foramen intervertebrale.
b Nach medial mit doppelseitiger Ischialgie.
c Nach dorsal mit Kaudakompression von dorsolateral.

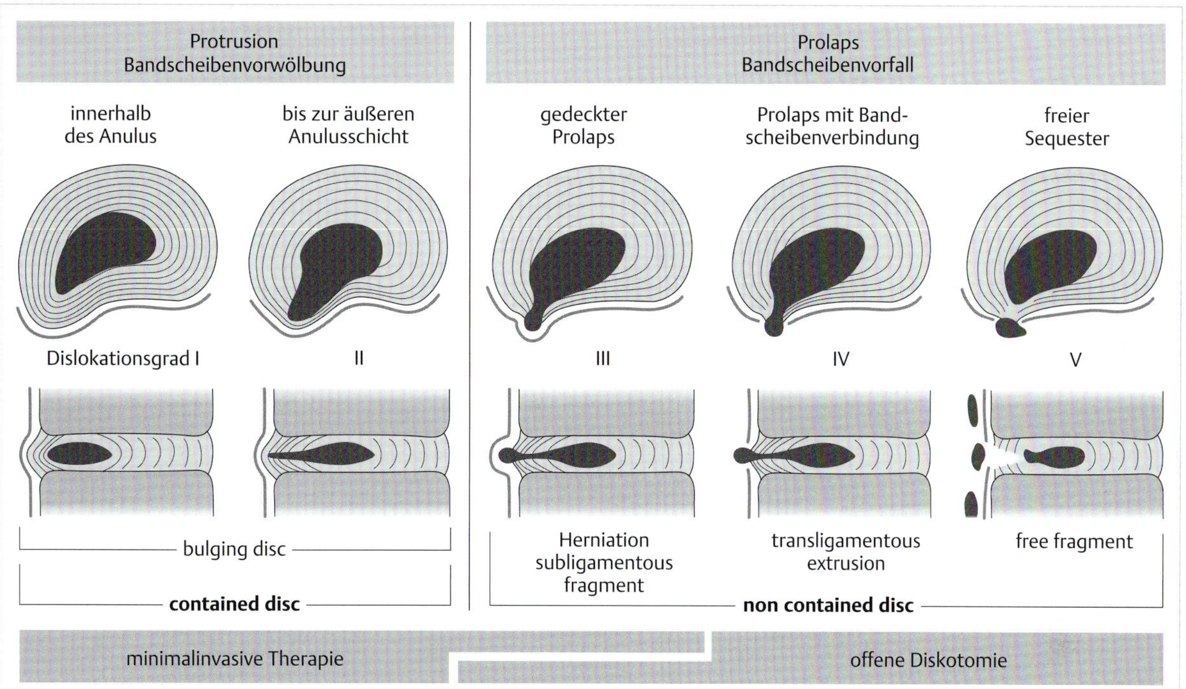

Abb. 11.32 Protrusionen und Prolapse – Dislokationsgrade I–V.

Berichte liegen vor von: Roda u. Mitarb. 1982, Lee 1983, Griss 1984, Kasch 1986, Yildizhan u. Okten 1991, McCulloch 1998, Postacchini 1999.

Dislokationsgrade

In ► Abb. 11.32 ist die Klassifikation der Protrusionen und Prolapse mit den Dislokationsgraden I–V wiedergegeben. Bei entsprechender Klinik ergibt sich aus dem Dislokationsgrad der therapeutische Ansatz, entweder zu einer noch möglichen intradiskalen Therapie oder zur offenen Operation (► Abb. 11.33, ► Abb. 11.34, ► Abb. 11.35, ► Abb. 11.36, ► Abb. 11.37, ► Abb. 11.38).

Spontanveränderungen am Bandscheibenvorfall

Wenn das Bandscheibengewebe seine Umgebung im Zwischenwirbelabschnitt verlassen hat und frei im Epiduralraum liegt, ist es neuen Stoffwechselbedingungen ausgesetzt. Das ursprünglich per diffusionem über druckabhängige Flüssigkeitsverschiebungen versorgte Gewebe liegt mehr oder weniger plötzlich in einem vom Bindegewebe umgebenen Raum und ist der körpereigenen Lymphe ausgesetzt.

Wenn der Bandscheibendruck wegfällt, nimmt Bandscheibengewebe entsprechend der Gleichung in Kap. 4 Flüssigkeit auf und quillt unter deutlicher Volumenzunahme. Bandscheibengewebe, das nicht mehr dem intradiskalen Druck ausgesetzt ist, kann entsprechend den

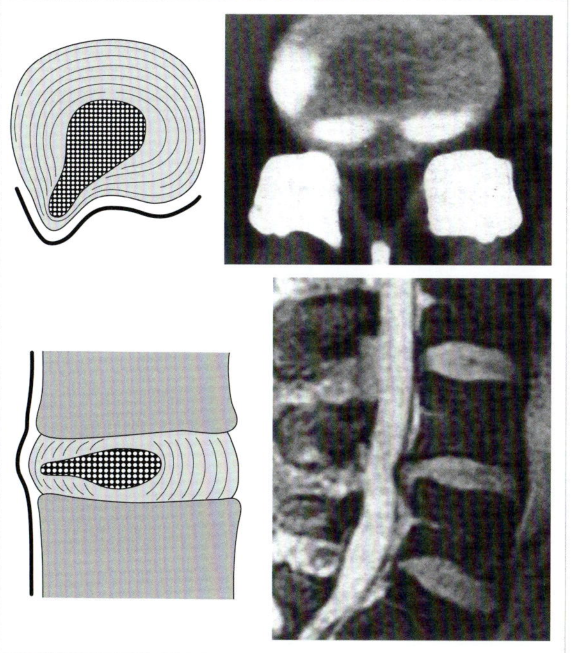

Abb. 11.33 Dislokationsgrad II. Subanulärer Sequester, disloziertes Bandscheibengewebe hat sich bis zu den äußeren Schichten des Anulus fibrosus vorgeschoben und wölbt diesen vor („bulging disc", „contained disc"). Das dislozierte Bandscheibengewebe wäre operativ nur erreichbar, wenn man den Anulus fibrosus durch Inzision perforiert.

11

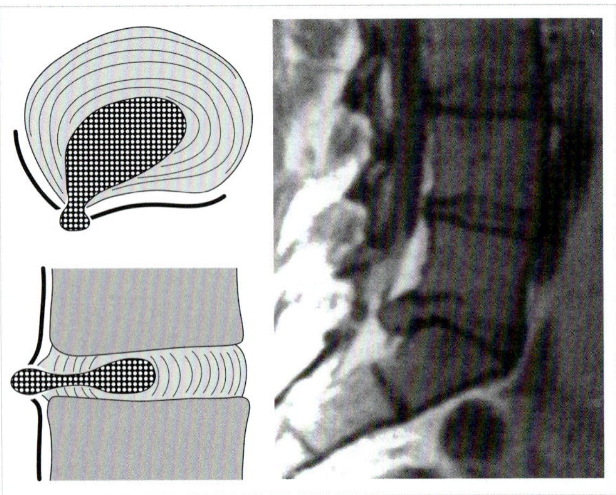

Abb. 11.34 Dislokationsgrad IV. Das dislozierte Bandscheibengewebe findet sich teilweise innerhalb, teilweise außerhalb der Bandscheibe. Diese Situation findet sich in der Regel nur in der diskalen Ebene, wenn auch die ventrale epidurale Membran der diskalen Ebene perforiert ist. Eine ausgiebige Revision der dorsalen Bandscheibenanteile ist unbedingt erforderlich, um einen Rezidivprolaps zu verhindern.

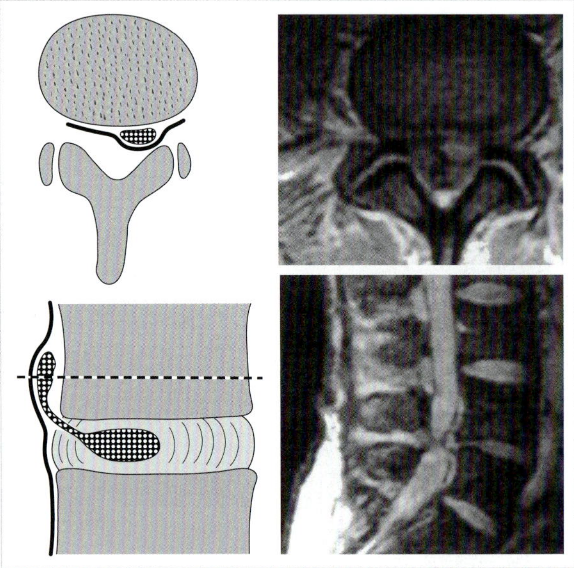

Abb. 11.35 Dislokationsgrad III. Gedeckter Prolaps in supradiskaler Lage. Das dislozierte Bandscheibengewebe ist aus dem Zwischenwirbelabschnitt hervorgetreten, wird aber noch von der ventralen epiduralen Membran überdeckt. An das dislozierte Bandscheibengewebe gelangt man nur durch stumpfe Eröffnung der Membran mit dem 2-mm-Dissektor. Um an den Prolaps zu gelangen, ist in der Regel eine Abtragung des Bogenunterrandes (u. U. bis zur Hemilaminektomie) erforderlich.

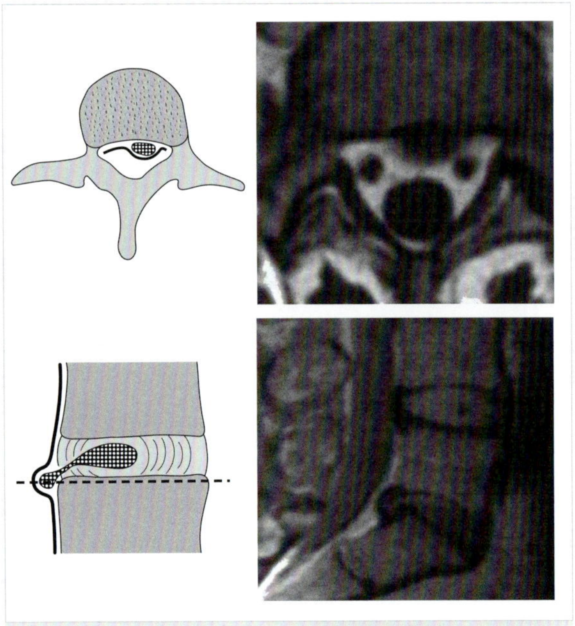

Abb. 11.36 Dislokationsgrad III. Gedeckter Prolaps in infradiskaler Lage. Das Prolapsgewebe befindet sich unter der ventralen epiduralen Membran. Nach stumpfer Eröffnung dieser Membran, z. B. mit dem Dissektor, gelangt man an das dislozierte Bandscheibengewebe. Der submembranöse infradiskale Prolaps ist in der Regel über eine Fensterung bei L 4/L 5 und L 3/L 4 zu erreichen. Bei L 5/S 1 muss ggf. ein Teil der Lamina des Kreuzbeines entfernt werden.

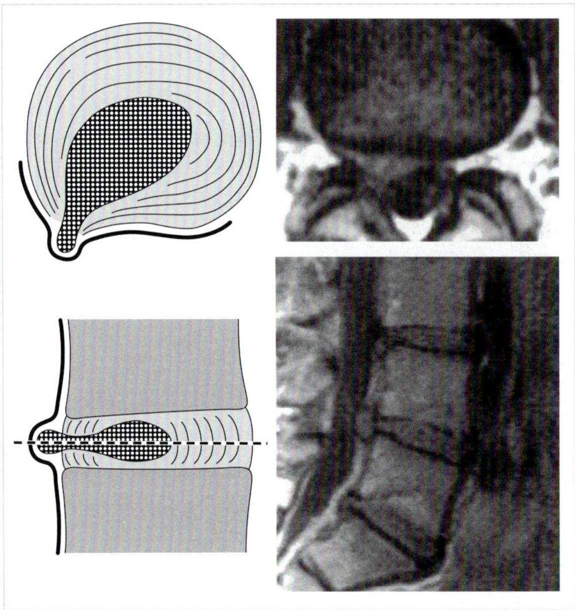

Abb. 11.37 Dislokationsgrad III. Gedeckter Prolaps in der diskalen Ebene. Das Prolapsgewebe hat den Anulus fibrosus komplett perforiert und ist nur noch von einer dünnen Membran (ventrale epidurale Membran) umgeben. Diese Membran kann stumpf, z. B. mit dem 2-mm-Dissektor, durchstoßen werden. Um an den Prolaps zu gelangen, ist in der Regel eine Abtragung des Bogenrandes erforderlich.

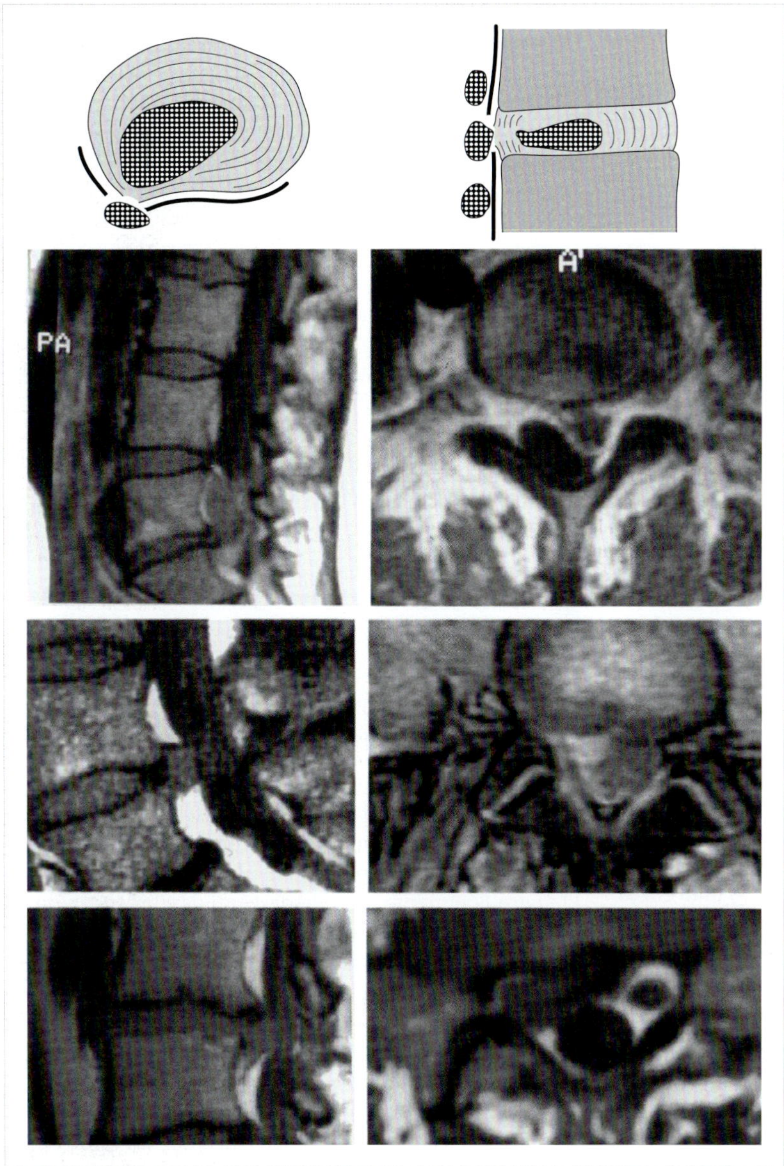

Abb. 11.38 Lumbaler Bandscheibenvorfall. Dislokationsgrad V. Der Prolaps findet sich als freier Sequester („free fragment") im Wirbelkanal oder im Foramen intervertebrale. Bei der Prolapsextraktion muss die benachbarte Bandscheibe (Donorbandscheibe) nicht unbedingt revidiert werden.

osmotischen Gesetzen und seiner Quellkraft Flüssigkeit aufnehmen und sein Volumen erheblich vermehren. Wir haben in Versuchen an Bandscheibenpräparaten nachweisen können (Krämer 1973), dass sich unter gleichen mechanischen Bedingungen ein provozierter Bandscheibenvorfall in hypo- und isotoner Lösung voluminöser entwickelt als in hypertoner Lösung. Eine signifikante Schrumpfung von Prolapsgewebe durch hypertone Lösung ließ sich allerdings weder bei diesen noch bei anderen an Operationspräparaten durchgeführten Versuchen (Wittenberg et al. 1990) nachweisen.

M!

Merke

Schmerzsteigerung und Progression neurologischer Ausfälle in der 1. Phase einer diskogenen Ischialgie sind u. a. auf spontane Flüssigkeitsaufnahme (Hydratation) und Volumenvermehrung des prolabierten Bandscheibengewebes zurückzuführen.

Die Flüssigkeitsaufnahme im Prolapsgewebe lässt sich im MRT nachweisen: Das Prolapsgewebe zeigt auf den T_2-gewichteten Bildern eine höhere Signalintensität als die Bandscheibe, aus der es ausgestoßen wurde (Donorbandscheibe) (▸ Abb. 11.39).

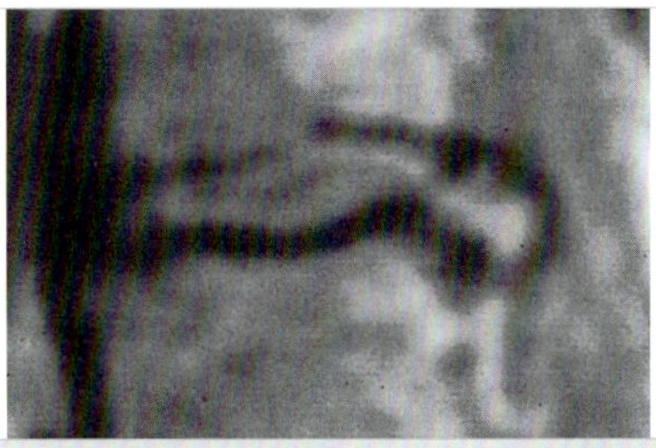

Abb. 11.39 Lumbaler Bandscheibenvorfall (Dislokationsgrad III). Das extradiskal gelegene Gewebe ist heller (wasserhaltiger) als die Bandscheibe, aus der es ausgestoßen wurde.

Der Schwellungszustand prolabierten Bandscheibengewebes im Epiduralraum hält mehrere Wochen an. Entsprechend den Ausführungen zum osmotischen System (Kap. 4) hängen Hydratation und Dehydratation vom Proteoglykangehalt des Bandscheibengewebes ab. Nucleus-pulposus-Gewebe kann mehr Flüssigkeit aufnehmen als Anulus fibrosus und Knorpelplatten.

Merke
M!
Nach vorübergehender Hydratation setzt eine Dehydrierung mit Volumenminderung des prolabierten Bandscheibengewebes ein.

Wassergehalt und Volumen nehmen ab, der Druck auf die Nerven lässt nach. Durch Depolymerisierung und enzymatischen Abbau der Wasser anziehenden Makromoleküle verliert das Prolapsgewebe an Quellkraft. Diese Vorgänge lassen sich intraoperativ bestätigen: Frisches Prolapsgewebe nach kurzer Anamnesedauer hat einen größeren Turgor als alte extradiskale Sequester, die im Klinikjargon vom Operateur mit „matschiges" Bandscheibengewebe bezeichnet werden.

Neben Quellungs- und Entquellungsvorgängen aufgrund von osmotischen Gesetzmäßigkeiten kommt es auch zum enzymatischen Abbau extradiskaler Sequester.

Merke
M!
Bandscheibengewebe löst im Wirbelkanal eine Fremdkörperreaktion aus.

Bandscheibe und Nervenwurzel gehören zwar funktionell gesehen zum gleichen Bewegungssegment, die Gewebearten weisen jedoch erhebliche Unterschiede auf, weil sie entwicklungsgeschichtlich aus verschiedenen Keimblättern stammen.

Mechanische Bedrängung und biochemische Einwirkungen des Bandscheibengewebes auf epidurale neurale Strukturen induzieren eine Entzündung, die den Abbau des Bandscheibengewebes beschleunigt. Kleine Sequester werden direkt enzymatisch über Phagozytose resorbiert. Deswegen ist es erforderlich, bei freiem Sequester auch noch vor der Operation MRT-Kontrollaufnahmen anzufertigen, um zu sehen, ob der Sequester überhaupt noch da ist. Die noch bestehenden neurologischen Ausfälle können Residuen der stattgehabten Nervenwurzelkompression sein.

Der Abbau größerer Bandscheibenanteile erfolgt durch Vaskularisation und bindegewebige Organisation aus dem umgebenden epiduralen Fettgewebe. Nucleus-pulposus-Gewebe wird dabei eher von den Makrophagen und T-Zellen abgebaut als Anulus-fibrosus-Gewebe. Nach spontaner Prolapsresorption finden sich aufgrund unserer eigenen Untersuchungen (Owczarek u. Schmidt 1994) und nach Literaturangaben (McCulloch 1998, Postacchini 1999) bei Verlaufskontrollen im CT und MRT keine bemerkenswerten Vernarbungen oder Verklebungen im Wirbelkanal.

Merke
M!
Die Dauer der Spontanresorption von Prolapsgewebe ist abhängig von der Masse und Zusammensetzung des Bandscheibengewebes sowie von seiner Lage im Wirbelkanal.

Große Sequester, die im Transversalschnitt mehr als ⅓ des Wirbelkanalvolumens einnehmen, haben geringere Chancen in angemessener Zeit resorbiert zu werden als kleinere Fragmente. Anteile des Anulus fibrosus und der Knorpelplatten lösen sich langsamer auf als Gallertkerngewebe. Harte Bandscheibensequester führen deswegen auch häufiger zu Operationen, u. a. weil sie stärkere Schmerzen verursachen (Krämer/Herdmann/Krämer 2005, Willburger 2005). Supra- und infradiskal liegende Sequester werden rascher resorbiert, weil sie von der gut vaskularisierten ventralen epiduralen Membran und der Wirbelkörperhinterwand umgeben sind. Je weiter sich der Sequester von der Donorbandscheibe entfernt, umso größer sind seine Chancen für eine Spontanresorption. In der Konkavität der Wirbelkörperhinterfläche übt der Prolaps auch weniger Druck auf Dura und Nervenwurzeln aus. Weniger Ausweichmöglichkeiten finden sich bei engem Wirbelkanal und intraforaminaler Sequesterlage. Außer eigenen Beobachtungen (Krämer u. Wilcke 1988, Owczarek u. Schmidt 1994, Krämer/Herdmann/Krämer 2005) gibt es Angaben in der Literatur über CT- und MRT-kontrollierte Spontanverläufe lumbaler Bandscheibenvorfälle nach erfolgreicher konservativer Behandlung (Koeller et al. 1984, Saal u. Saal 1989, Saal u. Herzog 1990, Hirabayashi et al. 1990, Yutaka et al. 1993, Donelson et al. 1997, Martikainen 1998, Trasimeni 1998, Fergusson 1999, Aelart 2004, Nakagawa 2004) (s. auch Kap. 12).

Neben vollständigen Resorptionen mit korrespondierenden klinischen Ergebnissen gibt es Verläufe mit vollständiger und teilweiser Rückbildung der Beschwerden, trotz unveränderter CT- bzw. MRT-Befunde. In der Regel sieht man Verkalkungen des prolabierten Gewebes. In diesen Fällen besserte sich der Zustand der Patienten über einen mehr oder weniger langen Beobachtungszeitraum.

11.4.2 Bandscheibenlockerung, Instabilität

Nicht alle Beschwerden, die vom lumbalen Bewegungssegment ausgehen, sind auf Verlagerungen von Bandscheibengewebe zurückzuführen. Neben Protrusionen und Prolapsen gibt es noch eine Reihe anderer pathologisch-anatomischer Veränderungen im Rahmen der Bandscheibendegeneration, die unter dem Begriff „Bandscheibenlockerung" zusammengefasst werden. Schmorl u. Junghanns (1968) bezeichneten diesen Zustand als Instabilitas intervertebralis.

Definition

Unter Bandscheibenlockerung versteht man alle Erscheinungen, welche auf einer zunehmenden Wasserverarmung der Grundsubstanz und dem Elastizitätsverlust der Fasern beruhen.

Bandscheibenlockerung und Instabilität sind nicht gleichbedeutend mit klinischen Symptomen. Erst wenn Schmerzen und Behinderungen auf Grund der Instabilität auftreten, ist die klinische Relevanz gegeben (s. Kap. 6.8.3). Sind Bandscheibenlockerung und Instabilität mit entsprechenden Beschwerden verbunden, spricht man auch von klinischer Instabilität (White u. Panjabi 1978, Frymoyer et al. 1979, Kirkaldy-Villis 1984, Farfan 1996, Krismer et al. 1997).

Verursacht durch die Instabilität treten Insuffizienzerscheinungen der lumbalen Rückenstreckmuskeln, Fehlbeanspruchungen der Wirbelgelenke und unter Umständen Nervenwurzelreizerscheinungen auf. Auch bei der Pathogenese der lumbalen Wirbelkanalstenose spielt die Bandscheibenlockerung eine Rolle.

In ihren Anfangsstadien wird die Bandscheibenlockerung bei gewohnter Belastung durch die Bauch- und Rückenstreckmuskulatur kompensiert. Sind die Leistungsreserven der Muskeln erschöpft, kommt es zu Insuffizienzerscheinungen. Betroffen sind vor allem die den lumbalen Bewegungssegmenten zugeordneten tiefen und oberflächlichen Rückenstreckmuskeln, aber auch die proximale Muskulatur der unteren Extremitäten.

Neben den Muskeln werden auch die Wirbelgelenke bei der Bandscheibenlockerung überbeansprucht. Wegen der starken Druckschwankungen und Volumenänderungen in den lumbalen Bandscheiben sind die möglichen Stellungsänderungen der Wirbelgelenke an der LWS schon normalerweise größer als an anderen Wirbelsäulenabschnitten (▶ Abb. 11.40).

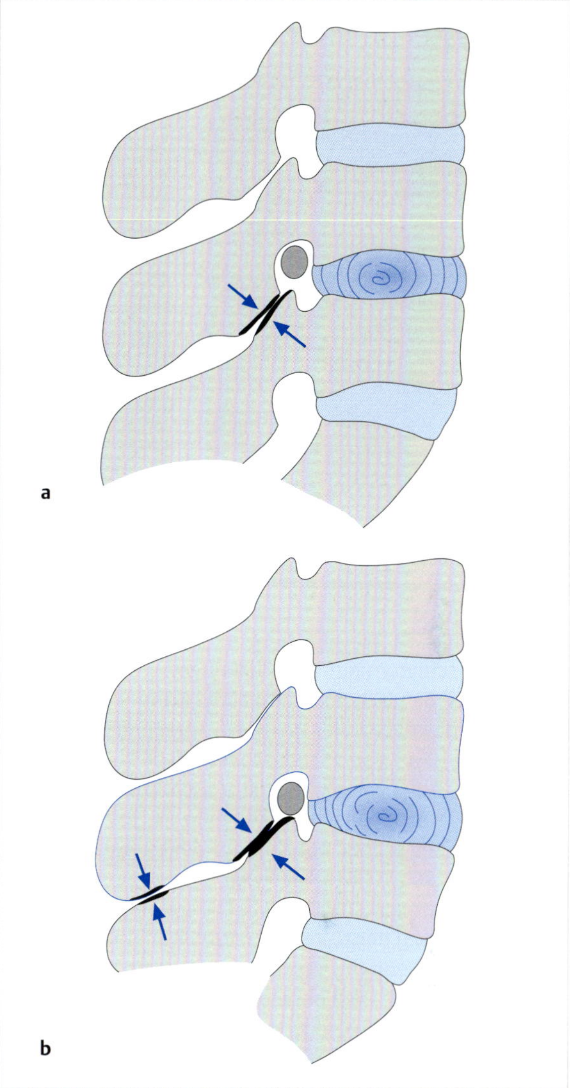

Abb. 11.40 a u. b Beschwerdeauslösende Momente bei Lockerung einer lumbalen Bandscheibe und ihre Verstärkung durch Lordosierung.

Kommen noch Lockerungen und abnorme Volumenschwankungen hinzu, so entstehen **Fehl- und Überbelastungen der lumbalen Wirbelgelenke**, die mit arthrogenen Beschwerden verbunden sind. Solche Zustände entwickeln sich nach längerer Belastung und Entlastung. Dauert die Fehl- oder Überbeanspruchung der Wirbelgelenke durch Bandscheibenlockerung längere Zeit an, so entwickelt sich dort eine Arthrosis deformans (*Spondylarthrose*).

Muskel-, Bänder- und Gelenkstörungen, die im Rahmen lumbaler Bandscheibenlockerungen auftreten, sind Grundlage arthroligamentärer Kreuzschmerzen.

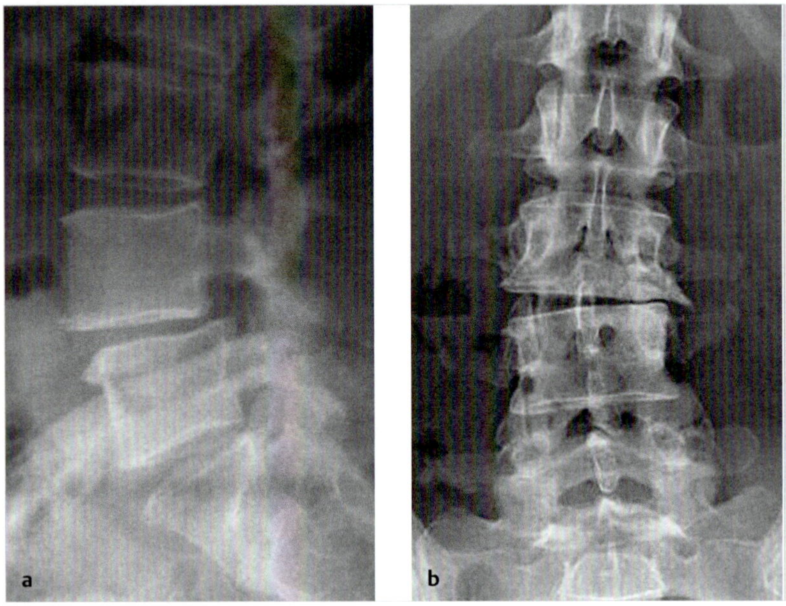

Abb. 11.41 Degeneratives Wirbel- und Drehgleiten.
a Degeneratives Wirbelgleiten L 4/5.
b Drehgleiten L 3/4.

Auch **Verschiebungen der Wirbel** gegeneinander entstehen durch Bandscheibenlockerung. Kommt es zur Dislokation in dorsoventraler Richtung, sprechen Schmorl u. Junghanns (1968) von *Pseudospondylolisthesis*. „Pseudo", weil im Gegensatz zum echten isthmischen Wirbelgleiten der Gelenkfortsatz vollständig erhalten ist. Im klinischen Alltag ist es heute eher üblich, vom **degenerativen Wirbelgleiten** (▶ Abb. 11.41a) zu reden.

Das **Drehgleiten** (▶ Abb. 11.41b) bezeichnet Wirbelverschiebungen nach der Seite und tritt vor allem bei Skoliosen im Zusammenhang mit der Bandscheibenlockerung auf. Es kommt aber auch ohne primäre Skoliose vor.

Auch **Ischiasbeschwerden** sind bei Lockerung lumbaler Bandscheiben möglich, ohne dass Verlagerungen von Bandscheibengewebe vorliegen (Benini 1976, Krämer/Herdmann/Krämer 2005). In einem gelockerten Bewegungssegment kommt es neben der Höhenminderung der Bandscheibe auch zu geringen Verschiebungen der Lendenwirbel gegeneinander. Einengungen der Foramina intervertebralia mit Nervenwurzelkompression entstehen vor allem bei Höhenminderung der Bandscheibe im dorsalen Abschnitt und bei gleichzeitiger Retroposition eines Lendenwirbels gegen den darunter liegenden. Das dazwischen liegende Foramen intervertebrale wird ventral durch die Hinterkante des oberen Wirbels und **vom oberen Teil der Gelenkfacette des darunter liegenden Wirbels eingeengt**. Im Myelogramm und MRT in Myelotechnik sieht man im Seitenbild und auf der Schrägaufnahme Eindellungen der Kontrastmittelsäule (Spinalkanalstenose).

Wenn eine Bandscheibenlockerung vorliegt, treten Kreuzschmerzen und Wurzelsymptome bevorzugt bei bestimmten Haltungen und Bewegungsabläufen, wie z. B. der Rückneigung des Rumpfes, auf.

Merke M!

Die Hyperlordosierung der LWS stellt ein wesentliches beschwerdeauslösendes Moment bei der Bandscheibenlockerung dar.

Bei den Entlastungslagerungen und -haltungen im Rahmen der Therapie und Prophylaxe bandscheibenbedingter Erkrankungen spielt deswegen der Ausgleich der Lendenlordose eine große Rolle (▶ Abb. 11.42).

▶ **Verlauf.** Die Bandscheibenlockerung mit ihren klinischen Begleiterscheinungen stellt nur eine vorübergehende, manchmal aber auch recht lang dauernde Phase im Verlauf der Bandscheibendegeneration dar. Mit zunehmender Austrocknung und Fibrosierung im Alter nehmen auch die abnormen Bewegungen und Verschiebungen im Bewegungssegment ab, sodass die Beschwerden allmählich verschwinden, es sei denn die knöchernen Veränderungen an den Wirbelgelenken führen zu einer Einengung des Wirbelkanals mit **Spinalkanalstenose** (▶ Abb. 11.43).

11.4.3 Knöcherne Deformierungen

Die knöchernen Deformierungen, die bei Spondylose, Osteochondrose und Spondylarthrose auftreten, sind zwar an der LWS klinisch nicht so bedeutungsvoll wie an der HWS; sie können jedoch auch hier ossär bedingte Nervenwurzelreizerscheinungen verursachen. Die ventralen und lateralen spondylotischen Randzacken sind im Bereich der LWS oft sehr ausgeprägt, klinisch aber ohne Relevanz. Sie stellen Dokumente früher durchgemachter Bandscheibenlockerungen dar.

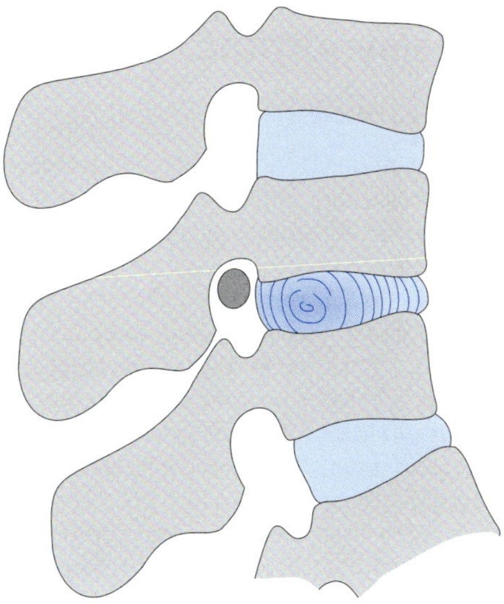
a

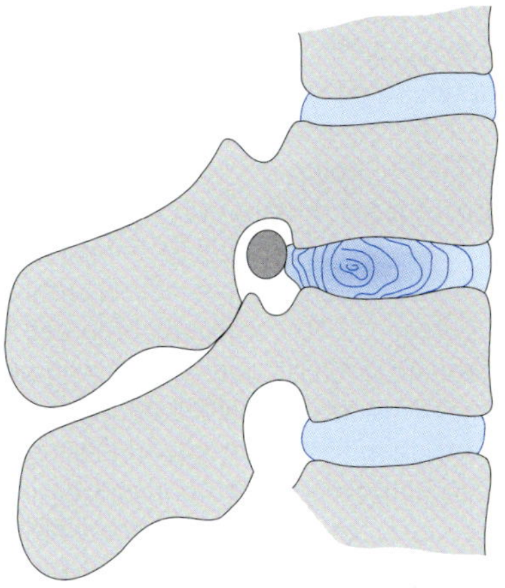
b

Abb. 11.42 Gelockertes lumbales Bewegungssegment.
a In kyphotischer Einstellung.
b Bei rascher Rückneigung wird der unelastische Anulus fibrosus nach hinten ausgewalzt.

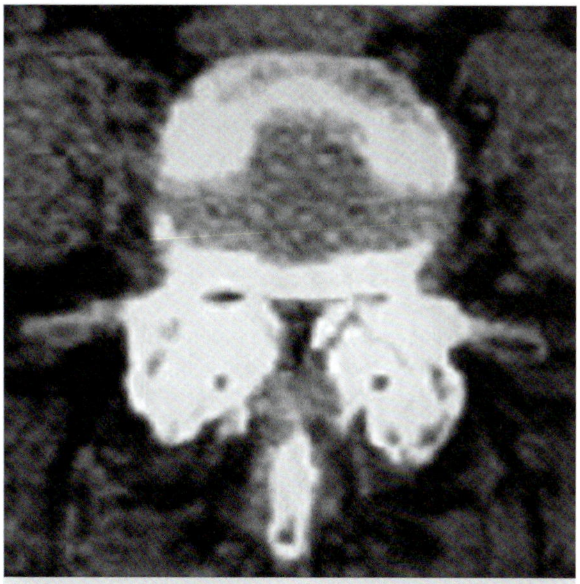

Abb. 11.43 CT axialer Schnitt in der diskalen Ebene L 4/5 – degenerative Spinalkanalstenose durch knöcherne Veränderungen an den Wirbelgelenken.

Merke

Klinische Bedeutung haben kleine Osteophyten an der Hinterkante als sog. Retrospondylose, besonders wenn sie dorsolateral sitzen und eine Nervenwurzel bedrängen.

Dorsale Osteophyten können durch appositionelles Knochenwachstum an der Wirbelkante entstehen. Es besteht aber auch die Möglichkeit, dass ein kleiner Prolaps durch Verkalkung verhärtet und sich fest mit der dorsalen Wirbelkante verbindet.

Man spricht von einem *„harten Prolaps“*. Obwohl solche Knochenzacken sich langsam entwickeln und der Wurzel ausreichende Adaptationsmöglichkeiten bieten, sind sie oft so spitz, dass sie immer wieder segmental ausstrahlende Schmerzen hervorrufen. Es bilden sich entzündliche Verklebungen und Briden, die schließlich die Nervenwurzel fesseln und einen chronischen Reizzustand unterhalten.

Diese Situation wird oft verkannt, weil objektive klinische Symptome und Veränderungen im CT und MRT diskret sind. Abhilfe kann nur eine Operation mit Abtragung des Osteophyten und Lösung der Wurzel (Radikolyse) schaffen. Osteophytäre Reaktionen treten bei der **Spondylarthrose** auch an den Kanten der Wirbelgelenke auf. Ragen sie in den Wirbelkanal, verursachen sie eine degenerative **Spinalkanalstenose**. Da die lumbalen Wirbelgelenke an der dorsalen Begrenzung der Zwischenwirbellöcher beteiligt sind, können auch von dieser Seite her Einengungen stattfinden.

Wie bereits erwähnt, ist die Deformierung allein nicht maßgebend; für das Auftreten von Beschwerden muss das Segment darüber hinaus noch locker sein.

Im Endstadium der Bandscheibendegeneration bleiben zwar Fibrosierungen und Osteophyten bestehen; die Segmentinstabilitäten verlieren sich jedoch: Damit bilden sich die Schmerzen zurück. Die LWS ist allerdings nach allen Richtungen hin in ihrer Beweglichkeit deutlich eingeschränkt. Neue Protrusionen und Prolapse treten im Endstadium seltener auf, sind aber prinzipiell auch bei über 70-Jährigen noch möglich.

11.5 Zusammenfassung: Anatomie, Biomechanik und Pathologie der lumbalen Bewegungssegmente

Die Zwischenwirbellöcher mit ihren Spinalnerven befinden sich an der unteren Lendenwirbelsäule in Höhe der Bandscheiben, sodass eine enge Beziehung zwischen degenerativen Bandscheibenveränderungen und den Spinalnerven besteht. Die traversierenden und austretenden Nervenwurzeln L5 und S1 werden im anterolateralen Epiduralraum durch Bandscheibenprotrusionen und Prolapse bedrängt. Hinzu kommen von dorsal her Verschiebungen und arthrotische Vergrößerungen der Facetten L4/L5 sowie L5/S1. Die Mehrzahl der lokalen und radikulären Lumbalsyndrome geht von diesen Wetterecken der unteren beiden lumbalen Bewegungssegmente aus.

Bei der lokalen Injektionsbehandlung, epidural und foraminoartikulär sowie bei minimalinvasiven und mikrochirurgisch offenen Eingriffen an der LWS sind numerische Variationen und Übergangswirbel zu berücksichtigen.

Der hohe intradiskale Druck in den unteren Lumbalbandscheiben ist Ursache für die Genese von intradiskalen Massenverschiebungen mit Protrusionen und Prolapsen. Beim Kind und Jugendlichen entwickelt sich das Bild einer Hüft-Lenden-Strecksteife, beim Erwachsenen entsteht eine Lumbago. Die Übergänge zur lumbalen Bandscheibenprotrusion und zum Prolaps sind fließend. Klinisch bedeutungsvoll sind die Verlagerungen von Bandscheibengewebe nach dorsal und dorsolateral. Neben Kreuzschmerzen entstehen Nervenwurzelreizerscheinungen. Für die klinische Symptomatik ist entscheidend, ob sich eine seitliche Protrusion mehr zur Mitte hin, zur Seite oder ganz nach außen (intraforaminal) entwickelt. Die Einteilung der Protrusionen und Prolapse richtet sich nach dem Ausmaß der Dislokation und wie viel Gewebe sich noch zwischen dem dislozierten Bandscheibenmaterial und den Nervenstrukturen im Epiduralraum befindet. Der therapeutische Ansatz richtet sich nach dem im Vordergrund stehenden Beschwerden und nicht nach dem pathologisch anatomischen Befund.

Fazit

Die große Masse der Kreuz- und Ischiasschmerzen geht von einer umschriebenen Region der unteren Lendenwirbelsäule aus, die durch eine besondere topographisch-anatomische und biomechanische Konstellation gekennzeichnet ist.

11.6 Klinik der Lumbalsyndrome

11.6.1 Einleitung

Ähnlich wie an der HWS ist auch die **klinische Symptomatik** beim Schaden lumbaler Bandscheiben durch eine Vielfalt von Krankheitserscheinungen gekennzeichnet. Vom leichten Kreuzschmerz bis zum tiefen Querschnittsyndrom sind alle Übergänge möglich. Das Spektrum der Organe, die direkt oder indirekt in Mitleidenschaft gezogen werden, ist zwar nicht so groß wie beim Zervikalsyndrom; dafür kommt es im Rahmen des Lumbalsyndromes zu Rücken- und Ischiasbeschwerden, die in Verlauf, Ausbreitung und Intensität eine große Variabilität zeigen. Eine systematische Einordnung erscheint aus diesen Gründen schwierig. Bei gleichem pathologisch-anatomischem Substrat – z. B. einer lateralen Bandscheibenprotrusion – sind die Symptome bei jedem Patienten verschieden und ändern sich auch im Einzelfall ständig. Verantwortlich für die Variabilität sind biochemisch-biomechanische Veränderungen der Bandscheibengrundsubstanz sowie eine individuell unterschiedliche Ansprechbarkeit des zentralen und des peripheren Nervensystems auf äußere Reize.

Zu Beginn eines Lumbalsyndromes stehen noch Beschwerden durch Verlagerung von Bandscheibengewebe mit klinisch einheitlich auftretenden Symptomen (Hexenschuss, Ischias). Später, mit Zunahme der sekundären degenerativen Veränderungen im Bewegungssegment, wird es immer schwieriger, die Krankheitserscheinungen, z. B. bei chronischen Kreuzschmerzen, einem bestimmten pathologisch-anatomischen Zustand zuzuordnen.

Neue und weiterentwickelte **diagnostische Hilfsmittel** (EMG, CT und MRT) haben eine bessere Differenzierung der Krankheitsbilder beim Lumbalsyndrom ermöglicht. Im MRT lassen sich die Weichteilstrukturen im lumbalen Wirbelkanal immer besser darstellen. Dabei hat sich gezeigt, dass Bedrängungen des Durasackes und der Nervenwurzeln durch Bandscheibenvorwölbungen und Deformierungen des Wirbelkanales bei der Entstehung von Kreuz- und Ischiasschmerzen die wesentlichste Rolle spielen. Die beiden untersten lumbalen Bewegungssegmente sind am häufigsten betroffen.

Die **Einteilung** der lumbalen Syndrome richtet sich nach den im Vordergrund stehenden klinischen Krankheitserscheinungen unter Verwendung allgemein bekannter Bezeichnungen wie Lumbago und Ischias. Jedoch ist eine gewisse Differenzierung erforderlich, wie z. B. bei der Protrusions- oder Prolapsischialgie, um die nötigen therapeutischen Konsequenzen ziehen zu können. In den folgenden Kapiteln sind allgemeine Beschwerdeangaben und Untersuchungsbefunde aufgeführt, wie sie bei allen bandscheibenbedingten Beschwerden im Lumbalbereich vorkommen können. Spezielle Befunde finden sich in den Kapiteln der jeweiligen segmentalen Syndrome.

11.6.2 Beschwerdeangaben

Beim Lumbalsyndrom steht der **Schmerz** im Mittelpunkt. Die Angaben des Patienten über Entwicklung und Beeinflussbarkeit seiner Schmerzen geben wesentliche Hinweise für die Diagnose. Da objektivierbare Krankheitserscheinungen trotz starker Schmerzen oft diskret sind oder fehlen, entstehen für den Arzt immer wieder Schwierigkeiten bei der richtigen Einschätzung der Situation, insbesondere in Fragen der Begutachtung. Zudem sieht man den Patienten häufig erst bei bereits abklingenden Schmerzen oder im beschwerdefreien Intervall.

Die Betroffenen sind oftmals in der Lage, Lokalisation und Charakter ihrer Schmerzen so genau zu schildern, dass man schon aufgrund der eindeutigen Vorgeschichte die Diagnose „Lumbalsyndrom" stellen kann. Beim Fehlen objektivierbarer neurologischer Störungen hat man als Anhalt für ein lumbales Wurzelsyndrom nur das typische Schmerzband am Bein, aus dem sich auch wichtige Hinweise für das betroffene Segment ergeben. Die Patienten klagen über Taubheitsgefühl oder *sensible Reizerscheinungen* wie Kribbeln, Ameisenlaufen oder das Gefühl des Eingeschlafenseins. Das Schmerzempfinden ist im Allgemeinen proportional dem Druck, der auf die Nervenwurzel ausgeübt wird, bis das versorgte Areal bei vollständiger Wurzelkompression anästhetisch und analgetisch wird.

Bandscheibenbedingte Beschwerden im Lumbalbereich entwickeln sich im Allgemeinen innerhalb kurzer Zeit; meistens treten sie plötzlich auf. Einem natürlichen Kausalitätsbedürfnis entsprechend bringen viele Patienten den Schmerzbeginn mit irgendeinem Ereignis in ursächlichen Zusammenhang. *„Verheben"* und *Drehbewegungen des Rumpfes* werden besonders in Gutachtenfällen häufig genannt.

> **M!**
> **Typische Beschwerdeangaben beim diskogenen Lumbalsyndrom**
> - plötzliches Auftreten
> - wechselhafter Verlauf
> - Positionsabhängigkeit
> - Schmerzverstärkung durch Husten, Niesen, Pressen

Bei über der Hälfte der Patienten, die in Fachpraxen bzw. in unserer Poliklinik befragt wurden (▶ Abb. 11.44), fanden wir **keine besonderen Vorkommnisse in der Anamnese**. Ihr Ischias- bzw. Hexenschussanfall war scheinbar aus heiterem Himmel entstanden. Unfälle und andere Gewalteinwirkungen, die bei Begutachtungen immer wieder diskutiert werden, spielten bei diesen Nicht-Gutachten-Patienten zahlenmäßig keine Rolle.

▶ **Schmerzcharakter und -ausstrahlung.** Bei bandscheibenbedingten Beschwerden im Bereich der LWS sind Schmerzcharakter und -ausstrahlung einem ständigen Wechsel unterlegen: Anfänglich tief sitzende Kreuzschmerzen verlagern sich in eine Gesäßhälfte oder in die Gegend einer Kreuz-/Darmbein-Fuge. Manchmal kommt eine Ischialgie hinzu, die zunächst nur den Oberschenkel betrifft, später auch bis zum Fuß ausstrahlt. Bisweilen verliert sich der Kreuzschmerz vollständig und es verbleiben nur noch Ischiassymptome im Bein (Ischias ohne Kreuzschmerz). Dieser *wechselhafte Verlauf* zeigt sich auch bei Rückentwicklung der Schmerzen als Zentralisationsphänomen (McKenzie 1987): Eine Ischialgie entwickelt sich zum reinen Kreuzschmerz zurück (▶ Abb. 11.45).

Die **Positionsabhängigkeit** bandscheibenbedingter Beschwerden ist an der LWS am ausgeprägtesten. Hierfür sind starke intradiskale Druckschwankungen sowie Änderungen der Lage zwischen Nervenstrukturen und hinterer Bandscheibenbegrenzung bei Haltungswechsel verantwortlich. Sowohl Kreuz- als auch Ischiasschmerzen

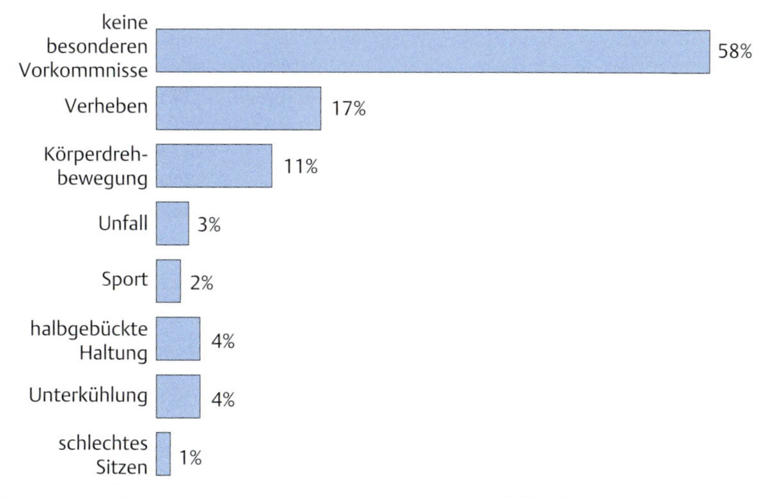

Abb. 11.44 Anamnestische Angaben der Patienten zu den beschwerdeauslösenden Momenten beim Lumbalsyndrom.

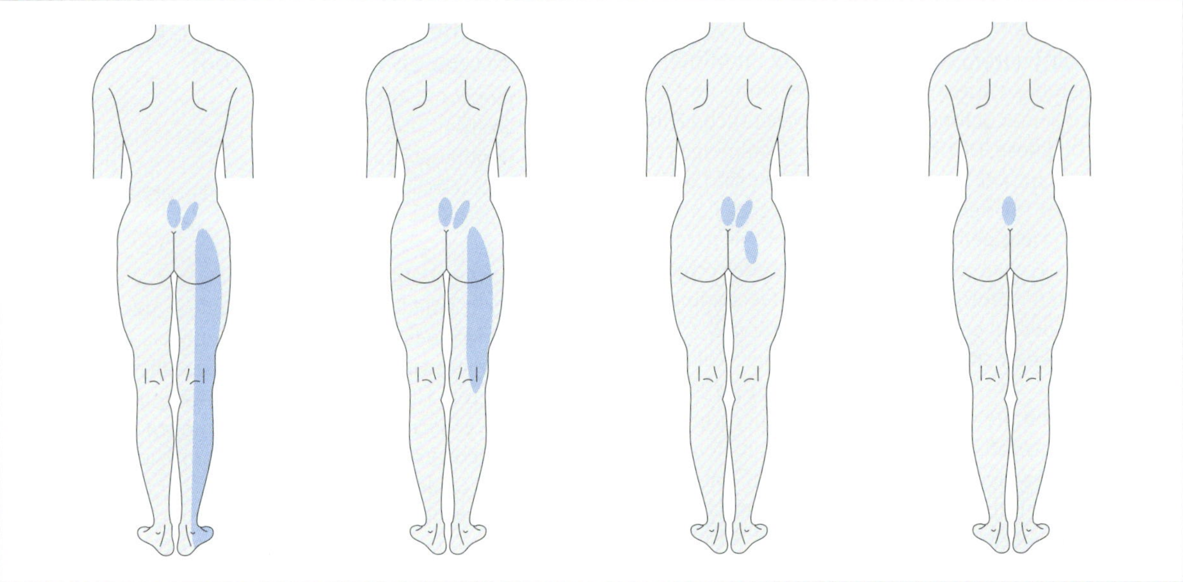

Abb. 11.45 Rückentwicklung einer Ischialgie zum reinen Kreuzschmerz als Zentralisationsphänomen nach McKenzie.

sind von der Stellung und Beanspruchung der lumbalen Bewegungssegmente abhängig. Dies spiegelt sich auch im Tag-Nacht-Rhythmus des Beschwerdeverlaufes wider. Neben dem intradiskalen Druck ist die Frage von Bedeutung, ob der Patient seine Entlastungshaltung einnehmen kann. Wenn diese nicht gewährleistet ist, verstärken sich die Schmerzen auch im Liegen mit Lendenlordose, z. B. in Bauchlage oder bei flacher Rückenlage. Rumpfvorneigung oder Sitzen im Sessel sind mit starken Erhöhungen des intradiskalen Druckes verbunden. Auf der anderen Seite sind viele Patienten gerade beim Sitzen beschwerdefrei, wenn die Zwischenwirbellöcher weit stehen. Erst beim Aufrichten mit Lordosierung der LWS geraten die dorsalen gelockerten Bandscheibenanteile in den „Nussknacker" der Wirbelhinterkanten und wölben sich gegen Dura und Nervenwurzeln vor. Diese Situation entsteht auch während der Nachtruhe beim Wechsel aus der kyphotischen Seitenlage in die flache Rücken- oder Bauchlage. Am angenehmsten wird von den meisten Patienten das Liegen mit gebeugten Hüft- und Kniegelenken, entweder in Rückenlage oder Seitlage, empfunden.

Es gibt aber auch Patienten, die angeben, z. B. nur in Bauchlage und bei Rückneigung eine Erleichterung zu verspüren. Die beschwerdefreie Entlastungshaltung ist individuell verschieden und hängt vom Sitz der Protrusion bzw. des Prolapses ab.

Allen bandscheibenbedingten Beschwerden im Lumbalbereich ist die **Schmerzverstärkung** *durch Husten, Niesen und Pressen* gemeinsam. In Kap. 4 wurde auf die Bedeutung der klappenlosen epiduralen Venengeflechte im Wirbelkanal und ihre Beziehung zum intraabdominellen bzw. intrathorakalen Druck hingewiesen. Nachemson (1976) stellte bei seinen intradiskalen Druckmessungen fest, dass sich beim Pressen der Innendruck der lumbalen Bandscheiben deutlich erhöht. Die Patienten vermeiden ängstlich diese Druckerhöhungen und nehmen alle möglichen Hilfestellungen ein, wenn der Pressdruck unumgänglich ist. Positions- und Pressdruckabhängigkeit der Beschwerden ändern sich im Tagesverlauf und auch während der Erkrankung. Besonders wichtig sind Angaben über Blasen- und Mastdarm- sowie Potenzstörungen als Hinweis für ein eventuelles partielles Kaudasyndrom sowie Schwächen der Fuß-, Zehenheber-, Glutäal- und Wadenmuskeln bei motorischen Störungen, die im Rahmen eines Ischiassyndromes auftreten können.

Einige Patienten berichten über **Wadenkrämpfe**, die beim S 1-Syndrom vorkommen. Umschriebene motorische Störungen der Kennmuskeln sind von schmerzbedingten und reflektorischen Ruhigstellungen ganzer Extremitäten zu unterscheiden. Die Patienten geben oft an, das Bein sei „wie gelähmt". Bei der Untersuchung finden sich dann keinerlei motorische Ausfälle. Die Betroffenen vermeiden nur unwillkürlich jegliche Bewegung, um keine zusätzlichen Schmerzen auszulösen.

Da sich aus den Beschwerdeangaben oft entscheidende diagnostische Hinweise ergeben, muss man sich bei der Erstuntersuchung Zeit nehmen und den Patienten eingehend befragen.

M!

Merke

Bei der Diagnosefindung von Bandscheibensyndromen muss man zum „Fanatiker der Anamnese" werden.

11.6.3 Klinische Untersuchungsbefunde

Nach der Erhebung der Anamnese ist eine eingehende klinische Untersuchung erforderlich. Diese beinhaltet neben Inspektion, Palpation und Funktionsprüfung auch eine orientierende neurologische Untersuchung. Spezielle Befunderhebungen beim Lumbalsyndrom sollten Teil einer Gesamtuntersuchung sein, die schon aus differenzialdiagnostischen Gründen immer vorzunehmen ist. Der Untersuchungsgang soll so erfolgen, dass sich der Patient möglichst wenig bewegen muss, denn jede Haltungsänderung ist für ihn mühsam und schmerzhaft.

> **Merke** M!
>
> In jeder Körperposition sind mehrere Untersuchungsgänge, z. B. Bewegungsprüfungen und neurologische Untersuchungen, gleichzeitig vorzunehmen.

Den ersten Hinweis für das Vorliegen eines Lumbalsyndromes erhält man schon bei der **Inspektion** des Patienten, wenn dieser den Raum betritt. Der Gang ist unharmonisch, vorsichtig und bei einer Ischialgie mit Hinken verbunden. Bei der Befragung bleibt der Patient lieber stehen oder setzt sich zögernd auf die Vorderkante eines bereitgestellten Stuhles. Alle Bewegungen, z. B. Hinsetzen und Aufstehen oder Aus- und Ankleiden, werden vorsichtig ausgeführt und wirken steif. Der Patient hat größte Schwierigkeiten, Schuhe und Strümpfe auszuziehen, weil er jede Vorneigung des Rumpfes vermeidet. Schon in angezogenem Zustand, aber erst recht, wenn man sich hinter den entkleideten Patienten stellt, sieht man eventuell eine Fehlhaltung.

Bei näherer Betrachtung findet sich eine deutliche Vorwölbung der angespannten lumbalen Rückenstreckmuskeln (*Lumbalspasmus*). Durch Streckstellung der LWS mit Aufhebung der Lordose wird dieser Effekt noch verstärkt.

> **Merke** M!
>
> Lumbalspasmus und Teilfixierung der LWS zählen zu den wichtigsten diagnostischen Kriterien beim Lumbalsyndrom.

▶ **Beim stehenden Patienten.** Stehend lässt man nach der Rumpfvorneigung Seit- und Torsionsbewegungen zuerst aktiv ausführen und schließt eine passive Bewegungsprüfung an. Dabei zeigt sich eine *seitenbetonte Bewegungseinschränkung*. Die Seitbewegungen sind jedoch nicht so stark eingeschränkt wie Vor- und Rückneigung. Fehlhaltung und Bewegungseinschränkung des Rumpfes können bisweilen gering sein oder ganz fehlen, so z. B. im beschwerdefreien Intervall eines Lumbalsyndromes oder bei weit lateral sitzender S 1-Protrusion. Die schmerzhafte Bewegungseinschränkung der LWS wird oft erst dann deutlich, wenn man den Patienten Seitneigungsbewegungen bei leichter Rumpfbeugung ausführen lässt. Wenn man z. B. bei Begutachtungen oder Verdacht auf psychogene Komponenten eine nichtorganische Ursache einer fehlenden Rumpfvorneigung vermutet, führt man an dieser Stelle den **Kniehocktest** (Kap. 13.6.3) durch: Wenn sich der Patient trotz Entspannung des Ischiasnervs und der Ischiokruralmuskeln, auf einem Stuhl kniend, nicht nach vorn beugen kann (im Hüftgelenk), ist eine nichtorganische Ursache seiner Bewegungsstörung anzunehmen.

Sodann lässt man den Patienten nacheinander auf den Zehenspitzen und den Fersen stehen und einige Schritte gehen, um Hinweise für eine eventuelle *Schwäche der Fußheber (L 5) oder Wadenmuskeln (S 1)* zu erhalten.

Die weitere Untersuchung erfolgt im Liegen. In Horizontallage ist oft der Lumbalspasmus verschwunden, weil die stabilisierende Aufgabe der Rumpfmuskulatur wegfällt. Rückenlage mit leicht angewinkelten Hüft- und Kniegelenken entspricht meistens der Entlastungshaltung. Flache Bauchlage wird von diesen Patienten als unangenehm empfunden.

In **Bauchlage** palpiert man die Dornfortsätze und stellt einen umschriebenen Rüttel- oder Klopfschmerz über dem betroffenen Bewegungssegment fest. Wegen der sagittal eingestellten lumbalen Wirbelgelenke werden beim seitlichen Rütteln am Dornfortsatz auch immer die benachbarten Wirbel mitbewegt, sodass man diesen Teil der Untersuchung nicht als segmentspezifisch bezeichnen kann.

Der *paraspinale Druckschmerz* ist aussagekräftiger: Bei schlanken, nicht allzu muskelkräftigen Patienten gelingt es, durch Tiefenpalpation mit dem Finger einen Druck auf das Lig. flavum und die unmittelbar darunter liegende Nervenwurzel auszuüben. Die Weichteile werden dabei zwischen den Wirbelbögen derart komprimiert, dass die Nervenwurzel bei einer eventuell vorn im Wirbelkanal befindlichen Bandscheibenprotrusion in Bedrängnis gerät (▶ Abb. 11.46). Damit lässt sich der typische Lokal- und Ischiasschmerz auslösen. Bei Kyphosierung der Wirbelsäule mit gebeugten Hüftgelenken in Knie-, Hock- oder Seitenlage ist der Tiefenpalpationsschmerz noch deutlicher, weil sich der Abstand zwischen den Wirbelbögen vergrößert.

Dieser Test ist nur im positiven Fall zu verwerten. Weit lateral oder unter breiten Bögen sitzende Protrusionen sind z. B. auf diesem Wege nicht erreichbar.

Einen umschriebenen Druckschmerz findet man auch häufig im Verlauf des Ischiasnervs mit Maximalpunkten im Gesäß und in der Kniekehle (*Valeix-Druckpunkte*).

Die Gegend der Kreuz-/Darmbein-Gelenke ist auf der betroffenen Seite ebenfalls druck- und klopfempfindlich.

Es handelt sich hierbei nicht um eine Fehlstellung oder Blockierung der Kreuz-/Darmbein-Gelenke, sondern um ausstrahlende Schmerzen, die von den Rr. dorsales des

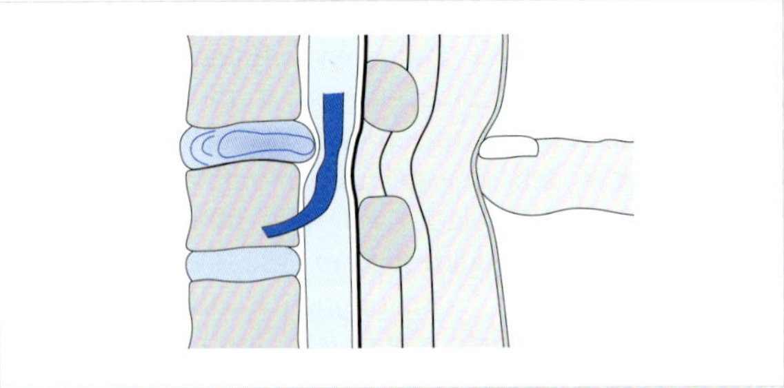

Abb. 11.46 Paraspinale Tiefenpalpation mit Druck auf die durch eine Protrusion bedrängte Nervenwurzel.

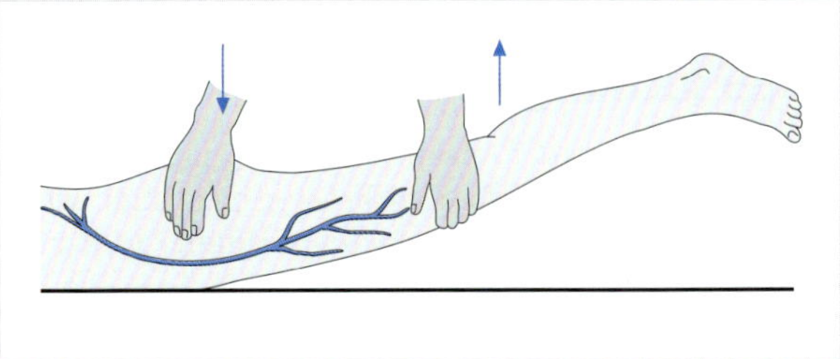

Abb. 11.47 Hüftüberstreckung mit Femoralisdehnungsschmerz („umgekehrtes Lasègue-Zeichen") bei hohem Wurzelsyndrom.

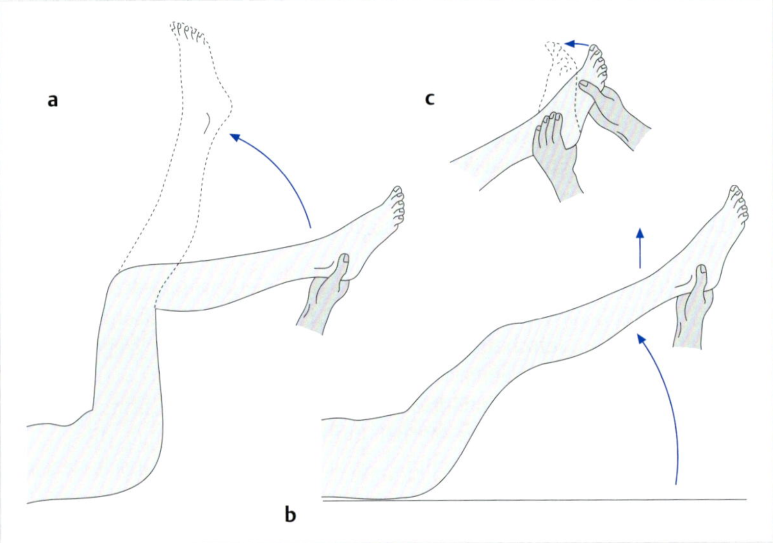

Abb. 11.48 Probe nach Lasègue.
a Schmerz beim Anheben des gebeugten Beines.
b Schmerz beim Anheben des gestreckten Beines (straight leg raising test).
c Zusätzliche Dorsalextension im Fuß als „Ischiastest".

Spinalnervs ausgehen. Bei der intradiskalen Injektion lassen sich solche ausstrahlenden Schmerzen in typischer Weise provozieren.

11

In Bauchlage prüft man weiterhin die Überstreckbarkeit der Hüftgelenke und stellt dabei eventuell einen *Femoralisdehnungsschmerz* bzw. das sog. „umgekehrte Lasègue-Zeichen" als Ausdruck einer höher sitzenden Bandscheibenprotrusion fest (▶ Abb. 11.47)

M!

Merke

Ebenso wie der Ischiasnerv beim Anheben des gestreckten Beines in Rückenlage gedehnt wird, so kommt es bei Überstreckung des Hüftgelenkes in Bauchlage zur Dehnung des N. femoralis.

Wenn der Patient sich in Bauchlage befindet, werden schon Teile der neurologischen Untersuchung vorweggenommen. Man prüft z. B. die Sensibilität in den dorsal gelegenen Dermatomen. Beim Anspannenlassen der Gesäßmuskeln palpiert man unter Umständen eine Seitendifferenz des Tonus und gewinnt dadurch Hinweise für das Vorliegen eines S 1-Syndromes. In Bauchlage lässt sich auch gut seitenvergleichend die aktive Kniestreckung prüfen, die z. B. bei hohen lumbalen Wurzelsyndromen abgeschwächt sein kann.

▶ **Rückenlage.** Nachdem man sich von der freien Beweglichkeit der Gelenke, vor allem der Rotation in den Hüftgelenken, überzeugt hat, wird das *Lasègue-Zeichen* geprüft, wobei es gleich ist, ob man das gestreckte Bein hebt oder das Knie des im Hüftgelenk gebeugten Beines streckt.

Der Test nach Lasègue besteht eigentlich in einer rechtwinkligen Beugung des Oberschenkels und Streckung im Kniegelenk. Tritt ein Schmerz im Rücken- und Ischiasgebiet auf, so spricht man vom positiven Lasègue-Zeichen, wobei man zwischen ausgelösten, örtlich begrenzten Rückenschmerzen, dem klassischen Wurzelschmerz und dumpfen, spannenden Missempfindungen in der dorsalen Beinmuskulatur unterscheiden muss. Lasègue (1864) machte auch als erster die Beobachtung, dass Ischiaspatienten den Fuß plantarflektiert halten und bei Dorsalextension verstärkt Schmerzen angeben (▶ Abb. 11.48). Im allgemeinen medizinischen Sprachgebrauch wird die Bezeichnung „positives Lasègue-Zeichen“ auch für das Auftreten von Schmerzen beim Anheben des gestreckten Beines verwendet. Im angloamerikanischen Schrifttum spricht man vom „Straight Leg raising Test“. Die schmerzauslösende Wirkung durch Anheben des gestreckten Beines als typisches Zeichen bei Ischialgie wurde erstmals von Forst (zit. bei Finneson 1980), einem Schüler Lasègues, beschrieben.

Das Anheben des gestreckten Beines führt zu einer Verschiebung der Spinalnerven L4, L5 und S1 um jeweils bis zu 5 mm und zu einer Dehnung um 2–4 % (Smith et al. 1993).

> **Merke**
> Der schmerzauslösende Mechanismus ist beim Anheben des gestreckten Beines und beim Kniestrecken des im Hüftgelenk gebeugten Beines der Gleiche: Es werden Teile des N. ischiadicus gedehnt.

Normalerweise kann man das gestreckte Bein – individuell und altersentsprechend unterschiedlich – um 70–90° im Hüftgelenk beugen. Dann treten Spannungsgefühle in den Ischiokruralmuskeln auf. Der Ischiasnerv macht sich nicht bemerkbar. Ist dieser aber gereizt oder im Wurzelgebiet unzureichend beweglich bzw. vorgespannt, so treten Schmerzen auf.

Untersuchungen zur Sensitivität und Spezifität des Lasègue-Zeichens führten durch: Edgar 1995, Andersson u. Deyo 1996, Hogen u. Mitarb. 1996, Igarashi u. Mitarb. 2004, Summers u. Mitarb. 2005.

In einer systematischen Literaturübersicht stellten Walter u. Mitarb. (2000) fest, dass die Aussagekraft des Lasègue-Zeichens von einer niedrigen Spezifität gekennzeichnet ist. Man darf die Schmerzen beim Anheben des gestreckten Beines nur im Zusammenhang mit den übrigen Symptomen werten.

Je nach Sitz des verlagerten Bandscheibengewebes kann der Schmerz auch durch Anheben des gegenüberliegenden, nicht betroffenen Beines ausgelöst oder intensiviert werden *(kontralaterales Lasègue-Zeichen)*. Dies ist manchmal der Fall, wenn der Prolaps medial liegt und von kaudal auf die Nervenwurzel drückt (▶ Abb. 11.49).

Das Anheben des gestreckten Beines ist auch bei Erkrankungen der Hüft- und Kreuz-/Darmbein-Gelenke schmerzhaft. Um diese Möglichkeiten der Schmerzursachen auszuschließen, führt man den *Ischiastest* durch (▶ Abb. 11.48c): Man hebt das gestreckte Bein bis zu dem Punkt, an dem der Schmerz beginnt. Dann wird das Bein so weit herabgelassen, bis der Schmerz gerade verschwindet. Wenn man in dieser Position durch geringe Dorsalextension des Fußes wieder Schmerzen auslöst, so besteht an der Tatsache, dass es sich um ein Ischiassyndrom handelt, kein Zweifel. Durch die Dorsalextension wird der N. tibialis um etwa 1–2 cm in die Länge gezogen. Ein Hüft- oder Kreuz-/Darmbein-Fugenschmerz wird hierbei nicht provoziert, weil sich die Gelenke nicht mitbewegen.

Beim Kniekehlenandrucktest wird das gestreckte Bein bis zum Schmerzpunkt angehoben, dann im Knie gebeugt und auf die Schulter des Untersuchers gelegt. Daumendruck in die Kniekehle ruft plötzlichen Ischiasschmerz hervor, wenn der Nerv unter Spannung steht (▶ Abb. 11.50).

Die schmerzauslösende Wirkung der Ischiasnervendehnung beim Lumbalsyndrom kommt auch bei der Prüfung des Langsitzes (s. Kap. 13.6.3) zum Tragen. Der Patient ist nicht oder nur unter größten Schmerzen in der Lage, sich mit gestrecktem Kniegelenk auf flacher Unterlage, etwa im Bett oder auf dem Untersuchungstisch, aufzusetzen. Besonders bei Begutachtungen ist dieses Zeichen zur Objektivierung des Schmerzausmaßes verwertbar: Beim Anheben des gestreckten Beines als allgemein bekannter Teil der ärztlichen Untersuchung werden oft schon bei 20–30° heftige Schmerzen geäußert, während der Patient sich im Langsitz ohne weiteres mit dem Untersucher unterhalten kann. Gleiches gilt auch für den Ischiasdehnungstest im Sitzen, dem sog. **„Reklinationstest“**: Der Untersucher hebt den Unterschenkel des unangelehnt aufrecht sitzenden Patienten. Weicht er mit dem

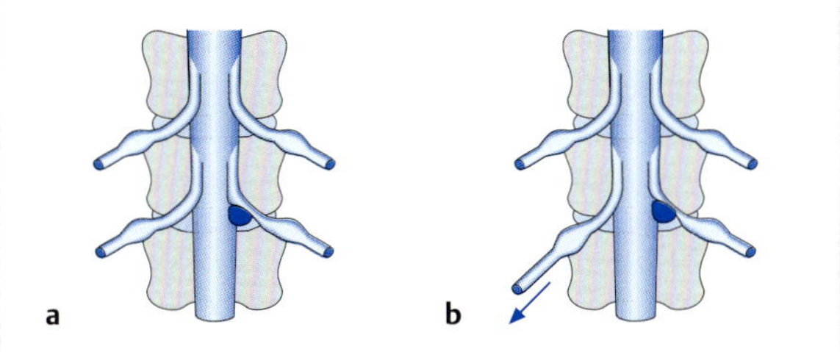

Abb. 11.49 Kontralaterales Lasègue-Zeichen.
a Paramedian „in der Achselhöhle“ sitzender Prolaps.
b Bei Zug an der gegenüberliegenden Wurzel durch Anheben des Beines wird der Druck des Prolapses auf die gegenüberliegende Nervenwurzel erhöht (kontralaterales positives Lasègue-Zeichen).

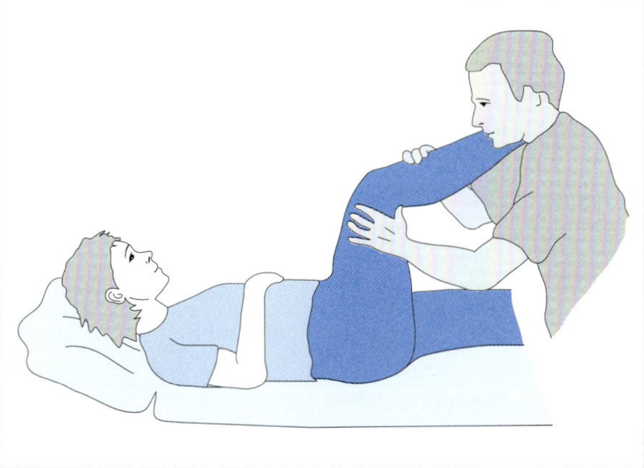

Abb. 11.50 Kniekehlenandrucktest bei Ischialgie.

11

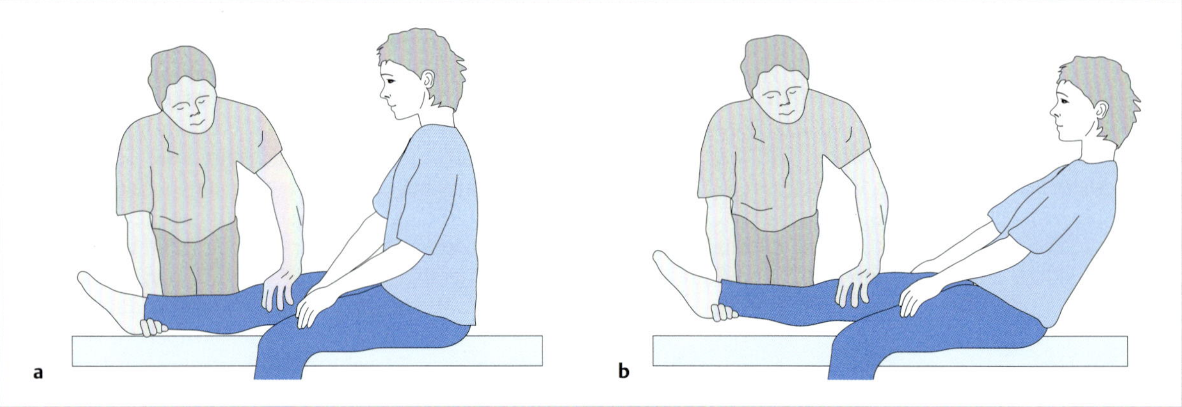

Abb. 11.51 a u. b Positiver Reklinationstest: Beim Anheben des im Knie gestreckten Beines weicht der Patient nach hinten aus.

Oberkörper wegen der auftretenden Schmerzen nach hinten aus, ist der Test positiv (▶ Abb. 11.51).

In **Rückenlage** folgt dann abschließend die restliche Prüfung von Reflexen, Motorik und Sensibilität.

Da schon geringe *Reflexdifferenzen* aussagekräftig sind, ist eine genaue Prüfung, unter Umständen mit Ablenkungsmanövern, erforderlich Der Patellarsehnenreflex wird häufig durch die Schmerzverkrampfung der ganzen unteren Extremität beeinflusst. Man muss den Patienten erst in eine möglichst schmerzfreie Lage bringen.

M!

Merke

Reflexsteigerungen sind bei Bandscheibensyndromen ohne diagnostische Bedeutung.

Eine Patellarsehnenreflexabschwächung findet man bei Kompression der 3. und der 4. Lumbalwurzel.

Wenn ein Achillessehnenreflex im Liegen nicht auslösbar ist, prüft man ihn im Knien und fordert den Patienten zur Ablenkung auf, die Finger beider Hände ineinander zu haken und heftig auseinander zu ziehen (Jendrassik-Handgriff).

M!

Merke

Die Prüfung der Motorik konzentriert sich beim Bandscheibensyndrom auf die Kennmuskeln der unteren Segmente, da hier deutliche Befunde erhoben werden können.

Gewisse Hinweise ergeben sich schon beim Untersuchungsbeginn durch den Fußspitzen- und Fersenstand bzw. -gang. Die motorischen Störungen sind mitunter so diskret, dass sie vom Patienten nicht wahrgenommen werden. Manchmal sieht man ein Fibrillieren der betroffenen Muskelgruppen. Der motorische Ausfall ist im Allgemeinen proportional dem Druck, der auf die Nervenwurzel ausgeübt wird. Große Muskeln sind bei monosegmentären lumbalen Reizsyndromen selbst bei massiver Wurzelkompression in ihrer Motorik nur wenig gestört. Der M. quadriceps wird z. B. von den Wurzeln L 3, L 4 und L 5 versorgt, während der M. extensor hallucis longus nur über die Wurzel L 5 innerviert wird. Bei einem L 3/L 4-Prolaps mit Kompression der Wurzel findet sich nur eine Schwäche des Quadrizeps bei der aktiven Kniestreckung, während der L 4/L 5-Prolaps mit Kompression der Wurzel L 5 zu einem deutlichen Ausfall der Zehenheber führt. Neben den Kniebeugern und -streckern muss man deswegen vor allem die grobe Kraft der Plantarflektoren, der Dorsalextensoren des ganzen Fußes und gesondert die der Großzehen prüfen (▶ Abb. 11.52).

Während die Untersuchung der Motorik häufig unerwartete Aspekte für Arzt und Patienten liefert, ergeben sich bei der Sensibilitätsprüfung oft schon aufschlussreiche Hinweise aus den Beschwerdeangaben. Da bei bandscheibenbedingten Wurzelsyndromen nur Störungen der Oberflächensensibilität zu erwarten sind, kann man sich auf eine orientierende Untersuchung mit Nadelrädchen, Kanülenspitzen, Wattebausch oder Ähnlichem beschränken. Ebenso wie bei der motorischen Innervation bestehen auch Überlappungen bei der sensiblen Versorgung an der unteren Extremität, die vor allem in den proximalen Abschnitten keine exakte segmentale Zuordnung möglich machen.

Bradford u. Spurling (1950) haben nach kompletter Durchtrennung der 1. Sakralwurzel innerhalb der Wurzeltasche bei verschiedenen Patienten jedes Mal eine andere Ausbreitung der hypästhetischen Areale am Ober- und Unterschenkel gesehen. Deswegen existieren auch verschiedene Dermatomschemata, u. a. von Foerster (1933), Tilney u. Riley (1938) und Keegan (1943).

11

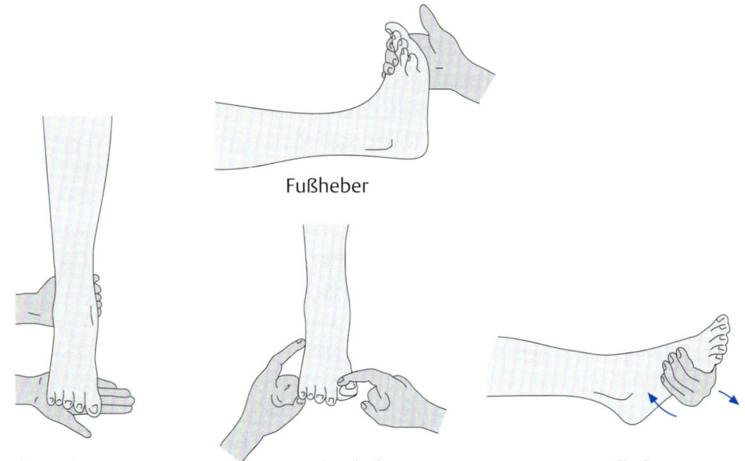

Abb. 11.52 Muskelfunktionsprüfung am Fuß.

Merke

Lediglich am Fuß kann man verlässlich sagen, dass der Fußrücken im Großzehenbereich zu L 5 und die Ferse mit Fußaußenrand und Kleinzehe zu S 1 gehören.

Auch in der Perinealgegend muss die Hautsensibilität geprüft werden, um eine *Reithosenanästhesie* beim Kaudasyndrom nicht zu übersehen.

Hyperästhesien findet man auch bei lumbalen Wurzelreizsyndromen. Diese beruhen hier auf einer unvollständigen Läsion des Spinalnervs, was bei einer Protrusion eines lumbalen Diskus recht häufig vorkommt.

Finden sich Hinweise für Störungen der Temperatur- und Tiefensensibilität oder andere, nicht zum Lumbalsyndrom gehörende neurologische Ausfälle, so ist eine eingehende fachneurologische Untersuchung anzuschließen.

Nach genauer Befragung und Untersuchung steht bei einem Lumbalsyndrom die Diagnose auch hinsichtlich des betroffenen Segmentes schon weitgehend fest. Röntgenübersichtsaufnahmen, Blut- und Liquoruntersuchung, Myelographie, EMG, CT, MRT usw. erhärten die Diagnose und dienen zum Ausschluss anderer Erkrankungen.

11.6.4 Neurophysiologische Untersuchungen – EMG

Die grundsätzlichen Ausführungen zu den neurophysiologischen Untersuchungen an der Halswirbelsäule gelten auch für die Lendenwirbelsäule. Wegen der größeren Häufigkeit lumbaler Nervenwurzelkompressionssyndrome und dem Auftreten von Paresen unterschiedlicher Kraftgrade sind neurophysiologische Untersuchungen an der Lendenwirbelsäule, insbesondere das EMG, von Bedeutung. Arzt und Patient wollen wissen, inwieweit eine Nervenwurzel schon geschädigt ist, wie lange diese Schädigung schon besteht und welche Prognose gestellt wird. Diese Fragestellungen ergeben sich insbesondere bei Verlaufskontrollen der zunehmend konservativ behandelten Patienten mit leichten bis mittelgradigen Paresen. Einer routinemäßigen Primärdiagnostik und Verlaufskontrolle steht beim EMG immer noch das invasive Verfahren mit mehrfachem Nadelstechen entgegen. Die Muskelaktionspotenziale werden mit 2 oder mehr konzentrischen Nadelelektroden abgeleitet, die etwa 1 cm voneinander entfernt im Querabstand der Faserrichtung eingeführt werden. Verschiedene Tiefen und Einstichstellen sind erforderlich. Deswegen ist der Einsatz des EMG nur gezielt und mit klarer Fragestellung angebracht (Dvorak u. Heidemann 2004).

Wegen der Konsequenz einer möglichen Operation ergibt sich die Indikation zum EMG an der Lendenwirbelsäule in erster Linie bei Fußheber- und Quadrizepsschwächen. Wenn nur Kribbelparästhesien vorliegen oder/und Schwächen unbedeutender Muskeln zu eruieren sind, wie z. B. bei der Großzehenheberschwäche, sollte man den Patienten ein EMG ersparen und die Verlaufskontrolle über den klinischen Befund mit Kraftgradfeststellung durchführen.

11.6.5 Röntgenübersichtsaufnahmen

Ähnlich wie an der HWS dienen Röntgenübersichtsaufnahmen der LWS a.-p. und seitlich auch beim Lumbalsyndrom vorwiegend zum **Ausschluss anderer Erkrankungen**. Da sich Protrusionen, Prolapse und Lockerungen lumbaler Bandscheiben im röntgenologisch transparenten Zwischenwirbelabschnitt abspielen, lassen sie sich ohne spezielle Kontrastmitteluntersuchungen nicht darstellen.

▶ **Degenerative Bandscheibenveränderungen.** An der Erniedrigung des Zwischenwirbelabschnittes und an den knöchernen Reaktionen der benachbarten Wirbelkörper kann man degenerative Bandscheibenveränderungen erkennen. Im Röntgenbild älterer Patienten sieht man neben den teilweise erheblichen Verschmälerungen der Bandscheibenräume osteosklerotische Veränderungen der Deck- und Bodenplatten mit hakenförmigen Osteophyten an den Wirbelkanten, die sich miteinander verbinden und Brückenform annehmen. Die Knochenneubildungen springen grundsätzlich zunächst horizontal mehr oder weniger weit über die Wirbelkörperrandleiste vor und zeigen dann einen vertikalen Verlauf. Vom gegenüberliegenden Wirbel wächst unter Umständen ein ähnlicher Osteophyt entgegen, sodass der Zwischenwirbelabschnitt in diesem Bereich knöchern überbrückt wird. Die Knochenspangen sitzen meistens ventral und lateral. Nur in Ausnahmefällen kann ein von einem veralteten Prolaps herrührender dorsaler Osteophyt in den Wirbelkanal oder in das Foramen intervertebrale hineinragen.

M!

Merke

Bei spondylotischen und osteochondrotischen Veränderungen handelt es sich um Dokumente früher durchgemachter Bandscheibenlockerungen und nicht um Symptome eines aktuellen Bandscheibensyndromes.

Torgeson u. Dotter (1976) fertigten bei über 300 Patienten mit Lumbalsyndrom Röntgenübersichtsaufnahmen der LWS an und verglichen diese mit den Röntgenaufnahmen einer vergleichbaren Gruppe von Menschen ohne Beschwerden: In beiden Kollektiven fanden sie gleich viele Spondylosen im Röntgenbild. Zu dem gleichen Ergebnis kamen an unserer Klinik Wansor u. Fleischhauer (1986). Entsprechende Angaben finden sich auch in der Literatur: Bogduk (2000), Borenstein et al. (2004), Nachemson u. Jonsson (2004) und Van et al. (2006).

Eine Auswertung unseres Krankengutes (Strickstrack 1983) ergab weiterhin bei den über 40-Jährigen eine Zunahme degenerativer Veränderungen der oberen lumbalen Bewegungssegmente, ohne dass hier entsprechende klinische Befunde zu verzeichnen waren.

Trotzdem erscheint die Interpretation der Röntgenbilder wichtig, denn neben Entzündungen und Tumoren gilt es auch, prädiskotische Deformitäten wie Achsenabweichungen, asymmetrische Übergangswirbel, Aufbaustörungen, Bogenanomalien und Einengungen des lumbalen Wirbelkanales zu erkennen, welche die Entstehung bandscheibenbedingter Erkrankungen begünstigen.

In der **a.-p. Aufnahme** bestimmt man zunächst die Zahl der freien Lendenwirbel und stellt eventuell vorhandene Übergangswirbel fest, von denen nur seitenungleich verankerte Lumbosakralwirbel mit asymmetrischer Belastung der darüber liegenden Bandscheiben klinische Bedeutung erlangen (s. Kap. 4.4.5). Ferner ist in diesem Strahlengang die Parallelität der Deck- und Bodenplatten sowie Form und Lokalisation der Bogenwurzelovale zu beachten. Bei Torsionsskoliosen projizieren sich diese z. B. zur Konkavseite verschoben, bei Tumoren sowie Entzündungen stellen sie sich verwaschen dar oder fehlen ganz.

Bandscheibensinterung und Hyperlordosierung der LWS lassen die Dornfortsätze im mittleren und unteren LWS-Bereich aneinander reiben, sodass es dort zu reaktiven Sklerosierungen und Beschwerden kommen kann (Morbus Baastrup) (▶ Abb. 11.53).

Bedeutungsvoll für die epidural-perineurale Injektion (s. ▶ Abb. 11.123) sind Ausdehnung und Begrenzung der Foramina interarcualia. In ihrer Projektion auf den Zwischenwirbelraum in der a.-p. Aufnahme kann man damit die Punktionsstelle vorher bestimmen. Eine *Spina bifida occulta* sollte der Vollständigkeit halber im Röntgenbefund erwähnt werden; in biomechanischer Hinsicht hat sie für das Bewegungssegment oder für die Entstehung bandscheibenbedingter Beschwerden jedoch keine Bedeutung. Aufschlussreicher als die a.-p. ist die **Seitenaufnahme** der LWS (▶ Abb. 11.54).

M!

Merke

Die Aufhebung der physiologischen Lordose mit Streckstellung der LWS wird als Güntz-Phänomen bezeichnet.

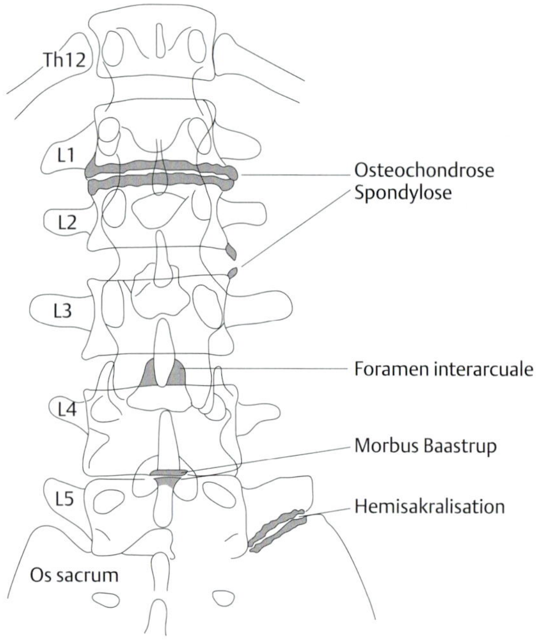

Abb. 11.53 Röntgenbefunde in der a.-p. LWS-Aufnahme.

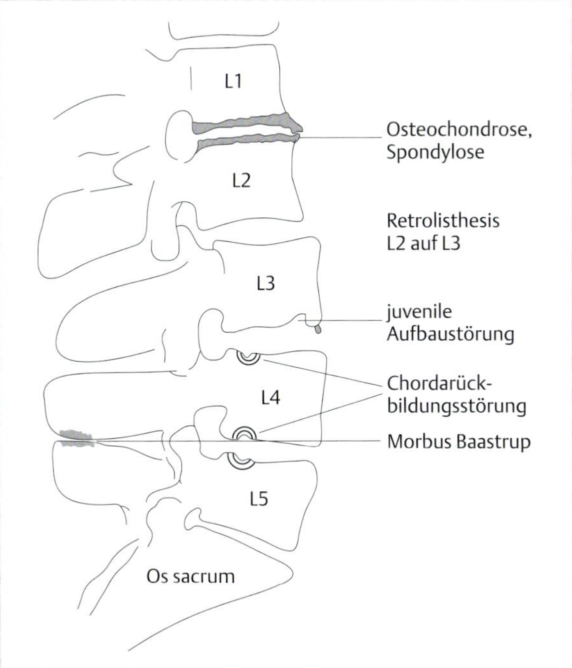

Abb. 11.54 Röntgenbefunde in der LWS-Seitenaufnahme.

Wie an der HWS ist auch die Streckstellung der LWS nur bedingt als Ausdruck eines akuten Bandscheibensyndromes zu werten, denn man kann die Lordose auch willkürlich aufheben. Bei den häufig in Seitenlage mit angewinkelten Hüft- und Kniegelenken angefertigten Röntgenaufnahmen ist die LWS-Lordose ohnehin weitgehend ausgeglichen. Klinisch bedeutungsvoll sind starke *Erniedrigungen* eines Zwischenwirbelabschnittes beim jüngeren Erwachsenen, ferner das Drehgleiten und Verschiebungen der Wirbel in dorsoventraler Richtung gegeneinander ohne Unterbrechung des Gelenkfortsatzes (*Pseudospondylolisthesis* nach Schmorl u. Junghanns 1968) und Exophyten an der Wirbelsäulenhinterkante.

Findet man derartige Veränderungen im Übersichtsbild, so sind zur weiteren Diagnostik noch Schräg-, Zielaufnahmen und CT anzufertigen. Vor allem bei Verdacht auf Spondylolyse und -listhesis sollte man nicht auf **Schrägaufnahmen** verzichten. Auf diesen erkennt man auch die Arthrose der Wirbelgelenke mit ihrer teleskopartigen Verschiebung bei degenerativer Sinterung des Bandscheibenraumes (▶ Abb. 11.55).

Die häufig viel beachteten *Chordareste* und *juvenilen Aufbaustörungen* sind klinisch ohne Bedeutung und weisen allenfalls auf eine Schwäche der bandscheibenbegrenzenden Strukturen mit einer Disposition zu bandscheibenbedingten Erkrankungen hin.

Nicht jede in der Seitenaufnahme sichtbare Vorwölbung an der hinteren Wirbelkörpersilhouette stellt tatsächlich einen dorsalen Osteophyten dar. Es ist auch möglich, dass sich eine große Seitenkantenausziehung auf den Wirbelkanal projiziert (▶ Abb. 11.56). Die Situation ist dann nur durch Schichtaufnahmen oder im CT bzw. MRT zu klären.

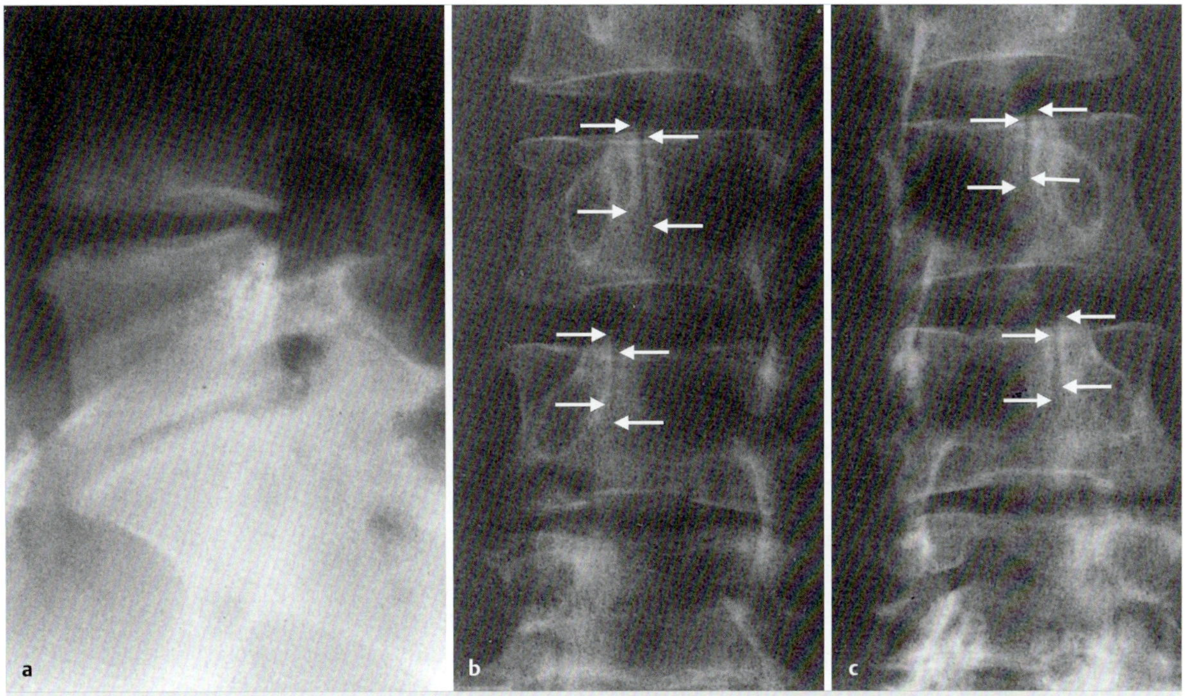

Abb. 11.55 a–c Arthrose der Wirbelsäule mit teleskopartiger Verschiebung der Gelenkflächen (→) bei Bandscheibendegeneration.

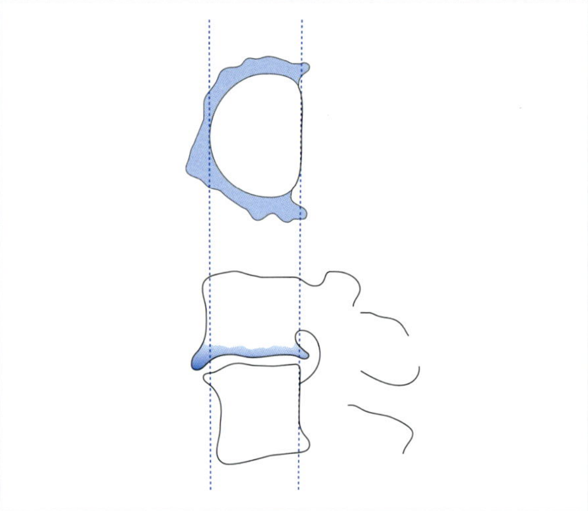

Abb. 11.56 Vortäuschung einer dorsalen Randzacke in der Seitenaufnahme durch große laterale Osteophyten.

11.6.6 Lumbale Myelographie

Definition

Unter Myelographie versteht man die Kontrastdarstellung des spinalen Subarachnoidalraumes.

Die Cavitas subarachnoidea stellt im Lumbalbereich einen mit Liquor ausgefüllten Hohlraum dar, der innen von der Arachnoidea ausgekleidet ist und dem außen die Dura mater anliegt. Dieser sog. Durasack erstreckt sich mit seinem Subarachnoidalraum nach kaudal bis zur Höhe des 2. Sakralwirbels. Im Lumbalbereich umgibt der *liquorhaltige Subarachnoidalraum* die Nervenfasern der Cauda equina und begleitet die Nervenwurzeln bis in die Foramina intervertebralia hinein unter Bildung sog. Wurzeltaschen.

Durch die Einführung der Computertomographie und der Magnetresonanztomographie hat die Myelographie für die Diagnostik bandscheibenbedingter Erkrankungen erheblich an Bedeutung verloren. Es ist heute möglich, mit der MR-Myelographie die liquorhaltigen Räume so darzustellen, wie man es von der Myelographie her gewohnt war. Zudem werden beim MRT die Weichteile, insbesondere Protrusionen und Prolapse neben liquorhaltigen Räumen dargestellt, was im Myelogramm nicht möglich ist. Somit ergibt sich für die Myelographie nur eine beschränkte Indikation, wenn z. B. ein MRT bei einer Kaudasymptomatik nicht zur Verfügung steht und man unbedingt alle lumbalen Segmente gleichzeitig darstellen will.

Durch die genaue Darstellung der Strukturen im Wirbelkanal hat auch die Kombination von Myelographie und Computertomographie an Bedeutung verloren. Lediglich der bei der Myelographie zu gewinnende Liquor stellt noch einen Vorteil gegenüber den anderen bildgebenden Verfahren bei der Differenzialdiagnose mit neurologischen Fragestellungen dar. Bei erheblichen Artefakten in der Bildgebung durch liegende Implantate bleibt die Myelographie bei notwendiger Liquorpunktion aber weiterhin ein Reserveverfahren.

► **Zusammenfassung.** Die Myelographie ist im Vergleich zum CT und MRT im Hinblick auf das WIRKE-Prinzip invasiv, riskant und zumindest bei der Diagnostik von bandscheibenbedingten Erkrankungen wenig effektiv bzw. aussagekräftig. Als durch den Operateur während des Eingriffs einfach anzuwendendes Verfahren behält die Myelographie aber ihren Stellenwert für unmittelbare Fragestellungen.

11.6.7 Computertomogramm (CT)

Definition

Prinzip: Es handelt sich um Röntgenschichtaufnahmen in der Transversalebene mit computergesteuerter Auswertung. Eine um den Körper kreisförmig rotierende Röntgenröhre nimmt schichtweise Bilder auf, die computergestützt zusammengesetzt werden.

Indikation

Die Computertomographie stellt zwar ein nichtinvasives diagnostisches Verfahren dar, ist jedoch mit einem hohen Kostenaufwand und mit Strahlenbelastung verbunden. Deswegen sollte man ein CT nur dann veranlassen, wenn Verdacht auf einen **raumfordernden Prozess** im lumbalen Wirbelkanal besteht. Außerdem sind Angaben über den voraussichtlich betroffenen Abschnitt des Spinalkanales zu machen. Bei bandscheibenbedingten Beschwerden mit radikulärer Ischiassymptomatik sind es in der Regel die Segmente L 4–S 1. Indikationen, auch höhere Etagen darzustellen, ergeben sich beim hohen lumbalen Wurzelsyndrom, bei polyradikulärer Symptomatik, Tumor- und Spondylitisverdacht und beim Kaudasyndrom. Wenn ein MRT zur Verfügung steht, welches für den lumbalen Bandscheibenvorfall deutliche Vorteile gegenüber dem CT bietet, stellt das Computertomogramm eine Indikation für alle knöchernen Veränderungen dar. Bei Entzündungen (Spondylitis) und Tumoren ist das CT ggf. ergänzend zum MRT indiziert.

Bei Bandscheibenprotrusionen und subligamentären Prolapsen hat das CT noch eine Bedeutung im Zusammenhang mit der Diskographie als sog. Disko-CT. Vor allem für die Auswahl des einzusetzenden intradiskalen therapeutischen Verfahrens kann ein Disko-CT von differenzialdiagnostischer Bedeutung sein. Der wesentliche

Nachteil besteht jedoch darin, dass der invasive Vorgang der Diskuspunktion zweimal, d. h. einmal zu diagnostischen Zwecken und nach Auswertung des Computertomogramms in einer zweiten Sitzung zur Therapie, vorgenommen werden muss. Auch bei wichtigen Begutachtungen kann im Rahmen der Allgemeinuntersuchung und bei entsprechenden klinischen Hinweisen ein CT der LWS zur Klärung der Situation beitragen.

M!

Indikationen zum CT an der Lendenwirbelsäule

- Trauma
- Spondylolisthese
- Spinalkanalstenose
- Spondylitis
- Tumoren
- Bandscheibenvorfall
- als Disko-CT

Für die bei degenerativen Wirbelsäulenveränderungen auftretenden pathologischen Befunde im CT gilt das Gleiche wie für die Übersichtsaufnahmen und Myelographiebefunde: Eine eigentliche krankheitsaufdeckende Wirkung mit entsprechender Indikation zur operativen Behandlung kommt den röntgenologischen Befunden nur dann zu, wenn der Patient auch entsprechende klinische Erscheinungen aufweist.

M!

Merke

Man sollte keinen Befund allein aufgrund eines Röntgenbildes und erst recht aufgrund eines Myelogramms, CT oder MRT invasiv therapieren oder sogar operieren.

Technischer Ablauf

▶ **Lagerung.** Beim CT an der LWS befinden sich die Patienten in Rückenlage. Senkrecht zur Körperlängsachse fallen von rotierenden Röntgenröhren Röntgenstrahlen von allen Seiten ein, die auf gegenüberliegende Detektoren gerichtet sind und aus denen computergesteuert ein Bild der Transversalebene zusammengesetzt wird. Damit die Schichten parallel zu den Wirbelkörpern und Bandscheiben liegen, muss die LWS möglichst gerade, d. h. entlordosiert, eingestellt werden. Dies erreicht man durch Beugung im Hüftgelenk und Beckenrückkippung (▶ Abb. 11.57). Da im Segment L 5/S 1 dieser Lordoseausgleich nicht ausreicht, kann man hier zusätzlich die Röntgenschichtebene um 20° anwinkeln (Gantry-Kippung).

Die einmal eingestellte Körperposition muss der Patient während der gesamten Untersuchung, die einige Minuten dauert, beibehalten, damit die einzelnen Schichtaufnahmen auch mit den Angaben in der anfangs

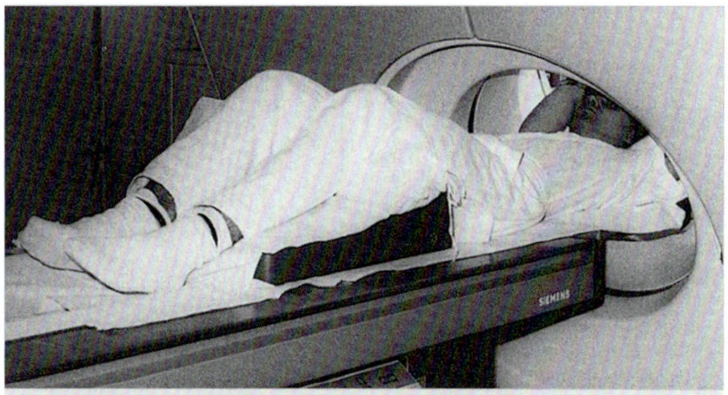

Abb. 11.57 Beim CT für die untere LWS befindet sich der Patient in Rückenlage mit angewinkelten Beinen zum Lordoseausgleich.

angefertigten Übersichtsaufnahme der LWS (Topogramm, Scout View) übereinstimmen. Die Nummerierung aus der Übersichtsaufnahme findet sich dann auf den einzelnen Schichtaufnahmen.

▶ **Schichtfolge und deren Interpretation.** Der Abstand der einzelnen Schichten kann willkürlich gewählt werden, wobei die bandscheibennahen Abschnitte eine dichtere Schichtfolge aufweisen sollten. Die mittleren Wirbelkörperabschnitte in Bogenwurzelhöhe werden wegen der Strahlenbelastung und der Kosten im Allgemeinen nicht dargestellt, obwohl auch in diesen Bereichen versprengte Sequester liegen können.

Die vom Computer zusammengesetzten Abbildungen der Transversalebene zeigen immer den gleichen Aufbau (▶ Abb. 11.58).

M!

Merke

Man betrachtet die Schichten immer so, als ob man den Patienten von unten, d. h. in kaudokranialer Richtung, sieht.

Die rechte Seite des Patienten erscheint immer auf der linken Bildhälfte. Da im lumbosakralen Übergang markante Strukturen (Kreuzbein, Darmbein) zu sehen sind, betrachtet man die Bildserien am besten von kaudal nach kranial.

Computergesteuert ist es möglich, aus mehreren Transversalschichtaufnahmen die gewohnte a.-p. oder Seitenansicht der Wirbelsäule zusammenzusetzen. Grundsätzlich kann eine Rekonstruktion der gewohnten Sagittal- oder Frontalebene nur die Informationen wiedergeben, die bereits in den einzelnen Horizontalschichten vorliegen. Da man den Befund direkt auch aus den einzelnen Aufnahmen ablesen kann, erscheint es sinnvoller, sich mit diesen Abbildungen vertraut zu machen und sie direkt zu interpretieren. Durch eine schichtgerechte Aneinanderreihung der einzelnen Ebenen von kranial nach kaudal bzw. umgekehrt mit entsprechender Beschriftung ist dies ohne weiteres möglich, zumal sich der zur Diskussion stehende pathologische Befund, etwa in Form eines Band-

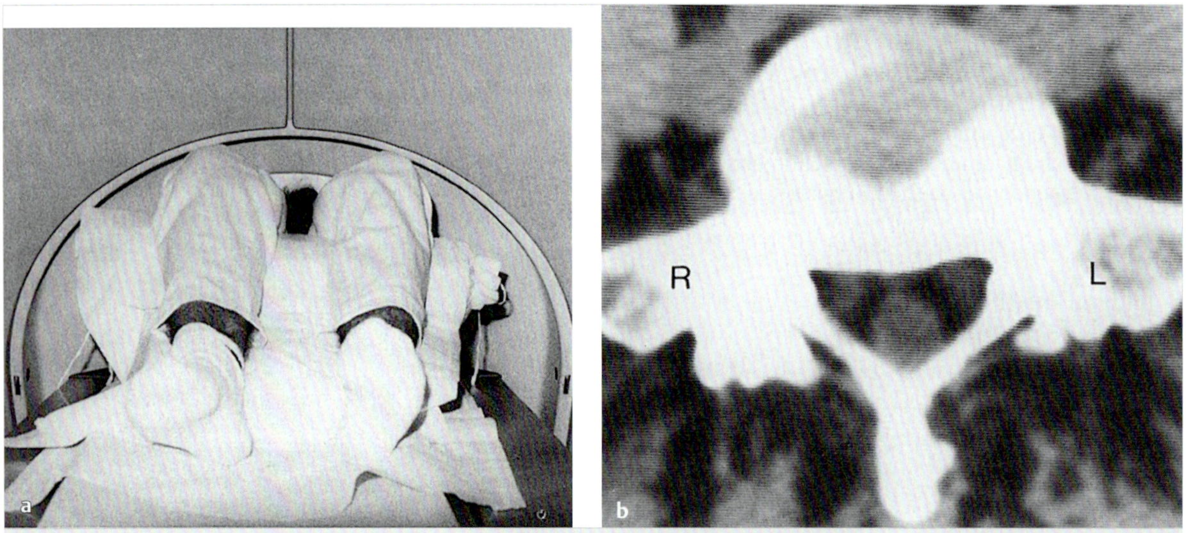

Abb. 11.58 Aufbau der CT-Abbildungen.
a Man betrachtet den Patienten auf CT-Abbildungen der LWS von unten nach oben in kaudokranialer Richtung.
b Die rechte Körperseite erscheint als linke Bildhälfte.

scheibenvorfalles, ohnehin nur auf 2–3 Einzelabbildungen deutlich darstellt.

> **Merke**
> Speziell im Hinblick auf die intradiskale Therapie und Diskotomie empfiehlt es sich, im CT bei der Bandscheibe L 5/S 1 von der letzten und bei L 4/L 5 von der vorletzten Bandscheibe zu reden.

Bei Übergangswirbeln kommt man sonst in Schwierigkeiten. Im Operationssaal ist es mit dem Bildwandler einfacher und sicherer, sich das Kreuzbein einzustellen und von unten nach oben zu zählen.

Normales Computertomogramm

Computertomogramme sind wie **Röntgenbilder** zu interpretieren. Auf den Negativen stellt sich dichter Knochen (Kortikalis) weiß und Fettgewebe bzw. Luft schwarz dar. Dazwischen gibt es alle möglichen Grautöne. Die Wirbelspongiosa hat ein weiß-grau gesprenkeltes Aussehen. Bandscheibengewebe, Durasack und Nervenwurzelgewebe haben für das bloße Auge meistens einen einheitlichen Grauton, sodass sie nur durch ihre Konfiguration zu erkennen sind. Eine Abgrenzung ergibt sich durch das dazwischenliegende epidurale Fettgewebe.

Bevor man auf Einzelheiten des pathologisch-anatomischen Befundes im Wirbelkanal eingeht, muss man bei einer computertomographischen Abbildung zunächst einmal feststellen, um welches Segment es sich handelt und in welcher **Höhe** der Schnitt liegt. Eine Orientierungshilfe gibt hier das seitliche Übersichtsbild, auf dem die einzelnen Schichten markiert und nummeriert sind (Topogramm, Scout View). Hier erfährt man, ob der Schnitt durch Wirbelkörper oder Bandscheibe oder im Falle L 5/S 1 durch beide verläuft.

Aber auch ohne Scout View ist es möglich, die Schichthöhe einer einzelnen computertomographischen Abbildung an der LWS zu bestimmen. Man unterscheidet Schichten mit und ohne Darstellung der Foramina intervertebralia, was daran zu erkennen ist, dass der Wirbelbogen seitliche Öffnungen besitzt. Diese Schichten sind für die Klinik bedeutsam, weil sie die unmittelbare Umgebung der Bandscheibe darstellen.

> **Merke**
> Bei allen Aufnahmesequenzen ist es wichtig, die Nervenwurzel von ihrer Abgangsstelle am Durasack bis zum Austritt aus dem Foramen intervertebrale zu verfolgen.

Erst wenn die Nervenwurzeln verdrängt oder ganz verdeckt sind, kann eine klinische Relevanz vorliegen. Eine Bandscheibenvorwölbung allein, ohne Bedrängung der Wurzeln, stellt noch kein Substrat für eine Lumboischialgie dar.

Durch die computertomographische Darstellung der Nervenwurzeln in ihrem gesamten Verlauf wird deutlich, dass Protrusionen und Prolapse der unteren beiden lumbalen Bandscheiben häufig sowohl die L5- als auch die S 1-Wurzel gleichzeitig bedrängen können.

So kann z. B. ein großer paramedianer Prolaps der Bandscheibe L 4/L 5 die L 5-Wurzel von medial her und gleichzeitig die gerade aus dem Durasack austretende bzw. noch intrathekal liegende S 1-Wurzel von lateral her bedrängen. Eine ähnliche Situation ergibt sich beim lateral liegenden Vorfall der Bandscheibe L 5/S 1, wo ebenfalls die L 5-Wurzel nach außen und die S 1-Wurzel nach innen gedrängt werden.

Anatomische Variationen mit verschiedenen Wurzelabgängen und doppelt angelegten Nervenwurzeln machen weitere Abweichungen von der Norm möglich. Deswegen ist es auch bei scheinbar eindeutiger segmentaler Symptomatik erforderlich, unbedingt ein präoperatives CT, Myelogramm oder MRT anzufertigen.

▶ **Protrusionen und Prolapse lumbaler Bandscheiben.** Das Auflösungsvermögen der neuen Geräte ist so gut geworden, dass man verlagertes Bandscheibengewebe im Wirbelkanal erkennen und von anderen Weichteilen abgrenzen kann. Besonders deutlich werden die Konturen, wenn sich ausreichend epidurales Fett in der Umgebung befindet, wie z. B. hinter der lumbosakralen Bandscheibe.

Bandscheibenprotrusionen oder -prolapse sind im Lumen des Wirbelkanales entweder selbst an ihrer typischen Lokalisation und Konfiguration zu erkennen oder durch die Verziehungen und Verdrängungserscheinungen, die sie am Durasack und am epiduralen Fettgewebe sowie an den Nervenwurzeln verursachen. Im Allgemeinen ist das Bandscheibenmaterial dichter als der Liquor im Durasack. Mitunter zeigen Bandscheibe und Durasack die gleiche Dichte für das menschliche Auge; sie sind isodens. Isodense Weichteile im Wirbelkanal findet man bei schlechtem Auflösungsvermögen älterer Computertomographen und bei engen Verhältnissen im Spinalkanal, wenn das relativ dichte Nervengewebe der Cauda von wenig Liquor umgeben ist und der Durasack überall der Wand des Wirbelkanales unmittelbar anliegt.

▶ **Verdrängungserscheinungen.** Verlagertes Bandscheibengewebe verdrängt immer das ventral gelegene epidurale Fett, was zu einer Asymmetrie der epiduralen Fettkonfiguration führt. Es muss allerdings dabei berücksichtigt werden, dass das epidurale Fett fehlen kann, so z. B. bei einer Spinalkanalstenose (s. o.), postoperativen Verwachsungen und Skoliosen und bei älteren Menschen. Die Verschiebung oder Überlagerung einer Nervenwurzel mit Eindellung des Durasackes stellt den wichtigsten Befund dar. Differenzialdiagnostisch ist an asymmetrische Wurzelabgänge und an nichtlotgerechten Strahlengang bei Skoliosen zu denken.

Um die Lokalisation und Größe des dislozierten Bandscheibengewebes genauer bestimmen zu können, sind Angaben in 3 Ebenen erforderlich: Neben der Etage (Horizontalebene) sind Angaben über die seitliche Entfernung von der Mitte (Frontalebene) sowie die Ausdehnung in den Wirbelkanal (Sagittalebene) von Bedeutung. Beim Betrachten mehrerer Etagen lässt sich auch eine Aussage darüber machen, ob sich ein Prolaps mehr nach kranial oder kaudal verlagert hat.

Der Operateur erhält durch die genaue Darstellung des verlagerten Bandscheibengewebes im CT Informationen darüber, wie weit er den Wirbelkanal explorieren muss, um alle ausgestoßenen Sequester zu entfernen.

Ein indirektes Zeichen für die Nervenwurzelkompression ist die Verdickung des Nervenwurzelschattens in der betroffenen und den weiter kaudal gelegenen Schichten. Den seitendifferenten Durchmesser der Nervenwurzeln kann man oft über mehrere Segmente verfolgen, entsprechend der Empfehlung, sich bei der Betrachtung von Transversalschichtsequenzen an den Verlauf der Nervenwurzeln zu halten.

Wenn disloziertes Bandscheibengewebe in den Wirbelkanal ragt, ist es für die Indikation zur Operation oder intradiskalen Injektion von größter Bedeutung, ob es sich um eine **Protrusion** mit erhaltenem Anulus fibrosus oder um einen Prolaps mit Perforation der äußeren Bandscheibenbegrenzung handelt. Eine sichere Aussage hierzu erhält man durch das Diskogramm. Aber auch aus dem CT ergeben sich gewisse Hinweise. Eine Bandscheibenprotrusion ist in ihrer Basis symmetrisch und breiter in Relation zur Höhe als ein Prolaps. Dieser ragt tiefer in den Epiduralraum bei relativ schmaler Basis und zeigt auch eher eine unregelmäßige Oberfläche mit spitzem Gipfel bei insgesamt dreieckiger Konfiguration (▶ Abb. 11.59).

Eine Protrusion kann in ihren Randbezirken sichelförmige kalkdichte Schatten als Ausdruck einer beginnenden Verknöcherung des hinteren Längsbandes enthalten. Beim Jugendlichen entspricht ein solcher Schatten der vom Bandscheibengewebe unterminierten und abgehobenen knöchernen Randleiste.

Ein **Prolaps** kann sich komplett oder mit einigen Teilen nach kranial oder kaudal verlagern und in Schichten auf Wirbelkörperhöhe nachweisbar sein, was bei der einfachen Bandscheibenvorwölbung nicht der Fall ist.

Subligamentäre Sequester liegen in ihrer Darstellung im CT zwischen Protrusion und Prolaps. Sie stellen eine Indikation zur intradiskalen Behandlung dar.

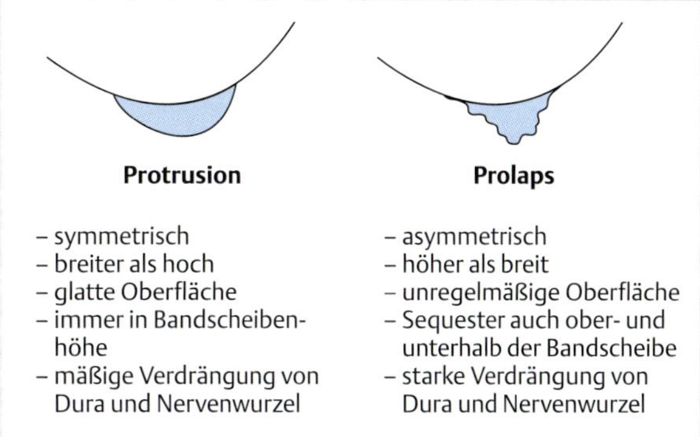

Abb. 11.59 Anhaltspunkte für die Unterscheidung zwischen Protrusion (Bandscheibenvorwölbung mit erhaltenem Anulus) und Prolaps (Bandscheibenvorfall mit perforiertem Anulus) im CT.

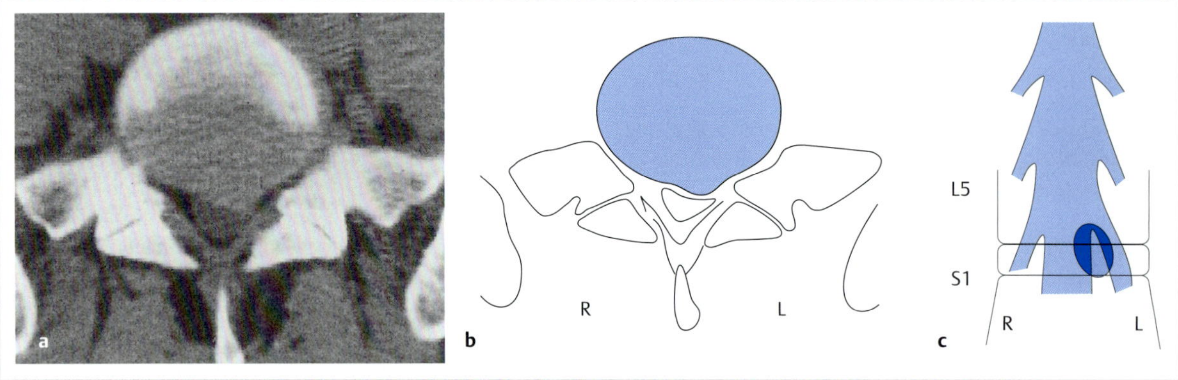

Abb. 11.60 a–c Klinik: 42-jähriger Patient mit S 1-Ischialgie seit 12 Wochen. Lasègue-Zeichen links bei 30° positiv, rechts bei 60° (kontralaterales Lasègue-Zeichen). Schmerzen und Hypästhesieband bei S 1 links, ASR links abgeschwächt, keine motorischen Ausfälle. CT: In Höhe der letzten Bandscheibe (L 5/S 1) breitbasige Vorwölbung von Diskusgewebe (Dislokationsgrad II) mit links-paramedialer Eindellung des Durasackes. Therapie: konservativ.

Man sollte sich auch bei ausgedehnten Prolapsen vom Befund im CT nicht beeindrucken lassen; entscheidend für das weitere Vorgehen ist immer der klinische Befund (► Abb. 11.60, ► Abb. 11.61, ► Abb. 11.62, ► Abb. 11.63, ► Abb. 11.64, ► Abb. 11.65).

Postoperatives Computertomogramm

Größere **Schwierigkeiten in der Interpretation** bietet auch heute noch trotz verbesserter Technik das postoperative CT. Einerseits müssen hier wegen der geringen Anzahl noch Erfahrungen gesammelt werden; auf der anderen Seite erschweren unmittelbar nebeneinander liegende isodense Weichteilschatten im Wirbelkanal das Abgrenzen der einzelnen Strukturen. In den ersten Tagen nach einer Bandscheibenoperation kann ein CT erforderlich sein, wenn die ursprünglichen Beschwerden unverändert fortbestehen oder wenn neue hinzugekommen sind. Neben einem verbliebenen oder neu aufgetretenen Bandscheibensequester kommen Nachblutungen, Abszess oder Pseudomeningozele durch Liquoraustritt infrage. Blut- oder Liquoransammlungen sind durch ihre rundliche Konfiguration zu erkennen. Die Dichtemessungen geben weitere Informationen über die Zusammensetzung des Blutschattens. Ein liquorhaltiger Hohlraum bei postoperativer Pseudomeningozele ergibt z. B. wasseräquivalente Dichtewerte.

► **Narbengewebe.** Im Epiduralraum erkennt man Narbengewebe als einen unregelmäßig konturierten Grauton, der unmittelbar mit der Wand des Wirbelkanales, also mit der Bandscheibe bzw. Wirbelkörperhinterfläche, und mit den Wirbelbögen in Verbindung steht. Die Dura-Nervenwurzel-Figur ist asymmetrisch. Auf der operierten Seite ist oft keine Nervenwurzel zu erkennen, weil sie in der Narbe verschwindet. Wichtigstes Zeichen für das Vorhandensein von Narbengewebe ist das Fehlen des epiduralen Fettgewebes.

Bei einem Zustand nach Hemilaminektomie ist der Wirbelbogen einseitig unterbrochen. Das Narbengewebe reicht dann kontinuierlich vom Durasack bis hinein in die Schatten der Rückenmuskeln.

Bei einer Fettlappenplastik ist der Narbenstrang durch einen mehr oder weniger breiten, rundlichen, schwarzen (fettdichten) Bezirk unterbrochen. Über CT-Befunde nach Fettlappenplastiken berichten u. a. Schroeder (1982), Burton (1983), Krämer u. Köster (2001).

Die Schwierigkeiten bei der Interpretation eines postoperativen CT bestehen darin, dass Nervenwurzeln, Bandscheiben- und Narbengewebe in etwa die gleiche Dichte aufweisen. Im Grauton einer ausgedehnten Narbe kann sich deswegen auch ein Rezidivprolaps verbergen. Das Ausmaß der Bedrängung lässt sich dann eher indirekt an der Verziehung des Durasackes erkennen.

Eine weitere Möglichkeit, unterschiedliche Weichteilgewebe im CT zu differenzieren, besteht in der gleichzeitigen systemischen, d. h. intravenösen Kontrastmittelapplikation.

Man geht dabei von der Überlegung aus, dass gut durchblutetes Gewebe sich besser mit dem Kontrastmittel anreichert (sog. Enhancement) als schlecht oder gar nicht durchblutetes Gewebe wie ein **frischer Prolaps**. Das Verfahren hat vor allem beim Rezidivprolaps im periduralen Narbengewebe seine Bedeutung.

Frisches, gut durchblutetes Narbengewebe zeigt verständlicherweise ein besseres Enhancement als alte fibröse Narbenplatten, in die altes Bandscheibengewebe eingewachsen ist.

Wegen der genannten Schwierigkeiten sollte man mit der Diagnose Rezidivprolaps aufgrund des postoperativen CT zurückhaltend sein, um den nach einer Bandscheibenoperation nicht beschwerdefrei gewordenen Patienten nicht noch weiter zu verunsichern. Wir wissen, dass die meisten dieser Beschwerden nicht durch neue Prolapse, sondern durch Narben und Verwachsungen hervorgerufen werden. Jede weitere Operation verschlechtert die Situation des Patienten.

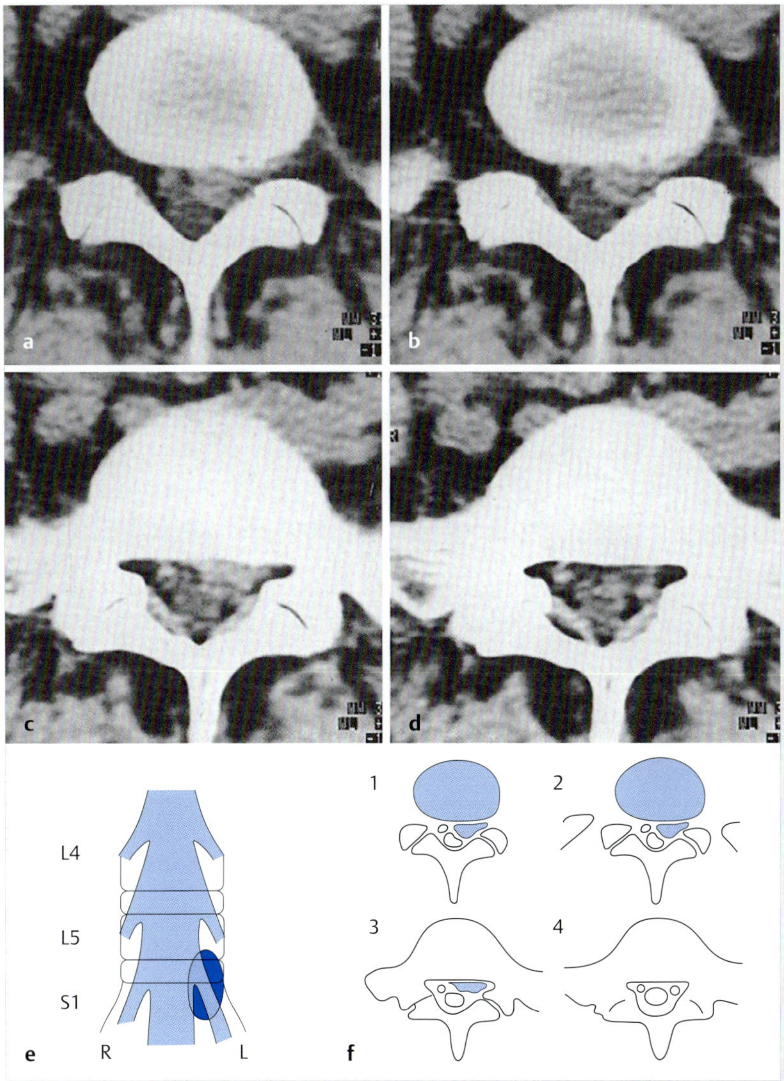

Abb. 11.61 a–f Klinik: 51-jährige Patientin mit heftiger, anhaltender linksseitiger Ischialgie seit 6 Wochen. Lasègue-Zeichen bei 40° positiv, ASR links fehlt, Schmerz- und Hypästhesieband bei S 1 links. Fußsenkerparese Kraftgrad III links. CT: In Höhe der letzten Bandscheibe (L 5/S 1) findet sich links ein paramedian im Epiduralraum gelegener freier Sequester (Dislokationsgrad V), der nach kaudal bis zum oberen Abschnitt des S 1-Wirbelkörpers reicht. Erst im mittleren Abschnitt des S 1-Wirbelkörpers sind wieder beide S 1-Wurzeln ventral vom Durasack zu erkennen, die linke noch etwas nach dorsal verschoben. Therapie: Operation. Im Situs fand sich ein nach kaudal verlagerter, freier bohnengroßer harter Sequester in der Achsel des S 1-Wurzelabgangs.

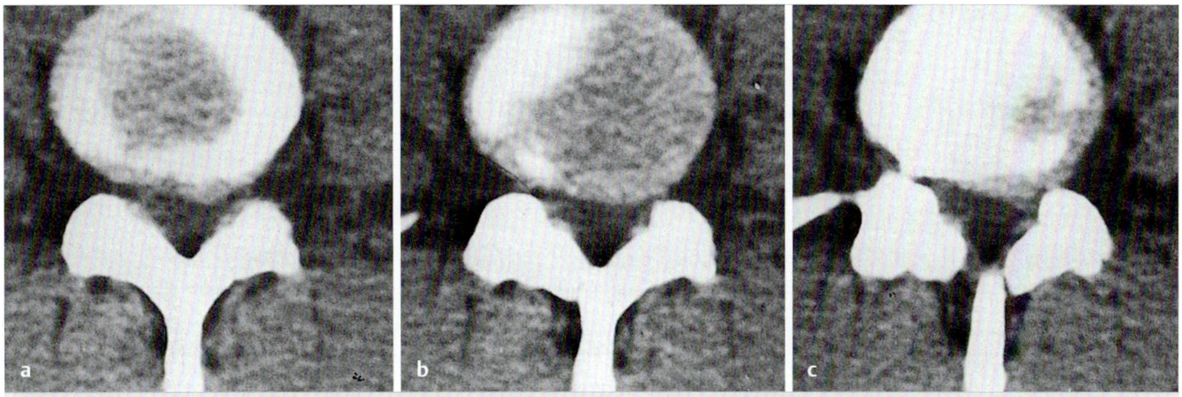

Abb. 11.62 a–c Klinik: 37-jähriger Patient mit massiver heterolateraler ischiatischer Fehlhaltung seit 5 Wochen. Schmerzband bei L 5 links, leichte Großzehenheberschwäche links. CT: breitbasige Protrusion der (vorletzten) L 4/L 5-Bandscheibe in der diskalen Ebene. Die Vorwölbung ist breiter als tief und liegt mit ihrer Hauptmasse links paramedian. Protrusion (Dislokationsgrad II). Therapie: konservativ.

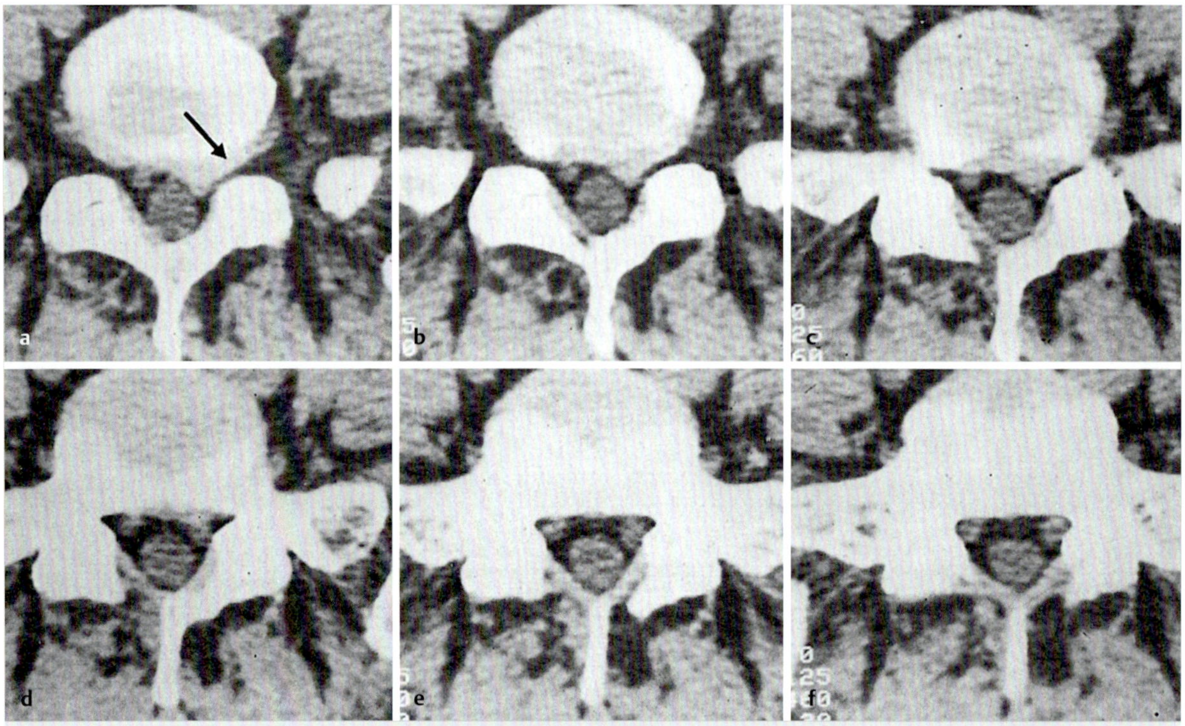

Abb. 11.63 a–f Klinik: 39-jährige Patientin mit S 1-Ischialgie links. ASR links abgeschwächt, Lasègue-Zeichen bei 60°, Schmerz- und Hypästhesieband an S 1 links, teilweise auch L 5-Schmerzband. CT: In Höhe der (letzten) L 5/S 1-Bandscheibe findet sich eine breitbasige, bis ins Foramen intervertebrale reichende Protrusion (Dislokationsgrad II), welche die S 1-Wurzel nach dorsal drückt und links lateral im Foramen auch noch die austretende L 5-Wurzel tangiert (→). In den weiteren Bildfolgen nach kaudal wird die Bedrängung der S 1-Wurzel geringer. Diese zeigt im Vergleich zur gegenüberliegenden Wurzel eine Verdickung. Therapie: konservativ.

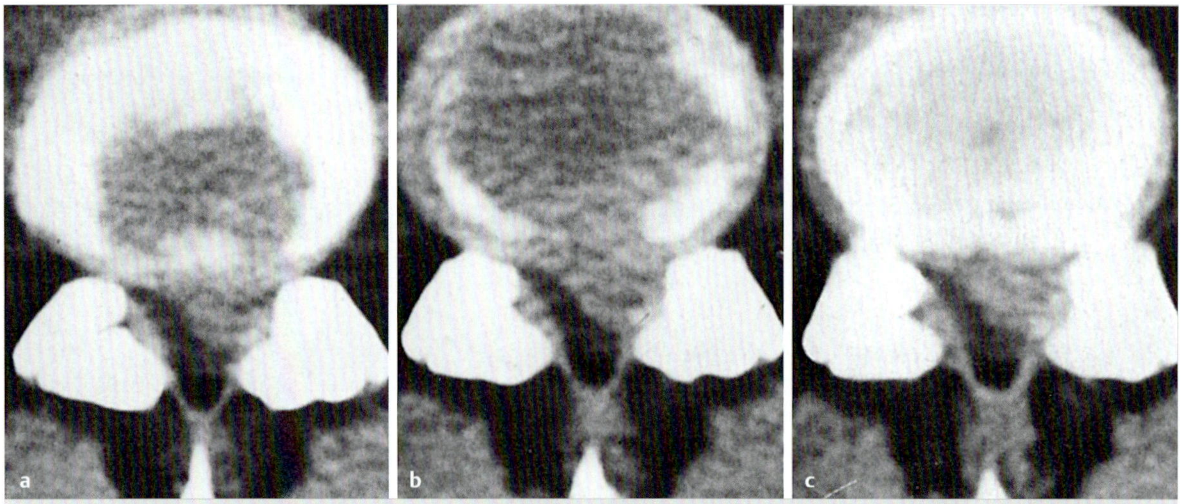

Abb. 11.64 a–c Klinik: 39-jähriger Patient mit einer L 5-Ischialgie seit 4 Monaten, seit 6 Wochen akute Verschlimmerung. Fußheberschwäche links Kraftgrad III, Lasègue-Zeichen bei 20° positiv, homolaterale Fehlhaltung, ASR fehlt links, Schmerzband bei L 5 und S 1, Hypästhesie auf dem gesamten Fußrücken, keine Kaudasymptome. CT: großer Sequester in Höhe der (vorletzten) L 4/L 5-Bandscheibe, der die linke L 5-Wurzel überschattet und den Durasack auf die Hälfte zusammendrückt. Therapie: Die sofortige Operation zeigt einen tief in der Achsel der L 5-Wurzel gelegenen, teils freien, teils subligamentären fingerendgliedgroßen Prolaps (Dislokationsgrad IV).

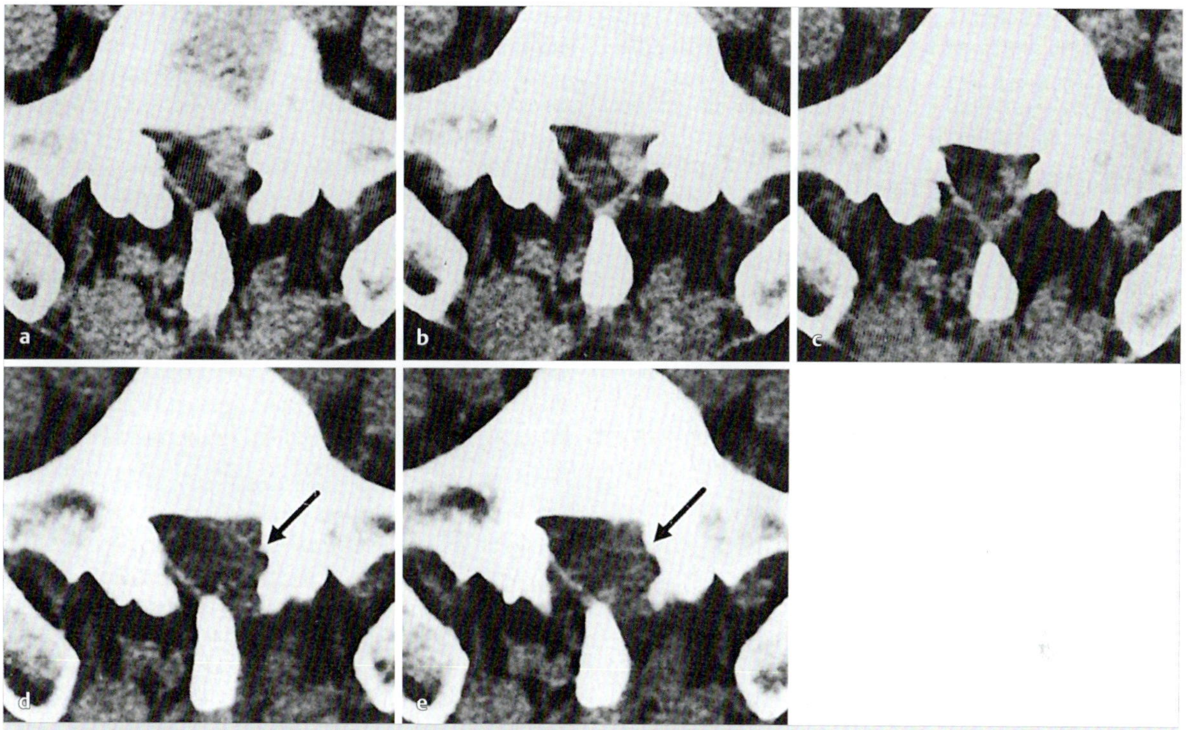

Abb. 11.65 a–e Klinik: 46-jähriger Patient mit heftigster S 1-Ischialgie links seit 5 Wochen. ASR fehlt, Lasègue-Zeichen bei 30° positiv, Schmerz- und Hypästhesieband bei S 1 links, homolaterale Fehlhaltung. Präoperatives CT **a–c**: extradiskaler Sequester (Dislokationsgrad V) aus der (letzten) L 5/S 1-Bandscheibe nach kaudal verlagert, in der Schicht unterhalb der L 5/S 1-Bandscheibe in seiner größten Ausdehnung sichtbar. Die Wurzel S 1 links geht im Sequesterschatten unter. Nebenbefund: laterale Spinalkanalstenose. Therapie: operativ. Sofort nach Eröffnung des Lig. flavum bei L 5/S 1 links quoll Sequestermaterial heraus, das sich an Dura und Nervenwurzel vorbei nach dorsal vorgearbeitet hatte. Postoperatives CT **d–e**: Zustand nach Entfernung des Prolapses und Erweiterung des Recessus lateralis (→). Der Patient ist postoperativ anhaltend beschwerdefrei. Wundsekretansammlungen, Durasack und Nervenwurzel ergeben einen isodensen Schatten im linkslateralen Wirbelkanal als postoperativen Normalbefund.

Zusammenfassung: CT

Computertomographie bedeutet Röntgenschichtaufnahmen in der Transversalebene. Dabei nimmt eine kreisförmig um den Körper rotierende Röntgenröhre schichtweise Bilder auf, die computergesteuert zusammengesetzt werden. Wenngleich die Computertomographie der Magnetresonanztomographie in der Weichteildifferenzierung unterlegen ist, gelingt mit ihr die Beurteilung der ossären Strukturen eindeutig besser. So erlaubt sie eine sichere Trennung von Bandscheibengewebe und Verkalkungen bzw. Verknöcherungen, z. B. bei der Differenzierung von frischen und alten Bandscheibenvorfällen. Die Nachteile bestehen neben der fehlenden Weichteildarstellung in der nur begrenzten Abbildung der Lendenwirbelsäule und in der Strahlenexposition. Diese ist insbesondere bei wiederholten, sog. CT-gesteuerten Injektionen zu beachten.

11.6.8 Liquordiagnostik

Zusätzliche Untersuchungen dienen in erster Linie der differenzialdiagnostischen Abklärung. Dazu gehören Sichtungsreaktionen der Labormedizin wie Blutbild, CRP und Elektrophorese, die beim Lumbalsyndrom keine pathologischen Veränderungen zeigen.

Bei jeder Myelographie gewinnt man auch Liquor, der immer im Labor untersucht werden sollte.

Zusatzinfo

Der Liquor ist beim Vorfall einer lumbalen Bandscheibe normal klar und fließt durch eine dünne Nadel in rascher Tropfenfolge heraus.

Falls eine Passagebehinderung vermutet wird, kann man noch den Queckenstedt-Versuch anschließen. Für die Routineuntersuchung beim Lumbalsyndrom ist er jedoch nicht erforderlich. Der Liquor zeigt beim Lumbalsyndrom gewöhnlich einen normalen Befund. Wenn die lumbalen Nervenwurzeln durch einen großen Prolaps oder beim

Postdiskotomiesyndrom anhaltend stark gereizt sind, kann man mitunter eine leichte *Eiweißvermehrung* bei normaler Zellzahl finden.

Starke Eiweißerhöhung bei normaler Zellzahl und bei normalem Liquordruck wird als „Dissociation globulinocytologique" bezeichnet (**Guillain-Barré-Syndrom**). Hierbei zeigen sowohl Gesamteiweißgehalt als auch Kolloidkurven hohe Werte. Bei zahlreichen spinalen Reizzuständen ist dieser unspezifische Befund zu erheben.

Die Liquoruntersuchung vermag nur wenig zum positiven Nachweis des Bandscheibenvorfalles beizutragen und dient im Wesentlichen dem Ausschluss anderer Ursachen des klinischen Syndromes, etwa der entzündlichen Prozesse (Zoster, Lues) oder der Tumoren.

Pathologisch erhöhte Eiweiß- und Zellwerte sowie Passagebehinderungen beim Queckenstedt- Versuch erfordern eine weiterführende Diagnostik.

11.6.9 Diskographie

Nach anfänglicher Begeisterung über dieses diagnostische Verfahren (Erlacher 1949, Lindblom 1951, 1969, Witt 1951) geriet die lumbale Diskographie lange Zeit wieder in Vergessenheit, weil man erkannt hatte, dass der pathologischen Konfiguration des Kontrastmittels im Bandscheibeninnenraum keine entsprechende klinische Bedeutung zukam. Nicht jede degenerierte Bandscheibe führt zu entsprechenden Beschwerden. Außerdem hatte sich die Myelographie mit den neuen Kontrastmitteln als wesentlich aussagekräftiger erwiesen. Erst in den letzten Jahren erschienen wieder Arbeiten über lumbale Diskographien, bei denen die Akzente in der Interpretation allerdings anders gesetzt wurden (Hudgins 1977, Crock 1983, Fraser et al. 1983, Park 1985, Sullivan 1985, Schleberger et al. 1986, Sachs et al. 1987, Mooney 1988, Weinstein et al. 1988, Braithwaite 1998, Ito 1998, McCulloch 1998, Carragee 2000, Lam 2000, Nachemson u. Jonsson 2000, Herkowicz 2004, Böhm et al. 2005). Eine Metaanalyse von Ahn (2006) zeigt, dass die Wertigkeit der Diskographie zur Beurteilung von Patienten mit Kreuzschmerzen und degenerativen Bandscheibenerkrankungen weiterhin kontrovers diskutiert wird. Ein lumbales Diskogramm wird nur dann im Hinblick auf eine Operationsindikation als positiv angesehen, wenn sich das in den Bandscheibeninnenraum injizierte Kontrastmittel dorsal in den Epiduralraum entleert (Reflux) oder wenn sich ein Bandscheibensequester (Tissuesequester) im dorsalen Anulus fibrosus zeigt und diesen eventuell überragt. Alle anderen diskographischen Befunde werden als negativ bewertet, selbst wenn schwere degenerative Veränderungen vorliegen.

Merke

M!

Das Diskogramm wird im Hinblick auf die Frage ausgewertet, ob ein Bandscheibenprolaps oder eine Protrusion vorliegt.

Unter diesem Aspekt erhöht sich die diagnostische Treffsicherheit der lumbalen Diskographie auf 83 % (Hudgins 1977) (▶ Abb. 11.66). Wegen ihrer speziellen Aussage zur Lage und Größe eventuell nach dorsal verlagerter Bandscheibensequester stellt die Diskographie in vielen Fällen eine wertvolle Ergänzung zum CT dar. Bei einer Diskographie erhält man außerdem über die röntgenologisch-optischen Befunde hinaus noch weitere Informationen über das Krankheitsgeschehen: Injektionsandruck und injizierbare Flüssigkeitsmenge bei geschlossener Bandscheibe geben einen Hinweis, wie groß das Hohlraumsystem im Bandscheibeninnenraum ist, wie weit die Bandscheibe degeneriert ist (▶ Abb. 11.67). Während der Injektion in die betroffene Bandscheibe kommt es im Allgemeinen auch zur Reproduktion oder Intensivierung der typischen Schmerzausstrahlung, ähnlich wie beim Distentionstest an der HWS (**Memory pain**).

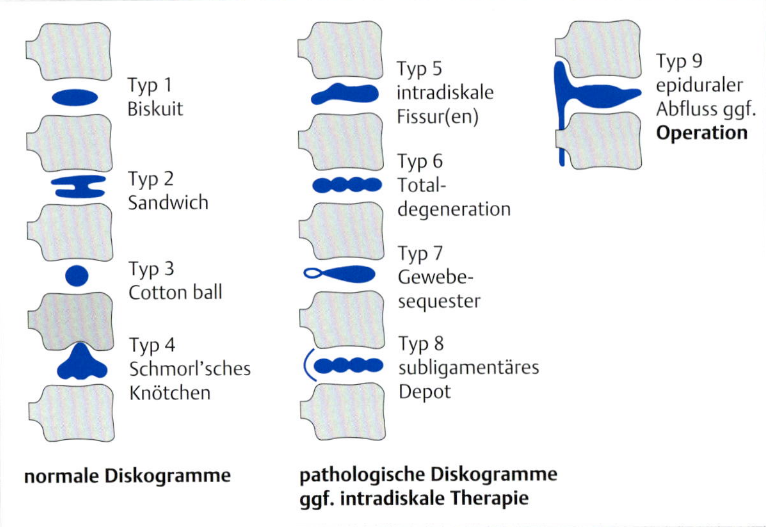

Abb. 11.66 Schematische Typisierung diskographischer Befunde und Indikationen zur intradiskalen Therapie bzw. Operation.

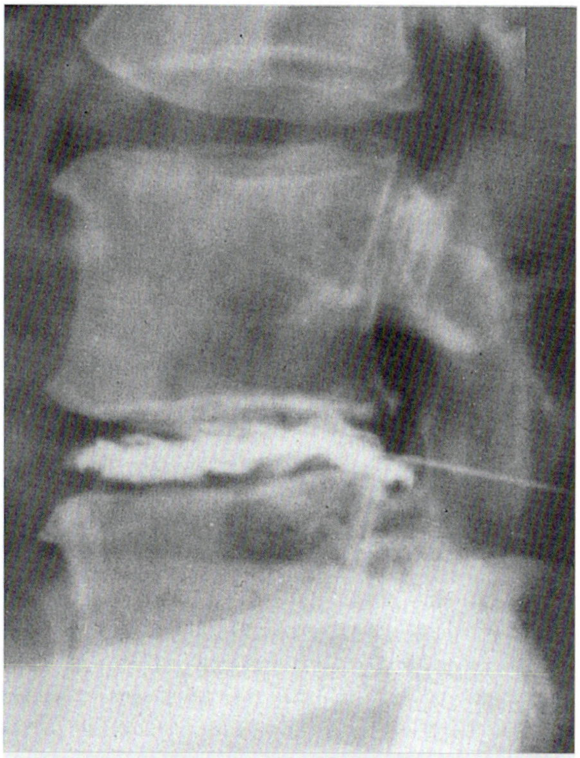

Abb. 11.67 Das Diskogramm von L 4/L 5 zeigt eine total degenerierte Bandscheibe mit dorsal verlagertem Sequester vom Typ 7. Kein epiduraler Abfluss. Bei gegebenem klinischem Befund Indikation zur intradiskalen Therapie.

▶ **Interpretation der Kontrastmittelkonfigurationen.** Im Allgemeinen reicht eine Seitenaufnahme bei der Diskographie aus, um sehen zu können, ob das Kontrastmittel über eine schmale Verbindungsstraße vom Bandscheibenzentrum in den Epiduralraum abfließt oder ob es im Zentrum verbleibt. Um die Lage eines Sequesters besser beurteilen zu können, sind zusätzliche Schrägaufnahmen nötig (▶ Abb. 11.68). Das in den Bandscheibeninnenraum instillierte Kontrastmittel breitet sich je nach Größe und Beschaffenheit des Hohlraumsystems unterschiedlich aus. Das Kontrastmitteldepot kann eine rundliche Konfiguration aufweisen oder eine unregelmäßige Verzweigung zur Peripherie hin zeigen. Die klinische Relevanz dieser intradiskalen Kontrastmittelkonfigurationen ist jedoch gering, da von einem bestimmten Alter ab alle lumbalen Bandscheiben mehr oder weniger stark ausgeprägte degenerative Risse und Verzweigungen zeigen. Neben dem Kontrastmittelreflux in den Epiduralraum ist nur noch der Gewebesequester (Tissuesequester) als pathologischer Befund im Hinblick auf die Operationsindikation zu werten.

Definition

Unter Gewebesequester versteht man einen von Kontrastmittel umflossenen Gewebeabschnitt, der sich selbst nicht mit Kontrastmittel auffüllt und an der dorsalen Begrenzung des Anulus fibrosus liegt oder über diesen hinausragt.

Oft findet sich über dem Sequester noch eine dünne Lamelle der äußersten Schichten des Anulus fibrosus oder des hinteren Längsbandes bzw. der ventralen epiduralen Membran. In der hernienartigen Aussackung sammelt sich so viel Kontrastmittel an, dass der eigentliche Sequester nicht mehr zu erkennen ist (▶ Abb. 11.68).

Entsprechend der Variation pathologisch-anatomischer Befunde beim Vorfall einer lumbalen Bandscheibe, die man im Operationssitus vorfindet, ergeben sich auch bei der Diskographie alle möglichen Kontrastmittelkonfigurationen, welche die Interpretation erschweren (▶ Abb. 11.69). Falls die Seiten- und Schrägaufnahmen nach einer Diskographie nicht genügend Aufschluss über die Lage eines Bandscheibensequesters geben, ist es durchaus möglich, nach ca. 2 Stunden vom betroffenen Segment noch ein CT anzufertigen als sog. CT-Diskographie. Hiermit ist besonders die Darstellung intraforaminaler Protrusionen möglich (Jackson u. Glah 1987, Kornberg 1987, Schulitz et al. 1988).

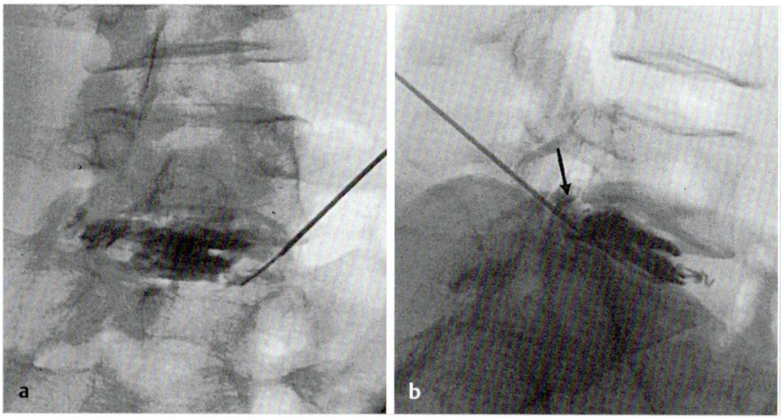

Abb. 11.68 a u. b Diskogramm L 5/S 1 mit subligamentärem (→) Sequester (Typ 8). Bei gegebener Klinik: Indikation zur intradiskalen Therapie. Auch bei randständiger Nadelspitze gelingt eine Auffüllung aller Bandscheibenräume mit Kontrastmittel und somit auch mit dem Therapeutikum.

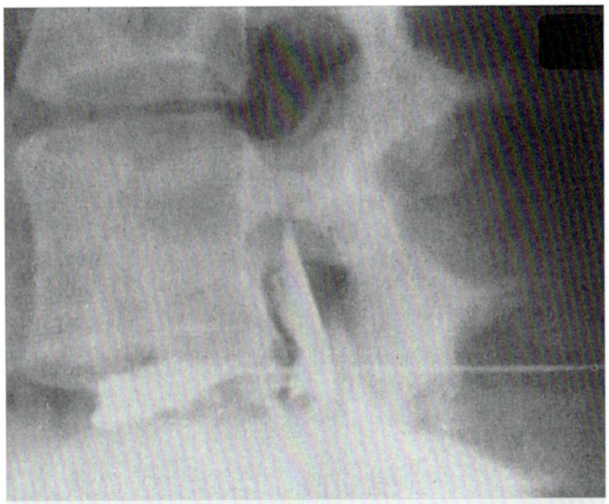

Abb. 11.69 Diskogramm von L4/L5 vom Typ 9. Das Kontrastmittel fließt sofort in großer Menge in den Epiduralraum.

11.6.10 Magnetresonanztomographie (MRT)

Definition

Prinzip: Atome mit magnetischen Eigenschaften richten sich im Organismus, der einem starken magnetischen Gleichfeld ausgesetzt ist, in einer bestimmten Richtung aus. Die elektromagnetischen Signale aus dem Körperinneren werden aufgefangen und wiedergegeben. Der Patient liegt längere Zeit in einer engen Röhre in einem starken Magnetfeld, während die Aufnahmen computergesteuert angefertigt werden. Es sind Darstellungen in allen Ebenen möglich.

Synonym: Kernspintomographie, engl. MRI = magnetic resonance imaging, NMR = nuclear magnetic resonance, MRT = magnetic resonance tomography

► **Technischer Ablauf.** Ähnlich wie beim CT befindet sich der Patient in Rückenlage mit leicht angewinkelten Beinen. Die einmal eingestellte Körperposition muss der Patient während der Gesamtuntersuchung beibehalten. Topogramm und Interpretation der Transversalschichten entsprechen ebenfalls dem CT. Die rechte Seite des Patienten erscheint immer auf der linken Bildhälfte (s. ► Abb. 11.57).

► **Vorteile.** Die muliplanaren Darstellungsmöglichkeiten mit Abbildung der gesamten LWS mit einer dem CT überlegenen Weichteildifferenzierung machen das MRT zum bildgebenden Verfahren der Wahl bei der Diagnostik bandscheibenbedingter Erkrankungen an der Lendenwirbelsäule. Besonders hervorzuheben ist die inzwischen nachgewiesene, absolute Unschädlichkeit.

Merke

Mit der Kernspintomographie steht ein Verfahren zur Diagnostik des lumbalen Bandscheibenvorfalles zur Verfügung, bei dem keine Röntgenstrahlen verwendet werden.

Für die Bandscheibenchirurgie liegt der Vorteil des MRT darin, dass sämtliche lumbalen Bewegungssegmente gleichzeitig dargestellt werden. Ein Übersehen dislozierter Sequester oder gleichzeitig bestehender Bandscheibenvorfälle in anderen Etagen ist somit weniger leicht möglich als beim CT, bei dem routinemäßig nur 2–3 Segmente dargestellt werden.

Auch die beliebige Einstellung verschiedener Ebenen (sagittal, koronar, horizontal oder selektive Darstellung foraminaler Ebenen) erlaubt eine genaue Lokalisierung dislozierter Sequester und ossärer Wurzelkompressionen.

Durch hohe Kontrastauflösung lassen sich Prolaps und Durasack gut voneinander trennen. Die Eindellung des Durasackes durch einen Bandscheibenvorfall stellt sich wie im seitlichen Myelogramm dar. Darüber hinaus sieht man das prolabierte Bandscheibengewebe in allen Einzelheiten. Wasserhaltiges Nucleus-pulposus-Material stellt sich auf den T_2-gewichteten Bildern liquoräquivalent mit hoher Signalintensität dar. Teile des Anulus fibrosus, der Knorpelplatten und des hinteren Längsbandes erscheinen infolge des geringeren Wassergehaltes in allen Abbildungsmodi signalarm (► Tab. 11.1).

Zusatzinfo

Aus dem Wassergehalt des Prolapses bzw. der Protrusion ergeben sich auch therapeutischer Ansatz und Prognose.

Tab. 11.1 Vergleich von MRT und CT beim Bandscheibenvorfall.

MRT	CT
keine Strahlen	Strahlen
lange Untersuchung	kurze Untersuchung
alle Segmente	routinemäßig 2–3 Segmente
alle Ebenen	nur Transversalebene
hohe Kontrastauflösung für Bandscheibengewebe	geringe Kontrastauflösung für Bandscheibengewebe
sehr teuer	teuer

11

Ein wasserhaltiger freier Sequester im Epiduralraum kann durchaus zunächst konservativ behandelt werden, wenn keine gravierenden neurologischen Erscheinungen vorhanden sind, da mit einer raschen Volumenminderung durch Spontandehydrierung des nicht mehr im osmotischen System befindlichen Nukleusgewebes gerechnet werden kann. Auf der anderen Seite sollte man bei harten kollagenhaltigen Sequestern, die in der Regel starke Schmerzen hervorrufen, mit der operativen Therapie nicht allzu lange warten.

Im MRT kann man das Ausmaß degenerativer Veränderungen und vor allem den Wassergehalt der Bandscheiben quantitativ bestimmen. Wir haben festgestellt, dass die Bandscheiben beim Menschen morgens wasserhaltiger sind als abends. Diese Untersuchungsergebnisse bestätigen das osmotische System der Bandscheibe (s. Kap. 4).

Aus pathologisch-anatomischen Untersuchungen und den Erfahrungen der Diskographie wissen wir, dass Bandscheibendegeneration und Beschwerden nicht gleichbedeutend sind. Von radiologischer Seite wird deswegen der degenerativen Wasserverarmung des Bandscheibengewebes mit den dazugehörigen Vorwölbungen des Anulus fibrosus eine zu große Bedeutung beigemessen. Es ist eher so, dass die im MRT dunkel dargestellten, wasserarmen, degenerierten Bandscheiben (sog. **„black discs“**) weniger Probleme für die Zukunft versprechen als die hellen, wasserhaltigen mit noch voll erhaltenem Quelldruck (s. ▶ Abb. 11.71c).

CT oder MRT

Die Indikation zum MRT an der Lendenwirbelsäule bei bandscheibenbedingten Erkrankungen wird in erster Linie durch Verfügbarkeit und Kostenfragen bestimmt. Man kann durchaus das diagnostische Spektrum mit dem CT, ggf. ergänzt durch die Myelographie, abdecken.

M!

Indikation zur MRT an der Lendenwirbelsäule

- Bandscheibenvorfall
- Postdiskotomiesyndrom
- DD neurologische Erkrankungen

Die Stärken des MRT kommen besonders bei der Lokalisation und Differenzierung dislozierter Sequester im Epiduralraum zum Tragen. Ein Bandscheibenoperateur, insbesondere wenn er mikrochirurgisch mit kleinem Zugang vorgehen will, sollte präoperativ nicht auf ein MRT verzichten. Auch zur Differenzierung von postoperativen Narben von Rest- bzw. Reprolapsen hat das MRT gegenüber CT und Myelographie deutliche Vorteile. Gleiches gilt für die differenzialdiagnostische Abgrenzung neurologischer Erkrankungen im Lumbalbereich. Alle übrigen Fragestellungen, insbesondere wenn es um die Beurteilung knöcherner Strukturen geht, lassen sich besser mit dem CT beantworten (▶ Tab. 11.2).

Befunde bei Bandscheibendegeneration

Besonders im Vergleich zum CT im gleichen Fall zeigen sich die Stärken des MRT gegenüber dem CT. Der Operateur erhält klare Informationen darüber, in welche Richtung und wie weit er den Wirbelkanal explorieren muss, um alle Sequesteranteile zu entfernen. Durch die Einteilung des lumbalen Epiduralraumes in Ebenen und Zonen ist besonders mit dem MRT eine gute Kommunikationsmöglichkeit zwischen Radiologen und Bandscheibenchirurgen gegeben. Neben der genauen Lokalisation sind Angaben über Konsistenz und Wassergehalt möglich. **Bei der Interpretation der Aufnahmen muss beachtet werden, dass durch das perifokale Ödem die Verdrängungserscheinungen dislozierten Bandscheibengewebes umfangreicher und eindrucksvoller erscheinen, als sie in Wirklichkeit sind.** In den Sagittalaufnahmen erwecken mediale Protrusionen und Prolapse oft den Eindruck, als ob sie den ganzen Wirbelkanal verlegen.

M!

Merke

Das MRT übertreibt beim Bandscheibenvorfall den tatsächlichen Befund.

Tab. 11.2 Vergleich der bildgebenden Verfahren an der Lendenwirbelsäule.

Fragestellung	MRT	CT	Myelographie
Bandscheibenvorfall	+++	++	(+)
Spinalkanalstenose	+++	+++	++
Postdiskotomiesyndrom	+++	++	+
DD Neurologie	+++	+	+++
Trauma	+	+++	+
Spondylolisthese	+	+++	+
Spondylitis	+	+++	–
Tumor (Metastasen)	+	++	+

Entscheidend für den therapeutischen Ansatz ist der klinische Befund, unabhängig davon, ob ein eindrucksvolles MRT vorliegt.

Im MRT stellen sich die pathologisch-anatomischen Veränderungen im Zwischenwirbelabschnitt besser dar als vergleichsweise in Röntgenübersichtsaufnahmen und im CT. Der Verlust des Wassergehaltes im Bandscheibengewebe mit zunehmender Fibrosierung und Verfestigung äußert sich als Dunkelfärbung. Mit zunehmender Verbesserung der MRT-Technik ist es auch möglich, die einzelnen Strukturen im Zwischenwirbelabschnitt darzustellen, wie z. B. aus dem Verband gelöste Sequester, die äußeren Schichten des Anulus fibrosus sowie Bandstrukturen. Protrusionen können vom Prolaps abgegrenzt werden. Somit wird die Diskographie für diese Fragestellungen zunehmend überflüssig.

Modic-Klassifikation

Neben den Veränderungen im Zwischenwirbelabschnitt finden sich auch korrespondierende degenerative Veränderungen in den angrenzenden Wirbelkörpern. Diese äußern sich nicht nur in der Spondylose und Osteochondrose, die man auch in den Röntgenübersichtsaufnahmen und im CT erkennt, sondern in der unterschiedlichen Darstellung der Spongiosa. Die MRT-Auffälligkeiten im Knochenmark der angrenzenden Wirbel wurden von Modic (1985) in 3 Typen unterteilt, wobei die Stadien nicht immer scharf voneinander abgrenzbar sind (Linhardt u. Grifka 2004) (▶ Abb. 11.70):

- Typ I: Einsprossung von vaskularisiertem, Gadolinium aufnehmendem Gewebe in das angrenzende Knochenmark mit Signalintensitätsanstieg im T_2-gewichteten Bild und Signalintensitätsabnahme im T_1-gewichteten Bild.
- Typ II: Fettige Degeneration des Knochenmarkes mit Signalintensitätsanstieg im T_1-gewichteten Bild und mäßig hyperintensivem bis isointensem Signal im T_2-gewichteten Bild.
- Typ III: Zunehmende Sklerose und Vernarbung des Markraumes mit Signalitätsabfall in allen Gewichtungen.

Degenerative Wirbelkörperveränderungen vom Typ I können im MRT einer Spondylodiszitis ähneln. Deswegen empfiehlt es sich bei entsprechendem klinischen Befund (Labor, Beschwerden), konventionelle Schichtaufnahmen, CT und ggf. Gewebeuntersuchungen nach PE vorzunehmen.

Die klinische Relevanz der degenerativen Veränderungen nach Modic ist gering. Im Rahmen der allgemeinen Bandscheibendegeneration beim Menschen finden sich vor allem mit zunehmendem Alter regelmäßig Knochenmarkveränderungen im MRT. In der Literatur finden sich

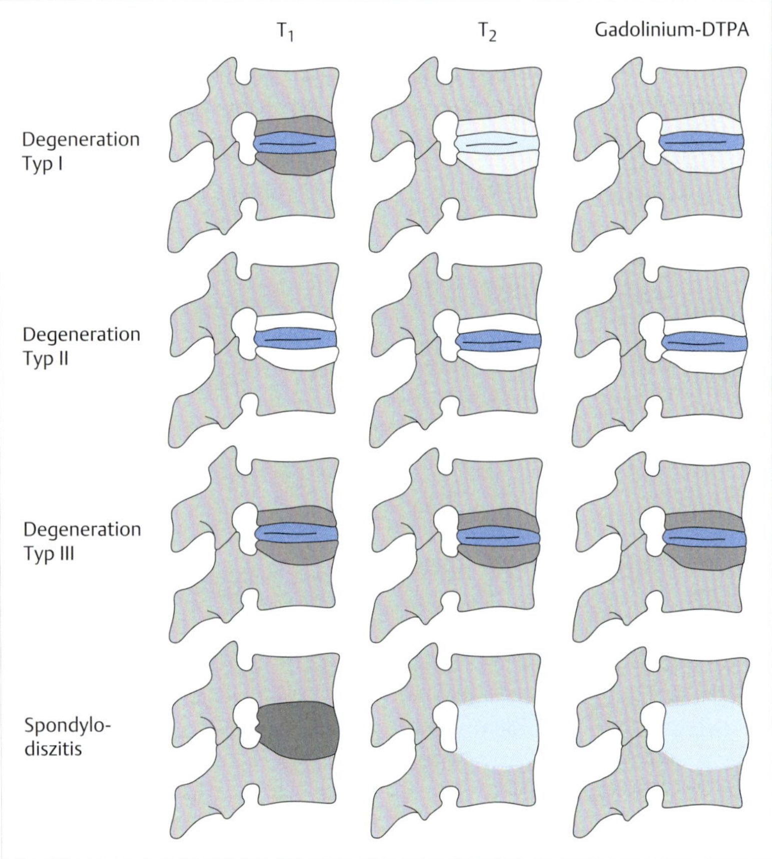

Abb. 11.70 Einteilung nach Modic mit differenzialdiagnostischer Abgrenzung zur Spondylodiszitis (aus Linhardt u. Grifka in Wirth/Zichner 2004).

einige Berichte mit dem Versuch, die Veränderungen nach Modic bestimmten klinischen Symptomen zuzuordnen: Pfirrmann et a. (2001), Kuisma et al. (2004), Albert u. Manniche (2005), Jones et al. (2005), Kjaer et al. (2005), Modic et al. (2005), Lindhardt et al. (2007), O'Connell et al. (2007).

Postoperatives MRT

Schon auf Nativaufnahmen lässt sich das relativ wasserhaltigere Bandscheibengewebe vom Narbengewebe besser differenzieren als im CT. Bandscheibengewebe unterscheidet sich in T_2-gewichteten Aufnahmen vom signalarmen, wenig vaskularisierten Narbengewebe. Sobald degenerierte Anteile im Bandscheibenmaterial vorliegen, ist wegen der Isointensität eine Differenzierung nicht mehr so leicht möglich. In diesen Fällen ist eine intravenöse Kontrastmittelgabe ähnlich wie bei einem CT erforderlich. Die Erfahrungen belegen eine Erhöhung der diagnostischen Treffsicherheit durch den Vergleich zwischen T_1-gewichteten Aufnahmen vor und nach intravenöser Kontrastmittelgabe (Peters et al. 1990), Krämer u. Köster (2001). Differenzialdiagnostische Probleme können aber auch hierdurch nicht mit absoluter Zuverlässigkeit ausgeschaltet werden, da im Laufe des Degenerationsprozesses Granulationsgewebe, von den Endplatten ausgehend, intradiskal vorliegen kann, was sich histologisch von epiduralem Granulationsgewebe nicht unterscheiden lässt. Weitere Ausführungen zur postoperativen CT bzw. MRT finden sich in Kap. 11.6.7 und Kap. 11.6.10.

MRT-Befunde ohne Symptome

Bandscheibenvorwölbungen, Degenerationszeichen mit schwarzen Bandscheiben und Signalveränderungen im Wirbelkörper sowie postoperative Narben im MRT müssen nicht unbedingt mit entsprechenden Beschwerden einhergehen. Vielfach finden sich symptomlose MRT-Befunde als Zeichen der Degeneration in Nachbarsegmenten eines Bandscheibenvorfalles, wie es die nachfolgenden Beispiele zeigen. Bei einem Nervenwurzelkompressionssyndrom mit mehrsegmentalem Befund im MRT ist in der Regel nur ein Segment für die Symptomatik verantwortlich. Neben dem MRT müssen dann andere diagnostische Maßnahmen den Schmerzausgangspunkt lokalisieren, wie z. B. ein Diskogramm mit Memory Pain, eine Nervenwurzelblockade oder ein EMG.

Berichte in der Literatur. Eindrucksvoll sind jedoch immer wieder Berichte über ausgeprägte MRT-Befunde degenerativer Veränderungen bei Personen, die zumindest zum Zeitpunkt der MRT-Untersuchung keinerlei Beschwerden hatten. So fanden Boden u. Mitarb. (1990) bei 20 % der unter und bei 36 % der über 60-Jährigen eine Bandscheibenprotrusion bzw. einen Bandscheibenvorfall. Bei einer Langzeituntersuchung von beschwerdefreien Individuen stellten Borenstein u. Mitarb. (1998) fest, dass degenerative Veränderungen im MRT keinen Aussagewert für die Entwicklung von Kreuzschmerzen hatten. Die Feststellung von pathologischen Befunden in den bildgebenden Verfahren bei Personen ohne Beschwerden wurden in weiteren Untersuchungen bestätigt: Bozzao u. Mitarb. (1992), Buirski u. Silberstein (1993), Carragee u. Mitarb. (2000), Krappel u. Harland (2001), Krämer u. Köster (2001), Assheuer (2002).

Fallbeispiele (aus Krämer/Köster 2001)

1. L 2/L 3, Protrusion und Prolaps, MRT und CT (▶ Abb. 11.71)

▶ **Klinik.** 44-jähriger Patient verspürte beim Aufstehen aus dem tiefen Sessel vor 4 Wochen ein Knacken im Rücken. Danach hatte er starke Schmerzen im Rücken mit Ausstrahlung zur Außenseite beider Oberschenkel. Nach 3 Wochen konservativer Behandlung stationäre Aufnahme. Ischiatische Fehlhaltung mit leichtem Überhang des Rumpfes nach rechts. Lasègue-Zeichen rechts bei 30° positiv, Reflexe o. B., keine motorischen Störungen.

▶ **MRT und CT.** Untersuchungssequenzen in ▶ Abb. 11.71.

▶ **Befund.** Deutliche Signalminderung der Bandscheiben L 3/L 4 und L 5/S 1 im T 2-Bild. Breitflächige asymmetrische Dorsalverlagerung von Bandscheibengewebe mit relativ hohem Signal (▶ Abb. 11.71c, →) in Höhe L 2/L 3 und Kompression des Durasackes (▶ Abb. 11.71a, ▶ Abb. 11.71b, ▶ Abb. 11.71c). Umschriebene mediane Dorsalverlagerung von Bandscheibengewebe in Höhe L 5/S 1 (▶ Abb. 11.71a, ▶ Abb. 11.71b, ▶ Abb. 11.71d) ohne Kompression des Durasackes. Im CT identischer Befund bei L 5/S 1 wie im MRT, jedoch eindeutiger Nachweis einer Ossifikation bzw. Verkalkung (▶ Abb. 11.71e, →).

▶ **Diagnose.** Protrusion (Dislokationsgrad II) im Segment L 2/L 3. Medialer alter Prolaps im Segment L 5/S 1.

▶ **Anmerkung.** Ossäre Komponente im Segment L 5/S 1 – wie im CT nachweisbar – kernspintomographisch mit den durchgeführten Sequenzen nicht darzustellen.

▶ **Disposition.** Konservativ-stationäre Behandlung mit Stufenlagerung, Flexionsorthese, lokalen Injektionen.

▶ **Behandlung.** Unter der konservativen Behandlung ständige Besserung. Nach 3 Monaten nur noch leichte Kreuzschmerzen. Keine Ausstrahlung in die Beine.

▶ **Kommentar.** Die subligamentäre paramediale Protrusion im Segment L 2/L 3 hat zu den o. g. klinischen Symptomen geführt. Der Druck erfolgt ausschließlich auf intrathekal verlaufende Spinalnerven, deswegen keine weitere Ausstrahlung in die Beine. Die breitbasige Vorwölbung in der Horizontalebene spricht für eine geschlossene Band-

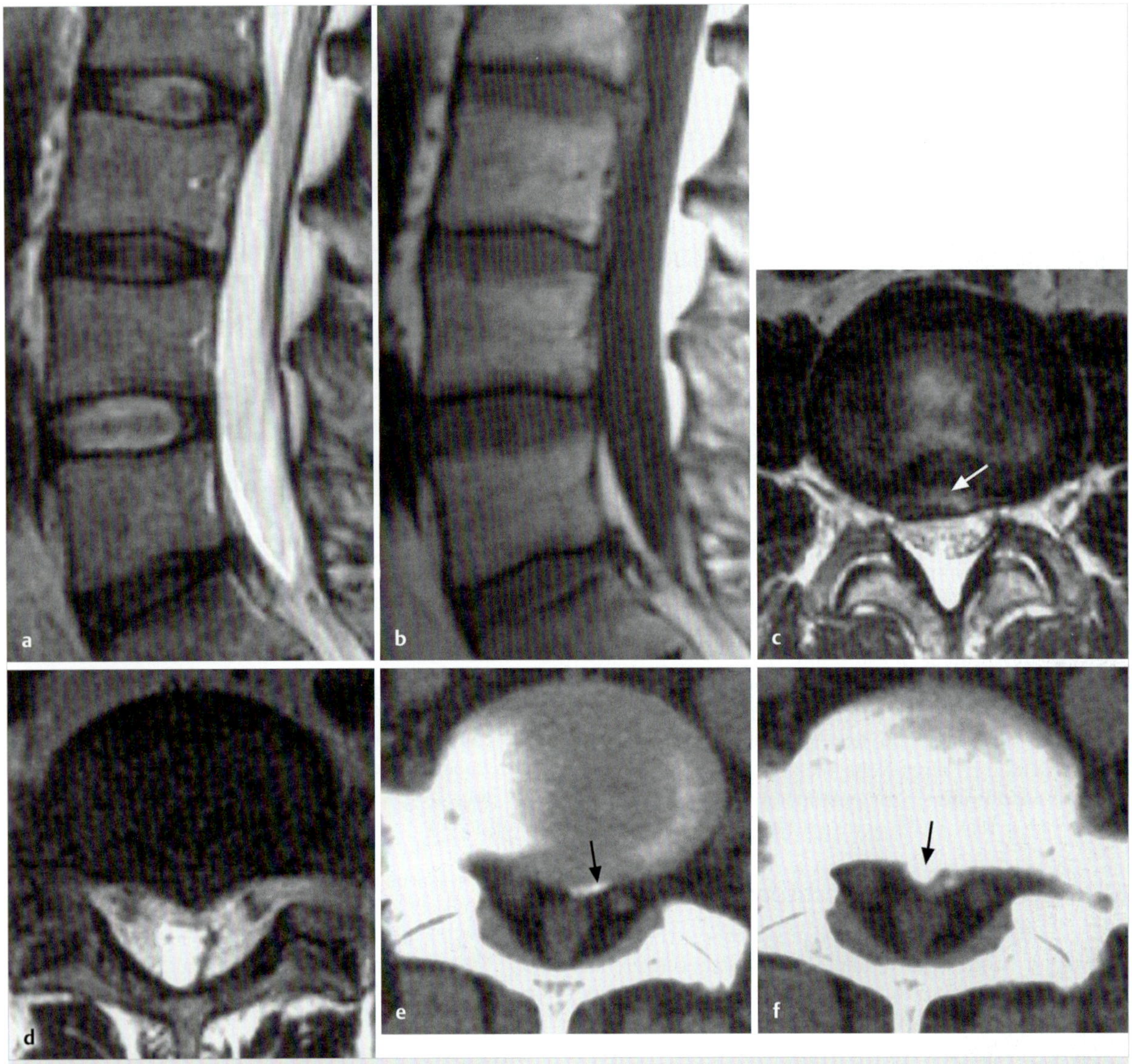

Abb. 11.71 Untersuchungssequenzen (aus Krämer/Köster 2001).
a T 2-TSE, sagittal median.
b T 1-SE, sagittal madian.
c T 2-TSE, transversal L 2/L 3.
d T 2-TSE, transversal L 5/S 1.
e CT, transversal L 5/S 1.
f CT, transversal Deckplatte S 1.

scheibe. Die Vorwölbung bei L 5/S 1 ist klinisch nicht relevant. Auch im MRT besteht keinerlei Kontakt zu den neuralen Elementen.

2. L 5/S 1, Protrusion und Prolaps, Modic-II-Zeichen (▸ Abb. 11.72)

▸ **Klinik.** 40-jähriger Patient mit Lumboischialgie links seit 3 Monaten. Das Schmerzband entspricht dem Segment S 1 links. Das Lasègue-Zeichen ist bei 60° positiv. ASR-Abschwächung links. Mäßiger Leidensdruck. Der Patient kann nachts durchschlafen und verspürt tagsüber die Beschwerden nur bei bestimmten Bewegungen.

▸ **MRT.** Untersuchungssequenzen in ▸ Abb. 11.72.

▸ **Befund.** Bandscheibendegeneration in den beiden letzten Bewegunssegmenten mit Signal- und Höhenminderung (▸ Abb. 11.72a u. ▸ Abb. 11.72b). Deutliche Grund-/Deckenplattenveränderungen Typ Modic II bei L 4/L 5. Dorsalverlagerung der Bandscheibe L 4/L 5 und besonders L 5/S 1 (▸ Abb. 11.72a, ▸ Abb. 11.72b,

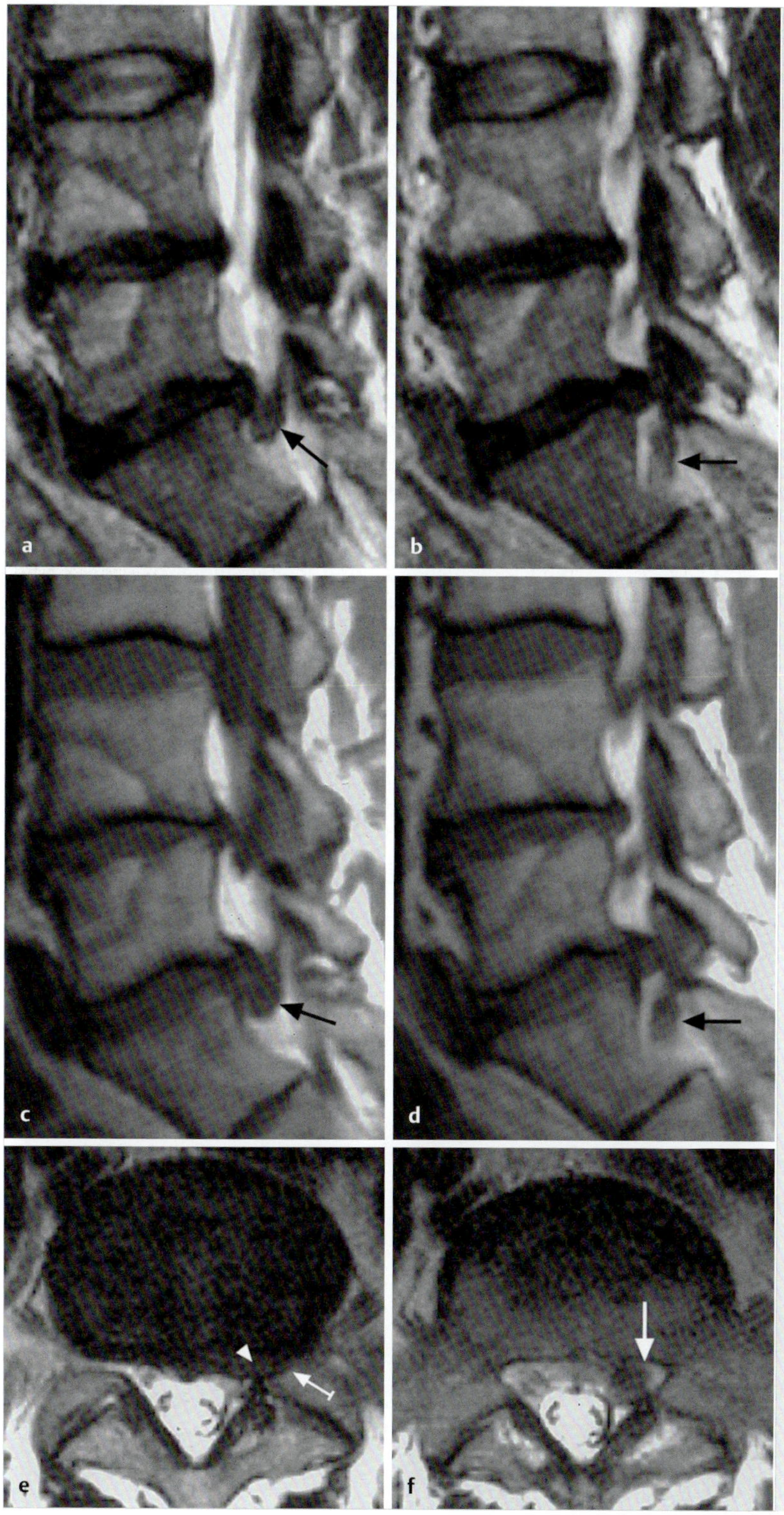

Abb. 11.72 Untersuchungssequenzen (aus Krämer/Köster 2001).

a T 2-TSE, sagittal links paramedian/paramedial.
b T 2-TSE, sagittal links links paramedial/lateral.
c T 1-SE, sagittal links paramedian/paramedial.
d T 1-SE, sagittal links paramedial/lateral.
e T 2-TSE, transversal L 5/S 1.
f T 2-TSE, Deckplatte S 1.

▸ Abb. 11.72c) mit Einengung des linken kaudalen Foramen intervertebrale (▸ Abb. 11.25e, →). Relativ hohes Signal der subligamentären Bandscheibenanteile in T2 (▸ Abb. 11.72e, →). Verdickte Nervenwurzel S1 links (▸ Abb. 11.72a, ▸ Abb. 11.72b, ▸ Abb. 11.72f, →).

▸ **Diagnose.** Breitflächige Bandscheibenprotrusion L4/L5 (Dislokationsgrad II). Prolaps L5/S1 (Dislokationsgrad V).

▸ **Disposition.** Wegen des relativ geringen Leidensdruckes: konservative Behandlung.

▸ **Verlauf.** Behandlung mit epidural/perineuralen Injektionen in das Segment L5/S1 links, Würfellagerung, physikalische Therapie. Besserung der Beschwerden, sodass der Patient wieder seiner Bürotätigkeit nachgehen kann.

▸ **Kommentar.** Klinischer Befund und Befund im MRT sind nicht sehr ausgeprägt. Ein Teil des verdichteten Gewebes im Recessus lateralis S1 entspricht der ödematös verdickten S1-Nervenwurzel links. Grund- und Deckplattenveränderungen, Typ Modic II bei L4/L5 ohne klinische Bedeutung.

3. L4/L5, Prolaps mit supradiskaler Ausbreitung, Modic-II-Zeichen (▸ Abb. 11.73)

▸ **Klinik.** Bei einem 61-jährigen Patienten bestehen seit mehreren Jahren Rückenschmerzen, zum Teil mit Ausstrahlung in beide Beine. Jetzt seit 1 Woche zunehmende Beschwerden mit Ausstrahlung in das rechte Bein entsprechend dem Dermatom L4 und L5 rechts. Bei der körperlichen Untersuchung findet sich ein Schmerzhinken rechts mit positivem Lasègue-Zeichen rechts bei 60°. ASR und PSR rechts leicht abgeschwächt, teilweise Ausstrahlung auch zur Oberschenkelvorderseite.

▸ **MRT.** Untersuchungssequenzen in ▸ Abb. 11.73.

▸ **Befund.** Höhen- und Signalminderung der beiden letzten Bandscheiben T1 und T2, signalintensive Zone im Bereich der Deckplatten (▸ Abb. 11.73a u. ▸ Abb. 11.73b). Dorsal von LWK 4 Nachweis von Bandscheibengewebe (▸ Abb. 11.73a u. ▸ Abb. 11.73b, >), das nur noch diskret

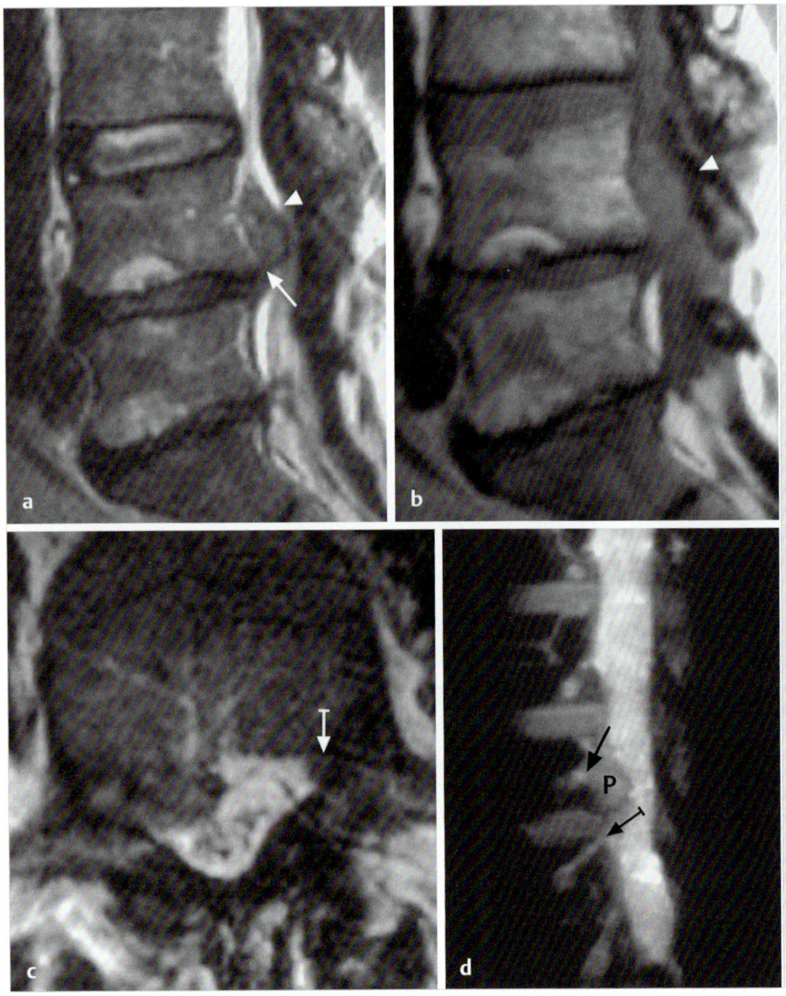

Abb. 11.73 Untersuchungssequenzen (aus Krämer/Köster 2001).
a T2-TSE, sagittal rechts paramedial.
b T1-SE, sagittal rechts paramedial.
c T2-TSE, transversal mittleres Drittel LWK4.
d FISP-3D, schräg sagittale MIP-Rekonstruktion.

zur Bandscheibe Kontakt hat (▶ Abb. 11.73a, →), den gesamten rechtseitigen Recessus lateralis L4 ausfüllt (▶ Abb. 11.73c) und die Wurzel L4 rechts maskiert (→ = L4 links). Die MIP-Rekonstruktion (▶ Abb. 11.73d) zeigt die topographische Beziehung des Prolapses (P) zu den Nervenwurzeln L4 (→) und L5 (→).

▶ **Diagnose.** Sequestrierter rechts paramedialer, supradiskaler Prolaps L4/L5 (Dislokationsgrad V). Osteochondrosen L4/L5 und L5/S1 mit Markraumveränderungen Typ Modic II.

▶ **Disposition.** Bei starkem Leidensdruck und massivem Sequester Indikation zur Operation, obwohl keine Lähmungen vorliegen.

▶ **Operation.** Nach Abtragung des unteren Bogenrandes L4 bis zur Hälfte findet sich supradiskal ein massiver freier Sequester, der medial auf die intrathekal verlaufende Wurzel L5 und kranial auf die austretende Wurzel L4 drückt. Der Bandscheibenraum L4/L5 ist mit der Prolapszange kaum zugänglich, weil er stark verschmälert ist.

▶ **Verlauf.** Nach der Operation ist der Beinschmerz weitgehend verschwunden. Nach der Kontrolluntersuchung 3 Monate später weiterhin keine Beinbeschwerden, jedoch die Rückenschmerzen auf dem Niveau wie in den vergangenen Jahren.

▶ **Kommentar.** Der massive Sequester hat sich aus der Donorbandscheibe L4/L5 nach kraniolateral verschoben und komprimiert sowohl die L5-Wurzel intrathekal als auch die austretende L4-Wurzel. Daher Schmerzband L4 und L5. Operationsindikation wegen des starken Leidensdruckes und der Massivität des verlagerten Gewebes.

4. L3/L4, Prolaps mit supradiskaler Ausbreitung, Modic-I-Zeichen (▶ Abb. 11.74)

▶ **Klinik.** 52-jähriger Patient mit akut auftretenden Schmerzen im Rücken. Seit 3 Wochen zunächst Ausstrahlung zur Vorderseite des rechten Oberschenkels. Im weiteren Verlauf Ausstrahlung zur Seite entsprechend dem proximalen Schmerzband L5 rechts. Deutliche ischiatische Fehlhaltung mit Überhand des Rumpfes nach rechts (homolateral ischiatische Fehlhaltung), Lasègue-Zeichen beiderseits bei 30° positiv.

▶ **EMG.** Radikuläre Reizsymptomatik L3/L4 ohne Zeichen einer floriden Denervierung oder funktionell relevante Ausfälle.

▶ **MRT.** Untersuchungssequenzen in ▶ Abb. 11.74.

▶ **Befund.** Signalminderung der 3 letzten Bandscheiben. Umschriebene subligamentäre Dorsalverlagerung von Bandscheibengewebe in Segment L3/L4 bei guter Abgrenzbarkeit des anuloligamentären Komplexes (→). Kraniale Ausdehnung bis zur Mitte der Hinterkante von LWK 3 bei bestehendem Kontakt zur Donorbandscheibe (▶ Abb. 11.74a u. ▶ Abb. 11.74b). Durasack deutlich komprimiert (▶ Abb. 11.74a, ▶ Abb. 11.74b, ▶ Abb. 11.74c), umschrieben ödematöser Bezirk in den dorsobasalen Abschnitten von LWK3 (▶ Abb. 11.74a u. ▶ Abb. 11.74c, →) entsprechend Markraumveränderungen Typ Modic I.

▶ **Diagnose.** Subligamentärer, supradiskaler, medialer/paramedialer Prolaps (Dislokationsgrad V) im Segment L3/L4.

▶ **Disposition.** Wegen des Fehlens funktionell relevanter Ausfälle konservative Behandlung mit Stufenlagerung, epidural perineuralen Injektionen, physikalischer Therapie, Rückenschule.

▶ **Verlauf.** Allmähliche Besserung der subjektiven Beschwerden mit Rückzug der Schmerzen aus den Beinen. Zum Schluss bestand nur noch ein Kreuzschmerz. Entlassung nach 14-tägiger stationärer Behandlung. Versorgung mit einer Diskoflex-Rumpforthese. Kontrolluntersuchung nach 3 Monaten. Patient ist fast beschwerdefrei. Es besteht noch eine endgradige Bewegungseinschränkung der LWS, die krankengymnastisch nicht therapiert wird.

▶ **Kommentar.** Der Bandscheibenvorfall L3/L4 hat auf seinem Weg in die Konkavität der Wirbelkörperrückwand L3 zunächst starke Beschwerden im Wurzelbereich L3/L4 verursacht und wurde im weiteren Verlauf asymptomatischer. Der Sequester liegt nicht frei im Epiduralraum, sondern unterhalb der epiduralen Membran des 3. Lendenwirbelkörpers, zu erkennen an der relativ breitbasigen Vorwölbung in den Epiduralraum mit gleichmäßiger Begrenzung (▶ Abb. 11.74c). Im supradiskalen Abschnitt L3/L4 median und paramedian finden sich keine Nervenwurzeln, sondern nur die intrathekal im Durasack verlaufenden Spinalnerven.

5. L4/L5, postoperativ, Grund- und Deckplatten-veränderungen Typ Modic II (▶ Abb. 11.75)

▶ **Klinik.** 58-jährige Patientin nach Bandscheibenoperation vor 2 Jahren. Nach kurzfristigem Abklingen der Beschwerden setzten 3 Monate postoperativ erneute Schmerzen im linken Bein ein. Ausstrahlung entsprechend L5, teilweise auch S1 links. Das Lasègue-Zeichen ist links bei 30°, rechts bei 60° positiv. Keine neurologischen Ausfälle.

▶ **MRT.** Untersuchungssequenzen in ▶ Abb. 11.75.

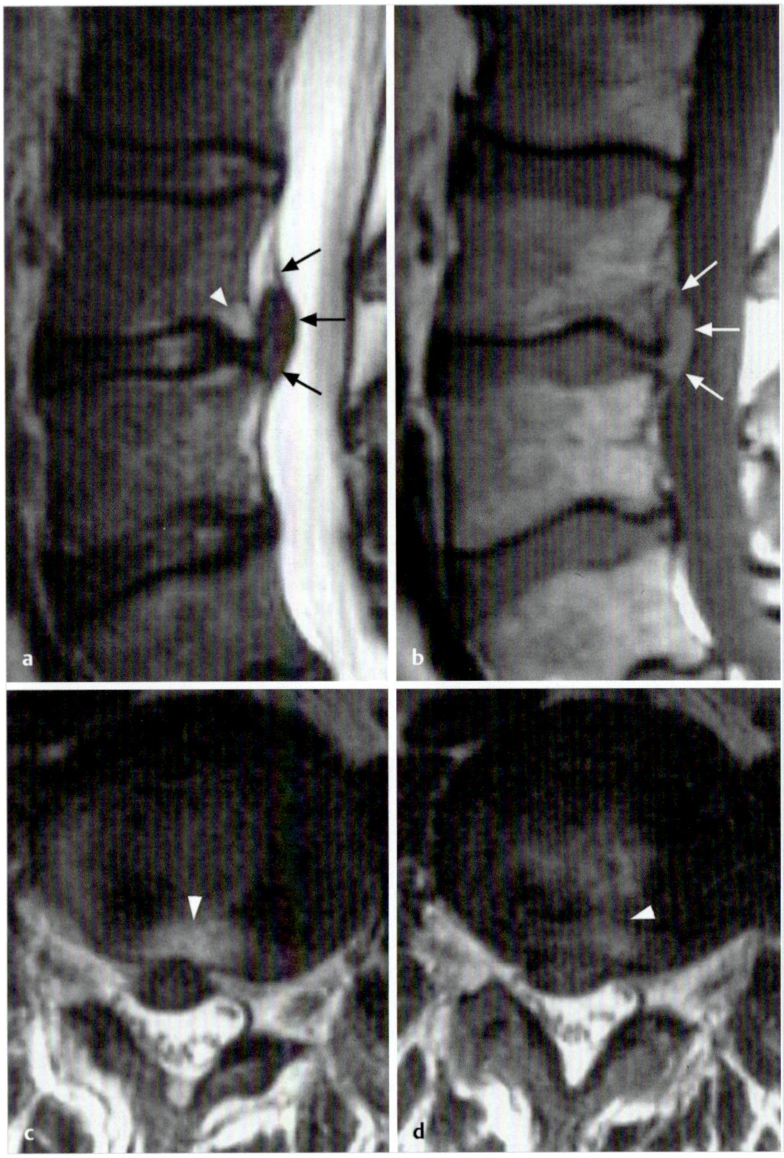

Abb. 11.74 Untersuchungssequenzen (aus Krämer/Köster 2001).
a T2-TSE, sagittal median.
b T1-SE, sagittal median.
c T2-TSE, transversal Grundplatte LWK3.
d T2-TSE, transversal Grundplatte L3/L4.

▸ **Befund.** Weichteilformation im linken Foramen intervertebrale L4/L5 mit deutlicher Signalzunahme nach Gd-Injektion (▸ Abb. 11.75c u. ▸ Abb. 11.75d, →), dabei nur vage Abgrenzung des Ganglion spinale in der KM-Serie (▸ Abb. 11.75d, →). Deutliches dorsal betontes Duraenhancement (▸ Abb. 11.75d, →). In den sagittalen Bildern fehlendes Fettsignal infrapedunkulär (▸ Abb. 11.75a u. ▸ Abb. 11.75b, →) und infradiskal (▸ Abb. 11.75a u. ▸ Abb. 11.75b, →). Deutliche Bandscheibendegeneration L4/L5 mit degenerativen Veränderungen der Grund-/Deckplatten Typ Modic II.

▸ **Diagnose.** Zustand nach Bandscheibenoperation mit narbig-granulomatösen Veränderungen im Bereich des Foramen intervertebrale L4/L5 links und der dorsalen Dura. Kein Hinweis auf Rezidivprolaps.

▸ **Disposition.** Postdiskotomiesyndrom. Zunächst konservativer Behandlungsversuch mit epidural perineuralen Injektionen, Physiotherapie und Flexionsorthese.

▸ **Verlauf.** Keine wesentliche Besserung unter konservativer Behandlung. Da die Beinschmerzen im Vordergrund stehen, Disposition zur Neurolyse mit Fettlappeninterposition.

▸ **Kommentar.** Bei der Patientin hat sich ein typisches Postdiskotomiesyndrom entwickelt. Es findet sich kein Anhalt für einen Rezidivprolaps. Im Operationsbereich finden sich sowohl im Wirbelkanal als auch im Bereich der Rückenstreckmuskeln ausgedehnte Vernarbungen. Da die Wurzelsymptomatik im Vordergrund steht, kommt eine Neurolyse mit Fettlappeninterposition eher infrage als eine Fusion.

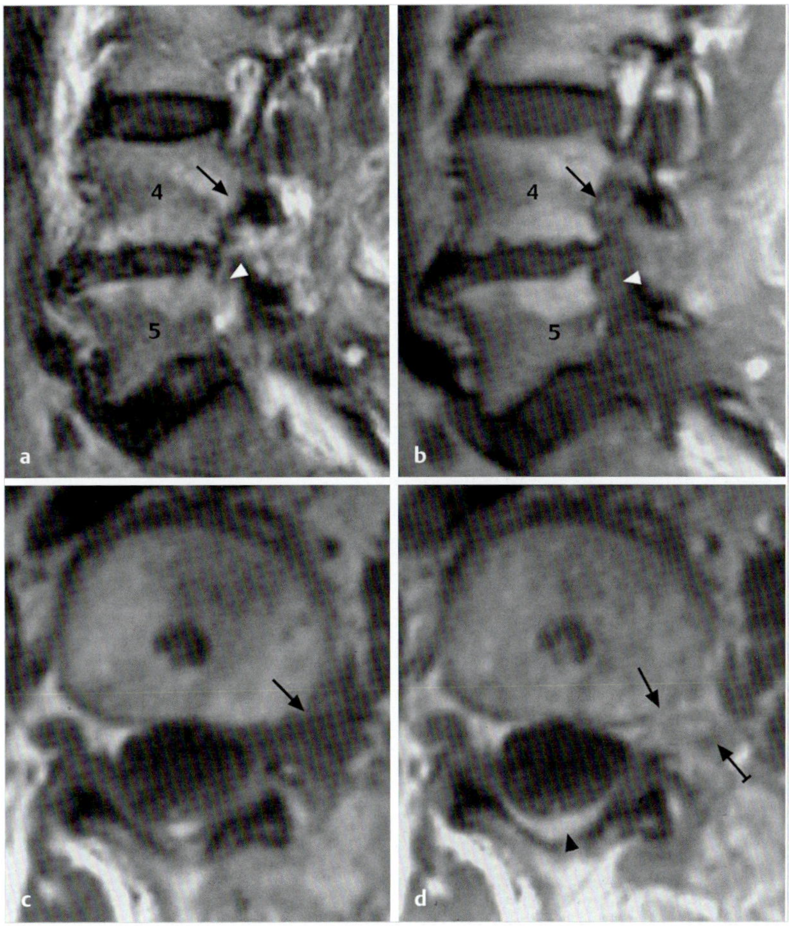

Abb. 11.75 Untersuchungssequenzen (aus Krämer/Köster 2001).
a T 2-TSE, sagittal links lateral.
b T 1-SE, sagittal links lateral.
c T 1-SE, transversal Grundplatte LWK4.
d T 1-SE, transversal Grundplatte LWK4, i. v. Gd-Injektion.

6. L 1/L 2, Protrusion, multisegmentale Degeneration mit Veränderungen Typ Modic II (▸ Abb. 11.76)

▸ **Klinik.** 60-jähriger Patient mit chronischen Rückenschmerzen seit 20 Jahren. Es kam immer wieder zu heftigen Kreuzschmerzattacken, zum Teil mit Ausstrahlung in die Beine. Die Schmerzen strahlten unterschiedlich mal zur Hinterseite, mal zur Vorderseite des Oberschenkels.

▸ **MRT.** Untersuchungssequenzen in ▸ Abb. 11.76.

▸ **Befund.** Deutlicher Signalverlust aller Bandscheiben mit unterschiedlichen Höhenminderungen und Bandscheibenprotrusionen. Im Segment L 1/L 2 deutliche Höhenminderung mit geringer Retrolisthesis und dorsalen Wirbelkörperosteophyten (▸ Abb. 11.76b, →). Umschriebene Deck- und Grundplattendegeneration Typ Modic II. Darüber hinaus breitflächige, lateral betonte Bandscheibenverlagerung mit deutlicher Einengung der beidseitigen Foramina intervertebralia bei erhaltener konkaver Begrenzung der Bandscheibenrückfläche (▸ Abb. 11.76c, →), keine Kompression des Durasackes.

▸ **Diagnose.** Alte, breitflächige, lateral betonte Protrusion L 1/L 2 bei multisegmentaler Bandscheibendegeneration.

▸ **Disposition.** Konservative Behandlung mit entlordisierenden Maßnahmen (Stufenlagerung, Flexionsorthese), epiduralen Injektionen sowie Facetteninfiltrationen.

▸ **Verlauf.** Unter konservativer Behandlung nur mäßige Besserung.

▸ **Kommentar.** Die Bandscheibendegeneration betrifft fast alle Etagen der LWS, besonders betroffen ist das Segment L 1/L 2 mit Protrusion des Anulus fibrosus. Ein Prolaps liegt in diesem Bereich nicht vor. Eine operative Dekompression kommt wegen der nicht zu lokalisierenden Symptomatik nicht infrage. Weiterhin konservative Behandlung. Mit einer Spontanbesserung der Beschwerden im Laufe der nächsten Jahre ist zu rechnen.

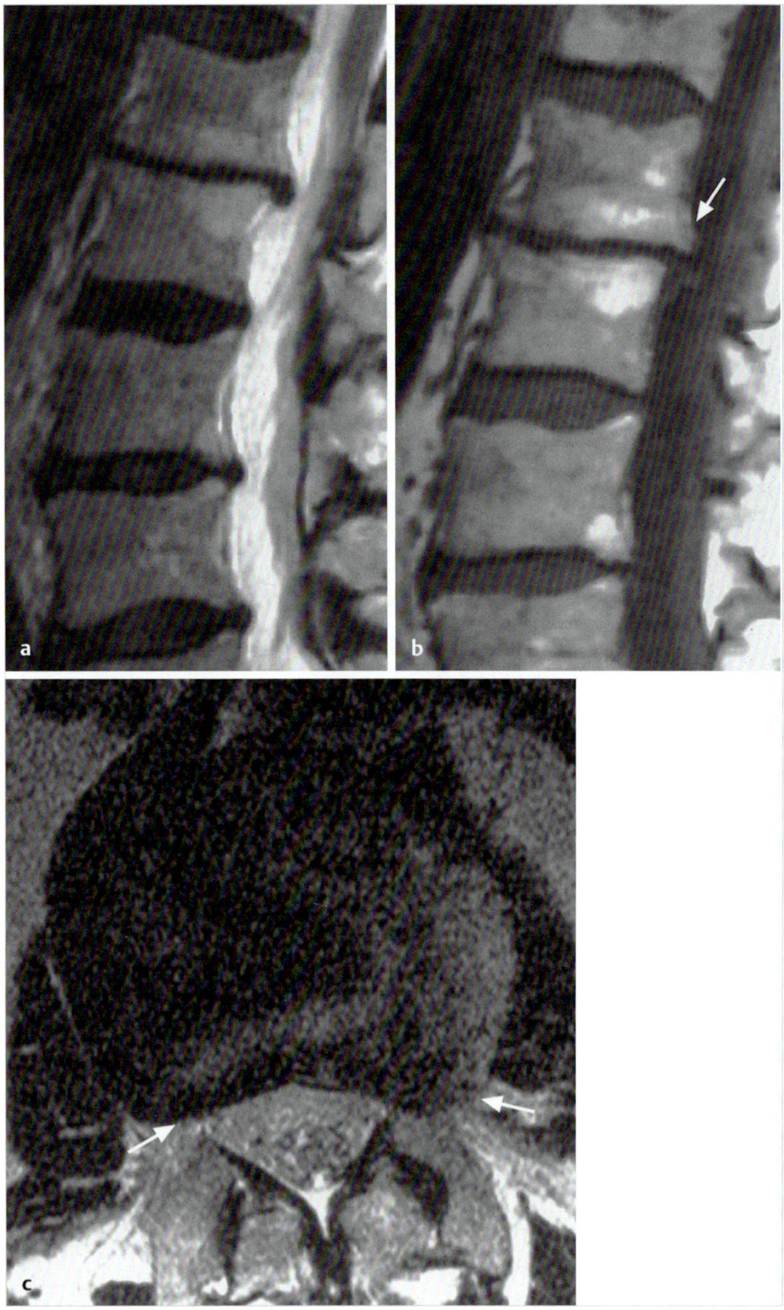

Abb. 11.76 Untersuchungssequenzen (aus Krämer/Köster 2001).
a T2-TSE, sagittal median.
b T1-SE, sagittal median.
c T2-TSE, transversal L1/2.

Zusammenfassung: MRT

Das Magnetresonanztomogramm stellt ein nichtinvasives, röntgenstrahlenfreies, bildgebendes Verfahren zur Diagnostik degenerativer Veränderungen an der Wirbelsäule dar. Multiplanare Darstellung und Weichteildifferenzierung ersetzen die bisher üblichen invasiven bildgebenden Verfahren wie Diskographie und Myelographie: „Alles-in-einem"-Bildgebung (all in one imaging).

Die genaue Lokalisation schmerzauslösender pathologisch-anatomischer Veränderungen ermöglicht eine gezielte Injektionstechnik in der Schmerztherapie und ein Auffinden des pathologischen Befundes bei der mikrochirurgischen Operationstechnik über einen schmalen Zugang. Der Befund im MRT hat nur im Zusammenhang mit entsprechenden Symptomen eine klinische Relevanz.

Fazit

Das MRT ist nach dem WIRKE-Prinzip (s. Kap. 1) eine nichtinvasive, risikolose, aber kostspielige Untersuchung bei hoher Effektivität (Aussagekraft).

11.7 Klinische Syndrome

11.7.1 Klassifikation der Lumbalsyndrome

Die Klassifikation von Lumbalsyndromen (▶ Tab. 11.3) sieht eine Dreiteilung in einfache Kreuzschmerzen, Kreuz-Bein-Schmerzen und alarmierende Wirbelsäulensyndrome vor (Arzneimittelkommission 2006, Nachemson u. Jonsson 2000, Waddell 2004). Diese Einteilung entspricht weitgehend dem Konzept des Arbeitskreises, jetzt Sektion „Wirbelsäule" der DGOOC mit der Unterteilung in ein lokales Lumbalsyndrom, ein lumbales Wurzelsyndrom und die differenzialdiagnostische Abgrenzung von alarmierenden Symptomen (Krämer 2004).

Diese Aufgliederung entspricht den Einteilungen in den folgenden Kapiteln in:
- lokales Lumbalsyndrom,
- lumbales Wurzelsyndrom und
- Differenzialdiagnose bei Kreuzschmerzen mit Aufführung gravierender vertebraler und nichtvertebraler Kreuzschmerzursachen.

Über die Verteilung auf einfache und komplizierte Kreuzschmerzen, Kreuz-Bein-Schmerzen sowie alarmierende WS-Symptomen liegen keine genauen Zahlen vor. Die Schätzung von Waddell (2004) mit 93 % Kreuzschmerzen, 5 % Kreuz-/Beinschmerzen und 2 % alarmierenden Symptomen entspricht den übrigen Angaben in der Literatur: Bogduk (2000), Casser (2001), Nachemson (2004). Unspezifische Kreuzschmerzen sollten nicht gleichwertig beurteilt werden. Die Behandlungsergebnisse können durch Unterteilung der Schmerzsyndrome in Untergruppen und dadurch syndrombezogene Therapieansätze verbessert werden (Brennan 2006).

11.7.2 Lokales Lumbalsyndrom, Kreuzschmerzen

Definition

Unter einem lokalen Lumbalsyndrom versteht man alle klinischen Erscheinungen, welche direkt oder indirekt von degenerativen und funktionellen Störungen lumbaler Bewegungssegmente ausgehen und in ihrer Symptomatik auf die Lumbalregion beschränkt bleiben.

Hinsichtlich Ätiologie, Pathogenese und Klinik ergeben sich zahlreiche Parallelen zum lokalen Zervikalsyndrom. Vom akuten Hexenschussanfall, der plötzlich einsetzt und ebenso rasch wieder verschwindet, bis zu chronisch-rezidivierenden Kreuzschmerzen gibt es beim lokalen Lumbalsyndrom alle Übergänge. Diese Zustände unter dem Begriff Lumbago zusammenzufassen wäre terminologisch ungenau, denn die Lumbago stellt nur eine der möglichen Erscheinungsformen des lokalen Lumbalsyndromes dar.

Tab. 11.3 Klassifikation der Lumbalsyndrome.

Kreuzschmerz (lokales Lumbalsyndrom)		Kreuz-Bein-Schmerz (lumbales Wurzelsyndrom)		Alarmierende WS-Symptome (rote Flagge)	
einfach	**kompliziert**	**einfach**	**kompliziert**		
mechanisch ausgelöst	gelbe Flagge	mechanisch ausgelöst	gelbe Flagge	neurologisch	Kaudasyndrom gravierende Paresen weitere neurologische Symptome
bewegungsabhängig	anhaltende Flexionssperre	bewegungsabhängig	Parästhesien und leichte Paresen	Anamnese	Tumor Trauma Steroide u. ä. Krankheitsgefühl Gewichtsverlust positionsabhängiger Dauerschmerz
kurz dauernd	länger anhaltend	Ausstrahlung in Gesäß und Oberschenkel kurz dauernd	Reflexdifferenzen	Befund	bildgebende Destruktion Labor auffällig Fieber
20–60 Jahre	Deformitäten		Ausstrahlung in Unterschenkel und Fuß länger anhaltend		
	< 20 Jahre > 60 Jahre				

Beim lokalen Lumbalsyndrom handelt es sich um Beschwerdebilder, die durch positionsabhängige Kreuzschmerzen, Verspannungen der lumbalen Rückenstreckmuskeln und Bewegungseinschränkung der LWS charakterisiert sind. Segmentale Ausstrahlungen in die unteren Extremitäten fehlen. Ausgangspunkt der Beschwerden sind degenerative Veränderungen der unteren lumbalen Bewegungssegmente mit mechanischer Irritation des hinteren Längsbandes, der Wirbelgelenkkapseln und des Wirbelperiostes. Es sind vorwiegend sensible Fasern des R. meningeus und des R. dorsalis des Spinalnervs betroffen. Die reflektorische Anspannung der Rückenstreckmuskeln wird als unangenehm und schmerzhaft empfunden. Diese Muskeln werden von den Rr. dorsales den lumbosakralen Spinalnerven versorgt. Eine genaue segmentale Zuordnung der Schmerzareale, wie bei der Reizung des R. ventralis mit Ischialgie, ist bei den dorsalen Nervenästen nicht möglich.

M!

Leitsymptome beim lokalen Lumbalsyndrom

- positionsabhängige Kreuzschmerzen
- Verspannungen der lumbalen Rückenstreckmuskeln
- schmerzhafte Bewegungseinschränkung der LWS
- Klopf- und Rüttelschmerz der lumbalen Dornfortsätze

Unter den bandscheibenbedingten Beschwerden der ganzen Wirbelsäule sind die lokalen Lumbalsyndrome weitaus am häufigsten. Sie übertreffen in ihrer Frequenz noch die lokalen Zervikalsyndrome.

Bei leichteren Formen des lokalen Lumbalsyndromes, dem sog. einfachen Kreuzschmerz, nehmen nur wenige Patienten ärztliche Hilfe in Anspruch, weil die Beschwerden innerhalb kurzer Zeit von selbst verschwinden und auf bewährte Hausmittel wie Wärmeanwendungen aller Art sowie geeignete Lagerung gut ansprechen. Nur wenn die Beschwerden sehr stark sind, länger als gewöhnlich anhalten oder wiederholt und in immer kürzeren Abständen auftreten, fühlen sich die Patienten beunruhigt und suchen den Arzt auf.

► **Einteilung.** Je nach Betonung der einzelnen Leitsymptome unterscheidet man beim lokalen Lumbalsyndrom akute und chronische Zustandsbilder. Für den therapeutischen Ansatz ist es wichtig zu wissen, ob man es mit einer diskogenen Lumbago oder mit chronischen arthroligamentären Kreuzschmerzen zu tun hat. Die wichtigsten diagnostischen Hinweise ergeben sich wie bei allen bandscheibenbedingten Erkrankungen aus der Anamnese.

11.7.3 Lumbago, diskogener Kreuzschmerz

Definition

Die Lumbago (Hexenschuss) stellt eine akute Form des lokalen Lumbalsyndroms dar. Alle Leitsymptome des lokalen Lumbalsyndromes sind akzentuiert und setzen plötzlich ein.

In der Anamnese dominieren unvorhergesehene Belastungen der Wirbelsäule wie **Bücken** und Heben; außerdem werden häufig Kälte- und Nässeeinwirkungen angegeben. Der meistens blitzartig einschießende Kreuzschmerz führt sofort zur Bewegungssperre der LWS, die in einer charakteristischen Fehlhaltung erstarrt. Um die Bewegungssperre als Entlastungshaltung aufrechtzuerhalten, kommt es reflektorisch zur starken Anspannung der lumbalen Rückenstreckmuskeln.

Aktive oder passive Bewegungsversuche aus der fixierten Fehlhaltung heraus sind mit heftigen Schmerzen verbunden. Der Patient vermeidet ängstlich jede Bewegung und berichtet auch über eine Schmerzverstärkung beim Husten, Niesen und Pressen.

Als Ursache für die Lumbago kommen in erster Linie **intradiskale Massenverschiebungen** mit Irritation des hinteren Längsbandes in Betracht (s. ► Abb. 11.28a).

Die **Hauptschmerzzone** findet sich in der unteren Lumbalregion und über dem Kreuzbein, entweder in der Mitte oder etwas seitlich davon. Auch diffuse Schmerzausbreitungen auf vegetativer Basis nach ventral oder kranial kommen vor. *Pseudoradikuläre Ausstrahlungen* in die Oberschenkelmuskulatur sind möglich (s. ► Abb. 8.5). Neben der plötzlich mit irgendeiner Bewegung einsetzenden Lumbago gibt es – wenn auch seltener – eine allmählich sich steigernde Form, bei der das Vollbild erst nach mehreren Stunden entsteht.

Bei der klinischen Untersuchung imponieren Fehlhaltung und Bewegungssperre der LWS (► Abb. 11.77).

Eine Rumpfbeugung ist nicht möglich und wird – wenn überhaupt – nur in den Hüftgelenken bei völliger Steifhaltung der LWS ausgeführt. Der Patient kann sich nur mit einer charakteristischen Seitrollbewegung vom Untersuchungstisch wieder in die aufrechte Haltung begeben. Drehpunkt ist das Gesäß.

Die Dornfortsätze der unteren LWS erweisen sich bei der Palpation als druck- und klopfempfindlich. Das Anheben des gestreckten Beines in Rückenlage ist mit einer Verstärkung der Kreuzschmerzen verbunden. Neurologische Symptome fehlen.

Die *Fehlhaltung* kann, je nach Sitz der Läsionen, in einer fixierten Streckstellung als Schonkyphose mit Seitneigung nach rechts oder links bestehen. Diese Fehlhaltung ist auch einziges röntgenologisches Symptom. Unter Entlastung, d. h. im Liegen mit leicht angewinkelten Hüft-

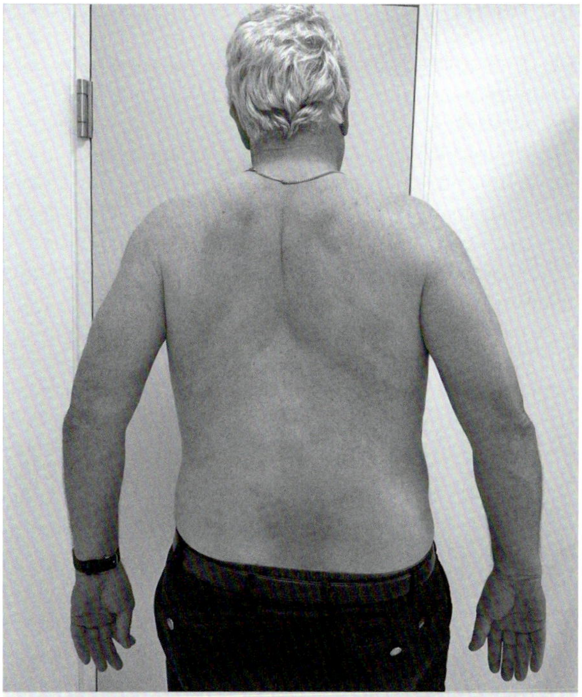

Abb. 11.77 Typische Fehlhaltung bei Lumbago. Leichte Rumpfvorneigung (Schonkyphose). Bewegungssperre der Lendenwirbelsäule, starke Anspannung der Rückenstreckmuskeln.

und Kniegelenken, sind die meisten Patienten schmerzfrei; auch die Fehlhaltung verschwindet.

Von einer Lumbago sind in der Regel **jüngere Patienten** betroffen, weil bei ihnen am ehesten die Voraussetzungen für ein intradiskales Derangement gegeben sind.

Anfänglich dauern die Schmerzattacken nur kurz und zeigen eine *spontane Rückbildungstendenz*. Der weitere **Verlauf** ist nicht voraussehbar. Hexenschussanfälle in der Jugend und im mittleren Lebensalter können einziges klinisches Symptom der Bandscheibendegeneration bleiben. Häufig stehen sie jedoch am Beginn eines chronisch-rezidivierenden lumbalen Bandscheibensyndromes, das sich im weiteren Verlauf mit immer wieder auftretenden Kreuz- und Ischiasschmerzen äußert.

11.7.4 Arthroligamentärer Kreuzschmerz

► **Charakteristik und Ätiologie.** Lang anhaltende, immer wieder auftretende Kreuzschmerzen stellen die chronische Form des lokalen Lumbalsyndroms dar. Die Leitsymptome des lokalen Lumbalsyndroms sind oft nur gering ausgeprägt, setzen allmählich ein und klingen ebenso langsam wieder ab. Arthroligamentäre Kreuzschmerzen lassen sich bei den betroffenen Patienten durch bestimmte Haltungen, wie z. B. längeres Sitzen und Stehen, aber auch durch längeres Liegen, regelmäßig auslösen und durch Positionsänderungen wieder beseitigen. Eine Lumbago hingegen tritt anfallsweise auf und lässt sich weder provozieren noch durch Haltungsänderung beseitigen. Als Ursache für diese chronisch-rezidivierenden Kreuzschmerzen kommen in erster Linie Elastizitäts- und Volumenänderungen der lumbalen Bandscheiben mit ihren sekundären Rückwirkungen auf Wirbelgelenke, Bänder und Muskeln in Betracht. Da diese Erscheinungen an ein fortgeschritteneres Stadium der Bandscheibendegeneration gebunden sind, stellen sich chronische Kreuzschmerzen im Allgemeinen erst nach dem 35.–40. Lebensjahr ein. Je nach Körperhaltung spricht man von Belastungs- oder Entlastungskreuzschmerz bzw. je nach Einstellung der LWS vom Lumbalkyphose- oder Hyperlordosekreuzschmerz (Facettensyndrom).

11.7.5 Facettensyndrom

Definition

Unter Facettensyndromversteht man vorwiegend von den lumbalen Wirbelgelenken (Facetten) ausgehende Kreuzschmerzen, welche in die Beine ausstrahlen können – ohne segmentale Zuordnung.

Von den Wirbelgelenken ausgehende Beschwerden wurden eingehend schon 1936 von Lange in seiner Monographie „Die Wirbelgelenke" dargestellt (Lange 1936). Das Krankheitsbild beschrieb man vor allem im deutschsprachigen Raum lange Zeit als Spondylarthrose, bis Mooney u. Robertson (1976) den Begriff Facettensyndrom prägten, der auch international allgemein verwendet wird (Schwarzer et al. 1994, 1995, Bogduk 2000, Herkowicz 2004, Jerosch u. Steinleitner 2005). Neuroanatomische Untersuchungen stammen von Kiessling (1993) und Murata u. Mitarb. 2000.

Die meisten Facettensyndrome sind belastungsabhängig und treten gewöhnlich im Laufe des Tages auf. Bei Horizontallagerung mit leicht angewinkelten Hüft- und Kniegelenken verschwinden sie wieder (Helbig u. Lee 1988). Eine beschwerdeauslösende Hyperlordose der LWS stellt sich bei vielen Menschen durch Haltungsschwäche im Stehen schon innerhalb kurzer Zeit ein. Dabei werden die Wirbelgelenke überbelastet; außerdem tritt eine relative Raumenge im lumbalen Wirbelkanal und in den Zwischenwirbellöchern ein. Die Kreuzschmerzen gehen unter Umständen sogar mit radikulären Symptomen einher (s. ► Abb. 11.40). Der Hyperlordosekreuzschmerz tritt nach längerem Gehen und Stehen auf, vor allem wenn *hohe Absätze* getragen werden, die indirekt eine *Beckenvorkippung* und Hyperlordosierung der LWS bewirken. Zur Verstärkung der Lendenlordose mit der Möglichkeit der Entstehung von Hyperlordosekreuzschmerzen kommt es auch beim *Bergabgehen* und bei Tätigkeiten, die eine *Rückneigung des Rumpfes* erfordern, wie z B. Wäscheaufhängen, Betrachten von Bildern und allen Überkopfarbeiten.

Andere Belastungsschmerzen kommen durch eine allmähliche Höhenminderung des Zwischenwirbelabschnittes sowie durch Ermüdungserscheinungen der Rumpfmuskeln im Laufe des Tages zustande. Mit der Volumenabnahme tritt auch ein Elastizitätsverlust der Bandscheiben ein. Die übrigen Bestandteile der lumbalen Bewegungssegmente, vor allem der Wirbelgelenke und Bänder, werden über- oder fehlbeansprucht und sind Ausgangspunkt von Schmerzen, die vom R. meningeus des Spinalnervs vermittelt werden.

Die von den lumbalen Wirbelgelenken als Facettensyndrom ausgehenden Beschwerden sind Kreuzschmerzen mit Ausstrahlung in Gesäß, Leisten, Unterbauch, Oberschenkel und gelegentlich ins Skrotum. Die Schmerzen werden als diffus und großflächig bezeichnet und mit der flachen aufgelegten Hand demonstriert, im Gegensatz zu Patienten mit radikulären Syndromen, die das betroffene Dermatom umschrieben mit einem Finger zeigen können. Bei der Untersuchung zeigt sich ein Rüttel- und Klopfschmerz über den betroffenen Segmenten. Da nicht alle Wirbelgelenke gleichsam betroffen sind, ist bei der Diagnostik eine segmentale Untersuchung erforderlich, um die Lendenwirbelsäule auf Rotation, Kyphosierung und Lordosierungsempfindlichkeit zu prüfen (▸ Abb. 11.78).

Kreuz-/Darmbeinfugen, ISG-Syndrom

Die Kreuz-/Darmbeinfugen oder Iliosakralgelenke (ISG) sind funktionell und neuroanatomisch als unterste Facetten anzusehen.

Kiessling (1993) hat bei seinen neuroanatomischen Untersuchungen an Kreuz-/Darmbeingelenken das gleiche Innervationsmuster wie bei den lumbalen Wirbelgelenken nachweisen können. Spontan- und Druckschmerzen finden sich weiterhin am Beckenkamm, am Trochanter major und in der Leiste über dem Iliopsoasansatz.

Als spezielle Untersuchung der Kreuz-/Darmbeinfuge gilt die Palpation der Spina iliaca posterior in Bewegung beim sog. **Vorlaufphänomen**. Im Normalfall stehen die Darmbeinstacheln am Ende der Rumpfbeuge ebenso wie bei Beginn der Bewegung in gleicher Höhe. Einseitiger Hochstand eines Darmbeinstachels am Ende der Rumpfbeuge wird als pathologisch angesehen (▸ Abb. 11.79).

Diagnostisch hinweisend ist eine passive Lordosetorsionsbewegung der LWS durch maximale Abduktion und Außenrotation der Hüfte beim sog. Viererzeichen (▸ Abb. 11.80). Dabei werden die typischen Kreuzbein- und Beinschmerzen ausgelöst. Beweisend für ein Facettensyndrom sind Schmerzauslöschung bzw. -reduzierung durch Injektion eines Lokalanästhetikums in die betroffene Wirbelgelenkkapsel (s. Facetteninfiltration, Kap. Lumbale Facetteninfiltration).

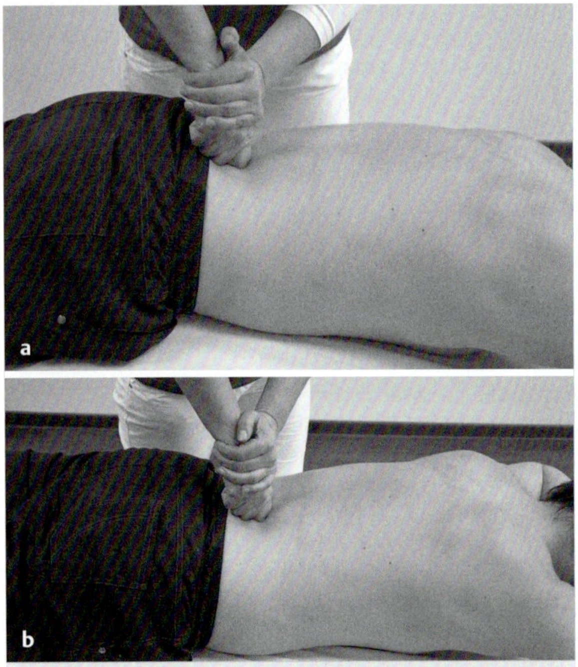

Abb. 11.78 Untersuchung der Lendenwirbelsäule.
- **a** Aufsuchen eines segmentalen Irritationspunktes an der LWS auf Kyphosierungsempfindlichkeit.
- **b** Funktionelle segmentale Irritationsprüfung an der LWS mit Prüfung der Lordosierungsempfindlichkeit.

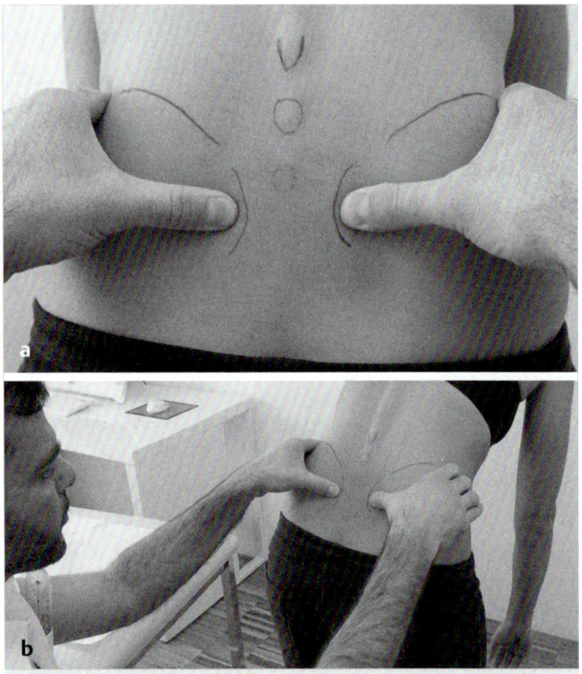

Abb. 11.79 a u. b Palpation der Kreuz-/Darmbeinfugen in Bewegung mit Vorlaufphänomen.

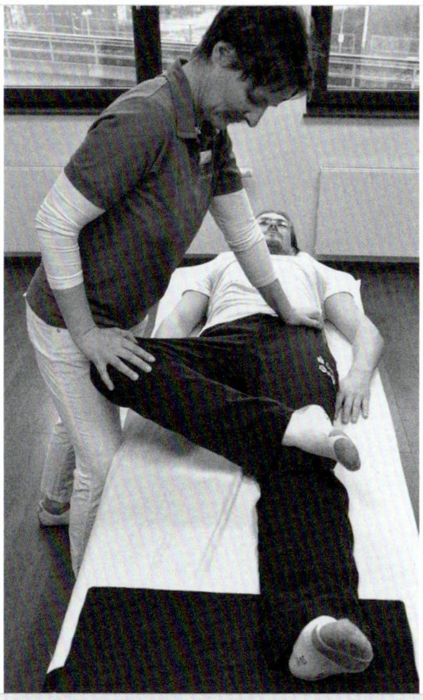

Abb. 11.80 Viererzeichen beim lumbalen Facettensyndrom. Die Beine zeigen so die Figur einer arabischen Vier. Durch Herunterdrücken des gebeugten Kniegelenkes wird die LWS lordosiert und torquiert. Wirbelgelenkschmerzen intensivieren sich oder werden bei einem Kapselreizzustand ausgelöst.

Facettensyndrom und ISG-Syndrom mit belastungsabhängigen Kreuzschmerzen zeigen einen wechselhaften **Verlauf**. Frequenz und Intensität sind einmal von der körperlichen Beanspruchung und Haltung abhängig: Bei regelmäßigem Wechsel zwischen Sitzen, Stehen und Liegen mit abgerundeten Bewegungsabläufen treten die wenigsten Beschwerden auf. Auf der anderen Seite sorgen bislang noch wenig bekannte biochemisch-biomechanische Involutionsvorgänge im Bandscheibengewebe für ein scheinbar überraschendes Auftreten und Abklingen der Beschwerden, weil jedes Mal auch eine Stellungsänderung der Wirbelgelenke damit verbunden ist.

Rückenschmerzen im Liegen

Während der Belastungsschmerz bei vertikaler Beanspruchung der Wirbelsäule entsteht und unter Horizontallagerung wieder verschwindet, ist es bei dem Entlastungskreuzschmerz umgekehrt. Viele Bandscheibenpatienten bekommen ihre Kreuzschmerzen, wenn sie längere Zeit gelegen haben, also meistens in den **frühen Morgenstunden**. Unmittelbar nach dem Aufstehen, das sich sehr mühsam gestaltet, erreichen die Beschwerden ihren Höhepunkt. Es entsteht ein lumbagoähnliches Bild mit Fehlhaltung, erheblicher schmerzhafter Bewegungseinschränkung der LWS nach allen Seiten und Lumbalspasmus. Die Patienten müssen groteske Verrenkungen vornehmen, um sich Schuhe und Strümpfe anziehen zu können. Die Schmerzintensivierung durch Husten, Niesen und Pressen ist beim Entlastungskreuzschmerz besonders ausgeprägt.

Im Gegensatz zu einer echten Lumbago verschwinden Schmerzen und Bewegungseinschränkungen innerhalb einer halben Stunde, sodass sich die Patienten *tagsüber wieder völlig normal* bewegen können. In der Sprechstunde bekommt man deswegen derartige Zustände nicht zu sehen; man kann sie sich nur vom Patienten schildern lassen.

Ursache dieser Entlastungskreuzschmerzen ist ebenfalls die **Bandscheibenlockerung** mit Elastizitätsverlust der intervertebralen Bandverbindungen und abnormen Volumenschwankungen des Bandscheibengewebes selbst.

Zusatzinfo

Durch Nachlassen des Tonus der Haltemuskulatur im Liegen, besonders im Schlaf, geraten die einzelnen Bestandteile des Bewegungssegmentes in unphysiologische Stellungen zueinander. Dabei kommt es zu Irritationen, vor allem der Fasern des R. meningeus.

Eine weitere Möglichkeit für die Entstehung von Schmerzen in Horizontallage ist der unwillkürliche Wechsel von der rundrückigen Seitenlage in die flache Rücken- oder Bauchlage mit **Hyperlordosierung** der LWS, die in vielen Fällen beschwerdeauslösend wirkt. Bei erhöhtem intradiskalem onkotischem Druck (vermehrte Ansaugkraft des Bandscheibengewebes), wie er besonders bei Patienten mittleren Alters anzutreffen ist, und niedrigem Belastungsdruck (Horizontallagerung) kommt es außerdem zur **gesteigerten Flüssigkeitsaufnahme** in den Zwischenwirbelabschnitten.

Zusatzinfo

Die Bandscheiben sind nach längerem Liegen prall gefüllt und wölben sich gegen das schmerzempfindliche hintere Längsband vor, das sie unter Spannung setzen.

Mit der Erhöhung des hydrostatischen Druckes durch axiale Belastung der Wirbelsäule wird rasch ein Ausgleich geschaffen, sodass die Beschwerden wieder verschwinden.

Auf die unterschiedliche Kreuzschmerzgenese, sei es durch Be- und Entlastung bzw. Lumbalkyphose oder -hyperlordose, sind im Einzelfall auch die therapeutischen und prophylaktischen Maßnahmen auszurichten, besonders was die Lagerung anbetrifft.

11.7.6 Bildgebende Verfahren bei Kreuzschmerzen

Bei einfachen Kreuzschmerzen ist eine Übersichtsaufnahme der LWS nicht unbedingt erforderlich (Nachemson u. Jonsson 2000, Wadell 2004, Arzneimittelkommission 2006). Wadell (2004) erklärt, dass bei einfachen Kreuzschmerzen nur 1 % der angefertigten LWS-Übersichtsaufnahmen einen radiologischen Befund aufweisen, der die Beschwerden erklärt. Die Diagnose einfacher Kreuzschmerz setzt voraus, dass der Patient eingehend befragt und untersucht worden ist. Sobald die Beschwerden länger anhalten, eine dauerhafte Flexionssperre vorliegt und die klinische Untersuchung Anhaltspunkte für Deformitäten ergibt und erst recht, wenn alarmierende Symptome (**rote Flagge**) vorhanden sind, muss ein bildgebendes Verfahren – wenigstens eine Röntgenübersichtsaufnahme – zur weiteren Diagnostik eingesetzt werden. Nach Wadell (2004) erhöht sich der Aussagewert der Röntgenübersichtsaufnahme auf 34 %, wenn Dauerschmerzen angegeben wurden und die Blutsenkungsgeschwindigkeit mehr als 25 mm/h betrug. Auch bei Chronifizierungsfaktoren (**gelbe Flagge**) ist eine Röntgenübersichtsaufnahme der Lendenwirbelsäule zu empfehlen, schon um gegenüber dem Patienten und dem Versicherungsträger klarzustellen, dass kein gravierendes Leiden vorliegt.

Weiterführende bildgebende Verfahren wie MRT, CT, Diskographie und Szintigraphie sind nur bei speziellen Fragestellungen und therapieresistenten Kreuzschmerzen erforderlich, insbesondere, wenn andere Erkrankungen auszuschließen sind.

Zur Identifikation **anhaltender diskogener Kreuzschmerzen**, insbesondere bei differenzialdiagnostischen Erwägungen, stehen 2 Verfahren zur Verfügung:

- Diskographie,
- Magnetresonanztomographie.

11

Bei der Diskographie wird insbesondere Wert auf die Reproduktion der eigentlichen Schmerzen gelegt. Die Diskographie hat damit eine Sensibilität von 73 % und Spezifität von 89 % (Guyere u. Ohnmeiss 1995).

Weniger invasiv und noch dazu wesentlich aussagekräftiger, speziell im Hinblick auf die Differenzierung einer Spondylodiszitis, ist die Magnetresonanztomographie mit ihrem Bewertungsschema nach Modic (s. Kap. Modic-lassifikation).

► **Chronifizierung von Kreuzschmerzen (s. auch Kap. 8.11.2).** Chronifizierung bedeutet der Übergang vom einfachen zum komplizierten Kreuzschmerz. Die molekulare Grundlagenforschung liefert bisher keinen Hinweis auf einen klar definierbaren Zeitpunkt für den Übergang vom akuten zum chronischen Schmerz. Die Ergebnisse prospektiver Studien belegen eindrucksvoll, dass psychosoziale Mechanismen die Chronifizierung von Kreuzschmerzen besser vorhersagen können als biographische oder somatische Faktoren (Pfingsten u. Schöps 2004, Hildebrand, Müller, Pfingsten 2005). Die Risikofaktoren für die Chronifizierung von Kreuzschmerzen liegen zum großen Teil im psychischen Bereich. Liegen ein oder mehrere Risikofaktoren für die Chronifizierung vor (gelbe Flagge), muss der Arzt sensibilisiert sein.

M!

Risikofaktoren für das Auftreten chronischer Rückenschmerzen (gelbe Flagge)

- berufliche Unzufriedenheit
- geringe berufliche Qualifikation
- psychosoziale Überforderung
- emotionale Beeinträchtigung (Depression, Angst)
- passive Grundeinstellung
- inadäquate Krankheitsmodellvorstellungen
- operante Faktoren (Krankheitsgewinnaspekte), Rauchen
- geringe körperliche Kondition
- aktuelle Rückenschmerzen länger als 8 Tage
- neben Rückenschmerzen noch andere unklare Schmerzen

(nach: Arzneimittelkommission 2006, Krämer/Nentwig 1999; aus Rubenthaler et al. 2005)

Die wesentlichsten Faktoren zur Chronifizierung sind in einem Kurzfragebogen zur Einschätzung des Chronifizierungsrisikos bei Rückenschmerzen zusammengefasst (Neubauer u. Schiltenwolf 2002) und werden dem Patienten bereits im Wartezimmer zum Ausfüllen ausgehändigt. Anhand des Summenscores ergeben sich Hinweise auf ein mögliches Chronifizierungsrisiko. Es erfordert die Mitbehandlung psychologischer und sozialmedizinischer Komponenten der Schmerzentstehung von Anfang an, um der Schmerzchronifizierung nicht durch Nichtbeachtung dieser Risikofaktoren Vorschub zu leisten. Dies bedeutet die frühzeitige interdisziplinäre Zusammenarbeit mit Psychologen und Arbeitsmedizinern beim Vorliegen von Gelbe-Flagge-Risikofaktoren.

11.7.7 Differenzialdiagnose bei Kreuzschmerzen

Definition

Als Kreuz (Regio sacralis) bezeichnet man jenen Abschnitt des Rückens, der sich in Höhe des Kreuzbeines befindet. Er weist beim Menschen eine etwa kreuz- bzw. rautenförmige Mulde auf. Von den lumbalen Bewegungssegmenten ausgehende lokale Schmerzen erreichen hier ihr Maximum.

Merke

Die bei weitem häufigste Kreuzschmerzursache sind bandscheibenbedingte Erkrankungen der LWS.

Neben den Leitsymptomen des Lumbalsyndromes weist auch der positive Extensionstest (s. ▶ Abb. 11.96) auf die Bandscheibe als Kreuzschmerzursache hin.

Der Begriff Kreuzschmerz wird im medizinischen Sprachgebrauch auch vielfach für Beschwerden in höher und seitlich gelegenen Abschnitten des Rückens eingesetzt. Deswegen erstreckt sich die Differenzialdiagnose auf eine große Anzahl von Erkrankungen, die mit Schmerzen in diesen Regionen einhergehen.

Extravertebrale Kreuzschmerzursachen

Viele mit angeblichen Kreuzschmerzen einhergehende extravertebrale Erkrankungen, welche differenzialdiagnostisch in Erwägung zu ziehen sind, haben ihre Hauptschmerzzone nicht in der Regio sacralis, sondern in der näheren oder weiteren Umgebung. Dazu gehören neben gynäkologischen und urologischen Leiden auch einige innere Erkrankungen. Sie sind gewöhnlich mit Schmerzausstrahlungen und Begleiterscheinungen verbunden, die nicht zum Lumbalsyndrom passen.

Der **Kreuzschmerz der Frau**, auch als gynäkologischer Kreuzschmerz bezeichnet, dem Martius (1944) noch eine umfangreiche Monographie widmete, hat in den letzten Jahrzehnten erheblich an Bedeutung verloren, seitdem man weiß, dass es sich in den meisten Fällen um Beschwerden handelt, die ihren Ursprung in den lumbalen Bewegungssegmenten haben.

Zusatzinfo

46 % aller Schwangeren haben Kreuzschmerzen.

Die Kreuzschmerzen während der Schwangerschaft gehen nicht von den inneren Beckenorganen, sondern von gelockerten Bändern der Kreuz-Lenden-Region aus. Die Änderung der hormonellen Situation mit Beckenring- und Bandscheibenlockerung bei Einnahme von Antikonzeptiva ist auch für Kreuzschmerzen verantwortlich zu machen. In der 2. Hälfte der Schwangerschaft kommen durch die Vorderlastigkeit des Rumpfes noch statische Veränderungen mit Hyperlordosierung der LWS und Beckenkippung hinzu. Nur 1 % der Schwangeren haben eine Ischialgie (Ostgaarg u. Andersson1991).

Merke

Als eigentliche gynäkologische Kreuzschmerzursachen kommen z. B. raumfordernde Prozesse der weiblichen Beckenorgane wie Ovarialzysten, Uterus myomatosus oder maligne Tumoren infrage.

Die dabei auftretenden Kreuz- und Rückenschmerzen sind diffus und werden von den Frauen mit der flachen Hand über eine breite Schmerzzone angedeutet (Martius 1944), während lokale bandscheibenbedingte Schmerzen eher punktuell über dem betroffenen Bewegungssegment auftreten.

Durch gezielte Vorsorgeuntersuchungen werden die meisten Erkrankungen dieser Art heute früh entdeckt, noch bevor sie das Ausmaß erreichen, um Kreuzschmerzen zu verursachen.

Merke

Endometriose und Lageveränderungen des Uterus werden als Kreuzschmerzursache überbewertet.

Man muss daran denken, wenn die Beschwerden *zyklusabhängig* auftreten. Pfau (1968) weist darauf hin, dass *Deszensus* und Prolaps der Vaginalwände und des Uterus mit Kreuzschmerzen einhergehen können. Typisch für die Veränderungen sind die Zunahme der Beschwerden im Verlauf der Tagesarbeit und das Verschwinden in Ruhe sowie nach Applikation eines Pessars. Insgesamt gesehen ist die Häufigkeit gynäkologischer Kreuzschmerzursachen unter der großen Anzahl von Patientinnen mit Kreuzschmerzen sehr gering, sodass der gynäkologischen Exploration bei derartigen Beschwerdeangaben nur noch Ausschlusscharakter zukommt.

Schmerzen bei **urologischen Erkrankungen** sind selten allein auf die Regio sacralis beschränkt. *Nieren- und Harnleitererkrankungen* (Steine, Tumoren, Entzündungen) gehen meistens mit einem Spontanklopfschmerz in der seitlichen Lendenregion einher. Außerdem haben die Schmerzen in der Regel kolikartigen Charakter, was bei bandscheibenbedingten Beschwerden nie der Fall ist. Erkrankungen der Harnblase (solides Karzinom mit ein- und beidseitiger Harnstauung, infiltratives Tumorwachstum) und der männlichen Genitalorgane können ebenfalls Kreuzschmerzen verursachen. Unklare Kreuzschmerzen mit Verdacht auf eine Erkrankung der ableitenden Harnwege sollten immer Anlass zur weiterführenden Diagnostik geben (Ausscheidungsurogramm, Sonogramm). *Tumoren* des Retroperitonealraumes und des Beckens können sowohl Lumbago- als auch Ischiassymptome hervorrufen. Diese haben dann aber anhaltenden Charakter und sind durch Haltungsänderungen nur wenig zu beeinflussen.

Tab. 11.4 Differenzialdiagnose bei Kreuzschmerzen.

	Ursache	Schmerz auf die Kreuzregion beschränkt	Kann mit Ischialgie einhergehen	Positionsabhängigkeit	Bewegungseinschränkung der LWS	Muskelverspannung	Extensionstest	Diagnosesicherung (Erstmaßnahmen)
Vertebral	Bandscheibendegeneration	++	+++	+++	+++	+++	+++	Röntgen, CT, MRT
	Spondylolisthesis	++	+++	+++	+++	+++	+	Röntgen
	Spondylitis	+++	+	–	+++	+++	+	CT, MRT, Labor
	Tumor (Metastase)	+++	+	–	+++	+++	+	CT, MRT, Labor, Szintigramm
	Morbus Bechterew	+	–	+	+++	++	–	Röntgen, Labor
	Morbus Baastrup	+++	–	+++	+	+	+++	Lokalanästhesie, Röntgen
	Muskelinsuffizienz	+	–	+++	–	++	–	Lok. Injektion
	Osteoporose		–	–	+++	+++	–	Röntgen
	Fraktur		+	+	+++	+++	+	Röntgen
	Kokzygodynie	+++	–	+++	–	–	–	Lokalanästhesie
Extravertebral	gynäkologische Ursache	– –	+	+	–	–	–	Labor, gynäkologische Untersuchung, Sonogramm
	urologische Ursache	+	+	–	–	–	–	Labor, Sonogramm
	Darm, Magen, Pankreas, Galle	+	–	–	–	–	–	Labor, Sonogramm, Endoskopie

Auch einige **innere Krankheiten** können mit Schmerzen im Bereich der Wirbelsäulengegend einhergehen. Dazu zählen u. a. *Magen-, Gallen- und Pankreaserkrankungen*. Es handelt sich gerade bei diesen Erkrankungen nicht so sehr um Kreuz-, sondern eher um Rückenbeschwerden mit Schmerzfeldern (sog. Head-Zonen), vorwiegend im thorakolumbalen Übergang (▶ Tab. 11.4).

11

Vertebrale Kreuzschmerzursachen

Unter den vertebralen Kreuzschmerzursachen stehen die degenerativen Erkrankungen der lumbalen Bewegungssegmente bei weitem an erster Stelle. Zu ihnen muss man auch Sekundärerscheinungen wie das Aneinanderreiben der Dornfortsätze (**Morbus Baastrup**) und Muskelinsuffizienzerscheinungen rechnen, die jeweils Schmerzen in der Kreuzregion verursachen. Schmerzhafte **Rückenmuskelinsuffizienzerscheinungen** finden sich bei allen statischen Formabweichungen der Wirbelsäule in der Frontal- und Sagittalebene, aber auch bei schlechter Haltung und Beckenfehlstellungen. Neben dem Lumbalsyndrom kommen noch viele andere Veränderungen in der Lumbosakralregion als Kreuzschmerzursache infrage. Einige können auch zusätzliche Ischialgien hervorrufen.

▶ **Spondylolysen und -olisthesen.** Völlig beschwerdefrei können Spondylolysen und -olisthesen verlaufen, aber auch Ursache hartnäckiger Kreuz- und Ischiasbeschwerden sein. Diese sind in ihrer Symptomatik kaum von bandscheibenbedingten Beschwerden zu unterscheiden. Häufig liegt auch zusätzlich eine Lockerung einer lumbalen Bandscheibe oder ein Prolaps vor. Einen gewissen diagnostischen Hinweis erhält man unter Umständen bei der klinischen Untersuchung durch den vorspringenden, gelegentlich etwas lockeren, druckempfindlichen Dornfortsatz des Gleitwirbels. Die Diagnose wird schließlich am Röntgenbild gestellt. In Zweifelsfällen sollte man Schrägaufnahmen oder ein Tomogramm anfertigen, um den Spalt in der Interartikularportion deutlicher darzustellen. Unter den **übrigen Missbildungen** und Entwicklungsstörungen können *Spinalkanalstenosen* und *asymmetrisch verankerte Übergangswirbel* statische Kreuzschmerzen hervorrufen.

Wichtig erscheint es auch in diesem Zusammenhang, darauf hinzuweisen, dass es einige röntgenologisch eindrucksvolle Befunde in der Lumbosakralregion gibt, die keine Kreuzschmerzen verursachen. Dazu zählen u. a. symmetrische Übergangswirbel, unvollständige Bogenschlüsse (Spina bifida occulta), Blockwirbel und Schmorl-

Impressionen. Sollten trotzdem Beschwerden bestehen, so ist nach anderen Schmerzursachen zu fahnden.

Eine spezifische oder unspezifische **Spondylitis** im Lumbosakralbereich geht mit starken Kreuzschmerzen, manchmal auch mit radikulären Wurzelreizerscheinungen einher. Entscheidende Hinweise ergeben sich aus der erhöhten BKS und dem Röntgenbild. Die Diagnosesicherung erfolgt dann durch Schichtaufnahmen, weitere Laboruntersuchungen und evtl. eine Probepunktion. In der a.-p. Röntgenaufnahme der LWS ist auf eine *Verbreiterung des Psoasschattens* (Abszess) zu achten, der sich auch im CT und MRT darstellt. Tumoren an der Wirbelsäule können sowohl vom Wirbel selbst als auch – seltener – vom Inhalt des Wirbelkanales ausgehen. Die im Rückenmark und seinen Hüllen entstehenden Tumoren kommen nur ausnahmsweise als Ursache von isolierten Kreuzschmerzen infrage, da sie in der Regel mit neurologischen Ausfällen einhergehen. Nur selten sind bei *Ependymomen* und *Spongioblastomen* derKauda sowie Neurinomen lokale Kreuzschmerzen beobachtet worden. Manche dieser Fälle sind aus der Röntgenübersichtsaufnahme zu diagnostizieren, wenn eine Verbreiterung des Bogenwurzelabstandes auf den raumbeengenden Prozess im Wirbelkanal oder eine *Erweiterung des Zwischenwirbelloches* auf ein hier liegendes Neurinom hinweist.

Unter den vom Wirbel selbst ausgehenden Tumoren ist das Plasmozytom bedeutungsvoll. Es kann solitär auftreten und z. B. nur einen Wirbel befallen. Typische Krankheitszeichen sind starke BKS-Erhöhung, Auftreten von Paraglobulinen in der Elektrophorese und im Urin. Bei Kreuzschmerzen älterer Patienten muss man immer *Metastasen* ausschließen. Die Beschwerden sind durch ihren anhaltenden Charakter gekennzeichnet. Infrage kommen in erster Linie Absiedlungen beim Prostata-, Mamma-, Nieren-, Schilddrüsen- oder Bronchialkarzinom. Das Szintigramm hilft hier weiter. Wenn bei starken Kreuzschmerzen älterer Patienten ein Tumorgeschehen mit Sicherheit ausgeschlossen ist, kommt noch vor den bandscheibenbedingten Erkrankungen die **Osteoporose** als Schmerzursache in Betracht. Hier finden sich diffuse Schmerzen und Bewegungsbehinderungen auch in anderen Wirbelsäulenabschnitten. Neben der vermehrten Strahlendurchlässigkeit und Knochenrarefizierung im Röntgenbild, die allerdings erst in fortgeschrittenen Stadien zu erkennen sind, gibt es kein spezifisches Diagnostikum für die Osteoporose. Häufig wird ein akuter Kreuzschmerz bei der Osteoporose durch einen in Sinterung begriffenen Lumbalwirbel hervorgerufen. Eine Osteoporose mit Kreuzschmerzen kann auch schon bei jüngeren Patienten auftreten. Ursachen sind:

- idiopathische juvenile Osteoporose,
- Hyperthyreose,
- Morbus Cushing,
- Cushing-Syndrom bei lang dauernder Cortisonmedikation,
- renale und intestinale Osteoporose.

Eine seltenere Ursache für Kreuzschmerzen stellt der **Morbus Paget** dar. Das Krankheitsbild ist durch einen überstürzten Knochenab- und -anbau gekennzeichnet. Die Wirbelsäule wird bevorzugt im Brust- und Lendenbereich befallen. Das Krankheitsbild erkennt man schließlich an der Erhöhung der alkalischen Phosphatase sowie am Befall weiterer Skelettabschnitte, bevorzugt sind Becken und Oberschenkelknochen.

Unter den entzündlichen Erkrankungen nichtbakterieller Genese der Wirbelsäule ist es in erster Linie die **Bechterew-Erkrankung (Spondylitis ankylopoetica)**, an die man immer bei nächtlich auftretenden Beschwerden denken muss. Die tief sitzenden Kreuzschmerzen gehen von den meistens zuerst betroffenen Kreuz-/Darmbeingelenken aus. Die Kreuzschmerzen sind nicht so ausgesprochen positionsabhängig wie bei bandscheibenbedingten Beschwerden und verstärken sich auch nicht beim Husten, Niesen und Pressen. Erhöhte BKS, verminderte Atembreite und verdächtige Zeichen der Kreuz-/Darmbeinfugen in der a.-p. LWS-Aufnahme sollten Anlass zu weiterführenden diagnostischen Maßnahmen geben.

Bei tief sitzenden Kreuzschmerzen kann es sich auch um eine **Kokzygodynie** handeln, die vom Schmerzzentrum im Steißbein bis zum Kreuzbein ausstrahlt. Der lokale Druckschmerz verstärkt sich in hinterer Sitzlage. Die Diagnosesicherung erfolgt hier durch Palpation und vorübergehende Beseitigung der typischen Schmerzen nach Infiltration eines Lokalanästhetikums.

Die meisten infrage kommenden wichtigen Kreuzschmerzursachen können schon bei eingehender Befragung und Untersuchung erfasst werden. In ▶ Tab. 11.4 kommt die Bedeutung orientierender Laboruntersuchungen und Röntgenübersichtsaufnahmen für die Differenzialdiagnose beim Kreuzschmerz zum Ausdruck. Sind Laborwerte und Röntgenaufnahmen ohne pathologischen Befund, was bei der überwiegenden Anzahl der Patienten in der täglichen Praxis der Fall ist, so verbleiben bei den vertebralen Kreuzschmerzursachen nur noch bandscheibenbedingte Beschwerden und Muskelinsuffizienzerscheinungen, die – falls erforderlich – nur durch subtile Befragung und Untersuchung und vor allem mit dem Extensionstest zu differenzieren sind; denn sie kommen oft gleichzeitig vor. Therapie und Prophylaxe sind bei beiden in etwa gleich. Eine Diagnosesicherung erfolgt in diesen Fällen durch Verlaufsbeobachtung und Ansprechen auf die Therapie: Ein akut auftretender bandscheibenbedingter Kreuzschmerz klingt meistens innerhalb weniger Tage spontan ab und lässt sich durch entlastende Maßnahmen beeinflussen.

11.7.8 Rote Flagge bei Kreuzschmerzen

Definition

Unter roter Flagge, im internationalen Schrifttum Red Flags, versteht man alarmierende Symptome bei Kreuzschmerzen, die ein sofortiges Handeln mit Überweisung zum Spezialisten, in der Regel mit Klinikeinweisung, erfordern. Dazu zählen viele vertebrale und extravertebrale Erkrankungen, die differenzialdiagnostisch infrage kommen.

Im Einzelnen sind folgende Symptome bei Kreuzschmerzen alarmierend:

- **Laborauffälligkeiten**, z. B. bei Spondylitis, Tumor, Stoffwechselerkrankungen,
- **Gewichtsverlust**, z. B. bei Tuberkulose, Tumoren, Stoffwechselerkrankungen,
- weitere **neurologische Symptome** (viele neurologische Grunderkrankungen, wie Morbus Parkinson oder multiple Sklerose gehen mit Kreuzschmerzen einher),
- **Knochendestruktionen** in den bildgebenden Verfahren weisen auf Tumoren, Osteoporose oder Entzündungen hin,
- anamnestische Angaben (Karzinom, Steroidmedikation, HIV usw.).

11.7.9 Bandscheibenbedingte Hüft-Lenden-Strecksteife

Definition

Der Begriff Hüft-Lenden-Strecksteife kennzeichnet einen klinischen Symptomenkomplex, bei dem das sog. **Brettsymptom** im Vordergrund steht: Hebt man die gestreckten Beine des auf dem Rücken liegenden Patienten hoch, so folgt der Rumpf sofort nach.

Die Hüftgelenke lassen sich durch reflektorische Anspannung der ischiokruralen und Rückenstreckmuskeln nicht passiv beugen. Beine und Rumpf bilden eine brettartige Einheit (▶ Abb. 11.81). Das Symptom ist meistens doppelseitig vorhanden und lässt sich auch in Narkose nachweisen. Bei einseitiger Betonung ist die Hüft-Lenden-Strecksteife häufig mit einer Ischialgie verbunden.

Durch den Spasmus der lumbalen Rückenstreckmuskeln entsteht eine *Fixierung der LWS*, die sich auch bei Rumpfvorneigung nicht ausgleichen lässt. Charakteristisch ist weiterhin der schiebende Gang mit leicht angewinkelten Hüft- und Kniegelenken, der dem Gangbild der Hüftgelenkversteifung ähnelt.

Leitsymptome bei Hüft-Lenden-Strecksteife

- Brettsymptom
- fixierte LWS
- Schiebegang

Betroffen sind vorwiegend *Jugendliche* im pubertären Wachstumsschub. Im Vergleich zum oft eindrucksvollen Untersuchungsbefund sind die Beschwerden gering. Meistens bestehen nur leichte Kreuzschmerzen, mitunter Ischialgien. Neurologisch lässt sich in der Regel kein pathologischer Befund erheben. Nur gelegentlich finden sich leichte Reflexdifferenzen, Muskelschwächen und Hyposensibilitäten als Ausdruck eines Wurzelsyndromes.

Als **Ursache** wurden bisher schon verschiedenartige Erkrankungen angenommen: Schramm (1941) beschrieb das Krankheitsbild als entzündliche Lendenlordose. Fürmaier (1951) machte eine Pachymeningitis der Spinalnervenwurzeln für das Krankheitsbild verantwortlich. Als weitere Ursachen für eine Hüft-Lenden-Strecksteife wurden spezifische (Hipp 1967) sowie unspezifische (Idelberger 1984) Entzündungen der Lumbal- und Sakralwirbel sowie Caudatumoren (Hauberg 1957) beschrieben. Im Material von Bösch (1977) fanden sich u. a. Bandscheibenverkalkungen, Diszitis (metastatisch), Tumoren, Mor-

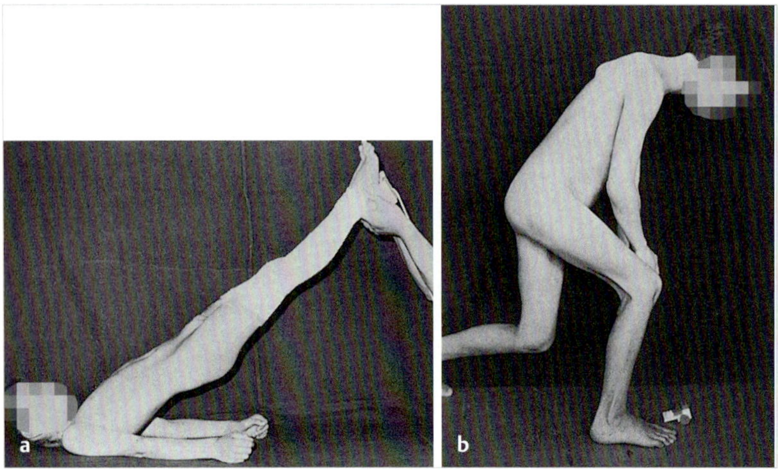

Abb. 11.81 Leitsymptome.
a Brettsymptom bei Hüft-Lenden-Strecksteife.
b Fixierte Lendenwirbelsäule.

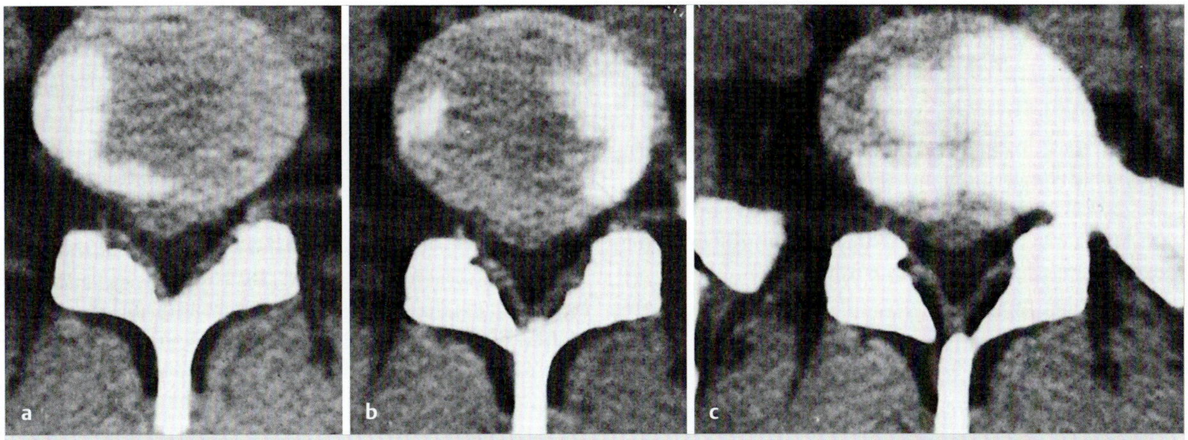

Abb. 11.82 a–c Klinik: 18-jähriger Patient mit Hüft-Lenden-Strecksteife seit 5 Monaten. Lasègue-Zeichen rechts bei 30°, links bei 50° positiv. Schmerzband bei S 1 rechts bis zur Wade, links bis zum Oberschenkel, ASR rechts abgeschwächt. Keine Sensibilitätsstörungen, keine motorischen Ausfälle. CT: breitbasige mediane Protrusion von L 5/S 1, rechts betont. Die Vorwölbung ist breiter als tief (Dislokationsgrad II). Therapie: intradiskale Injektion mit Chymopapain. Patient ist sofort nach der Injektion anhaltend schmerzfrei. Lasègue-Zeichen und Hüft-Lenden-Strecksteife bessern sich erst allmählich.

bus Calvé, jugendlicher Morbus Bechterew und Spondylolisthesen. Diese Erkrankungen dürften jedoch nur ausnahmsweise als Ursache für eine Hüft-Lenden-Strecksteife infrage kommen.

Nach unseren Beobachtungen sowie denen anderer Autoren wird eine Hüft-Lenden-Strecksteife in der überwiegenden Zahl der Fälle durch **Protrusionen** lumbaler Bandscheiben verursacht, die bei Kindern und Jugendlichen keine Seltenheit darstellen (Matzen u. Polster 1959, Hipp 1967, Polster u. Buesenez 1972, Bernbeck u. Dahmen 1976, Stolke u. Seifert 1984, Hähnel u. Pfeiffer 1989, Mellerowicz et al. 1995, Salminen et al. 1995, Balague 2001, Schlenzka 2001, Kayser et al. 1999 u. 2005). Man kann die Hüft-Lenden-Strecksteife als Frühform des Lumbalsyndromes bezeichnen (▶ Abb. 11.82).

Zusatzinfo

Aufgrund der besonderen topographischen Größenverhältnisse des im Wachstum befindlichen lumbalen Wirbelkanales stellt die Hüft-Lenden-Strecksteife eine für den Jugendlichen spezifische Ausdrucksform des Lumbalsyndromes dar.

Zum Symptom der Hüft-Lenden-Strecksteife kommt es dann, wenn durch irgendeine Ursache die normalerweise bestehende Verschieblichkeit der Nervenwurzeln im Lumbosakralbereich blockiert ist. Bei Hüftbeugung mit gestreckten Kniegelenken tritt die Nervenwurzel S 1 über ½ cm aus dem Foramen intervertebrale nach kaudal. Während des Wachstums erfolgt eine Verschiebung des Rückenmarkes gegen den knöchernen Wirbelkanal. Bei Neugeborenen endet der Conus medullaris noch bei L 3 und beim Erwachsenen bei L 1. Mit jedem Wachstumsschub erfahren Rückenmark, Dura und Nervenwurzeln eine relative Verkürzung.

Die erweiterte Stellung der Indikation zum CT und MRT hat in den letzten Jahren dazu geführt, dass man eher erkennen konnte, in wie vielen Fällen Bandscheibenvorwölbungen der Hüft-Lenden-Strecksteife zugrunde liegen.

Die Nervenwurzeln sind beim Jugendlichen in Relation zum Wirbelkanal zu kurz, sodass sie schon durch geringste Bedrängungen von der Seite unter Spannung gesetzt werden. Bei Dehnung reagieren die motorischen Fasern für die ischiokruralen und Rückenstreckmuskeln am empfindlichsten.

Die Hauptaufgabe bei der klinischen Untersuchung besteht darin, Tumoren und Entzündungen als mögliche Ursache der Hüft-Lenden-Strecksteife differenzialdiagnostisch auszuschließen. Es sind auch immer Schrägaufnahmen der LWS anzufertigen, um pathologische Veränderungen im Wirbelbogenbereich erkennen zu können. Sobald die Diagnose „bandscheibenbedingte Hüft-Lenden-Strecksteife" sozusagen per exclusionem sichergestellt ist, beginnt man mit der **konservativen Therapie**, die sich nicht von der Behandlung bei anderen bandscheibenbedingten Erkrankungen im Lumbalbereich unterscheidet.

Sofern sich keine neurologischen Störungen einstellen, kann sich die konservative Behandlung ohne weiteres über einen größeren Zeitraum erstrecken. Bei ausklingendem Wachstum arbeitet die Zeit durch Normalisierung der Größenverhältnisse im lumbalen Wirbelkanal mit.

11.7.10 Lumbale Wurzelsyndrome

Ätiologie und Überblick über die Symptome

Während beim lokalen Lumbalsyndrom die Symptomatik vorwiegend durch die Rr. meningei und dorsales des Spinalnervs bestimmt wird, stehen beim lumbalen Wurzelsyndrom Erscheinungen aus dem Versorgungsgebiet der ventralen Spinalnervenäste im Vordergrund.

Definition

Bei mechanischer Irritation der Nervenwurzeln L 5, S 1 und teilweise L 4 sowie S 2 entstehen ins Bein ausstrahlende Schmerzen und neurologische Störungen, die unter dem allgemein üblichen Begriff Ischias zusammengefasst werden.

Ischialgie kennzeichnet den Schmerz im Verlauf des Ischiasnervs. Die häufigste **Ursache** einer Ischialgie sind degenerative Veränderungen der beiden unteren lumbalen Bandscheiben. Die von den darüber liegenden Bandscheiben ausgelösten sog. hohen lumbalen Wurzelsyndrome betreffen nicht den Ischiasnerv, sondern größtenteils Fasern des N. femoralis, weswegen sie auch häufig als *Femoralisneuralgie* bezeichnet werden.

Es verwundert, dass ein so klar umrissenes pathologisch-anatomisches Substrat wie der Prolaps einer lumbalen Bandscheibe lange als Ursache der Ischialgie verkannt wurde. Noch bis vor 40 Jahren hielt man Entzündungen unterschiedlicher Genese für die Ursache der „Ischiasneuritis".

Erst durch die Arbeiten von Mixter u. Barr (1934), Dandy (1943), Bradford u. Spurling (1950), Lindblom (1969) u. a. wurden die Zusammenhänge zwischen Verlagerungen von Bandscheibengewebe nach dorsal und Kreuzschmerz bzw. Ischias klar herausgestellt.

Nicht nur Protrusionen und Prolapse, sondern auch andere Deformierungen, die direkt oder indirekt im Zusammenhang mit der Bandscheibendegeneration auftreten, können ein lumbales Wurzelsyndrom verursachen. Dazu gehören neben Lockerungen und Volumenänderungen der Bandscheiben und Osteophyten an den Hinterkanten sowie Verschiebungen der Wirbel gegeneinander noch andere Veränderungen im lumbalen Wirbelkanal, die zu einer Ischialgie ohne Bandscheibenvorfall führen.

Bei einem lumbalen Wurzelsyndrom finden sich neben den Leitsymptomen des lokalen Lumbalsyndromes die typischen Ischiaszeichen mit positivem Lasègue-Zeichen, segmental ausstrahlenden Schmerzen, dermatomabhängigen Sensibilitätsstörungen, Reflexdifferenzen und Störungen der Motorik. Die **Ischiasleitsymptome** treten mit unterschiedlicher Häufigkeit auf.

Merke

Führendes Symptom und namengebend für die Ischialgie ist der in das Versorgungsgebiet der betroffenen Wurzel ausstrahlende Schmerz.

Er ist hinsichtlich Intensität und Ausbreitung von Fall zu Fall und auch bei jedem Patienten innerhalb des Krankheitsverlaufes verschieden. Die Schmerzqualitätreicht von hell-ziehend bis dumpf-bohrend und wird von den Patienten fast immer als unerträglich heftig beschrieben. Das Schmerzband beginnt in den proximalen Anteilen des Dermatoms und kann sich im weiteren Krankheitsverlauf nach distal ausbreiten. Manchmal bleibt der Schmerz proximal und schießt nur bei bestimmten Bewegungen sowie beim Husten, Niesen und Pressen in den peripheren Segmentanteil ein. Neben der flächenhaften Ausbreitung innerhalb des Dermatoms kann sich der Schmerz auch auf nur einen Punkt konzentrieren. Solche Punkte finden sich bei L5, vor allem an der Vorderaußenseite des Unterschenkels, und bei S 1 an der Fersengegend und am Fußaußenrand.

Ischiasleitsymptome

- segmental ausstrahlende Schmerzen
- lokales Lumbalsyndrom
- positives Lasègue-Zeichen
- ischiatische Fehlhaltung
- segmentale Sensibilitätsstörungen
- Reflexabweichungen
- motorische Störungen

Relativ konstant lassen sich bei der Ischialgie die Zeichen eines lokalen Lumbalsyndromes nachweisen. Auch hier gibt es Ausnahmen: die Ischialgie ohne Kreuzschmerz, welche immer wieder differenzialdiagnostische Schwierigkeiten bereitet. Dieser Schmerz findet sich oft isoliert im Gesäß über der Kreuz-/Darmbeinfuge oder im Fuß im Verlauf eines Segmentes. Er ist durch Haltungsänderungen wenig beeinflussbar und lässt sich oft erst durch den Extensionstest (s. ► Abb. 11.96) oder im MRT bzw. CT als bandscheibenbedingt identifizieren. Restischialgien mit umschriebenen Schmerz- und Hypästhesiearealen oder Kreuzschmerz finden sich auch nach Operationen lumbaler Bandscheiben.

Das Vorkommen der übrigen Ischiasleitsymptome hängt von Sitz und Größe der mechanischen Wurzelbedrängung ab. Die Beteiligung der Einzelsymptome am Gesamtkrankheitsbild kann wechseln. Stehen anfangs mehr Schmerzen und Fehlhaltung im Vordergrund, so treten diese im weiteren Verlauf zugunsten von Parästhesien und motorischen Störungen zurück. Bei kompletter Wurzelkompression verschwindet der Schmerz vollständig. Dafür kommt es im betroffenen Segment zur Anästhesie und z. B. im Segment L5 zu Fuß- und Zehenheberparese. In diesen Fällen muss sofort operiert werden.

Das Ausmaß der **ischiatischen Fehlhaltung** ist altersabhängig: Jüngere Ischiaspatienten haben eher eine starke Fehlhaltung, einen frühen Lasègue und ein proximales Schmerzband, bei älteren überwiegt der periphere Schmerz bei nur mäßiger Fehlhaltung und endgradigem Lasègue.

Die Symptome lassen darauf schließen, dass bei jüngeren Menschen eher eine Protrusionsischialgie und bei älteren eine Prolapsischialgie vorliegt. Auch überwiegen bei älteren Patienten intraforaminale Sequester, welche bevorzugt eine periphere Schmerzsymptomatik hervorrufen.

Protrusions- oder Prolapsischialgie?

Besonders für Therapie und Prognose ist es von Bedeutung, ob das lumbale Wurzelsyndrom von einer Protrusion oder von einem Prolaps verursacht wird.

M!

Merke

Je nachdem, ob die Nervenwurzel von der sich vorwölbenden hinteren Bandscheibenbegrenzung – ihrer physiologischen Umgebung – oder einem völlig anderen Gewebe, dem Prolapsmaterial, plötzlich bedrängt wird, ist sie einer unterschiedlichen mechanischen und biochemischen Situation ausgesetzt.

Man kann davon ausgehen, dass die meisten Ischialgien durch Bandscheibenprotrusionen ausgelöst werden. Meistens findet sich eine prallelastische Ausladung der hinteren Bandscheibenbegrenzung, die von einer mehr oder weniger dicken Membran, bestehend aus den äußersten Schichten des Anulus fibrosus und des hinteren Längsbandes, überhäutet ist.

Während der Operation bereitet es besonders bei jüngeren Patienten Unbehagen, wenn man erst den noch intakten Anulus fibrosus einer breitbasigen Bandscheibenprotrusion inzidieren muss, um an den „Sequester" zu gelangen. Man hinterlässt mit der teilweise ausgeräumten Bandscheibe und dem Aufbruch des dorsalen Anulus fibrosus eine Situation, die zu weiteren Beschwerden Anlass geben kann.

Auf der anderen Seite ist eine weitere konservative Behandlung bei komplettem, evtl. inkarzeriertem Prolaps unergiebig und zeitraubend. Das im Epiduralraum freiliegende Bandscheibengewebe verursacht immer wieder Beschwerden, wenn es nicht operativ beseitigt wird.

M!

Merke

Die Heilungsaussichten bei einer Protrusion sind wesentlich günstiger als bei einem Prolaps.

Mit der Rückverlagerung des dislozierten Bandscheibengewebes ist bei der Protrusion praktisch eine Restitutio ad integrum möglich, was bei einem Prolaps nie der Fall sein kann.

Gewisse Hinweise für das Vorliegen eines Prolapses oder einer Protrusion erhält man schon aus der klinischen Symptomatik und dem Krankheitsverlauf (▶ Tab. 11.5). Mit der Prolapsischialgie haben wir das schwerwiegendere Krankheitsbild vor uns. Schmerzen und Fehlhaltung setzen schlagartig ein und verschlimmern sich mit dem Aufquellen des Bandscheibengewebes im Wirbelkanal innerhalb weniger Stunden. Die Wurzelkompression ist bei einem Prolaps meistens intensiver als bei einer Protrusion. Der Spinalnerv wird unverrückbar zwischen Prolaps und Wirbelbogen bzw. Lig. flavum eingeklemmt. Daher finden sich eher motorische Ausfälle, Anästhesien im Dermatom und Reflexstörungen. Eine Protrusion hingegen ist häufig nur durch ein proximales Schmerzband gekennzeichnet.

Auch im **Krankheitsverlauf** ergeben sich Unterschiede.

Tab. 11.5 Unterschiede zwischen Protrusions- und Prolapsischialgie.

Protrusionsischialgie	Prolapsischialgie
allmählich einsetzende Symptomatik	„schlagartiger" Beginn
wechselnde Fehlhaltung	konstante Fehlhaltung
proximales Schmerzband bevorzugt	distale Schmerzen und Parästhesien, motorische Störungen
medikamentös gut beeinflussbar	medikamentös wenig beeinflussbar
Andruck bei der Diskographie schwer	Andruck bei der Diskographie leicht
Bei der Diskographie bleibt das Kontrastmittel im Bandscheibenraum.	Bei der Diskographie tritt das Kontrastmittel in den Epiduralraum aus.
Unterschiede im CT und MRT s. ▶ Abb. 11.59	

> **Merke**
> Das verlagerte Bandscheibengewebe steht bei einer Protrusion noch mit dem osmotischen System der Bandscheibe in Verbindung und nimmt an allen physiologischen Volumen- und Konsistenzänderungen teil.

Daraus ergeben sich belastungsabhängige Veränderungen der Schmerzen, Parästhesien und Fehlhaltung. Auch entquellende Allgemeinmaßnahmen und Medikamente sind erfolgreich. Bei einem Prolaps hingegen ist das Krankheitsbild relativ konstant und wenig beeinflussbar. Die Betroffenen finden in keiner Lage Ruhe.

Wie bei allen bandscheibenbedingten Erkrankungen ist es schwierig, Regeln hinsichtlich des Verlaufes und der Prognose aufzustellen. Die in ▶ Tab. 11.5 aufgeführten Unterscheidungsmerkmale sollen nur grobe Anhaltspunkte liefern.

Im *Myelogramm* finden sich keine wesentlichen Merkmale der Unterscheidung zwischen Prolaps und Protrusion. Lediglich bei massiven Eindellungen der Kontrastmittelsäule handelt es sich wahrscheinlich um einen Prolaps.

Einige Hinweise ergeben sich im CT und MRT: Der Prolaps ragt weiter in den Epiduralraum bei relativ schmaler Basis. Sequesterschatten finden sich auch ober- oder unterhalb der Bandscheibe in Wirbelkörperschnittebene, wenn sich das herausgetretene Bandscheibengewebe verschoben hat.

Für die Beurteilung des Krankheitsbildes und die Auswahl der Behandlungsmittel sind letztlich klinischer Blick und Erfahrung im Umgang mit Bandscheibensyndromen entscheidend.

In Abweichung von den in ▶ Tab. 11.5 aufgeführten Kriterien gibt es Protrusionen und Prolapse, die einen völlig anderen Verlauf zeigen. Eine große Protrusion mit dünner Membran und inkarzeriertem Sequester kann ein prolapsähnliches Krankheitsbild hervorrufen.

> **Merke**
> Ein kleiner Prolaps kann sich in einen toten Winkel des Wirbelkanales verlagern, sodass plötzlich völlige Beschwerdefreiheit eintritt.

Mit einiger Sicherheit lässt sich präoperativ nur bei der Diskographie oder der intradiskalen Injektion feststellen, ob der Anulus fibrosus noch intakt ist oder nicht. Bei einer Protrusion ist der Injektionswiderstand wesentlich größer als beim Prolaps. Bei Letzterem lassen sich beliebige Mengen Flüssigkeit instillieren, weil sie retrograd in den Epiduralraum abfließen. Bei der Diskographie tritt das Kontrastmittel in den Epiduralraum über (▶ Tab. 11.5).

Ischiatische Fehlhaltung

Positives Lasègue-Zeichen und Femoralisdehnungsschmerz gehören ebenso wie die ischiatische Fehlhaltung zu den segmentunspezifischen Erscheinungen beim lumbalen Wurzelsyndrom. Je nach Sitz und Größe der Bandscheibenvorwölbung sind diese Merkmale mehr oder weniger stark ausgeprägt. Wegen der unmittelbaren Nähe von Dura, Nervenwurzel und Bandscheibe sind positives Lasègue-Zeichen und Fehlhaltung bei einem L 4- und L 5-Syndrom im Allgemeinen ausgeprägter als bei einem S 1-Syndrom.

Neben der Streckstellung der LWS mit leichter Vorneigung, wie sie für die Lumbago charakteristisch ist, findet sich bei den meisten lumbalen Wurzelsyndromen zusätzlich eine Seitneigung des Rumpfes. Je nachdem, ob die Nervenwurzel mehr von kranial, kaudal oder ventral bedrängt wird, entsteht eine typische ischiatische Fehlhaltung. Diese ist als reflektorisches Ausweichen zur Entlastung der Nervenwurzel zu verstehen (▶ Abb. 11.83).

> **Merke**
> Der Patient nimmt unwillkürlich im Stehen die Rumpfhaltung ein, bei der die Kompression der Nervenwurzel durch das verlagerte Bandscheibengewebe am geringsten, eventuell sogar aufgehoben ist.

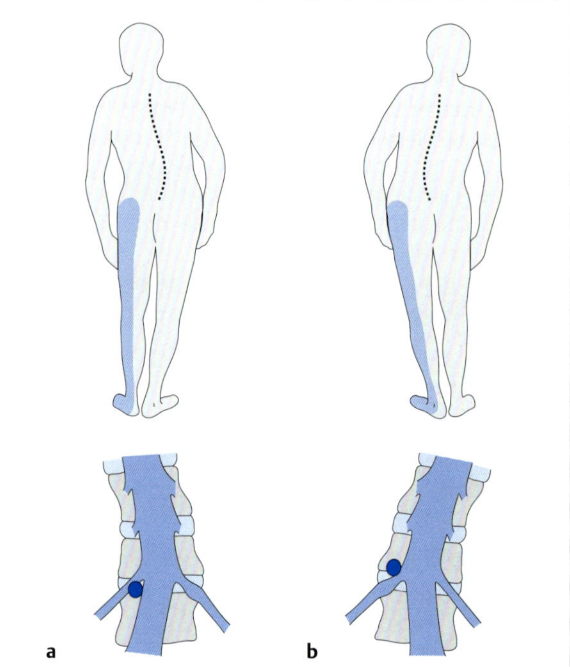

Abb. 11.83 Fehlhaltungen beim Prolaps.
a Homolaterale ischiatische Fehlhaltung bei paramedianem Prolaps: Der Patient neigt sich zur Ischiasseite.
b Kontralaterale ischiatische Fehlhaltung bei lateralem Prolaps. Der Patient neigt sich von der Ischiasseite weg.

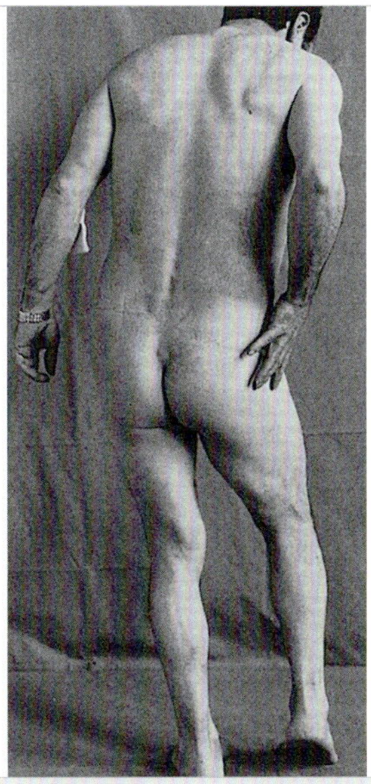

Abb. 11.84 Typische Beinhaltung bei starker Ischialgie; Hüft- und Kniegelenk sind leicht gebeugt, Spitzfußstellung. Rechtsseitige Ischialgie mit Rumpfneigung nach rechts: homolaterale ischiatische Fehlhaltung.

Manche Patienten haben deswegen trotz stärkster Fehlhaltung kaum Schmerzen. Diese treten erst bei Versuchen aktiver und passiver Bewegung zur Mittelstellung hin auf. Bei großen medialen Prolapsen fehlt häufig die Seitneigung, weil sie keinerlei Entlastung der betroffenen Nervenwurzel mit sich bringt.

▶ **Formen der Fehlhaltung.** Die Bezeichnung der Fehlhaltung richtet sich nach der Konvexität der Lumbalskoliose und dem Überhang des Rumpfes. Eine Lumbalskoliose kann auf der gesunden oder der kranken Seite konvex sein. Einfacher ist die Seitneigung des Oberkörpers zu erkennen.

Merke

M!

Neigt sich der Patient zur Seite des Ischiasbeines, spricht man von homolateraler ischiatischer Fehlhaltung; bei der Seitneigung vom Ischiasbein weg handelt es sich um eine kontralaterale ischiatische Fehlhaltung.

Bei einer starken Ischialgie belastet der Patient das betroffene Bein weniger und hält es im Hüft- und Kniegelenk gebeugt. Zur Entlastung des Ischiasnervs wird außerdem der Fuß plantarflektiert. Das Ischiasbein kann, wenn überhaupt, nur kurzfristig mit der Fußspitze belastet werden (▶ Abb. 11.84).

Die ischiatische Fehlhaltung verstärkt sich bei Vorneigung des Rumpfes, weil in dieser Position der Kontakt zwischen Nervenwurzel und Prolaps bzw. Protrusion intensiver wird.

In leichten Fällen macht sich die Fehlhaltung überhaupt erst bei Rumpfvorneigung bemerkbar (▶ Abb. 11.85). Im Sitzen und Liegen verschwindet eine ischiatische Fehlhaltung fast vollständig.

Bei Gegenüberstellung der einzelnen Fehlhaltungsformen und dem Sitz der Bandscheibenvorwölbung, wie sie sich im CT, MRT und Operationssitus darstellt, lassen sich gewisse **Gesetzmäßigkeiten** erkennen.

Dorsale Bandscheibenbegrenzung und Nervenwurzeln stehen in den lumbalen Segmenten in einer bestimmten topographischen Beziehung zueinander. Durch den schrägen Wurzelverlauf von kranial-medial nach kaudal-lateral

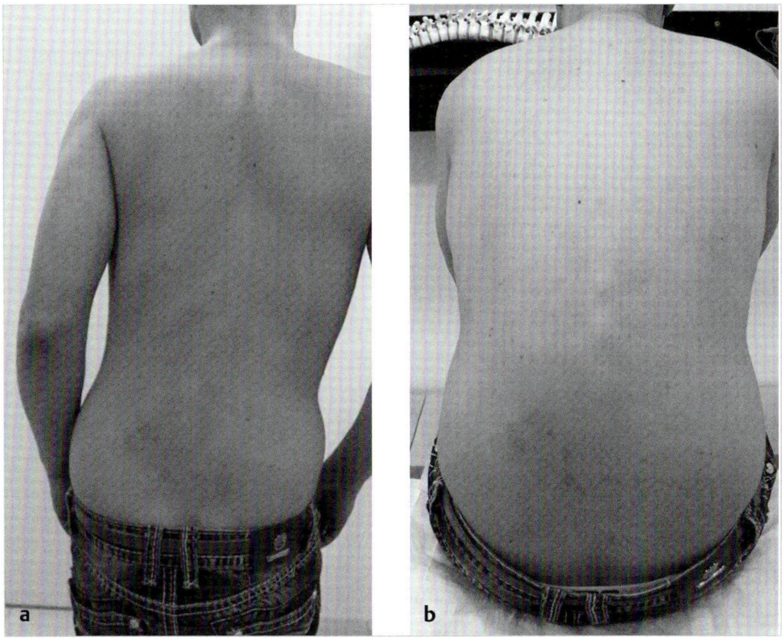

Abb. 11.85 a u. b 36-jähriger Patient mit kontralateraler Schonhaltung nach rechts im Stehen bei linksbetonter Protrusion, Dislokationsgrad II mit Kontakt zur Nervenwurzel S_1. Im Sitzen Entlastung der Nervenwurzel durch Entlordosierung und Kompensation der Schonhaltung.

11

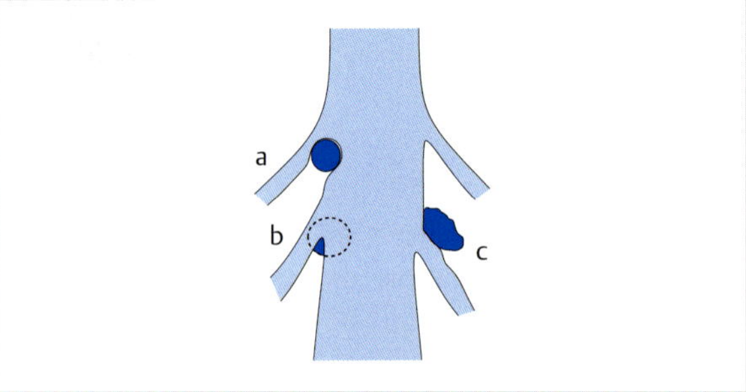

Abb. 11.86 Topographische Beziehung zwischen Prolaps und Wurzelabgang. (a) In der Achsel, (b) hinter der Schulter, (c) auf der Schulter.

treffen umschriebene Vorwölbungen der hinteren Bandscheibenkontur immer andere Anteile der Wurzel. Die Kreuzungsstelle zwischen Nervenwurzel und Bandscheibe verläuft in jedem Zwischenwirbelabschnitt anders.

Zur Veranschaulichung der topographischen Beziehungen zwischen Durasack und lumbaler Nervenwurzel hat es sich im allgemeinen medizinischen Sprachgebrauch als praktisch erwiesen, den Durasack als Rumpf und das Nervenwurzelpaar eines Segmentes als dazugehörige Arme zu betrachten. Die Nervenwurzelaustrittsstelle an der Dura entspräche dann der Schulterregion. Ein Prolaps kann sich so z. B. hinter der Schulter, auf der Schulter oder in der Achselhöhle befinden (▶ Abb. 11.86). Bei Seitneigung der LWS vollziehen die konvexseitig gelegenen Anteile der Bandscheibe gegenüber der Nervenwurzel eine Bewegung nach kranial. Eine oberhalb der Wurzelabgangstelle (auf der Schulter) gelegene Protrusion entfernt sich dabei von der Wurzel, eine darunter befindliche wird tiefer in die „Achselhöhle" gedrückt.

Der Patient neigt sich bei lateraler Vorwölbung zur gesunden (kontralaterale ischiatische Fehlhaltung) und bei medialer Vorwölbung zur kranken Seite (homolaterale ischiatische Fehlhaltung) (▶ Abb. 11.87).

Liegt die Vorwölbung hinter der Schulter, so besteht in aufrechter Haltung keine nennenswerte Ischiasskoliose. Erst wenn sich der Patient vornüber neigt, gleitet die Wurzel auf der Vorwölbung nach medial oder lateral.

Neben diesen Standardsituationen gibt es **Kombinations- und Übergangsformen**. Ein großer Prolaps kann z. B. die Wurzeln zweier Etagen – die eine von kranial, die andere von kaudal – bedrängen, sodass eine kombinierte Fehlhaltung entsteht. Bei einer breitbasigen medialen Protrusion kann die gegenüberliegende Nervenwurzel unter Spannung geraten. Auch die leichte Vorneigung des Rumpfes im Zusammenhang mit der Ischiasskoliose ist nicht obligat. Es gibt Patienten, die nur bei Hyperlordosierung eine gewisse Erleichterung verspüren. Diese ist insbesondere bei Protrusionen und Prolapsen der oberen lumbalen Bandscheiben zu verzeichnen.

Die ischiatische Fehlhaltung stellt ein wesentliches Kriterium bei der Beurteilung eines lumbalen Wurzelsyndromes dar, auch in **Gutachtenfällen**. Die Verwindung

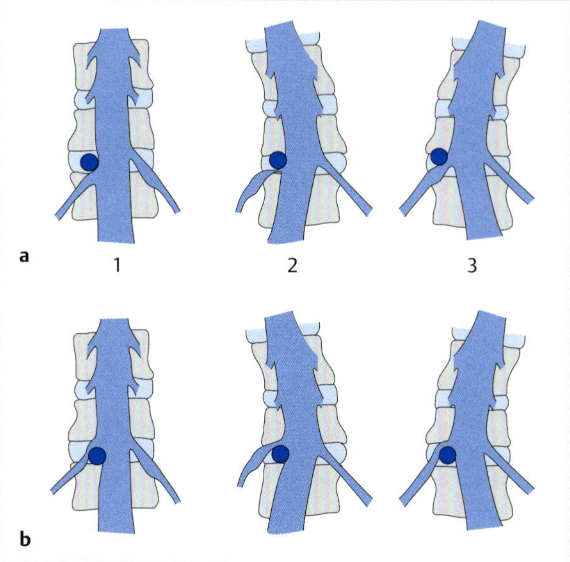

Abb. 11.87 Schmerzverstärkung und -erleichterung durch Seitneigung nach rechts und links bei unterschiedlichem Sitz des Prolaps.

a Lateraler Prolaps.
- 1 Mittelstellung
- 2 Seitneigung zum Ischiasbein: Schmerzverstärkung
- 3 Seitneigung zur gesunden Seite: Schmerzerleichterung (kontralaterale ischiatische Fehlhaltung)

b Paramedianer Prolaps (in der Achsel).
- 1 Mittelstellung
- 2 Seitneigung zum Ischiasbein: Schmerzerleichterung (homolaterale ischiatische Fehlhaltung)
- 3 Seitneigung zur gesunden Seite: Schmerzverstärkung

des Rumpfes mit Verstärkung des Überhanges bei Vorneigung lässt sich willkürlich nur schwer imitieren. Auf der anderen Seite kann die Fehlhaltung nicht dissimuliert werden.

Trotz Beseitigung der Beschwerdeursachen bleibt die typische ischiatische Fehlhaltung oft noch lange Zeit bestehen und bildet sich erst nach Monaten zurück. Hier ist dann eine intensive **krankengymnastische Behandlung** erforderlich.

Monoradikuläre Lumbalsyndrome

Häufigkeit

Nur etwa die Hälfte aller lumbalen Wurzelsyndrome lässt sich klar einem Segment zuordnen. In den übrigen Fällen ist die klinische Symptomatik entweder nicht eindeutig genug oder aber es sind mehrere Wurzeln gleichzeitig betroffen (s. ▶ Tab. 11.6). Den Hauptanteil unter den monoradikulären Lumbalsyndromen nehmen in unserem Krankengut bei konservativ und operativ behandelten Patienten mit 98 % die beiden unteren Segmente ein. Davon entfallen 54,2 % auf die Wurzel S 1 und 43,8 % auf L 5. Die Nervenwurzel L 4 ist nur in 1 % der Fälle eindeutig allein betroffen. Der Rest verteilt sich auf die oberen lumbalen

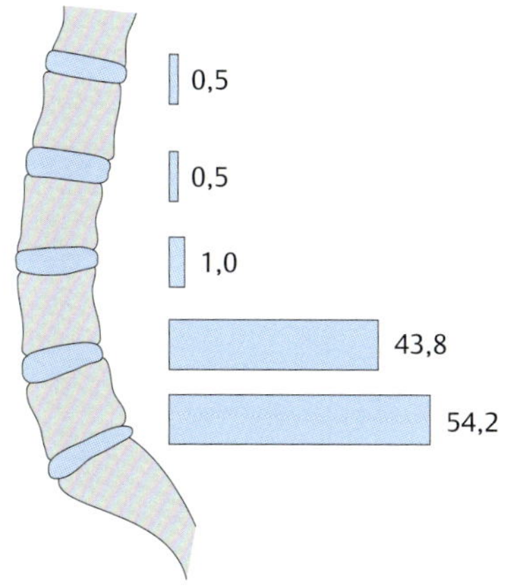

Abb. 11.88 Prozentuale Verteilung der monoradikulären Lumbalsyndrome.

Wurzeln (▶ Abb. 11.88). Diese prozentuale Verteilung entspricht auch den Angaben in der Literatur: Bradford u. Spurling (1950), Kuhlendahl (1953), Armstrong (1965), Lindemann u. Rothman u. Simeone (1982), McCulloch (1998), Borenstein et al. (2004), Herkowitz et al. (2004). Obwohl die oberen Lumbalsyndrome wesentlich seltener vorkommen als L 5- und S 1-Ischialgien, sind sie wegen ihrer schwierigen Differenzialdiagnose in Praxis und Klinik von großer Bedeutung. Außerdem sind sie bei der großen Gesamtzahl bandscheibenbedingter Erkrankungen mit 1–2 % Beteiligung absolut gesehen recht häufig.

L 1- und L 2-Syndrom

Die Syndrome der Wurzeln L 1 und L 2 sind hinsichtlich ihrer Segmentzugehörigkeit bei der klinisch-neurologischen Untersuchung nur schwer zu erkennen. Als einziges verwertbares Symptom besteht ein Schmerz- und Hypästhesiebezirk, der sich von der oberen LWS nach vorn bis in die Leistengegend erstreckt. Reflexausfälle oder motorische Störungen bestehen nicht. Während das Lasègue-Zeichen immer negativ ist, kann in einigen Fällen der Femoralisdehnungsschmerz („umgekehrtes Lasègue-Zeichen") positiv sein (▶ Abb. 11.89).

Da bei einem Leistenschmerz auch zahlreiche andere Krankheitsursachen in Frage kommen, ist auf die segmentunspezifischen bandscheibenbedingten Symptome besonders zu achten. Dazu gehören neben dem Nachweis von Zeichen des lokalen Lumbalsyndroms auch die Positionsabhängigkeit der Leistenschmerzen und ihre Beeinflussbarkeit beim Extensionstest.

L 3-Syndrom

Beim L 3-Syndrom stehen schon deutlich Femoraliszeichen im Vordergrund. Die Schmerz- und Hypästhesiezone liegt an der Vorderaußenseite des Oberschenkels, erreicht aber nie Knie und Unterschenkel (▶ Abb. 11.90).

Die grobe Kraft des M. quadriceps erscheint deutlich reduziert; der Patellarsehnenreflex ist abgeschwächt oder erloschen. Nach längerem Bestehen eines L 3-Syndromes kommt es zur Quadrizepsatrophie. Totale Lähmungen des M. quadriceps, wie nach einer Schädigung des N. femoralis, kommen beim L 3-Syndrom nicht vor. Das Lasègue-Zeichen ist negativ; dafür kann man in einem großen Teil der Fälle den Femoralisdehnungsschmerz in Bauchlage auslösen. Die Entlastungshaltung geht häufig mit einer Hyperlordose der LWS einher.

L 4-Syndrom

Das Schmerz- und Hypästhesieband liegt beim L 4-Syndrom lateral von dem des L 3-Syndromes und erstreckt sich im Gegensatz zu diesem auch über das Kniegelenk hinaus bis zum Unterschenkel, und zwar zur Vorderinnenseite und zum Fußinnenrand. Der Patellarsehnenreflex ist abgeschwächt (▶ Abb. 11.91).

Quadrizepsschwäche und Atrophie sind jedoch nicht so deutlich wie beim L 3-Syndrom. Außerdem findet sich auch eine Schwäche des M. tibialis anterior. Als Hinweis dafür, dass in der L 4-Wurzel bereits Fasern des N. ischiadicus vorhanden sind, besteht bei etwa der Hälfte der Patienten mit L 4-Syndrom ein positives Lasègue-Zeichen.

L 5-Syndrom

Das L 5-Syndrom fällt schon bei der Inspektion durch seine betonte Fehlhaltung auf, die fast immer mit einer Vorneigung des Rumpfes verbunden ist. Der Schmerz strahlt von der Lenden-Kreuz-Gegend über die Hinteraußenseite des Oberschenkels zur Vorderaußenseite des Unterschenkels in Richtung auf den Außenknöchel. Hier wird der Schmerz meistens am intensivsten empfunden. Am Fuß lässt sich das L 5- vom S 1-Syndrom am besten differenzieren; das Schmerz- und Hypästhesieareal liegt beim L 5-Syndrom auf der Großzehenseite des Fußrückens.

Wichtigste und häufigste motorische Störung bei bandscheibenbedingten Erkrankungen überhaupt ist die **Fuß- und Zehenheberschwäche** (▶ Abb. 11.92). Da hier Dauerschäden mit Gangbehinderungen entstehen können, ist eine genaue Registrierung der motorischen Störungen im Einzelnen erforderlich. Konstant paretischer Kennmuskel für L 5 ist der M. extensor hallucis longus (Schliack 1973). Sein Ausfall ist während der klinischen Untersuchung schon bei der Inspektion unübersehbar (▶ Abb. 11.93), seine Chronaxie relativ leicht zu messen.

Bei länger bestehender Wurzelkompression findet sich auch eine Einschränkung der Fußheberfunktion durch Schwäche des M. tibialis anterior. Hier kommt es auch zu einer geringen Atrophie der Unterschenkelmuskeln.

Störungen der Reflextätigkeit bestehen beim L 5-Syndrom nicht.

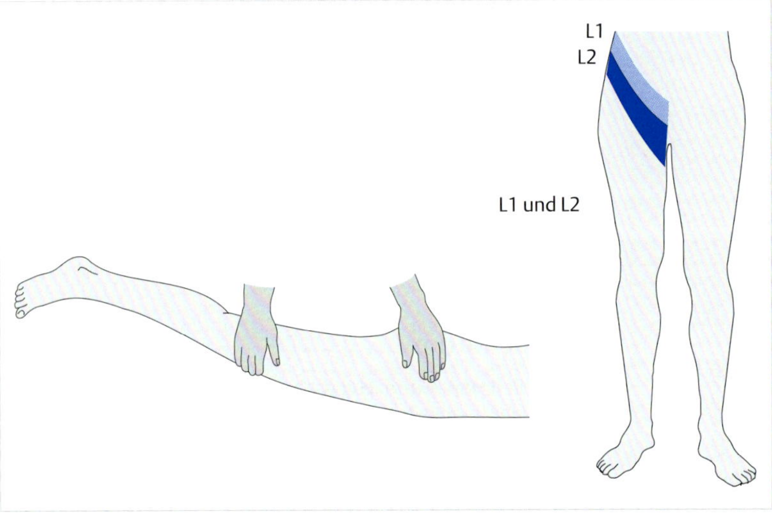

Abb. 11.89 Leitsymptome beim L 1- und L 2-Syndrom.

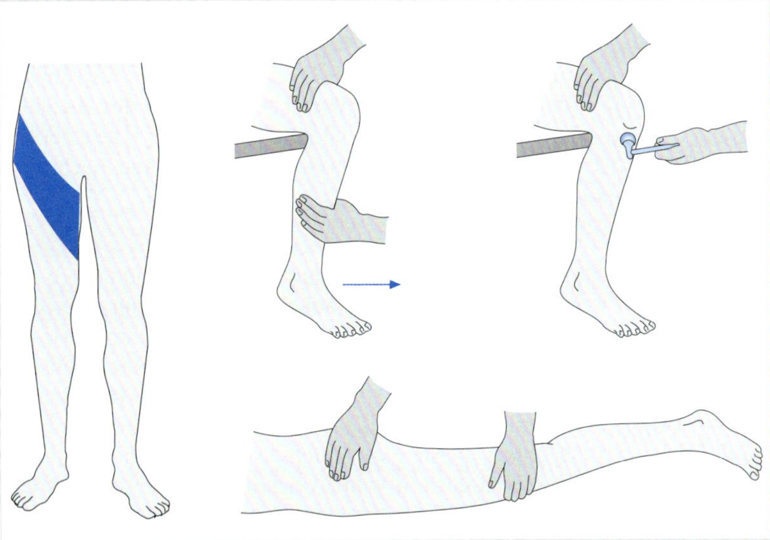

Abb. 11.90 Leitsymptome beim L 3-Syndrom.

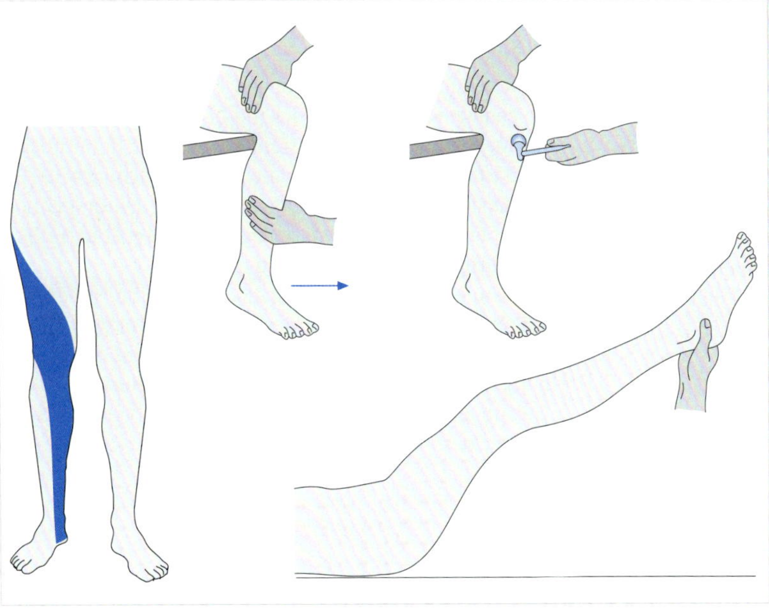

Abb. 11.91 Leitsymptome beim L 4-Syndrom.

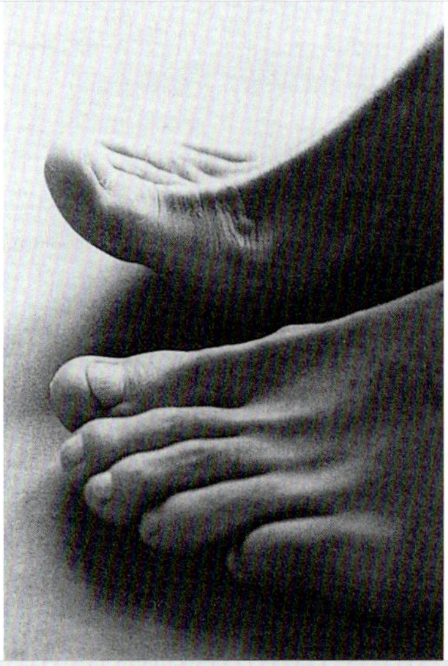

Abb. 11.92 Großzehenheberschwäche beim L 5-Syndrom.

S 1-Syndrom

Die S 1-Syndrome stellen das Hauptkontingent der Ischialgien. Durch den relativ großen Abstand zwischen Durasack und Nervenwurzeln und dorsaler Bandscheibenbegrenzung sind die segmentunspezifischen Ischiassymptome, wie Lasègue-Zeichen und ischiatische Fehlhaltung, nicht so stark ausgeprägt wie vergleichsweise beim L 5-Syndrom. Unter den S 1-Syndromen findet sich auch der größte Anteil der Ischialgien ohne Kreuzschmerzen.

Das Schmerz- und Hypästhesieband liegt dorsal von dem des L 5-Syndromes, also an der Hinterseite des Ober- und Unterschenkels (▶ Abb. 11.94). Entscheidend für die Segmentzugehörigkeit ist die Ausstrahlung zur Ferse und zum Fußaußenrand einschließlich der Zehen III–V. Motorische Innervationsstörungen finden sich beim S 1-Syndrom im Bereich des M. triceps surae mit Einschränkung der groben Kraft bei der Plantarflexion. Auch Paresen der Glutäalmuskeln kommen vor. Charakteristisches Zeichen ist die Abschwächung des Achillessehnenreflexes, die

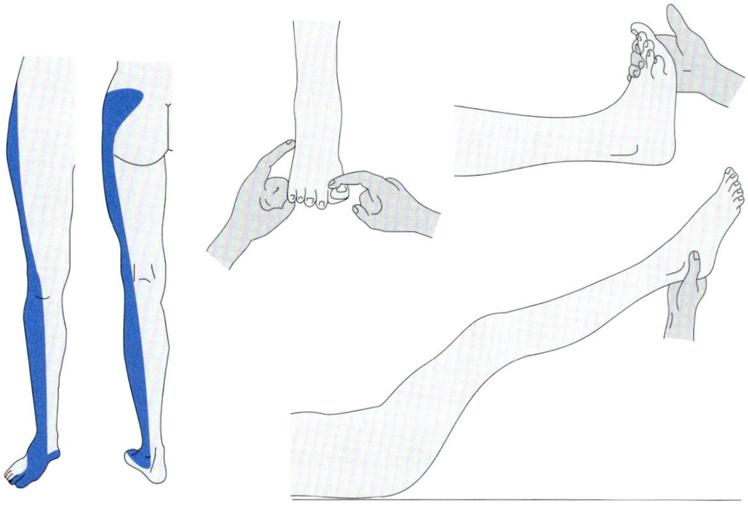

Abb. 11.93 Leitsymptome beim L 5-Syndrom.

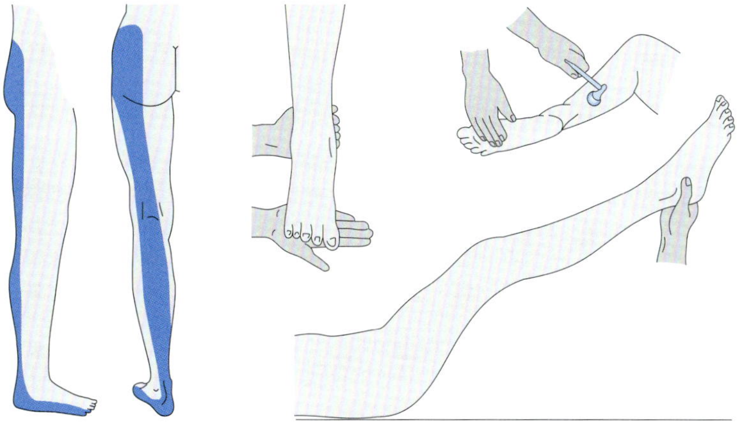

Abb. 11.94 Leitsymptome beim S 1-Syndrom.

schon bei geringer Bedrängung der Wurzel S 1 auftritt. Bei starker Kompression erlischt der Achillessehnenreflex, der auch nach Wurzelentlastung meistens nicht wiederkehrt.

Bei schwerer S 1-Wurzelkompression kommt es zu charakteristischen Gangstörungen, weil der Patient nicht in der Lage ist, seine Hacken zu heben. Die Glutäalmuskelschwäche führt zum typischen Trendelenburg-Hinken. Wegen der polysegmentalen Innervation des M. triceps surae ist der Ausfall der S 1-Wurzel auf Dauer nicht so schwerwiegend wie z. B. der Ausfall der Fußheberfunktion beim L 5-Syndrom. Durch Gewöhnung, aber auch insbesondere durch Training, kommt es wieder zur Fußsenkerfunktion. Allerdings resultiert auf Dauer eine Atrophie der Wadenmuskulatur.

S 2-/S 5-Syndrom

Während die S 2-Wurzeln weitgehend als Anhängsel der S 1-Wurzel angesehen werden, sind die Wurzeln S 3–S 5 für die sensible Versorgung der Perianalregion (Reithosenanästhesie) und für die Schließmuskeln von Blase und Mastdarm zuständig. Diese Wurzeln sind an der Symptomatologie des Caudasyndromes beteiligt.

Segmentbezogene Syndrome

Pathologisch-anatomische Veränderungen in einem lumbalen Bewegungssegment, etwa durch einen Bandscheibenvorfall oder durch eine ossäre Einengung rufen nur in seltenen Fällen eine isolierte, monoradikuläre Symptomatik hervor. In der Regel finden sich neben dem Segment zugehörigen Symptomen auch noch Symptome von Wurzeln anderer Segmente. Mitunter überwiegen die Symptome der nicht zum betroffenen Segment gehörigen Wurzeln. Das liegt u. a. daran, dass mit jeder Raumbedrängung im lumbalen Wirbelkanal nicht nur die lateral liegenden, austretenden Nervenwurzeln betroffen sind, sondern auch intrathekal verlaufende Spinalnerven, die tiefer gelegenen Segmenten zugeordnet werden. Lateral gelegene pathologische Prozesse in der diskalen Ebene irritieren nicht nur die traversierende Wurzel des gleichen Segmentes, sondern auch die austretende Wurzel des nächst höheren Segmentes. Im Einzelnen ergeben sich die folgenden segmentspezifischen Konstellationen:

L 1–L 3

Im oberen Abschnitt der Lendenwirbelsäule kommt es durch Verlagerungen von Bandscheibengewebe und Wirbelkanaleinengungen zur Bedrängung des Durasackes, der in diesem Abschnitt sämtliche Spinalnerven der darunter liegenden Segmente enthält. Je nach Ausmaß der Bedrängung entstehen Wurzelsymptome der tiefer gelegenen Segmente bis hin zur Kaudasymptomatik. Liegt der Bandscheibenvorfall paramedial, sind die Symptome einseitig.

Intraforaminale Bandscheibenvorfälle der höheren Segmente rufen Symptome durch Wurzeln des jeweils nächst höheren Segmentes hervor.

Segment L 3/L 4

In der diskalen Ebene gelegene Bandscheibenvorfälle komprimieren die nach kaudal ziehenden Wurzeln der darunter gelegenen Segmente, entweder medial mit bilateraler Symptomatik oder weiter lateral mit einseitiger Symptomatik durch intrathekale Kompression tiefer austretender Wurzeln. So kann z. B. ein paramedialer Prolaps L 3/L 4 rechts eine rechtsseitige L 5- oder S 1-Ischialgie hervorrufen. Hinzu kommen evtl. Leistenschmerzen und ventrale Oberschenkelschmerzen durch Mitbeteiligung der Wurzel L 4. Der laterale, d. h. intraforaminale Prolaps L 3/L 4 verursacht eine isolierte Kompression der austretenden Wurzel L 3 im Foramen intervertebrale mit monoradikulärer Symptomatik.

Segment L 4/L 5

Mediale und paramediale Prolapse und Protrusionen im Segment L 4/L 5 bedrängen in der diskalen und supradiskalen Ebene die in diesem Abschnitt noch intrathekal verlaufende Wurzel L 5 mit entsprechender L 5-Symptomatik. Supradiskal kann es bei paramedialer Lage zusätzlich zur Bedrängung der austretenden Wurzel L 4 kommen. Diskal und infradiskal kann bei medialer und paramedialer Sequesterlage die Wurzel S 1 durch intrathekale Kompression mitbetroffen sein. So kann z. B. ein infradiskal in der Achsel der L 5-Wurzel gelegener Prolaps ein Wurzelkompressionssyndrom L 5 mit entsprechender Fußheberschwäche im L 5-Dermaton hervorrufen, mit gleichzeitiger moderater S 1-Symptomatik, z. B. Abschwächung des Achillessehnenreflexes und zusätzlichen Schmerzen am Fußaußenrand. Der laterale intraforaminale Prolaps L 4/L 5 ruft sowohl in der diskalen als auch in der supradiskalen Ebene ein L 4-Syndrom hervor. Bei großem Prolaps kann auch zusätzlich intrathekal die Wurzel L 5 betroffen sein. Die Kreuzschmerzen sind im Vergleich zu den starken Beinschmerzen bei dieser Sequesterlage im Segment L 4/L 5 relativ gering. Weiter außen gelegene extraforaminale Bandscheibenvorfälle im Segment L 4/L 5 rufen eine reine L 4-Symptomatik hervor.

Segment L 5/S 1

Mediale und paramediale Protrusionen und Prolapse rufen im Segment L 5/S 1 je nach Größe ein- oder beidseitige S 1-Wurzelsyndrome hervor. Bei periduraler Fibrose (Postdiskotomiesyndrom) kann durch Anheben des narbig veränderten Durasackes eine Zugwirkung auf höher gelegene Nervenwurzeln ausgeübt werden. Beim massiven Bandscheibenvorfall medial kommt es zum Caudasyndrom. Die Mitbeteiligung der Sakralwurzeln S 1–S 5

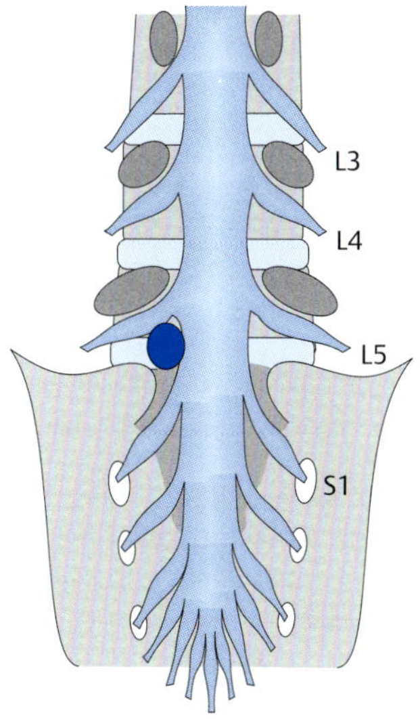

Abb. 11.95 Lateraler Bandscheibenvorfall L5/S1 mit Kompression der Wurzel S1 von lateral her und intraforaminaler L5-Kompression. Klinisch L5- und S1-Symptomatik.

kann auch partiell sein. Symptome sind in die Genital- und Sakralregion ausstrahlende Schmerzen.

Lateral gelegene Protrusionen und Prolapse im Segment L5/S1 rufen in der diskalen und supradiskalen Ebene – je nach Ausmaß – zusätzliche Symptome der Wurzel L5 hervor. Liegt der pathologische Befund weiter lateral, so findet sich mitunter eine reine L5-Symptomatik (▶ Abb. 11.95).

Bi- und polysegmentale Syndrome

Bei der Indikationsstellung zur Operation – insbesondere für die Beantwortung der Frage, an welcher Stelle dekomprimiert werden muss – ist die Einteilung nach Segmenten wichtiger, als die nach den betroffenen Wurzeln. Wenn durch pathologische Veränderungen in einem Segment, etwa durch einen lateralen Bandscheibenvorfall 2 oder mehrere Nervenwurzeln symptomatisch werden können, vervielfältigen sich die Symptome; so kann z.B. bei einem Prolaps L3/L4 mit L4- und L5-Symptomatik gleichzeitig eine Protrusion L5/S1 bestehen, welche ihrerseits eine mehr oder weniger ausgeprägte S1-Symptomatik hervorruft. Die bis dahin asymptomatische Protrusion L5/S1 kann zum Beispiel durch die prolapsbedingte Anspannung des gesamten Durasackes symptomatisch geworden sein. Auch eine intrathekale Kompression des Spinalnervs der S1-Wurzel in Prolapshöhe L3/L4 ist denkbar. In beiden Fällen wird durch die Entfernung des Prolaps L3/L4 die S1-Symptomatik mitbeeinflusst. Auf keinen Fall sollte in einer solchen Situation eine Revision der vermutlich zusätzlich betroffenen Bandscheibe vorgenommen werden.

M!

Merksätze zur Beurteilung polyradikulärer Symptome

- Mehrsegmentale Operationen erhöhen das Postdiskotomiesyndrom-Risiko.
- Durch interdisziplinäre Zusammenarbeit zwischen Neurologen, Radiologen und Operateur sollte vor der Operation festgelegt werden, welches Segment bei polysegmentaler Pathologie operiert werden muss.
- Für eine akute Wurzelsymptomatik mit gravierenden neurologischen Ausfällen und Schmerzen, die eine Indikation zur operativen Dekompression darstellen, ist in der Regel der Befund in nur einem Segment verantwortlich.

Differenzialdiagnose bei Ischialgie und ischialgiformen Beschwerden

Diagnostische Methoden

Bei der Differenzialdiagnose von Schmerzen in den unteren Extremitäten muss man sich zunächst im Klaren darüber sein, ob es sich um ischiasähnliche Schmerzen oder um eine echte Ischialgie handelt und – wenn eine solche vorliegt – ob sie als Wurzelschmerz oder Neuralgie des peripheren Nervs anzusehen ist.

M!

Merke

Die meisten Ischialgien sind bandscheibenbedingt und werden durch degenerative Veränderungen der unteren beiden lumbalen Bewegungssegmente verursacht.

Das Gleiche gilt für die von den oberen lumbalen Bewegungssegmenten ausgehenden Neuralgien des N. femoralis. Unter den Leitsymptomen (▶ Tab. 11.6) weist besonders die **Beeinflussbarkeit der Schmerzen durch Haltungsänderung** auf ein bandscheibenbedingtes Wurzelsyndrom hin. Ischialgien und Neuralgien des N. femoralis anderer Genese sprechen darauf im Allgemeinen nicht an. Noch deutlicher wird diese Beeinflussbarkeit der lumbalen Wurzelsyndrome beim **LWS-Extensionstest**, der dem Glisson-Test an der HWS entspricht. Durch kurzfristige Extension der LWS besteht die Möglichkeit, den Kontakt zwischen der gereizten Nervenwurzel und der Bandscheibenvorwölbung so zu reduzieren, dass sich Intensität und Ausstrahlungsweite einer Ischialgie oder Neuralgie des N. femoralis ändern.

Den Extensionstest zur Differenzialdiagnose bei lumbalen Wurzelsyndromen führt man mit der Streckbandage durch. Dabei stemmt sich der Patient mithilfe eines Ortholengürtels und seitlich angebrachten Griffen an seinem Becken ab und übt einen Zug auf seine unteren Wirbelsäulenabschnitte aus (▶ Abb. 11.96).

11

Tab. 11.6 Leitsymptome bei lumbalen Wurzelsyndromen.

Segment	Peripheres Schmerz- und Hypästhesiefeld	Motorische Störung (Kennmuskel)	Reflexabschwächung	Nervendehnungszeichen
L 1/L 2	Leistengegend	–	–	(Femoralisdehnungsschmerz)
L 3	Vorderaußenseite Oberschenkel	Quadrizeps	Patellarsehnenreflex	Femoralisdehnungsschmerz
L 4	Vorderaußenseite Oberschenkel, Innenseite Unterschenkel und Fuß	Quadrizeps	Patellarsehnenreflex	(positives Lasègue-Zeichen)
L 5	Außenseite Unterschenkel, medialer Fußrücken, Großzehe	Extensor hallucis longus	–	positives Lasègue-Zeichen
S 1	Hinterseite Unterschenkel, Ferse, Fußaußenrand, 3.–5. Zehe	Trizeps surae, Glutäen	Achillessehnenreflex	positives Lasègue-Zeichen

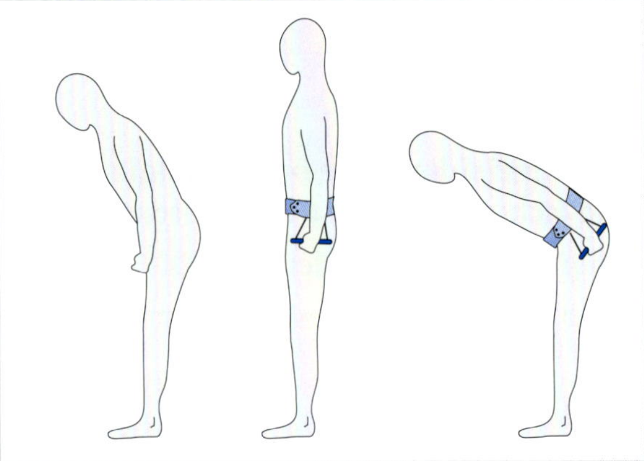

Abb. 11.96 Extensionstest mit der Streckbandage zur Differenzialdiagnose bei Beinschmerzen: Unter Traktion lassen bandscheibenbedingte Beschwerden nach, außerdem kann sich der Patient weiter nach vorn beugen.

Merke

Unter kurzer, kräftiger Traktion der LWS kommt es bei einem bandscheibenbedingten Wurzelsyndrom zur Änderung der Schmerzqualität und -quantität; der Patient kann sich außerdem weiter nach vorn beugen.

Bei leichten Bandscheibenvorwölbungen verschwinden Ischialgie und ischiatische Fehlhaltung unter Extension vollständig. Meistens kommt es jedoch nur zu einer Schmerzlinderung und Lokalisationsänderung: Ein seitlicher Schmerz wandert mehr zur Mitte. Ein heller Wurzelschmerz weicht dumpfen Rückenschmerzen. Eine Ischialgie wird nicht mehr im distalen, sondern mehr im proximalen Dermatom empfunden: Es kommt zur Zentralisation der Schmerzen, was man auch später bei erfolgreicher Therapie beobachten kann. Mitunter verstärken sich auch die Schmerzen unter Extension und strahlen weiter peripher aus. Letzteres tritt z. B. ein, wenn es zur Abscherwirkung auf einen prolabierten Bandscheibenteil kommt oder wenn ein Prolaps weiter herausquillt.

Beim Extensionstest entscheidet es sich auch, ob für den Patienten evtl. eine Extensionsbehandlung infrage kommt.

In Ausnahmefällen kann der Extensionstest auch bei vertebralen Wurzelsyndromen anderer Genese positiv sein. Die für die Differenzialdiagnose wichtigen extravertebralen Beinschmerzen, welche z. B. von Erkrankungen der Hüfte oder der Gefäße ausgehen, bleiben beim Extensionstest unbeeinflusst.

Extravertebrale Ursachen

Von der **Hüfte** ausgehende Schmerzen werden oft mit lumbalen Wurzelsyndromen verwechselt. Die Ursache liegt u. a. darin, dass beide Erkrankungen sehr häufig vorkommen und dass die Schmerzausstrahlungen streckenweise identische Abschnitte im Hüft- und Oberschenkelbereich betreffen. Für die Differenzialdiagnose ist in erster Linie der Hüftschmerz bei beginnender Arthrose und Hüftkopfnekrose bedeutungsvoll. Massive Koxarthrosen und Koxitiden dürften nicht zu übersehen sein. Bei lumbalen Wurzelsyndromen können einige Leitsymptome fehlen, sodass die Diagnose erschwert ist (▶ Tab. 11.7). Wie ausgeführt, fehlen bei der Ischialgie ohne Kreuzschmerzen die Symptome des lokalen Lumbalsyndromes. Auch sind die neurologischen Störungen mitunter sehr diskret oder fehlen ganz. Da Lasègue-Zeichen und umgekehrtes Lasègue-Zeichen mit einer passiven Hüftbewegung verbunden sind, kann man sie für die Differenzialdiagnose nur bedingt verwerten. Bei einer Ischialgie ist lediglich der Ischiastest aussagekräftig (s. ▶ Abb. 11.48). Umgekehrt kommt es bei der Prüfung der Hüftbeweglichkeit immer auch zu Mitbewegungen der LWS mit der Möglichkeit einer Wurzelirritation. Hinweise für eine Hüfterkrankung ergeben sich in erster Linie aus der Seitendifferenz der Innenrotationsbeweglichkeit.

Tab. 11.7 Differenzialdiagnose Hüftschmerz – lumbales Wurzelsyndrom.

	Hüftschmerz	Lumbales Wurzelsyndrom
Anamnese	schleichender Beginn, Schmerzen beim Stehen und Gehen, Besserung beim Sitzen	plötzlicher Beginn, Schmerzen beim Sitzen, Besserung beim Stehen und Gehen
Befund	Hüftbeweglichkeit eingeschränkt (insbesondere Innenrotation)	Hüfte frei beweglich
	Ischiastest negativ, LWS-Extensionstest negativ	Ischiastest, positiv, LWS-Extensionstest positiv
Diagnosesicherung	Röntgen, MRT, intraartikuläre Injektion mit einem Lokalanästhetikum	MRT, CT

Auch die Beschwerdeangaben des Patienten sind genau zu beachten. Entscheidende Hinweise für das Vorliegen eines Wurzelsyndromes erhält man durch Angaben über die Positionsabhängigkeit der Beschwerden und mit dem Extensionstest.

Die Diagnosesicherung bei beginnender Koxarthrose erfolgt schließlich mit der probatorischen intraartikulären Injektion eines Lokalanästhetikums und durch Röntgenaufnahmen in mehreren Ebenen, ggf. MRT. Beim bandscheibenbedingten Wurzelsyndrom führen CT, MRT und ggf. Myelographie weiter. Entzündliche oder degenerative Erkrankungen der **Kreuz-/ Darmbeinfugen** können Beschwerden hervorrufen, die dem proximalen Schmerzfeld einer Ischialgie entsprechen. Mennell-Zeichen bei der klinischen Untersuchung sowie Röntgenaufnahmen der Kreuz-/Darmbeinfugen einschließlich Tomogramm und Szintigramm weisen hier den Weg zur richtigen Diagnose.

An eine **Bursitis trochanterica** muss man bei Schmerzen im Hüftbereich denken, wenn weder am Hüftgelenk noch an der LWS pathologische Befunde erhoben werden können. Auch hier sichert man die Diagnose durch probatorische Infiltration der Trochantergegend mit einem Lokalanästhetikum.

Extravertebrale Tumoren, die von Rektum, Uterus oder Prostata ausgehen, müssen schon sehr fortgeschritten sein, um Verdrängungserscheinungen des lumbosakralen Nervenplexus zu verursachen. Es ist auch an eine entzündliche Genese, z. B. Divertikulitis, zu denken.

Ein **Aneurysma der A. iliaca communis** kann gelegentlich Ischiasbeschwerden hervorrufen. Die Diagnosesicherung erfolgt durch Duplexsonographie und MRT. In unserer Poliklinik werden immer wieder Patienten aus der Gefäßambulanz vorgestellt, die über unklare Beinschmerzen klagen und bei denen sich die Differenzialdiagnose zwischen einem bandscheibenbedingten Wurzelsyndrom und **peripheren Durchblutungsstörungen** ergibt. Es handelt sich hier in der Regel um Beschwerden, die sich beim Gehen verstärken, was bei einer Ischialgie nicht der Fall ist. Negativer Extensionstest und fehlende Positionsabhängigkeit der Schmerzen schließen hier das lumbale Wurzelsyndrom aus. Schließlich müssen noch **Erkrankungen des N. ischiadicus** selbst mit in die differenzialdiagnostischen Erwägungen einbezogen werden. Diese wurden früher als Hauptursache der Ischialgien angesehen, stellen aber heute Ausnahmen dar. Dazu zählen *Zostererkrankung, Alkoholneuritis, lepröse Neuritis, Zeckenradikulitis* sowie die Schwerpunktpolyneuropathie bei Diabetes und *Periarteriitis nodosa*. Besonders bei älteren Patienten mit Neuralgien in den unteren Extremitäten sollte man immer an eine *diabetische Neuropathie* denken.

Bei Regressgutachten ergibt sich oft die Differenzialdiagnose zwischen einer **Spritzenschädigung** des N. ischiadicus und einer bandscheibenbedingten Ischialgie, die oftmals der Anlass für die intramuskuläre Injektion war. Bei der Spritzenlähmung ist die Stelle der Läsion umschrieben druckempfindlich. Hier lässt sich auch der typische Projektionsschmerz auslösen. Wie in Kap. 8 beschrieben, gehen Wurzelschädigungen der LWS im Gegensatz zu den Läsionen von Plexus und peripheren Nerven nicht mit vegetativen Begleiterscheinungen einher.

Bei der direkten Schädigung des N. ischiadicus jenseits der Wurzel kommt es in den sensibilitätsgeschädigten Bezirken zu topisch genau kongruenten Störungen der Schweißsekretion. Bei Wurzelläsionen hingegen entstehen niemals Defekte der Schweißsekretion, auch dann nicht, wenn durch breite mehrwurzlige Syndrome totale Sensibilitätsstörungen von Händen und Füßen gesetzt werden (Mumenthaler et al. 1998).

Bei Schmerzen und Sensibilitätsstörungen in der Leiste und an der Vorderseite des Oberschenkels muss neben dem L 3-Syndrom differenzialdiagnostisch auch an eine **Meralgia paraesthetica** gedacht werden. Diese wird durch eine Schädigung des N. cutaneus femoris lateralis hervorgerufen. Im Gegensatz zum L 3-Syndrom ist bei der Meralgie der Patellarsehnenreflex nicht abgeschwächt. Auch helfen hier wiederum lokale Infiltration und Extensionstest diagnostisch weiter.

Vertebrale Ursachen

Neben den zahlenmäßig weit im Vordergrund stehenden bandscheibenbedingten Wurzelsyndromen gibt es noch zahlreiche andere Erkrankungen in den lumbalen Bewegungssegmenten, welche Neuralgien des N. femoralis und des N. ischiadicus verursachen. Im Prinzip sind es die gleichen vertebralen Ursachen, die auch bei der Differenzialdiagnose von Kreuzschmerzen bedacht werden müssen (▸ Tab. 11.8).

Tab. 11.8 Differenzialdiagnose bei Ischialgie und ischialgieformen Beschwerden.

	Ursache	Segmentales Schmerzband	Neurologische Ausfälle	LLS-Symptome	Lasègue-Zeichen	Extensionstest	Diagnosesicherung (Erstmaßnahmen)
vertebral	bandscheibenbedingte Ischialgie	++	++	++	+++	+++	CT, MRT
	Spondylolisthesis	++	++	+++	+++	(+)	Röntgen
	Spondylitis	++	++	+++	+++	(+)	CT, MRT, Labor
	Tumor	++	++	+++	+++	(+)	CT, MRT, Labor, Szintigramm
	Spinalkanalstenose	++	(+)	(+)	–	+	CT, MRT
extravertebral	Koxalgie	–	–	–	(+)	–	Röntgen, Lokalanästhesie
	Kreuz-/Darmbeinfugen	(+)	–	–	+	(+)	Lokalanästhesie
	Bursitis trochanterica	(+)	–	–	–	–	Lokalanästhesie
	retroperitoneale Tumoren	++	++	++	++		Labor, CT, MRT
	periphere Durchblutungsstörung	–	–	–	–	–	Duplexsonographie, Fußpulsmessung
	diabetische Neuropathie	++	++	–	++	–	Labor
	Spritzenschädigung	+++	+++	–	+++	–	Schweißtest, neurophysiol. Untersuchung
	Aneurysma	–	–	(+)	–	–	Duplexsonographie, MRT

Die Ischialgie bei **Spondylolisthesis** ist meistens doppelseitig und lässt sich durch Haltungsänderungen oder Extension nur wenig beeinflussen. Zur Nervenwurzelirritation beim Wirbelgleiten kommt es durch fibröse Wucherungen im Bereich der Bogenspalte und durch Ausziehungen der Wurzel über die Hinteroberkante des unter dem Gleitwirbel befindlichen Wirbels.

Wenn sich eine **Spondylitis** nach dorsal ausbreitet, entstehen Wurzelerscheinungen, die sich durch Positionsänderungen und Extension nicht ändern. Charakteristisch ist der nächtliche Schmerz. Da eine Spondylitis ventral beginnt, gehört hier die Ischialgie zu den Späterscheinungen. Das Gleiche gilt auch für **Wirbeltumoren** (▶ Abb. 11.97), die meistens als Metastasen vorkommen. Auch hier entstehen Nervenwurzelerscheinungen erst, wenn die Tumormassen in den Wirbelkanal eindringen oder wenn pathologische Frakturen entstehen. Die Ischiassymptome sind dann sehr ausgeprägt und bestehen in einem beiderseits positiven Lasègue-Zeichen mit hartnäckigen, unbeeinflussbaren, segmental ausstrahlenden Schmerzen.

Neben den relativ häufigen Wirbelmetastasen kommen auch *Neubildungen im Bewegungssegment*, vor allem im Bereich des Nervengewebes, in Betracht. Hier finden sich dann ebenfalls konstante, wenig beeinflussbare neurologische Störungen sowie Veränderungen im Liquor.

Seltene Ischiasursachen stellen **Morbus Paget** und **Fluorose** durch appositionelles Knochenwachstum mit Einengung des Wirbelkanales und der Foramina intervertebralia dar.

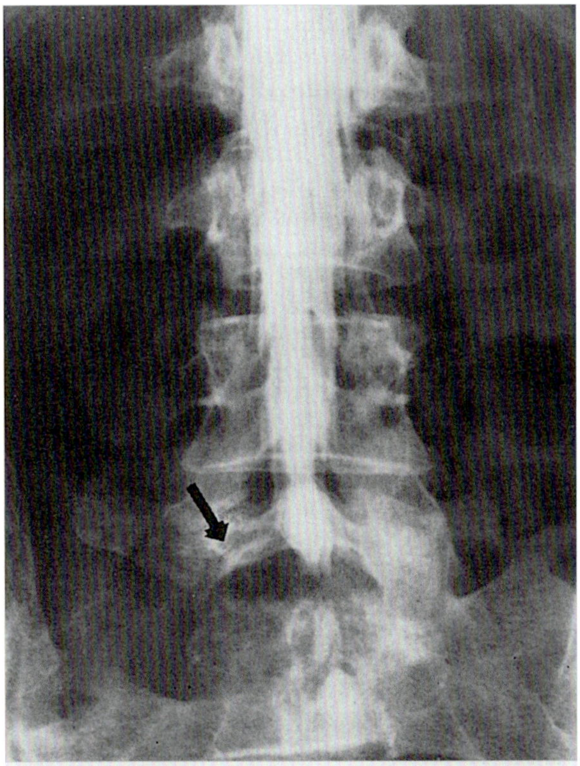

Abb. 11.97 64-jährige Patientin mit therapieresistenter S 1-Ischialgie rechts. Die a.-p. Aufnahme zeigt neben der rechtsseitigen Eindellung der Kontrastmittelsäule mit Wurzelabbruch auch Destruktionen im rechten Kreuzbein durch einen Tumor (Metastase eines Mammakarzinoms).

Die im Zusammenhang mit der **Spinalkanalstenose** auftretende Ischialgie ist in den meisten Fällen auch indirekt bandscheibenbedingt. Im Gegensatz zur rein diskogenen Ischialgie können Patienten mit Spinalkanalstenose schlecht stehen und gehen, dafür besser sitzen. Neurologische Ausfälle sind eher selten. Die Diagnosesicherung erfolgt im CT, besser noch im MRT.

Kaudasyndrom

Das Kaudasyndrom stellt eine Sonderform der polyradikulären lumbalen Wurzelsyndrome dar. Dabei werden Nervenwurzeln der Cauda equina im lumbalen Wirbelkanal durch einen großen medialen Bandscheibenvorfall komprimiert, sodass Ausfälle der unteren lumbalen und später sämtlicher Sakralwurzeln entstehen. Die Schmerzen in Form einer doppelseitigen Ischialgie hängen vom Ausmaß der Kompression und der betroffenen Etage ab. Zu den **typischen Symptomen** gehören *Reithosenanästhesie*, beiderseitiges Fehlen des Achillessehnenreflexes bei *Schwäche der Wadenmuskeln* sowie *Schließmuskelinsuffizienzen* der Blase und des Mastdarms. Oft bestehen auch *Potenzstörungen*. Der Ausfall der untersten Sakralwurzeln S 4 und S 5 bewirkt charakteristische, eng umschriebene Sensibilitätsstörungen mit dem Zentrum um die tastbare Steißbeinspitze. Die Sphinkterfunktionen werden durch beidseitige Läsionen der S 3-Wurzel gestört.

M!

Leitsymptome beim Kaudasyndrom

- Reithosenanästhesie
- beidseitiges Fehlen des Achillessehnenreflexes
- Blasen- und Mastdarmstörungen

Liegt die Läsion höher, so können noch Fuß- und Zehenheberparesen, Ausfälle des Patellarsehnenreflexes und Quadrizepsschwächen hinzukommen. Mumenthaler u. Mitarb. (1998) weisen darauf hin, dass bei der Kaudaläsion die Schweißsekretion an den Fußsohlen auch bei totaler Anästhesie intakt bleibt, da vegetative Fasern nicht betroffen sind. Akute Kaudaläsionen werden meistens durch **mediane Massenprolapse** bei L 3/L 4 oder L 4/L 5 verursacht. Dem kompletten Ausfall gehen intensive örtliche und radikuläre Schmerzen voraus. Sobald das Lähmungsstadium erreicht ist, verschwindet die sonst bei Bandscheibenvorfällen kaum je vermisste lokale Wirbelsäulensymptomatik. Die diagnostisch richtungweisende *initiale Ischialgie* fällt weg, wenn der Massenprolaps in Zusammenhang mit redressierenden Maßnahmen in Narkose auftritt.

M!

Merke

Bei der bandscheibenbedingten Kaudakompression handelt es sich gewöhnlich um ein akutes Ereignis, das sofortiges operatives Eingreifen erfordert.

Die Prognose beim Kaudasyndrom hängt vom Zeitpunkt des Eingreifens ab. Innerhalb der ersten 48 Stunden ist bei ¼ der Fälle mit einer kompletten Restitution der Kaudasymptomatik zu rechnen (McCulloch 1998). Bei den übrigen Patienten werden eine Besserung der Sphinkterfunktionen und eine moderate Restitution der motorischen Ausfälle erzielt. Die Restitution ist abhängig vom Schweregrad der ursprünglichen Schädigung. Entsprechend einer Metaanalyse von Ahn (2000) macht es keinen Unterschied im Ergebnis, ob die Revision zur Dekompression innerhalb von 24 Stunden oder innerhalb von 24–48 Stunden nach Einsetzen der Kaudasymptomatik erfolgt. Allerdings sollte die Revision nach Diagnosestellung keineswegs verzögert werden.

Im Gegensatz zum Kaudasyndrom durch einen medialen Massenprolaps verläuft die **tumorbedingte Kaudakompression** schleichend progredient. Blasen- und Mastdarmstörungen können lange Zeit fehlen. Zunächst gehen Achillessehnen- und Patellarsehnenreflex bei therapieresistenter Ischialgie allmählich verloren. So hat man die Möglichkeit des operativen Eingreifens, noch ehe das Vollbild entsteht. Unter den Tumoren finden sich neben *Neurinomen, Epidermoiden, Meningiomen, Kaudaependymomen* und *Gliomen* auch *Metastasen* verschiedener Primärtumoren, die vom Wirbelkörper in den lumbalen Wirbelkanal eingedrungen sind (Jochheim et al. 1961, Pia 1977, Herkowicz 2004).

Da die klinische Symptomatik bei einem Kaudasyndrom eindeutig ist, gilt es in **differenzialdiagnostischer Hinsicht** nur, die Ätiologie des Leidens abzuklären. Auf den bandscheibenbedingten Charakter weisen, wie bei allen diskogenen Erkrankungen, plötzlicher Beginn und Positionsabhängigkeit der Beschwerden hin. Laborwerte und Röntgenübersichtsaufnahmen sind normal. Bei Kaudatumoren fehlt die Abhängigkeit der Beschwerden von Be- und Entlastung der Wirbelsäule. Laborwerte, Liquorbefund und Myelogramm bzw. CT und MRT liefern weitere Anhaltspunkte für die Diagnose.

Liquoruntersuchungen haben nur einen relativen Wert, weist doch der Befund eines *Sperrliquors* allenfalls auf die mechanische Kompression hin, ohne zur weiteren Differenzialdiagnose beizutragen. Normaler Liquorbefund und freie Liquorpassage beim Queckenstedt-Versuch schließen eine tief gelegene Kaudakompression nicht aus. Wichtigste diagnostische Maßnahme: CT, MRT bzw. Myelographie. Auch damit gelingt allerdings noch keine Artdiagnose, was für das weitere Vorgehen unerheblich ist, da man in jedem Fall sofort operieren muss.

11.7.11 Rote Flagge bei lumbalen Wurzelsyndromen

Alarmierende Symptome beim tatsächlichen oder vermeintlichen Vorhandensein von Nervenwurzelsymptomen im Bein fallen unter die Bezeichnung „Rote Flagge“, im internationalen Schrifttum „Red Flag“ (s. ▸ Tab. 11.3).

Dazu zählen die eigentlichen alarmierenden Nervenwurzelkompressionssymptome wie Kontinenzstörungen, Reithosenanästhesie im Rahmen des Kaudasyndromes oder gravierende Paresen, wie z. B. eine akute Fußheberlähmung. Aber auch andere differenzialdiagnostisch abzugrenzende Erkrankungen wie extravertebrale Tumoren, Aneurysma der A. iliaca communis, periphere Durchblutungsstörungen und tumorbedingte Schmerzen erfordern sofortige weitere diagnostische oder therapeutische Maßnahmen.

11.8 Zusammenfassung: Klinik der Lumbalsyndrome

Die Klassifikation von Symptomen aufgrund degenerativer Erkrankungen der Lendenwirbelsäule erfolgt je nach Lokalisation und Ausstrahlung in lokales Lumbalsyndrom und lumbales Wurzelsyndrom. Hauptanteil der lokalen Lumbalsyndrome bilden die sog. einfachen Kreuzschmerzen, deren Ursache nur durch eingehende Befragung und Untersuchung unter Einbeziehung manueller Untersuchungstechniken zu ermitteln ist. Die Pathogenese betrifft Reizungen der Nozizeptoren an der Bandscheibe selbst als diskogener Kreuzschmerz und in den posterioren Anteilen des Bewegungssegmentes als arthroligamentärer Kreuzschmerz. Die bildgebenden Verfahren spielen zur Diagnostik lokaler Lumbalsyndrome, insbesondere bei einfachen Kreuzschmerzen keine oder nur ein unbedeutende Rolle: Anamnese und klinischer Befund sind für Diagnose und Therapie maßgebend.

Die ins Bein ausstrahlenden Schmerzen lassen sich in der Regel einem Segment zuordnen. Zur Diagnose gehört die Einbeziehung psychosozialer Faktoren (gelbe Flagge). Alarmierende Wirbelsäulensymptome (rote Flagge), hervorgerufen durch die bandscheibenbedingte Erkrankung selbst oder durch andere Erkrankungen, sind immer differenzialdiagnostisch auszuschließen.

Der Trend bei den bildgebenden Verfahren zur Darstellung degenerativer Veränderungen an der LWS geht immer mehr in Richtung Kernspintomographie. Röntgenübersichtsaufnahmen geben nur wenig Aufschluss über die Veränderungen im Zwischenwirbelabschnitt. Spondylosen und Osteochondrosen haben kaum klinische Bedeutung. Deswegen sollte man beim sog. einfachen Kreuzschmerz zunächst auf die früher übliche LWS-Aufnahme in 2 Ebenen verzichten.

Auch Diskographie und Myelographie haben ihre Bedeutung verloren, seitdem es das MRT gibt. Das CT ist zwar preiswerter, dem MRT hinsichtlich der Aussagekraft bei bandscheibenbedingten Erkrankungen jedoch deutlich unterlegen, abgesehen von der Strahlenbelastung.

Die Elektrodiagnostik gewinnt wieder an Bedeutung, weil Nervenwurzelkompressionen heute immer mehr konservativ behandelt werden und sowohl Arzt als auch Patient am Ausmaß und Verlauf der Nervenschädigung interessiert sind.

Fazit

Jeder Kreuz- und Beinschmerz hat eine Diagnose.

11.9 Therapie der Lumbalsyndrome

11.9.1 Klassifikation der Behandlungsmethoden

Im internationalen Schrifttum wurde bisher eine Einteilung in konservativ und operativ bzw. operativ und nichtoperativ vorgenommen. Für so unterschiedliche Behandlungsmethoden wie Wärmeanwendung und Lagerung gegenüber der offenen Bandscheibenoperation steht diese Einteilung auch außer Frage. In den letzten Jahrzehnten haben sich jedoch Behandlungsmethoden etabliert, die zwischen konservativ und offen-operativ anzusiedeln sind und als minimalinvasiv bezeichnet werden. Da der Schmerzausgangspunkt im Bewegungssegment, z. B. beim lumbalen Wurzelkompressionssyndrom, sich weit entfernt von der Oberfläche abspielt und diese Region nur über aufwändige Zugänge bei der offenen Operation zu erreichen ist, wurden zahlreiche Methoden entwickelt, den anterolateralen Epiduralraum und die foraminoartikuläre Region mit speziellen Nadeltechniken und endoskopischen Instrumenten zu erreichen. Allen minimalinvasiven Maßnahmen gemeinsam ist der perkutane Zugang mit Einführen des Instrumentariums ohne Hautschnitt, allenfalls über eine Stichinzision.

In ▸ Tab. 11.9 findet sich die Einteilung der verschiedenen Behandlungsverfahren für degenerative Erkrankungen der Lendenwirbelsäule. Zwischen konservativen und operativen Methoden finden sich die minimalinvasiven Eingriffe, die wiederum unterteilt sind in wirbelsäulennahe Injektionen, intradiskale Therapie und endoskopische Verfahren.

11

Tab. 11.9 Behandlung der Lumbalsyndrome.

Konservativ		Minimalinvasiv			Operativ	
		Wirbelsäulennahe Injektionen, PRT	Intradiskal	Endoskopisch	Dekompression	Fusion
Wärme Lagerung physikalische Therapie Analgetika Injektionen (oberflächlich) Orthesen	manuelle Therapie spezielle Krankengymnastik Rückenschule	epidural LSPA Facetteninfiltration Katheter	Chemonukleolyse perkutane Nukleotomie perkutaner Laser perkutane Thermotherapie	transforaminal interlaminär intradiskal	Mikrodiskotomie konventionell Laminektomie dorsale	ventrale dorsoventrale Fusion Bandscheibenprothese

Bei allen konservativen und einigen minimalinvasiven Maßnahmen zur Behandlung bandscheibenbedingter Erkrankungen bleibt das osmotische System Bandscheibe erhalten.

Merke

Bei Bandscheibenprotrusionen sollte man alle therapeutischen Möglichkeiten nutzen, die Intaktheit des Zwischenwirbelabschnittes zu bewahren.

Zu den klassischen **konservativen** Maßnahmen gehören Physiotherapie, Wärmeanwendung, Lagerung, Analgetika. Hinzu kommen lokale Injektionen wie Triggerpunktinfiltration, Hautquaddelung und Muskelinfiltrationen als **oberflächliche Nadelung**.

Die wirbelsäulennahen Injektionen als **tiefe Nadelung** mit Infiltration des Epiduralraumes oder der foraminoartikulären Region zählen zu den **minimalinvasiven Methoden**. Diese Injektionen werden mit gezielten Nadeltechniken zum Teil unter Kontrolle bildgebender Verfahren durchgeführt. Wegen der unmittelbaren Nähe zu den Nervenwurzeltaschen und zum Durasack mit möglicher Liquorpunktion erfordern die wirbelsäulennahen Injektionen einen besonderen Aufwand mit Kreislaufüberwachung und postinjektioneller Betreuung. Die Applikation von Medikamenten in den Epiduralraum erfolgt entweder als einmalige Infiltration (Single-Shot) oder als länger dauernde Infiltration mit einem Katheter.

Die **intradiskalen Verfahren** werden entweder auch mit speziellen Nadeln wie bei der Chemonukleolyse oder mit perkutan applizierbaren Instrumentarien, z. T. auch unter endoskopischer Kontrolle, durchgeführt.

Rein **endoskopische Operationen** zur Entfernung des lumbalen Bandscheibenvorfalles erfolgen entweder transforaminal durch das Foramen intervertebrale oder interlaminär durch das Lig. flavum.

Bei den **offenen Operationen**, d. h. mit einem mindestens 3 cm langen Hautschnitt, unterscheidet man mikroskopische Methoden für die Dekompression unter Verwendung des Operationsmikroskopes und konventionelle, breitere Zugänge mit und ohne Mikroskop. Die Mikrochirurgie ermöglicht millimetergenaues Arbeiten auf engem Raum. Spezielle Instrumentarien sind erforderlich. Beim konventionell breiten Zugang erfolgt in der Regel eine teilweise oder ganze Abtragung des Wirbelbogens (Hemilaminektomie, Laminektomie). Bei erweiterter Dekompression mit partieller oder vollständiger Abtragung des Wirbelgelenkes (Facettektomie) ist meistens eine Fusionsoperation angeschlossen.

Die **Klassifikation der Fusionsoperationen** erfolgt in dorsal, ventral oder kombiniert dorsoventral.

Den Ersatz der ganzen Bandscheibe durch ein bewegliches Interponat bezeichnet man auch als **Bandscheibenprothese.**

11.9.2 Konservative Therapie

Definition

Konservativ heißt bewahren, erhalten (lat. conservare). Im Gegensatz zur operativen Behandlung und zu einigen perkutanen minimalinvasiven Verfahren mit Dekompression der Bandscheibe versucht man bei der konservativen Therapie, die Beschwerden zu bessern, ohne die Bandscheiben zu verletzen.

Entlastende Lagerung, keine Bettruhe

Es gibt keine allgemein gültigen Richtlinien für die geeignete Körperhaltung bei bandscheibenbedingten Beschwerden im Lumbalbereich. Jede anatomische oder funktionelle Störung im Bewegungssegment hat ihre optimale Wirbelsäuleneinstellung mit der geringsten Schmerzintensität. Die geeignete Körperposition kann, je nach Schmerzursache, aufrechte Haltung oder Horizontallagerung mit allen möglichen Körperverdrehungen bedeuten. Im Allgemeinen fühlt sich der Patient mit angewinkelten Hüft- und Kniegelenken in Seit- oder Rückenlage wohl. Es gibt aber auch Patienten, die ihre entlastende Haltung nur im Stehen mit Abstützen des Oberkörpers in vornübergeneigter Haltung haben.

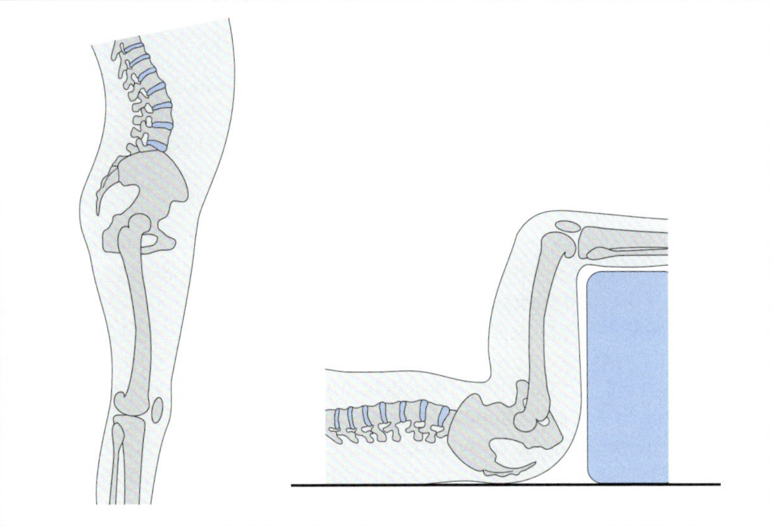

Abb. 11.98 Stufenlagerung, entlastende Rückenlage mit gebeugten Hüft- und Kniegelenken. Prinzip der Stufenlagerung: Geringer intradiskaler Druck, Erweiterung der Zwischenwirbellöcher, Entspannung der Wirbelgelenkkapseln, Abflachung dorsaler Bandscheibenvorwölbungen, Erweiterung des Wirbelkanales, Entspannung des Ischiasnervs, Entlastung der Kreuz-/Darmbeingelenke.

Tab. 11.10 Randomisierte kontrollierte Studien zur Effektivität von Bettruhe bei bandscheibenbedingten Erkrankungen der Lendenwirbelsäule.

Autor	Jahr	Studie	Ergebnis
Postacchini et al.	1986	2–6 Tage Bettruhe versus mobil bleiben	Bettruhe schlechter
Spalski u. Hayez	1992	7 Tage Bettruhe versus 3 Tage Bettruhe	kein Unterschied
Malmivaara et al.	1995	2 Tage Bettruhe versus mobil bleiben mit Physiotherapie	Bettruhe schlechter
Wilkinson	1995	2 Tage Bettruhe versus mobil bleiben	Bettruhe schlechter

Merke

Lumbale Bandscheiben sind in der Horizontallagerung mit Abflachung der Lendenlordose durch Abwinkelung der Hüft- und Kniegelenke in der sog. Stufenlagerung am wenigsten belastet (▶ Abb. 11.98).

11

Alle biomechanischen Faktoren der Stufenlagerung führen zu einer Minderung des Kontaktes zwischen einer Bandscheibenprotrusion und dem Spinalnerv. Bei verlagertem Bandscheibengewebe mit noch geschlossenem Anulus fibrosus besteht darüber hinaus eine gute therapeutische Chance zur Rückverlagerung des Gewebes ins Bandscheibenzentrum.

Die entlastende Lagerung sollte nur vorübergehend, z. B. im Zusammenhang oder nach den therapeutischen Maßnahmen wie Wärmeanwendung, Elektrotherapie, progressive Muskelentspannung usw. eingenommen werden.

Andauernde Bettruhe auch in einer der genannten Entlastungshaltungen ist bei bandscheibenbedingten Erkrankungen der Lendenwirbelsäule kontraproduktiv. Mehrere kontrollierte Studien (▶ Tab. 11.10) haben gezeigt, dass Patienten mit Lumbago und Ischialgie nach längerer Bettruhe mehr Beschwerden haben als Patienten aus der Kontrollgruppe, die mobil blieben.

Wärmetherapie

Patienten mit bandscheibenbedingten Erkrankungen der Lendenwirbelsäule empfinden Wärme in jeder Form als wohltuend. Dies gilt sowohl für die Wärmeapplikation als auch für ein **warmes Klima**. Kälte wirkt auch ohne zusätzliche mechanische Momente beschwerdeauslösend. Die Kausalzusammenhänge sind hier noch nicht restlos geklärt. Patienten mit chronisch-rezidivierenden Kreuzschmerzen und Ischialgien vermeiden deswegen jede Art von Unterkühlung und schaffen sich warme Unterwäsche und Leibbinden an. Als wohltuend wärmend und schmerzlindernd werden auch **Externa** wie ABC-Pflaster oder Einreibemittel mit Salicylsäurederivaten, hyperämisierenden Stoffen und ätherischen Ölen empfunden. Eine Tiefenwirkung mit Beeinflussung der biochemischen Veränderungen im lumbalen Bewegungssegment ist von den Externa allerdings nicht zu erwarten. Die lokalanästhetische Wirkung der Tiefenwärme ist auf die Blutvolumenverschiebung der tiefer liegenden Muskulatur, die Muskeldetonisierung und auf den Abtransport von Entzündungsmediatoren zurückzuführen. Der therapeutische Effekt wird zudem durch die Hyperämie, die Verbesserung der Dehnbarkeit kollagener Fasern und der daraus resultierenden Lockerung der verspannten Muskulatur und Aktivierung von Hemmfeldern verstärkt. Bei Wärmeanwendungen ist auf die geeignete Lagerung zu achten. Eine Bauchlage ist nicht zu empfehlen, da sie mit einer

Hyperlordose der LWS einhergeht. **Kontraindiziert ist Wärme** bei Thrombosen und floriden entzündlich-infektiösen Prozessen. Deswegen stellt die Empfindlichkeit gegenüber Wärme auch ein differenzialdiagnostisches Kriterium dar. Bei Tumoren und Entzündungen kommt es durch die Hyperämie zu einer Verstärkung der Beschwerden.

▸ **Ergebnisse.** Neben Angaben in Lehrbüchern finden sich Aussagen zur Effektivität von Wärme bei Rückenschmerzen in den Therapieempfehlungen der Arzneimittelkommission (2006), Borenstein et al. (2004) und bei Nachemson u. Jonsson (2000), allerdings nur allgemeiner Art. Außer Beobachtungen von French u. Mitarb. (2006) und Hochschuler (2006) gibt es keine kontrollierten Studien, vor allem nicht in Hinblick auf den Unterschied zur Kälteanwendung.

Elektrotherapie

Definition

Zur Elektrotherapie gehören alle Maßnahmen, bei denen elektrische Energie für Heilzwecke verwendet wird.

▸ **Prinzip.** Die schmerzlindernde und spannungslösende Wirkung der Wärme lässt sich auch mit elektrischen Apparaten erzielen.

Dem konstant fließenden **galvanischen** Strom, z. B. in Form des Stangerbades, wird u. a. eine schmerzlindernde Wirkung zugeschrieben. Bei den **diadynamischen** Strömen handelt es sich um niederfrequente Ströme mit wechselnder Frequenz und Amplitude, die ebenfalls schmerzlindernd wirken.

Bei der **Interferenzstromtherapie** werden 2 mittelfrequente, biologische, reizlose Ströme über je 2 Elektroden dem Körper zugeführt. Die Frequenzen der beiden Ströme differenzieren bis zu 100 Hz. Durch Superposition entsteht im Körper ein amplituden- und frequenzmodellierter Strom mit niedriger, d. h. biologisch wirksamer Frequenz. Bei degenerativen Wirbelsäulenerkrankungen erreicht man mit den Interferenzströmen auch die tiefer gelegenen Schichten der Rumpfmuskulatur und das betroffene Bewegungssegment selbst.

Bei der **pulsierenden Signaltherapie (PST)** wird mit einem pulsierenden Gleichstrom über ein speziell angepasstes Spulensystem, das bei einer Feldstärke von 12,5 Gauß in einem Bereich von 1–30 Hertz arbeitet, das erkrankte Gewebe behandelt.

▸ **Ergebnisse.** Neben retrospektiven **Erfahrungsberichten** (Pärtan 1953, Wolf 1956, Hansjürgens 1974, Böhlau 1975, Milanowska 1983, Waddell 1998, Nachemson u. Jonsson 2000) liegen bisher keine validen randomisierten Studien vor, welche die positive Aussage aus den Erfahrungsberichten belegen. Deswegen wird die Elektrotherapie in den unterschiedlichen Stromarten und Frequenzen vornehmlich ergänzend zu nachgewiesenermaßen effektiven therapeutischen Maßnahmen beim Lumbalsyndrom eingesetzt.

TENS

Die **transkutane elektrische Nervenstimulation** (TENS) stellt eine spezielle Form der Elektrotherapie dar, um Schmerzen gezielt zu behandeln. Es handelt sich um eine elektrische Reizung der A-Fasern peripherer Nerven durch die Haut mit inhibitorischer Wirkung auf das Hinterhorn des Rückenmarkes und Aktivitätsminderung der C-Fasern im gleichen Segment.

Die elektrischen Impulse werden über batteriegespeiste Stimulatoren angebracht. Man unterscheidet kontinuierliche und diskontinuierliche Stimulation. Die Elektroden werden auf die Haut geklebt. Das Ziel der Anwendung besteht darin, Nervenfasern elektrisch zu beeinflussen, ohne dass Muskelkontraktionen oder Schmerzen auftreten. Die TENS-Wirkung variiert von Patient zu Patient beträchtlich. Wichtig ist die individuelle Anpassung.

▸ **Ergebnisse.** Die meisten Studien stimmen darin überein, dass die Anfangserfolge während der ersten Wochen wesentlich besser sind als die über Monate oder Jahre anhaltenden Effekte. In der Literatur finden sich plazebokontrollierte TENS-Studien für chronische Lumbalsyndrome (Alcoff et al. 1982, Lehmann et al. 1983, Deyo et al. 1990, Marchand et al.1993, Moore u. Shurman 1997, Khadilkar et al. 2005). Zwei Studien (Alcoff et al. 1982; Deyo et al. 1990) zeigen keinen Unterschied zwischen TENS und Plazebo. Bei der Studie von Alcoff u. Mitarb. sowie Marchand u. Mitarb. gab es nur einen positiven Kurzeffekt.

Massage

Definition

Bei der Massage handelt es sich um eine spezielle Form der Physiotherapie unter Anwendung von Handgriffen zur Ausübung unspezifischer Reize durch Druck, Zug, Verschiebungen und Erschütterung auf Haut und Unterhautgewebe sowie auf tiefer gelegene Schichten.

Neben der klassischen Massage mit Streichungen, sanften Knetungen und Walkungen kann man sich bei Lumbalsyndromen gewisser Hilfsmittel bedienen, wie z. B. der Unterwasserdruckstrahlmassage. Mit dem tangential geführten Druckstrahl von 100–200 kPa (1–2 atü) kann die voluminöse und verspannte paravertebrale Rückenstreckmuskulatur durchgearbeitet werden, ohne dass die LWS wie bei einer kräftigen Handmassage in die Lordose gedrückt wird. Wie bei der HWS ist auch bei der Massage an der LWS auf die Lagerung des Patienten zu achten. Wegen der schädigenden und beschwerdeauslösenden Wirkung der flachen Bauchlage mit starker LWS-Lordose darf der Patienten keinesfalls in dieser Position massiert werden. Der Massageandruck verstärkt die Lordose weiterhin. Am besten lagert man den Patienten in der umgekehrten Stufenlagerung mit angewinkelten Hüft- und Kniegelenken auf großen Schaumgummiwürfeln, die auch bei der normalen Stufenlagerung auf dem Rücken Verwendung finden.

▸ **Ergebnisse.** Bis auf Empfehlungen in einschlägigen Lehrbüchern (Nachemson u. Jonsson 2000, Heysel 2004, Borenstein, Wiesel, Boden 2004).gibt es keine randomisierten kontrollierten Studien zur Effektivität der Massage bei bandscheibenbedingten Erkrankungen an der Lendenwirbelsäule.

Manuelle Therapie

Definition

Manuelle Medizin bzw. Chirotherapie ist die Lehre von der Diagnostik und Therapie von Funktionsstörungen der Haltungs- und Bewegungsorgane mithilfe spezieller Handgriffe (▸ Abb. 11.99).

Synonym: Chirotherapie, engl.: Manual Medicine therapy

Die **Indikation** für eine manuelle Therapie bei degenerativen Erkrankungen der LWS, insbesondere bei Bandscheibenprotrusionen und Prolapsen, ist begrenzt. Eine **Kontraindikation** besteht z. B. darin, dass die degenerativ gelockerten lumbalen Bewegungssegmente noch weiter gelockert werden. Außerdem besteht die Gefahr, dass bei einer Protrusion sich die Beschwerden durch Weiterverlagerung des Bandscheibengewebes verschlimmern. Das Prinzip der Physiotherapie besteht deswegen bei Lumbalsyndromen eher in einer Stabilisierung und nicht in der Mobilisierung. Bei der manuellen Therapie kommen in erster Linie Manipulationen in axialer Zugrichtung mit Traktionshandgriffen infrage. Manipulationen an der Wirbelsäule sollten nur von erfahrenen Manualtherapeuten nach Ausschluss von Tumoren und Entzündungen durchgeführt werden.

▸ **Ergebnisse.** In mehreren systematischen Reviews bzw. Metaanalysen zur Wirksamkeit der manuellen Therapie wird hervorgehoben, dass nur wenige klinische Studien die erforderliche methodische Qualität aufweisen (Assendelft et al. 1996, Koes et al. 1996, van Tulder 1997, Shekelle, 1994, Nachemson u. Jonsson 2000). Bei aller Begrenztheit der Aussagen scheinen am ehesten Patienten mit akuten Rückenschmerzen ohne radikuläre Symptomatik

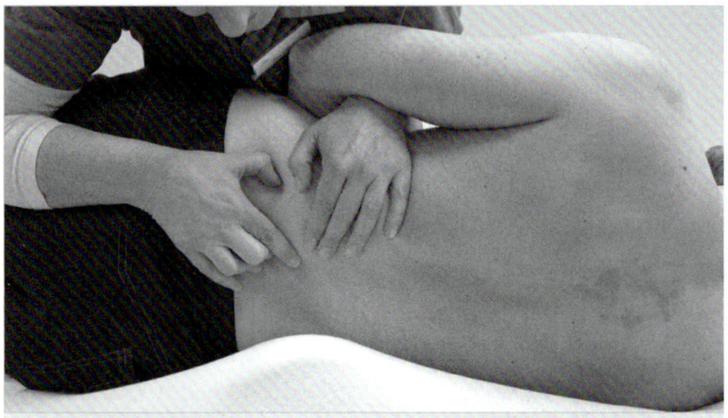

Abb. 11.99 Manuelle Diagnostik und Therapie einer segmentalen Funktionsstörung an der Lendenwirbelsäule.

(innerhalb der ersten 4–6 Wochen) von der manuellen Therapie zu profitieren (Shekelle 1994, Kendall et al. 1997, Hildebrandt u. Pfingsten 1998, Hurwitz et al. 2006, European Guidelines 2006).

Physiotherapie

Definition

Physiotherapie ist ärztlich verordnete Bewegungstherapie, die mit spezieller Befunderhebung und Behandlungstechnik bei Fehlentwicklungen, Verletzungen und Verletzungsfolgen oder Störungen organischer und psychischer Funktionen angewandt wird. Im Wesentlichen handelt es sich um Heilen durch Bewegen durch

- Muskelkräftigung,
- Übergang von der Teil- zur Vollbelastung,
- Schulung bandscheibenschonender Bewegungsabläufe,
- Wiederherstellung der ursprünglichen Beweglichkeit der betroffenen Wirbelsäulenabschnitte.

Synonym: Krankengymnastik, engl. Physiotherapy

Krankengymnastische Übungen dienen bei Lumbalsyndromen sowohl der Therapie als auch der Rehabilitation und Prophylaxe. Erst wenn die Schmerzen weitgehend abgeklungen sind, kann man mit der rehabilitativen Krankengymnastik beginnen.

Wichtigste Maßnahme der Rehabilitation und Rezidivprophylaxe ist die Muskelkräftigung. Die Rumpf- und proximalen Extremitätenmuskeln gehören zu den funktionellen Bestandteilen der Bewegungssegmente. Sie führen und stabilisieren die Wirbelsäule. **Im muskulär gefestigten Bewegungssegment sind Verlagerungen von Bandscheibengewebe und Verschiebungen der Wirbel gegeneinander weniger leicht möglich als bei schlaffer Haltung.** Mit einem kräftigen Muskelkorsett kann man den Rumpf beim Heben und Tragen in einen festen Zylinder verwandeln. Durch Betätigung der Bauchpresse wird

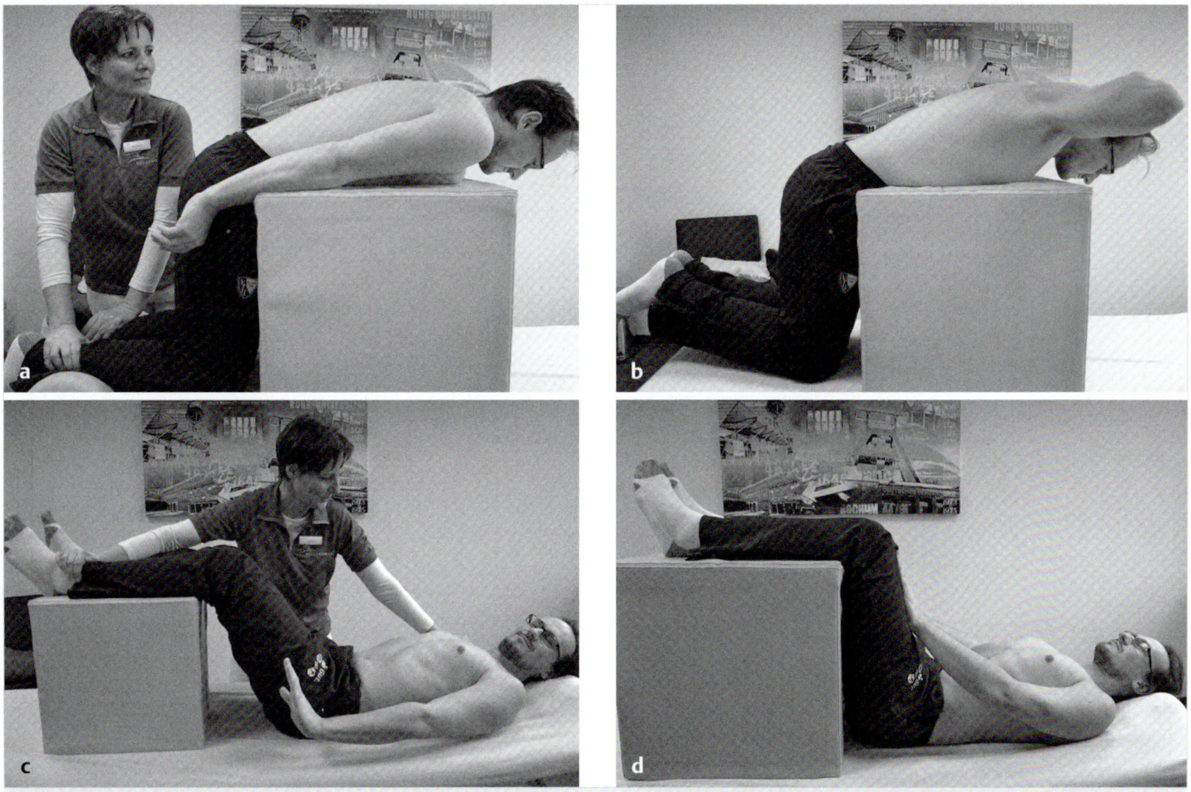

Abb. 11.100 a–d Krankengymnastische Übungen mit isometrischem Training der Rumpf- und proximalen Extremitätenmuskeln aus der Entlastungshaltung in Bauch- und Rückenlage. Die Übungen (b) und (d) führt der Patient später allein durch.

der intradiskale Druck in den lumbalen Bandscheiben um etwa 30 % reduziert.

Nach längerer Immobilisation wie z. B. nach einer Ischialgie mit und ohne Operation neigen die posturalen, phylogenetisch älteren Muskeln wie die Rückenstrecker zur Kontraktur und Verkürzung, während die phasischen Gruppen, wie die Bauchmuskeln, atrophieren, sich überdehnen und ihren Tonus verlieren. Es gilt hier, durch die Stufenlagerung Ansatz und Ursprung zu nähern und durch Übungen den Tonus zu erhöhen. Bei der Übungsbehandlung ist deswegen den Bauch- und proximalen Extremitätenmuskeln eine ebenso große Beachtung zu schenken wie den Rückenstreckmuskeln.

Ähnlich wie bei der Massage sind auch die Muskelkräftigungsübungen aus der Entlastungshaltung heraus durchzuführen und sollten möglichst isometrisch erfolgen, um keine erneute Irritation der Nervenwurzel zu provozieren (▶ Abb. 11.100, ▶ Abb. 11.101).

Die Physiotherapie im Rahmen der Behandlung degenerativer Erkrankungen der Lendenwirbelsäule zieht sich mit wechselnder Intensität über den gesamten Behandlungsablauf. Mit dem Abklingen der Schmerzen geht der schmerztherapeutische Effekt der Physiotherapie in das Präventionsprogramm der medizinischen Trainingstherapie über. Aus der Schonhaltung mit leichter Kyphosierung der LWS zur Entlastung der posterioren Elemente des Bewegungssegmentes muss wieder eine Normalhaltung werden. Die Schonhaltung kann nicht zur Dauerhaltung werden. Entlastung und Kyphose (Schonkyphose), die zur Reposition des verschobenen Bandscheibengewebes geführt haben, müssen allmählich in die physiologische Lordose (Eulordose) zurückgeführt werden. Die unteren Wirbelsäulenabschnitte weisen bei gleichmäßiger Lordose ihre optimale Tragfähigkeit für axiale Belastungen auf.

Nach erreichter Beschwerdefreiheit sind vorsichtige Übungen in wechselnder Körperhaltung mit zunehmender Lordose angebracht. Allerdings sind auch im weiteren Verlauf extreme Bewegungsausschläge unter Belastung zu vermeiden (▶ Abb. 11.102).

▶ **Ergebnisse.** Es gibt zahlreiche randomisierte kontrollierte Studien, welche die **Effektivität der Physiotherapie** bei bandscheibenbedingten Erkrankungen belegen. Als Kontrollgruppen dienten in der Regel passive Maßnahmen wie Massage, Elektrotherapie oder Therapie an Geräten. Die personengebundenen Behandlungsmaßnahmen waren den Geräten in der Regel überlegen (Lindstroem u. Zachrisson 1970, Martin et al. 1980, Deyo et al. 1990, Turner et al. 1990, Lindstroem et al. 1992, Hansen et al. 1993, Rüsch et al. 1993, Sachs et al. 1994, Frost et al. 1995, Nachemson u. Jonsson 2000, Borenstein et al. 2004, Herkowitz et al. 2004, Hildebrandt et al. 2004, Staal et al.

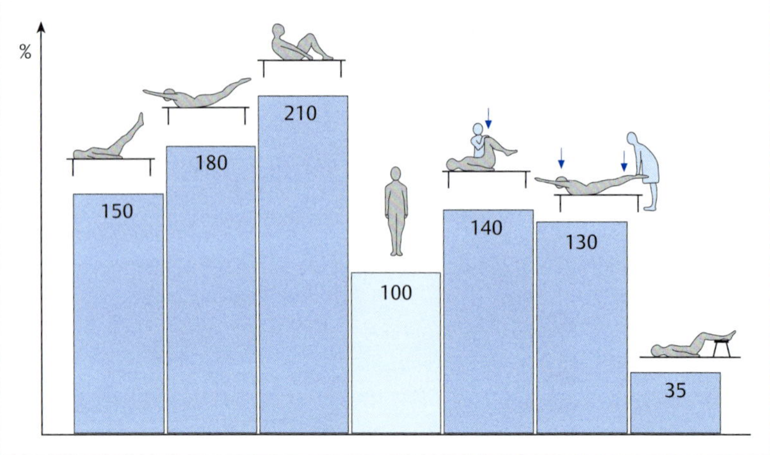

Abb. 11.101 Relative Veränderung des Belastungsdruckes in der 3. Lumbalbandscheibe bei verschiedenen physiotherapeutischen Übungen (nach Nachemson).

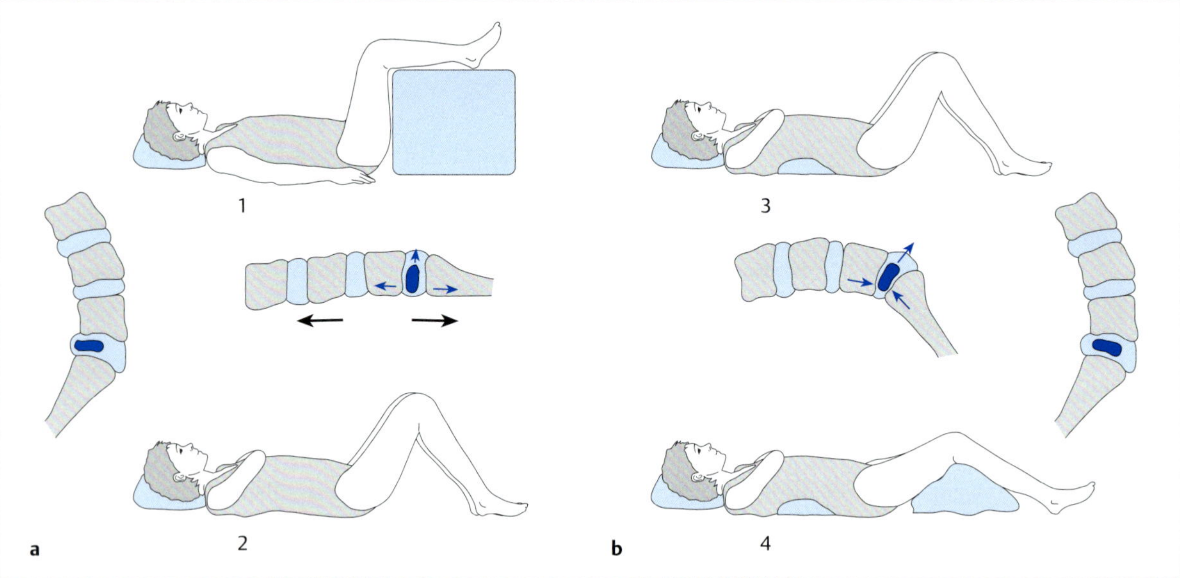

Abb. 11.102 a u. b Grundstellung für physiotherapeutische Übungen mit dem Beginn der Aufhebung der Lendenlordose in Stufenlagerung und Zurückführen in die normale Lordose. Aus diesen Körperpositionen heraus werden die Übungen durchgeführt.

2005, European Guidelines 2006, Goldby 2006, Critchley et al. 2007).

Es gibt spezielle physiotherapeutische Methoden, die mit Eigennamen belegt sind und nach einem bestimmten Konzept durchgeführt werden. Dazu zählt z. B. die medizinische Trainingstherapie.

Medizinische Trainingstherapie (MTT)

Definition

Die medizinische Trainingstherapie stellt ein dynamisches Krafttraining dar, das sich als ein objektives Behandlungsverfahren im Rahmen der manuellen Therapie versteht.

Basis bilden die an aktiven gesunden Sportlern gewonnenen wissenschaftlichen Erkenntnisse der Trainingslehre. Trainiert wird nach der Wiederholungsmethode, wobei sich die Anzahl der Sätze und der Wiederholungen an den Defiziten orientiert. Vor dem Training erfolgt eine funktionelle Eingangsuntersuchung, um funktionelle Störungen wie Muskeldysbalancen aufzudecken. Inhalte und Ziele der medizinischen Trainingstherapie sind Gelenktraining, Muskeltraining und Koordinationstraining wie beim Sport.

Kieser-Training

Definition

Beim Kieser-Training handelt es sich um ein dynamisches Krafttraining nach der Wiederholungsmethode, das nahezu ausschließlich an Maschinen stattfindet.

Das Besondere liegt hierbei in der gründlichen Methodik und dem Training nach der Uhr. Da sich die Kieser-Methode als eine Art medizinische Trainingstherapie definiert, werden ebenso gesunde Menschen angesprochen, die im Sinne einer Prophylaxe eigenverantwortlich etwas für ihre Gesundheit tun wollen.

► **Ergebnisse.** Es gibt noch weitere vorwiegend geräteorientierte Methoden, wie z. B. die MedX-Therapie (Miltner 2001), das FPZ-Konzept (Denner 1998, Morgenstern et al. 2005), die wie das Kieser-Training und die medizinische Trainingstherapie in ihrer Effektivität noch nicht evaluiert sind. Allen gemeinsam ist das Prinzip der Bewegung und Muskelkräftigung, das vom biomechanischen Ansatz her sowie von der Akzeptanz durch die Patienten und Therapeuten einen positiven Aspekt für die Therapie und Prophylaxe von bandscheibenbedingten Beschwerden im Bereich der Lendenwirbelsäule hat.

Extension (Traktion)

Die therapeutische Wirkung der Extension setzt an verschiedenen Punkten des Bewegungssegmentes an. Streckung der Wirbelsäule bedeutet Erweiterung des Intervertebralabschnittes mit Entlastung bzw. Dehnung aller Funktionselemente des Bewegungssegmentes. Außerdem kommt es zur Volumenzunahme der Bandscheiben (Krämer 1973).

Merke

Wesentlichste Wirkung der Extension auf das lumbale Bewegungssegment ist jedoch die Druckreduzierung im Zwischenwirbelabschnitt mit der Möglichkeit für das verlagerte Bandscheibengewebe, bei intradiskalen Massenverschiebungen und Protrusionen sich ins Bandscheibenzentrum zurückzuverlagern.

Anhand von Diskographien haben De Sèze und Levernieux (1952) nachgewiesen, dass mit dem gegen den Bandscheibenraum gerichteten Sog das Kontrastmittel während der Extension zentralwärts zum Nucleus pulposus aspiriert wird. Mathews (1968) stellte unter Extension die Umrisse der Wirbelkörper- und Bandscheibenhinterflächen mit epiduralen Kontrastmittelinjektionen dar. Die dargestellten Bandscheibenprotrusionen verringerten sich nach Extension deutlich (► Abb. 11.103).

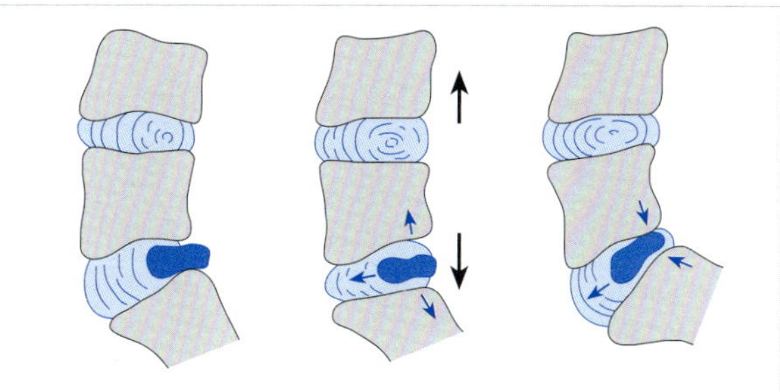

Abb. 11.103 Rückverlagerung einer Bandscheibenprotrusion unter Extension. Neben der Extension ist bei der Reposition auch eine Kyphosierung der Lendenwirbelsäule erforderlich (Stufenlagerung).

Eine Extensionswirkung auf die LWS kann man mit zahlreichen **Übungen** und **Geräten** erzielen. Reischauer (1949) empfiehlt bei akuter Lumbago und Bandscheibenischias ein Aushängen und Rumpfschütteln an der *Sprossenwand* oder der Teppichklopfstange. Ein fester *Türrahmen* leistet hier ebenfalls gute Dienste. Eine gleiche Wirkung erzielt man mit dem Aushängen – Füße oben, Kopf unten – in Spezialgeräten, die heute überall angeboten werden. Auch das Anhebenlassen durch eine andere Person bewährt sich oft in leichteren Fällen. Diese Methoden können kaum Schaden anrichten, es sei denn, sie fixieren psychische Abwegigkeiten.

Extension wird als Dauerzug mit kleinen Gewichten, als kurzfristige Traktion mit großer Zugkraft und als intermittierende Traktion mit rhythmischem Auf- und Abbau der Zugkräfte angewandt. Zur Streckung der Wirbelsäule wurden bisher schon zahlreiche Apparaturen verwendet, die früher vor allem bei der Behandlung von Wirbelsäulenverkrümmungen verschiedener Ursache zum Einsatz kamen. Nachdem in den letzten Jahrzehnten die pathologisch-anatomischen Zusammenhänge von Rücken- und Ischiasbeschwerden erkannt worden waren, fehlte es nicht an Versuchen, mit aufwendigen Streckvorrichtungen Einfluss auf den derangierten Intervertebralabschnitt zu gewinnen.

Wir verwenden zur Extension der LWS eine **Streckbandage.** Der Leitgedanke für die Entwicklung dieses Gerätes war die Beobachtung, dass Bandscheibenpatienten nach längerer Belastung versuchen, ihre Hände am Beckenkamm abzustützen.

Die Streckbandage (► Abb. 11.104) besteht aus einem Ortholenband, das den Beckenkämmen anmodelliert ist. Seitlich sind verstellbare Griffe angebracht. Der Patient stemmt sich mit der Streckbandage an seinem Becken ab und übt dadurch einen Zug in axialer Richtung auf die LWS und den unteren Abschnitt der BWS aus.

Die Zugkräfte wurden mithilfe von Dehnungsmessstreifen bestimmt (Krämer 1970). Durch den Zugkraftaufnehmer, der zwischen Griff und Bandage angebracht war, konnte der Auf- und Abbau der Zugkräfte an einem Mess-

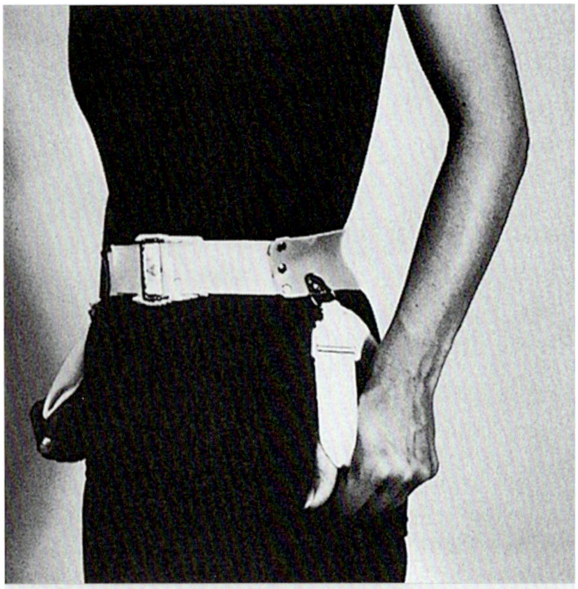

Abb. 11.104 Extension der Lendenwirbelsäule mit der Streckbandage.

gerät verfolgt werden. Die gemessenen Zugkräfte beim Abstemmen im Stehen waren bei den Versuchspersonen (meistens Lumbagopatienten) unerwartet hoch und betrugen bei Frauen durchschnittlich 65 kg und bei Männern 112 kg.

Auch mittelkräftigen Patienten ist es ohne weiteres möglich, die maximale Zugkraft 10 Sekunden lang aufrechtzuerhalten. Vergleichende Röntgenaufnahmen vor und unter der Extension mit der Streckbandage zeigten eine messbare Erweiterung der Intervertebralabschnitte. Das rhythmische Abstemmen am Becken mit der Streckbandage in Entlastungshaltung erfüllt alle Forderungen an eine Extensionsvorrichtung zur Behandlung von Beschwerden an lumbalen Bandscheiben. Es ist die Aufgabe des Orthopädiemechanikers, mit einwandfreiem Sitz des Ortholenbandes auf den Beckenkämmen und durch Anbringen der Griffe in richtiger Höhe eine optimale Kraftentfaltung zu garantieren.

11

Vor der Verordnung der Streckbandage bzw. einer Extensionsbehandlung sollte man den **Extensionstest** durchführen (s. ▶ Abb. 11.96). Kommt es dabei zur Schmerzerleichterung, dann ist eine Extensionsbehandlung indiziert. Meistens erfährt der Schmerz nur eine Qualitätsänderung. Ein seitlicher Schmerz wandert zur Mitte, ein heller Wurzelschmerz weicht dumpfen Rückenschmerzen, eine Ischialgie wird nicht mehr in Fuß und Wade, sondern nur noch im Gesäß empfunden: Es kommt zur Zentralisation (nach McKenzie 1987).

Vor allem bei jüngeren Patienten mit intradiskalen Massenverschiebungen erweist sich die Behandlung mit der Streckbandage als wirkungsvoll. Bei nicht allzu schweren Lumbagoattacken lässt man die Kranken nach vorbereitender Wärmebehandlung (Fangopackungen, heißes Bad) in ihrer Entlastungshaltung (meistens Stufenlagerung) 10 Minuten lang rhythmisch extendieren. Die Zugkraft sollte bei jedem Streckvorgang jeweils 10 Sekunden aufrechterhalten werden.

▶ **Ergebnisse.** Über gute Erfahrungen mit der Extension (Traktion) als alleinige Behandlungsmethode bei lumbalen Bandscheibenbeschwerden berichten viele Autoren (Erlacher 1949, Papernitzki 1953, Wyss u. Ulrich 1953, Judovich 1954, Neuwirth 1954, Amman 1955, Crisp 1955, Miehlke 1955/56, Scott 1955, Endler 1956, Hoening 1957, Kohlrausch 1957, Parsons u. Cumming 1957, Lawson u. Godfrey 1958, Cyriax 1959, Stoddard 1961, Harff 1963, Chrisman et al. 1964, Worden u. Humphrey 1964, Hood 1968, Kendall u. Jenkins 1968, Mathews 1968, Neugebauer 1969, Dethloff 1970, Ulrich 1974, Küsswetter u. Bade 1983, Burton 1984).

In der neueren Literatur wird die Wirkung der Traktion auf die Beschwerden bei bandscheibenbedingten Erkrankungen der Lendenwirbelsäule zurückhaltender beurteilt (Nachemson u. Jonsson 2000, Herkowitz 2004, Wadell 2004).

Aufgrund ihrer zusammenfassenden Analyse der Literatur kommen Nachemson u. Jonsson (2000) in Übereinstimmung mit unseren eigenen Erfahrungen zu der Schlussfolgerung, dass Traktion **bei akuten bandscheibenbedingten Beschwerden der Lendenwirbelsäule effektiv** ist, nicht aber bei chronischem Lumbalsyndrom.

Orthesen

Definition

Orthesen sind orthopädietechnische Hilfsmittel mit abstützender und korrigierender Wirkung.

Synonym: Korsett, engl. Orthoses

Starre Orthesen wie Apparate und Korsetts, die abstützend Funktionen der Stütz- und Bewegungsorgane übernehmen bzw. ausschalten, finden sich als entlastende Apparate oder Spondylitiskorsett. Dynamische Orthesen wirken durch ihre Funktion korrigierend und heilend. Bei degenerativen Wirbelsäulenerkrankungen nutzt man die stützende und korrigierende Funktion von Rumpforthesen gleichermaßen. Bei untrainierter Muskulatur und erhöhter Rezidivgefahr reichen die körpereigenen Mittel nicht aus. Man benötigt vorübergehend Rumpforthesen, bis die Stütz- und Bewegungsorgane durch Training die Orthese wieder ersetzen.

Die Orthese muss die lädierten Bandscheiben entlasten, die Lendenlordose abflachen, beschwerdeauslösende Bewegungen blockieren und die Haltearbeit der Rumpf- und proximalen Extremitätenmuskeln unterstützen.

M!

Forderung an Rumpforthesen bei degenerativen Erkrankungen der Lendenwirbelsäule

- Druckentlastung der Bandscheibe
- Abflachung der Lendenlordose
- Ausschaltung beschwerdeauslösender Bewegungen
- Unterstützung der Rumpfmuskeln

► **Rumpforthesen nach dem Flexionsprinzip.** Je nach Schwere der vorausgegangenen Erkrankung und der im Vordergrund stehenden Störungen im Bewegungssegment verordnet man mehr dynamisch korrigierende oder statisch abstützende Orthesen. Letztere finden sich als rundum festes Kunststoffkorsett im Flexionsjackett von Hauser (1945), das später von der Arbeitsgruppe Morris, Lucas und Raney weiterentwickelt wurde (1961). Das Kunststoffschalenkonzept findet sich auch in dem von Torklus (1982) angegebenen Flexionskorsett.

Da die eng anliegenden Kunststoffschalen von vielen Patienten nicht toleriert werden, haben wir die Flexionsprinzipien auf das Hohmann-Überbrückungsmieder übertragen (Krämer 1981). In das Konzept des Hohmann-Überbrückungsmieders wurden eine Bauchpelotte und ein kyphosierendes Rückenteil eingearbeitet. Auf der Basis dieser halbstarren Konstruktion entstanden die dynamischen Flexionsorthesen Lumboflex und Diskoflex. Da im Erkrankungsfall das Flexionsprinzip nur vorübergehend indiziert ist, musste man beim Übergang zum Normalzustand mit physiologischer Lendenlordose auf eine andere Orthese übergehen, was eine zweifache Verordnung erforderte. In einem neuentwickelten Modulsystem (T-Flex) kann man nach dem Baukastenprinzip die einmal verordnete Orthese durch Austausch oder Weglassen der Bausteine dem jeweiligen Krankheitszustand anpassen.

► **Wirkungsweise der Flexionsorthesen.** Um eine konsequente Entlordosierung und Druckentlastung der LWS zu erreichen, muss die Pelotte nicht dorsal, wie bei den meisten Kreuzstützbandagen, sondern ventral angebracht sein. Eine suprapubische elastische Bauchpelotte drückt das Abdomen in Richtung LWS. Als Gegenhalt dient ein gerades Rückenteil, welches am oberen und unteren Ende der LWS, entsprechend dem Hohmann-Überbrückungsmieder ansetzt. Der gerade oder je nach Situation sogar etwas im Sinne der Kyphose ausgewogene Rückenteil muss der nach dorsal ausweichenden LWS ausreichend Platz bieten und darf der Haut nicht anliegen. Man muss beim stehenden Patienten mit angelegter Orthese bequem noch eine flache Hand zwischen den mittleren Rückenteil und der Hautoberfläche schieben können. Die Bauchpelotte muss unmittelbar über dem Schambein ansetzen und einen gleichmäßigen Andruck gegen den unteren Teil des Abdomens ausüben. Nach dem Dreipunktprinzip erreicht man mit der dynamischen Flexionsorthese eine Abflachung der Lendenlordose (► Abb. 11.105, ► Abb. 11.106).

Dem Patienten bleibt im Gegensatz zu den starren Orthesen der Bewegungsspielraum bei gleicher korrigierender Wirkung. Lediglich die beschwerdauslösende Rumpfrückneigung ist weitgehend ausgeschaltet.

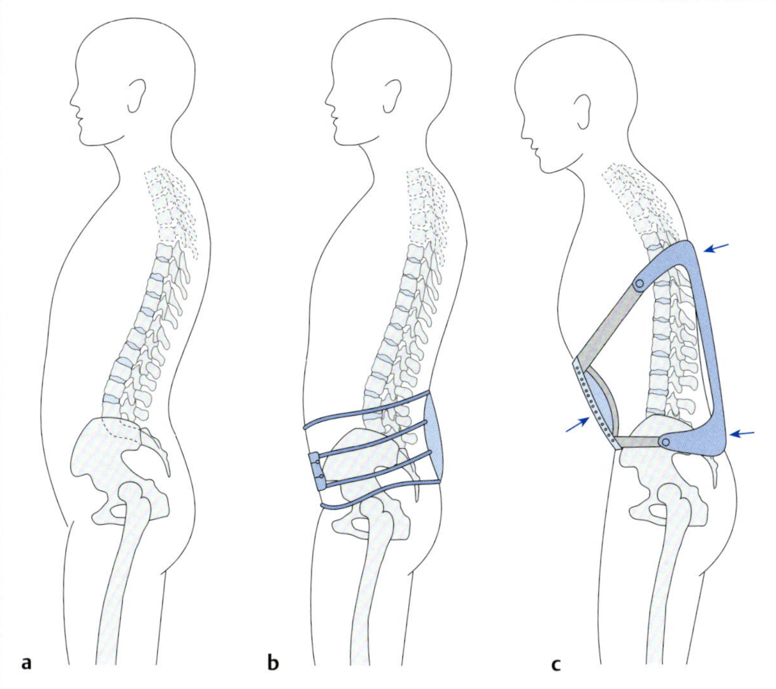

Abb. 11.105 a–c Behandlung der Lendenlordose.
a Lendenlordose.
b Abdominelle Kompression, angedeutet beim Kreuzstützmieder.
c Akzentuiert durch das Dreipunktsystem der Flexionsorthese.

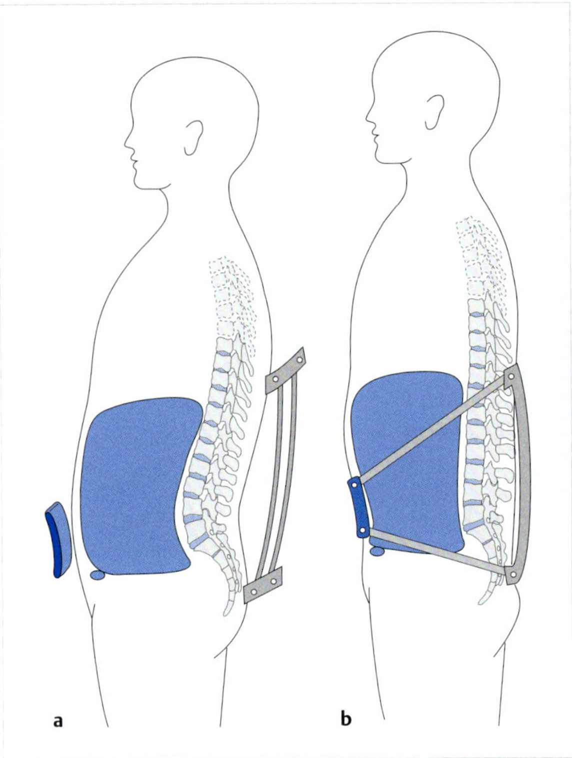

Abb. 11.106 a u. b Wirkungsweise der abdominellen Kompression bei Flexionsorthesen durch eine suprapubische Bauchpelotte. Die Lendenlordose wird abgeflacht. Die LWS kann nach dorsal ausweichen.

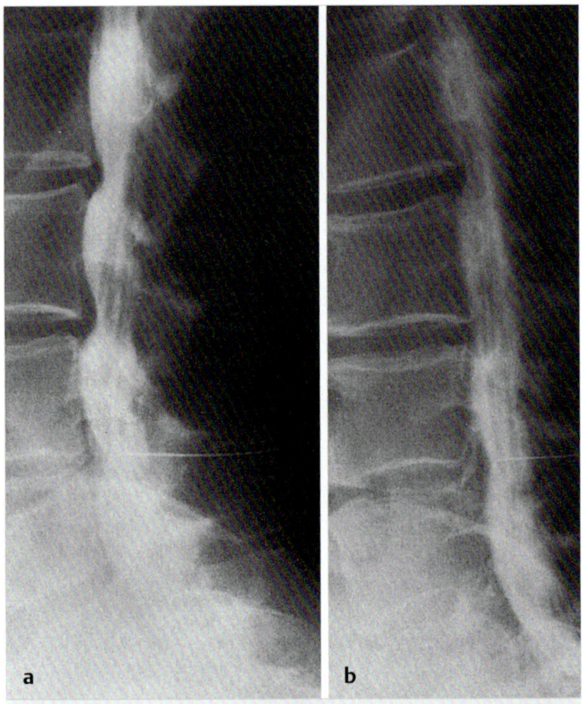

Abb. 11.107 a u. b Lumbales Myelogramm einer 66-jährigen Patientin mit klinischen Zeichen einer Spinalkanalstenose (Hyperlordosekreuzschmerz, Claudicatia spinalis). Das seitliche Myelogramm zeigt Eindellungen der KM-Säule in Bandscheibenhöhe (diskale Ebene), die auf der Kyphoseaufnahme wieder verschwinden. Der Sagittaldurchmesser des Durasackes in Höhe der Bandscheiben vergrößert sich unter Kyphose. Indikation zur Flexionstherapie mit einer delordosierenden Orthese. Dazu Krankengymnastik in der Stufenlagerung.

Alle Haltungen und Bewegungen enden durch Zwang des dynamischen Dreipunktsystems dem geringsten Widerstand entsprechend in der lumbalen Entlastungshaltung mit leichter Rumpfvorneigung, Beckenrückkippung und Abflachung der Lendenlordose.

Entlordosierung und Druckentlastung haben die gleiche Wirkung wie die Stufenlagerung. Es kommt zu deutlicher Erweiterung der Zwischenwirbellöcher und Abflachung der dorsalen Vorwölbungen des Anulus fibrosus. Das Waschbrettmuster, bedingt durch die dorsalen Bandscheibenvorwölbungen, verschwindet im Myelogramm bzw. im Myelogramm-MRT (▶ Abb. 11.107).

Die durch degenerative bzw. postoperative Bandscheibensinterung teleskopartig ineinander geschobenen Wirbelgelenkfacetten werden wieder in ihre Funktionsmittelstellung gebracht, die überdehnten Wirbelgelenkkapseln dadurch entspannt. Wie unsere experimentellen Untersuchungen gezeigt haben, bedeutet Entlordosierung bzw. Kyphosierung der LWS auch eine deutliche Erweiterung des Wirbelkanals (Däne 1976).

Die elastische Zuggurtung der suprapubischen Bauchpelotte führt im Bereich der lumbalen Bandscheiben zu einer deutlichen Senkung des intradiskalen Druckes, nach Nachemson u. Morris (1964) um ca. 30 %. Abdominelle Kompression verwandelt den Bauchzylinder in eine prallelastische Blase, welche die Tragfunktion für den Rumpf übernimmt. Eine ähnliche Wirkung entfalten gut trainierte Bauchmuskeln, deren Effektivität man durch das Anlegen fester Bauchgurte noch steigern kann.

▶ **Indikationen und Kontraindikationen.** Aus der Wirkungsweise ergeben sich die Indikationen. Im Prinzip kann man alle schmerzhaften Lumbalsyndrome unterstützend mit einer angepassten dynamischen Flexionsorthese behandeln, wenn die körpereigenen Mittel (Muskeln und Bänder) nicht ausreichen. Dies gilt in erster Linie den **lordosebedingten pseudoradikulären Syndromen** und der **Spinalkanalstenose**. Aber auch bei Protrusionsischialgien sollte man immer einen Versuch mit einer Flexionstherapie unternehmen.

M!

Wirkung dynamischer Flexionsorthesen

- Dynamische Entlordosierung der LWS
  - Erweiterung der Zwischenwirbellöcher
  - Abflachung dorsaler Bandscheibenprotrusionen
  - Reposition ineinander geschobener Wirbelgelenke
  - Erweitung des Wirbelkanales
- Erniedrigung des intradiskalen Druckes
- Effektivitätssteigerung der Rumpfmuskeln

Eine wesentliche Indikation für die Versorgung mit einer dynamischen Flexionsorthese stellt der **Zustand nach operativer Bandscheibenausräumung** und Bandscheibenauflösung nach intradiskaler Therapie dar. Es gilt, durch konsequente intraabdominelle Druckerhöhung einen Teil der Last von der lädierten Bandscheibe zu nehmen, bis sich ein belastbares Regenerat gebildet hat. In dieser Phase müssen auch die Gelenke der lumbalen Wirbel durch Entlordosierung vor Überlastung geschützt werden. Gleiches gilt für den Zustand nach Dekompressionsoperation bei Spinalkanalstenose.

M!

Indikationen für Flexionsorthesen

- Bandscheibenbedingte Erkrankungen der Lendenwirbelsäule:
  - Nervenwurzelkompressionssyndrom
  - Facettensyndrom
  - diskogener Kreuzschmerz
  - pseudoradikuläres Syndrom
- Postoperativ:
  - nach lumbaler Bandscheibenoperation
  - nach Dekompressionsoperation wegen Spinalkanalstenose

► **Von der Entlordosierung der Lendenwirbelsäule zur physiologischen Lordose (Eulordose).** In der Akutphase bandscheibenbedingter Erkrankungen der Spinalkanalstenose, Spondylolyse, Spondylolisthese und bei Osteoporose ist eine Entlordosierung der Lendenwirbelsäule sinnvoll.

Behandlungsziele: Erweiterung der Foramina intervertebralia, Entlastung der lumbalen Bewegungssegmente, Abflachung der Bandscheibenvorwölbungen, Erweiterung des Wirbelkanales.

Das Hauptziel Abflachung der Lendenlordose mit den gewünschten biomechanischen Wirkungen sollte nicht dauernd beibehalten werden, weil die physiologische Lordose zur normalen Statik der Wirbelsäule gehört. Mit dem Abklingen der Beschwerden ist diese normale Statik wiederherzustellen. Der Übergang von der Entlordosierung zur Eulordose sollte nicht abrupt durch Absetzen der Flexionsorthese nach dem Alles-oder-nichts-Gesetz erfolgen, sondern schrittweise unter entsprechender physiotherapeutischer Begleitung. Druckentlastung der Bewegungssegmente durch intraabdominelle Druckerhöhung mit einer Leibbandage kann noch für längere Zeit aufrechterhalten werden, bis die auftrainierte Muskulatur diese Aufgaben übernimmt. **Der schrittweise Übergang von der Entlordosierung zur Eulordose kann durch Anwendung unterschiedlicher Orthesen erfolgen, aber auch durch stufenweisen Abbau einer Orthese, die nach einem Modulsystem aufgebaut ist** (T-Flex von Tigges). Umgekehrt kann man im Falle eines Rezidivs mit Wiederauftreten akuter Beschwerden die Orthese nach dem Modulsystem wieder aufrüsten.

► **Ergebnisse.** Über die biomechanischen Einwirkungen von Rumpforthesen auf die Lendenwirbelsäule finden sich zahlreiche Untersuchungen, welche die Wirksamkeit speziell im Hinblick auf die intraabdominelle Druckerhöhung und auf die mehr oder minder erzielte Bewegungseinschränkung mit abstützender Wirkung für die unteren lumbalen Bewegungssegmente beweisen: Chang u. Pope (1998), Cholewicki u. Panjabi (1998), Havey u. Mitarb. (2000), Hodges (2000), Giorcelli (2001), Chirado (2004).

In einer systematischen Übersicht stellten Poppel u. Koes (2000) fest, dass die meisten Rumpforthesen biomechanisch wirksam sind. Der Nachweis der Wirksamkeit von Orthesen auf eine nachhaltige Beeinflussung von Beschwerden erscheint bislang jedoch noch nicht hinreichend durch klinische Studien gestützt (Ludwig et al. 2004). Nach Nachemson u. Jonsson (2000) besteht für den Effekt von Orthesen bei chronisch-rezidivierenden Rückenschmerzen eine begrenzte Evidenz. Neuere Studien von Martimo et al. (2007) und Pepijn et al. (2007) stellen fest, dass eine Lumbalbandage bei Arbeitern mit Vorgeschichte von Kreuzschmerz einen positiven Effekt haben kann. Schoene und Nelson (2007) schlagen deshalb vor, noch einmal die Effektivität von Lumbalbandagen neu zu untersuchen.

Akupunktur

[ ]

Definition

Akupunktur bedeutet Aktivierung körpereigener schmerzhemmender Systeme durch Nadelstiche in definierte Hautareale.

Die analgetische Wirkung der Akupunktur beruht wahrscheinlich auf einer Schmerzlinderung durch Ausschüttung von Endorphinen. Nach Pommeranz (1981) wird die analgetische Wirkung durch einen Schmerzreiz in der Peripherie in Gang gesetzt, der einen Wirkungsmechanismus auf 3 Ebenen hervorruft: Entsprechend dem Modell in ► Abb. 8.7 stimuliert der Schmerzreiz durch Nadelstich als Noxe (1) den Nozizeptor (2) und wird über Afferenzen

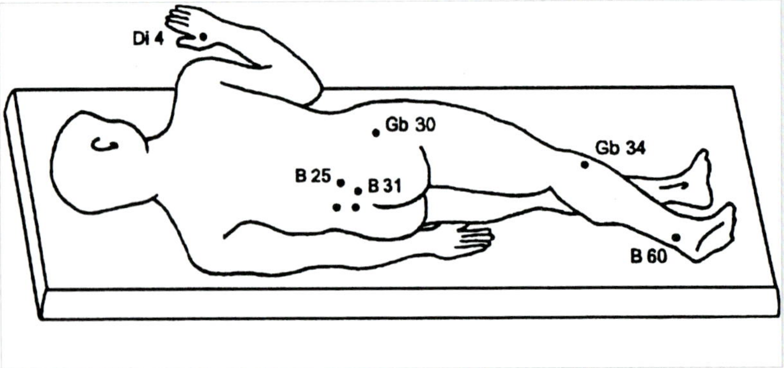

Abb. 11.108 Akupunkturprogramm z. B. bei Ischialgie. Der Patient liegt in entspannter Seitlage mit angewinkelten Hüft- und Kniegelenken, die schmerzhafte Seite nach oben gerichtet. Die Nadeln werden, am Fuß beginnend, nacheinander mit einer Einstichtiefe zwischen 2 mm und 15 mm gesetzt und nach 15 Minuten wieder entfernt. Die Akupunkturpunkte liegen im Wesentlichen im Schmerz- bzw. im Schmerzausstrahlungsgebiet (Akupunkturpunkte nach Stux 1993) (aus Krämer/Nentwig 1999).

(3) zu den Hinterhörnern des Rückenmarkes (4) weitergeleitet. Hier erfolgt die Umschaltung auf ein zweites Neuron, das den Schmerzreiz weiter zum Thalamus und schließlich zur Hirnrinde (5), dem Ort der Schmerzlokalisierung, leitet. An den Synapsen des nozizeptiven Systems im Rückenmark (4) und Gehirn (5) üben körpereigene Opioidpeptide (Endorphine) eine hemmende Funktion auf die Übertragung nozizeptiver Informationen aus. Die Neurone, aus denen endogene Opioide als inhibitorische Überträgerstoffe freigesetzt werden, können als Teile des antinozizeptiven Systems aufgefasst werden, das durch Akupunktur aktiviert werden kann (Stux 1993). Die Akupunktur stellt einen Teil der **Traditionellen Chinesischen Medizin** dar, ist dort definiert als das Stechen und Wärmen. Die definierten Punkte an der Körperoberfläche werden auch als Akupunkturlöcher bezeichnet, da im Bereich eines Akupunkturpunktes meist ein Faszienloch mit Durchtritt eines Nervs, einer Vene und einer Arterie zu finden ist (▸ Abb. 11.108).

▸ **Indikation.** Die klassische Körperakupunktur kann als adjuvante Therapie im Rahmen der Schmerztherapie bei bandscheibenbedingten Erkrankungen eingesetzt werden. Die Behandlung sollte möglichst in entspannter Lage durchgeführt werden, d. h. in der Entlastungslagerung für die Wirbelsäule und in einer Position mit möglichst geringer Kapselspannung an den Gelenken.

11

▸ **Ergebnisse.** Für eine vergleichende Studie zur Wertigkeit der Akupunktur im Rahmen der Schmerzbehandlung wurden von uns Untersuchungen an Schmerzpatienten durchgeführt, wobei keine individuelle Punktauswahl, sondern eine Standardisierung der zu stechenden Punkte stattfand (Grifka u. Schleuß 1995). In dieser Studie haben wir feststellen können, dass die Körperakupunktur mit den klassischen Akupunkturpunkten einer Plazeboakupunktur mit willkürlich ausgewählten Punkten überlegen ist. Die Skala für den Gesamtschmerz und für den Höchstschmerz lag bei den Patienten mit klassischer Akupunktur nach 14 Behandlungen deutlich niedriger als bei den Patienten mit Plazeboakupunktur. Allerdings spielt die individuelle Ansprechbarkeit des Patienten für die Effektivität der Akupunktur eine bedeutende Rolle (Grabow 1992). Eine Metaanalyse zeigte bei 75 Studien ein positives Ergebnis der Akupunktur im Rahmen der Schmerztherapie, insbesondere bei Lumbalsyndromen (Molsberger 1997).

Trotz der zahlreichen Publikationen mit randomisierten kontrollierten Studien fanden Nachemson u. Jonsson (2000) in ihrer Zusammenstellung der Literatur keine Evidenz dafür, ob Akupunktur bei Rückenschmerzen wirksam ist oder nicht. Wegen der unsicheren Datenlage wurde in Deutschland eine kontrollierte Studie zur Wirksamkeit und Sicherheit der Akupunktur u. a. bei Rückenschmerzen durchgeführt (German Acupuncture [Study] GERAC, Haake et al. 2003, 2006). Die Studie war multizentrisch, dreiarmig, prospektiv und doppelblind für die Akupunktur. Gegenübergestellt wurde die Verum-Akupunktur nach der Traditionellen Chinesischen Medizin einer Sham-Akupunktur (Scheinakupunktur), die für die GERAC-Studie zusammengestellt wurde und als drittem Arm mit einer Standardtherapie ohne Akupunktur verglichen wurde. Gegenüber der chinesischen Akupunktur erfolgten die Einstiche bei der Sham-Akupunktur an nicht chinesischen Akupunkturpunkten. Nach der Studie kam es zu folgenden Aussagen für den Rückenschmerz:

- Verum-Akupunktur ist wirksamer als Standardtherapie,
- Sham-Akupunktur ist wirksamer als Standardtherapie,
- Unterschied zwischen Verum- und Sham-Akupunktur ist nicht signifikant.

Lokale Injektionen

M!

Merke

Prinzip: Durch Injektion schmerzstillender, entzündungshemmender und entquellender Mittel an den Ausgangspunkt der Nozizeption im Bewegungssegment gewinnt man einen unmittelbaren Einfluss auf die Primärstörung, ohne den Gesamtorganismus mehr als nötig mit Medikamenten zu belasten.

Entscheidende Hinweise für den Injektionsort ergeben sich aus der Anamnese und dem speziellen manualmedizinischen Untersuchungsbefund. Ein weiterer Ansatz für die therapeutische lokale Injektionsbehandlung bietet die diagnostische, gezielte Lokalanästhesie oder lokale Schmerzprovokation mit Kochsalzlösung bzw. Kontrastmittel mit Auslösung der typischen Schmerzausstrahlung (Memory Pain).

Je nach Intention verwendet man für die therapeutische lokale Injektionsbehandlung entweder Lokalanästhetika, Steroide oder beides zusammen.

Die therapeutische Lokalanästhesie (TLA) ist der wesentliche Teil der therapeutischen lokalen Injektionsbehandlung. Wenige Milliliter einer niedrig konzentrierten (0,5–1,5 %) Lokalanästhesielösung reichen aus, um sensibilisierte Nozizeptoren und zu Nozizeptoren umgewandelte Nervenfasern (s. Kap. 8) auszuschalten.

Man erreicht damit eine
- Schmerzreduktion,
- Herabsetzung der Nervenerregbarkeit,
- lokale Durchblutungssteigerung,
- Desensibilisierung.

Lokalanästhetika führen nach Gewebeinfiltration zur reversiblen Ausschaltung der Nozizeptoren und der afferenten Fasern. Sie heben reversible und lokal begrenzt die Erregbarkeit der schmerzvermittelnden, sensiblen Endorgane und das Leitungsvermögen der sensiblen Nervenfaseranteile auf. Da die Wirksamkeit der Lokalanästhetika mit einer Vergrößerung des Faserdurchmessers abnimmt, werden zuerst die sensiblen und bei höherer Dosierung die motorischen Nervenfasern blockiert. Zielrichtung der therapeutischen Lokalanästhesie sind die sensiblen Nervenfasern. Lokalanästhetika setzen die Membranpermeabilität für Kationen herab, insbesondere für Natriumionen. Es kommt zu einer verringerten Membranpermeabilität mit verminderter Erregbarkeit.

Die Verwendung höherer Konzentrationen mit vollständiger Anästhesie und Paralyse ist für die lokale Infiltrationsbehandlung nicht erforderlich. Die Zielrichtung ist eine Herabsetzung der Erregbarkeit mit Heraufsetzen der Reizschwelle.

Die neurophysiologisch begründete Maßnahme der therapeutischen Lokalanästhesie besteht in der Zusammenhangstrennung zwischen Muskelspannung und Erregung der Nozizeptoren (Zimmermann 1993). Ein Nozizeptoren- oder Nervenblock bringt entsprechend der Wirkungsdauer der eingesetzten Lokalanästhetika eine Schmerzreduktion, Herabsetzung der Nervenerregbarkeit und lokale Durchblutungssteigerung zwischen 3 und 8 Stunden. Erfahrungsgemäß hält die schmerzlindernde Wirkung länger an, als von der Wirkdauer des Lokalanästhetikums zu erwarten ist, insbesondere bei wiederholter Applikation. Der Zustand der verminderten Erregbarkeit hält an, sodass man mit einer Serie von 8–12 Infiltrationen an aufeinander folgenden Tagen eine Dauerwirkung erzielen kann.

Durch mehrmalige Infiltration eines Lokalanästhetikums in das Nozizeptorenfeld mit den abgehenden, afferenten Fasern kommt es zu einer Desensibilisierung der überaktiven, neuralen Elemente. Frequenz und Intensität der zur Schmerzwahrnehmung und motorischen bzw. vegetativen Reaktion geleiteten Erregungen lassen nach. Der dekompensierte Zustand wird wieder in einen kompensierten überführt.

Wiederholte therapeutische lokale Anästhesie beugt dem Chronifizierungsprozess von Schmerzen der Stütz- und Bewegungsorgane vor.

Bei bereits eingetretener Chronifizierung wird der Circulus vitiosus Fehlhaltung–Nervenirritation–Muskelverspannung–Schmerz–Fehlhaltung von der neuralen Seite unterbrochen (▸ Abb. 11.109).

Die Desensibilisierung von Nozizeptoren und afferenten Fasern mit Heraufsetzen der Reizschwelle führt dazu, dass der gleiche mechanische Reiz weniger Schmerzen verursacht. In dieser Phase muss die kausale Schmerztherapie mit entlastender Lagerung, Bewegungsübungen usw. einsetzen.

Bei chronischen Schmerzsyndromen der Stütz- und Bewegungsorgane kommt es durch wiederholte Anwendung der therapeutischen Lokalanästhesie im Bereich der Nozizeption und der afferenten Fasern zu einem Abbau der Schmerzwahrnehmung und Schmerzverarbeitung (Zieglgänsberger, 1986) (▸ Abb. 11.110). Mit den reaktiv-entzündlichen Veränderungen von Nerven und Nervenwurzeln, z. B. durch prolabiertes Bandscheibengewebe, haben sich in erster Linie die Arbeitsgruppen um Rydevik (1990), Olmarker (1993), Hunt et al. (2000), Kobayashi et al. (2005) und Onda et al. (2000) beschäftigt. Sie wiesen nach, dass eine definierte chronische Kompression entzündlich-ödematöse Veränderungen der Nervenwurzel hervorruft, die durch Lidocaininjektion weitgehend verhindert werden kann (Yabuki 1996).

Die meisten Lokalanästhetika wirken auch vasodilatatorisch. Es kommt zu einer deutlichen Durchblutungsverbesserung im infiltrierten Bezirk. Allerdings werden hierdurch die Injektionsmittel auch schneller vom Blutsystem abtransportiert Ein Zusatz von Vasokonstriktoren ist bei der lokalen Injektionsbehandlung von Beschwerden an den Bewegungsorganen in den meisten Fällen nicht angezeigt. Unter den spezifischen **Nebenwirkungen** der Lokalanästhetika sind insbesondere kardiovaskuläre Komplikationen bei zu hohen Blutspiegeln und allergische Reaktionen zu erwähnen. Sie treten allerdings sehr selten auf.

Um erhöhte Blutspiegel zu vermeiden, verwendet man pro Injektionsbehandlung maximal 10 ml einer 0,5–1 %igen Lokalanästhesielösung. Durch ständiges Aspirieren sind intravasale Applikationen zu vermeiden. Folgende Mittel haben sich für die örtliche Injektionsbehandlung bewährt.

▸ Lokalanästhetika. **Lidocain** ist ein schnell und gleichzeitig anhaltend wirkendes Lokalanästhetikum. **Bupivacain** wird bevorzugt als Langzeitanästhetikum eingesetzt.

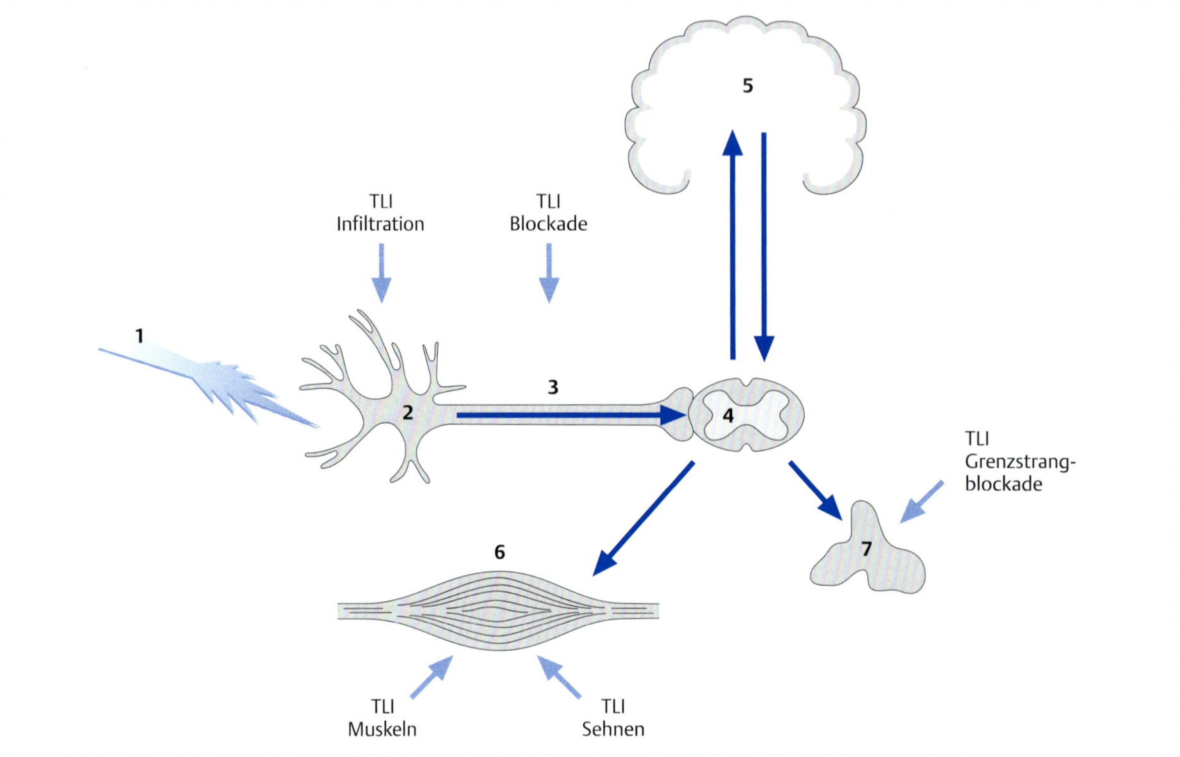

Abb. 11.109 Therapeutische Lokalinfiltration (TLI). Einfluss der TLI auf die Nozizeption der Stütz- und Bewegungsorgane. Ausschaltung der Nozizeptoren und afferenten Fasern durch Lokalinfiltration bzw. Nervenblockaden (2 u. 3). Unterbrechung des Kreislaufes Nozizeption–Muskelverspannung–Fehlhaltung (2, 3, 6, 1) durch therapeutische lokale Infiltration der Sehnenansätze und Muskelinfiltrationen. Ausschaltung der vegetativen Reaktion (7) durch Grenzstrangblockaden.

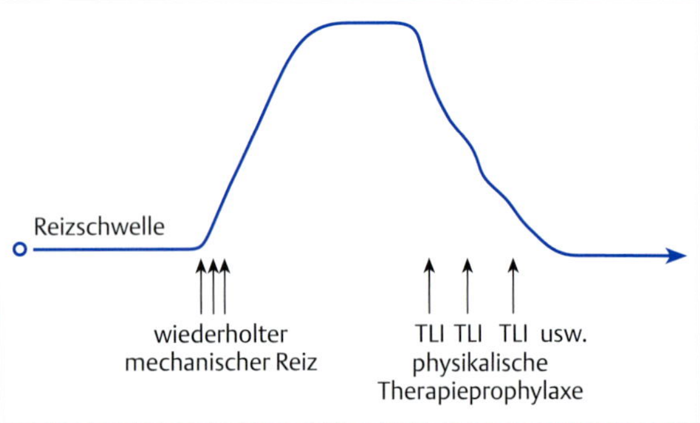

Abb. 11.110 Herabsetzen der Erregbarkeit von Nozizeptoren und afferenten Fasern durch wiederholte (bis zu 12-mal) therapeutische Lokalanästhesie. Die durch wiederholte Noxeneinwirkung erhöhte Reizschwelle der Nozizeptoren und afferenten Fasern wird wieder auf das normale Ausmaß reduziert. Begleitende physikalische Therapie mit Lagerung, Krankengymnastik und Wärme verstärkt diesen Effekt.

Es ist ein lipophiles Lokalanästhetikum, das beim Einsatz von Konzentrationen bis zu 0,25 % lang dauernde Analgesien unter weitgehender Erhaltung der Motorik bewirkt. **Naropin** zeigt eine besonders günstige Gewichtung von sensorischer zu motorischer Wirkung.

▶ **Steroide.** Bei der lokalen Injektionsbehandlung im Rahmen der Schmerztherapie werden initial und im weiteren Verlauf immer wieder Steroide mitinfiltriert. Zielrichtung ist die entzündliche Begleitreaktion bei der Nozizeption und in der Umgebung der afferenten Fasern. Steroide neutralisieren schmerzproduzierende Prostaglandine und Leukotriene (Wehling 1993).

Neben der antiphlogistischen haben die Steroide somit auch eine lokalanalgetische Wirkung. Bevorzugt werden Steroide mit hoher Rezeptoraffinität wie z. B. Triamcinolon. Voraussetzung für eine effektive pharmakodynamische Wechselwirkung der Steroide mit den umschriebenen entzündlichen Prozessen ist eine ausreichend hohe Wirkstoffkonzentration in der unmittelbaren Umgebung der irritierten Strukturen.

Eine allgemeine Medikation mit z. B. oral verabreichten Steroiden ist deswegen nicht Gegenstand der Schmerztherapie und findet nur in Ausnahmefällen Anwendung. Die Konzentration am Schmerzausgangspunkt sollte über einen längeren Zeitraum aufrechterhalten bleiben. Gleichzeitig sollte durch eine möglichst geringe systemische Abflutung des Glucocorticoids die pharmakodynamische Belastung des Gesamtorganismus auf ein Minimum beschränkt bleiben. Diese Vorgaben lassen sich am besten durch Glucocorticoid-Depotpräparationen in Form von Kristallsuspensionen verwirklichen. Zur Therapie akuter und chronischer Radikulopathien setzen wir deswegen vorwiegend Triamcinolondiacetat und Triamcinolonacetonid ein.

Unsere Untersuchungen (Barth 1990) haben ergeben, dass bei lokaler Applikation von 5–10 mg dieser Steroide alle Steroidrezeptoren der umgebenden Gewebestrukturen abgesättigt werden können. Bei 1- bis 3-maliger Applikation in dieser Form im Rahmen eines Behandlungszyklus eines Schmerzsyndromes sind wesentliche Nebenwirkungen, wie z. B. eine nachhaltige Suppression der körpereigenen Cortisolproduktion, nicht zu erwarten. Mit allergischen Reaktionen auf Trägersubstanzen der Steroide und Lokalanästhetika ist grundsätzlich bei allen Medikamentenapplikationen zu rechnen.

► **Klassifikation der lokalen Injektionen an der Lendenwirbelsäule** (► **Abb. 11.111**). Die Injektionen an der Lendenwirbelsäulesind entweder **segmentnah** oder **segmentfern**:

- Zu den **segmentfernen** Injektionen gehören Triggerpunktinfiltrationen, Hautquaddelungen, paraspinale Muskelinfiltrationen und Infiltrationen der Muskel- und Bänderansätze an den Dornfortsätzen. Für die segmentfernen oberflächlichen Infiltrationen benötigt man in der Regel Injektionsnadeln bis zu einer Länge von 6 cm. Da wesentliche neurale Elemente wie Dura und Nervenwurzeln nicht tangiert werden, gelten die oberflächlichen Infiltrationen als relativ ungefährlich und benötigen z. B. keine besondere Kreislaufüberwachung.
- Die **segmentnahen** lokalen Injektionen (► Abb. 11.112) an der Lendenwirbelsäule betreffen die Region unmittelbar am Wirbelkanal oder im Wirbelkanal selbst und

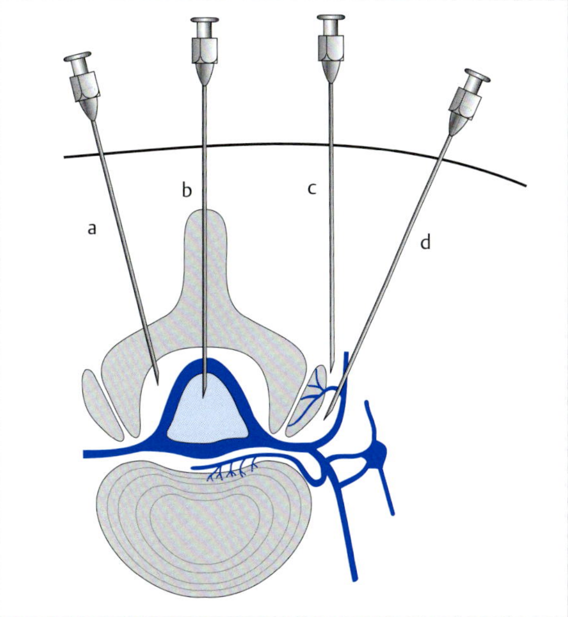

Abb. 11.112 Segmentnahe lokale Injektionen beim Lumbalsyndrom.
- (a) epidural
- (b) intrathekal
- (c) Facetteninfiltration
- (d) LSPA

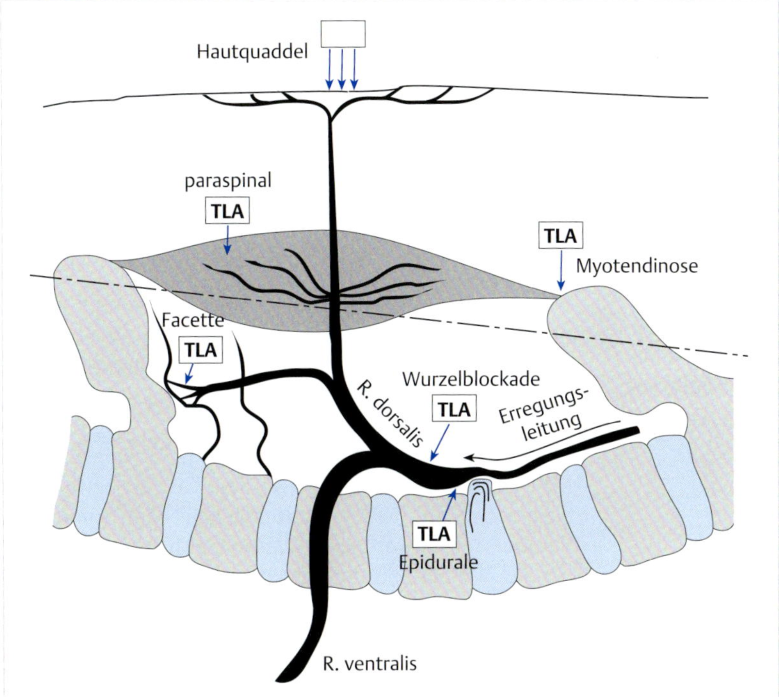

Abb. 11.111 Die lokalen Injektionen an der Lendenwirbelsäule werden in segmentferne, d. h. oberflächliche Infiltrationen und in segmentnahe (tiefe Infiltrationen) unterteilt: Hautquaddelungen, paraspinale Muskelinfiltrationen und Sehnenansatzinfiltrationen gelten als segmentfern (oberhalb der gestrichelten Linie). Epidurale Injektionen, Wurzelblockaden (Spinalnervanalgesie und Facetteninfiltrationen) gelten als segmentnahe tiefe Infiltrationen (unterhalb der gestrichelten Linie).

11

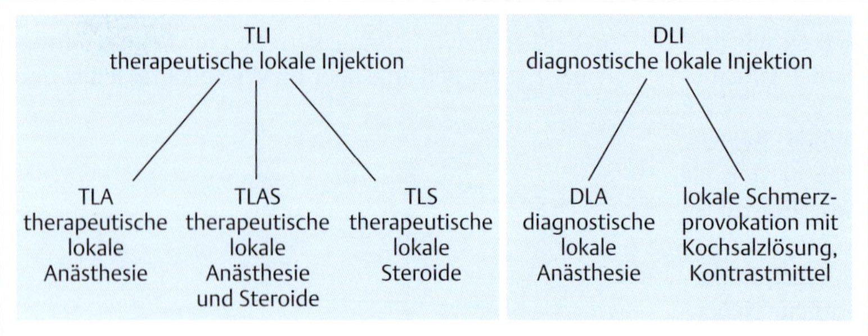

Abb. 11.113 Lokale Injektionen an der Wirbelsäule.

gelten als minimalinvasive Behandlungsmaßnahmen. Um von dorsal her den Wirbelkanal oder seine unmittelbare Umgebung erreichen zu können, benötigt man Nadellängen von mindestens 12 cm. Da eine Punktion des Durasackes bzw. der Nervenwurzeltaschen möglich ist, gelten diese Injektionen als komplikationsträchtiger als die segmentfernen Injektionen. Es kann z. B. zum Liquoraustritt mit Liquorunterdrucksyndrom kommen. Eine periinjektionelle Kreislaufüberwachung, wenigstens mit einem Pulsoxymeter, ist erforderlich.

Eine weitere Klassifikation erfolgt nach der **Intention** (▸ Abb. 11.113):

- Für die **diagnostische lokale Injektion** (DLI) als probatorische Injektion nimmt man zunächst physiologische Kochsalzlösung, um den typischen Schmerz zu provozieren und in einigen Fällen Kontrastmittel unter Röntgenkontrolle, um den Injektionsort zu ermitteln. Wenn man anschließend mit einem Lokalanästhetikum den Schmerz ausschaltet, handelt es sich um eine diagnostische lokale Anästhesie, welche in die **therapeutische Lokalanästhesie** (TLA) überleitet. Bei der probatorischen Lokalanästhesie zur Ermittlung von Schmerzausgangspunkten ist darauf zu achten, dass man nur 1–2 cm³ Anästhesielösung verwendet, damit es nicht zur Streuwirkung mit Betäubung in einem Nachbarsegment kommt.
- Bei den **therapeutischen Maßnahmen** verwendet man entweder nur ein Lokalanästhetikum oder ein Lokalanästhetikum in Kombination mit einem Steroid. Auch die Kombination von Kochsalzlösung mit einem Steroid ohne Anästhetikum ist möglich, wie z. B. bei der zervikalen, epiduralen Injektion, bei der uns das Lokalanästhetikum im Epiduralraum unmittelbar unterhalb des Zerebrums zu gefährlich erscheint.

11

Fallbeispiele (aus Krämer/Köster 2001)

1. Monosegmentale Diskose

(▸ Abb. 11.114)

▸ **Klinik.** 22-jährige Patientin mit tief sitzenden Kreuzschmerzen seit 3 Tagen ohne Ausstrahlung in die Beine. LWS-Beweglichkeit in alle Richtungen endgradig schmerzhaft, Reklination deutlich eingeschränkt. Viererzeichen positiv, neurologisch o.b., Lasègue-Zeichen beiderseits negativ. Klinische Diagnose: lumbales Facettensyndrom.

▸ **MRT.** Untersuchungssequenzen in ▸ Abb. 11.114.

▸ **Befund.** Normale Signalgebung von Nucleus pulposus und Anulus fibrosus im T2-Bild bei geringgradiger Höhenabnahme im dorsalen Bereich und minimaler Dorsalvorwölbung der Bandscheibe L3/L4 (▸ Abb. 11.114a, ▸ Abb. 11.114b, →). Konkavität der Bandscheibenrückfläche erhalten (▸ Abb. 11.114c). Normale Weite des Durasackes.

▸ **Diagnose.** Diskrete Diskose L3/L4 mit Bandscheibenprotrusion Dislokationsgrad I bei ansonsten unauffälligem Befund.

▸ **Verlauf.** Nach Applikation von Wärme, Analgetika (Aspirin) deutliche Besserung innerhalb der nächsten Tage.

▸ **Kommentar.** Aufgrund des klinischen Befundes kommen die lokalen Rückenschmerzen von den Wirbelgelenken der unteren lumbalen Bewegungssegmente. Es handelt sich um ein Facettensyndrom. Das bildgebende Verfahren MRT liefert bis auf die differenzialdiagnostische Abklärung keinen Befund zur Diagnostik. Aufgrund des MRT-Befundes kann gesagt werden, dass im betroffenen Skelettabschnitt keine entzündlichen oder tumorösen Veränderungen vorliegen. Wenn überhaupt ein bildgebendes Verfahren zum Ausschluss dieser Erkrankungen angebracht erscheint, so sollte es bei jungen Menschen ein MRT sein.

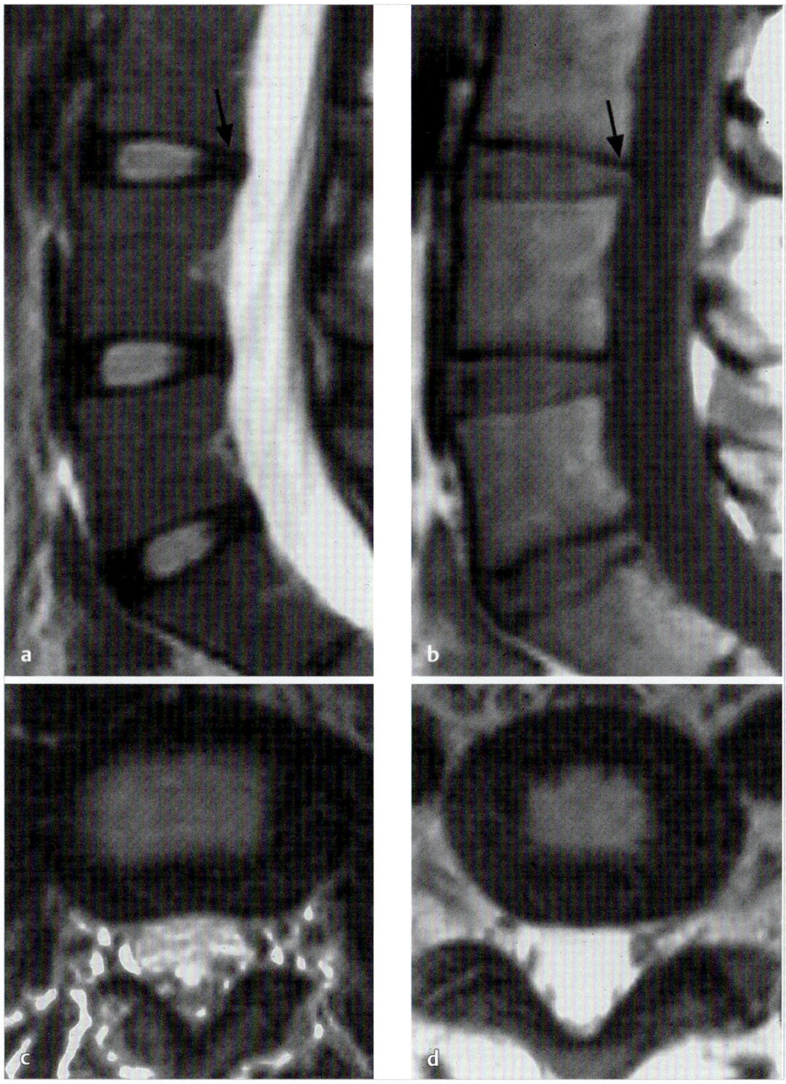

Abb. 11.114 Untersuchungssequenzen (aus Krämer/Köster 2001).
a T 2-TSE, sagittal median.
b T 1-SE, sagittal median.
c T 2-TSE, transversal L 3/L 4.
d T 2-TSE, transversal L 5/S 1.

2. Protrusionen bei segmentaler Diskose

(▶ Abb. 11.115)

▶ **Klinik.** 58-jähriger Patient mit tiefen Rückenschmerzen seit 3–4 Jahren, zuletzt Ausstrahlung pseudoradikulär nach dorsolateral in beide Beine. In letzter Zeit Schmerzverstärkung mit Parästhesien in beiden Beinen und Füßen unter Gehbelastung. Reklinationsschmerz linksbetont.

▶ **MRT.** Untersuchungssequenzen in ▶ Abb. 11.115.

▶ **Befund.** Deutliche Signalminderung der beiden letzten Bandscheiben, nur geringe Höhenminderung (▶ Abb. 11.115a, ▶ Abb. 11.115b). Geringe Dorsalverlagerung von Bandscheibengewebe bei L 4/L 5 und L 5/S 1 mit nur geringer Duralsackimpression bei L 5/S 1 (▶ Abb. 11.115d), dabei relativ hohes Signal in der dorsalen Bandscheibenperipherie (▶ Abb. 11.115a, →). Normale Signalgebung im Knochenmark.

▶ **Diagnose.** Bandscheibendegeneration mit geringen Protrusionen (Dislokationsgrad II) in den beiden letzten Bewegungssegmenten.

▶ **Disposition.** Konservativ-ambulante Behandlung mit entlordosierenden Maßnahmen, Facetteninfiltrationen, Bauchmuskeltraining, Stufenlagerung, Diskoflexbandage.

▶ **Verlauf.** Leichte Besserung der Beschwerden unter den konservativen Maßnahmen.

▶ **Kommentar.** Die Protrusionen reichen nur bis zur äußeren Anulusschicht und stellen keine Indikation für ein invasives Vorgehen dar, vor allem in Anbetracht der mäßigen klinischen Symptomatik. Entlordosierende Maßnahmen zur Abflachung der Lendenlordose sind indiziert.

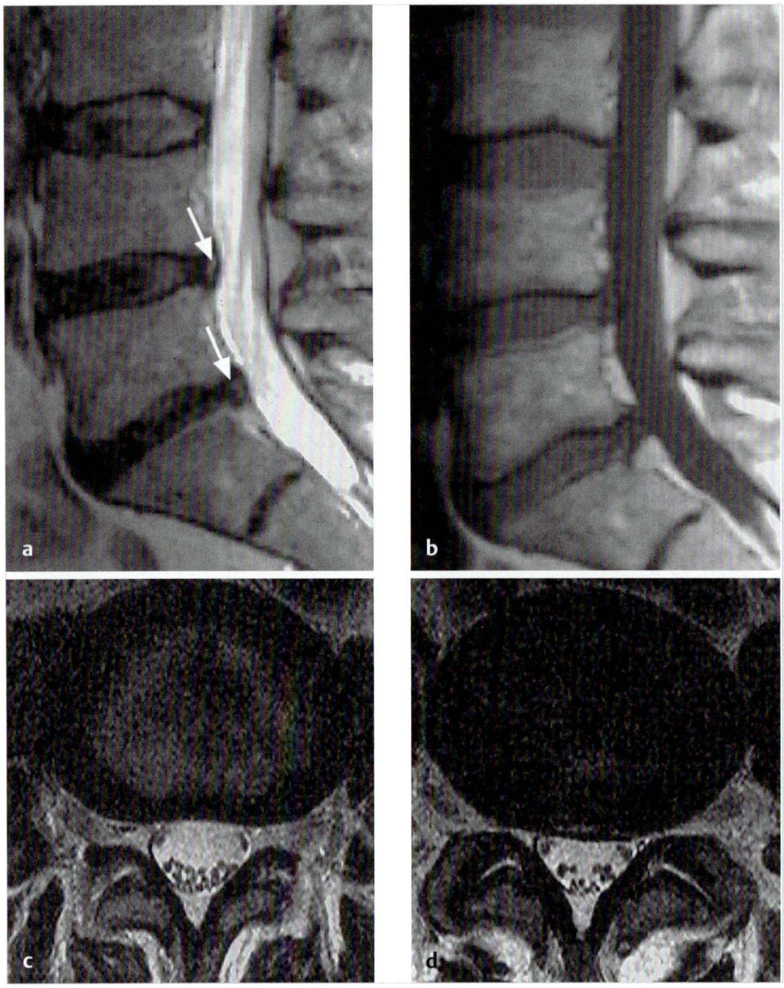

Abb. 11.115 Untersuchungssequenzen (aus Krämer/Köster 2001).
a T2-TSE, sagittal paramedian.
b T1-SE, sagittal paramedian.
c T2-TSE, transversal L4/L5.
d T2-TSE, transversal L5/S1.

3. L4/L5, erosive Osteochondrose

(▶ Abb. 11.116)

▶ **Klinik.** 47-jähriger Patient mit tief lumbalen lokalen Schmerzen seit 2 Jahren. Die Beschwerden waren relativ therapieresistent. Labor unauffällig, kein Fieber.

▶ **MRT.** Untersuchungssequenzen in ▶ Abb. 11.116.

▶ **Befund.** In T1 nativ und T2 deutlich erhöhte Signalintensitäten in LWK 4 und 5 mit z.T. erheblicher Abnahme des Signals in der fettgesättigten T1-KM-Serie (▶ Abb. 11.116a, ▶ Abb. 11.116b, ▶ Abb. 11.116c). Deutliche Verschmälerung der Bandscheibe L4/L5 mit Konturunregelmäßigkeiten der Grund- und Deckplatten (▶ Abb. 11.116a, ▶ Abb. 11.116b). Deutliche inhomogene Signalzunahme im Bereich der Bandscheibe L4/L5 nach i.v. Gd-Injektion (▶ Abb. 11.116c, ▶ Abb. 11.116e, →), geringer auch in der kranialen Hälfte von LWK 5.

▶ **Diagnose.** Erosive (aktivierte) Osteochondrose L4/L5 mit Markraumveränderungen Typ Modic II, kein Hinweis auf Prolaps oder Protrusion.

▶ **Anmerkung.** Zum Zeitpunkt der Untersuchung lag eine 1,5 Jahre alte Voruntersuchung mit identischem Signalverhalten vor. Entzündungsparameter negativ. Gegen die Spondylodiszitis sprechen im MRT das fehlende Knochenmarködem, die erhaltenen Randleisten der Grund- und Deckplatten, der fehlende Weichteilprozess sowie die fehlende bzw. nur geringe Kontrastmittelanreicherung in den Wirbelkörpern, die Anreicherung in der Bandscheibe L4/L5 spricht nicht gegen die erosive Osteochondrose.

▶ **Disposition.** Aufgrund des negativen Laborbefundes und der eindeutigen Übersichts- und MRT-Aufnahmen konservative Behandlung, keine Punktion. Fusion und Bandscheibenprothese lehnte der Patient ab.

▶ **Verlauf.** Unter konservativen Maßnahmen mit physikalischer Therapie, Physiotherapie, lokaler Infiltration und Orthesenversorgung mäßige Besserung.

▶ **Kommentar.** Angesichts des negativen Laborbefundes und der Bilder im Verlauf über mehrere Jahre sowie der

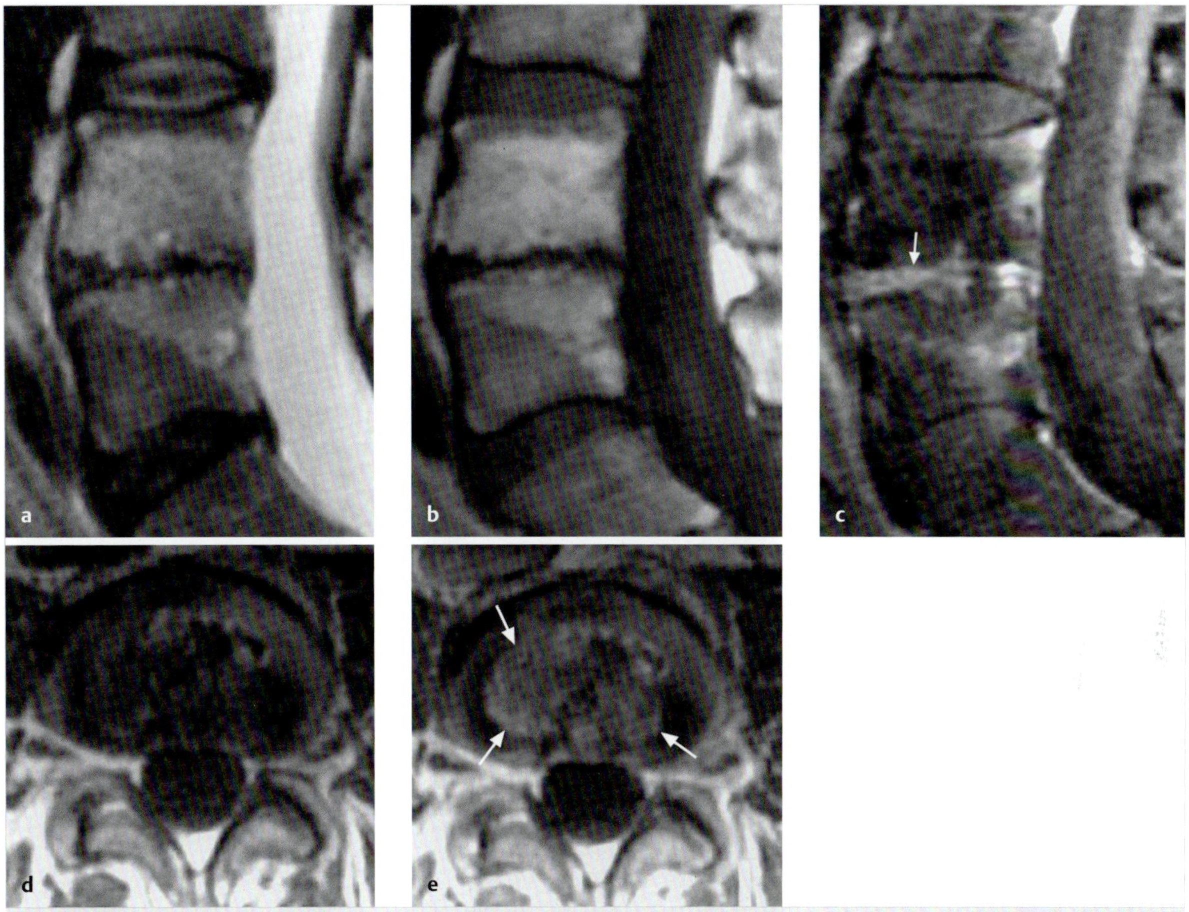

Abb. 11.116 Untersuchungssequenzen (aus Krämer/Köster 2001).
a T2-TSE, sagittal median.
b T1-SE, sagittal median.
c T1-SE, sagittal median, fettgesättigt, i. v. GD-Injektion.
d T1-SE, transversal L4/L5, vor i. v. GD-Injektion.
e T1-SE, transversal L4/L5, nach i. v. GD-Injektion.

MRT-Aufnahmen erhärtet sich die Diagnose: fortgeschrittene degenerative Veränderungen im Segment L4/L5. Eine Spondylodese ist nur bedingt indiziert, da radikuläre Erscheinungen nicht zu verzeichnen sind und sich der Zwischenwirbelabschnitt im weiteren Verlauf spontan verfestigen wird.

4. L4/L5, Protrusion (▸ Abb. 11.117)

▸ **Klinik.** 50-jähriger Patient mit chronisch-rezidivierenden Lumbalgien, zeitweise ausstrahlend zum linken Gesäß und zur linken Oberschenkelaußenseite. Die Beschwerden bestehen schon seit mehreren Jahren und verstärken sich im Laufe des Tages. Bei der Untersuchung findet sich ein Lumbalspasmus mit Einschränkung der LWS-Beweglichkeit nach allen Seiten hin. Das Lasègue-Zeichen ist bds. negativ, sensibel und motorisch o. B. Keine Reflexstörungen.

▸ **MRT.** Untersuchungssequenzen in ▸ Abb. 11.117.

▸ **Befund.** Deutliche Signal- und Höhenminderung der 3 letzten Bandscheiben als Hinweis auf eine Degeneration (▸ Abb. 11.117a). Flache Protrusionen ohne wesentliche Kompression des Durasackes (▸ Abb. 11.117a, ▸ Abb. 11.117b, ▸ Abb. 11.117c), am stärksten ausgeprägt bei L4/L5. Umschrieben hypointensives Gewebe (▸ Abb. 11.117d, →) medial der Wurzel L5 links, Differenzierung Verkalkung/Osteophyt/kleiner Sequester nicht möglich.

▸ **Diagnose.** Flache Protrusionen. Dislokationsgrad II der Bandscheiben in den 3 unteren Bewegungssegmenten mit Betonung bei L4/L5.

▸ **Disposition.** Konservative Behandlung mit Facetteninfiltrationen, ggf. epiduraler Infiltration bei persistierender Wurzelsymptomatik im Segment L5 links. Dazu phy-

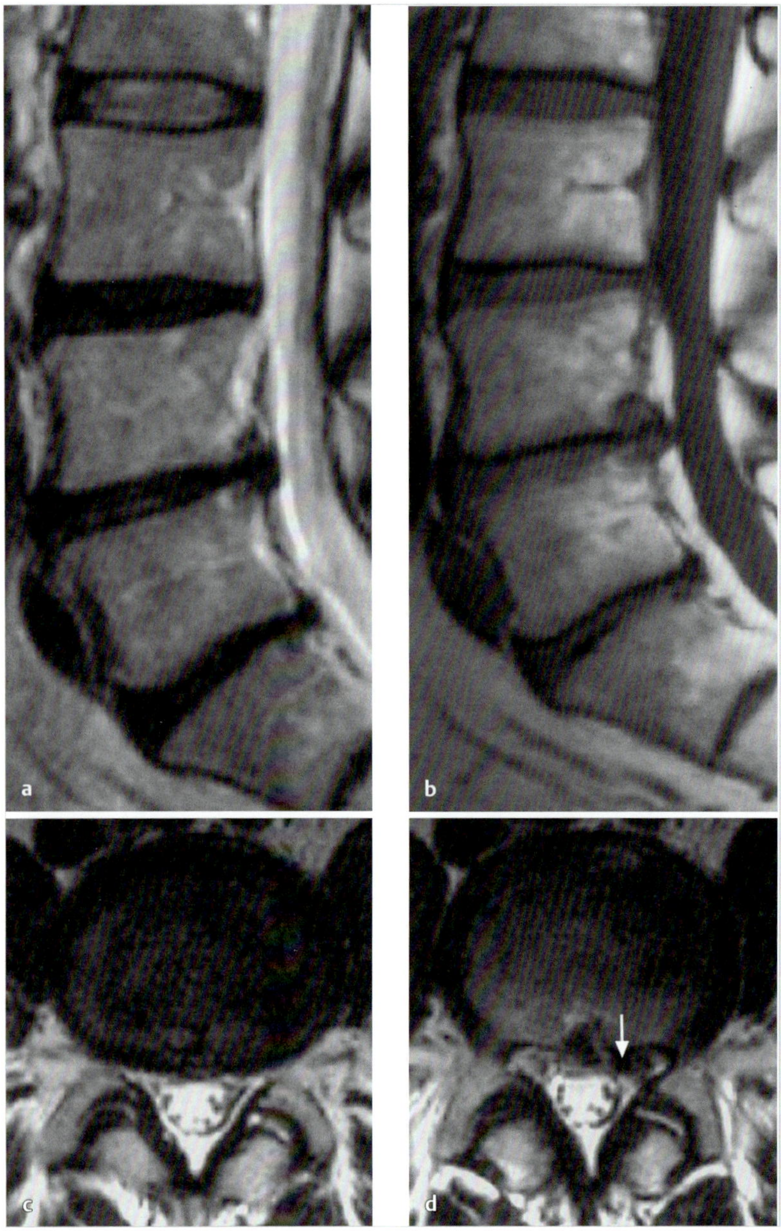

Abb. 11.117 Untersuchungssequenzen (aus Krämer/Köster 2001).
a T 2-TSE, sagittal median.
b T 1-SE, sagittal median.
c T 2-TSE, transversal L 4/L 5.
d transversal L 4/L 5 Deckplatte LWK 5.

sikalische Therapie, entlordosierende Lagerung, stabilisierende Krankengymnastik.

▸ **Kommentar.** Die Segmente L 3/L 4, L 4/L 5, L 5/S 1 zeigen deutliche degenerative Veränderungen (sog. schwarze Bandscheiben, Diskose). Die Sinterung der Zwischenwirbelabschnitte, insbesondere bei L 4/L 5, L 5/S 1 führt zur Wirbelgelenksymptomatik mit Facettensyndrom. Das umschriebene hypointense Gewebe medial der Wurzel L 5 links (▸ Abb. 11.117d, →) kann zu Wurzelreizerscheinungen führen. Es handelt sich wahrscheinlich um einen Osteophyten bzw. um einen alten verkalkten Sequester. Eine operative Revision ist nicht empfehlenswert, weil zum derzeitigen Befund dann noch eine Narbensymptomatik hinzukommt. Ebenso wenig kommt eine Spondylodese in Betracht, weil

- die Beschwerdesymptomatik moderat ist,
- die angrenzenden Bandscheiben L 3/L 4, L 5/S 1 deutliche degenerative Zeichen vorweisen und nach Spondylodese von L 4/L 5 eine verstärkte Symptomatik zeigen könnten,
- bald mit einer Spontanverfestigung zu rechnen ist.

5. L 4/L 5, Protrusion und Anulusriss (▶ Abb. 11.118)

▶ **Klinik.** 36-jährige Patientin verspürt plötzlich bei einer Drehbewegung während der Haushaltsarbeit einen stechenden Schmerz über dem Kreuzbein. Sie war vorübergehend „wie gelähmt" und konnte sich kaum bewegen. Die Schmerzen und Behinderungen wurden schließlich so unerträglich, dass sie ins Krankenhaus eingewiesen wurde. Bei der Aufnahme deutlicher Lumbalspasmus mit Bewegungseinschränkung der LWS nach allen Seiten. Rumpfbeugung nach vorne nicht möglich. Hüft-, Knie- und Fußgelenke aktiv und passiv frei beweglich. Keine neurologischen Störungen, keine Schließmuskelstörungen.

▶ **MRT.** Untersuchungssequenzen in ▶ Abb. 11.118.

▶ **Befund.** Signalminderung der Bandscheibe L 4/L 5 mit umschriebener signalintensiver Zone in den peripheren, dorsalen Anulusanteilen in T 2 und nach Gd-Injektion bei allenfalls geringgradiger Bandscheibenverlagerung (▶ Abb. 11.25a, ▶ Abb. 11.118b, ▶ Abb. 11.118e, ▶ Abb. 11.118f →). Im nativen T 1-Bild (▶ Abb. 11.118c, ▶ Abb. 11.118d) keine eindeutigen Signalalterationen.

▶ **Diagnose.** Lumbago. Peripherer Riss in der Bandscheibe L 4/L 5 bei geringer Protrusion und Diskose.

▶ **Anmerkung.** Typisches Signalmuster bei Anulusrissen.

▶ **Verlauf.** Da im Labor keine Auffälligkeiten zu sehen waren, lautet die Diagnose „akute Lumbago". Konservative Behandlung mit Stufenlagerung, Wärme, Diclofenac. Nach 3 Tagen war die Patientin so weit gebessert, dass sie wieder nach Hause entlassen wurde.

▶ **Kommentar.** Die akute Lumbago durch intradiskale Massenverschiebung und Einriss des Anulus fibrosus (ohne Perforation) entsteht plötzlich und kann sehr schmerzhaft sein. Durch Labor und bildgebendes Verfahren müssen Entzündungen und pathologische Frakturen ausgeschlossen werden. Typischerweise wird der Spontanschmerz nicht über dem betroffenen Segment (hier L 4/L 5), sondern wesentlich tiefer über dem Kreuzbein empfunden. Die Prognose solcher Anuluseinrisse mit Lumbago ist günstig. Zur Rezidivprophylaxe ist für die Haushaltsarbeit Rückenschule zu empfehlen. Bei weniger Dramatik der Symptome hätte man auf das MRT verzichten können.

6. L 4/L 5, Prolaps mit infradiskaler Ausbreitung (▶ Abb. 11.119)

▶ **Klinik.** 40-jähriger Patient, der seit 8 Wochen an starken Beschwerden im Bereich der unteren LWS leidet ohne Ausstrahlung in die Beine. Die neurologische Untersuchung ergibt keinen Anhalt für eine Wurzelschädigung, insbesondere keinen Anhalt für eine Kaudaläsion.

▶ **MRT.** Untersuchungssequenzen in ▶ Abb. 11.119.

▶ **Befund.** Signalminderung der vorletzten Bandscheibe mit nur geringgradiger Höhenminderung. Mediale Dorsalverlagerung von Bandscheibengewebe bei relativ hohem Signal in T 2 (▶ Abb. 11.119a, ▶ Abb. 11.119c, →). Abhebung des Lig. longitudinale posterius bzw. des anuloligamentären Komplexes (▶ Abb. 11.119a, ▶ Abb. 11.119b, ▶ Abb. 11.119c, >). Infradiskale Ausbreitung des Prolapsgewebes bis ca. 1,5 cm nach kaudal (▶ Abb. 11.119a, ▶ Abb. 11.119b, →).

▶ **Diagnose.** Medialer, infradiskaler, subligamentärer Prolaps L 4/L 5 (Dislokationsgrad V).

▶ **Disposition.** Wegen der fehlenden neurologischen Symptomatik keine Indikation zur Operation, weiter konservative Behandlung.

▶ **Verlauf.** Allmähliche Rückbildung der Kreuzschmerzsymptomatik. Der Patient ist nach einem halben Jahr weitgehend beschwerdefrei. Es besteht noch eine Einschränkung der LWS-Entfaltung.

▶ **Kommentar.** Die rein mediale Lage des infradiskalen Prolapses mit Deckung durch die ventrale epidurale Membran stellt keine Indikation zur Operation dar. Um operativ dorthin zu gelangen, ist eine starke Medialisierung des Durasackes und der Nervenwurzeln erforderlich, was postoperativ zu den bisher noch nicht vorhandenen Beinschmerzen führen könnte.

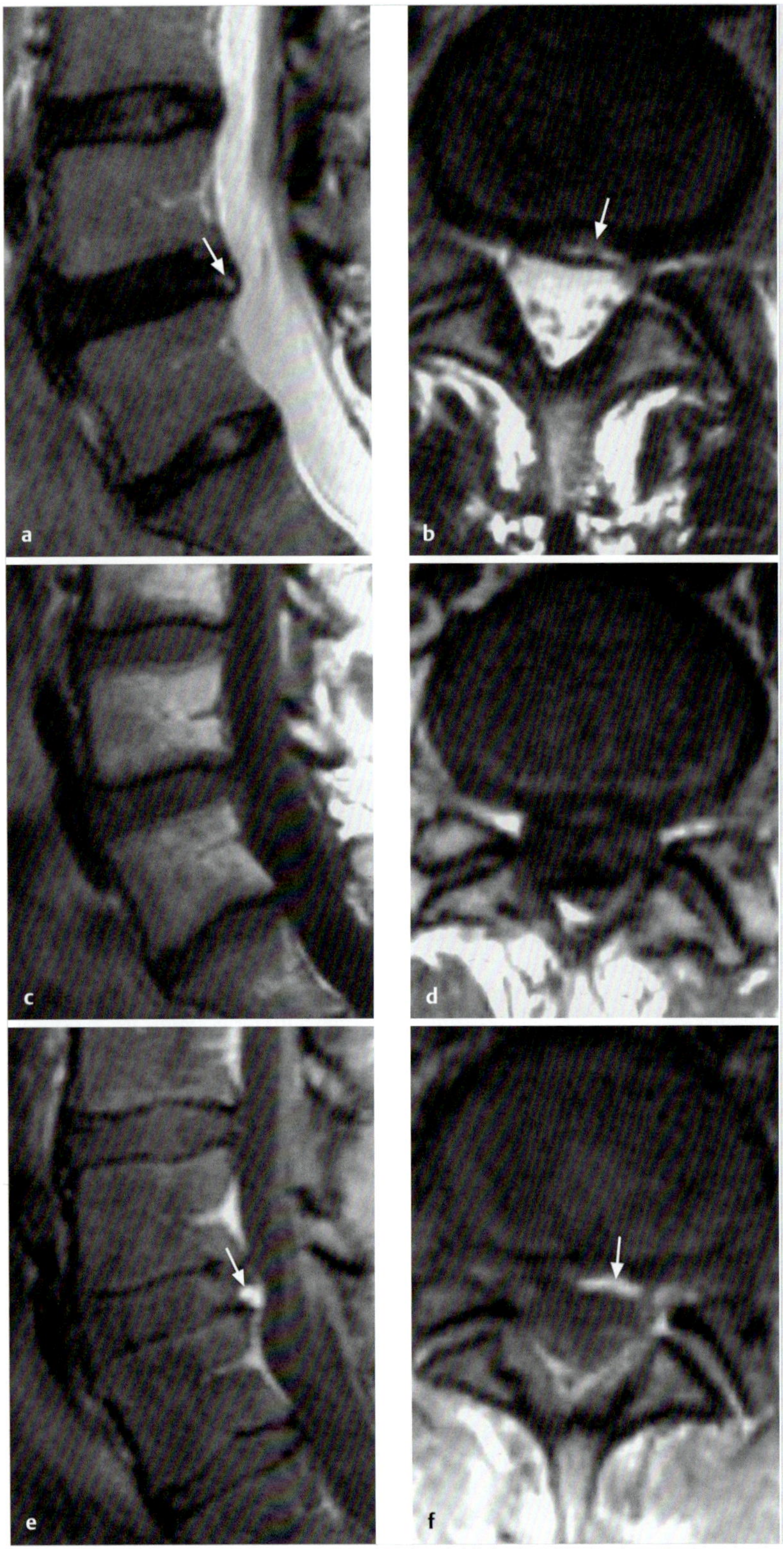

Abb. 11.118 Untersuchungssequenzen (aus Krämer/Köster 2001).
a T2-TSE, sagittal links paramedian.
b T2-TSE, transversal L4/L5.
c T1-SE, sagittal links paramedian.
d T1-SE, transversal L4/L5.
e T1-SE, sagittal links paramedian, fettgesättigt, i. v. Gd-Injektion.
f T1-SE, transversal L4/L5, fettgesättigt, i. v. Gd-Injektion.

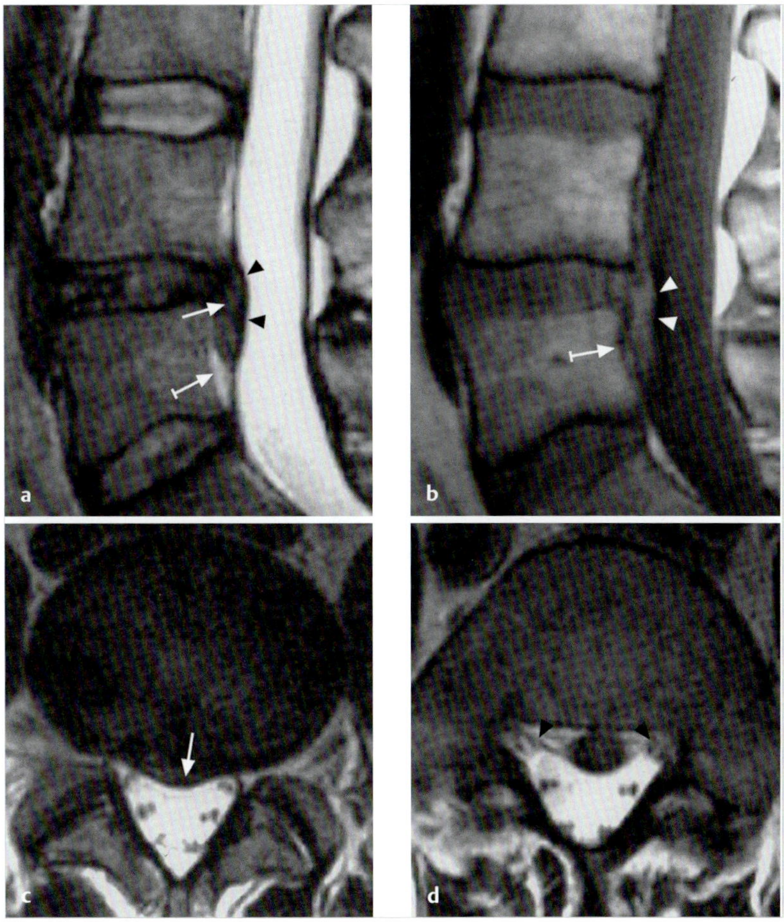

Abb. 11.119 Untersuchungssequenzen,, (aus Krämer/Köster 2001).
a T 2-TSE, sagittal median.
b T 1-SE, sagittal median.
c T 2-TSE, transversal L 4/L 5.
d T 2-TSE, transversal in Höhe des kranialen Drittels von LWK 5.

Zusammenfassung: Konservative Behandlung

Am Anfang der Therapie von Lumbalsyndromen steht meist die Eigenbehandlung mit Wärmeanwendung, Stufenlagerung und Einnahme nichtrezeptpflichtiger Analgetika. Hinzu kommen überall erhältliche Informationen aus der Rückenschule mit dem Hinweis, aktiv zu bleiben. Diese Maßnahmen sind in ihrer Wirkung evidenzbasiert und haben keine Nebenwirkungen (▶ Tab. 11.11). Sollten sich damit die Beschwerden nicht bessern, wird ein Arzt konsultiert, der stärkere Medikamente verordnet, die allerdings auch durch mehr Nebenwirkungen belastet sind. Im weiteren Verlauf kommen therapeutische Maßnahmen zur Anwendung, die u. a. dadurch erfolgreich sind, dass der Therapeut sie persönlich durchführt, wie z. B. Akupunktur, Physiotherapie, Manualtherapie und Massage. Lokale Injektionen, Manualtherapie, Orthesen und Traktion werden in der Literatur unterschiedlich beurteilt und sollten nur von speziell ausgebildeten Therapeuten eingesetzt werden. Je nach Beschwerdeausmaß beim Patienten und Ausbildung bzw. Fähigkeiten der Therapeuten werden die Akzente bei der konservativen Behandlung der Lumbalsyndrome unterschiedlich gesetzt. Erfolgreich sind multimodale Behandlungsprogramme, in denen Physiotherapie, Bewegung und Verhaltenstraining im Mittelpunkt stehen.

Fazit

Mit einem optimal zusammengestellten und rechtzeitig eingesetzten multimodalen Behandlungsprogramm können beim Lumbalsyndrom Chronifizierung und weiterführende invasive Maßnahmen vermieden werden.

Tab. 11.11 Konservative Behandlung der Lumbalsyndrome – evidenzbasiert.

Behandlung	Wirkung	Nebenwirkung	Evidenzniveau
aktiv bleiben	+++	–	A
Wärmetherapie	+++	–	C
Stufenlage	+++	–	C
Physiotherapie	+++	–	A
Rückenschule	+++	–	A
Akupunktur	+++	–	A
Medikamente	+++	++	A
lokale Injektion	++	+	C
Manualtherapie	++	+	A
Massage	++	–	C
Orthesen	++	+	C
Elektrotherapie	+	–	B
TENS	+	–	B
Traktion	+	–	B
Bettruhe	–	+	A

A: viele randomisierte kontrollierte Studien
B: wenige randomisierte kontrollierte Studien
C: Expertenmeinung, nichtrandomisierte Studien
Evidenz: stark: +++
mittel: ++
gering: +
keine: –

11.9.3 Minimalinvasive Therapie (MIT) der Lumbalsyndrome

Definition

Minimalinvasiv im Zusammenhang mit der Behandlung von Lumbalsyndromen bedeutet perkutane Einbringung von Nadeln, Kathetern oder endoskopischen Instrumenten zur Behandlung beschwerdeauslösender Veränderungen im lumbalen Bewegungssegment. Die minimalinvasive Wirbelsäulentherapie steht zwischen der konservativen und offen-operativen Behandlung.

Klassifikation

▸ **Klassifikation der minimalinvasiven Verfahren.** Je nach **Zielrichtung** unterscheidet man:

- periradikuläre Therapie (PRT) zur Behandlung der entzündeten Nervenwurzeln,
- intradiskale Therapie zur Behandlung des verlagerten Bandscheibengewebes,
- Facettentherapie zur Behandlung der aktivierten Arthrose der Wirbelgelenke.

Nach den **Instrumenten** unterscheidet man:

- Infiltrationsnadeln,
- Katheter,
- endoskopische Instrumente mit Optik und Extraktionsinstrumenten,
- Lasersonden,
- Thermalsonden,
- Sonden für die Elektrokoagulation.

Aus der Kombination von Zielrichtung und verwendetem Instrumentarium ergeben sich folgende **Kategorien:**

- Periradikuläre Therapie als Einzelinfiltration oder mit Katheter,
- intradiskale Therapie als Injektion (z. B. Chemonukleolyse), zur Extraktion bzw. Behandlung des Bandscheibengewebes als perkutane Nukleotomie als Laserablation und als Thermobehandlung (IDET),
- Behandlung der Facetten mit Infiltration, Elektrokoagulation,
- endoskopische Verfahren intradiskal, epidural zur Extraktion von Bandscheibengewebe.

Lumbale Spinalnervanalgesie (LSPA) als periradikuläre Therapie (PRT)

▶ **Synonyme.** Posterolaterale perineurale Injektion, paravertebrale Injektion (alte Technik), Nervenwurzelblockade, engl. nerve root block.

▶ **Prinzip.** Posterolaterale Injektion eines Lokalanästhetikums in die foraminoartikuläre Region des Bewegungssegmentes.

▶ **Behandlungsziel.** Analgesie und Desensibilisierung der Spinalnervenwurzel durch wiederholte periradikuläre Infiltration eines niedrig konzentrierten Lokalanästhetikums zur dauernden Schmerzreduktion. Die LSPA dient nicht zur vollständigen Analgesie wie etwa zur Operationsvorbereitung (▶ Abb. 11.120).

▶ **Geschichte.** Reischauer (1953) inaugurierte eine Injektionstechnik als unmittelbar paravertebrale Injektion mit Zielrichtung auf den ventralen Ast des Spinalnervs. Auch McNab (1971) beschrieb eine streng sagittale Nadelrichtung bei der Nervenwurzelblockade (Nerve Root Block). Bei der LSPA, wie sie an der Orthopädischen Universitätsklinik Düsseldorf (Krämer 1978) entwickelt wurde, wird eine schräge Nadelrichtung gewählt mit einer Einstichstelle 8–10 cm lateral der Medianlinie und Vorschieben der Nadel in einem Winkel von etwa 60° mit Zielrichtung auf das Foramen intervertebrale, unmittelbar neben dem Wirbelgelenk (foraminoartikuläre Region).

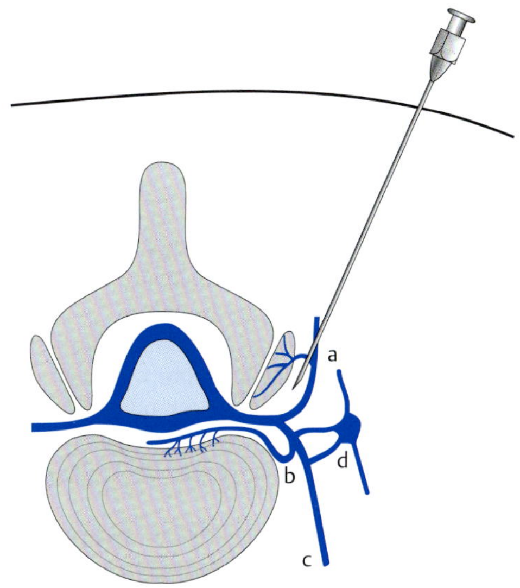

Abb. 11.120 Lumbale Spinalnervanalgesie mit Umflutung des Spinalnervs in der foraminoartikulären Region. Es werden infiltriert: (a) R. dorsalis (Wirbelgelenk, Rückenmuskeln), (b) R. meningeus (hinteres Längsband, dorsaler Anulus fibrosus), (c) R. ventralis (Dermatom untere Extremität), (d) R. communicans zum Grenzstrang.

▶ **Indikation.** Hauptindikation für die LSPA stellen alle akuten und chronischen radikulären Lumbalsyndrome dar. Auch Reizzustände im lumbalen Bewegungssegment, hervorgerufen durch osteoporotische Sinterungen, Spondylosen, tumorbedingte Schmerzen, Spinalkanalstenosen und entzündliche Veränderungen vor allem im Bereich der Wirbelgelenkkapsel, sprechen gut auf diese Behandlungsmethode an.

Die LSPA wird nach palpatorisch-anatomischen Orientierungspunkten standardmäßig ohne Zuhilfenahme eines bildgebenden Verfahrens durchgeführt. Da die LSPA zur Desensibilisierung der schmerzhaften Nervenwurzel wiederholt appliziert wird, verbietet sich die routinemäßige Anwendung eines bildgebenden Verfahrens mit ionisierenden Strahlen (Bildwandler, CT).

Durch Applikation von 5–10 cm^3 der niedrig dosierten Lokalanästhesielösung ist bei genauer Anwendung der Injektionsrichtlinien eine Infiltration der in ▶ Abb. 11.120 genannten neuralen Strukturen gewährleistet. Anleitungen zur Durchführung der LSPA werden in entsprechenden Workshops und in schriftlichen Anleitungen vermittelt (Theodoridis/Krämer 2006).

▶ **Nebenwirkungen und Komplikationen.** Neben orthostatischen Kreislaufreaktionen, Infektionen und Arzneimittelunverträglichkeiten, wie sie bei jeder lokalen Injektion auftreten können, gibt es injektionsspezifische Nebenwirkungen und Komplikationen bei der LSPA. Als Nebenwirkung, nicht als Komplikation, kann es zu einem Taubheitsgefühl im Bein mit vorübergehenden motorischen Störungen (Einknicken des Beines) kommen, wenn das Lokalanästhetikum auch zu benachbarten Nervenwurzeln diffundiert. Dieser Effekt tritt auch durch Diffusion über das Foramen intervertebrale in den Epiduralraum ein. Wegen der möglichen Paresen ist nach jeder Injektion eine Überwachung von ca. 30 Minuten erforderlich. Selten – in unserem Krankengut unter 0,3 % – kommt es über eine Wurzeltascheninjektion zu einer kompletten oder inkompletten Spinalanästhesie, die dann 3–4 Stunden anhält. Mit schwerwiegenden Kreislaufreaktionen – wie z. B. Herzstillstand – ist bei einer einmaligen Applikation von bis zu 10 cm^3 eines niedrigprozentigen Lokalanästhetikums nicht zu rechnen. Wir haben bei über 100 000 lumbalen Spinalnervanalgesien in den letzten 15 Jahren eine derartige Komplikation nicht erlebt. Die Auswirkungen der lumbalen Spinalnervanalgesie auf das Herz-Kreislauf-System wurden in einer Studie von Hanefeld u. Mitarb. (2005) überprüft. Aufgrund der Ergebnisse kommen die Kardiologen zu dem Schluss, dass ein gezieltes Kreislaufmonitoring im Rahmen der LSPA verzichtbar ist. Patienten mit vasovagaler Kreislaufreaktion sind charakterisiert durch das Lebensalter, Synkopen in der Vorgeschichte und eine LSPA-Erstanwendung. In diesen Fällen könnte eine LSPA-begleitende, intravenöse Volumensubstitution hilfreich sein, das Ausmaß der vasovagalen Kreislaufreaktion zu mildern. Wir empfehlen deswegen zur routinemäßigen Kreislaufkontrolle die Überwachung mit einem Pulsoxymeter. Dennoch sollte für die Schmerztherapie, wie bei allen wirbelsäulennahen Injektionen, ein ärztlicher Notfallkoffer mit Intubationsbesteck und entsprechenden Medikamenten sowie ein EKG-Gerät in erreichbarer Nähe bereitgehalten werden. Das Praxispersonal sollte in die Notfallbehandlung eingewiesen sein.

Als gravierende Komplikation verzeichneten wir in unserem Krankengut einen paravertebralen Abszess, der eröffnet und drainiert werden musste. Eine weitere Komplikation in unserem Krankengut stellte ein Nierenkapselhämatom bei offensichtlich fehlerhafter Nadelposition (kein Knochenkontakt) dar. In beiden Fällen kam es nach operativer Revision zu keinen weiteren Folgeschäden.

▸ **Ergebnisse.** Im angloamerikanischen Schrifttum finden sich retrospektive Berichte über lumbale Nervenwurzelblockaden (Nerve Root Blocks) u. a. von Kikuchi u. Hasue 1984, Xavier u. Mitarb. 1988, Bonica u. Buckley 1990, Stanley u. Mitarb. 1990, Derby u. Mitarb. 1992, van Akkerveeken 1993 mit überwiegend positiver Beurteilung auch in den Übersichtsarbeiten (Borenstein et al. 2004, Herkowicz 2004).

Um ein befriedigendes Ergebnis mit Wurzelblockaden zu erreichen, zeigt sich kein Unterschied zwischen 1 % Lidocain und 2 % Lidocain. In Hinblick auf die Komplikationsrisiken sollte 1 % Lidocain bevorzugt werden (Yabuki 2006).

Experimentelle Untersuchungen zur Schmerzreduzierung und Desensibilisierung komprimierter Nervenwurzeln durch Lidocain bzw. andere Lokalanästhetika stammen von Rydevik u. Mitarb. 1989, Yabuki u. Mitarb. 1998, Onda u. Mitarb. 2001. Über die Wirkungen und Nebenwirkungen der LSPA im Rahmen der stationär minimalinvasiven Wirbelsäulentherapie berichten Haaker u. Mitarb. 1995, Schmidt 2000, Wiese u. Mitarb. 2001, Siebertz 2002. Eine randomisierte kontrollierte Doppelblindstudie ergab eine signifikant bessere Wirkung von Mepivacain und Bupivacain gegenüber physiologischer Kochsalzlösung (Krämer et al. 1997). Im Rahmen ihrer Akupunkturstudie im Vergleich zur LSPA und Plazebo fanden Grifka u. Mitarb. (1995) eine bessere Wirkung der LSPA gegenüber Plazebo.

Lumbale Facetteninfiltration

▸ **Prinzip.** Ausschaltung von Nozizeptoren in den lumbalen Wirbelgelenkkapseln durch vorübergehende Blockade mit einem Lokalanästhetikum ggf. unter Zusatz von Steroiden.

▸ **Indikation.** Beschwerden, die von den Wirbelgelenken ausgehen, d. h. Facettensyndrom, Hyperlordosekreuzschmerzen, pseudoradikuläre Syndrome.

▸ **Technik.** Eine Injektion der Wirbelgelenkkapsel unter Röntgenbildwandlerkontrolle oder im CT ist bei dieser Technik mit einiger Übung nicht erforderlich. Um den dorsalen Wirbelgelenkkomplex sicher zu erreichen und zu dokumentieren, empfiehlt sich die Facetteninfiltration unter gleichzeitiger sonographischer Kontrolle (Grifka 1992). Nähere Ausführungen finden sich bei Theodoridis/Krämer 2006.

▸ **Ergebnisse.** Es liegen zahlreiche retrospektive Studien und Erfahrungsberichte vor. Kontrollierte randomisierte Studien fehlen. Über erfolgreiche Facetteninfiltrationen berichten Carrera 1980, Farbank u. Mitarb. 1981, Destouet u. Mitarb. 1982, Lynch u. Taylor 1986, Jerosch u. Mitarb. 1998, 2000. Wegen der bisher nicht nachgewiesenen Wirksamkeit von lumbalen Facetteninfiltrationen wird diese Methode in Übersichtsarbeiten namhafter Autoren (Nachemson u. Jonsson 2000, Bogduk 2005, Boswell et al. 2007, Tribrewal et al. 2007) weitgehend abgelehnt. Bei dieser Beurteilung scheint es auch nicht indiziert, Facetteninfiltrationen mit Röntgendurchleuchtung oder CT durchzuführen.

Facetteninfiltrationen als Wirbelgelenkkapselanalgesie sind allenfalls als ergänzende Maßnahme bei kombiniert radikulär-pseudoradikulären Lumbalsyndromen indiziert. Gleiches gilt für die Thermo- bzw. Kryotherapie der Wirbelgelenkkapsel.

Perkutane Facettenkoagulation

▸ **Prinzip.** Elektrothermo- bzw. Kryobehandlung und Koagulation von Ästen des R. dorsalis in der Wirbelgelenkkapsel. Zur Kryo-, Thermo- oder Elektrodenervierung der Wirbelgelenke werden verschiedene Techniken angewandt (Jerosch u. Steinleitner 2005).

▸ **Indikation.** Beschwerden, die von Wirbelgelenken ausgehen, d. h. Facettensyndrome, Hyperlordosekreuzschmerzen, pseudoradikuläre Syndrome. Schulitz u. Lenz (1984) führten die Facettenkoagulation immer dann durch, wenn Patienten folgende Bedingungen erfüllten:

- typisches Schmerzmuster bis zum Knie,
- möglichst keine radikulären Zeichen,
- ausgeschlossene Nervenwurzelkompression,
- Ausschluss von Verwachsungen nach Bandscheibenoperation,
- Beschwerden verstärkte Aktivität, verschwunden bei Bettruhe,
- eindeutige, zumindest kurzzeitige Wirksamkeit einer Facetteninfiltration mit Lokalanästhetika.

▸ **Ergebnisse.** Retrospektive Studien zur perkutanen lumbalen Facettenkoagulation stammen u. a. von: Burton 1977, Schulitz u. Lentz 1984, Anderson u. Mitarb. 1987, Jerosch u. Mitarb. 1993, North u. Mitarb. 1994, Götze u. Mitarb. 2000, Hall 2004, Steinleitner 2004. Randomisierte kontrollierte Studien liegen nicht vor. Jerosch (2005) weist darauf hin, dass in seinem Kollektiv, selbst unter günstigsten Voraussetzungen nach 6-jähriger Follow-up-Dauer nur etwas mehr als 40 % der Fälle zumindest zufrieden stellende Therapieerfolge zeigten. Die Rezidivhäufigkeit ist im Allgemeinen in den ersten 6 Monaten besonders ausgeprägt, wobei nach seinen Ergebnissen nach 6 Jahren, unabhängig von Patienteneigenschaften, in ca. 50 % der Fälle, bezogen auf die initial guten bis sehr guten Behandlungsresultate, ein Rezidiv erneut aufgetreten ist. Aufgrund der widersprüchlichen Ergebnisse bleibt die Bedeutung des Plazeboeffektes bei der perkutanen lumbalen Facettenkoagulation weiterhin zu diskutieren.

Epidurale periradikuläre Therapie

Definition

Epidural bedeutet außerhalb und peridural in der Umgebung der Dura mater. Dabei gilt epidural dem Applikationsort, d. h. der gesamte Epiduralraum mit der Zielrichtung, die im Wirbelkanal verlaufende Nervenwurzel zu umfluten (periradikulär).

Synonyme: Peridurale Therapie, lumbale epidurale Injektionenund Katheter, epidurale Corticosteroide, engl. Epidural Injections, Epidural Steroids.

▸ **Prinzip.** Mit der Applikation lokalanästhetischer und/oder antiphlogistisch wirkender Mittel in die Umgebung der Nervenwurzeln im Epiduralraum gewinnt man schon in geringer Dosierung Einfluss auf den Schmerzausgangspunkt beim lumbalen Wurzelsyndrom. Die Nervenwurzel wird an der Stelle vom Anästhetikum und/oder Antiphlogistikum umspült, wo sie von Bandscheibengewebe, Knochen oder postoperativen Narbenzügen mechanisch gereizt, ödematös aufgequollen und eingeklemmt ist. Perineural applizierte Substanzen wie Lokalanästhetika und Steroide gelangen über mikrovaskuläre Transportmechanismen direkt zu den Spinalnervenwurzeln (Olmarker 1993). Die lumbalen epiduralen bzw. perineuralen Injektionen gehören deswegen zu den effektivsten Methoden in der Therapie lumbaler Wurzelsyndrome. Sie wirken symptomatisch durch Schmerzlinderung bzw. -beseitigung und kausal durch Abschwellen der Nervenwurzel mit relativer Erweiterung des Wirbelkanales in diesem Abschnitt.

▸ **Zugangswege.** Es gibt mehrere Möglichkeiten, den lumbalen Epiduralraum mit einer Kanüle oder mit einem Katheter zu erreichen:

- **Interlaminär.** Der interlaminäre Zugang wird in der Anästhesie für die lumbale spinale und peridurale Anästhesie zur Schmerzausschaltung bei Operationen und bei der Geburt benutzt. Der Katheter liegt perioperativ zur Schmerztherapie unter Umständen einige Tage. Abgesehen von den Fehlern und Gefahren, die von einer länger dauernden Katheterbehandlung ausgehen, besteht der wesentliche Nachteil für die Schmerztherapie bei Wurzelkompressionssyndromen darin, dass die Patienten nicht an den multimodalen Maßnahmen des Begleitprogrammes teilnehmen können. In der Schmerztherapie von Wurzelkompressionssyndromen verwendet man deswegen eher epidurale Einzelinjektionen in der sog. „Single-Shot-Technik“. Gebräuchlich ist der interlaminäre Zugang für die konventionelle epidurale Injektion mit der Loss-Off-Resistance-Technik oder als epidural-peridurale Injektion mit schrägem Zugang in den anterolateralen Epiduralraum mit der Zweinadeltechnik.
- **Über den Hiatus sacralis.** Der Zugang zum Wirbelkanal über den Hiatus sacralis ist weit verbreitet und wird vor allem bei den unteren lumbalen Wurzelsyndromen genutzt. Auch ist es möglich, über den Hiatus sacralis einen Katheter in den unteren Wirbelkanal einzuführen (Racz-Technik).
- **Durch das Foramen intervertebrale.** Bei der lumbalen Spinalnervanalgesie in die foraminoartikuläre Region gelangt auch ein Teil des Injektionsmittels in den lateralen Epiduralraum und umflutet die austretende Nervenwurzel in diesem Abschnitt. Will man gezielt die Nadel über das Foramen intervertebrale in den Epiduralraum vorschieben, ist die Verwendung eines bildgebenden Verfahrens (Röntgenbildwandler oder CT) erforderlich. Der transforaminale Zugang zum Wirbelkanal bzw. in die Bandscheibe (intradiskal) wird auch bei einigen endoskopischen Techniken genutzt.
- **Über die Bandscheibe.** Grundsätzlich besteht noch die Möglichkeit, den lumbalen Epiduralraum indirekt über die Bandscheibe bei einem dorsal perforierten Anulus fibrosus zu erreichen. Wir machen von dieser Möglichkeit Gebrauch, wenn sich bei der Diskographie ein Kontrastmittelabfluss in den Epiduralraum zeigt und die geplante intradiskale Therapie, z. B. Chemonukleolyse, nicht infrage kommt. Das in diesen Fällen intradiskal applizierte Antiphlogistikum fließt aus der Bandscheibe direkt in den ventralen Epiduralraum und den Bereich, in dem die Nervenwurzel komprimiert wird.

▸ **Injektionsmittel.** Steroide, Lokalanästhetika oder eine Orthokin-Behandlung sind möglich:

- **Steroide.** Zur Behandlung lumbaler Wurzelsyndrome injiziert man in den Epiduralraum vor allem Steroide, entweder zusammen mit physiologischer Kochsalzlösung oder in Kombination mit einem Lokalanästhetikum. Als Steroid setzen wir seit vielen Jahren mit Erfolg und ohne wesentliche Nebenwirkungen Triamcinolonhexacetonit in Kristallsuspensionsform ein. Die Dosierung beträgt je nach Injektionsart bei der epidural-sakralen und dorsalen Injektion 20–40 mg und bei der epidural-perineuralen Injektion 5–10 mg. Die Kristalle lösen sich allmählich über mehrere Tage und Wochen auf und entfalten ihre antiphlogistische Wirkung auf die Spinalnervenwurzel, in erster Linie mit Abbau des Wurzelödems (Olmarker 1993). Bei Bandscheibenoperationen, die infolge ineffektiver Injektionsbehandlung doch noch erforderlich wurden, haben wir unter dem Operationsmikroskop immer wieder solche Kristallanhäufungen im epiduralen Fettgewebe sehen können. Die Umgebung war makroskopisch und mikroskopisch unauffällig. Histologisch zeigten sich keine nennenswerten pathologischen Reaktionen des epiduralen Fettgewebes. (Krämer/Herdmann/Krämer 2005). Die Vermutung, dass Steroide die spontane Prolapsresorption im Wirbelkanal hemmen, wurde durch die Untersuchungen von Karppinen et al. (2003) nicht bestätigt.

- **Lokalanästhetika.** Lokalanästhetika unterbrechen am Zielorgan (Nerv) die Reizleitung für einen definierten Zeitraum. Lidocain und Mepivacain zeichnen sich durch mittellange Wirkdauer, gute Ausbreitungseigenschaften und relativ geringe Toxizität aus. Bupivacain ist ein lipophiles Lokalanästhetikum, das beim Einsatz von Konzentrationen bis 0,25 % lang dauernde Analgesien unter weitgehender Erhaltung der Motorik bewirkt. Wir haben bei unserer kontrollierten Studie gesehen, dass auch reine physiologische Kochsalzlösung eine analgetische Wirkung zeigt. Dies ist wahrscheinlich darauf zurückzuführen, dass Entzündungsmediatoren aus der Umgebung der Nervenwurzel weggespült bzw. verdünnt werden. Bei einer Steroidkontraindikation stellt deswegen eine epidurale Injektion mit physiologischer Kochsalzlösung bzw. mit reinem Lokalanästhetikum eine sinnvolle Alternative dar.
- **Orthokin.** Aufgrund der bekannten Nebenwirkungen wiederholt applizierter Steroide hat man immer wieder versucht, alternative Substanzen zur lokalen antiphlogistischen Behandlung einzusetzen. Mit klinischen neurophysiologischen und histologischen Methoden wurde der Frage nachgegangen, ob Anti-Interleukin-1 (IL-1) eine Verbesserung des Nervenregenerationsergebnisses komprimierter Nervenwurzeln bewirken kann. Die experimentell ermittelten Befunde zeigten, dass – verglichen mit der Kontrollgruppe – eine signifikante Verbesserung neurophysiologischer Parameter und klinisch funktioneller Werte die Gesamtzahl der myelinisierten Axone distal der Kompression eingetreten war (Wehling et al. 1993, 1998). Epidural appliziertes Interleukin-Rezeptor-Antagonistenprotein (IRAP), in unserer Pilotstudie aus körpereigenem Blutserum gewonnen, zeigte eine ähnliche Wirkung wie Steroide. Die daraufhin erfolgte prospektive randomisierte Studie mit dem Vergleich zwischen Anti-Interleukin-1 und Triamcinolonhexacetonit zeigte eine vergleichbare Wirkung des IL-1 gegenüber Cortison mit einem tendenziell länger anhaltenden Effekt (Becker et al. 2006). Seitdem verwenden wir regelmäßig Orthokin im Rahmen der epiduralen Injektionsbehandlung, insbesondere, wenn wiederholt epidurale Injektionen erforderlich sind, wie beim chronisch-rezidivierenden Nervenwurzelkompressionssyndrom postoperativ (PDS) und bei der lumbalen Spinalkanalstenose. Da bei der epidural perineuralen Injektionsbehandlung nur Injektionsmengen in der Größenordung bis 2 ml eingesetzt werden, ist die Orthokin-Behandlung bei dieser Methode besonders vorteilhaft, da die bei der Eigenblutaufbereitung gewonnenen Serummengen jeweils 2 ml betragen.

Epidural-sakrale Injektion

▶ **Prinzip.** Injektion in den lumbalen Epiduralraum über den Hiatus sacralis (▶ Abb. 11.121).

Wenn in der Literatur von epiduraler Applikation die Rede ist, handelt es sich in der Regel meistens um die epidural-sakrale Injektionstechnik.

▶ **Indikation.** Da die anderen Techniken, insbesondere die epidural-perineurale Injektion, zur Verfügung stehen, beschränkt sich bei uns die Indikation vornehmlich auf die Kokzygodynie oder bei einer S 1-Ischialgie und postoperativen Beschwerden im Rahmen des Postdiskotomiesyndromes. Auch bei einem Zustand nach Fusionsoperation mit Verlegung des interlaminären Zugangs ist die epidural-sakrale Injektionstechnik indiziert.

▶ **Technik.** Die Injektionsnadel wird in Knie-Hock- oder Seitlage durch die bindegewebige Abschlussplatte des Sakralkanales durchgeführt. Palpatorisch-anatomische Orientierungspunkte, gegeben u. a. durch die Cornua sacralia, weisen den Weg. Ein bildgebendes Verfahren zur Durchführung dieser Injektion ist nicht erforderlich. Einzelheiten zur Technik und zu den speziellen Begleiterscheinungen dieser Injektion finden sich in Theodoridis/Krämer 2006.

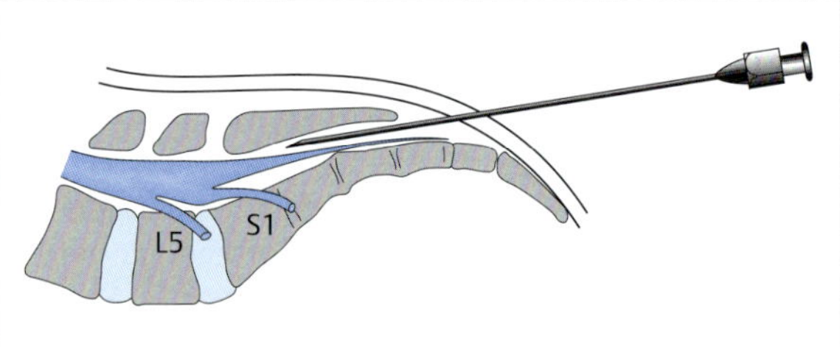

Abb. 11.121 Epidural-sakrale Injektion. Die Nadel ist durch den Hiatus sacralis in den Periduralraum des Sakralkanales vorgeschoben. Das Injektionsmittel entfaltet seine Wirkung auf den gesamten Periduralraum, vornehmlich der unteren lumbalen Bewegungssegmente. Damit die betroffene Nervenwurzel ihre nötige Dosis erhält, erfordert diese Injektion mindestens 10–20 cm³ Volumeninhalt und 20–40 mg Triamcinolon.

11

Epidural-dorsale Injektion

▶ **Prinzip.** Injektion durch das interlaminäre Fenster in den dorsalen Epiduralraum des betroffenen lumbalen Bewegungssegmentes unter Verwendung der Loss-Off-Resistance-Technik (▶ Abb. 11.122).

Der interlaminäre Zugang mit einer Injektionskanüle zum dorsalen Epiduralraum des lumbalen Wirbelkanales ist sowohl in der Anästhesie zur Durchführung einer Periduralanästhesie als auch in der Schmerztherapie zur Behandlung lumbaler Wurzelkompressionssyndrome üblich. Anders als bei der Periduralanästhesie, bei der eine vollständige Ausschaltung der Schmerzempfindung durch Umflutung primär gesunder Nervenwurzeln mit einem höher konzentrierten Lokalanästhetikum über einen Periduralkatheter erzeugt wird, ist das Ziel der orthopädischen Schmerztherapie die Umflutung bedrängter Nervenwurzeln durch wiederholte Einzelinjektionen mit einem Antiphlogistikum, ggf. unter Zusatz eines niedrig konzentrierten Lokalanästhetikums zur Reduktion der Schmerzempfindlichkeit.

▶ **Indikation.** Mit der dorsal-interlaminären Injektionstechnik erreicht man gleichzeitig mehrere Nervenwurzeln, ggf. auch auf beiden Seiten. Hauptindikation stellen deswegen mehrsegmentale Spinalkanalstenosen und polyradikuläre Syndrome dar.

▶ **Technik.** Je nach betroffener Wurzel wählt man den interlaminären Zugang L 5/S 1, L 4/L 5 oder höher. Bei Spinalkanalstenose nehmen wir meistens L 3/L 4 oder L 4/L 5. Die a.-p. LWS-Aufnahme sollte man am Bildschirm vor sich haben, um das interlaminäre Fenster des entsprechenden Segmentes zu sehen.

Einzelheiten dieser Injektionstechnik finden sich in den einschlägigen Lehrbüchern der Regionalanästhesie und im Manual für Injektionstechniken an der Wirbelsäule (Theodoridis/Krämer 2006). Der Nachteil der dorsalen epiduralen Injektionstechnik liegt darin, dass man größere Mengen applizieren muss, um u. a. auch die betroffenen Nervenwurzeln in der gewünschten Konzentration zu umfluten, ähnlich wie bei der epidural-sakralen Injektionstechnik. Da der interlaminäre Zugang – wie in der Anästhesie üblich – nach palpatorisch-anatomischen Orientierungspunkten erfolgt, ist eine bildgebende Steuerung bzw. Kontrolle bei dieser Injektionsmethode nicht erforderlich.

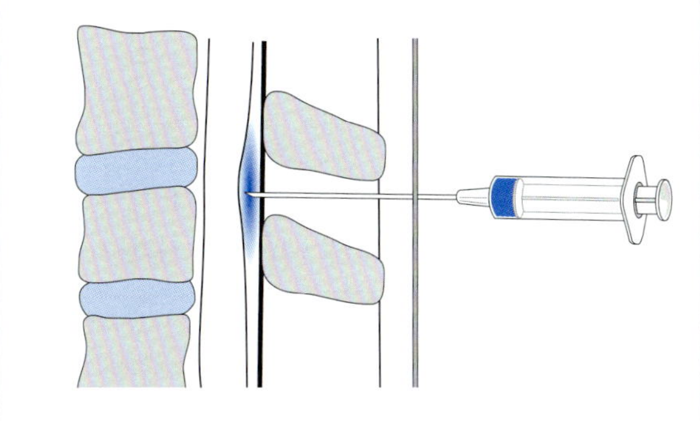

Abb. 11.122 Epidural dorsale Injektion mit interlaminärem Zugang. Die Nadelspitze liegt zwischen dem Lig. flavum und der Dura mater.

Epidural-perineurale Injektion

▶ **Prinzip.** Injektion von Lokalanästhetika und Antiphlogistika in den ventrolateralen Epiduralraum über einen schrägen interlaminären Zugang mit Doppelnadeltechnik (▶ Abb. 11.123).

Diese Injektionsmethode wurde an der orthopädischen Universitätsklinik Bochum entwickelt (Krämer et al. 1997) und hat sich bei mehreren tausend Injektionen dieser Art bewährt. Der besondere Vorteil liegt darin, dass eine äußerst feine Kanüle (29 G) in den anterolateralen Epiduralraum vorgeschoben wird, wo sich das eigentliche pathologisch-anatomische Geschehen abspielt: Der Applikationsort entspricht der Stelle im Wirbelkanal, an der die Nervenwurzel komprimiert wird und entzündlich verändert ist. Hauptapplikationsort ist der anterolaterale Epiduralraum zwischen der austretenden L 5-Wurzel und der traversierenden S 1-Wurzel. Man erreicht diesen Raum über einen interlaminären Zugang zwischen dem Unterrand des Bogens L 5 und dem Oberrand des Kreuzbeines. Das interlaminäre Fenster L 5/S 1 ist auch bei Deformierungen, Skoliosen und Spinalkanalstenosen ausreichend weit, sodass eine Passage in der Regel ohne Zuhil-

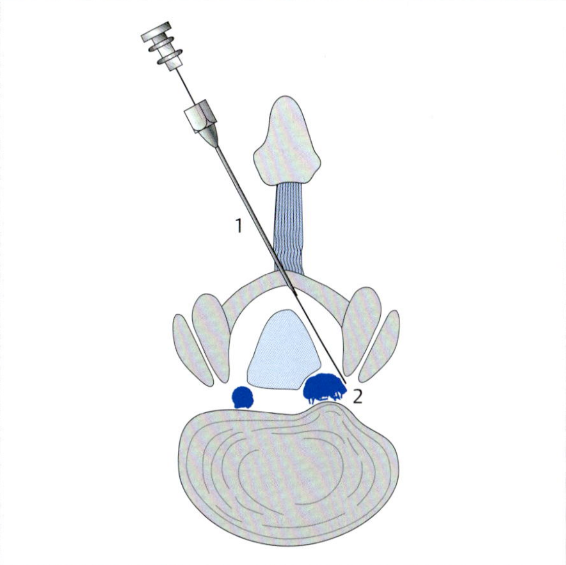

Abb. 11.123 Epidural-perineurale Injektion zur Umflutung der Nervenwurzel im anterolateralen Epiduralraum. Die Einführkanüle (Introducer) (1) wird kontralateral durch Haut, Unterhautfettgewebe und Lig. interspinosum in einem Winkel von 15–20° vorgeschoben. Durch die Einführkanüle wird die 12 cm lange 29-G-Kanüle (2) bis zum Knochen(Bandscheiben)kontakt in den anterolateralen Epiduralraum vorgeschoben.

fenahme eines bildgebenden Verfahrens erfolgen kann. Wie uns unsere experimentellen Untersuchungen (Krämer u. Mamawar 2000) gezeigt haben, ist ein schräger Zugang zu diesem anterolateralen Epiduralraum mit einem kontralateralen Einstich und einem Einstichwinkel von durchschnittlich 16° vorteilhaft, um sicher das Ziel zu erreichen. Der Stichkanal hat bei diesem Winkel 1 cm unterhalb der Dornfortsatzspitze L5 die größte Weite zwischen lateralem Dura- bzw. Wurzelrand und medialer Facettenbegrenzung. Bei gerader (sagittaler) Injektionsrichtung verkleinert sich der Einstichkanal. Der anterolaterale Epiduralraum zwischen dem unteren Rand der L5-Wurzel, dem Oberrand der S1-Wurzel und der lateralen Facettenbegrenzung hat im Durchschnitt ein Volumen von 1,2 ml (Theodoridis u. Nottenkämper 2006), sodass Volumina von 1–2 ml Lokalanästhetikum und Mengen von 5–10 mg Steroid bzw. 2 ml Orthokin ausreichen.

▸ **Indikation.** Monoradikuläre lumbale Wurzelreizung durch verlagertes Bandscheibengewebe und (oder) durch knöcherne Bedrängung bei der Spinalkanalstenose, vornehmlich der Wurzeln L5 und S1. Die Technik erlaubt außerdem auch eine gezielte periradikuläre Infiltration, wenn irritierte Nervenwurzeln durch postoperative Narben (Postdiskotomiesyndrom) eingeschlossen sind.

▸ **Technik.** Um die 29-G-Feinkanüle an den Injektionsort vorschieben zu können, benötigt man ein Zweinadelsystem mit einer Einführkanüle (Introducer), wie sie in der Anästhesie üblich ist. Die 29-G-Kanüle hat eine Mindestlänge von 12 cm. Der Abstand zwischen Hautoberfläche und Wirbelkörperhinterkante bzw. dorsaler Anulus fibrosus beträgt im Schnitt 7 cm und kann je nach Weichteildicke 10–11 cm erreichen. Einzelheiten zur Technik der epidural-perineuralen Injektion ohne Zuhilfenahme eines bildgebenden Verfahrens finden sich bei Theodoridis/Krämer (2006).

▸ **Ergebnisse.** Die epidurale Steroidtherapie bei lumbalen Nervenwurzelkompressionssyndromen hat eine lange Tradition. Dementsprechend liegen viele Literaturberichte vor, u. a. von Dilke et al. (1973), Snoek et al. (1977), Barry et al. (1982), Bernau (1984), Cuckler (1986), Ridley et al. (1988), Bush u. Hillier (1991), Krämer et al. (1996, 1997), Livesey et al. (1998), Koes et al. (1999), Nelemans et al. (2001), Dvorak u. Grob (2004), Ng et al. (2005), Sell et al. (2005), Mendoza-Lattes (2006), Parke Oldenburg (2006) und Becker et al. (2007).

Steroide bieten nach 3 Monaten keine weiteren Vorteile. Nach einem Jahr zeigt sich der Trend, dass in der Gruppe der Patienten, die nur Bupivacain appliziert bekommen haben, eine höhere Notwendigkeit für die Wiederholung von Nervenwurzelblockaden oder eine operative Therapie besteht (Tafazal 2006). Lumbale epidurale Steroidinjektionen (LESI) sind effektiv in der Schmerzbehandlung und verringern die Notwendigkeit für operative Dekompression (Parke Oldenburg 2006). Steroidinjektionen an der Wirbelsäule spielen eine wichtige Rolle in der nicht-operativen Therapie. Die transforaminale epidurale Steroidinjektion (TESI) hat theoretisch eine höhere Erfolgsrate durch die gezielte Applikation an die betroffene Nervenwurzel (Mendoza-Lattes 2006). Ng et al. (2005) fanden in ihrer randomisierten kontrollierten Studie heraus, dass die periradikuläre Infiltration eine anhaltende Schmerzreduktion und eine Verbesserung des rückenbezogenen Behinderungsgrades im follow-up nach 3 Monaten bringt. Steroide zeigten keinen zusätzlichen positiven Effekt bei der periradikulären Infiltration von Lokalanästhetika.

Die überwiegend positiven Ergebnisse in den randomisierten kontrollierten Studien zur epiduralen Injektion bei lumbaler Wurzelkompression sowie die metaanalytischen Auswirkungen von Watts u. Silagy (1995) sowie McQuay u. Moore (1998) machen eine Wirksamkeit dieser Behandlungsmethode deutlich (▸ Tab. 11.12).

Tab. 11.12 Randomisierte kontrollierte Studien zur epiduralen Injektionsbehandlung beim lumbalen Wurzelkompressionssyndrom.

Autor	Jahr	Zugang	Dosis	Ergebnis
Snoek	1977	interlaminär dorsal	80 mg Triam/NaCl	–
Mathews	1987	sakral	80 mg Triam/Lidocain	(+)
Breivick	1971	sakral	80 mg Triam/Bupivacain	+
Cuckler	1985	interlaminär dorsal	80 mg Triam/Procain	–
Bush	1991	sakral	80 mg Triam/NaCl	+
Klenemann	1984	interlaminär dorsal	80 mg Prednisolon	–
Yotes	1998	sarkal/interlaminär dorsal	60 mg Triam	+
Krämer et al.	1996	interlaminär epidural-perineural	10 mg Triam/NaCl	+
Krämer et al.	1997	interlaminär epidural-perineural und epi-dorsal versus Muskelinfiltration	10 mg Triam	+
Ng Leslie	2005	interlaminär dorsal	40 mg Triam versus Bupivacain	+
Becker et al.	2006	interlaminär, epidural-perineural	10/5 mg Triam versus Orthokin	+

Dementsprechend haben sich auch die Europäischen Leitlinien für das Management von Rückenschmerz (2006) und die Arzneimittelkommission der deutschen Ärzteschaft (2007) in ihren Leitlinien zur Behandlung von Lumbalsyndromen positiv zur epiduralen Injektionsbehandlung geäußert. Abschließende positive Berichte finden sich auch in zusammenfassenden Darstellungen der Literatur u. a. von Nachemson u. Jonsson (2000), Borenstein u. Mitarb. (2004), Herkowitz (2004), Nachemson (2004) und Armon et al. (2007). Die Europäischen Leitlinien (2006) betonen, dass das Steroid nah an das Ziel (die Nervenwurzel) appliziert werden sollte.

Zu gravierenden **Komplikationen und Nebenwirkungen** gibt es nur wenige Berichte. Als Hauptkomplikation wird der postpunktionelle Kopfschmerz genannt. Er tritt insbesondere dann auf, wenn Injektionskanülen mit größerem Kaliber gewählt werden. Bei der epidural-perineuralen Injektion mit der 29-G-Kanüle tritt ein postpunktioneller Kopfschmerz äußerst selten und wenn, dann nur mit geringem Schweregrad auf. Zur Gesamtkomplikationsrate bei epiduraler Injektion liegt ein umfangreiches Zahlenmaterial aus der Anästhesie vor, das zuletzt von Hering et al. (2005) zusammengestellt wurde.

► **Zusammenfassung.** Zusammenfassend kann man sagen, dass die epidurale Injektionsbehandlung im Vergleich zu anderen minimalinvasiven Therapien an der Lendenwirbelsäule nachweisbar wirksam ist und eine geringe Komplikationsrate aufweist.

Periradikuläre Therapie mit oder ohne Einsatz bildgebender Verfahren?

Die Durchführung von lumbalen Spinalnervanalgesien und perineuralen Injektionen unter Verwendung von bildgebenden Verfahren mit ionisierenden Strahlen ist problematisch. Es liegt in der Natur von Nervenwurzelkompressionssyndromen, dass sie wiederholt auftreten und einen chronisch-rezidivierenden Charakter haben. Somit sind im mittleren Lebensabschnitt wiederholte minimalinvasive therapeutische Maßnahmen in Form von Spinalnervanalgesien und periradikulären Therapien erforderlich. Diese immer mit ionisierenden bildgebenden Verfahren durchzuführen, bedeutet eine Kumulation der Strahlendosis über die Jahre mit den bekannten Folgen. Somit besteht das ärztliche Bestreben darin, diese Injektionen möglichst ohne Durchleuchtungskontrollen oder CT-Steuerung durchzuführen. In der Anästhesie ist es auch üblich, den Periduralraum oder Nerven zur Regionalanästhesie ohne bildgebendes Verfahren aufzusuchen. Manualmedizinisch geschulten Ärzten gelingt es in der Regel, die wirbelsäulennahen Injektionen ohne Zuhilfenahme bildgebender Verfahren erfolgreich durchzuführen. Die Ausbildung hierzu erfolgt in entsprechenden Kursen und theoretischen Unterweisungen in einem Manual. Trotzdem ist es in Spezialfällen erforderlich, ein bildgebendes Verfahren einzusetzen.

In der **Lernkurve** sollte sich jeder Arzt bei Beginn seiner therapeutischen Bemühungen davon überzeugen, ob seine Nadelspitze richtig liegt. Dies ist u. a. bei fehlender Wirkung der Injektion trotz normaler anatomischer Verhältnisse und eindeutiger Indikation festzustellen. Indikationen für die sofortige Verwendung einer Röntgendurchleuchtung oder CT-Steuerung ergeben sich auch bei besonderen anatomischen Verhältnissen mit Schwierigkeiten, den gewünschten Injektionsort aufgrund palpatorisch anatomischer Orientierungspunkte aufzufinden, so z. B. bei **Skoliosen, Übergangswirbeln** und sehr **adipösen Patienten**. Eine Durchleuchtungs- bzw. CT-Kontrolle kann auch erforderlich sein, wenn eine Nervenwurzel durch Kontrastmittelinjektion und Schmerzausschaltung definiert werden soll, etwa zur präoperativen Diagnostik vor einer Nervenwurzeldekompressionsoperation. Hierzu dient die von van Akkerveeken (1990) beschriebene Radikulographie.

M!

Indikationen für Durchleuchtungskontrollen oder CT-Steuerung bei wirbelsäulennahen Injektionen

- in der Lernkurve
- fehlende Wirkung nach Injektion ohne Bildgebung
- Skoliose
- Übergangswirbel
- Adipositas
- selektive Wurzelinfiltration zur Diagnostik
- epidural-zervikale Injektion

Eine ausführliche Beschreibung der Technik CT-gesteuerter, perineuraler Injektionen findet sich bei Krämer/Köster (2001), Schmidt u. Jergas (2005).

Peridurale Katheter

Die peridurale Analgesie über einen in den Peri-(Epi-)Duralraum eingeschobenen Katheter stellt ein Standardverfahren in der Anästhesie und Geburtshilfe dar. Die Hauptwirkung der Medikamente wird durch Diffusion des Lokalanästhetikums durch die Dura an den Wurzeln der Spinalnerven erzeugt. Indikationen für die **Periduralanästhesie** sind neben der Erzielung von Schmerzfreiheit und Relaxierung bei operativen Eingriffen an den unteren Extremitäten auch die Möglichkeiten zur Schmerztherapie. Techniken wie die Anlage eines periduralen Katheters mit der Möglichkeit von Nachinjektionen oder dem Anschluss von Schmerzpumpen haben in der Schmerztherapie ein weites Spektrum an therapeutischen Möglichkeiten eröffnet (Zenz u. Jurna 2001).

Tab. 11.13 Katheter oder Single-Shot bei der lumbalen periradikulären Therapie?

Katheter	Single-Shot
Einmalaktion	wiederholte Injektionen
mit Röntgen (Sakralkatheter)	ohne Röntgen
kurzfristige Intensivbehandlung bei stärksten Schmerzen	länger dauernde Behandlung möglich
Infektionsgefahr groß (Sakralkatheter, Antibiotikum erforderlich)	Infektionsgefahr geringer (Antibiotikum nicht erforderlich)
parallele multimodale Therapie eingeschränkt	parallele multimodale Therapie möglich

Die rückenmarknahe Analgesie zur Linderung des Wehenschmerzes bei der Geburt wird nach einer gemeinsamen Stellungnahme des American College of Obstetricians und der American Society of Anaesthesiologists heute als Goldstandard gegenüber anderen Verfahren der Schmerzlinderung angesehen (Hering et al. 2005). Dementsprechend umfangreich sind die Erfahrungen mit dieser Methode, die auch in der Schmerztherapie Anwendung findet. Die Vor- und Nachteile sind in ▶ Tab. 11.13 skizziert. Vorteile ergeben sich durch die Möglichkeit einer kurzfristigen Intensivbehandlung bei stärksten Schmerzen, ohne immer wieder erneut injizieren zu müssen.

Bei der **Katheterbehandlung nach Racz** wird ein Spezialfederkatheter über eine Führungskanüle über den Hiatus sacralis unter Bildwandlerkontrolle in den epiduralen Wirbelkanal eingeführt. Wiederum unter Bildwandlerkontrolle wird die Katheterspitze bis zur vermeintlich betroffenen Nervenwurzel vorgeschoben. Anschließend werden Kontrastmittel, Lokalanästhetikum, Hyaluronidase als proteolytisches Enzym sowie eine 10%-NaCl-Lösung und Corticosteroide appliziert. Man erwartet neben der bekannten antiinflammatorischen Wirkung der Corticosteroide und der lokalanästhetischen Wirkung eine antifibröse Therapie durch den Einsatz des Enzymes Hyaluronidase. Ein Wirksamkeitsnachweis aufgrund prospektiver randomisierter Studien, insbesondere zum sog. neurolytischen Effekt mit Auflösung von Verwachsungen, konnte bisher nicht erbracht werden. Es gibt einige retrospektive Erfahrungsberichte: Levandowski 1997, Heavner 1999, Manchikanti u. Bakhit 2000. Gerdesmeier u. Mitarb. (2003) führten einen Wirksamkeitsnachweis im Rahmen einer prospektiven kontrollierten Pilotstudie bei 25 Patienten durch.

Fallbeispiele zur periradikulären Therapie

1. L 5/S 1, Protrusion (▶ Abb. 11.124)

▶ **Klinik.** 32-jährige Patientin mit Kreuzschmerzen seit 3 Monaten, die mal in das rechte, mal in das linke Bein ausstrahlen. Die Schmerzausstrahlung erfolgt über das Gesäß zur Hinterseite beider Oberschenkel bis zur Kniekehle. Einschränkung der LWS-Beweglichkeit, insbesondere bei der Rumpfvorneigung. Lasègue-Zeichen links bei 70° positiv, rechts endgradig positiv. Keine neurologischen Ausfälle.

▶ **MRT.** Untersuchungssequenzen in ▶ Abb. 11.124.

▶ **Befund.** Umschriebene mediale Dorsalvorwölbung der Bandscheibe L 5/S 1 bei deutlicher Signal- und geringer Höhenminderung. Kompression des Durasackes ohne Wurzelkompression oder -verlagerung (▶ Abb. 11.124).

▶ **Diagnose.** Mediale Protrusion (Dislokationsgrad III) bei Osteochondrose L 5/S 1.

▶ **Anmerkung.** Die relativ dicke dunkle Begrenzung (→) stellt den sog. anuloligamentären Komplex dar, dessen einzelne Komponenten (periphere Anulusteile, Lig. longitudinale posterius, epidurale Membran, Dura mater) nicht sicher zu trennen sind. Da die Definition des Prolapses die Ruptur des Anulus fibrosus erfordert, dieser aber von den anderen genannten Strukturen nicht abzugrenzen ist, ist die Differenzierung von subligamentärem Prolaps und umschriebener Protrusion – wie im vorliegenden Fall – schwierig. Bei einer umschriebenen Bandscheibenverlagerung würde ein dicker anuloligamentärer Komplex wegen vermuteter Anulus-fibrosus-Anteile für eine Protrusion sprechen.

▶ **Disposition.** Konservative Therapie, da kein eindeutiges Wurzelreizsyndrom vorliegt.

▶ **Verlauf.** Unter Stufenlagerung, Versorgung mit Flexionsorthese und lokalen Injektionen, insbesondere epidural-perineurale Injektionen mit Spinalnervanalgesien deutliche anhaltende Besserung der Beschwerden.

▶ **Kommentar.** Eine direkte Wurzelkompression liegt nicht vor. Die Therapie ist konservativ und erstreckt sich über mehrere Monate. Eine Operation sollte nicht durchgeführt werden, da man an die mediale Protrusion nur unter starker Traktion des Durasackes und der Nervenwurzel herankommt. Außerdem handelt es sich um eine geschlossene Bandscheibe. Bei einem Rezidiv und Wiederauftreten der Beinbeschwerden wird die Therapie wiederholt.

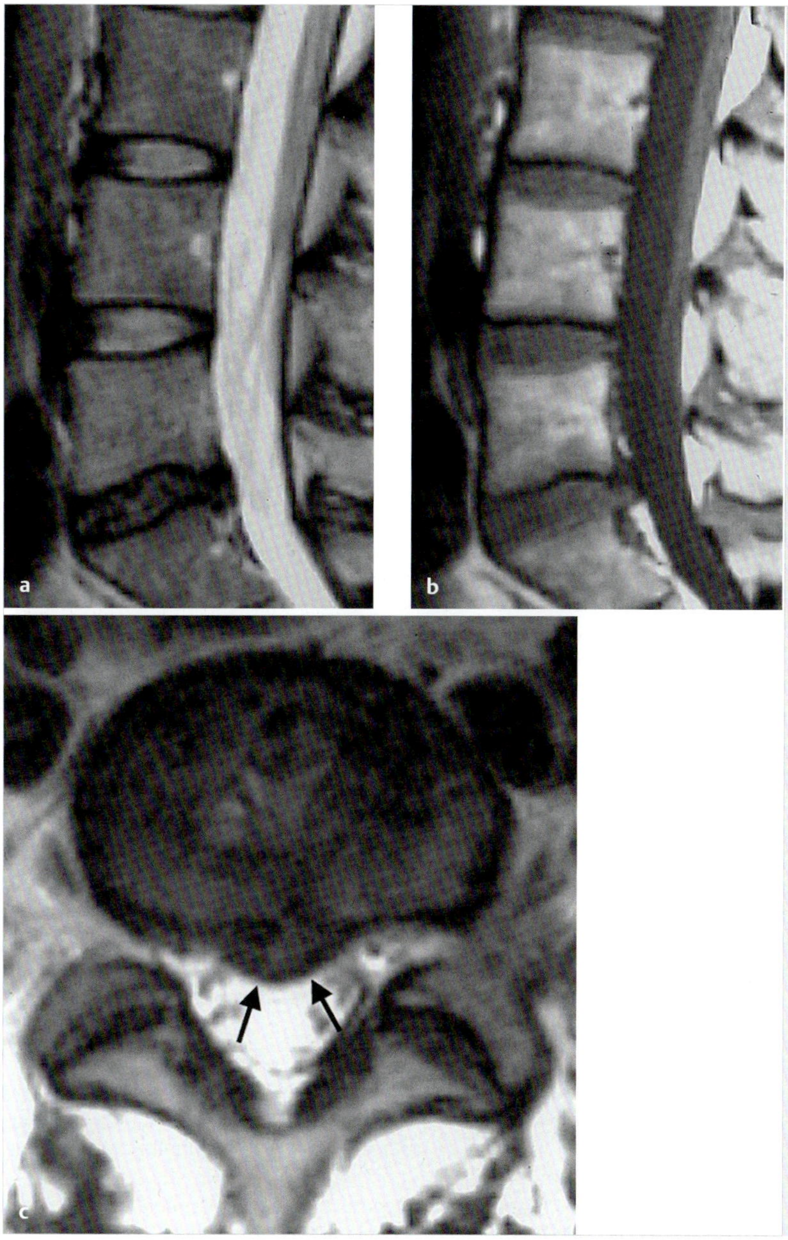

Abb. 11.124 Untersuchungssequenzen (aus Krämer/Köster 2001).
a T 2-TSE, sagittal links paramedian.
b T 1-SE, sagittal links paramedian.
c T 2-TSE, transversal L 4/L 5.

2. L 4/L 5, Protrusion (▶ Abb. 11.125)

▶ **Klinik.** 34-jähriger Patient, leidet seit 3 Jahren an zunehmenden Beschwerden im Bereich der LWS mit Ausstrahlung in das linke Bein. Die Untersuchung ergibt ein Schmerzband L 5 links. Lasègue-Zeichen links endgradig positiv. Motorisch o. B., keine Sensibilitätsstörungen, Reflexe normal.

▶ **MRT.** Untersuchungssequenzen in ▶ Abb. 11.125.

▶ **Befund.** Höhen- und Signalminderung der 3 letzten Bandscheiben. Geringe Dorsalvorwölbung der Bandscheibe bei L 3/L 4 und L 5/S 1 (▶ Abb. 11.125a, ▶ Abb. 11.125b). Im Segment L 4/L 5 deutliche Dorsalverlagerung von Bandscheibengewebe auf ganzer Breite mit umschriebener, relativ signalreicher Zone (▶ Abb. 11.125a, ▶ Abb. 11.125c, →), die dorsal von einer dünnen dunklen Linie begrenzt wird (▶ Abb. 11.125c, >). Intakte periphere Anulusanteile mediolateral und lateral (▶ Abb. 11.125c, |→). Einengung der entsprechenden Foramina intervertebralia und Recessus laterales (▶ Abb. 11.125c).

▶ **Diagnose.** Deutliche Protrusion (Dislokationsgrad III) mit umschriebenem subligamentären Sequester oder größerem Anuluseinriss bei L 4/L 5, geringe Protrusion bei L 3/L 4 und L 5/S 1.

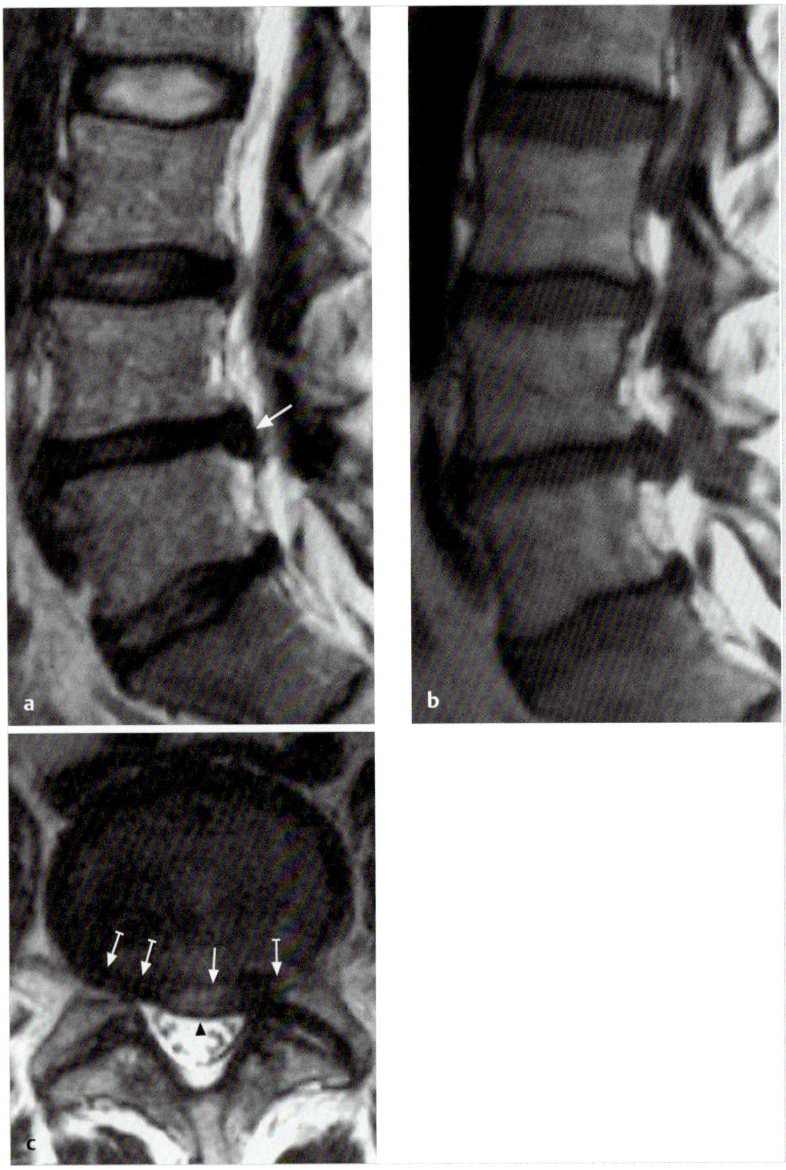

Abb. 11.125 Untersuchungssequenzen (aus Krämer/Köster 2001).
a T 2-TSE, sagittal links paramedian.
b T 1-SE, sagittal links paramedian.
c T 2-TSE, transversal L 4/L 5.

► **Anmerkung.** Eine Differenzierung von peripheren Anulusanteilen, Lig. longitudinale posterius und Dura ist aufgrund derselben geringen Signalintensität im MRT grundsätzlich nicht möglich, sodass eine Unterscheidung von Protrusion und subligamentärem Prolaps, bei dem eine Ruptur des Anulus fibrosus vorliegt, schwierig sein kann. Im vorliegenden Fall wird das signalreiche Gewebe (Nucleus pulposus, innere Anulusanteile) dorsal nur von einer im Vergleich zu den lateralen Anteilen dünnen, signalfreien Linie (Lig. longitudinale posterius/Dura) begrenzt, sodass hier neben der Protrusion zusätzlich ein subligamentärer Prolaps oder ein größerer Anuluseinriss vorliegt. Die zur Differenzierung notwendige Kontrastmitteluntersuchung wurde wegen fehlender therapeutischer Konsequenzen nicht durchgeführt.

► **Disposition.** Wegen der geschlossenen Bandscheibe Disposition zur konservativen Behandlung.

► **Verlauf.** Der Patient erhält epidural-perineurale Injektionen, Spinalnervanalgesien und physikalische Therapie. Im Mittelpunkt stehen Traktionen in Stufenlagerung, Flexionsorthese. Deutliche Besserung nach 10-tägiger Intensivbehandlung, auch nach 3 Monaten hält die Besserung an. Es bestehen nur noch gelegentlich Ausstrahlungen ins linke Bein.

► **Kommentar.** Die intradiskale Massenverschiebung bei erhaltenem äußerem Bandscheibenring stellt keine Indikation zur Operation dar. Unterbrechung des Lumbalspasmus und damit des Circulus vitiosus durch lokale Injektionen ermöglichen die Retraktion des nach dorsal verlagerten Bandscheibengewebes. Falls die Symptomatik mit diesem Programm nicht zu bewältigen ist, kommt eine intradiskale Therapie infrage.

3. L3/L4, Prolaps mit supradiskaler Ausbreitung (▶ Abb. 11.126)

▶ **Klinik.** 60-jähriger Patient mit plötzlich aufgetretenen Schmerzen an der Vorderseite des rechten Oberschenkels, ausstrahlend bis zur Knievorderseite. Die Beweglichkeit ist weitgehend erhalten. Untersuchungsbefund: Abgeschwächter PSR rechts, geringgradige Quadrizepsschwäche rechts. Der Patient ist jedoch noch in der Lage, Treppen zu steigen und aus der Hocke hochzukommen. Mäßiger Leidensdruck.

▶ **MRT.** Untersuchungssequenzen in ▶ Abb. 11.126.

▶ **Befund.** Höhen- und Signalminderung der Bandscheibe L3/L4 (▶ Abb. 11.126a, ▶ Abb. 11.126b). Von dieser Bandscheibe ausgehend Nachweis von supradiskal prolabiertem Bandscheibengewebe (▶ Abb. 11.126a, ▶ Abb. 11.126b, →), das im T2-Bild (▶ Abb. 11.126a, ▶ Abb. 11.126c) ein hohes Signal aufweist. Kompression des Durasackes und Einengung des rechten Foramen intervertebrale L3/L4 (▶ Abb. 11.126c, →).

▶ **Diagnose.** Supradiskaler, das rechte Formamen intervertebrale stenosierender Bandscheibenprolaps L3/L4 (Dislokationsgrad V) mit hohem Nucleus-pulposus-Anteil.

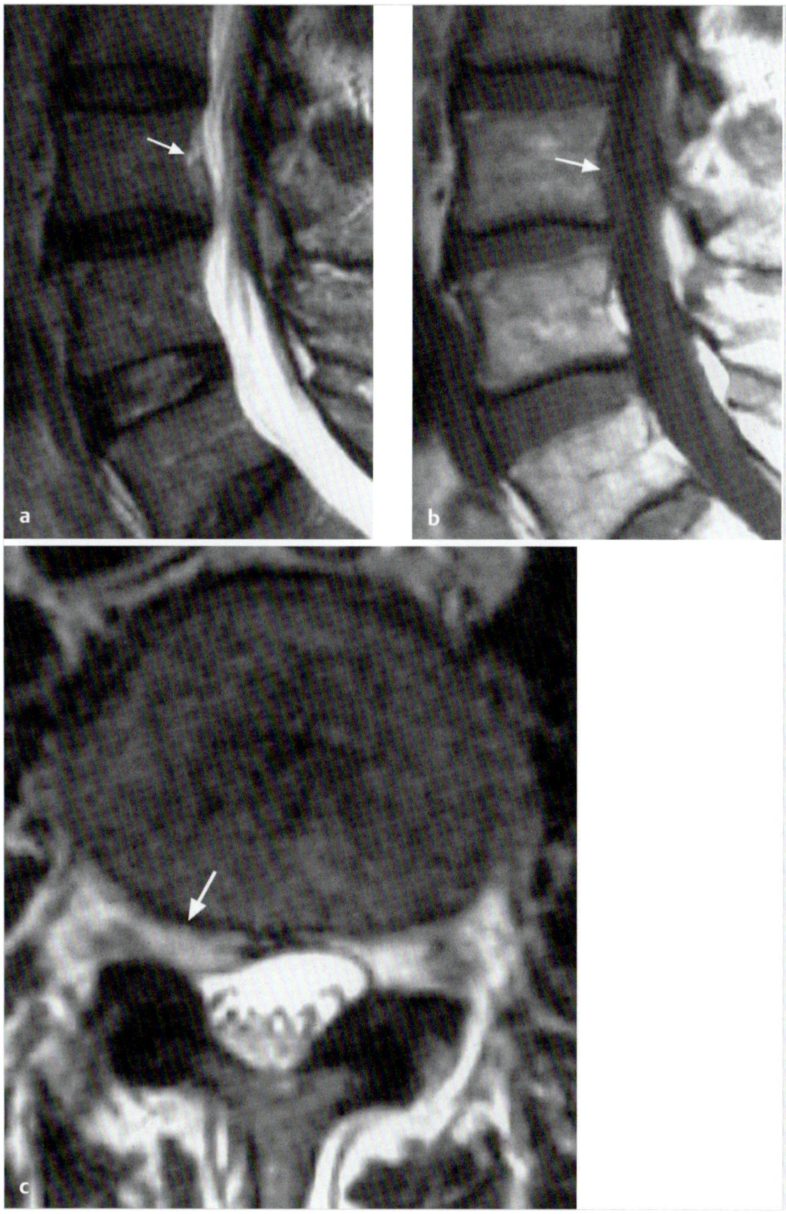

Abb. 11.126 Untersuchungssequenzen (aus Krämer/Köster 2001).
a T2-TSE, sagittal rechts paramedian.
b T1-SE, sagittal rechts paramedian.
c T2-TSE, transversal Grundplatte LWK 3.

11

▸ **Disposition.** Aufgrund des mäßigen Leidensdruckes mit tolerabler Parese und vor allem aufgrund der Aussagen im MRT (hoher Wassergehalt) Indikation zur konservativen Behandlung.

▸ **Verlauf.** Unter der konservativen Behandlung mit epiduralen Injektionen, Stufenlagerung, Wärmeanwendungen und einem intensiven Quadrizepstraining ist die Symptomatik rückläufig. Der Patient berichtet von einem täglichen Kraftzuwachs im Oberschenkel. Nachuntersuchung nach 6 Monaten. Die klinische Symptomatik hat sich vollständig zurückgebildet. Keine Seitendifferenz der Kniestrecker, Quadrizepsreflex rechts abgeschwächt.

▸ **Kommentar.** Angesichts der mäßigen klinischen Symptomatik bei wasserhaltigem Prolaps ist ein konservatives Vorgehen gerechtfertigt. Die retrovertebrale Lage des wasserhaltigen Sequestermateriales lässt eine enzymatische Auflösung des verlagerten Gewebes zu.

4. L 1/L 2, Prolaps mit supradiskaler Ausbreitung (▸ Abb. 11.127)

▸ **Klinik.** Bei der 59-jährigen Patientin traten vor 14 Tagen plötzlich rechtsseitige Beinschmerzen auf, die vom Rücken zur Vorderseite des rechten Oberschenkels ausstrahlten. Die Schmerzen verstärkten sich beim Husten und Pressen. Bei der Seitneigung nach rechts eingeschränkte Beweglichkeit. Lasègue-Zeichen negativ, PSR rechts abgeschwächt. Leichte Quadrizepsschwäche rechts (Kraftgrad IV).

▸ **MRT.** Untersuchungssequenzen in ▸ Abb. 11.127.

▸ **Befund.** Dorsalverlagerung von Bandscheibengewebe in Höhe L1/L2 mit deutlichem supradiskalem Anteil (▸ Abb. 11.127a, ▸ Abb. 11.127b, →), der bis in den rechten Rezessus von LWK 1 reicht (▸ Abb. 11.127c, Pfeil). Abhebung des Lig. longitudinale posterius (▸ Abb. 11.127a, >) Grenzfläche zwischen Bandscheibe und supradiskalem

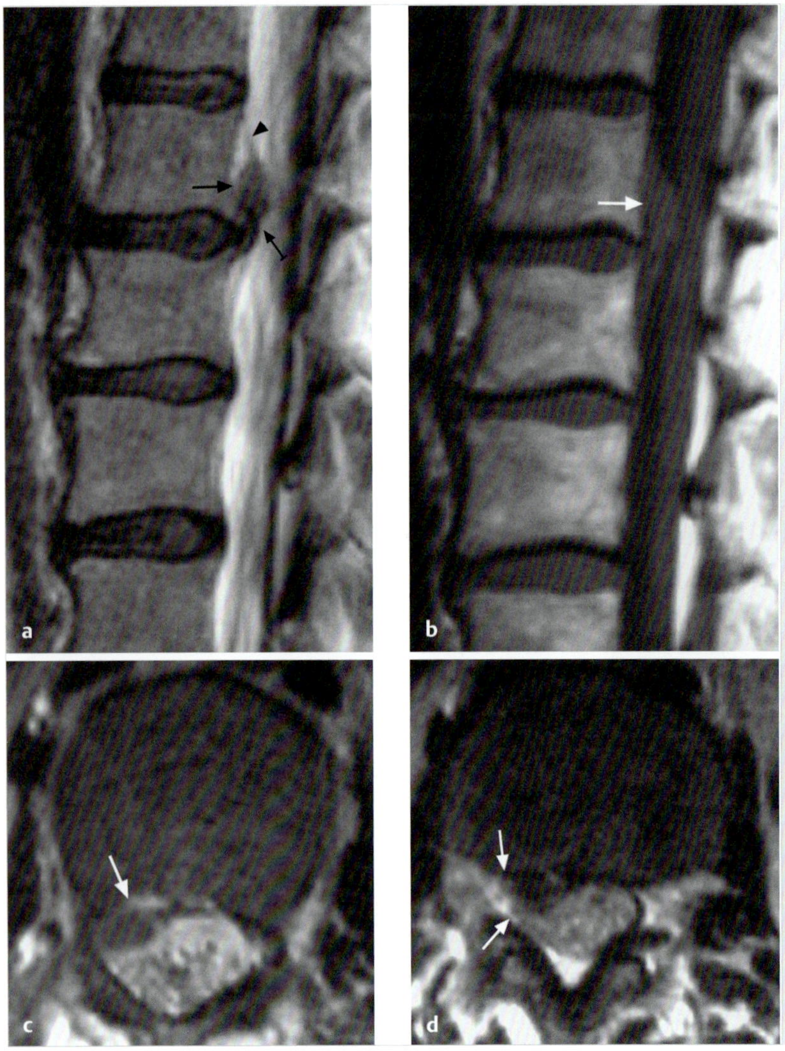

Abb. 11.127 Untersuchungssequenzen (aus Krämer/Köster 2001).
a T 2-TSE, sagittal rechts paramedian.
b T 1-SE, sagittal rechts paramedian.
c T 2-TSE, transversal Unterrand Pedikel LWK 1.
d T 2-TSE, transversal Grundplatte LWK 1.

Prolapsanteil in T2 definierbar (▸ Abb. 11.127a, |→). Stenosierung des rechten Foramen intervertebrale L1/L2 (▸ Abb. 11.127d, →).

▸ **Diagnose.** Frei sequestrierter, supradiskaler Prolaps L1/L2 rechts (Dislokationsgrad V).

▸ **Disposition.** Wegen der kurzen Anamnese und der mäßigen neurologischen Symptomatik konservatives Vorgehen.

▸ **Verlauf.** Unter der konservativen Behandlung mit Spinalnervanalgesien, Stufenlagerung, Wärmeanwendungen und Diskoflexorthese sowie Ibuprofen Rückgang der Beschwerden innerhalb weniger Tage. Nach 3 Monaten war die Kraft im Quadrizepsbereich rechts wiederhergestellt.

▸ **Kommentar.** Der Prolaps hinter dem Wirbelkörper L1 stammt aus der Bandscheibe L1/L2. Er liegt in der Konkavität der Wirbelkörperhinterfläche L1 und übt nur einen mäßigen Druck auf den Durasack aus. Tangiert war vorübergehend die L1-Wurzel rechts sowie intrathekal die L2- und L3-Wurzel. Mit einer Spontanresorption des Sequesters ist zu rechnen.

5. L1/L2, Prolaps mit supra- und infradiskaler Ausbreitung (▸ Abb. 11.128)

▸ **Klinik.** 66-jährige Patientin mit langjährigen Rückenschmerzen. Seit 3 Wochen akut mit Ausstrahlung von der LWS über die Oberschenkelaußenseite zur Unterschenkelvorderseite und zum Fußrücken entsprechend dem Schmerzband L5 links. Ältere, leichte Wurzelläsion L5 links, keine floriden Denervierungszeichen.

▸ **MRT.** Untersuchungssequenzen in ▸ Abb. 11.128.

▸ **Befund.** Dorsal des Bandscheibenfaches nachweisbare Weicheilformation mit partiellem Kontakt zur Bandscheibe L1/L2 (▸ Abb. 11.128a, ▸ Abb. 11.128b, ▸ Abb. 11.128c). Teils infra- (→), teils supradiskale (→) Ausbreitung mit deutlichem peripherem Enhancement nach Gd-Injektion (▸ Abb. 11.128c). Intermediäres, nichtflüssigkeitstypisches Signal in T2 und FLASH (▸ Abb. 11.128d, ▸ Abb. 11.128e, →). Deutliche Kompression des Durasackes, geringer auch des Conus medullaris (▸ Abb. 11.128a, ▸ Abb. 11.128b, ▸ Abb. 11.128c, ▸ Abb. 11.128d, ▸ Abb. 11.128e). Deutliche Degeneration der Bandscheibe L5/S1 (▸ Abb. 11.128a, ▸ Abb. 11.128b, ▸ Abb. 11.128c) mit breitflächiger Verlagerung. Geringe Kompression des Durasackes unmittelbar medial der traversierenden Wurzel S1 links (▸ Abb. 11.128f, →).

▸ **Diagnose.** Links paramedialer Prolaps L1/L2, Dislokationsgrad V mit kleinem infradiskalen Anteil und größerem supradiskalen Sequester. Protrusion L5/S1.

▸ **Anmerkung.** DD ist aufgrund der T1-Bilder an einen epiduralen Abszess zu denken, wofür die T2- und FLASH-Bilder jedoch untypisch sind.

▸ **Disposition.** Wegen der Diskrepanz zwischen leichter Wurzelläsion L5 links und L1/L2-Prolaps vorerst konservative Behandlung.

▸ **Verlauf.** Unter der konservativen Behandlung mit lumbalen Wurzelblockaden L5 links deutliche Besserung innerhalb einer Woche, weitere ambulante Behandlung. Bei der Nachuntersuchung bestehen noch Rückenschmerzen. Die L5-Symptomatik links hat sich weitgehend zurückgebildet.

▸ **Kommentar.** Obwohl ein eindeutiger freier Sequester bei L1/L2 supradiskal vorlag, keine Operation wegen der fehlenden Korrelation zum klinischen Befund. Freie Sequester ohne Wurzelkontakt und ohne Kaudasymptomatik zeigen eine spontane Heilungstendenz durch enzymatische Schrumpfung.

Perkutane lumbale intradiskale Therapie

▸ **Prinzip.** Perkutane Einführung von Kanülen oder Instrumenten über ein Rohrsystem von einem posterolateralen Zugang in eine Bandscheibe der Lendenwirbelsäule.

Neben dem offenen operativen Zugang durch den Wirbelkanal besteht die Möglichkeit, lumbale Bandscheiben von einem posterolateralen Zugang perkutan zu erreichen. In der Orthopädie war dieser Zugang schon immer zur Probepunktion des Wirbelkörpers bzw. der Bandscheiben bei Verdacht auf Entzündung oder Tumor in Gebrauch. Es lag auf der Hand, diesen Zugang auch für therapeutische Zwecke zu nutzen.

▸ **Klassifikation.** Die perkutane lumbale intradiskale Therapie gliedert sich in 4 Bereiche:

- lumbale intradiskale Injektion von Medikamenten, z. B. Chymopapain, Kollagenase, Aprotinin oder Anti-Interleukin,
- mechanische intradiskale Therapie (perkutane Nukleotomie),
- intradiskale Lasertherapie,
- intradiskale Thermotherapie (IDET).

Gemeinsam ist allen Verfahren, dass kein Hautschnitt erfolgt, allenfalls eine Stichinzision zur Einführung der Instrumente. Alle Verfahren werden unter Kontrolle eines bildgebenden Verfahrens, in der Regel Bildwandlerkontrolle, durchgeführt. Die Position der Instrumentenspitze muss vor dem Einsetzen der eigentlichen Therapie überprüft und dokumentiert werden. Die perkutane lumbale intradiskale Therapie erfolgt in Lokalanästhesie, um

- bei der Diskographie die Schmerzreproduktion (Memory Pain) zu erzeugen,
- um eine Verletzung der Spinalnervenwurzel in der foraminoartikulären Region zu vermeiden.

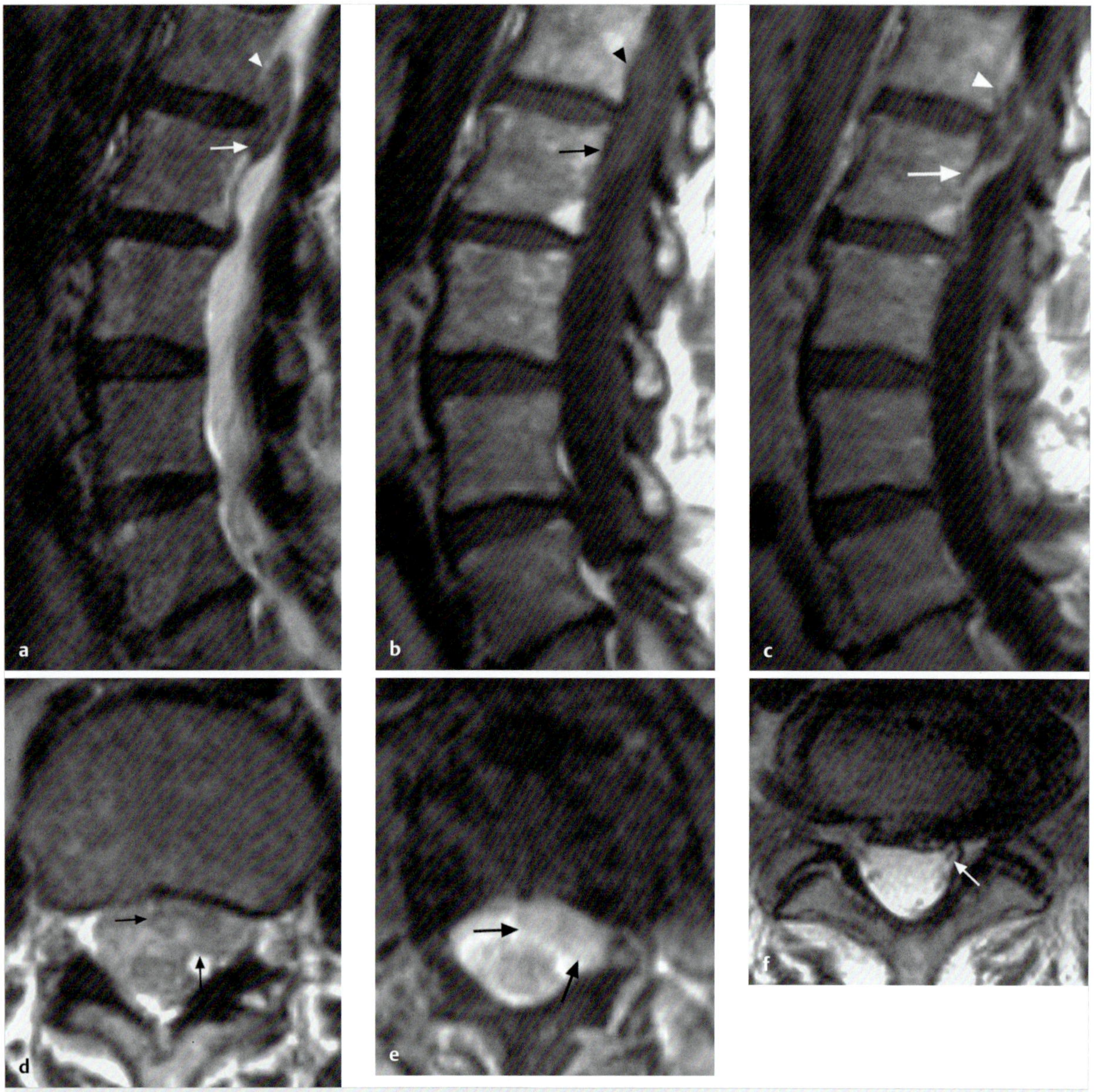

Abb. 11.128 Untersuchungssequenzen (aus Krämer/Köster 2001).
a T2-TSE, sagittal links paramedian.
b T1-SE, sagittal links paramedian.
c T1-SE, sagittal links paramedian, i. v. Gd-Injektion.
d T2-SE, transversal Grundplatte LWK 1.
e FLASH, transversal Grundplatte LWK 1.
f T2-TSE, transversal L5/S1.

▶ **Indikation.** Die Punktion des Zwischenwirbelabschnittes mit enzymatisch-, mechanisch-, laser- oder wärmeinduziertem Abbau bzw. Veränderungen des Bandscheibengewebes stellt einen (minimal) invasiven Eingriff dar, der mit allen Komplikationsmöglichkeiten einer Operation, wenn auch in geringerem Umfang, belastet ist. Außerdem wird die Integrität des osmotischen Systems Bandscheibe gestört. Insofern kommt diese Therapieform nur bei ausgereizter konservativer Behandlung einschließlich periradikulärer Therapie und entsprechendem Leidensdruck infrage. Bei gegebener klinischer Indikation ist für die Auswahl des operativen Vorgehens die pathologisch-anatomische Situation im Bewegungssegment von entscheidender Bedeutung. Die nichtinvasiven diagnostischen Verfahren wie CT oder MRT erlauben schon eine differenzierte Indikationsstellung für das weitere Vorgehen. Die letzte Entscheidung fällt nach dem Diskogramm, welches unmittelbar vor der perkutanen intradiskalen Therapie

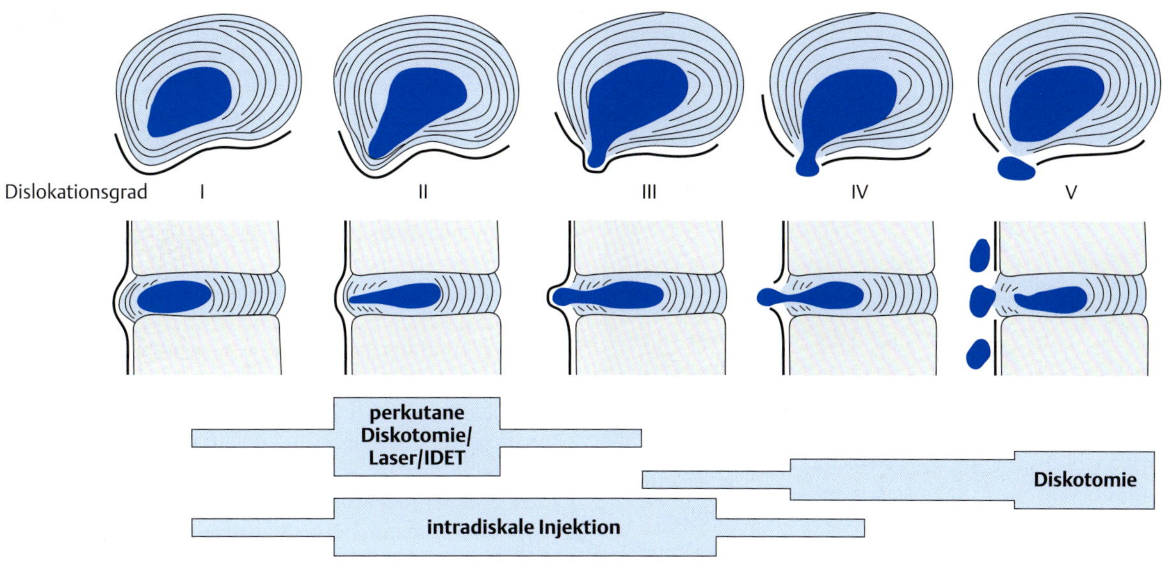

Abb. 11.129 Differenzialindikation zur perkutanen Diskotomie, Laseranwendung, Thermotherapie (IDET) und offenen Diskotomie bei gegebener klinischer Symptomatik.

angefertigt wird. Eine intradiskale Therapie kommt nur bei geschlossener Bandscheibe infrage (▶ Abb. 11.129).

M!

Indikation zur perkutanen lumbalen intradiskalen Therapie

- Ischialgie mehr als 6 Wochen
- Wurzelzeichen
- Lasègue unter 60°
- Leidensdruck
- positives CT/MRT
- Schmerzreproduktion bei Diskographie
- geschlossene Bandscheibe im Diskogramm

Auch wenn die Bandscheibe noch geschlossen ist, hängt es davon ab, ob das verlagerte Bandscheibengewebe sich noch innerhalb des Zwischenwirbelabschnittes befindet (Dislokationsgrad I u. II, s. ▶ Abb. 11.129) oder ob es sich, umgeben von einer dünnen Membran bzw. den äußeren Schichten des Anulus fibrosus, in den Epiduralraum vorwölbt (Dislokationsgrad III). Der ventrale Epiduralraum ist für die perkutanen mechanischen Verfahren, aber auch für die Lasertherapie bzw. Thermotherapie (IDET) nicht zugänglich. Außerdem geraten die unmittelbar daneben liegenden neurologischen Strukturen in Gefahr. Hier kommen nur noch intradiskal applizierte flüssige Medikamente, wie z. B. Chymopapain oder Anti-Interleukin, infrage, die ebenso wie das Kontrastmittel das verlagerte Bandscheibengewebe umgeben, ohne in den Epiduralraum abzufließen.

Lumbale intradiskale Injektion

▶ **Prinzip.** Durch Injektion chondrolytischer oder Quelldruck reduzierender Mittel in die Bandscheibe gewinnt man direkten Einfluss auf Konsistenz und Volumen einer Bandscheibenprotrusion.

Mit der Volumenminderung und Erweichung des verlagerten Bandscheibenmateriales lässt der Druck auf die Nervenwurzel nach.

Die unteren Zwischenwirbelabschnitte sind mit einer entsprechend langen Punktionskanüle unter Röntgenkontrolle von posterolateral her relativ einfach zu erreichen. Die Erfahrungen aus den Arbeiten über die lumbale Diskographie ergaben wichtige Hinweise für die Durchführung und Technik der Punktion lumbaler Bandscheiben und ebneten auch den Weg für die spätere intradiskale Injektionstherapie. Erste Ansätze für die therapeutischen Möglichkeiten finden sich bei Witt (1951), der bei einigen Patienten deutliche Beschwerdebesserungen nach Diskographie beobachtete. Er schreibt: Vielleicht kommt es dabei über Quellungszustände durch das Kontrastmittel sekundär zu einer Verkleinerung des Prolapses.

▶ **Injektionsmittel.** Neben Cortison (Feffer 1956, Chapchal 1957), Aprotinin (Laturnus et al. 1977, Braun 1979, Krämer u. Laturnus 1982, Dubuc 1984, Lesoin et al. 1984) und Kollagenase (Hedtmann et al. 1987, Steffen et al. 1991, Steffen 1993) wurde in erster Linie Chymopapain zur intradiskalen Injektionstherapie eingesetzt.

Auch Anti-Interleukin 1 eignet sich zur intradiskalen Injektion.

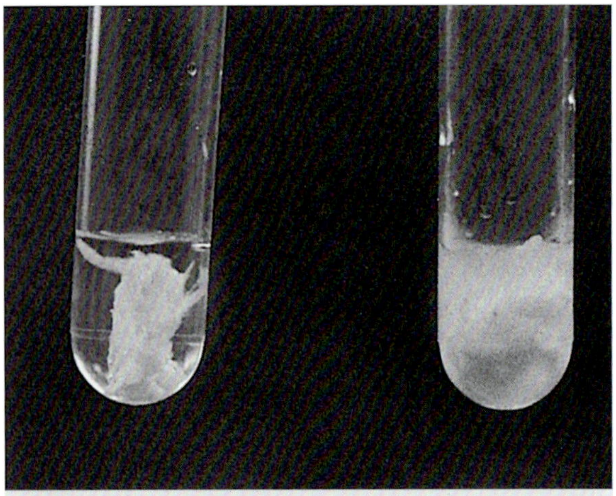

Abb. 11.130 Frisch gewonnenes Prolapsgewebe wurde mit physiologischer Kochsalzlösung versetzt (links). Die Lösung bleibt klar. Im Chymopapain kommt es sofort zur Trübung durch Auflösung des Bandscheibengewebes (rechts).

► **Chemonukleolyse mit Chymopapain.** Chymopapain ist ein aus der Papayapflanze (Carica papaya) gewonnenes proteolytisches Enzym. 1956 entdeckte Thomas im Tierversuch den chondrolytischen Effekt: Nach intravenöser Gabe von Chymopapain kam es bei Kaninchen zum vorübergehenden Herabhängen der Ohren (Thomas 1956). Nachdem L. Smith (1962) im Tierversuch die auflösende Wirkung von Chymopapain am Bandscheibengewebe ermittelt hatte, führte er 1963 die erste Bandscheibeninjektion beim Menschen durch. Smith prägte den Begriff Chemonukleolyse (vgl. ► Abb. 11.130).

► **Ergebnisse.** Die Chemonukleolyse fand rasch eine weite Verbreitung, was sich in entsprechenden Publikationen niederschlug (Branemark et al. 1969, Brown 1969b, Day 1969, Ford 1969, Gesler 1969, Schoedinger u. Ford 1971, Stern 1969, Sussman 1971, 1973, 1975, Beatty 1973, Nordby u. Lucas 1973, Parkinson u. Schields 1973, Day 1974, Schneider 1975, Watts 1975, Wiltse et al. 1975, Finneson 1980).

Die intradiskale Injektion mit Chymopapain ist die einzige minimalinvasive Methode zur Behandlung bandscheibenbedingter Beschwerden an der Lendenwirbelsäule, die durch mehrere Doppelblindstudien in ihrer Wirksamkeit gesichert ist (Fraser 1982, Javid u. Nordby 1983, Agre 1984, Dabezies et al. 1988).

Trotz der offensichtlichen Wirksamkeit der Chemonukleolyse ist dieses Verfahren sowohl in der Anwendung als auch in der Zahl der Publikationen rückläufig. Dies hängt wahrscheinlich mit den Komplikationen zusammen, die bei der Chemonukleolyse auftreten können.

► **Nebenwirkungen und Komplikationen.** An erster Stelle sind neurologische Komplikationen mit Auftreten einer **transversen Myelitis** zu nennen, die bei versehentlicher intrathekaler Applikation auftreten können (Agre 1984, Daniel 1985).

Weiterhin kann es zu allergischen Reaktionen kommen, denn Chymopapain stellt ein körperfremdes Eiweiß dar. Die Häufigkeit allergischer Reaktionen bei Chymopapain wird in der Literatur im Durchschnitt mit 0,2 % angegeben (Nietzschke et al. 1986, Sutton 1986, Bouillet 1987). In diesen Zahlen sind sowohl rein immunologische (anaphylaktische) und pseudoallergische (anaphylaktoide) Reaktionen zusammengefasst. Die anaphylaktoiden Reaktionen lassen sich durch Tests nicht voraussagen. Mit einer prophylaktischen Prämedikation mit H1- und H2-Rezeptorenblockern und Cortison lassen sich die allergischen Reaktionen in Grenzen halten.

Hauptgrund für die derzeitige Zurückhaltung der intradiskalen Injektionstherapie mit Chymopapain ist der **postinjektionelle Kreuzschmerz**. Nach intradiskaler Applikation von Chymopapain können trotz des Verschwindens der Ischialgie Kreuzschmerzen auftreten, die mitunter Wochen bis Monate anhalten. Die Häufigkeit wird in der Literatur mit 20–40 % angegeben (Hedtmann et al. 1986, Bouillet 1987). Durch Veränderungen der Substanz und Verringerung der Dosis konnte die Frequenz und Intensität postinjektioneller Kreuzschmerzen zwar reduziert, jedoch nicht wesentlich eliminiert werden. Die Ursache für den postinjektionellen Kreuzschmerz nach Chymopapain-Applikation liegt in der kurzfristig eingetretenen Instabilität und Höhenminderung des betroffenen Zwischenwirbelabschnittes durch Grundsubstanz und Wasserverlust. Das osmotische System Bandscheibe reagiert auf den Proteoglykanverlust mit einer raschen Verminderung des Gewebeturgors.

Wie in Kap. 8 aufgeführt, sind rasch einsetzende topographische Änderungen im Bewegungssegment mit Schmerzen verbunden. Diese gehen in erster Linie von den teleskopartig ineinander geschobenen Wirbelgelenken mit Verspannung der Gelenkkapsel aus. Instabilitätsverlust und Höhenminderung ließen sich sowohl im Tierversuch als auch bei unseren In-vitro-Versuchen nachweisen (Steffen 1993). Alle postinjektionellen Kreuzschmerzen sind reversibel und lassen sich zunächst am besten durch Antiphlogistika, lokale Injektionen, Stufenlagerung, Flexionsorthesen und stabilisierende Gymnastik behandeln. Bei residuellen radikulären Reizerscheinungen kommen epidurale Injektionen mit Steroiden infrage. Postinjektionelle Kreuzschmerzen nach Chymopapain-Applikation lassen sich noch weiter reduzieren, wenn es gelingt, das Enzym kurzfristig in der Protrusion wirken zu lassen, ohne seinen lytischen Effekt auf die ganze Bandscheibe zu entfalten. Der Weg führt über eine noch gezieltere Applikation mit verringerter Dosis und über eine postinjektionelle Neutralisation bzw. Elimination des Enzyms, nachdem es seine lytische Funktion in der Protrusion vollzogen hat.

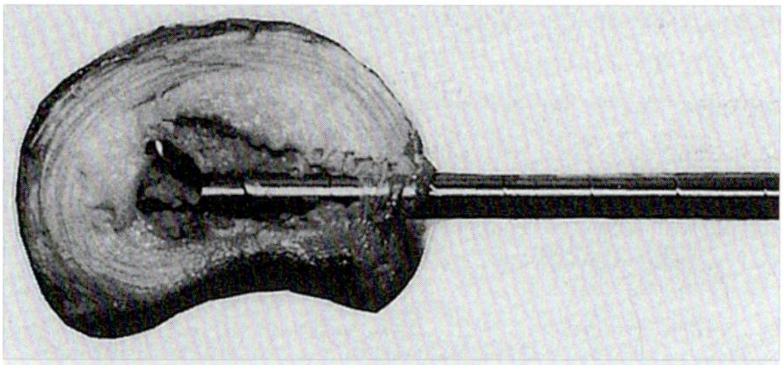

Abb. 11.131 Prinzip der perkutanen Diskotomie. Mit perkutan eingeführten Fasszangen und Fräsinstrumenten wird zentrales Bandscheibengewebe und Protrusionsmaterial entfernt.

Perkutane lumbale Diskotomie

▶ **Prinzip.** Nach Stichinzision Vorschieben eines Rohrsystems, durch das Endoskope, Fasszangen oder motorisierte Instrumente in den Zwischenwirbelabschnitt eingeführt werden können. Durch Schaffen eines Bandscheibendefektes ventral vor der Protrusion schiebt sich das nach dorsolateral verlagerte Bandscheibengewebe wieder in Richtung Bandscheibenzentrum. Mitunter gelingt es, mit speziell gebogenen Fasszangen und Saugfräsen auch Teile der Protrusion selbst abzubauen (▶ Abb. 11.131).

▶ **Indikation.** Die klinischen Kriterien zur Indikation einer perkutanen lumbalen Diskotomie sind die gleichen wie bei der Chemonukleolyse. Erfolg versprechend für eine perkutane lumbale Diskotomie sind nur die Dislokationsgrade I und II. Bandscheibenvorwölbungen, die wesentlich über die Wirbelkante hinausragen, sind für die Saugfrässysteme nicht erreichbar. Ein Vordringen mit den Instrumenten in den subligamentären Abschnitt eines Dislokationsgrades III. Grades wäre zu gefährlich.

▶ **Komplikationen.** Hauptkomplikation ist die Diszitis, die in bis zu 8 % der behandelten Fälle angegeben wird. Häufiger Instrumentenwechsel und lange Operationszeiten, z. B. bei Bearbeitung des L 5/S 1-Zwischenwirbelabschnittes, werden dafür verantwortlich gemacht. Weiterhin besteht die Gefahr einer Darmperforation oder einer Verletzung der ventral von der Bandscheibe befindlichen großen Gefäße, wenn die Bildwandlerkontrolle z. B. bei adipösen Patienten insuffizient ist.

▶ **Ergebnisse.** Es gibt zahlreiche Literaturangaben über die Ergebnisse nach perkutaner lumbaler Diskotomie, allerdings aus nichtkontrollierten retrospektiven Studien (Kambin u. Gellmann 1983, Onik et al. 1985, Schreiber u. Suezawa 1986, Caspi et al. 1987, Jentea et al. 1989, Kahanovitz et al. 1989b, Kaps u. Cotta 1989, Mayer u. Brock 1989, Stern 1989). Die randomisierte Multicenterstudie von Revel u. Mitarb. (1995) ergab eine 1-Jahres-Erfolgsrate bei automatisierter perkutaner lumbaler Diskotomie von 37 % gegenüber der Kontrollgruppe nach Chemonukleolyse mit 66 %. Auch Chatterjee u. Mitarb. (1995) fanden in einer prospektiv-randomisierten Studie eine Erfolgsrate bei der perkutanen lumbalen Diskotomie von 29 %.

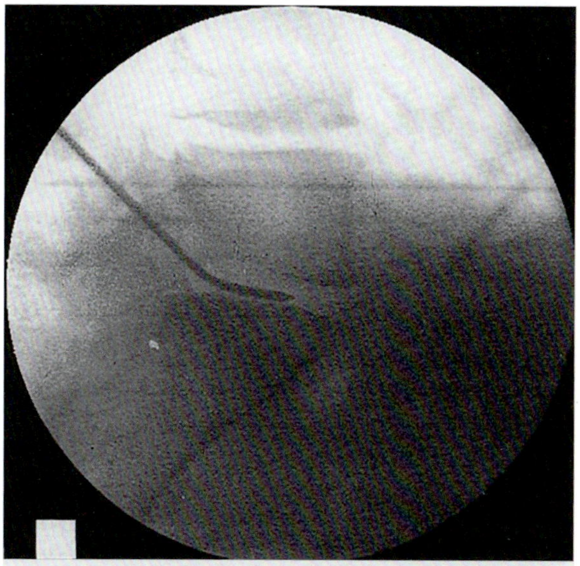

Abb. 11.132 Laserapplikator im Zwischenwirbelabschnitt.

29 % bzw. 37 % Erfolg entsprechen bei der Therapie von bandscheibenbedingten Erkrankungen an der Lendenwirbelsäule einem Plazeboeffekt.

Perkutane lumbale Lasertherapie

▶ **Prinzip.** Entfernung von Bandscheibengewebe im Zwischenwirbelabschnitt durch Laservaporisation (▶ Abb. 11.132).

Ähnlich wie bei der perkutanen mechanischen Diskotomie wird ein Defekt ventral vor der Bandscheibenprotrusion geschaffen. Das nach dorsal dislozierte Bandscheibenmaterial schiebt sich zentralwärts, sodass der Druck auf die Nervenwurzel nachlässt.

▶ **Indikation.** Die Indikation ist die gleiche wie zur perkutanen lumbalen Diskotomie und Chemonukleolyse, d. h. es kommen nur Dislokationsgrade I. und II. Grades infrage. Weiter dorsal verlagertes Gewebe über die Wirbelkanten hinaus ist mit der derzeitigen Lasertechnik nicht erreichbar und wenn, dann nur unter erhöhtem Risiko für Dura und Nervenwurzel.

▶ **Ergebnisse.** Es werden gute Ergebnisse zwischen 70 % und 80 % nach Laseranwendung berichtet (Mayer 1993b, Siebert u. Behrendson 1993, Steffen et al. 1993), allerdings nur aus retrospektiven Studien. Randomisierte kontrollierte Studien von Sherk (1993), sowie von Steffen u. Mitarb. (1996) aus unserer Klinik konnten die positiven Ergebnisse jedoch nicht bestätigen. Die Erfolgsrate für die Laserbehandlung lag mit 31 % im Plazeboniveau.

Intradiskale elektrothermale Therapie (IDET)

► **Prinzip.** Eine flexible Sonde wird perkutan in den dorsalen Anulus fibrosus unter Bildwandlerkontrolle vorgeschoben und anschließend erhitzt.

Ein navigabler Katheter wird über eine Einführungskanüle unter Röntgendurchleuchtungskontrolle in die Bandscheibe vorgeschoben und so platziert, bis das aktive Ende die gewünschte Position am Übergang des Nucleus pulposus zum Anulus fibrosus erreicht hat (▶ Abb. 11.133). Die Katheterspitze wird durch Konduktionswärme erhitzt.

► **Indikation.** Mit der IDET-Methode sollen vorwiegend diskogene Schmerzen, hervorgerufen durch intradiskale Massenverschiebungen, behandelt werden. Damit sollen alle chronischen starken Rückenschmerzen behandelt werden, die therapierefraktär gegenüber allen konservativen Maßnahmen über 6 Monate sind. Neurologische Defizite sowie Bedrängung neuraler Strukturen im MRT sollten nicht vorhanden sein.

► **Ergebnisse.** Neben retrospektiven Studien (Saal u. Saal 2000) sowie Fallkontrollstudien (Karasek u. Bogduk 2000) gibt es randomisierte kontrollierte Studien mit unterschiedlichen Ergebnissen. Während Pautzer u. Mitarb. (2004) bei den IDET-Patienten verglichen mit der Kontrollgruppe eine signifikante Verbesserung ihrer Beschwerden fanden, ergab die Untersuchung von Barendse u. Mitarb. (2001) keinen Unterschied. Auch die Untersuchungen von Freeman u. Mitarb. 2005 ergaben keinen Unterschied zwischen der IDET-Behandlung gegenüber der Kontrollgruppe. Weitere Untersuchungen mit teils positivem, teils negativem Ergebnis finden sich bei Kleinstueck u. Mitarb. 2001, Wetzel u. Mitarb. 2002, Spruit u. Jacobs 2002, Andersson 2004, Singh u. Mitarb. 2005, Bass et al. 2006.

Diese Methode kommt nur für eine kleine Gruppe gut ausgewählter Patienten infrage. Unabdingbar ist dafür die eindeutige Diagnose einer diskogenen Schmerzursache. Zu beachten ist die ernorme Strahlenbelastung bei der korrekten Platzierung des erhitzbaren Katheters, weil sich die meisten Anwender in der Lernkurve befinden. Zentrale Katheterlage bedeutet Ineffektivität und extradiskale bzw. randständige Katheterlage bedeutet Hitzeschäden an neuralen Strukturen im Wirbelkanal.

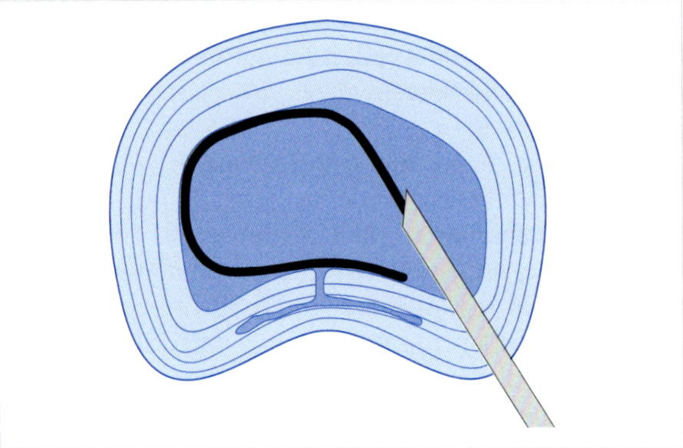

Abb. 11.133 Endgültige Katheterlage im dorsalen Anteil der Bandscheibe bei der intradiskalen elektrothermalen Therapie.

Endoskopische Bandscheibenoperation

Grundsätzlich besteht die Möglichkeit, einen Bandscheibenvorfall auch perkutan endoskopisch aus dem Wirbelkanal zu entfernen. Die Technik ist anspruchsvoll und in der Lernkurve komplikationsträchtig. Der Zugang erfolgt interlaminär oder transforaminal (Rütten et al. 2005).

Zusammenfassung: Minimalinvasive Behandlung

Die minimalinvasive Wirbelsäulentherapie bandscheibenbedingter Erkrankungen an der Lendenwirbelsäule steht zwischen der konservativen Therapie und der offenen Operation. Wenn alle konservativen Maßnahmen auch nach konsequentem Einsatz kein befriedigendes Resultat erzielen, folgt nicht gleich die offene Operation, sondern es ist zu prüfen, ob man nicht eines der minimalinvasiven Behandlungsverfahren einsetzen kann. Indikation sind therapieresistente lokale, insbesondere radikuläre Lumbalsyndrome mit einer Korrelation zwischen klinischem und bildgebendem Befund. Die Auswahl des Verfahrens richtet sich nach der nachgewiesenen Wirksamkeit in Relation zu den möglichen Komplikationen und Nebenwirkungen. Zu den Nebenwirkungen zählt auch der mögliche Folgeschaden durch den Einsatz wiederholter minimalinvasiver Maßnahmen unter Einsatz bildgebender Verfahren mit Röntgenstrahlen. Unter diesem Aspekt schneidet die röntgenstrahlenfreie epidurale Einmalinjektion (Single-Shot) am besten ab.

Unter den intradiskalen Verfahren zeigt die Chemonukleolyse mit zahlreichen randomisierten kontrollierten Studien die beste Wirkung, ist aber auch durch deutliche Nebenwirkungen belastet (▶ Tab. 11.14). Die übrigen intradiskalen Verfahren haben bei ihrem Wirksamkeitsnachweis versagt (Laser, perkutane Nukleotomie, IDET). Gleiches gilt für die Facetteninfiltration und Facettenkoagulation. Zu beachten ist bei diesen Verfahren ohne Wirksamkeitsnachweis der Schaden, der durch die notwendige Bildsteuerung mit Strahlenbelastung bei wiederholter Applikation gesetzt werden kann.

Tab. 11.14 Minimalinvasive Behandlung der Lumbalsyndrome – evidenzbasiert.

Behandlung	Wirkung	Nebenwirkung	Evidenzniveau
Epidural Single-Shot	+++	+	A
LSPA	+++	+	B
Facetteninfiltration	+	+	C
Epiduralkatheter	++	++	C
Chemonukleolyse	+++	+++	A
Perkut. Laser	–	++	B
Perkut. Nukleotomie	–	++	B
IDET	+	++	B
Facettenkoagulation	+	++	C

A: viele randomisierte kontrollierte Studien
B: wenige randomisierte kontrollierte Studien
C: Expertenmeinung, nichtrandomisierte Studien
Evidenz: stark: + + +
mittel: + +
gering: +
keine: –

Fazit

Wenn beim Lumbalsyndrom keine zwingende Operationsindikation vorliegt, sollte nach einem Versagen der konservativen Therapie eine minimalinvasive Behandlung am besten als periradikuläre Therapie vorgenommen werden.

11.9.4 Operative Therapie

Definition

Im Gegensatz zur minimalinvasiven Wirbelsäulentherapie wird bei der offenen Operation beim Lumbalsyndrom der betroffene Wirbelsäulenabschnitt operativ freigelegt.

Angesichts der vielen konservativ behandelten Lumbalsyndrome ist die Zahl der Patienten, die schließlich offen operiert werden müssen, verschwindend gering. Nach Frymoyer (1990) sind es 0,25 %. Für eine Operation kommen nur schwerwiegende, konservativ und minimalinvasiv nicht mehr zu beherrschende Krankheitszustände infrage. Zur operativen Behandlung lumbaler Bandscheiben stehen verschiedene Möglichkeiten zur Verfügung. Im Folgenden sind nur die häufigsten, heute gebräuchlichen Operationsverfahren aufgeführt, über die – vor allem, was Indikation und Nachbehandlung anbetrifft – auch der nicht operierende Arzt informiert sein sollte. Im Mittelpunkt stehen nach wie vor die **Eingriffe an der Bandscheibe selbst (Diskotomie)**, die der Entfernung des verlagerten Bandscheibengewebes zur Entlastung der Nervenwurzel dienen. **Fusionen, Dekompressionsoperationen, Radikolysen** und **Bandscheibenersatzoperationen** werden wesentlich seltener ausgeführt und stellen meistens Zweiteingriffe dar.

Offene Operation des lumbalen Bandscheibenvorfalls – Diskotomie

Definition

Operative Entfernung des lumbalen Bandscheibenvorfalles über einen dorsalen interlaminären Zugang mit Eröffnung des Wirbelkanales.

Synonyme: Nukleotomie (es wird jedoch nicht nur am Nukleus, sondern auch am Anulus fibrosus operiert), Prolapsoperation; engl. Lumbar Disc Herniation Surgery, Lumbar Discectomy (es wird nicht die ganze Bandscheibe herausgenommen).

Mikro- oder Makrochirurgie?

Definition

Mikrochirurgie an der Lendenwirbelsäule bedeutet Erreichen des Situs in der Tiefe über einen schmalen Zugang mit Ausleuchtung und Vergrößerung des Operationsfeldes sowie Verwendung spezieller abgewinkelter Instrumente.

Unabhängig davon, welcher dorsale Zugang zum lumbalen Bandscheibenvorfall oder zur degenerativen Spinalkanalstenose gewählt wird, ist der Eingriff in der Tiefe immer der gleiche: Darstellen des lateralen Dura- bzw. Wurzelrandes durch Wegnahme der darüber liegenden Flavum-, Bogen- und Facettenanteile. Die Dekompression bei der degenerativen Spinalkanalstenose ist damit beendet. Bei der Entfernung des Bandscheibenvorfalles müssen zusätzlich Duralsack und Nervenwurzel medialisiert werden, damit man den Bandscheibenvorfall entfernen kann. Dieser Vorgang spielt sich sowohl bei der Dekompression der degenerativen Spinalkanalstenose als auch bei der Entfernung eines Bandscheibenvorfalles auf einem etwa 2 × 2 cm großen Areal ab. Die meisten Vor- und Nachteile für ein mikrochirurgisches Vorgehen beim lumbalen Bandscheibenvorfall und bei der degenerativen Spinalkanalstenose sind identisch. Gleiches gilt für die Indikationen und Kontraindikationen.

Hauptvorteil des mikrochirurgischen Zuganges bei der Operation des lumbalen Bandscheibenvorfalles besteht im geringeren Operationstrauma mit verminderter postoperativer Morbidität und den Möglichkeiten zur Frühmobilisation. Es bleiben mehr Muskeln und Nerven erhalten. Dementsprechend ist auch die innere Narbe kleiner, womit sich das Risiko zur Entwicklung eines Postdiskotomiesyndromes verringert. Bei routinierter Anwendung der Mikrochirurgie ist der Blutverlust deutlich geringer. Unter genauer Sicht und Vergrößerung des ventralen Epiduralraumes kommt es zu weniger Nerven- und Duraverletzungen, weil man den lateralen Dura- bzw. Nervenwurzelrand in seiner Abgrenzung vom fast gleichfarbigen Bandscheibengewebe besser sieht. Wesentlicher Vorteil für die mikrochirurgische Nervenwurzeldekompression bei der Spinalkanalstenose ist die Erhaltung der Stabilität, sodass eine anschließende Fusionsoperation überflüssig wird.

Schließlich erlaubt das gleiche Sichtfeld für beide Operateure am Operationsmikroskop eine bessere Ausbildung und Überwachung des Auszubildenden.

11

Die **Nachteile** der mikrochirurgischen Nervenwurzeldekompression bestehen in dem gewöhnungsbedürftigen, beschränkten Operationsfeld mit indirekter Betrachtung des Operationssitus im Mikroskop. Es besteht keine Möglichkeit, sich an den Nachbarstrukturen zu orientieren.

Operationsindikation

Unter den zahlreichen klinischen Symptomen des lumbalen Bandscheibenvorfalles sind nur wenige für die Indikationsstellung zur Operation maßgebend. Dazu gehören:

- Kaudasymptome,
- Schmerzen,
- Nervendehnungszeichen,
- motorische Störungen.

Kaudasymptome, gravierende akute motorische Störungen wichtiger Muskeln und anhaltend unerträgliche Schmerzen stellen unabhängig vom Zeitfaktor bei entsprechendem Befund im CT/MRT jeweils für sich schon eine Indikation zur Operation dar. Deutliche Nervendehnungszeichen gelten als starker Prädiktor für die Operationsnotwendigkeit (Dvorak 1988, McCulloch 1990, Postaccini 1998). Weniger maßgebend für die Operationsindikation sind bildgebende Verfahren, Labor, Elektrodiagnostik und einige Parameter aus der klinischen Untersuchung. Dazu zählen u. a.:

- Parästhesien,
- vegetative Störungen,
- Bewegungseinschränkung,
- Reflexausfälle,
- Muskelkrämpfe,
- Fehlhaltung,
- Lumbalspasmus.

Parästhesien, Fehlhaltung und Reflexausfälle sind zwar für Patient und Arzt gleichermaßen eindrucksvoll, für die Indikation zur Operation jedoch nicht entscheidend. Oft bleiben Taubheitsgefühle, Kälte- und Wärmegefühl im Bein nach einer erfolgreichen Wurzeldekompression noch länger bestehen. Neigung zu Wadenkrämpfen, Ausfall des ASR und Hypästhesiebezirke im betroffenen Dermatom sind z. B. dauerhafte Residuen nach einer S 1-Ischialgie. Fehlhaltung und mangelnde Rumpfvorneigung bleiben vor allem bei jüngeren Patienten trotz Schmerzfreiheit oft noch monatelang nach einer erfolgreichen konservativen oder operativen Behandlung bestehen.

Konus-Kauda-Syndrom

Den klassischen Symptomenkomplex mit

- Blasen-Mastdarm-Störungen,
- Reithosenanästhesie und
- motorischen Störungen

gibt es in dieser Einheitlichkeit beim Bandscheibenvorfall nur selten. Auch ein Massenprolaps ist seitenbetont und lässt in der Regel nur eine partielle Kaudasymptomatik entstehen. Die Prognose des postoperativen Kaudasyndromes hängt vom Zeitpunkt des Eingreifens ab (s. Kap. Kaudasyndrom).

Schmerz, Schmerzgrade

Das Schmerzgeschehen bei der lumbalen Nervenwurzelkompression durch einen Bandscheibenvorfall ist großen Schwankungen unterlegen. Wenn Bandscheibengewebe auf die Nervenwurzel drückt, ergibt sich nicht nur ein mechanisch induzierter Schmerz durch Stimulation der Nozizeption bzw. der Nn. nervorum. Neben der mechanischen kommt es auch zu einer biochemischen Reizung von frisch ausgetretenem Bandscheibengewebe. Der prolapsbedingte Schmerz ist zunächst heftig bis unerträglich.

Da für die Routinediagnostik noch keine objektive Schmerzmessung zur Verfügung steht, muss sich der Arzt auf die Aussage des Patienten verlassen. Gewisse Anhaltspunkte für die Schmerzintensität ergeben sich aus den typischen Schilderungen des Patienten, die sich mit den Schmerzangaben anderer Patienten mit ähnlichen Symptomen vergleichen lassen und aus dem Analgetikaverbrauch. Für Verlaufskontrollen zur quantitativen Schmerzmessung haben sich numerische Ratingskalen, z. B. die visuelle Analogskala (▶ Tab. 11.15) bewährt:

- **Schmerzgrad I.** Die leichteste Form der Wurzelreizsymptomatik führt zu gelegentlich auftretenden mäßigen Schmerzen, die entlang dem Dermatom oder pseudoradikulär ausstrahlen und so weit erträglich sind, dass keine oder nur hin und wieder Analgetika eingenommen werden müssen. Die Eintragungen der Patienten in der visuellen Analogskala erfolgen vorwiegend im unteren ⅓ mit Spitzen im mittleren ⅓ nach Belastung, wie z. B. nach längerem Stehen oder Sitzen.
- **Schmerzgrad II.** Mittelgradige Schmerzen erfordern schon häufiger Analgetika, vor allem wenn die Patienten länger sitzen oder stehen müssen. Die Eintragungen in der visuellen Analogskala finden sich im mittleren ⅓ mit kurzen Abweichungen nach unten bei geringer oder nach oben bei stärkerer Belastung.
- **Schmerzgrad III.** Die Schmerzen bei Belastung sind unerträglich und machen sich auch bei fehlender Belastung bemerkbar. Nur mit stärksten Schmerzmitteln kann der Zustand erträglich gestaltet werden. In der visuellen Schmerz-Analogskala tragen diese Patienten ihr Schmerzniveau vorwiegend im oberen ⅓ ein, mit vorübergehenden Abweichungen zum mittleren ⅓, wenn sie viel Ruhe haben oder starke lang wirkende Analgetika einnehmen.

Innerhalb von Tagen und Wochen gibt es Schwankungen zwischen den Schmerzgraden I–III, vor allem in der Abhängigkeit von der Körperposition wie Sitzen, Stehen, Gehen und Liegen. Bei der Eintragung ihres Schmerzempfindens sind die Patienten angehalten, die jeweils vorherrschende Schmerzintensität in den Tagesablauf einzutragen (▶ Tab. 11.16).

Tab. 11.15 Visuelle Analogskala VAS.

Schmerz				
kein	mäßig	mittel	stark	unerträglich
0		5		10

Tab. 11.16 Zuteilung des Schmerzgrades zur visuellen Analogskala.

S	1	2	3
Schmerzgrad	mäßig	mittel	stark
VAS	0–4	3–7	6–10

Nervendehnungszeichen

Ein frühpositiver Lasègue-Test stellt beim lumbalen Bandscheibenvorfall einen starken Prädiktor für die Notwendigkeit zur operativen Dekompression dar. Das Anheben des gestreckten Beines führt zur einer Verschiebung der Spinalnerven L 4–L 5 und S 1 und zu einer Dehnung. Bei einer gereizten und ödematös aufgequollenen Nervenwurzel ist der Spielraum für die Nervenwurzel zusätzlich beeinträchtigt. Dementsprechend ist das Lasègue-Zeichen nicht nur ein Hinweis für die Größe des Prolapses, sondern auch für den Reizzustand der Wurzel. Ein kontralateraler bzw. gekreuzter Lasègue-Test findet sich bei medial liegendem Prolaps. Zur Überprüfung des Lasègue-Zeichens empfiehlt sich der Langsitz und Reklinationstest.

Bei hohen lumbalen Wurzelsyndromen L 1–L 3 sind die Ischiasdehnungszeichen negativ. Hier findet sich ggf. ein femorales Dehnungszeichen in Bauchlage.

Motorische Störungen

Die Muskeln der unteren Extremitäten werden in der Regel von 2 oder mehreren Nervenwurzeln versorgt. Jede Nervenwurzel hat jedoch ihren Kennmuskel mit prävalenter Innervation. Die Dominanz ist unterschiedlich ausgeprägt. Während für den M. quadriceps die Wurzeln L 3 und L 4 und teilweise L 5 infrage kommen, ist die Prädominanz der L 5-Wurzel für den M. extensor hallucis longus sehr groß, sodass eine Kompression der L 5-Wurzel einen kompletten Funktionsverlust des Großzehenstreckers bewirkt. Auf der anderen Seite macht sich eine komplette Kompression der L 3- oder L 4-Wurzel nur mit einer Teillähmung des M. quadriceps bemerkbar. Gewisse Hinweise für Muskelfunktionsstörungen ergeben sich schon bei Untersuchungsbeginn durch den Fußspitzen- und Fersenstand bzw. -gang. Die motorischen Störungen sind mitunter so diskret, dass sie vom Patienten nicht wahrgenommen werden. Manchmal sieht man ein Fibrillieren der betroffenen Muskelgruppen. Am ehesten merkt der Patient eine Quadrizepsparese durch die Behinderung beim Treppensteigen und eine Peronäusparese durch Stolpern mit dem herabhängenden Fuß. Selbst bei deutlichen Ausfällen dieser Muskelgruppen kann der Patient meistens nicht genau angeben, wann die Störung eingetreten ist.

Länger dauernde Kompression motorischer Fasern im Spinalnerv führt über eine Muskelschwäche zum Muskelschwund bis hin zur irreversiblen Muskelatrophie. Den Muskelschwund bei lumbaler Nervenwurzelkompression kann man am besten bei großvolumigen oberflächlichen Muskeln beobachten, z. B. bei

- Glutäalmuskulatur (S 1),
- M. quadriceps (L 3, L 4),
- M. tibialis anterior (L 4), Peronäusgruppe (L 5),
- M. triceps surae (S 1).

Eine deutlich sicht- und messbare Atrophie eines Kennmuskels stellt allein keine Indikation zu einer operativen Nervenwurzeldekompression dar, wenn nicht noch andere Gründe, wie z. B. starke, zum Befund korrelierende Schmerzen vorhanden sind. Hat der Patient – wie es die Regel ist – keine wesentlichen Schmerzen (mehr), kann man durch eine operative Wurzeldekompression bei bereits eingetretener Muskelatrophie nichts gewinnen, ggf. kommen noch postoperative Schmerzen durch Narben und Segmentlockerung hinzu. Gleiches gilt für Quadrizeps- und Peronäusparesen bei Begleiterkrankungen wie z. B. der diabetischen Polyneuropathie, die in der Regel ohne wesentliche Schmerzen jedoch mit deutlicher Funktionsbeeinträchtigung einhergehen.

Wegen der polysegmentalen Innervation zeigen insbesondere der M. quadriceps und M. triceps surae oft erstaunliche Funktionsverbesserungen durch intensives Krafttraining, Elektrotherapie und Gangschulung.

Wichtige und weniger wichtige Muskellähmungen

Die Identifikation und Quantifizierung von Lähmungen einzelner Muskeln an den unteren Extremitäten bei Nervenwurzelkompression ist zum einen von Bedeutung für die Diagnosestellung, zum anderen für die Indikation zur Operation. Einige Muskeln, wie z. B. der M. extensor hallucis longus, die Adduktoren und die Glutäalmuskulatur sind zwar für die Diagnose wichtig, bei der Entscheidung zur Operation jedoch von untergeordneter Bedeutung.

Deutliche Funktionsbeeinträchtigungen entstehen durch Quadrizepsparesen und durch den Ausfall der Fußheber. Bei jungen Leuten ist auch ein kompletter Ausfall der Fußsenkerfunktion für das Gangbild und bei sportlicher Betätigung wichtig.

11

► **M. quadriceps.** Der akute Ausfall von wesentlichen Anteilen des M. quadriceps macht sich beim Gehen, Stehen und vor allem beim Treppensteigen bemerkbar. Beim Versuch, das leichte gebeugte Bein zu belasten, sackt der Patient durch und fällt hin, wenn er sich nicht vorübergehend mit den Armen absichert.

> M!
> **Merke**
> Eine akut aufgetretene Quadrizepsparese mit deutlicher Funktionsbeeinträchtigung beim Stehen, Gehen und Treppensteigen stellt bei entsprechenden Schmerzen und einem korrelierenden Befund in den bildgebenden Verfahren eine Indikation zur operativen Dekompression dar.

Schon anders fällt die Beurteilung aus, wenn die Parese länger zurückliegt, nur mäßige Schmerzen vorhanden sind und ggf. Begleiterkrankungen wie ein Diabetes und Polyneuropathie vorliegen. Am besten ist der Test im Stehen, ob der Patient einseitig auf dem betroffenen Bein in die Hocke gehen bzw. aus der Hocke wieder aufstehen kann. Ist dies noch möglich, kann man mit der Operation noch abwarten, wenn keine anderen zwingenden Gründe (unerträgliche Schmerzen) vorliegen.

► **Fußheber.** Eine deutliche Schwächung der Fußhebermuskeln stellt für den Patienten eine erhebliche Funktionsbeeinträchtigung beim Gehen dar (Steppergang). Weil der Vorfuß nicht angehoben werden kann, muss der Patient das Bein stärker als normalerweise anheben, um nicht mit der Fußspitze am Boden hängen zu bleiben. Bei Dauerschädigung kommt nur die Versorgung mit einer Peronäusschiene infrage, die den Vorfuß passiv in die Dorsalextension drückt. Praktisch relevant ist die Prüfung der Fußheberfunktion beim Hackenstand und -gang. Die Prüfung muss in allen Phasen, besonders bei starken Schmerzen genau erfolgen, da die Patienten oft auch schmerzbedingt den Fuß nicht heben können bzw. nicht wollen, weil hiermit gleichzeitig eine Ischiasnervendehnung verbunden ist. In solchen Fällen empfiehlt es sich die Kraftprüfung für die Fußheber nochmals im Liegen mit gebeugtem Knie oder im Sitzen zu überprüfen.

> M!
> **Merke**
> Eine akut aufgetretene Funktionsbeeinträchtigung der Fußheber mit deutlicher Behinderung beim Hackengang und -stand stellt bei entsprechender Begleitsymptomatik (adäquater Befund in den bildgebenden Verfahren) eine Indikation zur operativen Dekompression dar.

► **Fußsenker.** Die Schwächung der Fußsenkerfunktion etwa durch eine Nervenwurzelkompression S 1 wird von den Patienten oft nicht wahrgenommen. Erst wenn man sie auffordert, mit dem betroffenen Bein einen Zehenspitzenstand auszuüben oder auf den Zehenspitzen zu gehen, sacken sie mit der Ferse durch. Beidseitiger Zehenspitzenstand ist oft durchaus noch möglich. In der Regel findet sich parallel ziemlich konstant ein Schmerzband S 1 sowie eine Abschwächung bzw. ein Fehlen des Achillessehnenreflexes. Im Liegen prüft man die Kraft des M. triceps surae durch die Plantarflexion gegen Widerstand. Selbst bei schwerwiegender Wurzelkompression S 1 ist der Widerstand bei der Plantarflexion im Liegen schlecht auszumachen, weil die Wadenmuskulatur auch bei teilweisem Ausfall einzelner Muskelgruppen enorme Kräfte entwickelt. Die Kompensations- und Reaktivierungsmöglichkeiten sind bei einer S 1-Läsion mit Fußsenkerparese sehr groß, sodass man die Indikation zur Operation in erster Linie von den anderen Parametern, wie Schmerzstärke und Massivität des Befundes im bildgebenden Verfahren, abhängig machen sollte.

Eine akute, mäßige Fußsenkerparese ist bei moderaten oder fehlenden Schmerzen keine Indikation zur Dekompressionsoperation.

Ausnahmen sind Patienten mit einem hohen Anspruch an ihre weitere sportliche, berufliche oder Freizeitbetätigung. Wenn die Fußsenkerparese bei diesen Patienten schon länger besteht, kann man auch hier nicht in Aussicht stellen, ob durch die Dekompression eine vollständige Wiederherstellung der Fußsenkerfunktion erreicht werden kann. Als Alternative kommt ein intensives Krafttraining für die Wadenmuskulatur mit entsprechender Gangschulung infrage.

▶ **Großzehenstrecker.** Eine isolierte Parese eines Großzehenstreckers ist die Folge einer Kompression der Nervenwurzel L5. Die Schwächung oder Aufhebung der Großzehenstreckerfunktion wird vom Patienten selbst meist nicht bemerkt und stellt auch keine wesentliche Beeinträchtigung dar.

Merke

Die alleinige Schwäche der Großzehenheberfunktion stellt auch im akuten Fall keine Indikation zur operativen Dekompression dar, wenn nicht andere Gründe (starke Schmerzen bei adäquatem Befund im bildgebenden Verfahren) dafür sprechen.

▶ **Adduktoren.** Bei einer Läsion der L3-Nervenwurzel kann es zu einer Schwächung der Adduktoren auf der betroffenen Seite kommen. Diese Muskeln werden auch von der L2- und L4-Wurzel versorgt. Die Prüfung erfolgt in Rückenlage bei angewinkelten Knie- und Hüftgelenken. Wegen der polysegmentalen Innervation besteht bei einer Parese der Adduktoren keine Indikation zur Operation, es sei denn, andere Gründe (Schmerzen bei adäquatem Befund in den bildgebenden Verfahren) sprechen dafür.

▶ **Glutäalmuskeln.** Bei einer Wurzelläsion S1 kann der M. glutaeus maximus und bei einer Läsion L5 der M. glutaeus medius betroffen sein. Diese Muskelschwächen, die man in Bauchlage mit Anspannung der Glutäalmuskeln prüft, sind für die Indikationsstellung zur Operation unbedeutend.

Kraftgrade

Da das Ausmaß der Kraftminderung eines Muskels oder einer Muskelgruppe vom Untersucher sehr subjektiv eingeschätzt und bezeichnet wird, nimmt man die Einteilung von Muskellähmungen nach Kraftgraden vor. Die Einteilung erfolgt von normaler Muskelfunktion (5) bis zur vollständigen Lähmung (0) (▶ Tab. 11.17).

Tab. 11.17 Kraftgrade, modifiziert nach Hoppenfeld.

Kraftgrade	Eigenschaften	Bewertung
5	volle Beweglichkeit gegen Schwerkraft und vollen Widerstand	normal
4	volle Beweglichkeit gegen Schwerkraft und einigen Widerstand	gut
3	volle Beweglichkeit gegen Schwerkraft, gegen Widerstand keine Beweglichkeit	mäßig
2	komplette Beweglichkeit nicht gegen Schwerkraft oder Widerstand	schlecht
1	keine Beweglichkeit, nur leichte Muskelkontraktion bzw. Zuckungen	sehr schlecht
0	keine Bewegung, keine Kontraktionen	Plegie

Wegen der polysegmentalen Innervation bewegen sich die Kraftgrade bei der lumbalen Nervenwurzelkompression zwischen 2 und 4 mit einem Schwerpunkt beim Kraftgrad 4. Auch hier bleibt es dem Untersucher vorbehalten, wie er den gegebenen Widerstand bei der Kraftprüfung einschätzt.

Wertung der motorischen Störung

Aus dem Kraftgrad, der funktionellen Bedeutung des betroffenen Muskels und der Dauer seiner Lähmung ergibt sich eine Wertung, die für die Indikation zur operativen Nervenwurzeldekompression eine entscheidende Rolle spielt (▶ Tab. 11.18).

- **Parese 1: unbedeutend.** In diese Kategorie gehören die Paresen unwichtiger Muskeln und Muskelgruppen aller Kraftgrade. Es ist z. B. unerheblich, ob ein M. extensor hallucis longus komplett ausgefallen ist (Kraftgrad 0–3), wenn keine wesentlichen Schmerzen bestehen. Bei den polysegmental innervierten Muskelgruppen werden sich normalerweise keine gravierenden Kraftverluste entwickeln. Bei den Paresen, die schon mehrere Wochen oder Monate bestehen, wird man sich besonders bei älteren Menschen mit der Operationsindikation zurückhalten, weil man eine Restituion durch die Wurzeldekompression nicht in Aussicht stellen kann.
- **Parese 2: bedeutend.** Akute Paresen wichtiger Muskeln, etwa der Fußheber oder des Quadrizeps, mit deutlichem Widerstandsverlust bei der Kraftprüfung (Kraftgrad 4) fallen in den Indikationsbereich zur sofortigen Nervenwurzeldekompression. Mitentscheidend sind Schmerzen, Alter und Größe des Befundes im bildgebenden Verfahren.
- **Parese 3: gravierend.** Die akute Parese wichtiger Muskeln mit einem kompletten Ausfall (Kraftgrad 2–3) z. B. der Fußheber oder der Quadrizepsfunktion bei jungen Leuten, ggf. auch der Fußsenkerfunktion, hat für die Operationsindikation einen hohen Stellenwert. Die Betonung liegt auf akut, d. h. Einsetzen der Ausfallerscheinungen vor 1–3 Tagen. Liegt die komplette Lähmung länger zurück, verliert sie an Bedeutung für die Indikation zur Dekompressionsoperation.

Tab. 11.18 Paresegrade.

Paresegrad	Bedeutung	Eigenschaften
1	unbedeutend	Parese unwichtiger Muskeln, alte Paresen
2	bedeutend	akute Parese wichtiger Muskeln, Kraftgrad 4
3	gravierend	akute Parese wichtiger Muskeln (1–3 Tage), Kraftgrad 3–0

Zusammenfassung der Indikationen zur Dekompressionsoperation bei diskogener Nervenwurzelkompression

▶ **Absolute Operationsindikation.** Kaudasymptome, akute Paresen wichtiger Muskeln mit dem Kraftgrad 3–0 (P3) und stärkste anhaltende Schmerzen (S 3) bei entsprechendem Befund im MRT bzw. CT ergeben jeweils schon eine absolute Indikation zur Dekompressionsoperation. Das heißt, Kaudasymptome und Lähmungen können auch ohne wesentlichen Schmerz einhergehen. Umgekehrt müssen die stärksten anhaltenden Schmerzen nicht unbedingt mit einer nennenswerten Parese einhergehen, um die Indikation zur Operation zu stellen. Bei absoluter Indikation zur lumbalen Dekompressionsoperation ist die ärztliche Meinung entscheidend. Der Arzt muss seine ganze Überzeugungskraft einsetzen, um dem Patienten klar zu machen, dass die Operation notwendig ist.

M!

Absolute Indikation zur Operation bei eindeutigem MRT/CT

- Kaudasymptomatik
- akute Parese (Kraftgrad 0–3) wichtiger Muskeln
- anhaltende, unerträglich starke Schmerzen

▶ **Relative Operationsindikation.** Die Indikation relativiert sich bei mittelgradigen Schmerzen (S 2) und akuten Paresen zwar wichtiger Muskeln, die bei der Widerstandsprüfung aber nur geringgradig beeinträchtigt sind (P2). Neben den Schmerz- und Pareseparametern wird man hier weitere Indikatoren für das Ausmaß der Nervenwurzeldekompression heranziehen, wie z. B. Nervendehnungszeichen, Beeinträchtigung der Lebensqualität sowie Ausmaß und Lokalisation des Prolapses im MRT bzw. CT. Eine relative Operationsindikation ergibt sich auch im Bereich anhaltender, mittelgradiger bis starker Schmerzen (S 2) mit unbedeutenden (P1) oder fehlenden Paresen und bei der Funktionsbeeinträchtigung wichtiger Muskelgruppen, insbesondere bei jüngeren Individuen (P2) oder ohne wesentliche Schmerzen (S 1). Mitentscheidend für die Operationsindikation sind Bereitschaft und Einstellung des Patienten zur Operation. Bei relativer Indikation zur lumbalen Operationsindikation ist die Bereitschaft des Patienten, sich operieren zu lassen, von großer Bedeutung. Die Patienten müssen zum Ausdruck bringen, dass sie Schmerzen und Funktionsbeeinträchtigungen nicht länger hinnehmen wollen und ihre Lebensqualität deutlich beeinträchtigt ist (▶ Tab. 11.19).

M!

Relative Indikation zur Dekompressionsoperation bei diskogener Nervenwurzelkompression bei eindeutigem MRT/CT

- mittelgradige bis starke therapieresistente Schmerzen
- akute leichte Parese (Kraftgrad 4) wichtiger Muskeln

Tab. 11.19 Operationsindikation zur Dekompressionsoperation bei diskogener Nervenwurzelkompression, Übersicht.

Keine OP-Indikation		Relative OP-Indikation		Absolute OP-Indikation
S 1	S 1	S 2	S 2	S 3
P1	P2	P1	P2	P3, Kauda

▶ **Keine Operationsindikation, Kontraindikation.** Keine Indikation zur Dekompressionsoperation bei diskogener Nervenwurzelkompression bedeutet nicht Kontraindikation. Bei keiner Indikation kann u. U. operiert werden, bei Kontraindikation darf man nicht operieren. Kontraindikationen ergeben sich bei lokalen Entzündungen im Operationsgebiet, bei lebensbedrohlichen Allgemeinerkrankungen, bei Verweigerung der Operation. Mäßige, tolerable Schmerzen (S 1), Paresen unwichtiger Muskeln und seit längerer Zeit bestehende Paresen stellen keine Indikation zur Operation dar. Parästhesien, Reflexausfälle, Fehlhaltung und Lumbalspasmus sind für die Operationsindikation nicht maßgebend. Auch eindeutige Befunde in den bildgebenden Verfahren stellen bei geringem Schmerz (S 1) und Paresen unwichtiger Muskeln bzw. alten Paresen (P1) keine Indikation zur Operation dar. Diese Kriterien gelten für diskogene, d. h. durch Bandscheibenprotrusionen und Prolapse hervorgerufene Nervenwurzelkompressionen. Für die Dekompressionsoperation bei lumbaler Spinalkanalstenose sind die Akzente bei der Indikation zur Operation anders zu setzen. Dort spielen Gehbehinderung (Claudicatio spinalis) und Begleiterkrankungen eine bedeutende Rolle.

Aufklärungsgespräch vor der Operation, Einverständniserklärung

Komplikationsträchtigkeit und schlechter Ruf der offenen lumbalen Bandscheibenoperation geben dem Aufklärungsgespräch und der Einverständniserklärung eine besondere Bedeutung. Bei den meisten Haftpflichtverfahren nach fehlgeschlagener Bandscheibenoperation geht es schließlich weniger um die Komplikation selbst als vielmehr um eine mangelnde präoperative Aufklärung. Zur

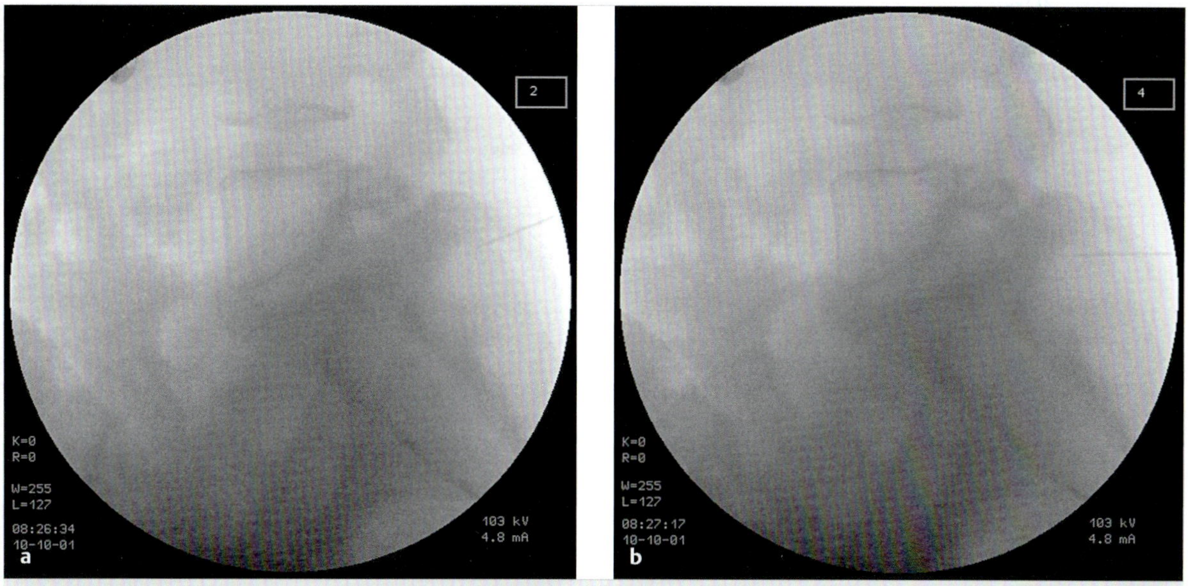

Abb. 11.134 Präoperative Nadelaufnahme am Beispiel L 5/S 1.
a Falsche (schräge) Nadellage.
b Richtige (lotrechte) Nadellage.

Information stehen vorgedruckte Aufklärungsbögen mit Operationsskizzen und Aufzählungen von Komplikationsmöglichkeiten zur Verfügung. Bei den üblichen Aufklärungsbögen müssen Ausführungen und Abbildungen durch den Arzt erläutert und ggf. handschriftlich ergänzt werden. Im weiteren Verlauf sind Diagnoseaufklärung, Verlaufsaufklärung und Risikoaufklärung möglichst auch anhand der vorliegenden Abbildungen und Skizzen durchzuführen.

Grundsätzlich sind alle möglichen Komplikationen aufklärungsbedürftig. Die häufigen Komplikationen wie postoperative Beinschmerzen, Verwachsungen müssen eingehend erläutert werden. Seltene, schwerwiegende Komplikationen wie intraoperative Bauchgefäß- und Viszeralverletzungen sind ebenfalls zu erwähnen, jedoch mit einleitenden Sätzen wie „aus juristischen Gründen muss darauf hingewiesen werden, dass ...“.

▸ **Überzeugung.** Das Aufklärungsgespräch darf durch die zahlreichen Komplikationsmöglichkeiten, auf die aus juristischen Gründen hingewiesen werden muss, keinen negativen Ausklang haben. Abschließend ist auf die positiven Aspekte des vorgesehenen Eingriffes hinzuweisen, z. B.:

- „Mit den Schmerzen und Nervenstörungen kann es so nicht weitergehen, alle konservativen Möglichkeiten sind ausgeschöpft.“
- „Die Voruntersuchungen haben gezeigt, dass der Patient sonst gesund ist und den operativen Eingriff gut übersteht.“
- „Der geplante Eingriff gehört zum Routineprogramm der Abteilung, ein professionelles Team wird den Eingriff durchführen.“
- „Es handelt sich um einen Eingriff im untersten Bereich der Wirbelsäule, wo es kein Rückenmark mehr gibt.“

Am Ende des Gespräches sollte der Patient davon überzeugt sein, dass der geplante Eingriff beim ihm notwendig und sinnvoll ist. Was die Notwendigkeit der Operation anbetrifft, ist der Hinweis des aufklärenden Arztes wichtig, dass er sich beim vorliegenden Befund auch selbst operieren lassen würde. Ist der aufklärende Arzt nicht dieser Meinung, sollte er auch das Aufklärungsgespräch nicht führen.

OP-Planung, Segmentsicherung

Für die mikrochirurgische offene Wurzeldekompression ist eine genaue präoperative Festlegung der Hautinzisionsstelle erforderlich. Die früher übliche palpatorische Orientierung der Beckenkämme und Dornfortsätze reicht hierfür nicht aus. Die Röntgenaufnahmen mit liegender Nadel können am Tag vor der Operation oder unmittelbar präoperativ im Operationssaal angefertigt werden. Die unmittelbar präoperative Nadelaufnahme mit dem Bildverstärker beim bereits gelagerten und intubierten Patienten hat den Vorteil, dass der Operateur sie selbst vornimmt und sich nicht auf den Radiologen verlassen muss. Die Nadelspitze soll auf die diskale Ebene zentriert sein. Die zweite Segmentabsicherung erfolgt intraoperativ, wenn die Lamina-flavum-Ebene dargestellt wird. Hier platziert man einen schmalen Dissektor in der oberen interlaminären Ecke am Unterrand des nächst höheren Bogens, bevor der Wirbelkanal eröffnet wird (▸ Abb. 11.134, ▸ Abb. 11.135).

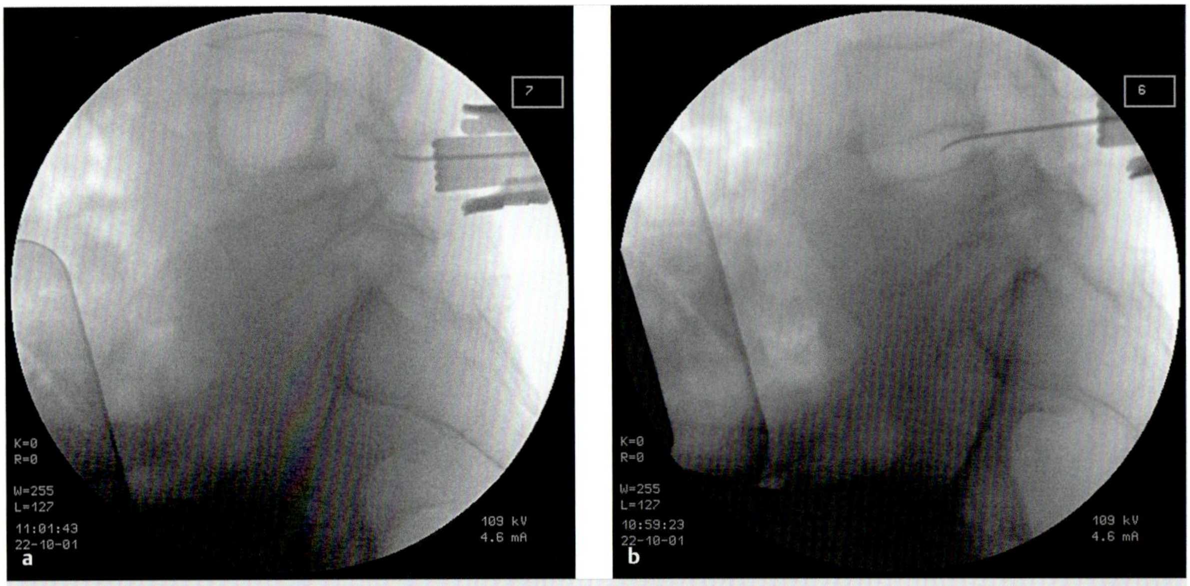

Abb. 11.135 Intraoperative seitliche Röntgenaufnahme zur Segmentidentifikation (am Beispiel L4/L5) (aus Krämer/Herdmann/Krämer 2005).
a Vor Eröffnung des Wirbelkanales am Wirbelbogenrand.
b Intradiskal (als Schlussdokumentation).

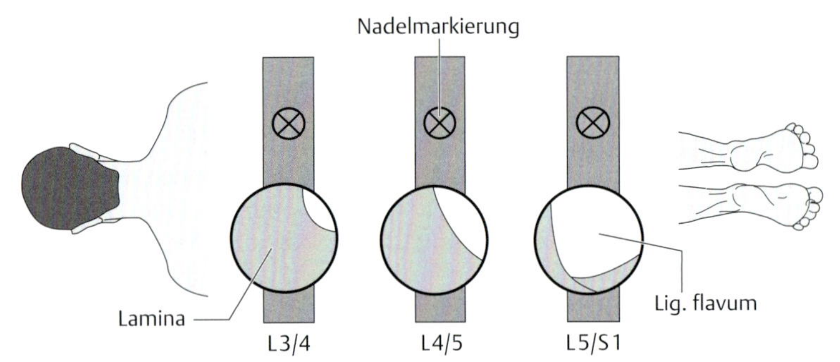

Abb. 11.136 Phase 2 mit Darstellung der Lamina/Flavum-Schicht in der diskalen Ebene. Beim Zugang zur Bandscheibe L5/S1 tastet und sieht man den Unterrand des nächst höheren Bogens (L5) im kranialen Anteil des Situs. In der diskalen Ebene L4/L5 befindet sich der Unterrand im oberen Drittel bzw. in der Mitte des Situs und bei L3/L4 und höher im kaudalen Anteil des Operationssitus. Bei älteren Menschen und Bandscheibenverschmälerung überlappt der Wirbelbogen den Bandscheibenraum noch weiter (aus Krämer/Herdmann/Krämer 2005).

11

▸ **Lichtquellen.** Wenn kein Operationsmikroskop zur Verfügung steht, besteht die Möglichkeit, das Operationsfeld mit einer Stirnlampe oder mit einer Kaltlichtquelle, die im Retraktor angebracht ist, auszuleuchten. Hier sieht allerdings nur der Operateur ausreichend, nicht jedoch der Assistent. Neben der besseren Ausbildungsmöglichkeit mit gleicher Sicht für Operateur und Assistent bietet das **Operationsmikroskop** eine optimale Ausleuchtung des Operationssitus mit der Möglichkeit, das Bild beliebig zu vergrößern. Das Operationsmikroskop ist allen endoskopischen Verfahren durch die Dreidimensionalität in der Abbildung des Operationssitus überlegen.

Beim Auftreten technischer Schwierigkeiten mit dem Operationsmikroskop oder bei gravierenden intraoperativen Komplikationen sollte der Operateur immer in der Lage sein, auf eine Ausleuchtung mit der Stirnlampe bzw. Kaltlichtquelle zurückzugreifen.

Operationsablauf

Von der Hautinzision bis zur Dekompression der Nervenwurzel im ventralen Epiduralraum ergeben sich 4 Phasen im operativen Ablauf, die mikrochirurgisch in jeder Schicht und in jedem Segment einen charakteristischen Operationssitus bieten. Die Abschnitte betreffen:

- Phase I: Hautschnitt,
- Phase II: Lamina, Lig. flavum (▸ Abb. 11.136),
- Phase III: Epidural posterior,
- Phase IV: Epidural anterior (s. ▸ Abb. 11.139).

Im vorderen ventralen Epiduralraum des lumbalen Wirbelkanales spielt sich die eigentliche Bandscheibenchirurgie ab. Die Medialisierung des Durasackes mit den austretenden Nervenwurzeln erlaubt einen direkten Einblick in diesen Raum, nachdem man im Segment L5/S1 das Lig. flavum sowie in Höhe L4/L5 und in den höheren Seg-

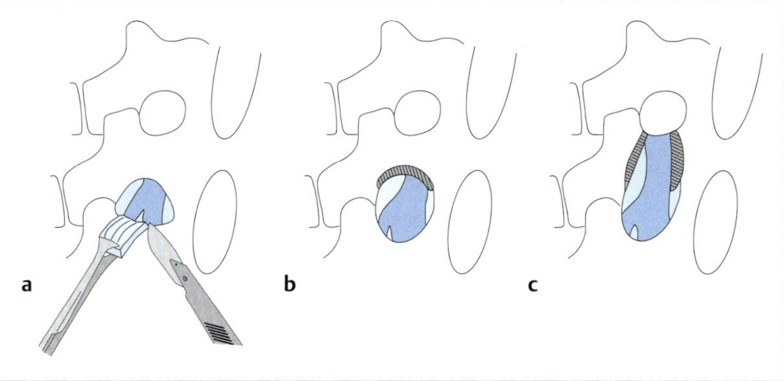

Abb. 11.137 a–c Freilegung eines lumbalen Bandscheibenvorfalles durch (a) Fensterung mit Entfernung des gelben Bandes (Flavektomie, Fenestrotomie), (b) Entfernung von Teilen des Wirbelbogens (Laminotomie), (c) Entfernung des halben Wirbelbogens (Hemilaminektomie).

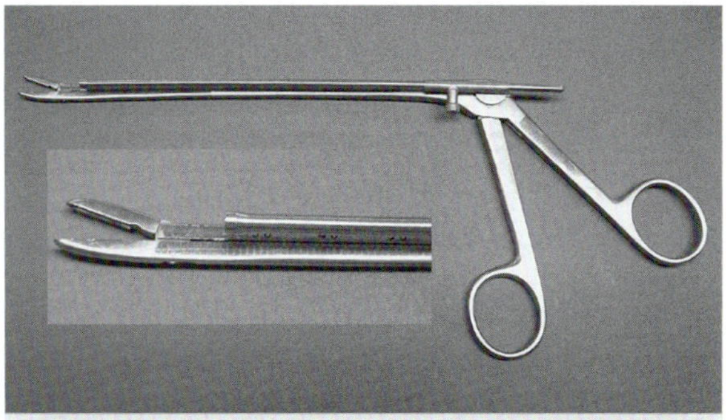

Abb. 11.138 Rongeur mit Tiefenanschlag, Maulbreite 2 mm, Schaftlänge 180 mm, verschiebbare Anschlagsperre, die ein Eindringen des Rongeurs in den Zwischenwirbelabschnitt nur bis zur eingestellten Marke erlaubt (aus Krämer/Herdmann/Krämer 2005).

menten zusätzliche Anteile des Bogens entfernt hat (▶ Abb. 11.137). Die Extraktion weiterer mobiler Bandscheibenanteile aus dem Zwischenwirbelabschnitt erfolgt mit einer speziellen Fasszange, die mit einer Anschlagsperre versehen ist, um eine ventrale Perforation des Anulus fibrosus mit Verletzung der Bauchgefäße zu vermeiden (▶ Abb. 11.138). Es werden nur freie Fragmente entfernt. Die ausgiebige Ausräumung bringt keine besseren Ergebnisse (Fountas et al. 2004, Krämer/Herdmann/Krämer 2005).

Nach Extraktion des dislozierten Bandscheibengewebes ist die Menge des entfernten Bandscheibenmateriales mit der Größe des Prolapses im MRT bzw. CT zu vergleichen. Bei Diskrepanzen ist eine Überprüfung der Topographie mittels Röntgenkontrolle und intradiskaler Dissektorlage notwendig (ggf. dritte Segmentkontrolle, ▶ Abb. 11.135b).

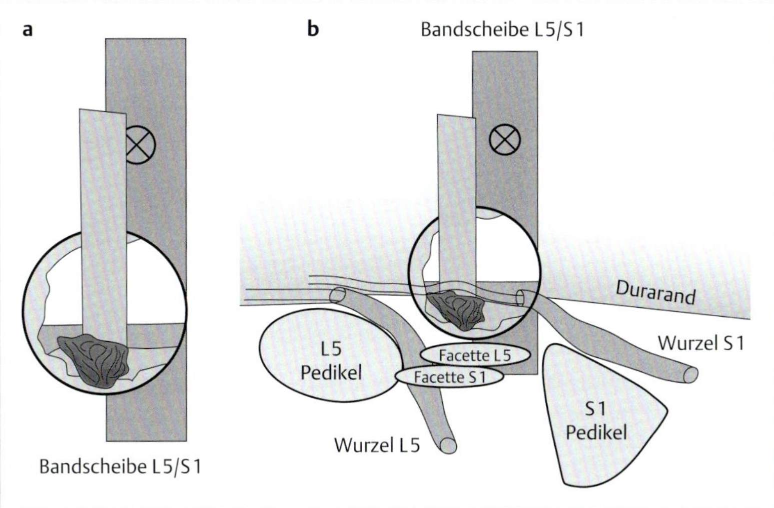

Abb. 11.139 Bandscheibenvorfall L5/S1 supradiskal, Phase IV epidural anterior (aus Krämer/Herdmann/Krämer 2005).

- **a** Operationssitus, wie ihn der Operateur sieht. Der untere Bogenrand L5 ist abgetragen. Unmittelbar oberhalb der Bandscheibe (graue Zone) findet sich der Prolaps nach Medialisierung durch den Nervenwurzelhaken.
- **b** Darstellung der weiteren Umgebung mit der kranial liegenden L5-Wurzel, den lateral befindlichen Facetten und den Pedikeln L5 und S1.

Lateraler Bandscheibenvorfall

Definition

Laterale Bandscheibenvorfälle liegen außerhalb des Wirbelkanales, lateral neben der medialen Pedikelbegrenzung. Laterale Bandscheibenvorfälle komprimieren die austretende Wurzel des darüber liegenden Segmentes. Oft wird das hier befindliche Ganglion komprimiert. In der diskalen Ebene kann der Prolaps noch von einer dünnen Membran der äußersten Anulus-fibrosus-Schicht überzogen sein. Supradiskale laterale Bandscheibenvorfälle sind meistens freie Sequester (▸ Abb. 11.140, ▸ Abb. 11.141).

Synonyme: Lateraler Prolaps, intraforaminaler Prolaps, extrakanalikulärer Prolaps.

Klinik und Indikationen

Die Angaben über die Häufigkeit des lateralen Bandscheibenvorfalles sind in der Literatur unterschiedlich. Sie schwanken zwischen 2,2 % und 11,7 % (Crock 1993, Melville 1994, Epstein 1995, Frankhauser 1998, McCulloch 1998, Krämer/Herdmann/Krämer 2005). Der laterale Bandscheibenvorfall betrifft meist ältere Menschen mit einem Durchschnittsalter von 60 Jahren, Männer sind häufiger betroffen. Im Vergleich hierzu liegt der Altersgipfel für die Operation des lumbalen Bandscheibenvorfalles mit interlaminärem Zugang bei 40 Jahren. Betroffen sind meistens die Etagen L 4/L 5 gefolgt von L 3/L 4 und L 5/S 1 (▸ Abb. 11.142).

Bei der klinisch-neurologischen Untersuchung finden sich die Zeichen einer Wurzelsymptomatik mit Schmerz und Hypästhesieband im betroffenen Segment, meistens L 4, selten L 3 und L 5 (▸ Abb. 11.143).

Die beste Aussage zum lateralen Bandscheibenvorfall findet sich im MRT, weil alle LWS-Abschnitte gleichzeitig dargestellt werden und das verlagerte Bandscheibengewebe im Foramen besser identifiziert werden kann.

Bei unklarer klinischer Symptomatik und vor allem, wenn das bildgebende Verfahren keine eindeutige Aussage zulässt, kommt zur weiteren Diagnostik eine Nervenwurzelblockade als Radikulographie infrage. Die Kontrastdarstellung und Lokalanästhesie der austretenden Nervenwurzel im Foramen intervertebrale stellt ein wesentliches Diagnostikum zur Identifikation des lateralen Prolapses dar. Gleichzeitig findet sich ein Ansatz für eine evtl. konservative Therapie. Die Patienten mit lateralem Prolaps sind schlagartig beschwerdefrei, sodass der Versuch durchaus gerechtfertigt ist, die Injektion mit einer lokalen Kortisonapplikation zu verbinden und weiterhin konservativ zu verfahren.

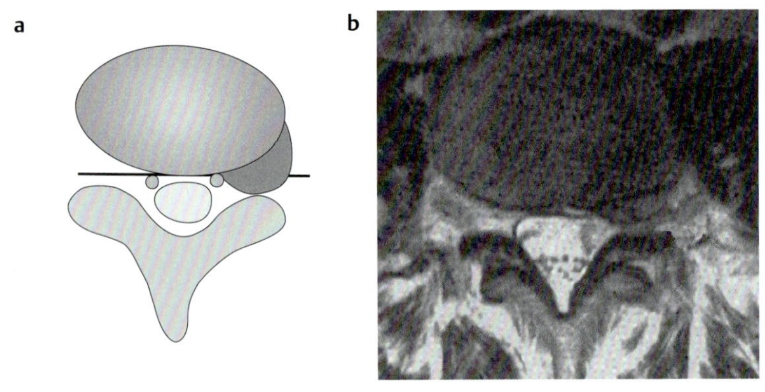

Abb. 11.140 Lateraler Prolaps der diskalen Ebene. Neben dem Prolaps ist das Bandscheibengewebe der diskalen Ebene zu sehen. Der Prolaps trifft die Wurzel extraforaminal (aus Krämer/Herdmann/Krämer 2005).
a Schema.
b MRT.

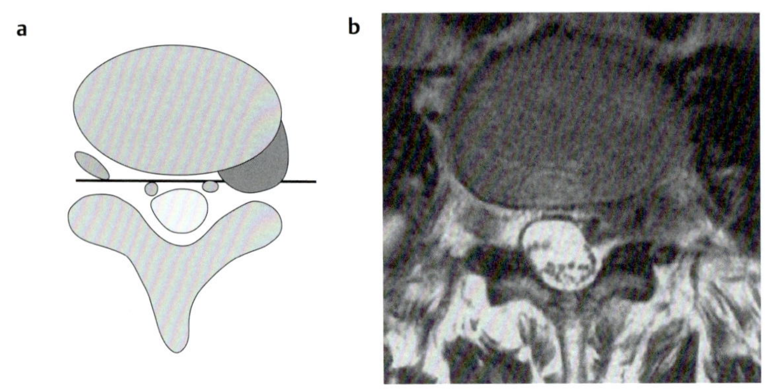

Abb. 11.141 Lateraler Bandscheibenvorfall der supradiskalen Ebene. Neben dem Bandscheibenvorfall findet sich der untere Teil des Wirbelkörpers. Der Prolaps liegt intraforaminal und komprimiert die austretende Nervenwurzel im Foramen intervertebrale (aus Krämer/Herdmann/Krämer 2005).
a Schema.
b MRT.

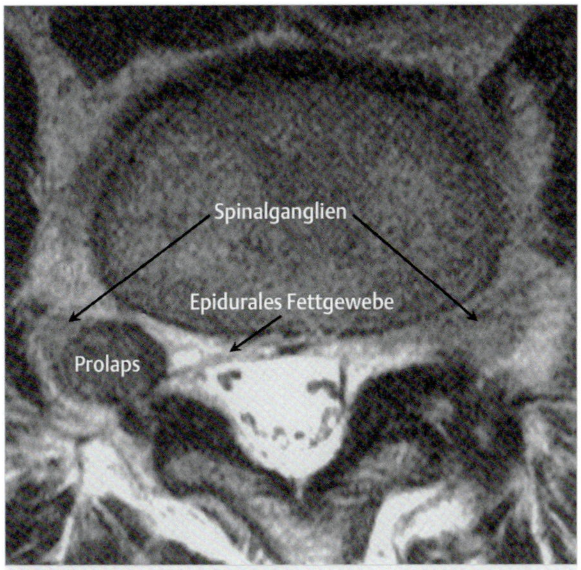

Abb. 11.142 MRT: Lateraler Prolaps bei L 3/L 4 rechts (aus Krämer/Herdmann/Krämer 2005).

Indikation zur Operation des lateralen Bandscheibenvorfalles

Die Indikation zur Operation des lateralen Bandscheibenvorfalles wird durch 3 Faktoren bestimmt:

1. Starker Leidensdruck des Patienten mit anhaltenden unerträglichen Schmerzen und Unmöglichkeit, eine schmerzfreie Lage zu finden, stellt bei Korrelation mit einem einwandfreien MRT allein eine Indikation zur Operation dar.
2. Die frisch aufgetretene motorische Schwäche des Quadrizeps mit deutlicher Gangbehinderung und spontanem Einknicken des Beines sollte auch bei weitgehender Schmerzfreiheit operiert werden. Relativiert wird diese Indikation, wenn die Quadrizepsschwäche schon länger besteht und eine begleitende Polyneuropathie, z. B. bei Diabetes, vorliegt.
3. Voraussetzung für die Operationsindikation bei 1. und 2. ist die einwandfreie Identifikation des Prolapses im bildgebenden Verfahren (▸ Abb. 11.140, ▸ Abb. 11.141, ▸ Abb. 11.142).

Bei der **Operation** ergeben sich von der Hautinzision bis zur Wurzelrevision im Foramen intervertebrale ebenso wie beim interlaminären Zugang 4 Phasen. Die Besonderheiten des lumbalen lateralen Situs beim transversalen Zugang bestehen darin, dass die topographisch-anatomische Orientierung besondere Aufmerksamkeit erfordert, weil der Eingriff selten durchgeführt wird und in einer gefäßreichen Umgebung erfolgt. Eine mangelnde Orientierung im lateralen Situs ist die Hauptursache für Fehler und Komplikationen. Meist erfolgt die Darstellung des intertransversalen Situs zu weit lateral, sodass beim weiteren Tiefergehen zwischen den Querfortsätzen die retroperitonealen Weichteile gefährdet sind. Ansonsten hat der laterale Zugang die Vorteile einer geringeren Duraverletzungsgefahr und in der fehlenden postoperativen Periduralfibrose.

Komplikationen bei der lumbalen Diskotomie

Grundsätzlich ergeben sich bei der mikrochirugischen Bandscheibenoperation die gleichen Komplikationsmöglichkeiten wie bei der konventionellen Technik. Wegen der besseren Sicht sind Dura- und Nervenverletzungen weniger leicht möglich, dafür kommt es besonders in der Eingewöhnungsphase häufiger zu Orientierungsschwierigkeiten. Selbst bei exakter Vorplanung mit liegender Nadel kann man z. B. bei einem adipösen Patienten oder bei Skoliose in die **falsche Etage** geraten. Deswegen empfehlen wir die 3-fache Segmentabsicherung (s. ▸ Abb. 11.134 und ▸ Abb. 11.135).

Blutungen aus epiduralen Venen stellen keine eigentliche Komplikation dar. Insbesondere hinter dem Wirbelkörper finden sich Venengeflechte, die bei der Prolapsextraktion einreißen können. Die Blutung wirkt sich bei der Exploration im relativ kleinen Situs störend aus und sollte deswegen so gut wie möglich mit der bipolaren Koagulationspinzette gestillt werden. Eine Kompression des Durasackes ist von einer epiduralen Venenblutung wegen der geringen Druckentwicklung nicht zu erwarten (Bell 1996, Krämer 1996, Hanley 1996, McCulloch 1998, Findlay 2000). Eine gefährliche Druckerhöhung im postoperativen Situs geht von arteriellen Blutungen im Bereich der Rückenstreckmuskulatur und von der Wirbelgelenkkapsel aus.

Intraoperative Duraeröffnungen (Durotomie) kommen bei der lumbalen Bandscheibenoperation in einer Frequenz von 1–5 % vor (Bell 1996, Getty 1996, McCulloch 1998). In unserem Krankengut fanden sich bei insgesamt 1281 Operationen Durotomien bei Operateuren in der Lernkurve in Höhe von 4,3 % und bei routinierten Operateuren mit über 100 Eingriffen von 0,8 % (Krämer/Herdmann/Krämer 2005).

Risse bis zu 3 mm können mit einem Fett- oder Muskellappen gedeckt werden. Bewährt haben sich auch Patches mit Fibrin/Thrombin-Komponenten (TachoSil), wobei beim Auflegen auf die Dura durch Befeuchtung die Fibrinmonomere durch das Thrombin in Fibrinpolymere umgewandelt werden und so einen wasserdichten Abschluss des Defekts gewährleisten. Alles was darüber hinausgeht, sollte genäht und ggf. bei einem Stanzdefekt mit einem Patch gedeckt werden. Die Naht ist unter mikrochirurgischen Bedingungen u. U. schwierig und erfordert ggf. eine Erweiterung des Situs, um den Riss in vollem Umfang darzustellen.

Die schwerwiegendste Komplikation der lumbalen Bandscheibenoperation auch bei mikrochirurgischer Technik ist die Verletzung der großen Bauchgefäße durch

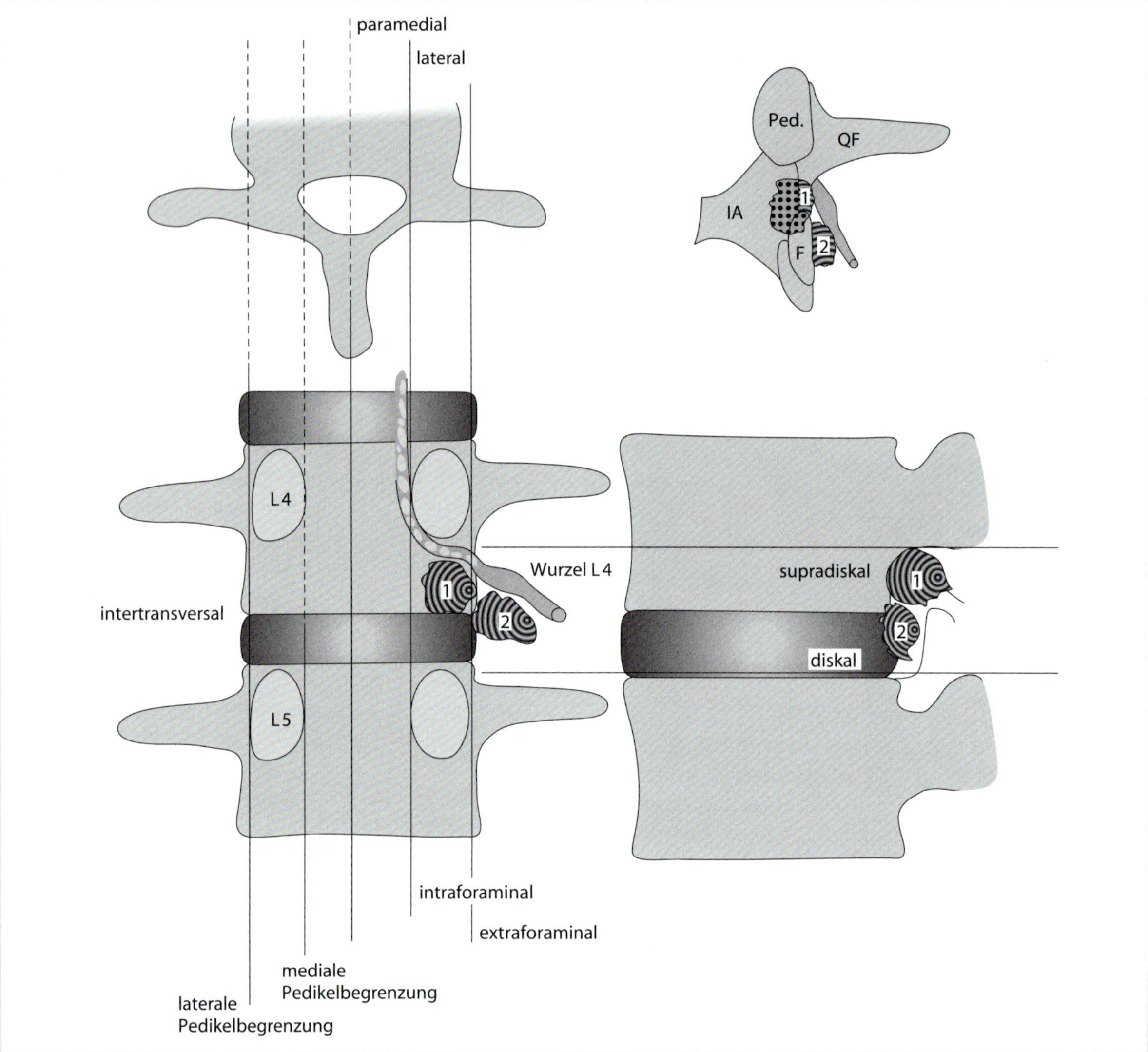

Abb. 11.143 Klassifikation des lateralen Bandscheibenvorfalles. Die laterale Zone liegt lateral der medialen Pedikelbegrenzung. Die foraminale Zone reicht bis zur lateralen Pedikelbegrenzung. Lateral der lateralen Pedikelbegrenzung liegt die extraforaminale Zone. Vom Unterrand des Pedikels bis zum Oberrand des nächst tieferen Pedikels reicht das Foramen intervertebrale. Der supradiskale laterale Bandscheibenvorfall (1) liegt im Foramen und drückt die Wurzel nach kranial. Der laterale Bandscheibenvorfall in der diskalen Ebene (2) liegt extraforaminal und drückt die Wurzel weiter außen nach kranial und dorsal. Im kleinen Schema sind Interartikularportion (IA), Facettengelenk (F) und Querfortsatz eingezeichnet. Die Prolapse 1 und 2 sind vollständig von der Interartikularportion bzw. von den Facetten überdeckt. Von medial gelangt man nach 1 und 2 nur durch Resektion größerer Anteile der Interartikularportion und der Facetten (aus Krämer/Herdmann/Krämer 2005).

11

ventrale Perforation des Anulus fibrosus. Nach Sammelstatistiken von De Saussure (1995), Reulen (1991), Grumme u. Kolodziejczyk (1994) ist diese Komplikation jedoch sehr selten und dürfte bei Verwendung einer Fasszange mit Anschlagssperre (s. ▶ Abb. 11.138) nicht vorkommen.

▶ **Wundinfektion, Spondylodiszitis.** In der Literatur wird unterschieden zwischen oberflächlichen und tiefen Wundinfektionen. Oberflächlich-epifasziale Infektionen im Bereich der Haut, des subkutanen Fettgewebes bis zur Faszie werden in einer Frequenz zwischen 2 % und 3 % angegeben (Bell 1996, McCulloch 1998, Postacchini 1998).

Bei den tiefen subfaszialen Infektionen sind zu unterscheiden:

- Infektion nur im Epiduralraum (epiduraler Abszess),
- Infektionen mit Beteiligung des Zwischenwirbelraumes (Diszitis) und mehr oder weniger starker Beteiligung der angrenzenden Wirbelkörper (Spondylodiszitis),
- Infektion mit Durchwanderung der Dura (Meningitis).

Der mikrochirurgischen lumbalen Bandscheibenoperation wird im Allgemeinen ein höheres Infektionsrisiko angelastet, was allerdings der Literaturstatistik nicht zu entnehmen ist (▶ Tab. 11.20).

Tab. 11.20 Epidemiologie der Spondylodiszitis nach lumbalen Bandscheibenoperationen.

Autor	Jahr	Zahl der Operationen	Spondylodiszitis in %	
Marchetti	1980	6374	0,9	
Lindholm	1982	3576	0,8	
Rawlings	1983	4500	0,2	
Puranen	1984	1100	0,7	
Frank	1988	6632	0,2	
Young	1998	1500	0,13	
			mikrochirurgisch	**makrochirurgisch**
Dauch	1986		0,4	2,8
Stolke	1988		0,5	1,4
Caspar	1991		0,6	3,0
Sollmann	1988	**Rezidiv-OPs**	1,5	

Tab. 11.21 Nachbehandlung der lumbalen Bandscheibenoperation.

Phase	1	2	3	4	5
Zeitraum	die ersten 24 Stunden	die 1. Woche	die ersten 3 Monate	3.–12. Monat	nach 1 Jahr
Path./anatom.	Gerinnung	Entzündung	Granulation	weiche Narbe	feste Narbe
Orthese	Flexionsorthese	Flexionsorthese	Flexionsorthese	Flexionsorthese gelegentlich	keine Orthese
Rückenschule	Körperhygiene, Mobilisation	Sitzen, Gehen, Stehen	allg. Rückenschule	allg. Rückenschule	allg. Rückenschule
Physiotherapie	Atemübungen	EH-Übungen	EH-Übungen, Trainingstherapie	Trainingstherapie	Sport u. Gymnastik
Beruf			leichte Arbeit, Heben, Tragen bis 15 kg	mittelschwere Arbeit, Heben, Tragen bis 25 kg	schwere Arbeit, Heben, Tragen über 25 kg
Sport			Gehen, Standrad, Bewegungsbad	Laufen, Schwimmen,	Rad fahren Ballsporttraining Ballsport, Wettkampf

Nachbehandlung

Die Nachbehandlung beginnt mit Beendigung der Narkose und gliedert sich im weiteren Verlauf in 5 zeitlich voneinander abgegrenzte Phasen (▶ Tab. 11.21):
- die ersten 24 Stunden,
- die 1. Woche,
- die ersten 3 Monate,
- das 1. Jahr,
- nach dem 1. Jahr.

Die Nachbehandlungsleitlinien richten sich nach den Wundheilungsstadien und nach den biomechanischen Veränderungen im Bewegungssegment nach der Prolapsoperation. Die Wundheilungsstadien entsprechen denen anderer Operationen und Verletzungen und gliedern sich in Gerinnung, Entzündung, Granulation, Narbenbildung, Narbenretraktion. Je kleiner der Situs bei der Operation war, umso geringer sind die mit der Wundheilung verbundenen Entzündungen, Granulationen und Narbenbildungen. Davon profitieren in erster Linie die freigelegten neuralen Elemente im Wirbelkanal, die über das interlaminäre Fenster mit dem dorsalen Wundkanal in direkter Verbindung stehen.

Entscheidend für die einzelnen postoperativen Maßnahmen sind die **biomechanischen Veränderungen** im Bewegungssegment nach Entfernung von Bandscheibengewebe. Mit der Spontanausstoßung (Bandscheibenvorfall) bzw. operativen Entfernung von Bandscheibenmaterial aus dem Zwischenwirbelabschnitt ist die Biomechanik des lumbalen Bewegungssegmentes grundsätzlich gestört. **Höhenminderung und Elastizitätsverlust** reduzieren die Pufferfunktion der Bandscheibe. Mit der relativ rasch eintretenden Höhenminderung verstärkt sich die Kraftübertragung auf die Wirbelgelenke, welche teleskopartig ineinander geschoben werden, insbesondere bei axialer Belastung und Hyperlordosierung. Im Rahmen der normalen altersbeding- ten Höhenminderung des Zwischenwirbelabschnittes durch degenerative Vorgänge spielt sich dieser Vorgang über mehrere Jahre symptomlos ab. Wirbelgelenke und Nervenwurzeln haben Möglichkeiten zur Adaptation. Bei rasch eintretender Höhenminderung im dorsalen Anteil tritt dieser Vorgang innerhalb kurzer Zeit ein, sodass die relativ kurzfristig beanspruchten Strukturen und dorsalen Anteile des Zwischenwirbelabschnittes dekompensieren und Schmerzen hervorrufen. **Durch leichte Flexion bzw. Entlordosierung mit Abflachung der Lendenlordose in den ersten 3 Monaten nach der Operation kann man die Wirbelgelenke entlasten und allmählich an die neue biomechanische Beanspruchung heranführen** (▸ Abb. 11.144). Dieser Ablauf stellt eine wesentliche Grundlage für die Flexionstherapie in der Stufenlagerung mit den Übungen aus der Entlastungshaltung sowie für das vorübergehende Tragen von Flexionsorthesen dar. Da der Übergang von der Entlordosierung zur normalen Lordose allmählich erfolgen soll, sind Orthesen geeignet, die nach dem Modulsystem von der flektierenden Wirkung in eine normal lordosierende Wirkung abgebaut werden können (T-Flex von Tigges).

Das parallel durchgeführte krankengymnastische Übungsprogramm findet dementsprechend zunächst in der Stufenlagerung und im weiteren Verlauf innerhalb 3 Monaten mit gestreckten Hüft- und Kniegelenken statt.

▸ **Ergebnisse.** Die Angaben über die Ergebnisse der Operation sind uneinheitlich. Schwankungen ergeben sich aus der unterschiedlichen Indikationsstellung der einzelnen Operateure und den subjektiven Bewertungsmaßstäben bei der Nachuntersuchung (Korres et al. 1992). An unserer Klinik haben sich z. B. die Ergebnisse nach Einführung der Mikrotechnik deutlich verbessert. Am aufschlussreichsten sind Sammelstatistiken (▸ Tab. 11.22).

Tab. 11.22 Ergebnisse nach der lumbalen Bandscheibenoperation.

Autor	Jahr	Zahl der Operationen	Befriedigend (%)	Mäßig (%)	Unbefriedigend (%)
Oppel u. Schramm	1976	3 238	88	10	2
Finneson	1980	1000	93	–	7
Rothmann u. Simeone	1982	1500	77	20	3
Söllner u. Mitarb.	1988	2020	90	–	10
Krämer/Herdmann/Krämer	2005	1280	90	8	2

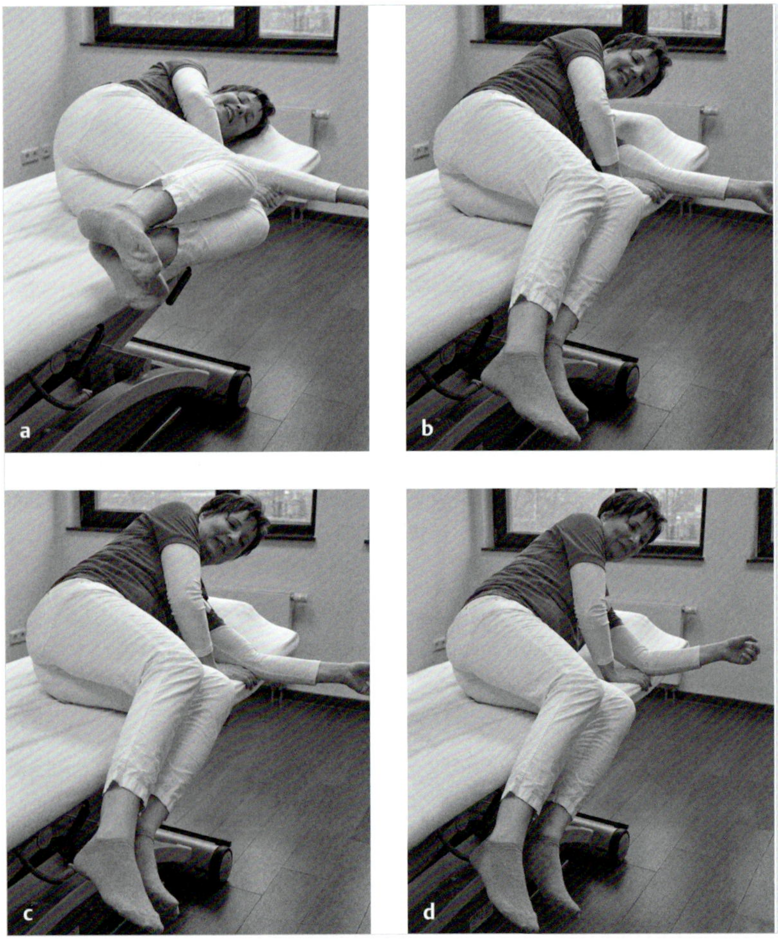

Abb. 11.144 a–d Herausrollen aus dem Bett unter Steifhaltung der Lendenwirbelsäule beim Zustand nach Bandscheibenoperation. Das Becken dient als Drehpunkt.

Der Behandlungserfolg richtet sich danach, inwieweit das radikuläre Syndrom durch die Operation beseitigt werden konnte.

Der Anteil sehr guter und befriedigender Ergebnisse wird auch bei größeren Literaturzusammenstellungen im Mittel mit 80–90 % angegeben. Die mäßigen und unbefriedigenden Ergebnisse liegen zumeist um 10 %.

Für die Ergebnisse macht es keinen Unterschied, ob ausschließlich eine Sequestrektomie vorgenommen wurde oder ob bei der Diskotomie noch eine Ausräumung der Bandscheibe erfolgte (McCulloch 1998, Postacchini 1999, Kaast et al. 2005). Die Ergebnisse nach agressiver erweiterter Bandscheibenausräumung sind schlechter, v. a. im ersten Jahr postoperativ (Carragee et al. 2006). Eine prospektiv-randomisierte Studie aus unserer Klinik (Bernsmann et al. 2001) ergab keine besseren Nachuntersuchungsergebnisse, wenn bei der Primäroperation ein freier Fettlappen an die Nervenwurzel zur Adhäsionsprophylaxe gegeben wurde. Komplikationsrate und Nachuntersuchungsergebnisse sind günstiger, wenn erfahrene Operateure den Eingriff vorgenommen haben, im Vergleich zu weniger Erfahrenen (Wiese et al. 2004). Prä- und postoperative Beschwerden hängen von der histologischen Zusammensetzung und von pathologisch-anatomischen Kriterien des Bandscheibenvorfalles ab (McCulloch 1998, Carragee et al. 2003). Diese Beobachtung bestätigt die Untersuchung an unserer Klinik, dass auch vor der Operation mehr Beschwerden bestehen, wenn der Bandscheibenvorfall sich vorwiegend aus harten Anteilen des Anulus fibrosus und der Knorpelplatten zusammensetzt (Willburger et al. 2004).

Das Zurückbleiben einer radikulären Symptomatik nach der Operation ist im Wesentlichen von 2 Faktoren abhängig:

- *Anamnese*: Eine kurze Anamnese ist prognostisch günstiger als ein Krankheitsverlauf über mehrere Jahre.
- *Operationsbefund*: Massive Prolapse und frei im Wirbelkanal liegende Bandscheibensequester, die entfernt werden können, bringen bessere Ergebnisse als Protrusionen bei unklaren klinisch-neurologischen CT- bzw. MRT-Befunden.

Merke

M!

Die durch das Grundleiden, d. h. Bandscheibendegeneration und -lockerung, hervorgerufenen Beschwerden können mit der Diskotomie nicht beseitigt werden.

Die meisten Patienten behalten auch nach erfolgreicher Bandscheibenoperation rezidivierende Kreuzschmerzen und ihre Anfälligkeit gegenüber allen beschwerdeauslösenden Momenten, wie z. B. Heben, Tragen und Bücken. Thomalske u. Mitarb. (1977) und Hasenbring (1992) machen anhand ihrer Analyse von Nachuntersuchungen bzw. Befragungen bei Bandscheibenoperierten auf psychische Teilkomponenten bei negativer Beurteilung des Operationsresultates aufmerksam: Verbleibende Rückenschmerzen wurden häufig der Operation zur Last gelegt, auch dann, wenn sie nur unwesentlich über das Maß hinausgingen, in dem auch ein Nichtoperierter gelegentlich Rückenbeschwerden verspürt. Ärzte teilten ausnahmslos gute Ergebnisse der bei ihnen durchgeführten Operation mit. Ebenso verhielt es sich mit Patienten, welche bereits berentet waren. Umgekehrt war es bei Patienten, welche eine Rente eingereicht hatten.

Nach einer Metaanalyse, die Spangfort (1972) an 2504 Bandscheibenoperierten vornahm, hängt der Operationserfolg im Wesentlichen vom Operationsbefund ab. Komplette Bandscheibenvorfälle ergaben die besten Ergebnisse. In den Fällen, die im Operationssitus nur eine Bandscheibenvorwölbung zeigten, welche die Ischialgie verursacht hatte, lag die Erfolgsquote zwischen 40 % und 65 %. Lurie u. Mitarb. konnten zeigen, dass Patienten mit einer präoperativen Duralsackkompression um ⅓ im MRT oder einer deutlichen Nervenwurzelkompression im MRT von der Operation mehr profitierten als Patienten mit Modic I und geringen Nervenwurzelbeeinträchtigungen (2013). Übergewichtige Patienten profitieren in geringerem Umfang von Bandscheibenoperationen als Normalgewichtige (Rihn u. Mitarb. 2013). Sharma u. Mitarb. zeigten eine mögliche Abhängigkeit operativer Ergebnisse auch vom Lebensalter. Jüngere Patienten profitierten in ihrem untersuchten Kollektiv in einem größeren Umfang (2012).

Die mäßigen Ergebnisse nach der Operation von Protrusionen lumbaler Bandscheiben rechtfertigen in diesen Fällen eine Ausnutzung aller konservativen Behandlungsmittel und auch der intradiskalen Therapie, bevor man sich zur Operation entschließt.

Jüngere Studien zu den Ergebnissen von Bandscheibenoperationen bestätigen die frühere Literatur (Vaccaro und Fehlings 2007). Die beiden „Spine Patient Outcomes Research Trial"-Studien (SPORTS) von Weinstein et al. (2006a, 2006b) gleichen den Ergebnissen der Studie von Weber (1983) und der Main lumbar spine studies (Atlas et al. 1996, 2005), welche zeigten, dass die meisten Patienten mit nicht-operativer oder operativer Behandlung besser werden, wobei die Gruppe der operierten Patienten sich viel schneller verbessert, auch was den Rückenschmerz angeht (Pearson et al. 2008). Die Cochrane Review (Effects of surgical intervention for the treatment of lumbar disk prolapse, Gibson und Waddel 2007) kommt zu dem Schluss, dass die operative Therapie beim Bandscheibenvorfall bei sorgsam ausgesuchten Patienten mit nachgewiesener Ischialgie aufgrund eines Bandscheibenprolapses schneller zur zum Erfolg führt als konservative Behandlung. Trotzdem bleiben die positiven oder negativen Effekte auf die „lifetime natural history" eines vorliegenden Bandscheibenleidens unklar.

► **Postoperative Beschwerden.** Nur in seltenen Fällen ist der Patient sofort nach der Bandscheibenoperation völlig beschwerdefrei. Neben dem üblichen Wundschmerz bestehen meistens noch Restsymptome des Wurzelsyndromes. Das Zurückbleiben von gleichartigen Wurzelreizerscheinungen, wie sie vor der Operation vorlagen, beweist die druckbedingte **Leitungsstörung**. Dazu zählen *Hypästhesien* und *Reflex- und Bewegungsstörungen*, die – wenn überhaupt – sich erst nach mehreren Monaten geben.

M!

Ursachen für das Bestehenbleiben oder Wiederauftreten einer starken Ischialgie nach Operation an einer lumbalen Bandscheibe

- unzureichende Nervenwurzeldekompression
- Rezidivprolaps in demselben Segment
- Prolaps oder Protrusion in einem anderen Segment
- Verwachsungsbeschwerden (Postdiskotomiesyndrom)
- tiefe Wundinfektion (Diszitis)

Zum postischialgischen Symptomenkomplex, der sowohl nach operativ als auch nach konservativ behandelter Ischialgie auftritt, gehören ferner **vegetative Erscheinungen** mit *Minderwärme des betroffenen Beines und Blutumlaufstörungen*. Nach einem S 1-Syndrom besteht mitunter vorübergehend eine Neigung zu *Wadenkrämpfen*. Diese postischialgischen Beschwerden zeigen eine spontane Rückbildungstendenz und sprechen auf Interferenzstrombehandlung sowie lumbale Grenzstrangblockaden gut an.

Starke **Wurzelschmerzen und Fehlhaltung**, die nach einer Diskotomie unverändert anhalten oder innerhalb kurzer Zeit wieder auftreten, sind auf verschiedene Faktoren zurückzuführen. Beschwerden, die nach der Operation in gleichem Ausmaß weiter bestehen, deuten auf eine unzureichende Nervenwurzeldekompression hin. Infrage kommen auch fehlerhafte Segmenthöhe oder Übersehen eines 2. Vorfalles im benachbarten Segment. Die tiefe Wundinfektion mit **Diszitis** erkennt man an den ständigen Temperaturen und schließlich im Röntgenbild.

Ein **Rezidivprolaps** in der operierten Etage durch Ausstoßung eines weiteren Bandscheibensequesters kann auch nach längerer Zeit auftreten. Hier finden sich dann noch ausgedehnte Verwachsungen, die eine Rediskotomie erschweren.

Später auftretende Protrusionen oder Prolapse in einem anderen Segment sind nicht dem Primäreingriff zur Last zu legen und können nicht als Rezidiv bezeichnet werden.

In der Literatur finden sich zahlreiche Arbeiten, die speziell Rezidivbefunde nach der Operation in Augenschein nehmen (De Palma u. Rothman 1970, Thomalske u. Schäfer 1973, Schneider u. Rosenkranz 1974, Oppel u. Schramm 1976, Thomalske et al. 1977, Krämer u. Klein 1980, Wilkinson 1992, McCulloch 1998, Krämer/Herdmann/Krämer 2005).

In einer groß angelegten niederländischen Untersuchung an 283 Patienten konnte ein Jahr nach der Diskotomie mit Hilfe des MRT nicht zwischen Patienten mit einem guten Ergebnis und Patienten mit einem schlechten Ergebnis unterschieden werden (el Barzouhi u. Mitarb. 2013). Maßgeblich ist daher der klinische Untersuchungsbefund.

Fallbeispiele (aus Krämer/Köster 2001)

1. L 5/S 1, Prolaps in der diskalen Ebene

(▸ Abb. 11.145)

▸ **Klinik.** 55-jähriger Patient mit S 1-Ischialgie links seit 6 Wochen. Es besteht eine homolaterale Fehlhaltung bei der Rumpfbeugung nach vorn. Lasègue-Zeichen links bei 40° positiv, rechts negativ, fehlender ASR links, Schmerzhypästhesieband mit Kribbelparästhesien am Fußaußenrand links. Starker Leidensdruck. Ambulant fachorthopädische Behandlung mit Spinalnervenanalgesien ineffektiv.

▸ **MRT.** Untersuchungssequenzen in ▸ Abb. 11.145a.

▸ **Befund.** Links paramediale Dorsalverlagerung von Bandscheibengewebe. Aufgrund des weiten Spinalkanales keine Durasackimpression, jedoch deutliche Verlagerung der im T 1- und T 2-Bild schlecht abgrenzbaren Nervenwurzel S 1 links (→, ▸ Abb. 11.145c, ▸ Abb. 11.145d). Breitflächiger Kontakt zur Bandscheibe L 5/S 1 (▸ Abb. 11.145a, ▸ Abb. 11.145b).

▸ **Diagnose.** Großer links paramedialer, nicht frei sequestrierter Bandscheibenprolaps L 5/S 1 Dislokationsgrad IV mit Kompression der S 1-Wurzel links.

▸ **Disposition.** Bei starkem Leidensdruck (Patient braucht ständig starke Analgetika – auch nachts) und extradiskaler Prolapslage im MRT Indikation zur sofortigen Operation im Normalprogramm am darauf folgenden Tag.

▸ **Operation.** Interlaminärer Zugang L 5/S 1. Das Lig. flavum liegt in Situsmitte. Die stark verdickte S 1-Wurzel findet sich unmittelbar unter dem Lig. flavum. Direkt unter der Wurzel, teilweise in die Achsel hineinragend, findet sich ein zum Teil noch im dorsalen Bandscheibenabschnitt befindlicher Prolaps (Dislokationsgrad IV). Im freien Anteil des Prolapses sieht man ein Wirbelkörperdeckplattenfragment, welches medial direkten Kontakt mit der Wurzel hat.

▸ **Histologie.** Fragmentierte Bandscheibenstrukturen. Nucleus pulposus 50 %, Anulus fibrosus 40 %, Wirbelkörperdeckplattenfragment 10 %.

11

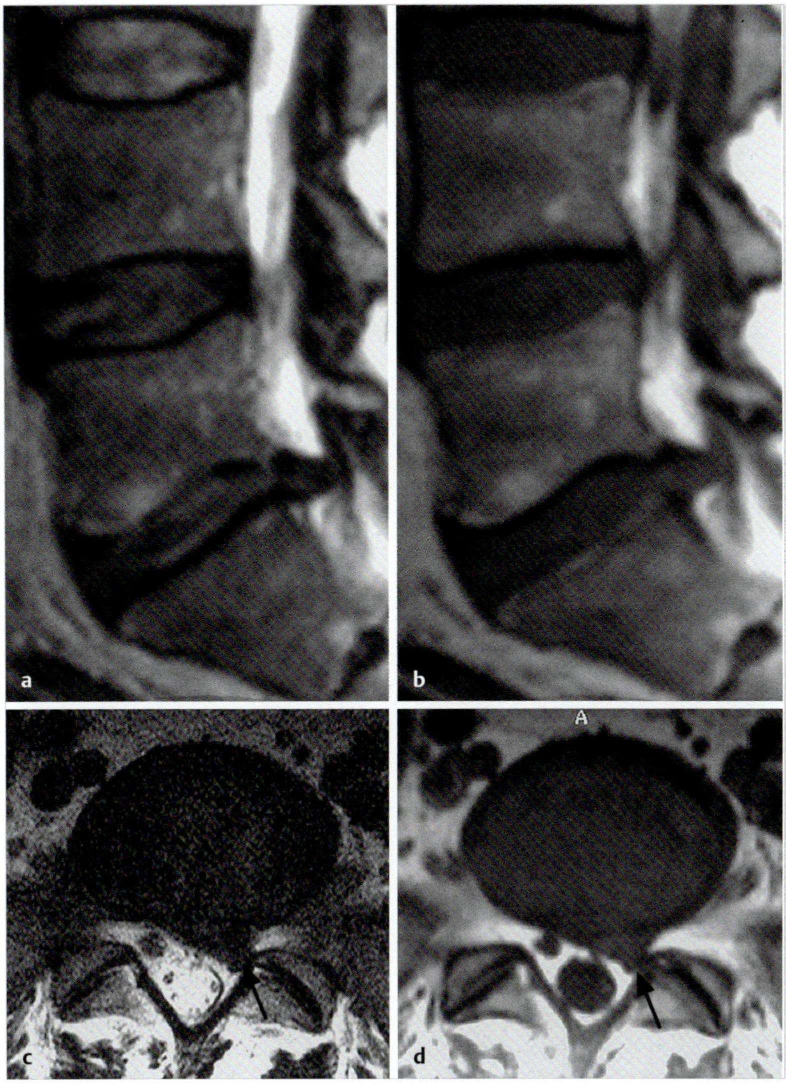

Abb. 11.145 Untersuchungssequenzen (aus Krämer/Köster 2001).
a T 2-TSE, sagittal links paramedial.
b T 1-SE, sagittal links paramedial.
c T 2-TSE, transversal L 5/S 1.
d T 1-SE, transversal L 5/S 1.

11

▶ **Postoperativ.** Der Patient ist postoperativ sofort beschwerdefrei. Es bestehen noch restliche Kribbelparästhesien am Fußaußenrand. Postoperativ kein wesentlicher Analgetikabedarf.

▶ **Nachuntersuchung.** (3 Monate): Bis auf Kribbelparästhesien am Fußaußenrand ist der Patient anhaltend beschwerdefrei.

▶ **Kommentar.** Die Indikation zur Operation ergab sich aus dem starken Leidensdruck, der sich aus der Kompression durch harte Sequesteranteile entwickelte. Aufgrund der Wurzelkompression durch harte Prolapsanteile wird der Patient auch weiterhin Parästhesien im distalen S 1-Dermatom behalten. Bei der eindeutigen klinischen und MRT-Symptomatik hätte man auch früher operieren können.

2. L 5/S 1, Prolaps mit supradiskaler Ausbreitung (▶ Abb. 11.146)

▶ **Klinik.** 48-jährige Patientin. Vor 3 Jahren Operation wegen eines lumbalen Bandscheibenvorfalls L 5/S 1 rechts (diskale Ebene). Jetzt wieder akute Beschwerden seit einer Woche mit Ausstrahlung in das linke Bein. Der Schmerz strahlt über das Gesäß zur Hinteraußenseite des linken Oberschenkels. Hypästhesie entsprechend dem Segment L 5 links. Bei der Aufnahme deutliche Fußheberschwäche links (Kraftgrad III), Hackengang nicht durchführbar. Hypalgesie im Segment L 5 links. Achillessehnenreflex (ASR) seitengleich gut auslösbar.

▶ **EMG.** Pathologische Spontanaktivität in den Kennmuskeln L 5 links (M. tibialis anterior, M. extensor hallucis longus) mit der Demaskierung großer Potenziale und allenfalls leichten Zeichen eines neurogenen Umbaus als Symptom einer frischen Wurzelschädigung L 5 links.

▶ **MRT.** Untersuchungssequenzen in ▶ Abb. 11.146.

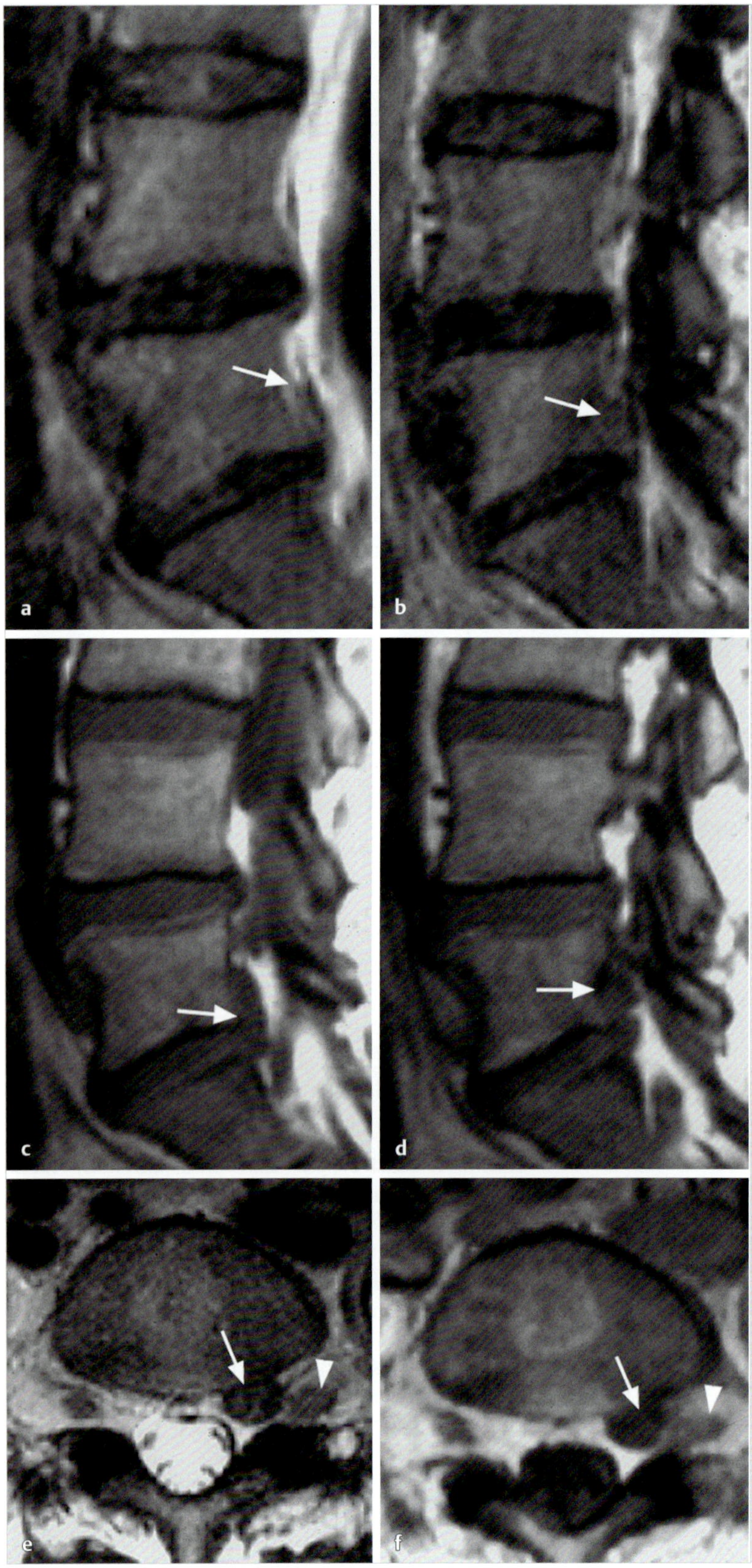

Abb. 11.146 Untersuchungssequenzen (aus Krämer/Köster 2001).
a T 2-TSE, sagittal links paramedian.
b T 2-TSE, sagittal links lateral.
c T 1-SE, sagittal links paramedian.
d T 1-SE, sagittal links lateral.
e T 2-TSE, transversal L 5/S 1.
f T 1-SE, transversal L 5/S 1, i. v. Gd-Injektion.

► **Befund.** Ausgehend von der Bandscheibe L 5/S 1 Verlagerung von Bandscheibengewebe nach kranial links und Einengung des Foramen intervertebrale L 5/S 1 links (► Abb. 11.146), dabei deutlich schlechtere Abgrenzung in T 2 (► Abb. 11.146a, →) gegenüber T 1 (► Abb. 11.146c, →) bei allerdings deutlichen Bewegungsartefakten in T 2. Kontakt des Prolapsgewebes (→) zum Ganglion spinale L 5 links (>), welches gering aufgetrieben erscheint (► Abb. 11.146e, ► Abb. 11.146f). Bei Zustand nach Bandscheibenoperation L 5/S 1 rechts keine wesentlichen Vernarbungen.

► **Diagnose.** Supradiskaler, links intraforaminaler Bandscheibenprolaps L 5/S 1.

► **Disposition.** Aufgrund der eindeutigen Sequesterlage mit Fußheberparese und akuten Zeichen im EMG (frische Wurzelschädigung) Entschluss zur sofortigen Operation.

► **Operation.** Nach Abtragen des Unterrandes des Bogens L 5 mit Darstellen des supradiskalen Raumes oberhalb der letzten Bandscheibe findet sich ein supradiskal lateral zum Teil ins Foramen ragender Prolaps dicht unterhalb der austretenden Wurzel L 5 links.

► **Postoperativ.** Die Patientin ist sofort nach der Operation beschwerdefrei. Die Fußheberschwäche ist schon in den ersten Tagen rückläufig. Nach 3 Monaten besteht keine Fußheberschwäche mehr.

► **Kommentar.** Klare Indikation zur Operation durch die relativ akute Fußheberschwäche mit frischen Denervierungszeichen. Die mikroskopisch durchgeführte Bandscheibenoperation drei Jahre davor hatte offensichtlich nur wenige, kaum sichtbare kontralaterale Veränderungen geschaffen, sodass die zuletzt durchgeführte Operation einer Erstoperation entspricht.

3. L 5/S 1, Prolaps mit infradiskaler Ausbreitung (► Abb. 11.147)

► **Klinik.** 55-jähriger Patient mit S 1-Ischialgie rechts, komplette Fußsenkerparese rechts. Zehenspitzengang rechts nicht möglich. ASR rechts nicht auslösbar, Lasègue-Zeichen rechts endgradig positiv, Hyposensibilität rechts am Fußaußenrand und an der Hinteraußenseite der Wade. Die jetzigen Schmerzen an der Hinterseite der Wade mit Fußsenkerschwäche bestehen seit etwa 3 Wochen. Aus der Anamnese geht hervor, dass der Patient schon seit mehreren Jahren an Lumbalgien und Ischialgien wechselseitig rechts und links klagt. Bisher wurde er immer konservativ behandelt. Lähmungserscheinungen waren nicht aufgetreten.

► **MRT.** Untersuchungssequenzen in ► Abb. 11.147.

► **Befund.** Dorsal des 1. Sakralwirbels Abgrenzung einer signalinhomogenen Weichteilformation ohne Kontakt zur Bandscheibe L 5/S 1 (► Abb. 11.147a, ► Abb. 11.147b, →). Deutliche Kompression des Durasackes sowie der schlecht abgrenzbaren Wurzel S 1 rechts (► Abb. 11.147c, ► Abb. 11.147d, →). In der gesamten LWS Höhenminderungen der Bandscheiben mit z. T. deutlichen Protrusionen, Bandscheibendegenerationen und Knochenmarkveränderungen Typ Modic II im Segment L 4/5. P = Prolaps.

► **Diagnose.** Frei sequestrierter, rechts paramedialer, infradiskaler Bandscheibenprolaps in Höhe S 1 ohne sichere Zuordnung zu einem Bandscheibenfach. Multisegmentale Bandscheibendegenerationen mit dorsalen und ventralen Protrusionen und Knochenmarkveränderungen Typ Modic II.

► **Disposition.** Wegen starker Beschwerden, Fußsenkerparese und wegen des relativ massiven Sequesters im Sakralkanal mit bedrohlicher Kompression des Durasackes und Gefahr der Kaudaläsion sofortige Operation (im Normalprogramm am nächsten Tag).

► **Operation.** Inzision mit Inzisionsmittelpunkt 2 cm unterhalb der markierten diskalen Ebene. Laterale Flavektomie im kaudalen Anteil des interlaminären Fensters. Abtragen des Oberrandes des Kreuzbeins. Ventral vom Lig. flavum bzw. Kreuzbein findet sich unmittelbar sequestriertes Bandscheibengewebe lateral und dorsal der S 1-Wurzel. Revision des Sakralkanals auf der rechten Seite weit unterhalb der Abgangsstelle der S 1-Wurzel. Die S 1-Wurzel ist in über 2 cm Länge ödematös aufgequollen und blaurot verfärbt. Die Bandscheibe L 5/S 1 liegt deutlich oberhalb des Situs.

Auf eine Revision der Bandscheibe L 5/S 1 und der darüber liegenden Segmente wird verzichtet.

► **Histologie.** Es handelt sich um Faserknorpelgewebe mit herdförmig betonten insgesamt mittelgradigen degenerativen Veränderungen. Es finden sich herdförmige myxoide Nekrosezonen. Eine prozentuale Analyse der einzelnen Bestandteile liegt nicht vor.

► **Postoperativ.** Deutliche Reduktion der Beinschmerzen. Es bestehen jedoch immer noch Kribbelparästhesien im S 1-Segment rechts, die auch 3 Monate noch nachweisbar sind. Weiter Kreuzschmerzen wie früher.

► **Kommentar.** Der Patient leidet schon seit Jahren unter bandscheibenbedingten Beschwerden im Bereich der Lendenwirbelsäule mit Kreuzschmerzen und wechselseitigen Ischialgien. Gravierend wurde die Symptomatik mit der Ausstoßung eines großen Sequesters bei L 5/S 1 rechts in den Sakralkanal. Es traten entsprechende neurologische Störungen im Segment S 1 rechts auf. Operations-

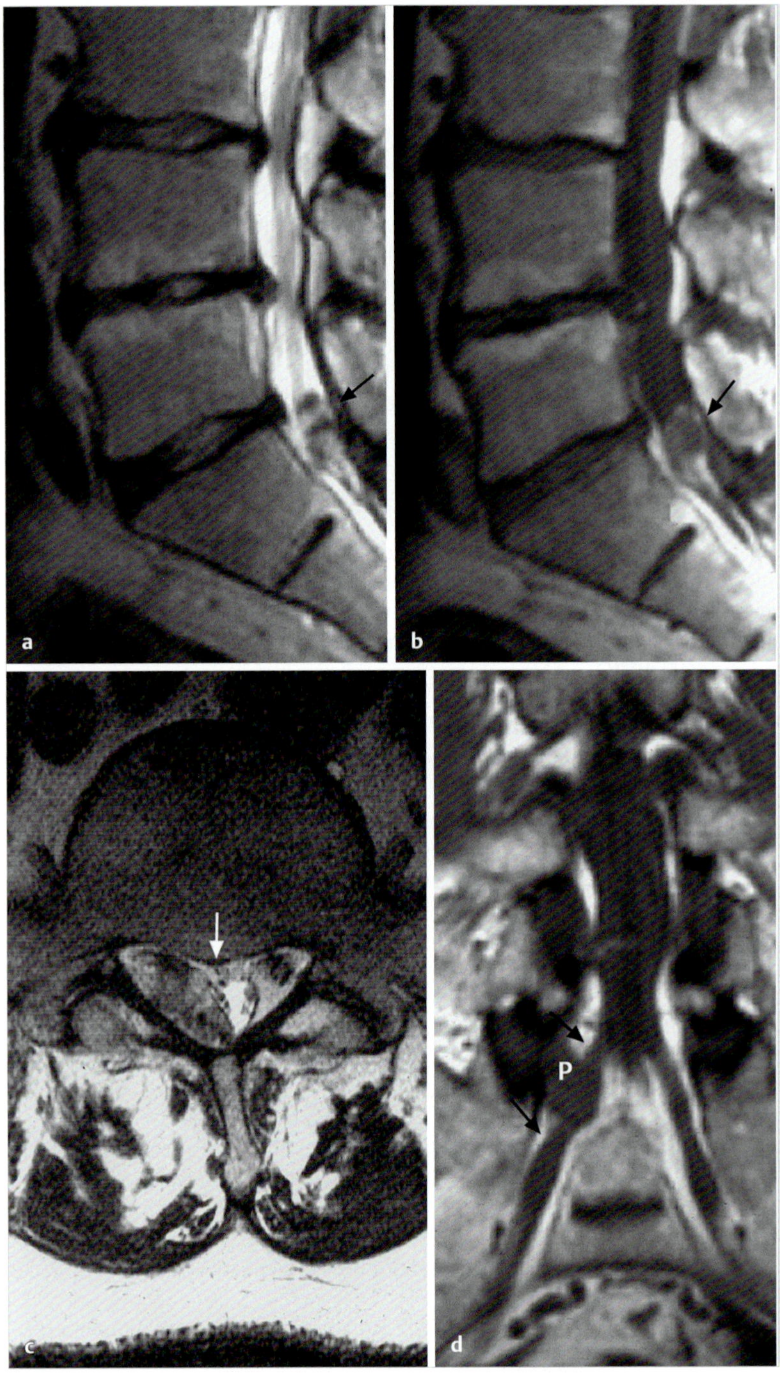

Abb. 11.147 Untersuchungssequenzen (aus Krämer/Köster 2001).
a T 2-TSE, sagittal, rechts paramedian.
b T 1-SE, sagittal, rechts paramedian.
c T 2-TSE, transversal S 1.
d T 1-SE, koronar.

bedürftig waren nur die Symptome, hervorgerufen durch das Sequester im Sakralkanal. Der MRT-Befund entspricht auch dem klinisch-neurologischen Befund. Die übrigen Veränderungen bei L 4/5 und L 3/4 sind nicht relevant. Trotz der im MRT nachweisbaren Bedrängung des Durasackes bei L 4/5 medialseitig besteht keine entsprechende klinische Symptomatik. Insofern wird während der Operation auf eine Revision der Etagen L 4/5 bzw. L 3/4 verzichtet. Die Operation beschränkt sich auf die Sequesterentfernung. Eine weitere Revision hätte epidurale Narben zur Folge, die im Zusammenhang mit den Protrusionen bei L 3/4, L 4/5 erhebliche postoperative Beschwerden erwarten ließen. Die Behandlung der Veränderungen bei L 3/4 und L 4/5 ist weiterhin konservativ wie bisher.

4. L 5/S 1, Prolaps mit infradiskaler Ausbreitung, Kaudasyndrom (▶ Abb. 11.148)

▶ **Klinik.** 37-jährige Patientin mit starken Beschwerden im linken, teilweise auch im rechten Bein, über die Hinteraußenseite bis zur Ferse ausstrahlend. Es besteht eine Schließmuskelschwäche an der Blase seit 6 Stunden. Außerdem finden sich linksbetont im Reithosenbereich Hypästhesien.

▶ **MRT.** Untersuchungssequenzen in ▶ Abb. 11.148.

▶ **Befund.** Dorsalverlagerung von Bandscheibengewebe (▶ Abb. 11.148a, ▶ Abb. 11.148b, ▶ Abb. 11.148c, ▶ Abb. 11.148d) mit Kontakt zur originären Bandscheibe (→). Zusätzlich freies Bandscheibenmaterial (▶ Abb. 11.148a, ▶ Abb. 11.148b, ▶ Abb. 11.148d, ▶ Abb. 11.148f) im Spinalkanal (>), nach kaudal bis zur rudimentären Bandscheibe S 1/S 2 reichend. Wurzel S 1 links deutlich verlagert bzw. nicht abgrenzbar (▶ Abb. 11.148c, ▶ Abb. 11.148e). |→ = S 1-Wurzel rechts.

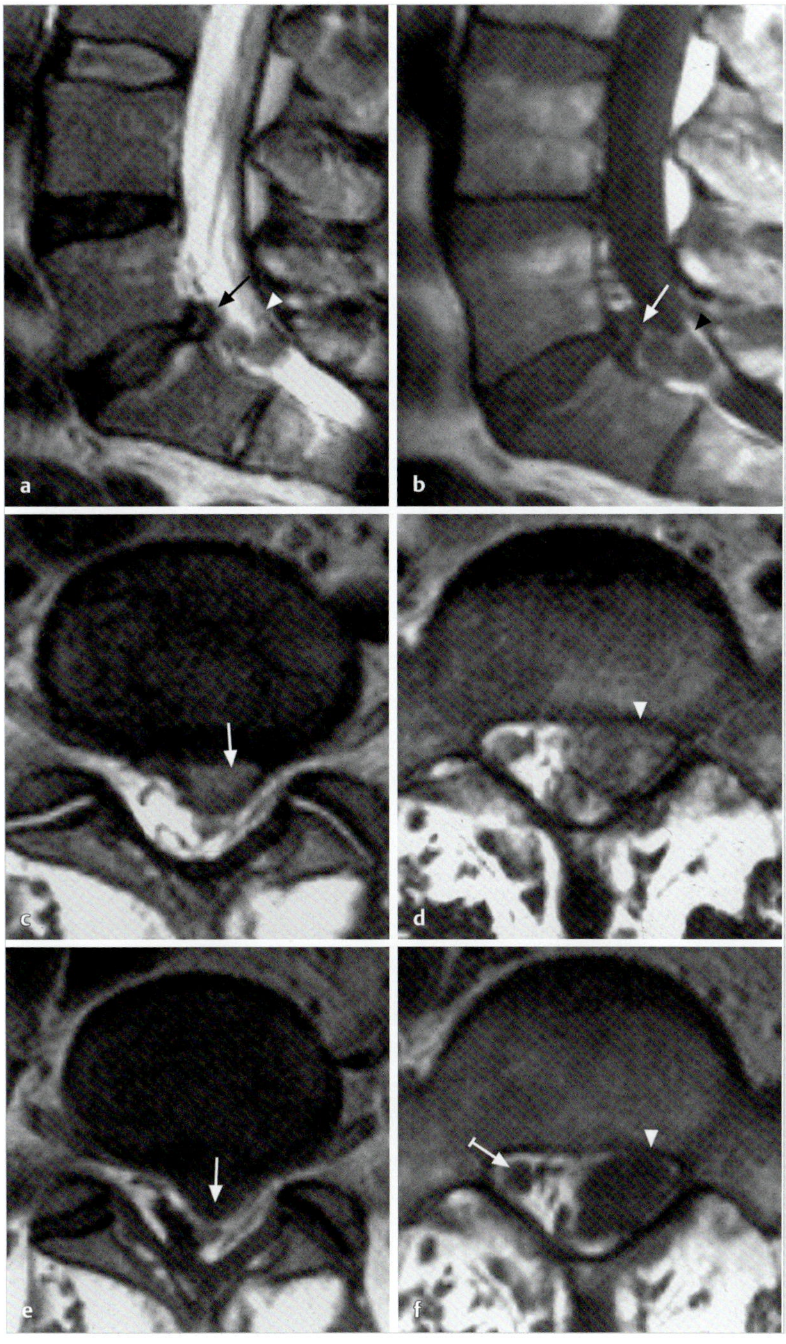

Abb. 11.148 Untersuchungssequenzen (aus Krämer/Köster 2001).
a T 2-TSE, sagittal paramedian.
b T 1-SE, sagittal paramedian.
c T 2-TSE, transversal L 5/S 1.
d T 2-TSE, transversal Deckplatte S 1.
e T 1-SE, transversal L 5/S 1.
f T 1-SE, transversal Deckplatte S 1.

► **Diagnose.** Infradiskaler, ca. 2 cm nach kaudal sequestrierter, links paramedialer Massenprolaps L 5/S 1.

► **Anmerkung.** Das relativ hohe Signal im T 2-Bild deutet auf noch nicht wesentlich degenerierte Nucleus-pulposus- bzw. innere Anulusanteile hin.

► **Disposition.** Wegen der Kaudasymptomatik sofortige Operation (notfallmäßig).

► **Operationsbericht.** Im Sakralkanal findet sich ein massiver freiliegender Sequester, der den Durasack nach medial verdrängt. Die Sequesteranteile finden sich teilweise direkt unter dem Lig. flavum.

► **Postoperativer Verlauf.** Sofortige Rückbildung der Kaudasymptomatik und der Beinbeschwerden.

► **Kommentar.** Klinisch bestand eine klare Indikation zur sofortigen Notfalloperation. Der MRT-Befund gibt Aufschluss über die Ausdehnung des Sequesters. Deswegen wird auch diese Operation mikrochirurgisch über einen schmalen Zugang durchgeführt. Durch die klare Abgrenzung nach kranial erübrigt sich eine weitere Exploration des Wirbelkanals über die diskale Ebene L 5/S 1 hinaus nach kranial.

5. L 4/5, lateraler Prolaps (► Abb. 11.149)

► **Klinik.** 66-jähriger Patient mit stärksten Schmerzen an der Außen- und Vorderseite des rechten Oberschenkels, teilweise bis zum Schienbein ausstrahlend. Der PSR rechts fehlt, deutliche Quadrizepsparese rechts (Kraftgrad II). Schmerz- und Hypästhesieband teilweise im Segment L 5, teilweise im Segment L 4 rechts.

► **MRT.** Untersuchungssequenzen in ► Abb. 11.149.

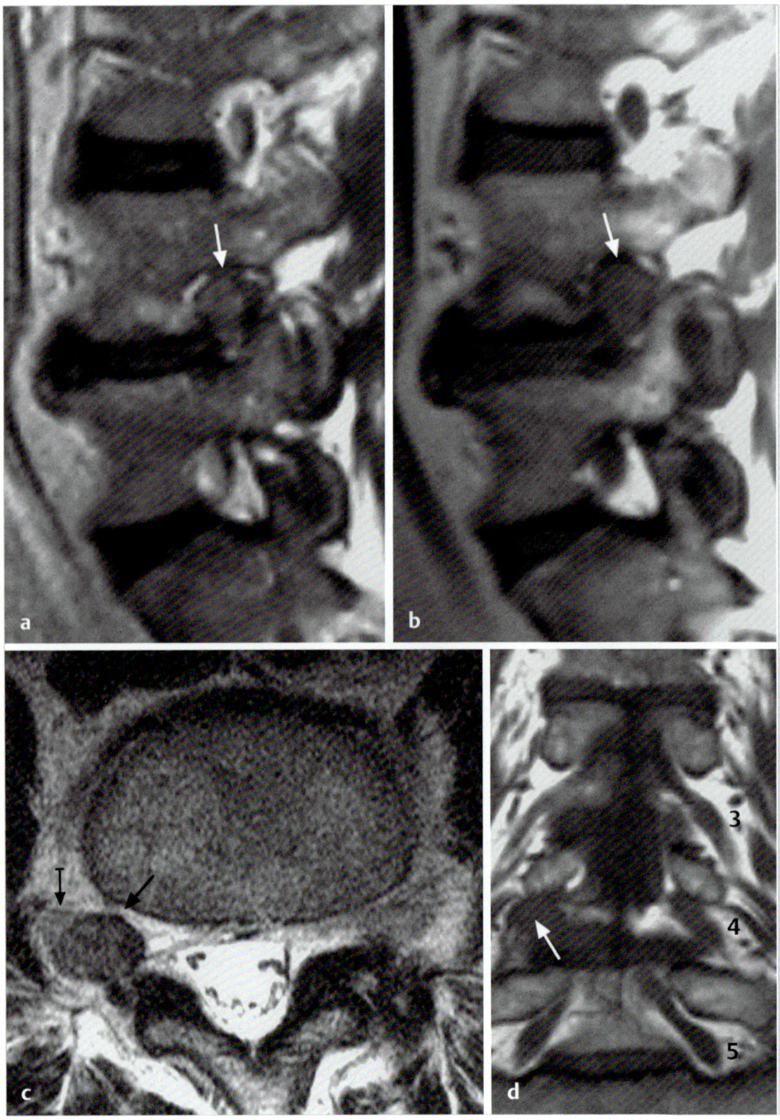

Abb. 11.149 Untersuchungssequenzen (aus Krämer/Köster 2001).
a T 2-TSE, sagittal rechts lateral.
b T 1-SE, sagittal rechts lateral.
c T 2-TSE, transversal L 4/5.
d T 1-SE, koronar.

▶ **Befund.** Ausgehend von der Bandscheibe L4/5 Verlagerung von Weichteilgewebe in den Recessus lateralis bzw. das Foramen intervertebrale L4/5 rechts (▶ Abb. 11.149, →) mit fehlender Abgrenzung der Nervenwurzel (▶ Abb. 11.149a, ▶ Abb. 11.149b, ▶ Abb. 11.149d) und Verlagerung des Ganglion spinale (▶ Abb. 11.149c, |→). Keine Kontinuität zur Donorbandscheibe L4/5. 3, 4, 5 = lumbale Nervenwurzeln.

▶ **Diagnose.** Rechts foraminaler, lateraler und supradiskaler Prolaps L4/5 mit freier Sequestration.

▶ **Disposition.** Wegen der starken Schmerzen und der Quadrizepsparese (seit einigen Tagen) direkte stationäre Aufnahme mit Operation am darauf folgenden Tag im normalen Tagesprogramm.

▶ **Operationsbefund.** Lateraler intertransversaler Situs. Im Foramen supradiskal L4/5 rechts findet sich an der lateralen Unterkante des Wirbelkörpers L4 ein etwa 2 cm im Durchmesser betragender relativ fester Prolaps, der die Nervenwurzel nach kranial geschoben hat. Die Nervenwurzel weist nach Entfernung des Prolapses in diesem Bereich eine deutliche Delle auf. Das Ganglion ist in diese Dellenbildung mit einbezogen.

▶ **Verlauf.** Der Patient ist nach der Operation sofort deutlich gebessert. Ein leichtes Ziehen an der Vorderseite des Oberschenkels besteht noch für mehrere Wochen. Quadrizepsparese im weiteren Verlauf rückläufig.

▶ **Kommentar.** Wegen der starken Schmerzen und der eindeutigen Parese sofortige Operation. Da das Geschehen schon einige Tage alt ist, war eine notfallmäßige Operation in der Nacht nicht erforderlich, sondern als Dringlichkeitsfall im Normalprogramm des nächsten Tages.

6. L3/4, Prolaps mit supradiskaler Ausbreitung (▶ Abb. 11.150)

▶ **Klinik.** 42-jährige Patientin mit plötzlichen Schmerzen an der Vorderseite des linken Oberschenkels bis zum Knie ausstrahlend. Im Rücken keine wesentlichen Beschwerden. Die akuten Beschwerden bestehen seit 4 Tagen. Mäßige Bewegungseinschränkung der LWS, Schmerz- und Hypästhesieband an der Vorderaußenseite des linken

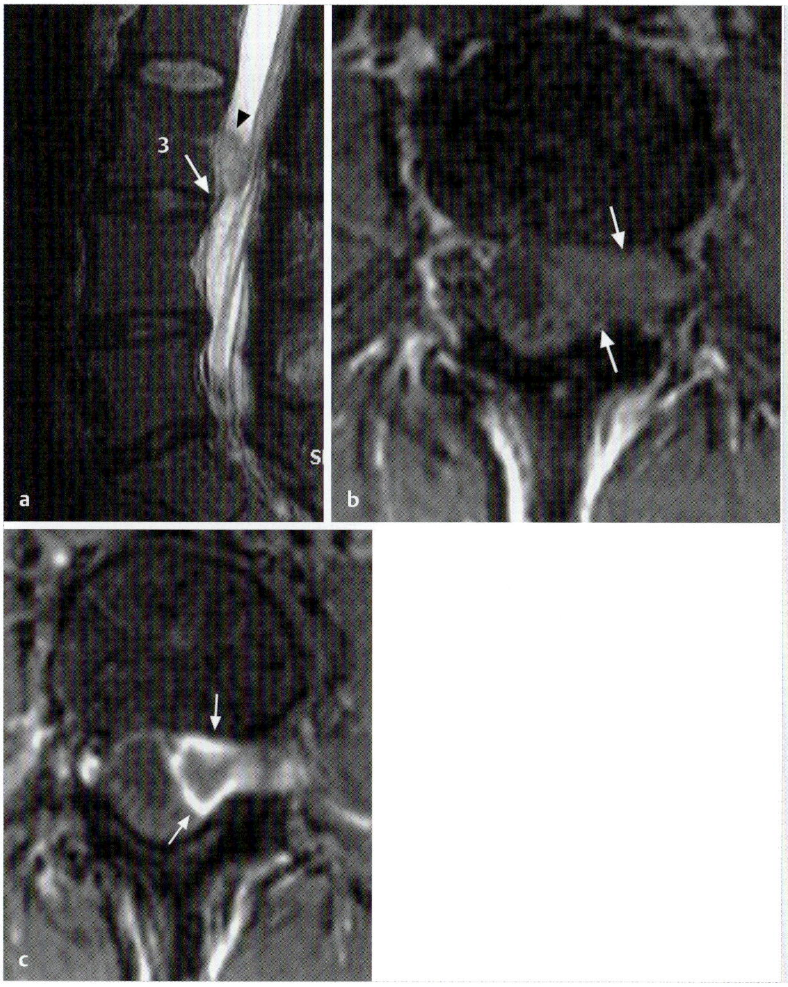

Abb. 11.150 Untersuchungssequenzen (aus Krämer/Köster 2001).
a T2-TSE, sagittal links paramedian.
b FLASH, transversal Grundplatte LWK 3.
c FLASH, transversal Grundplatte LWK 3, fettgesättigt, i. v. Gd-Injektion.

Oberschenkels, Patellarsehnenreflex links abgeschwächt, deutliche Quadrizepsparese links (Kraftgrad III), starker Leidensdruck.

► **MRT.** Untersuchungssequenzen in ► Abb. 11.150.

► **Befund.** Degeneration der drei letzten Bandscheiben (► Abb. 11.150a) mit deutlicher Protrusion bei L4/5 und geringer Protrusion L5/S1. Zusätzlich signalintensiver Weichteilprozess (>) dorsal von LWK 3 mit angedeutetem Kontakt zur Bandscheibe L3/4 (► Abb. 11.150a, →). Komplette Verlegung des linken Foramen intervertebrale L3/4 (► Abb. 11.150b, ► Abb. 11.150c, →) mit erheblicher Durasackimpression. Deutliches peripheres Enhancement nach i. v. Gd-Injektion (► Abb. 11.150c).

► **Diagnose.** Supradiskaler, links paramedialer foraminaler Prolaps L3/4.

► **Disposition.** Wegen der Quadrizepsparese und der starken Schmerzen bei eindeutigem Befund im MRT Disposition zur Operation.

► **Operation.** Bei L3/4 supradiskal findet sich nach interlaminärem Zugang mit Hemilaminektomie ein großer Sequester, der den Durasack deutlich komprimiert und nach lateral ins Foramen intervertebrale L3/4 ragt. Der Sequester kann in toto vom interlaminären Zugang aus entfernt werden.

► **Verlauf.** Deutliches Abklingen der Beschwerden nach der Operation. Bei der Entlassung bestehen noch Kribbelparästhesien an der Oberschenkelvorderseite, Quadrizepskraft gebessert, aber noch merkbar beeinträchtigt. PSR fehlt links.

► **Kommentar.** Operationsindikation wegen des eindeutigen MRT-Befundes bei gegebener Klinik. Obwohl der Prolaps in das Foramen intervertebrale ragt, wird primär der interlaminäre Zugang gewählt, weil sich die Hauptmasse des Prolapses im Wirbelkanal befindet. Bei unbefriedigender Sequestergewinnung im Foramen kommt noch ein zweiter Zugang intertransversal von lateral her infrage.

Eine Nachuntersuchung zur Erfassung der Reoperationsrate nach Bandscheibenoperation über einen mehr als Fünfjahreszeitraum an 18 000 Patienten zeigte eine kumulative Reoperationsrate von 13,4 % ohne Abhängigkeit vom gewählten Operationsverfahren (Kim u. Mitarb. 2013).

Zusammenfassung: Offene Bandscheibenoperation

Die offene Dekompression lumbaler Nervenwurzeln beim Bandscheibenvorfall stellt weltweit nach wie vor die häufigste und bedeutungsvollste Operation an der Wirbelsäule dar. Trotz aller Fortschritte in der konservativen und minimalinvasiven Wirbelsäulentherapie gibt es immer wieder absolute und relative Indikationen, einen Bandscheibenvorfall über einen dorsalen Zugang aus dem Wirbelkanal zu entfernen.

Die Indikation zur offenen Operation richtet sich allein nach klinischen Kriterien mit einem speziellen Schmerz-Parese-Score, der mit dem Befund aus den bildgebenden Verfahren korrelieren muss. Psychosoziale Faktoren (gelbe Flagge) sind zu berücksichtigen. Die richtige Auswahl der Patienten zur offenen lumbalen Bandscheibenoperation ist für den Operationserfolg maßgebend.

In der Operationstechnik geht die Entwicklung klar zu den mikrochirurgischen Verfahren, obwohl nicht sicher nachgewiesen ist, dass sie bessere Ergebnisse liefern. Verständlicherweise fehlen prospektiv-randomisierte Studien. An die mikrochirurgische Operationstechnik werden sowohl bei der Planung als auch bei der Durchführung des Eingriffes hohe Anforderungen gestellt.

Die Eröffnung des Wirbelkanales mit Dekompression von Nervenwurzeln ist komplikationsträchtig und stellt keine Schönwetterchirurgie dar. Intra- und postoperative Komplikationen erfordern ein spezielles Komplikationsmanagement.

Wegen des Eingriffes in das osmotische System Bandscheibe mit Eröffnung des Zwischenwirbelabschnittes und Herausnahme wichtiger Bestandteile der Bandscheibe erfordert die Nachbehandlung viel Erfahrung und läuft nach einem festgelegten Schema ab.

Fazit

Wenn bei der offenen Operation des lumbalen Bandscheibenvorfalles die Indikation stimmt und prä-, intra- und postoperativer Verlauf professionell ablaufen, ist mit einem zufrieden stellenden Ergebnis zu rechnen.

11.9.5 Postdiskotomiesyndrom (PDS)

Definition

Als Postdiskotomiesyndrom (PDS) bezeichnet man alle anhaltenden starken Beschwerden nach der offenen lumbalen Bandscheibenoperation (Diskotomie), die durch Segmentinstabilität und Verwachsungen im Wirbelkanal hervorgerufen werden.

Die Begriffe Postnukleotomiesyndrom und Postlaminektomiesyndrom werden dem Krankheitsgeschehen nicht ganz gerecht, da bei der Erstoperation nicht immer nur Nukleusgewebe entfernt wird bzw. eine Laminektomie erfolgt. Im angloamerikanischen Schrifttum steht hierfür die Bezeichnung „Failed Back Surgery Syndrome" (Burton et al. 1981). Wilkinson (1992) plädiert für den Begriff „Failed Back Syndrome", weil dem Beschwerdekomplex nicht immer eine fehlerhaft verlaufende Operation vorausgegangen sein muss. Das Krankheitsbild kann sich auch nach einer normal verlaufenden Bandscheibenoperation entwickeln. Bei komplizierten Operationen mit Blutungen, Dura- und Nervenverletzungen ist ein Postdiskotomiesyndrom allerdings eher zu erwarten.

Retrospektive und prospektive Studien zeigen, dass 3–14 % aller an der Bandscheibe operierten Patienten postoperativ so viel Beschwerden entwickeln, dass ein erneuter operativer Eingriff erforderlich wird (Spangford 1972, Cauchoix 1978, Shaw et al. 1978, Wilkinson u. Schuman 1979, Lewis et al. 1987, Wadell u. Reilly 1988, Cooper et al. 1991, McCulloch 1998, Herkowicz 2004, Krämer/Herdmann/Krämer 2005, Martin et al. 2007).

► **Ätiologie und Pathogenese.** Nach jeder operativen Entfernung von Bandscheibengewebe entstehen 2 einschneidende Veränderungen am Bewegungssegment (► Abb. 11.151):

- Eine Lockerung und Höhenminderung des Zwischenwirbelabschnittes durch Entfernung von Bandscheibengewebe,
- die Entwicklung von narbigen Verwachsungen im Operationsbereich.

Maßgebend ist weiterhin eine gewisse Disposition, wie z. B. die Neigung zu periduralen und intrathekalen Narbenbildungen. Auch exogene Faktoren, wie traumatisierende Operation und ungeeignete postoperative Behandlung, können die Entwicklung eines Postdiskotomiesyndromes fördern.

Das Zusammenwirken der in ► Abb. 11.151 genannten Faktoren ist für das Entstehen eines PDS absolute Voraussetzung. *Nach konservativer Behandlung und auch nach minimalinvasiven Methoden hat man bisher noch keinen Beschwerdekomplex wie beim Postdiskotomiesyndrom auftreten sehen.* Auch reicht eine Narbe allein nicht aus, wenn Disposition und Instabilität fehlen. Weiterhin gibt es Patienten, die nach ausgedehnten Laminektomien über mehrere Segmente und bei entsprechender Narbenbildung anschließend beschwerdefrei bleiben.

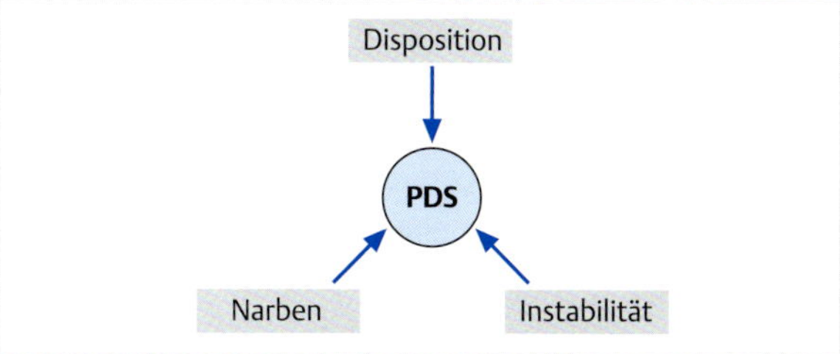

Abb. 11.151 Pathogenese des Postdiskotomiesyndromes.

► **Postoperative Instabilität.** Mit Perforation des Anulus fibrosus und Spontanausstoßung bzw. operativer Entfernung von Bandscheibenmaterial ist die Integrität des osmotischen Systems Bandscheibe gestört. Höhenminderung und Elastizitätsverlust reduzieren ihre biomechanischen Eigenschaften. Mit der relativ rasch eintretenden Höhenminderung verstärkt sich die Kraftübertragung auf die Wirbelgelenke, welche teleskopartig ineinander geschoben werden. Gleichzeitig verengt sich der laterale Wirbelkanal dort, wo die Nervenwurzeln entlanglaufen und aus dem Wirbelkanal austreten. Es entsteht eine laterale Wirbelkanalstenose bzw. eine bereits bestehende wird verstärkt. Die Instabilität ruft knöcherne Appositionen an den Wirbelkanten und den Gelenkfacetten hervor, die ihrerseits den Reserveraum für die nervalen Strukturen im Wirbelkanal einengen im Sinne einer **Spinalkanalstenose.**

Der Ablauf Bandscheibenerniedrigung–knöcherne Appositionen–Einengung des Wirbelkanales stellt sonst eine normale Entwicklung im Rahmen altersentsprechender Degenerationserscheinungen an der Wirbelsäule dar, die im Allgemeinen keine Beschwerden verursachen. Unsere röntgenologischen und computertomographischen Untersuchungen bei älteren Menschen mit und ohne Beschwerden haben dies gezeigt. Nach einer Operation mit Entfernung größerer Bandscheibenanteile treten diese Veränderungen rasch ein, sodass den Gelenkkapseln und Nervenstrukturen keine Zeit zur Anpassung bleibt.

► **Narben.** Alle pathologisch-anatomischen Veränderungen im Bewegungssegment bei einer Bandscheibendegeneration und bei postoperativen Deformierungen wären nicht so bedeutsam, wenn nicht noch narbige Verklebungen zu dem ohnehin schon engen Wirbelkanal hinzukämen. Nach jeder Operation, auch nach der an der Bandscheibe, entstehen Narben.

11

Merke

Je nach Umfang des Eingriffes entwickeln sich mehr oder weniger ausgedehnte Verwachsungen im Operationsbereich durch bindegewebige Organisation des zurückbleibenden Blutes und Wundsekretes unter Einbeziehung der Dura und der Nervenwurzeln.

Wir haben durch endoskopische Untersuchungen feststellen können, dass bei einem Postdiskotomiesyndrom entsprechende Verwachsungen und bindegewebige Stränge auch im Subarachnoidalraum vorhanden sind (Krämer u. Klein 1980). Pathologisch-anatomisch entwickelt sich über eine lokale Arachnoiditis und Radikulitis auf aseptischer Grundlage eine adhäsive Arachnoiditis und eine perineurale Fibrose in der Umgebung der Nervenwurzel, welche die Nervenleitungen einengen und ihnen nur wenig Spielraum lassen.

Epidurale Narben können als breitflächige Verwachsungen zwischen der Nervenwurzel und ihrer knöchernen Umgebung im Recessus lateralis, aber auch in Form von bindegewebigen Strängen auftreten, die bridenartig um die Nervenwurzeln ziehen und diese bei bestimmten Bewegungen strangulieren. Ebenso wie Dura- und Spinalnerv sind auch die epiduralen Venengeflechte von den Narbenzügen abgeschnürt und vergrößern sich varikös.

Im Operationssitus fehlt auch das epidurale Fett, welches normalerweise als Verschiebeschicht dient.

Starre narbige Verbindungen zwischen der Nervenwurzel und ihrer Umgebung ändern die Situation der Bewegungssegmente grundsätzlich. Die Nervenwurzeln L5 und S1, die sich normalerweise gleitend über den dorsalen Anteil ihrer entsprechenden Bandscheibe bewegen, sind ggf. mit der Bandscheibe verklebt. Die narbige Verbindung überträgt jede Konsistenz- und Formänderung der Bandscheibe auf die ohnehin schon gereizte Nervenwurzel (▶ Abb. 11.152).

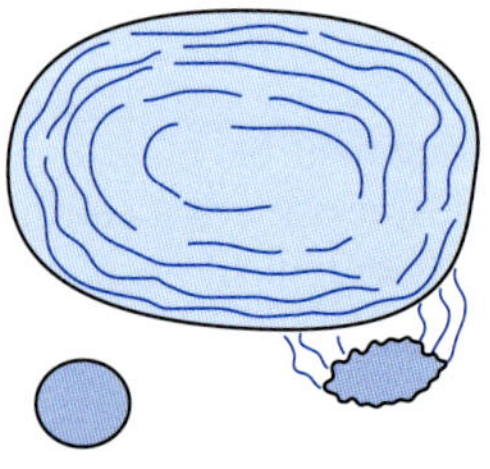

Abb. 11.152 Die postoperative narbige Verbindung zwischen Bandscheibe und Nervenwurzel lässt diese schon auf geringste Volumen- und Konsistenzänderungen der Bandscheibe reagieren.

Merke

Schon relativ geringe intradiskale Massenverschiebungen, die bei nichtvoroperiertem Zustand nur eine vorübergehende Lumbago hervorgerufen hätten, verursachen heftigste radikuläre Beschwerden und Ausfallerscheinungen.

Auch die perineurale Fibrose im dorsalen Anteil des Wirbelkanales ist nicht unproblematisch. Verklebungen mit ihrer knöchernen Umgebung im Recessus lateralis und im Foramen intervertebrale verhindern das Gleiten der Nervenwurzel bei jeder Bewegung. Wenn eine bisher asymptomatische angeborene oder degenerative laterale Spinalkanalstenose vorlag, so kann diese durch das neu hinzugekommene Narbengewebe symptomatisch werden.

Warum entsteht nicht nach jeder Diskotomie ein Postdiskotomiesyndrom? Neben endogenen (Disposition) und exogenen (traumatisierende Operation) Faktoren hängt es auch von der Narbenkonfiguration und dem Gesamtzustand des Bewegungssegmentes ab. Meistens lassen die nach jeder Operation aufgetretenen Narben den Strukturen im Wirbelkanal immer noch genügend Spielraum. Die Bewegungsexkursionen im postoperativen Bewegungssegment sind nicht so groß, dass die Narben eine Zugwirkung auf die Nervenwurzeln entfalten können. Wilkinson (1992) hat darauf hingewiesen, dass ein Teil der Patienten mit einem „Failed Back Syndrome“ schon vor der Bandscheibenoperation eine Arachnoiditis hatten, die eine Prolapssymptomatik vortäuschte. Aufgrund unserer Erfahrungen handelt es sich hier jedoch um einen relativ kleinen Prozentsatz der Patienten mit Postdiskotomiesyndrom von allenfalls differenzialdiagnostischer Bedeutung.

▶ **Klinik.** Bei normalem Operationsverlauf treten die typischen Beschwerden des Postdiskotomiesyndromes nach einem beschwerdefreien Intervall von mehreren Monaten auf. Die Narben müssen erst eine gewisse Zugfestigkeit erreicht haben. Außerdem bewegt sich der Patient mehr, sodass die postoperative Instabilität erst nach längerer Zeit zum Tragen kommt. Bei komplizierter Operation etwa mit starker Blutung, Dura- oder Nervenläsion gehen die unmittelbar postoperativ auftretenden Beschwerden direkt in den Beschwerdekomplex des Postdiskotomiesyndromes über.

Das Postdiskotomiesyndrom ist durch eine bilaterale, gemischt pseudoradikulär-radikuläre Symptomatik gekennzeichnet. Oft sind mehrere Nervenwurzeln beteiligt. Neurologische Ausfälle sind auch auf die vorausgegangene Operation zurückzuführen und können nicht unbedingt dem aktuellen Krankheitsbild zugeordnet werden. Schwere neurologische Störungen sind eher selten. Die Nervenwurzeln werden durch narbige Stränge zwar stranguliert, aber nicht vollständig abgeschnürt. Wir fanden bei unseren Nachuntersuchungen von PDS-Patienten keine narbenbedingten Kaudasymptome, obwohl der Durasack oft erheblich eingeschnürt war.

Symptome beim Postdiskotomie-syndrom

M!

- bilaterale, gemischt pseudoradikulär/radikuläre Zeichen
- doppelseitiges positives Lasègue-Zeichen
- Rumpfvorneigung und Langsitz nicht möglich
- Wurzeltaschenabbrüche und Einengung des Durasackes im Myelogramm
- epidurale Narben im CT, MRT

Die pseudoradikuläre Komponente resultiert aus der Segmentinstabilität mit Irritation der Wirbelgelenkkapseln und aus der Irritation der Rr. meningeus und dorsalis des Spinalnervs.

Die festsitzenden Nervenwurzeln erlauben dem Betroffenen nur wenig Spielraum.

Zusatzinfo

Die bindegewebigen Stränge an Dura und Nervenwurzeln sind mit Klingelzügen vergleichbar, die bei jeder unbedachten Bewegung betätigt werden.

Jede weitergehende Bewegung zerrt den Nerv nachhaltig und ruft eine entzündliche Wurzelschwellung hervor, die ihrerseits den Reserveraum des Wirbelkanales weiter einengt. Ein Circulus vitiosus ist in Gang gesetzt. Beeinträchtigt ist in erster Linie die Gleitfähigkeit der Ischiasnervenwurzeln bei der Rumpfbeugung nach vorn, was sich auch beim Anheben des gestreckten Beines und beim sog. Langsitz bemerkbar macht. Bei ausgeprägtem Postdiskotomiesyndrom ist das Lasègue-Zeichen beiderseits schon bei 10–20° positiv. Die Verschieblichkeit von Dura und Nervenwurzeln im Wirbelkanal ist oft so gering, dass sogar schon eine Vorneigung des Kopfes die typischen Beschwerden auslöst. Patienten mit einem ausgeprägten Postdiskotomiesyndrom nach mehrfacher Bandscheibenoperation sind in ihrer Leistungsfähigkeit erheblich beeinträchtigt. Sie können weder richtig sitzen, stehen, noch liegen. Da gravierende neurologische Ausfälle meistens fehlen, werden diese Patienten oft als Rentenneurotiker und psychisch überlagert eingestuft. In unserer Studie konnten wir bei den Patienten mit Postdiskotomiesyndrom eine Häufung von psychischen Grunderkrankungen ausschließen.

Im **CT** ist es auch bei neueren Geräten schwierig, einen eventuellen Rezidivprolaps vom Narbengewebe im Operationsbereich zu unterscheiden. Beide haben die gleiche Gewebedichte. Nach vorangegangener Kontrastmittelinjektion ist die Differenzierung vom Narbengewebe nur

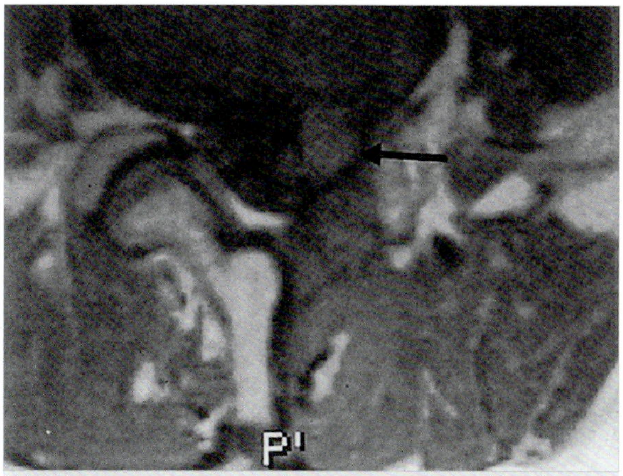

Abb. 11.153 Rezidivprolaps (→) im Narbengewebe in der diskalen Ebene eines voroperierten Segmentes.

bei frischem Rezidivprolaps möglich (enhancement). Das durchblutete Narbengewebe stellt sich besser dar als das nichtdurchblutete Bandscheibengewebe. Allerdings verwischen sich die Grenzen mit zunehmender bindegewebiger Organisation des Prolapses. Die Kernspintomographie (**MRT**) zusammen mit der Gadoliniumkontrastdarstellung ist den anderen Verfahren zur Differenzierung zwischen Narbe und Rezidiv bzw. Restprolaps überlegen. Nach Gadoliniuminjektion findet sich im kapillarisierten Narbengewebe eine Signalzunahme gegenüber dem nichtdurchbluteten Prolapsgewebe (▶ Abb. 11.153).

Im CT und MRT nach länger zurückliegender Operation sieht man auf der operierten Seite in der Regel ein bandscheibengraues Konglomerat, welches von der Bandscheibe kontinuierlich in den Durasack übergeht. Epidurales Fett fehlt in diesen Abschnitten. Verlagerungen des Durasackes und der Nervenwurzeln in den Nachbarsegmenten weisen eventuell auf den Narbenzug hin.

Erst recht gilt für das postoperative CT und MRT:

Merke

M!

Entscheidend für die Diagnose und das weitere Vorgehen auch beim Postdiskotomiesyndrom sind Leidensdruck und klinischer Befund.

Ausgedehnte Vernarbungen, die im Myelogramm, CT und MRT deutliche Veränderungen hervorrufen, können nur wenige Beschwerden verursachen, wenn z. B. durch Segmentverfestigung die zweite pathogenetische Komponente, die Instabilität, wegfällt. Dieser Zustand tritt regelmäßig im Alter ein, sodass man allen Patienten mit Postdiskotomiesyndrom im weiteren Verlauf eine Besserung in Aussicht stellen kann (Willburger 2004).

Umgekehrt können schon wenige Narbenstränge, die sich im Myelogramm, CT oder MRT kaum bemerkbar machen, starke Beschwerden hervorrufen, wenn sie eine ungünstige Zugrichtung haben.

Tab. 11.23 Postdiskotomiesyndrom (PDS) – Schweregrad.

Grad	Schmerzen	Lasègue	Medikamente	Leistungsfähigkeit	Gutachten	Grad der Behinderung
I	kein Ruheschmerz, leichter Belastungsschmerz	negativ	gelegentlich	eingeschränkt für Schwerarbeit und Leistungssport	arbeitsfähig, keine Schwerarbeit	unter 20 %
II	leichter Ruheschmerz, starker Belastungsschmerz	positiv	regelmäßig leichte, gelegentlich starke	keine wirbelsäulenbelastende Arbeiten, kein Sport	häufig arbeitsunfähig, berufsunfähig für wirbelsäulenbelastende Arbeiten	30–80 %
III	starker Dauerschmerz	unter 30°	dauernd starke	Gehhilfen, Hilfsperson	erwerbsunfähig	100 %

▸ **Schweregrade.** Die Schweregrade beim Postdiskotomiesyndrom orientieren sich in erster Linie an der subjektiven Beeinträchtigung. Objektive Kriterien wie neurologische Ausfälle, Vernarbungen bzw. Instabilität sind nicht unbedingt maßgebend für den Grad bei gutachterlicher Beurteilung oder Indikationsstellung zur Spondylodese. Es erfordert deswegen ein mehrfaches Gespräch mit genauer Beobachtung des Patienten durch verschiedene Personen, um den Leidensdruck definieren zu können. Relativ verlässlich ist der Test durch Anheben des gestreckten Beines im Liegen und Sitzen, einschließlich der Beobachtung beim Langsitz, beim An- und Ausziehen der Schuhe und Strümpfe sowie bei der Rumpfvorneigung bei anderen Verrichtungen (▸ Tab. 11.23).

▸ **Therapie.** Im Vordergrund der Therapie stehen zunächst einfache Mittel wie Schmerzlinderung durch Analgetika, Antiphlogistika und Wärmeapplikation. Mit Massage und Extensionsbehandlung sollte man zurückhaltend sein, da es durch Bewegung immer wieder zur Irritation der strangulierten Nervenwurzeln kommt. Besser noch als eine allgemeine antiphlogistische Therapie ist die lokale Injektionsbehandlung, mit der man das aseptisch entzündliche Geschehen lokal direkt beeinflussen kann. Falls internistischerseits keine Kontraindikationen bestehen, empfehlen sich epidurale und intrathekale Cortisonapplikationen mit einem Depotpräparat (Triamcinolonkristallsuspension oder Anti-Interleukin). Die epidurale Injektion muss 1 oder 2 Segmente höher erfolgen oder vom Sakralkanal ausgehen, da der Epiduralraum im Operationsbereich mehr oder weniger verklebt ist. Direkten Einfluss auf die eingeklemmte, ödematös aufgequollene Nervenwurzel gewinnt man mit der epiduralen perineuralen Injektion von Steroiden oder Anti-Interleukin über den interlaminaren Zugang. Intradiskale Injektionen kommen dann in Betracht, wenn im postoperativen MRT oder CT noch breitbasige Eindellungen durch Bandscheibenvorwölbungen zu erkennen sind.

Bei anhaltenden Schmerzzuständen, die vorwiegend von den Rr. dorsalis und meningeus des Spinalnervs ausgehen, ist ein Versuch mit transkutaner Nervenstimulation (TNS) oder ESES (epidurale spinale Elektrostimulation) gerechtfertigt.

Um die zweite pathogenetische Komponente beim Postdiskotomiesyndrom, die Instabilität, anzugehen, kann man den Versuch mit einer Rumpforthese vornehmen. Geeignet erscheinen die in ▸ Abb. 11.105 skizzierten Flexionsorthesen, welche eine Entlastung der dorsalen Anteile des Bewegungssegmentes bringen. Parallel ist eine isometrische stabilisierende Krankengymnastik mit Übungen aus der Entlastungshaltung zu empfehlen.

Es hat nicht an Versuchen gefehlt, den Patienten mit Postdiskotomiesyndrom auch durch erneute Operationen zu helfen. Das Lösen der Narben und das mühsame Freipräparieren der Nervenwurzeln als Radikolyse bringt, wenn überhaupt, nur eine vorübergehende Besserung. Es entstehen neue, meist noch größere Narben. Der Zustand der Patienten verschlechtert sich mit jeder weiteren Operation.

Wenn etwa wegen eines echten Rezidivprolapses erneut operiert werden muss, empfiehlt es sich, einen freien Fettlappen aus der Subkutis auf freigelegte Dura- und Nervenwurzeln zu legen. Wie experimentelle und CT-Nachuntersuchungen gezeigt haben, bleibt der größte Anteil des transplantierten Fettgewebes vital und lässt eine bewegliche Narbe zurück (Krämer u. Klein 1980, Schroeder 1983, Burton 1984, Gill 1984, Krempen 1984, van Akkerveeken 1984, Langenskiöld u. Valle 1985, Krämer/Herdmann/Krämer 2005). Trotz der eindrucksvollen computertomographischen Bilder mit erhaltenem Fettgewebe (▸ Abb. 11.154) bleiben die klinischen Ergebnisse gerade beim Postdiskotomiesyndrom hinter den Erwartungen zurück. Die Patienten haben oft weiterhin ihre Beschwerden. Offensichtlich gelingt es nicht, alle wesentlichen narbigen Verklebungen, vor allem die zwischen Bandscheibe und Nervenwurzeln, nachhaltig gleitend beweglich zu machen.

Während die Ausschaltung der einen pathogenetischen Komponente des Postdiskotomiesyndromes – der rezidivierenden Narbenbildung – oft ein vergebliches Unterfangen zu sein scheint, verspricht die Spondylodese zur Beseitigung der zweiten Komponente – der Instabilität – schon mehr Erfolg.

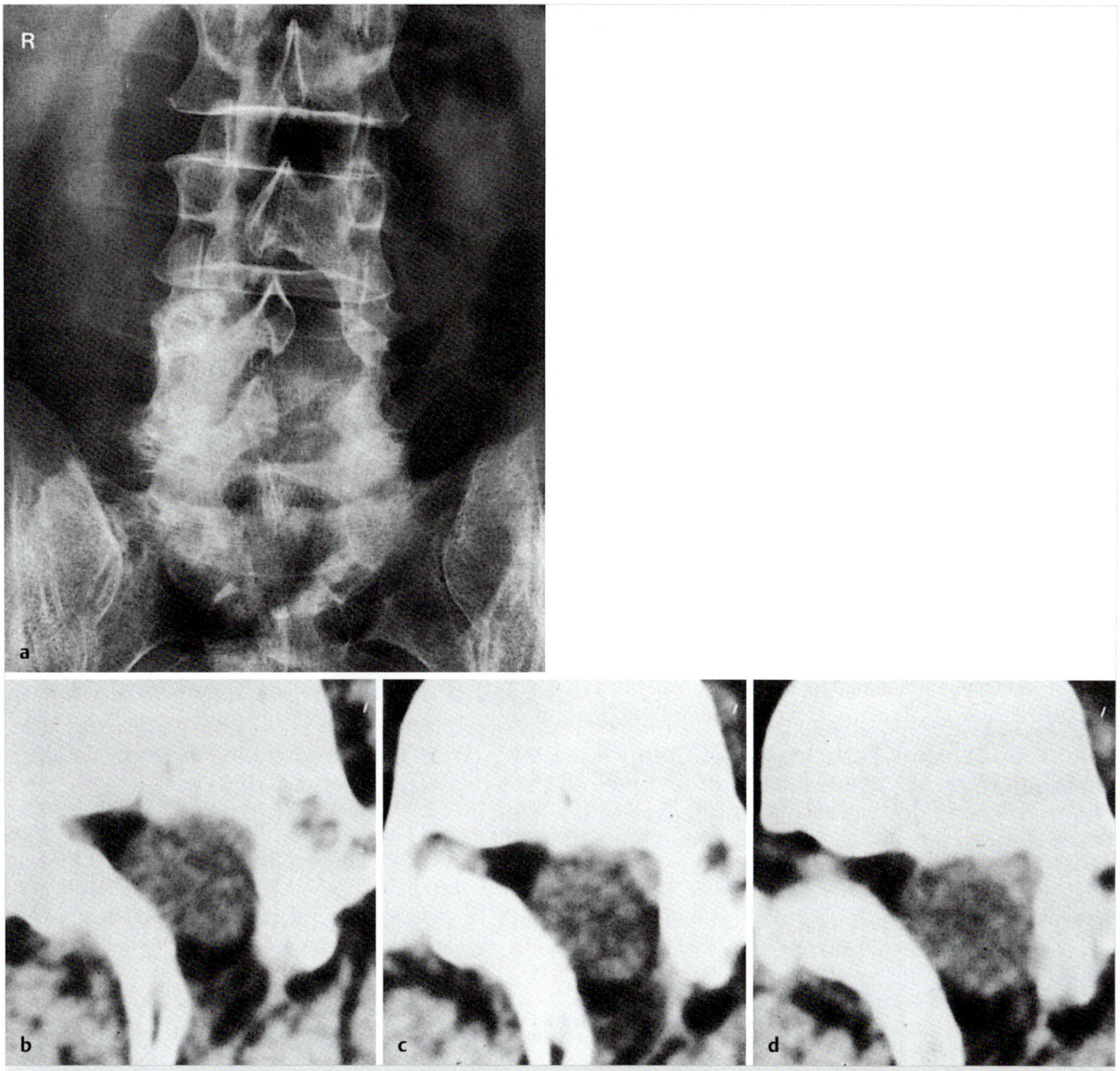

Abb. 11.154 Klinik: 46-jähriger Patient mit Postdiskotomiesyndrom. Zustand nach dreifacher Bandscheibenoperation wegen Verwachsungsbeschwerden, Hemilaminektomie von L 4 und L 5 mit Fettlappenplastik, weiterhin Beschwerden. Disposition: probatorisches Anlegen eines Rumpfgipses. Falls damit eine leichte Besserung eintritt: Spondylodese.
a Röntgen LWS a.-p.: Zustand nach Hemilaminektomie von L 4 und L 5 links mit Abtragung der medialen Facettenanteile.
b–d CT: Zustand nach Hemilaminektomie von L 4 und L 5 links mit Fettlappenplastik. Fettgewebe (schwarz) findet sich dorsal im Narbenbereich. Im linkslateralen Rezessus kleben Durasack, linke S 1-Wurzel und knöcherne Wirbelkanalwand weiterhin zusammen.

Merke

M!

Mit der knöchernen Verfestigung der unteren lumbalen Bewegungssegmente reduzieren sich die relativen Bewegungen zwischen Wirbelkanal und adhärenten Nervenwurzeln.

Die Verschiebung der Nervenwurzeln beim Lasègue-Test bzw. Anheben des gestreckten Beines bleibt durch eine lumbale Fusion allerdings unbeeinflusst (Smith et al. 1993) (▸ Tab. 11.24).

Wenn die Fusion außerdem mit einer Distraktion der dorsalen Anteile der Bewegungssegmente verbunden ist, kommt es zu einer zusätzlichen Erweiterung des Wirbelkanales bzw. der Foramina intervertebralia mit Entlastung der Nervenwurzeln. Die meisten Patienten mit Postdiskotomiesyndrom können nach einer lumbosakralen Distraktionsspondylodese mit einer Besserung ihrer Beschwerden rechnen. Etwa 10 % bleiben unverändert. Bei allen therapeutischen Maßnahmen einschließlich der

Operation kann man dem Patienten immer nur eine Besserung, aber keine Heilung in Aussicht stellen, was diese meist schwer geplagten Patienten ohne weiteres akzeptieren. Umso wichtiger erscheint die Prophylaxe des Postdiskotomiesyndromes.

Tab. 11.24 Therapie beim Postdiskotomiesyndrom.

Konservativ	Operativ
Krankengymnastik Rückenschule Flexionsorthesen lokale Injektionen	Neurolyse mit Fettlappenplastik Fusionsoperation mit und ohne Spinalnervendekompression

► **Prophylaxe und Verlauf.** Wegen der vielen nach der Operation unzufriedenen Patienten hat man immer wieder Versuche unternommen, die postoperative Narbenbildung im Wirbelkanal zu beeinflussen. Frühe oder späte Mobilisation des Patienten, routinemäßige Rumpfgipse oder Orthesen machten keinen Unterschied. Auch Membranen aus Kunststoff (gel foam) und systemische oder lokale Cortisonapplikationen hatten keinen Einfluss auf die perineuralen Verwachsungen. In unserer prospektiven randomisierten Studie ergab es keinen Unterschied, ob die Patienten intraoperativ Cortisonkristallsuspensionen in den Epiduralraum und in die betroffenen Wurzeltaschen appliziert bekamen oder nicht (Vent et al. 1977).

Merke

Ein sicherer Weg, ausgedehnte Narbenbildungen nach einer Operation zu vermeiden, besteht darin, den Eingriff so klein und atraumatisch wie möglich zu gestalten.

Für die Diskotomie bedeutet dies Mikrotechnik nach sicherer präoperativer Segmentbestimmung. Das Ausmaß des dorsal von Dura und Nervenwurzel gelegenen und durch den Zugang zwangsläufig traumatisierten Gewebes muss möglichst gering gehalten werden. Epidurale Venen sind zu schonen und wie Nervenwurzeln beiseite zu halten, um Blutungen und Elektrokoagulationen zu vermeiden. Auch das epidurale Fett muss unter allen Umständen geschont werden. Wenn trotzdem weiter revidiert und dekomprimiert werden muss, um etwa bei einer Rezessusstenose die Wurzel zu entlasten, so empfiehlt es sich, einen freien Fettlappen einzulegen, ähnlich wie bei der Revisionsoperation.

Als wichtigste Forderung zur Vermeidung des Postdiskotomiesyndromes verbleibt die richtige Stellung der Indikation zur primären Bandscheibenoperation. Die Untersuchungen von Spangfort (1972), McCulloch (1998), Krämer/Herdmann/Krämer (2005) haben eindeutig erwiesen, dass postoperative Beschwerden in erster Linie dann zu erwarten sind, wenn bei der Primäroperation nur eine Bandscheibenvorwölbung vorlag oder wenn intraoperativ überhaupt nichts gefunden werden konnte. Ein unbefriedigender intraoperativer Befund erfordert die Erweiterung des Situs mit Revision der Nachbaretagen und bewirkt somit ausgedehntere Narbenbildungen als nach einer einfachen monosegmentalen Sequesterentfernung.

Der natürliche Verlauf der Prolapskrankheit ist durch spontane Schrumpfung des verlagerten Bandscheibengewebes mit Anpassung der betroffenen Nervenwurzel charakterisiert und mündet immer in eine deutliche Besserung bzw. Heilung, wenn man genügend Zeit und Geduld aufbringt. Nach konservativen Maßnahmen einschließlich der intradiskalen Therapie kann ein Beschwerdekomplex wie beim Postdiskotomiesyndrom nicht entstehen.

Fazit

Liegen keine gravierenden akuten neurologischen Ausfälle vor, sollte man im Zweifelsfall nicht operieren, denn wer nicht diskotomiert wird, bekommt auch kein Postdiskotomiesyndrom.

11.9.6 Fusionsoperationen

Definition

Fusionsoperation bzw. Versteifungsoperation an der Wirbelsäule nennt man auch Spondylodese. Sie wird dorsal, ventral oder als sog. 360°-Spondylodese dorsoventral kombiniert durchgeführt. Eine weitere Einteilung erfolgt in implantatfrei und implantathaltig (► Abb. 11.155).

Indikation, Kontraindikation

Das Bestreben, degenerativ gelockerte Bewegungssegmente durch eine Fusionsoperation zu stabilisieren, ist so alt wie die Kenntnis um die pathologisch-anatomischen Vorgänge bei der Bandscheibendegeneration selbst. So standen bei der operativen Behandlung des Lumbalsyndromes schon immer neben der eigentlichen Bandscheibenoperation (Diskotomie) unterschiedliche Versteifungstechniken zur Diskussion. Mit der Prolapsoperation – dem häufigsten Eingriff an der Lendenwirbelsäule – beseitigt man die Ursache einer Nervenwurzelkompression; die andere Komponente des Krankheitsgeschehens, nämlich die durch Elastizitätsverlust hervorgerufene Instabilität im Bewegungssegment, bleibt bestehen und wird durch die partielle Ausräumung der Bandscheibe noch verstärkt. Es resultieren lokale und radikuläre sowie pseudoradikuläre Symptomenkomplexe, die, wenn sie konservativ nicht zu beherrschen sind, durch eine Fusionsoperation gebessert werden können. Alternativ kann eine Bandscheibenprothese als sog. mobiles Interponat eingesetzt werden.

Klare Indikationen zur lumbalen Fusionsoperation ergeben sich bei nichtbandscheibenbedingten Erkrankungen, wie z. B. bei der symptomatischen und therapieresistenten Spondylolisthese, instabilen Frakturen und palliativ bei Tumoren. Bei bandscheibenbedingten Erkrankungen reicht die Diagnose lumbale Instabilität nicht aus, um den recht aufwendigen Eingriff einer Segmentversteifung durchzuführen. Beschwerdeausmaß, klinischer Befund und Befund im bildgebenden Verfahren müssen relativiert werden zu alternativen Methoden wie z. B. intensives Rumpfmuskeltraining, vorübergehendes Tragen eines Korsetts und Ausschöpfung aller konservativer Behandlungsmethoden. Psychosoziale Faktoren (gelbe Flagge) sind zu berücksichtigen und gelten als Kontraindikationen. Bevor die Indikation zur lumbalen Fusionsoperation bei einer bandscheibenbedingten Erkrankung gestellt wird, sollte der Patient intensivst befragt und untersucht und am besten einige Tage präoperativ stationär beobachtet werden. Während dieser Zeit sind präoperative Maßnahmen durchzuführen, wie z. B. die Segmentdiagnostik durch Diskographie und Radikulographie. Die der geplanten Fusionsstrecke angrenzenden Segmente sind im MRT, ggf. durch Diskographie, zu untersuchen. Schließlich sollte in einem Rumpfgips mit Einschluss des Oberschenkels der vorwiegend betroffenen Ausstrahlungsseite geklärt werden, ob der Patient durch eine probatorische Ruhigstellung bzw. Teilruhigstellung der Lendenwirbelsäule eine Erleichterung erfährt. Genauer, allerdings wesentlich aufwendiger ist der Test mit dem Fixateur externe.

M!

Indikation zur lumbalen Fusionsoperation bei bandscheibenbedingten Erkrankungen

- starker Leidensdruck
- psychosozial unauffällig
- instabiles Segment identifizierbar
- Nachbarsegmente unauffällig
- Symptome durch Beckenbeingips gebessert
- vorangegangene Dekompressionsoperation mit Entfernung stabilisierender Wirbelbogenanteile

Die **Kontraindikationen** ergeben sich aus den Indikationen. Mäßige Beschwerden rechtfertigen nicht den großen Aufwand einer Fusionsoperation, weil hier weiterhin konservative Möglichkeiten zur Verfügung stehen. Psychosoziale Faktoren sollten nicht vorhanden sein. Sie garantieren weitere Beschwerden nach der Operation. So sollte nicht bei einem noch laufenden Rentenverfahren operiert werden. Die Intaktheit der Nachbarsegmente ist oft schwer zu beurteilen und verführt den Operateur zu langstreckigen Fusionen, die erfahrungsgemäß schlechte Ergebnisse aufweisen. Ob mobile Interponate als Bandscheibenprothesen keine Auswirkungen auf die Nachbarsegmente haben, ist noch nicht nachgewiesen. Weitere Ausschlusskriterien sind negativer Gipstest und höheres Lebensalter mit Osteoporose.

M!

Kontraindikationen zur lumbalen Fusionsoperation bei bandscheibenbedingten Erkrankungen

- nur mäßige Beschwerden
- gelbe Flagge
- Segment nicht genau identifizierbar
- Nachbarsegmente degeneriert
- Gipstest negativ
- Osteoporose, höheres Lebensalter

Fusionstechniken

Implantatfreie Techniken

Die ventrale interkorporale Spondylodese (▸ Abb. 11.155) als alleiniger Eingriff hat sich wegen der relativ hohen Pseudarthroserate mit schlechtem klinischem Ergebnis nicht allgemein durchgesetzt. Eine weite Verbreitung fand die **posterolaterale Fusion** mit autologen Spongiosaspänen (▸ Abb. 11.155). Sie stellt die eigentliche Spondylodese bei der dorsalen instrumentierten Fusion dar. Bei der posterolateralen Fusion werden autologe Spongiosaspäne aus dem Beckenkamm in vorbereitete Spanlager zwischen Querfortsätzen und Gelenkfortsätzen unter Einschluss der Wirbelgelenke gelegt. Die instrumentierten Komponenten gelten ggf. nur als vorübergehende Stabilisierung, bis die Spongiosastraße sich verfestigt hat. Durch die Verwendung osteoinduktiver Substanzen (z. B. BMP) hat die posterolaterale implantatfreie Fusion wieder an Bedeutung gewonnen.

Bei der lumbosakralen Distraktionsspondylodese (LSDS) (▸ Abb. 11.156, ▸ Abb. 11.157) wird die posterolaterale Fusion mit einer interspinösen H-Span-Implantation (▸ Abb. 11.155) kombiniert (Krämer et al. 1984, Wittenberg et al. 1990, 1993).

Implantathaltige Fusionstechniken

▸ **Dorsal.** Für die dorsale instrumentierte Fusion hat sich in erster Linie der Fixateur interne mit transpedikulär eingebrachten Schrauben bewährt.

▸ **Interkorporelle Fusion.** Die Verbindung zweier Wirbelkörper kann man durch verschiedene Zugänge und Techniken bewerkstelligen.

Die ventrale LWS wird über einen ventralen trans- besser retroperitonealen Zugang erreicht. Dieser ist als Standardzugang mit den besten Explorationsmöglichkeiten zu

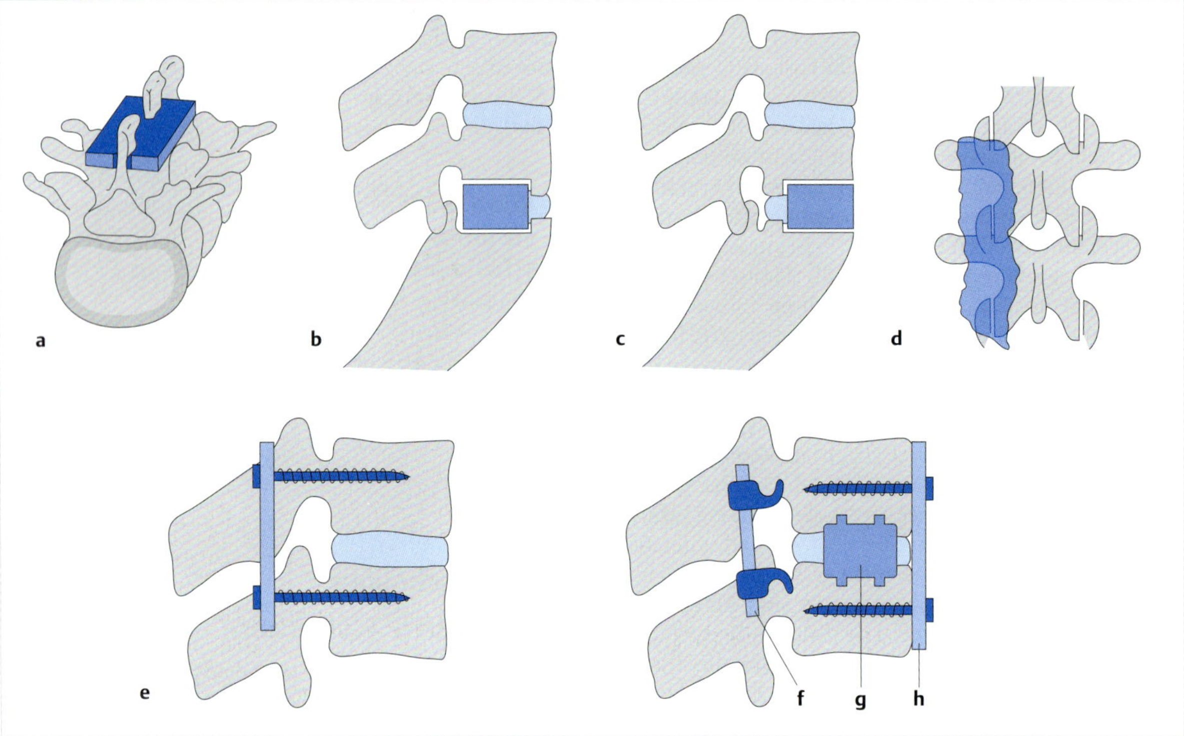

Abb. 11.155 Fusionsoperation an der LWS.

- a Dorsale Fusion mit dem H-Span.
- b Interkorporale Fusion dorsal.
- c Interkorporale Fusion ventral.
- d Posterolaterale Fusion.
- e Dorsal, transpedikulär.
- f Dorsaler Distraktionsstab.
- g Interkorporales Implantat.
- h Ventrale Verplattung.

bezeichnen. Zur Bezeichnung hat sich das Kürzel ALIF (anterior lumbar interbody Fusion) durchgesetzt. Der Zwischenwirbelabschnitt wird mit bi- oder trikortikalen Knochenspänen, autolog oder homolog überbrückt. Alternativ werden auch metallhaltige Interponate mit unterschiedlichen Modellen eingesetzt (s. ▶ Abb. 11.155).

Bei der posterioren lumbalen interkorporellen Fusion (PLIF) wird der Zwischenwirbelraum über einen hinteren Zugang nach Laminektomie und Facettektomie erreicht. Dabei werden ebenfalls entweder autologe Späne oder Interponate aus z. B. Metall oder PEEK (Poly-Ether-Ether-Ketone) sog. Cages eingesetzt (▶ Abb. 11.158, ▶ Abb. 11.159). Die transforaminale lumbale interkorporelle Fusion (TLIF) stellt ein ähnliches Verfahren dar, wobei der Cage nach Entfernung der Facette von weiter lateral in den Zwischenwirbelraum eingebracht wird (▶ Abb. 11.160).

Komplikationen

Nach anfänglicher Euphorie zeigten sich schon bald die Tücken der implantathaltigen Fusionsverfahren an der Lendenwirbelsäule (Haaker 2004). Neben den allgemeinen Komplikationen aufgrund der relativ aufwendigen invasiven Operation mit Wundheilungsstörungen, transfusionsbedingten Komplikationen, Thromboembolien usw. gibt es fusionsbedingte Komplikationen.

M!

Ursachen von Beschwerden nach Fusionsoperation an der LWS

- Restbeschwerden nach vorangegangener Bandscheibenoperation (PDS)
- Infektion
- Pseudarthrose
- Segmentfehlstellung
- Implantationsfehler
- neurologische Störungen
- Implantatbruch
- Implantatunverträglichkeit
- Postfusionssyndrom

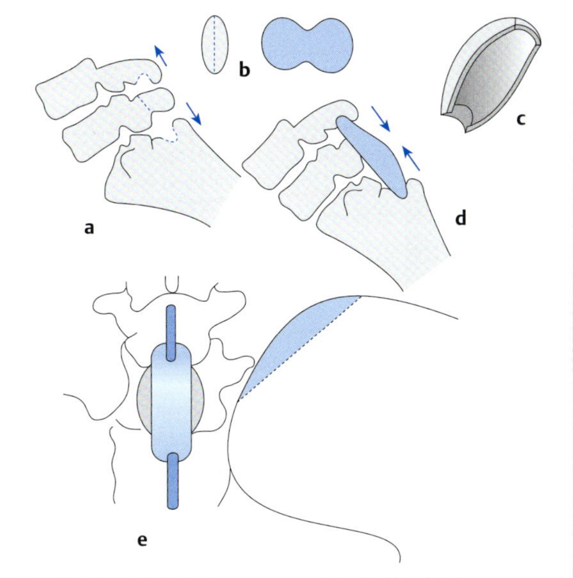

Abb. 11.156 Lumbosakrale Distraktionsspondylodese mit kortikospongiösem Span aus der Spina iliaca posterior. An den Dornfortsätzen von L 4 und S 1 wird durch Einkerbung ein Spanlager geschaffen (a). Der Dornfortsatz von L 5 wird bis zur Basis gespalten. Die Spanhälften werden zur Seite geklappt und dienen als Spanlager (b). Der Span wird am oberen und unteren Ende mit der Luer-Zange eingekerbt (c) und zwischen L 4 und S 1 eingeklemmt (d). Zusätzlich beidseitig posterolaterale Fusion (e).

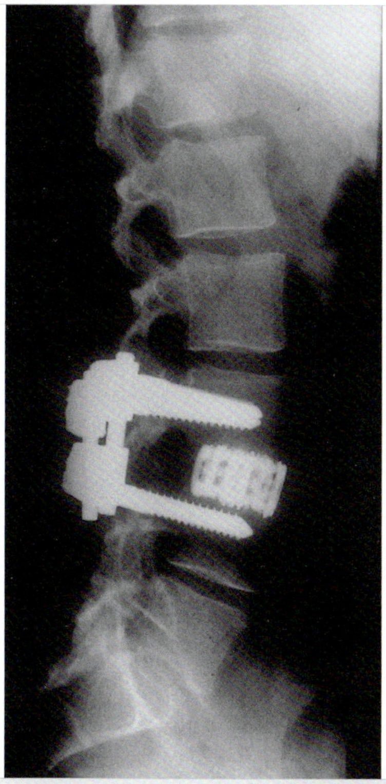

Abb. 11.158 Dorsoventrale Fusion mit Fixateur interne dorsal und Titan-Cage ventral.

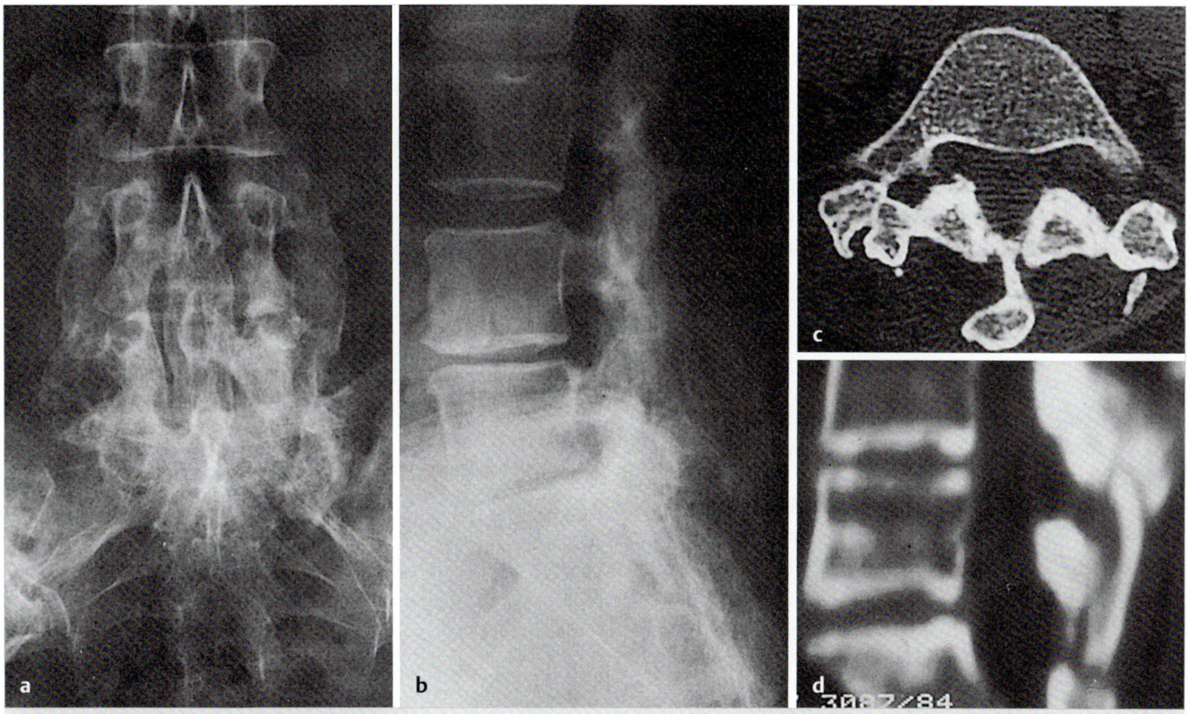

Abb. 11.157 Lumbosakrale Distraktionsspondylodese mit autologem Knochenspan und posterolateraler Fusion.

a Man sieht die dreifache Fusionsstrecke posterolateral, intertransversal und den Knochenspan zwischen L 4 und S 1.

b Man sieht die dreifache Fusionsstrecke posterolateral, intertransversal und den Knochenspan zwischen L 4 und S 1.

c CT: 3 Fusionsstrecken posterolateral und dorsal-interspinös. (11.154c)

d Seitliche Rekonstruktion.

11

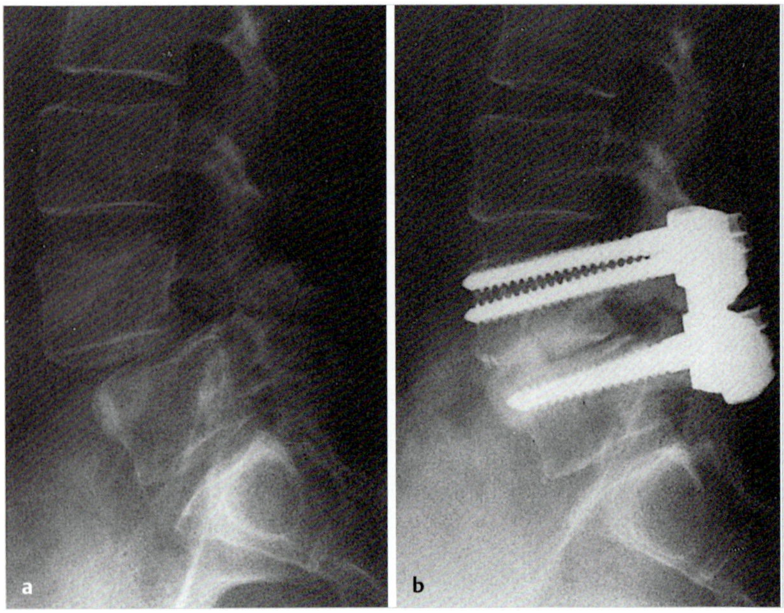

Abb. 11.159 a u. b Degeneratives Wirbelgleiten L 4/5 bei einem 55-jährigen Patienten mit zunehmender neurologischer Symptomatik L 4 und L 5 bds. Instrumentierte Fusion und ventrale Gegenfusion mit autologem Knochenspan.

Implantatbrüche aufgrund primärer oder im Alltag durch Materialermüdung auftretender Überlastung des Implantates bei ausbleibender solider Knochenfusion wurden beobachtet. Die implantatbedingten Risiken einer Fehlimplantation von Pedikelschrauben mit Segmentfehlstellung und neurologischen Komplikationen gehören zu den frühen Versagensursachen. Die Pseudarthroserate konnte zwar gegenüber den implantatfreien Verfahren gesenkt, jedoch nicht beseitigt werden, sodass aufwendige Reoperationen oder ventrale Gegenfusionen erforderlich wurden. Schon bald wurden auch die ersten Studien mit Nachweis einer vermehrten Erkrankungshäufigkeit der unmittelbar benachbarten Segmente oberhalb und unterhalb einer kurzstreckigen Fusion veröffentlicht (Schlegel et al. 1996, Haaker 2004). Wesentliche Befunde waren die Entwicklung einer Instabilität bis hin zur Spondylolisthese, einer Spinalkanalstenose und das sog. Stress-Shielding in den benachbarten Segmenten.

Dynamische Systeme

Eine besondere Gruppe der posterioren Stabilisation bilden die dynamischen Systeme, die den Vorteil der Stabilisierung mit einer im Vergleich zu einer Fusion verbliebenen Restbeweglichkeit im operierten Segment vereinen soll (▸ Abb. 11.160). Die Systeme verbinden über Pedikelschrauben-instrumentierte Polyesterstäbe und sogenannte Spacer das zu überbrückende Wirbelsäulensegment. Die Spacer setzen der Kompression einen Widerstand entgegen, während die Polyesterstäbe den Bewegungsspielraum, vor allem die forcierte Beugung im Segment limitieren. Die Bandscheibenhöhe, die Stellung des posterioren Ligaments und die Weite des Spinalkanals sollen ebenfalls wiederhergestellt werden. Zudem sollen die postoperative Belastung der verbliebenen Bandscheibe nach Diskotomie verringert werden (Schmoelz et al. 2006). Ein anderer Ansatz sind interspinöse Spreizer, die über einen dorsalen Zugang zwischen den Processi spinosi verankert werden.

Wesentlich ist für diese Verfahren die Auswahl des geeigneten Patienten, andernfalls ist das Versagen des Eingriffes wahrscheinlich (Rosales-Olovares 2010, Charles 2011, Mageswaran 2011). Die Indikationen der dyna-

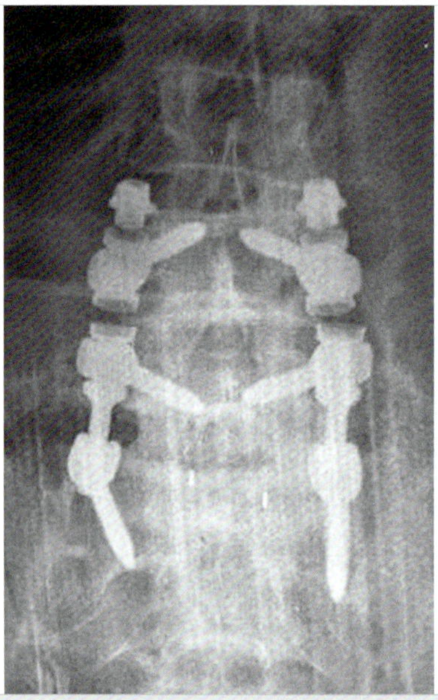

Abb. 11.160 Kombination aus Spondylodese L 5/S 1 in TLIF-Technik mit interkorporellem PEEK-Cage und dynamische Stabilisierung im kranialen Anschlusssegment L 4/5.

mischen Systeme umfassen aktuell die Diskopathie ohne fortgeschrittene Degeneration der kleinen Wirbelgelenke, die beginnende Spondylolisthese bei hypermobilem Segment und die Kombination aus kaudaler Spondylodese und kranialer dynamischer Stabilisierung bei Mehretageneingriffen (Charles 2011, Forker 2011). Der endgültige Stellenwert des Verfahrens in der Chirurgie der Bandscheibe wird sich erst zukünftig abschließend beurteilen lassen.

Postfusionssyndrom

Definition

Unter Postfusionssyndrom versteht man fusionsspezifische Beschwerden, die auch nach gelungener, Fusionsoperation auftreten können:

- fusionsnahe Segmentinstabilität
- Iliosakralgelenksymptome
- Narbenprobleme

► **Veränderte Statik und Dynamik nach Fusion.** Die beiden unteren lumbalen Bewegungssegmente sind schon im Normalzustand erheblichen statischen und dynamischen Belastungen ausgesetzt, die sich u. a. in frühzeitigen Verschleißerscheinungen dokumentieren. Nach jeder Versteifung unter anatomischer sowie funktioneller Verschmelzung mit dem Kreuzbein müssen die biomechanischen Aufgaben von den Nachbarsegmenten und Kreuz-/Darmbeinfugen übernommen werden. Sichtbare und symptomatische degenerative Veränderungen im Nachbarsegment der beabsichtigten Fusionsstrecke stellen eigentlich eine Kontraindikation für lumbale Spondylodesen dar, wenn man das Segment nicht mit in die Fusionsstrecke einbezieht. Durch bildgebende Verfahren einschließlich Funktionsaufnahmen und Diskographie lassen sich die degenerativen Veränderungen meistens erkennen. Mitunter sind beginnende degenerative Veränderungen noch nicht identifizierbar oder sie entwickeln sich, wie in den meisten Fällen, erst unter der biomechanischen Überbeanspruchung nach Operation. Wenn z. B. ein oder mehrere Segmente oberhalb L5/S1 fusioniert werden, wird das Segment L5/S1 noch mehr als gewöhnlich beansprucht. Diesen Zustand nennt man auch **Floating Fusion.**

Fusionsnahe Segmentinstabilitäten machen sich als Facettensyndrom mit gürtelförmigen Schmerzen im Operationsbereich bemerkbar. Funktionsaufnahmen bei maximaler Vor- und Rückneigung zeigen ggf. eine Hypermobilität, im MRT findet sich ein ausgewalzter Anulus fibrosus. Die Diagnose erfolgt schließlich über probatorische Facetteninfiltrationen und – falls die diskogene Komponente im Vordergrund steht – über die Diskographie mit Reproduktion der typischen Beschwerden (Memory Pain).

Um den fusionsnahen Segmentproblemen aus dem Wege zu gehen, wurden u. a. auch die vielen lumbalen Interponate (sog. Bandscheibenprothesen) entwickelt.

► **Iliosakralgelenke (ISG).** Beschwerden von den Kreuzdarmbeinfugen können nach Fusionsoperation der unteren lumbalen Bewegungssegmente ein- oder beidseitig auftreten. Diese machen sich besonders bei axialer Belastung bemerkbar. Probatorische lokale Injektionen weisen auf den therapeutischen Ansatz hin.

► **Narben.** Anders als nach lumbaler Bandscheibenoperation in Mikrotechnik sind Narben nach lumbaler Fusionsoperation unvermeidbar groß. Nach konventioneller dorsaler Fusion mit und ohne Instrumentation verbleibt eine doppelseitige, ausgedehnte Narbe, die z. B. nach vorausgegangener Bandscheibenoperation vom Epiduralraum bis zur Haut reicht. In der Narbe finden sich neben operativ traumatisierten Muskeln auch durchtrennte oder komprimierte Anteile des R. posterior des Spinalnervs. Nach schmerzfreiem Intervall nehmen Nozizeptoren und traumatisierte Nerven bzw. Nervenstümpfe ihre Aktivitäten wieder auf. Es resultieren tiefe Rückenschmerzen und Hypersensibilitäten der Haut, die therapeutisch oft schwer zu beherrschen sind.

Narben oder Traumatisierungen des Sympathikus der Vorderseite der Wirbelsäule führen u. a. zu sexuellen Störungen.

► **Ergebnisse nach Fusionsoperationen.** Die meisten Ergebnisse (► Tab. 11.25) nach lumbalen Fusionsoperationen stammen aus retrospektiven Studien (Wai et al. 2006). In den Studien handelt es sich um ein gemischtes Krankengut mit Spondylolisthesen, Deformitäten und Tumoren. Fusionsoperationen der Lendenwirbelsäule bei Frakturen und posttraumatischen Instabilitäten sowie bei Deformitäten insbesondere Spondylolisthesen haben durchweg bessere Resultate als Fusionsoperationen bei degenerativen Bandscheibenerkrankungen insbesondere, wenn es sich um einen Zustand nach fehlgeschlagener Bandscheibenoperation handelt (Postdiskotomiesyndrom) (Wittenberg et al. 1993, Nachemson u. Jonsson 2000, Haaker 2004, Willburger 2004, Martin et al. 2006).

Die Pseudarthroserate ist bei Operationen ohne Instrumentation größer als mit Instrumentation (► Tab. 11.25). Aber der Einsatz von Cages oder jeglicher Art von Implantaten erhöht das Komplikationsrisiko im Vergleich zu Fusionstechniken ohne Implantate (Bone-only Fusions) (Maghout-Juratli 2006).

Die Cochrane Review lässt keine Rückschlüsse zu, ob dorsale, ventrale oder dorsoventrale Fusionen besser sind (Gibson u. Waddell 2005). Auch beim Vergleich mit der konservativen Therapie ist die Fusionsoperation nicht überzeugend (Fritzell et al. 2001, Kwon et al. 2006, Mizra u. Deyo 2007). Allerdings verzeichnete man in den letzten Jahren eine Steigerung der Fusionsrate mit einem parallelen Anstieg der Kosten (Weinstein et al. 2006).

Tab. 11.25 Ergebnisse der retrospektiven und prospektiven Studien nach Fusionsoperationen bzgl. der Ermittlung von Pseudarthrosen mit und ohne Fixateur bei degenerativen Wirbelsäulenerkrankungen und Spondylolisthesen (nach Schulitz 1996, Haaker in Wirth/Zichner 2004).

Autoren	Erkrankung/Vorgehen	Ergebnisse (%) (signifikant++ und nichtsignifikant**)	mit Instrumentation	ohne Instrumentation
Bernhardt et al. 1992 (retro)	PDS VSP, lumbosakral	Pseudarthrose gute Ergebnisse	22 67	26** 70**
Grubb u. Lipscomb 1992 (retro)	PDS U-Stab, lumbosakral	Pseudarthrose VAS-Score	6 4	35++ 2,5**
Zucherman et al. 1992 (retro)	PDS VSP, L3/L4–S1	Pseudarthrose gute/exzellente Ergebnisse	10 74	17** 80
Lorenz et al. 1991 (prosp)	PDS VSP, monosegmental	PseudarthroseVAS-Score (verbessert)	keine 77	58++ 41
Bridwell et al. 1993 (prosp)	PDS VSP, L3/L4, L4/L5	Pseudarthrose funktionell verbessert	13 83	30++ 30++
Wittenberg et al. 1992 (prosp) Kluger 1994	Socon L4–S1 Listhese	Pseudarthrose Schmerzmedikation	6 25	3** 45
McGuire u. Amundson 1993 (prosp)	VSP, L4–S1 Listhese	Pseudarthrose	22	28
Zdeblick 1993 (prosp)	PDS TSRH	Pseudarthrose gute/exzellente Ergebnisse	5 95	35++ 71**

Zusammenfassung: Fusion

Fusionsoperationen an der Lendenwirbelsäule haben bei bandscheibenbedingten Erkrankungen einen geringeren Stellenwert als etwa bei Spondylolisthesen, Frakturen oder Tumoren. Bei degenerativen Wirbelsäulenerkrankungen stehen nur wenige Indikationen einer großen Zahl von Kontraindikationen gegenüber. Wichtig ist die Patientenselektion zur Operation, insbesondere in Hinblick auf psychosoziale Faktoren.

Bei der Operationstechnik hat sich ein Wandel von implantatfreien zu implantathaltigen Operationen vollzogen, um die Pseudarthroserate zu senken und eine schnellere postoperative Mobilisation zu erreichen.

Fazit

Die mäßigen Operationsergebnisse bei zahlreichen peri- und postoperativen Komplikationen, ggf. mit Entwicklung fusionsspezifischer Beschwerden als Postfusionssyndrom, erfordern eine gesicherte Indikationsstellung zur Operation immer im Hinblick auf den gutartigen Verlauf bandscheibenbedingter Erkrankungen mit spontaner Teilversteifung der Bewegungssegmente.

11.9.7 Bandscheibenprothesen

Definition

Bewegungserhaltendes Zwischenwirbelimplantat.

Synonyme: Künstliche Bandscheibe, Bandscheibenersatz, Bandscheibenprothese, Bandscheibenendoprothese (entsprechend Hüft- und Kniegelenkendoprothese); engl. Artificial Disc, Disc Replacement.

Klassifikation

Man unterscheidet Teilprothesen von Bandscheibentotalendoprothesen. Teilprothesen ersetzen als Nukleusersatz den Gallertkern und sind in der Regel einteilig, wie z. B. die Stahlkugel von Fernstroem (1950) und die PDN-Prothese, bestehend aus Hydrophilgel. Die Bandscheibentotalendoprothese ist meistens dreiteilig und besteht wie die SB-Charité- und die Pro-Disc-Prothese aus 2 Metallplatten, die in den Deck- und Bodenplatten der angrenzenden Wirbelkörper fixiert sind, und einem dazwischen liegenden Polyethylenteil (▸ Abb. 11.161).

Daneben wurden schon zahlreiche andere Modelle entwickelt, die bisher jedoch noch keine weitere Verbreitung erfahren haben (▸ Tab. 11.26).

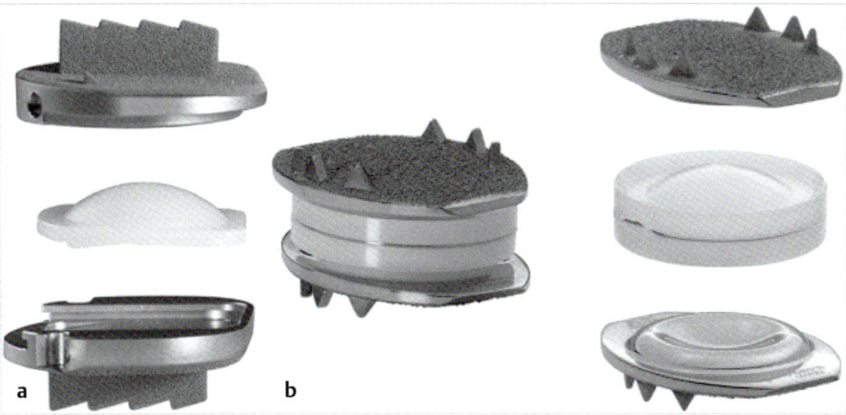

Abb. 11.161 Bandscheibenprothese.
a Bandscheibenprothese Modell SB-Charité.
b Pro-Disc-Prothese.

Tab. 11.26 Klassifikation der bewegungserhaltenden Zwischenwirbelimplantate.

Ersatz für	Bezeichnung	Beispiele
Nukleus	einteilige Teilprothese	Stahlkugel (Fernstroem) Hydrophilgel (PDN)
Bandscheibe	dreiteilige Vollprothese	SB-Charité Pro Disc

Tab. 11.27 Geschichte der bewegungserhaltenden lumbalen Zwischenwirbelimplantate.

Jahr	Autor	Klassifikation	Prinzip	Produkt
1950	Fernstroem	Nukleusersatz	Stahlkugel	
1984	Schellnack u. Büttner-Janz	Bandscheibenersatz	Metall/Polyethylen/Metall	SB-Charité
1988	Steffee	Bandscheibenersatz	Metall/Polyethylen/Metall	Arcoflex
1990	Marmay	Bandscheibenersatz	Metall/Polyethylen/Metall	Pro Disc
2002	Mathews	Bandscheibenersatz	Metall/Metall	Maverick
2002	Schömmyer u. Ray	Nukleusersatz	Hydrophilgel	PD

▸ **Geschichte.** Seit Fernstroem 1950 Metallkugeln in lumbale Zwischenwirbelabschnitte implantierte, wurden bisher über 100 verschiedene, bewegungserhaltende intervertebrale Implantate in Publikationen beschrieben (Spalski 2002). Nur wenige erlangten eine klinische Bedeutung. Trotz der unterschiedlichen Prinzipien dieser Implantate lässt sich die Klassifikation in Teilprothesen und Vollprothesen beibehalten.

Klinische Bedeutung in größerem Umfang erreichte erst die 1984 von Schellnack u. Büttner-Janz entwickelte, dreiteilige Bandscheibenprothese (**SB-Charité**) als Metall-Polyethylen-Metall-Kombination. Die Funktion der SB-Charité-Prothese basiert in Anlehnung an die Hüft- und Kniegelenkendoprothetik auf dem Low-Friction-Prinzip in der Gleitpaarung Metall/ultrahochmolekulares Polyethylen/Metall. Bisher wurden 3 Prototypen der SB-Charité-Prothese mit jeweils gleichem Funktionsprinzip entwickelt und beim Menschen implantiert. Die der SB-Charité-Prothese vom letzten Prototyp wurde seit 1987 bei über 6000 Patienten implantiert. Von den übrigen Vollprothesen mit vollständigem Bandscheibenersatz erlangte nur die **Pro-Disc-Prothese** von Marnay eine größere Bedeutung. Sie wurde in den 80er-Jahren entwickelt und ab 1990 in den ersten Modellvarianten bei einer zunehmenden Zahl von Patienten implantiert (▸ Tab. 11.27, ▸ Abb. 11.161).

Indikationen

Hauptindikation stellt eine symptomatische, degenerative, monosegmentale Instabilität der Lendenwirbelsäule zwischen L2 und S1 dar. Meistens kommt das Segment L4/L5 infrage. Voraussetzung ist eine mindestens 6 Monate andauernde, vergebliche konservative Therapie, auf einer visuellen Analogskala konstant über 5, bei 30- bis 60-jährigen Patienten.

M!

Indikationen für Bandscheibenprothesen

- symptomatische monosegmentale, lumbale degenerative Instabilität
- 6 Monate vergebliche konservative Therapie
- VAS konstant über 5
- Alter 30–50 Jahre
- Distensionsschmerz bei Diskographie
- fehlende oder geringe Facettendegeneration
- Bildgebung korrelierend:
  - geringe Bandscheibenverschmälerung
  - Degeneration im MRT

Die Bildgebung mit geringer Bandscheibenverschmälerung, monosegmentaler Bandscheibendegeneration im MRT und positiver Diskographie ohne Kontrastmittelabfluss in den Wirbelkanal, aber mit Reproduktion der eigentlichen Schmerzen, sollte mit dem klinischen Befund übereinstimmen.

Die Höhenminderung des Zwischenwirbelabschnittes darf nicht zu stark sein, weil das raumfordernde Implantat auf jeden Fall nicht in der Spongiosa, sondern in den Deckplatten verankert werden muss. Röntgenfunktionsaufnahmen werden nicht gefordert (Büttner-Janz 2004, Fraser 2004), weil sie nicht beweisend für eine Instabilität sind. In ausgewählten Fällen kann auch beim Postdiskotomiesyndrom eine Bandscheibenendoprothese eingesetzt werden, wenn die Indikationskriterien gegeben sind (Büttner-Janz et al. 2002).

Kontraindikationen

Die Kontraindikationen für Bandscheibenprothesen im Lumbalbereich ergeben sich aus der Indikationstabelle, d. h. Alter bis 30 und über 55 Jahre. Multisegmentale Degeneration, Instabilität anderer Ursache als degenerativ, Symptomatik nicht überzeugend, mit visueller Analogskala im Durchschnitt < 5.

M!

Kontraindikationen für Bandscheibenprothesen

- Implantationsstörungen
  - Osteoporose
  - Infektion
  - Deformitäten
- multisegmentale Degeneration
- Achsabweichungen
- posteriores Element gestört
  - Spondylolyse
  - Zustand nach Facettektomie
  - Spondylarthrose, Spinalstenose
- Bildgebung nicht korrelierend
- VAS unter 5
- Alter bis 30 J., über 50 J.
- Distensionstest negativ
- psychosoziale Störungen (gelbe Flagge)

Die wesentlichen Kontraindikationen, die forensisch auch von Bedeutung sind, betreffen Implantatlagerstörungen, z. B. Osteoporose, Infektion und Deformitäten, nach Fraktur, bei Tumor und Missbildungen. Der Wirbelbogen muss in allen Anteilen intakt sein (Spondylolyse, Z. n. Facettektomie). Die Wirbelgelenke dürfen weder ganz, noch teilweise fehlen (Z. n. Facettektomie), noch darf eine Arthrose oder Spinalkanalstenose vorliegen. Bei Achsenabweichungen in der Frontal- und Sagittalebene (Skoliose, Kyphose, Hyperlordose) ist die Implantation einer Endoprothese problematisch.

Wie bei jeder anderen Wirbelsäulenoperation stellen gerade bei der Bandscheibenendoprothese psychosoziale Störungen (gelbe Flagge) eine Kontraindikation dar.

Implantationstechnik

Die Implantationstechnik der Bandscheibenprothesen erfolgt über den vorderen Zugang mit unterschiedlichem Vorgehen für das Segment L 5/S 1 sowie L 4/L 5 und L 3/L 4 in der Tiefe. In der Bauchchirurgie weniger erfahrene orthopädische Chirurgen arbeiten beim Zugang bis zur Bandscheibe mit einem Viszeralchirurgen (Access Surgeon) zusammen. Besondere Vorsicht ist bei der Gefäßmobilisation sowie beim Präparieren und Unterbinden der V. lumbalis ascendens sinistra gegeben. Zur Protheseimplantation sollte die betroffene Bandscheibe jeweils in voller Breite dargestellt werden. Für das Behandlungsergebnis hat die Wahl der optimalen Prothesenkomponenten und die Lage der Prothese im Intervertebralraum eine entscheidende Bedeutung. Die Implantation der Pro-Disc-Prothese vollzieht sich ähnlich wie bei der SB-Charité-Prothese.

Komplikationen

Neben den allgemeinen intraoperativen und postoperativen Komplikationen, wie sie bei jeder ventralen Bandscheibenoperation vorkommen, wie Gefäß-, Ureter- und Darmverletzungen, Nachblutungen, Sexualstörungen, Spondylitis und Vernarbungsbeschwerden, gibt es **prothesenspezifische Komplikationen**. Dazu zählen Frakturen im Implantatlager, fehlerhafte Position der Prothese und der Prothesenkomponenten und vor allem die **Prothesenmigration** (Schnake et al. 2007). Diese kann sich intra- oder unmittelbar postoperativ einstellen oder später, durch allmähliches Einsinken der relativ harten Prothesenanteile in die Wirbelkörperspongiosa bei **Altersosteoporose** (Krämer et al. 2005). Dabei kann es auch zu einer Dislokation nach ventral oder dorsal kommen. Ventral liegen die großen Gefäße, dorsal der Wirbelkanal. Die Materialallergie gilt grundsätzlich für jedes Implantat, genauso wie Materialverschleiß und Abrieb bei jeglicher Art von Prothese mit den entsprechenden Folgen und Osteolysen (van Ooij et al. 2007).

Eine Facettensymptomatik mit nachfolgender Spondylarthrose ist bei Fehlimplantation mit Überbeanspruchung der Wirbelgelenke zu erwarten. Durch Hypertrophie der Gelenkränder kann es u. U. zu einer **Spinalkanalstenose** kommen. Heterotope Ossifikationen mit knöcherner Umbauung der Bandscheibenprothese und letztendlicher Fusion des Bewegungssegmentes können eher als positiver Ausgang der Bandscheibenprotheseoperation angesehen werden, weil es im Alter ohnehin zur wohltätigen Altersversteifung der Wirbelsäule kommt. Die Angaben über die prothesenspezifischen Komplikationen in der Literatur sind recht unterschiedlich und reichen von 26 % Implantationsfehlern bis zu 0 % Komplikationen bei allerdings meist geringen Fallzahlen.

M!

Prothesenspezifische Komplikationen

- Fehlimplantation
- Wirbelkörperfraktur
- Prothesenmigration
- Materialallergie
- Facettensymptomatik
- Spinalkanalstenose
- heterotope Ossifikation
- Spontanfusion

Ergebnisse

Neben der geschichtlichen Betrachtung, wer, wann und welche Prothese zuerst eingesetzt hat (s. ▶ Tab. 11.27) gibt es zahlreiche retrospektive Studien und Übersichten (Zöllner et al. 2000, Hopf et al. 2002, Anderson et al. 2004, German et al. 2005, Goel et al. 2005, Martinoetzel 2005, Mayer 2005, Schulte et al. 2005, Serhan et al. 2006, Siepe et al. 2006, 2007, Shim et al. 2007, Zigler et al. 2007). Wai u. Fraser (2003) haben die Ergebnisse der Bandscheibenendoprothetik aus Publikationen zusammengestellt, die gutachterlich wissenschaftlich gewertet wurden (Peer reviewed) (▶ Tab. 11.28). Die Arbeiten wurden in Pubmed und Ovied-Medline-Database bis Oktober 2002 ermittelt. Die Ergebnisbewertung betraf die Herstellung der Segmentfunktion, Erhalt der benachbarten Segmente und schließlich die Gesamtergebnisbetrachtung einschließlich Komplikationen. Die Autoren fanden eine weite Streuung der Definitionen, guter klinischer Ergebnisse, mit einer Schwankung der Erfolgsrate zwischen 63 % und 90 %. Randomisierte kontrollierte Studien fehlen. Insgesamt sind die Ergebnisse der Bandscheibenprothesen mit den Ergebnissen aus Fusionsoperationen vergleichbar. Eine Cochrane-Datenbank-Analyse von Jacobs u. Mitarb. (2012) konnte für lumbale Bandscheibenprothesen keine Überlegenheit gegenüber Fusionen nachweisen.

Zuverlässige Langzeitstudien für den Einsatz von Bandscheibenprothesen müssen abgewartet werden. Die bisherigen Studien zeigen gleichwertige Ergebnisse, wie die der Fusionsoperation, im Allgemeinen also nicht effektiv (Nachemson 2005).

Pro und Kontra

Die Bandscheibenendoprothetik war von Anfang an heftiger Kritik ausgesetzt. Die Befürworter (▶ Tab. 11.28) führen folgende Argumente an:

Pro:

- Nur 1 Zugang ist erforderlich,
- Schmerzen an der Knochenentnahmestelle entfallen,
- geringerer Aufwand und sofortige Mobilisation im Vergleich zur Fusion,
- das mobile Interponat schont die angrenzenden Segmente,
- gute Resultate auch bei den Langzeitstudien (Büttner-Janz 1998, David 2002, 2007).

Kontra: Die Kritiker (Weinstein 2003, Boden et al. 2004, Bono et al. 2004, Dejo et al. 2004, Nachemson 2005) verweisen auf folgende Argumente:

- Lange Tragezeit der Endoprothesen bei den meist jüngeren Patienten mit ungewissem Ausgang,
- Revisionseingriffe sind problematisch,
- es gibt keine kontrollierten Studien,
- die Indikation ist fraglich (unpräzise Diagnose),
- kommerzieller Druck.

11

Tab. 11.28 Ergebnisse der Bandscheibenendoprothetik (peer reviewed) nach Fraser (2004).

Autor	Jahr	Anzahl	Typ	Follow-up-Monate	Ergebnis	Prothesenspezifische Komplikation
David	1993	29	SB-Charité	19	15 gut 6 mäßig 2 schlecht	1 periproth. Ossifikation 1 Fusion
Griffith	1994	139	SB-Charité	12	65 %	4,3 %
Cinatti	1996	56	SB-Charité	38	63 %	26 %
Lemoere	1997	105	SB-Charité	51	79 %	2,9 %
Büttner-Janz	1998	91	SB-Charité	72	85 %	< 10 % (11 Reoperationen)
Bertagnoli	2002	108	Pro Disc	3–48	90,8 %	keine
David	2002	92	SB-Charité	96	77 %	12 Reoperationen (Fusion)

Falls eine Entfernung der recht großen Bandscheibenprothese über einen ventralen Zugang notwendig werden sollte, ergeben sich durch Vernarbungen bedingt durch frühere Eingriffe und die Nähe der großen Bauchgefäße und vitaler Organe extrem schwierige Bedingungen. Der Revisionseingriff wird dadurch höchst komplikationsträchtig und führt zu potentiellen Desasterfällen (Fraser 2004, Nyuyen et al. 2006). Ureter- und Gefäßstents sollten bei mehrfachen Revisionen und deutlicher Implantatdislokation eingesetzt werden (Leary et al. 2007).

Es fehlen prospektiv-randomisierte Studien mit Langzeitergebnissen, vor allem im Vergleich zur konservativen Therapie. Solche Studien sind allerdings schwer durchführbar, weil sich aufgeklärte Patienten kaum zur Verfügung stellen würden und Ethikkommissionen Verbote aussprechen werden.

Zu fordern ist:

- Eine wissenschaftliche Begleitung der Endoprothetik mit genauer Überprüfung der Indikationen im Einzelfall (2. Meinung einholen),
- professionelle Implantation in Zentren für Wirbelsäulenchirurgie,
- Revisionsoperation unter Beteiligung eines Viszeral- und Gefäßchirurgen,
- zentrale Dokumentation und Verlaufskontrolle.

Zusammenfassung: Bandscheibenprothesen

Bewegungserhaltende Zwischenwirbelimplantate werden in Nukleusersatz und totalen Bandscheibenersatz unterteilt. Aufgrund ihrer langen Entwicklungsgeschichte und dem inzwischen routinemäßigen Einsatz haben vor allem Bandscheibenprothesen nach dem Modell SB und in den letzten Jahren Pro-Disc-Prothesen wissenschaftlich eine Bedeutung erlangt. Der Nukleusersatz befindet sich noch im Experimentalstadium.

Bei den lumbalen Bandscheibenprothesen steht eine umschriebene, nicht unproblematische Indikationsliste einer umfangreichen Zusammenstellung von Kontraindikationen gegenüber. Die ventrale Implantationstechnik fordert ein hohes Maß an Präzision, um folgeträchtige Implantationsfehler zu vermeiden. Bei den prothesenspezifischen Komplikationen ist vor allem die Prothesenmigration sowie eine reaktive Facettenarthrose mit nachfolgender Spinalkanalstenose zu beachten.

Heterotope Ossifikationen mit abschließender Spontanfusion sind als Komplikation schlussendlich positiv zu bewerten. Bei den Ergebnissen zur Bandscheibenendoprothetik gibt es vor allem Berichte über die SB, zum Teil mit Verlaufsbeobachtungen über mehrere Jahre. Kontrollierte Studien fehlen bisher.

Für die Bandscheibenendoprothesen sprechen relativ gute Frühresultate durch ein mobiles Interponat, das nur einen Zugang erforderlich macht und die angrenzenden Segmente schont. Dagegenzuhalten ist das relativ jugendliche Alter der Patienten mit nachfolgend langer Tragezeit und ungewissem Ausgang nach 15–30 Jahren. Revisionsoperationen sind aufwendig und komplikationsträchtig. Zu fordern sind: Präzisierung der Indikation, professionelle Implantations- und Revisionstechnik in ausgewiesenen Zentren sowie eine zentrale Dokumentation mit Verlaufskontrolle.

Fazit

Wegen der ungewissen Dauerergebnisse ist bei der Bandscheibenendoprothetik vorerst noch Zurückhaltung geboten. Sind Bandscheibenprothesenträger Patienten von übermorgen?

11.9.8 Therapieplan – Integrierte Versorgung

Uniforme Krankheitsbilder, wie z. B. eine akute Lumbago oder S 1-Ischialgie, legen ein einheitliches therapeutisches Vorgehen nahe. Ähnlich wie bei der Behandlung des Zervikalsyndromes ergeben sich auch bei den bandscheibenbedingten Erkrankungen im Bereich der LWS gewisse Behandlungsstufen, die entsprechend dem Krankheitsverlauf nacheinander beschritten, ggf. auch übersprungen werden. Je nach Intensität und Dauer der im Vordergrund stehenden Schmerzkomponente kommen mehr oder weniger invasive Behandlungsmittel zum Einsatz.

Für die konservative Behandlung von Lumbalsyndromen legt sich jeder Arzt ein bestimmtes Behandlungskonzept zurecht, auf das auch seine Mitarbeiter in der physikalischen Therapie eingespielt sind. Unsere Umfrage bei niedergelassenen Fachkollegen und orthopädischen Kliniken hat gezeigt, dass der Behandlungsplan in den wesentlichen Punkten identisch ist (▶ Abb. 11.162).

Ambulante Therapie

Am Anfang steht meistens eine unspezifische Allgemeinbehandlung mit örtlicher Wärmeanwendung, Verordnung analgetisch-antiphlogistisch wirkender Medikamente und Stufenlagerung (keine Bettruhe).

Bei leichteren Beschwerden kann man auch versuchen, ohne Medikamente auszukommen.

Merke

In der Mehrzahl der Fälle mit akutem Lumbalsyndrom zeichnet sich innerhalb weniger Tage eine Besserung ab – nicht zuletzt wegen der Selbstheilungstendenz bandscheibenbedingter Beschwerden.

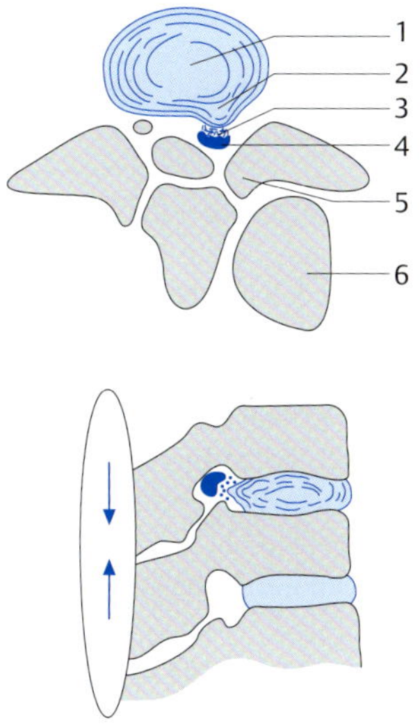

	Pathologie	konservativ	minimalinvasiv	operativ
1	Instabilität	Physiotherapie Orthesen Rückenschule		Fusion Bandscheiben-prothese
2	Masse des Band-scheibenvorfalls	Stufenlagerung Traktion	Chemonukleolyse perkut. Laser IDET	Diskotomie
3	entzündlicher Kontakt Bandscheibengewebe–Nervenwurzel	Stufenlagerung Orthesen Traktion	epidurale Injektion und Katheter LSPA	Diskotomie Neurolyse
4	entzündliche Nerven-wurzelschwellung	NSAR Steroide	epidurale Injektion und Katheter LSPA	
5	Fehlstellung der Wirbelgelenke	Stufenlagerung manuelle Therapie	Facetteninfiltration Facettenkoagulation	Fusion
6	reflektorischer Muskelspasmus	Wärme Myotonolytika Physiotherapie Massage lokale Injektion Elektrotherapie		

Abb. 11.162 Therapeutische Ansätze in Abhängigkeit vom Ort der Schmerzentstehung.

Bilden sich die Beschwerden nicht innerhalb von 1–2 Wochen zurück, so erfolgt die Überweisung zum Facharzt, falls dieser nicht schon von vornherein die Behandlung übernommen hatte.

M!

Behandlungsplan beim Lumbalsyndrom

- Ambulante Behandlung (alle Formen des Lumbalsyndromes)
  1. Erstmalig auftretende Beschwerden
     - Wärme (Kälte)
     - Entlastungslagerung
     - Analgetika
  2. Chronisch-rezidivierende Beschwerden
     - Wärme
     - Elektrotherapie
     - lokale Injektionen

Bei anhaltenden Wurzelsyndromen CT, MRT und stationäre Einweisung. Bei motorischen Ausfällen und Kaudasyndrom sofortige Einweisung.

- Stationäre Behandlung (Kaudasyndrom, therapieresistente Wurzelsyndrome)
  1. Konservative Behandlung
     - konsequente Stufenlagerung
     - peridurale, intradiskale Therapie
  2. Operative Behandlung
     - Diskotomie
     - Dekompressionsoperation
     - Fusionsoperation
     - Zur Rehabilitation: Rückenschule

In der 2. Behandlungsstufe kommen spezielle therapeutische Mittel wie manuelle Therapie, Elektrotherapie und lokale Injektionen infrage. Es bleibt den Erfahrungen des behandelnden Arztes überlassen, die einzelnen Behandlungsformen parallel oder hintereinander anzuwenden.

Stationäre Therapie

Der ambulanten Behandlung sind besonders bei hartnäckigen Wurzelsyndromen Grenzen gesetzt. Die Einweisung ins Krankenhaus muss beim Auftreten von Paresen wichtiger Muskeln und beim Kaudasyndrom sofort erfolgen. Hier ist meistens eine sofortige Operation erforderlich. Bei therapieresistenten Wurzelsyndromen, die einer mehrwöchigen konservativen ambulanten Behandlung trotzen, ist zunächst ein aktuelles MRT oder ein CT angebracht. Unter Einbeziehung des klinisch-neurologischen Befundes sowie aller übrigen für die Operation wichtigen Umstände wird dann entschieden, ob noch ein stationär durchgeführter konservativer Behandlungsversuch mit minimalinvasiver Wirbelsäulentherapie oder sofort eine Operation infrage kommt. Die multimodale ambulante und stationäre Behandlung vergleichbar mit den Nonsurgical Spine Clinics (Rasmussen et al. 2005) hat sich bei uns bewährt und die Zahl der notwendigen Operationen deutlich reduziert (Theodoridis u. Krämer 2006).

Eine Operation ist unumgänglich, wenn die Beschwerden trotz der konservativen stationären Maßnahmen weiter bestehen. Fusionsoperationen stellen einen typischen Zweiteingriff dar und stehen meistens am Ende des Behandlungsspektrums.

In welcher Stufe des Behandlungsplanes ein Lumbalsyndrom auch abklingt, es muss immer ein **Rehabilitations- und Präventionsprogramm** angeschlossen werden, bei dem neben der Physiotherapie vor allem eine bandscheibenschonende Verhaltensweise zu beachten ist. Am besten erfolgt dies im Rahmen der Rückenschule.

11.9.9 Zusammenfassung: Therapie der Lumbalsyndrome

Das therapeutische Spektrum zur Behandlung bandscheibenbedingter Erkrankungen an der Lendenwirbelsäule reicht von der Fangopackung bis zur dorsoventralen Fusionsoperation. Die Einteilung erfolgt in konservativ, minimalinvasiv und offen-operativ.

Unter den **konservativen** Maßnahmen haben sich einige bewährt und werden erfolgreich eingesetzt, obwohl keine kontrollierten Studien vorliegen. Dazu zählen u. a. Wärmeanwendungen, Stufenlagerung, Bewegungsübungen. In den wenigen vorliegenden Studien haben immer die besser abgeschnitten, bei denen sich der Behandler persönlich dem Patienten widmet. Deswegen sind Akupunktur, lokale Injektionen, manuelle Therapie und Physiotherapie so erfolgreich.

Zu den **minimalinvasiven** Therapien zählen alle Verfahren, bei denen perkutan Kanülen, Katheter oder Sonden in den Zwischenwirbelabschnitt, Epiduralraum oder in die foraminoartikuläre Region vorgeschoben werden, teilweise unter endoskopischer Kontrolle. Bis auf die Chemonukleolyse, epidurale Injektionen und lumbale Spinalnervanalgesien liegen keine kontrollierten Studien zu diesen Verfahren vor. Der rasche Popularitätswechsel nichtevaluierter minimalinvasiver neuer Verfahren zur Behandlung bandscheibenbedingter Erkrankungen an der Lendenwirbelsäule zeugt von der hohen Plazeborate bei diesen Leiden und von der Furcht vor der offenen Bandscheibenoperation.

Unter den **offenen Operationen** stellt die Nervenwurzeldekompression mit Entfernung des Bandscheibenvorfalles den häufigsten und wichtigsten Eingriff an der Wirbelsäule dar. Diese Operation wird zunehmend mikrochirurgisch durchgeführt. Die Ergebnisse sind bei richtiger Indikation und professioneller Durchführung des Eingriffes besser als ihr Ruf.

Mit Fusionsoperationen bei bandscheibenbedingten Erkrankungen der Lendenwirbelsäule sollte man zurückhaltend sein, weil die Ergebnisse schlecht sind. Ob die Bandscheibenendoprothesen bessere Resultate liefern, bleibt abzuwarten.

Angesichts der Tatsache, dass es sich bei bandscheibenbedingten Erkrankungen um sich selbst limitierende Leiden handelt, sind iatrogene Schäden zu vermeiden, als da sind:

- Gastrointestinale Erkrankungen durch die Dauergabe von NSAR,
- Lockerung der Bewegungssegmente durch inadäquate Manualtherapie,
- Strahlenschäden durch wiederholte röntgenbildgesteuerte Injektionen,
- postoperative Syndrome, PDS und PFS,
- Implantate mit unklarem Ausgang,
- behandlungsbedingte psychische Schäden.

Patienten- und kostenschonend ist ein zwischen Hausarzt, Facharzt und Klinik gut abgestimmter Therapieplan als integrierte Versorgung.

Fazit

Alle therapeutischen Maßnahmen bei bandscheibenbedingten Erkrankungen der Lendenwirbelsäule sind zum gutartigen Spontanverlauf zu relativieren.

Kapitel 12

Spontanverlauf

12

12 Spontanverlauf

12.1 Einleitung

Die pathologisch anatomischen Veränderungen im Zwischenwirbelabschnitt mit den daraus ggf. resultierenden Erkrankungen zeigen einen charakteristischen Verlauf. Dabei zeichnen sich 3 Verlaufskurven ab:

- Degenerative Veränderungen im Zwischenwirbelabschnitt mit zunehmendem Alter,
- bandscheibenbedingte Erkrankungen im Laufe des Lebens,
- Verlauf einer bandscheibenbedingten Erkrankung.

► **Pathologisch-anatomische Veränderungen im Zwischenwirbelabschnitt.** Der Spontanverlauf degenerativer Veränderungen im Zwischenwirbelabschnitt zeigt eine kontinuierliche Zunahme, die schon mit dem 20. Lebensjahr beginnt und nach dem 50.–60. Lebensjahr sich einer 100 %igen Degeneration annähert (► Abb. 12.1). Im Röntgenbild sieht man Bandscheibenverschmälerungen und spondylotische Ausziehungen als Osteochondrose und Spondylose, die für sich genommen keinen Krankheitswert besitzen. Auch im Sektionsprotokoll gehören degenerative Veränderungen im Zwischenwirbelabschnitt zum Standardbefund. Betroffen sind in erster Linie die unteren Abschnitte der Hals- und Lendenwirbelsäule. Die Untersuchungen von Schmorl (1932) und Schmorl u. Junghanns (1968), Coventry (1945), Hirsch u. Schajowicz (1952) wurden durch neuere Untersuchung von Kirkaldy-Willis (1988), Anderson (2002), Benoist (2002), Ito (2002), Singer u. Farzy (2004), Greenough (2004) und Vo (2013) bestätigt. Die pathologisch-anatomischen Veränderungen, die dem Grauwerden der Haare und den Faltenbildungen der Haut im zunehmenden Alter gleichzusetzen sind, enden schließlich in einer Spontanverfestigung mit fibröser Ankylose des Zwischenwirbelabschnittes.

Die Diskosestadien sind dabei in den Bewegungssegmenten unterschiedlich ausgeprägt. Eindrucksvolle degenerative Veränderungen mit überbrückenden spondylotischen Ausziehungen finden sich vor allem in den Segmenten C 4–C 7 sowie L 4–S 1. Auch der untere Abschnitt Brustwirbelsäule ist häufiger betroffen als der obere.

Die degenerativen Veränderungen im Zwischenwirbelabschnitt verlaufen meistens unbemerkt. Boden u. Mitarb. (1990) fanden asymptomatische Bandscheibenprotrusionen in 20 % der im MRT untersuchten Probanden bei unter 60-Jährigen und in 36 % der über 60-Jährigen. Diese Untersuchungen wurden bestätigt durch Jensen et al. (1994) und Boos et al. (1995). Wang u. Mitarb. (2013) zeigten an 600 untersuchten Wirbelkörperendplatten einen positiven Zusammenhang zwischen der Größe der Endplattendestruktionen und dem Ausmaß der Bandscheibendegeneration.

► **Bandscheibenbedingte Erkrankungen im Verlauf des Lebens.** Die Krankheitskurve folgt nicht der Degenerationskurve. Bandscheibenbedingte Erkrankungen wie Lumbago, Ischias, Nackensteife und Schulter-Arm-Syndrom zeigen einen Häufigkeitsgipfel im mittleren Lebensabschnitt mit kontinuierlicher Abnahme nach dem 40.–50. Lebensjahr. Dies betrifft sowohl die Frequenz als auch die Intensität dieser Erkrankungen. Diese Häufigkeitsverteilung findet sich sowohl in den Statistiken konservativ behandelter Patienten (Krämer 1973, Krämer u. Nentwig 1999) wie auch in den Operationsstatistiken (McCulloch 1998, Postaccini 1999, Krämer et al. 2004). Auch neuere epidemiologische Studien bestätigen den Kurvenverlauf (Stephens u. Bell 1993, Leboeuf 1998, Bendix 2004, Kuhlmann 2004, Jarvik 2005) (► Abb. 12.2).

Den einzelnen Stadien der Bandscheibendegeneration können unterschiedliche klinische Symptome zugeordnet werden (► Tab. 12.1):

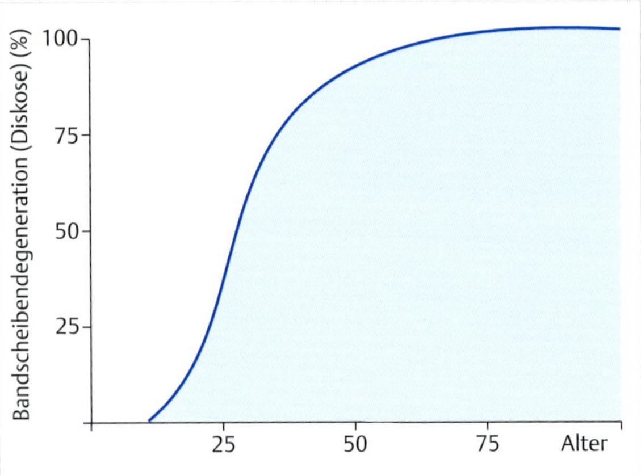

Abb. 12.1 Lebenskurve der Diskose (Bandscheibendegeneration) mit Erreichen von 100 % nach dem 70.–80. Lebensjahr.

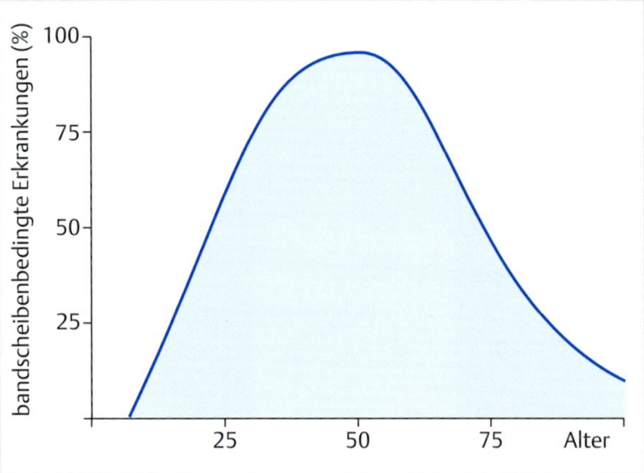

Abb. 12.2 Lebenszeitkurve bandscheibenbedingter Erkrankungen.

Tab. 12.1 Bandscheibenbedingte Erkrankungen im Verlauf des Lebens.

Stadium	Alter	Pathologische Anatomie	Klinische Symptome HWS	LWS
	10		Tortikollis	
1	20	intradiskale Massenverschiebung		Hüft-Lenden-Strecksteife
	30	Protrusio	akutes lokales Zervikalsyndrom	akute Lumbago
	40	Prolaps	akutes Wurzelreizsyndrom	Ischialgie
2	50	Sinterung	chronisches Zervikalsyndrom	chronisches Lumbalsyndrom
	60			
	70	knöcherne Reaktionen	chronisches Wurzelreizsyndrom	Spinalkanalstenosesyndrom
3				
	80	fibröse Ankylose		

- Bei **Jugendlichen** kann es durch intradiskale Massenverschiebungen mit Bandscheibenvorwölbungen zu klinischen Symptomen kommen, die sich in der Regel als Hüft-Lenden-Strecksteife bemerkbar machen. Im MRT sieht man allenfalls eine Vorwölbung des hinteren Anteiles der Bandscheibe. Bei der klinischen Untersuchung fällt das sog. Brettsymptom auf. Radikuläre Erscheinungen fehlen in der Regel. Meistens ist die Ausstrahlung ins Bein auf den proximalen Abschnitt des betroffenen Dermatoms beschränkt. Da die Bandscheiben der Jugendlichen auch bei Vorwölbungen geschlossen sind, empfiehlt sich eine konservative Behandlung mit Extension, Krankengymnastik und entlastender Lagerung. Der Verlauf bandscheibenbedingter Erkrankungen im Jugendalter ist langwierig, insgesamt aber gutartig, d. h. bei adäquater Verhaltensweise und Behandlung kommt es nicht zum Prolaps.
- Im **mittleren Lebensabschnitt** steigern sich dann Frequenz und Intensität bandscheibenbedingter Erkrankungen. Ursachen sind Protrusionen und Prolapse mit Verlagerung des zentralen mobilen Bandscheibengewebes nach außen mit Druck auf die Nervenwurzel. Entscheidend ist die biomechanische Konstellation mit noch erhaltenem Quelldruck bei bereits rissigem und widerstandsgemindertem Anulus fibrosus. Die bandscheibenbedingten Erkrankungen im mittleren Lebensabschnitt betreffen sowohl die Hals- als auch die Lendenwirbelsäule.
- **Wohltätige Teilversteifung der Wirbelsäule im Alter.** In der 3. Phase des pathologisch-anatomischen Spontanverlaufes der Bandscheibendegeneration kommt es zur fibrösen Ankylose des Zwischenwirbelabschnittes. Die Bandscheiben zeigen zwar erhebliche degenerative Veränderungen mit Rissen und Zermürbungen, das Gewebe ist jedoch so weit ausgetrocknet, dass es wenig Tendenz zur Verlagerung zeigt. Es kommt allenfalls zu osteophytären Reaktionen mit Einengung des Wirbelkanals, die zum sog. Spinalkanalstenosesyndrom führen können. Die Bandscheibendegeneration selbst ist in diesem Lebensabschnitt meistens symptomlos. Die morphologisch-biomechanische Konstellation zur asymptomatischen Bandscheibendegeneration beim älteren Menschen begründet sich in der dehydrierten Bandscheibe mit fibröser Ankylose des Bewegungssegmentes und auch in der geringeren körperlichen Aktivität älterer Menschen. Auch neuere Untersuchungen zum Spontanverlauf bandscheibenbedingter Erkrankungen verweisen auf die Gutartigkeit des Leidens (Kirkaldy-Willis 1988, Cinotti et al. 1998, Martikainen 1998, Ferguson 1999, Andersson 2002, Greenough 2004, Nakagawa 2004). Die wohltätige Teilversteifung der Wirbelsäule im Alter kann allerdings durchbrochen werden, z. B. durch einen Unfall oder inadäquate körperliche Aktivitäten (z. B. schwere Gartenarbeit), aber auch durch ungeeignete Behandlungsmaßnahmen wie chiropraktische Manöver und mobilisierende Krankengymnastik. Biomechanische Untersuchungen von Zirbel et al. (2013) bestätigen die Abnahme des Bewegungsausmaßes der Lendenwirbelsäulenbeweglichkeit in Abhängigkeit vom Bandscheibendegenerationsumfang bei Versuchen mit anatomischen Präparaten.

Zusatzinfo

Die Bandscheiben sind verblüht.

► **Spontanverlauf der Akuterkrankung.** Abgesehen vom Spontanverlauf im Leben ergibt sich auch ein charakteristischer Spontanverlauf der akuten bandscheibenbedingten Erkrankung im Einzelfall. Der Schmerz bei diskogener Ischialgie erreicht innerhalb weniger Tage ein Maximum und klingt dann allmählich spontan wieder ab (► Abb. 12.3). Die akuten Erscheinungen entstehen durch mechanische Kompression, aber auch durch biochemische Reaktionen mit Freisetzung von Entzündungsmediatoren durch Reizung des Nervengewebes (Rydevik 1990, Saal u. Herzog 1990, Willburger et al. 1998). Hier ergibt sich ein therapeutischer Ansatz für epidurale Injektionsbehandlung mit Antiphlogistika und Lokalanästhetika oder einfach nur mit Kochsalzlösung, um die Entzündungsmediatoren zu neutralisieren bzw. wegzuspülen.

12

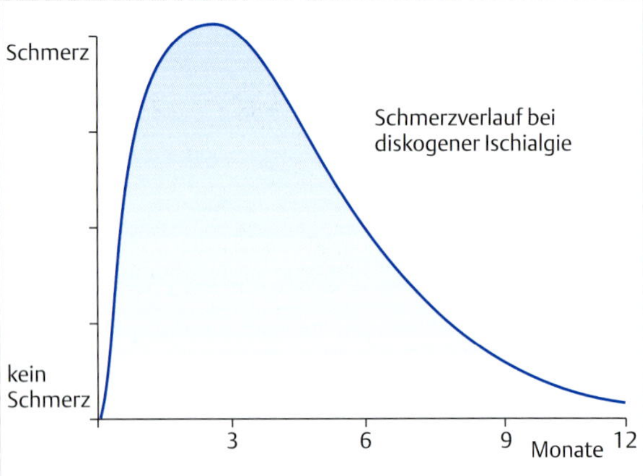

Abb. 12.3 Schmerzintensitätskurve bei akuter Ischialgie.

Der starke Schmerzzustand aufgrund der mechanischen Kompression und der biochemischen Vorgänge hält jedoch nur kurz an. Schon nach 2 Monaten sind 90 % aller Patienten deutlich gebessert, nach 1 Jahr sind es 99 % (Krämer u. Nentwig 1999). Die Auflösung des verlagerten Bandscheibengewebes erfolgt durch enzymatische Resorption, Phagozytose und Vaskularisation. Es gibt zahlreiche Untersuchungen, die sich mit diesen Resorptionsvorgängen beschäftigen (Rydevik 1990, Kobajaschi 1998, Haro et al. 2000, Nakai et al. 2000, Deyo u. Weinstein 2001, Kato 2003, Karppinen et al. 2004).

Die spontane Schmerzreduktion ist auch mit einer Änderung der Schmerzausbreitung und des Schmerzcharakters verbunden. McKenzie (1981) beschreibt das sog. **Zentralisationsphänomen:** Ein ursprünglich ins Bein ausstrahlender Schmerz zieht sich immer weiter nach proximal zurück, sodass vielfach nur ein Kreuzschmerz verbleibt. Unsere eigenen Untersuchungen (Krämer u. Nentwig 1999) und Literaturangaben bestätigen diesen Verlauf (Donelson et al. 1997, Martikainen 1998, Trasimeni 1998, Fergusson 1999, Albert 2004, Nakagawa 2004).

Die Chancen für eine Spontanheilung beim Bandscheibenvorfall hängen davon ab, ob der Sequester vorwiegend aus Nucleus-pulposus-Material oder aus Anulus fibrosus bzw. Knorpelplatten besteht. Nukleusgewebe resorbiert sich schneller. Wenn der Wirbelkanal noch normal oder breit ist, bestehen ebenfalls gute Heilungschancen. Schließlich ist die Sequesterlage entscheidend. Liegt der Sequester hinter dem Wirbelkörper, so hat er bessere Chancen zur Spontanresorption, weil dort die Durchblutung besser ist als an der Bandscheibe. Extradiskale Sequester, die aus dem ernährenden Bandscheibenverbund gelöst sind, lösen sich auch besser auf als subligamentär verlagerte Bandscheibenanteile, die noch an das funktionierende osmotische System der Bandscheibe angeschlossen sind.

Die Ausführungen zur Spontanheilung gelten nicht nur für die bandscheibenbedingten Erkrankungen der Lendenwirbelsäule, sondern auch für den zervikalen Bandscheibenvorfall. Die Spontanheilungstendenz an der Halswirbelsäule ist noch größer als an der Lendenwirbelsäule. Dies trifft vor allem für die Zervikobrachialsyndrome zu (McNab 1989, Yoshida 1991, Saal et al. 1996, Mochida 1998, Rubenthaler u. Senge 2004, Garvey 2005).

Operationsindikationen stellen heute vorwiegend zervikomedulläre Syndrome dar (Mochida 1998, Garvey 2005).

12.2 Kasuistik L 5/S 1: Prolaps mit infradiskaler Ausbreitung und spontaner Resorption

▶ **Klinik.** 29-jährige Patientin mit akut aufgetretenen Rückenschmerzen mit Ausstrahlung ins linke Bein entsprechend dem Dermatom S 1. Starker Lumbalspasmus, ASR links abgeschwächt. Diskrete Fußsenkerschwäche links.

▶ **MRT.** Untersuchungssequenzen in ▶ Abb. 12.4.

▶ **Befund.** Von der Bandscheibe L 5/S 1 ausgehender, infradiskal sich erstreckender Prolaps mit Durasackimpression und Verlagerung der Nervenwurzel S 1 links (▶ Abb. 12.4a). Drei Jahre später diskrete Weichteilformation in entsprechender Position ohne Impression des Durasackes (▶ Abb. 12.4d). Signalminderung der Bandscheibe L 5/S 1, normale Bandscheibenverhältnisse der kranialen LWS-Segmente, Lumbalisation von S 1 mit hypoplastischer Bandscheibe (▶ Abb. 12.4f).

▶ **Diagnose.** H1a Großer infradiskaler, medialer/links paramedialer Prolaps L 5/S 1. ▶ Abb. 12.4c bis ▶ Abb. 12.4f Subtotale „Rückbildung" des Prolapses ventral des Durasackes ohne Durasack- oder Nervenwurzelkompression. Bandscheibendegeneration L 5/S 1.

▶ **Verlauf.** Konservative Behandlung mit Stufenlagerung, Analgetika, lokalen Injektionen (Spinalnervenanalgesien). Besserung der subjektiven Symptomatik innerhalb weniger Tage, sodass auf eine Operation verzichtet wird.

Wiedervorstellung der Patientin 3 Jahre später. Es bestehen noch mäßige Rückenschmerzen, zeitweise mit Ausstrahlung ins linke Bein insbesondere bei Wetterwechsel.

Neurologisch keine motorischen Störungen, ASR links leicht abgeschwächt, sonst o. B.

▶ **Kommentar.** Der extradiskale Prolaps bei L 5/S 1 links hat sich weitgehend enzymatisch aufgelöst. Reste als fibröses Gewebe finden sich im ventralen Epiduralraum ohne Wurzel bzw. Durasackkompression.

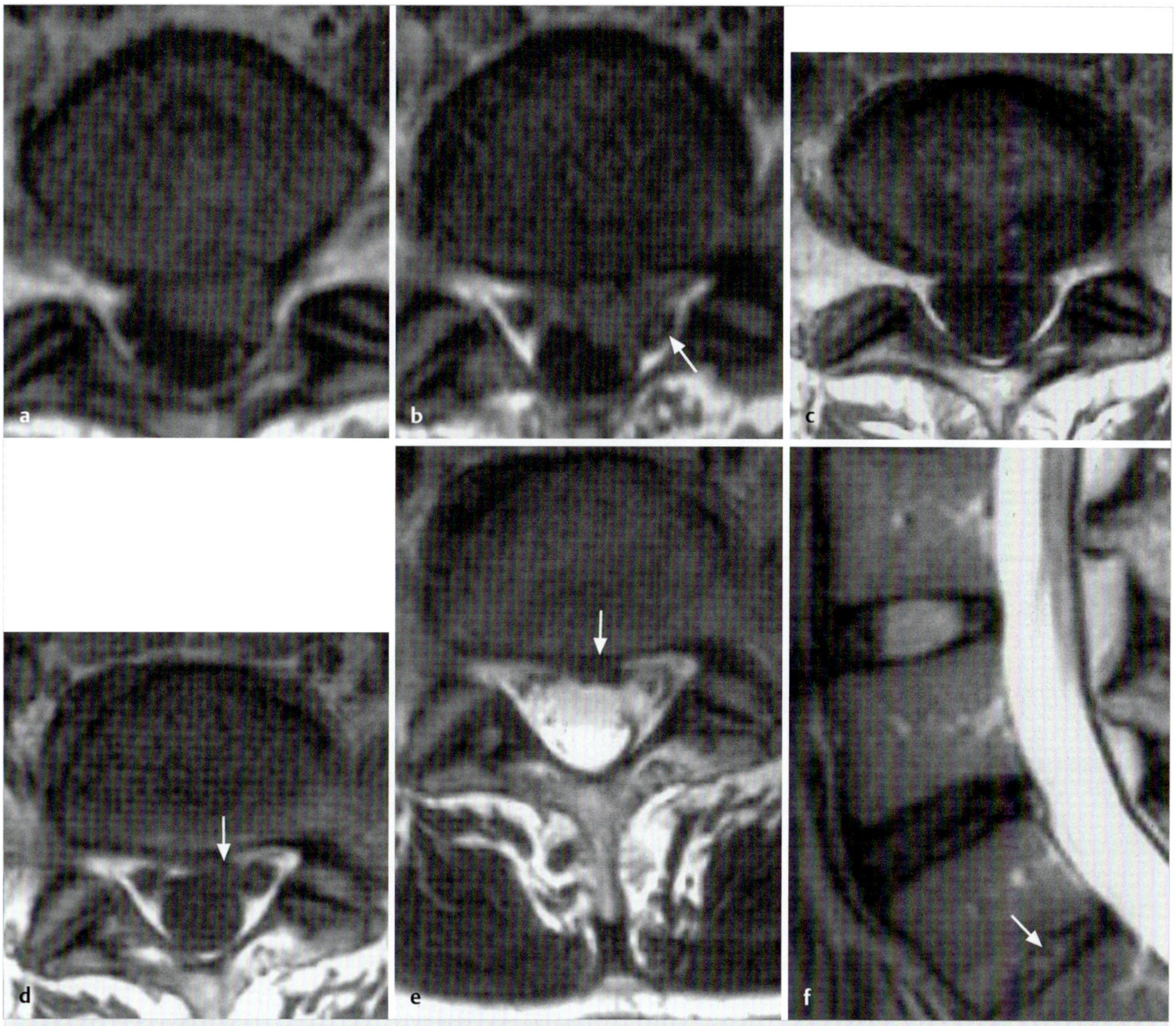

Abb. 12.4 Untersuchungssequenzen (aus Krämer/Köster: MRT-Atlas der Lendenwirbelsäule. Thieme, Stuttgart 2001).
Abb. **c–f** 3 Jahre später.
a T 1-SE, transversal L 5/S 1.
b T 1-SE, transversal L 5/S 1 Deckplatte LWK 5.
c T 1-SE, transversal L 5/S 1.
d T 1-SE, transversal L 5/S 1 Deckplatte LWK 5.
e T 2-TSE, transversal L 5/S 1 Deckplatte LWK 5.
f T 2-TSE, sagittal median.

Auch bei großem extradiskalem Sequester muss man nicht gleich operieren, wenn keine gravierenden neurologischen Symptome vorliegen und der Leidensdruck mäßig ist. Bei jungen Patienten besteht das ausgestoßene Gewebe vorwiegend aus Nucleus-pulposus-Material, welches sich enzymatisch leichter auflöst als vergleichsweise extradiskale Sequester älterer Patienten.

12.3 Kasuistik L 4/5: Spontanresorption eines infradiskalen Bandscheibenprolapses L 4/5

► **Klinik.** 24-jährige Patientin mit Schmerzen wechselseitig mal im rechten, mal im linken Bein, jedoch vorwiegend links. Schmerzband L 5, zum Teil auch S 1 linksbetont. ASR-Abschwächung links. Motorik unauffällig. Das Lasègue-Zeichen war links bei 30°, das gekreuzte Lasègue-Zeichen rechts bei 40° positiv.

► **MRT.** Untersuchungssequenzen in ► Abb. 12.5.

► **Befund.** Höhenminderung und Signalreduktion der Bandscheiben L 3/4 und L 4/5 und Hypoplasie der Bandscheibe L 5/S 1 bei Sakralisation von LWK 5 (► Abb. 12.5a, ► Abb. 12.5b). Bei L 3/4 geringe Dorsalverlagerung von Bandscheibengewebe mit umschrieben hohem Signal in T 2 (► Abb. 12.5a, →), bei L 4/5 deutliche Dorsalverlagerung bei erhaltenem Kontakt zur Donorbandscheibe. Infradiskale Ausbreitung (► Abb. 12.5) des Bandscheibengewebes mit Abhebung des hinteren Längsbandes (► Abb. 12.5a, >). Deutliche Durasackimpression und Kontakt zur traversierenden Wurzel L 5 (► Abb. 12.5c, →) und intrathekalen Wurzel S 1 (► Abb. 12.5c, >) |→ = korrespondierende Wurzeln rechts.

► **Diagnose.** Subligamentärer, links paramedialer, infradiskaler Prolaps L 4/5. Geringe Protrusion L 3/4 mit dorsalem Anulusriss.

► **Disposition.** Wegen des mäßigen Leidensdruckes konservative Behandlung mit lokalen Injektionen, Spinalnervenanalgesien, epiduralen Injektionen, Stufenlagerung, Physiotherapie, physikalische Therapie.

► **Verlauf.** Nach 14 Tagen deutliche Besserung der Beinbeschwerden. Es besteht praktisch nur noch ein Lumbalspasmus mit positivem Lasègue-Zeichen beiderseits.

► **Verlaufskontrolle.** Bei der Nachuntersuchung nach 3 und 6 Monaten ist die Patientin weiterhin ohne Beinbeschwerden. Es bestehen keine neurologischen Ausfälle. Die Beweglichkeit der LWS ist weitgehend frei. MRT-Kontrolle nach 1 Jahr: Prolaps nicht mehr nachweisbar.

► **Kommentar.** Das verlagerte Bandscheibengewebe bestand offensichtlich nur aus Nucleus-pulposus-Material mit bloß vorübergehend geringem Druck auf die Nervenwurzeln.

► **Spezielle Literaturangaben zum Spontanverlauf.** Neben den Literaturangaben zur Spontanresorption des dislozierten Bandscheibengewebes finden sich einige bemerkenswerte Arbeiten zum gutartigen Spontanverlauf bandscheibenbedingter Erkrankungen. Die berühmteste Arbeit stammt von Weber (1983), der eine prospektiv-randomisierte Studie bei Patienten mit lumbalem Bandscheibenvorfall durchgeführt hat. Eine Gruppe wurde operiert, die andere nicht. Die Ergebnisse nach 4 und 10 Jahren ergaben keine Differenz. In einer anderen Studie von Patienten mit seit mindestens 6 Wochen bestehenden Symtomen durch einen Bandscheibenvorfall (Weinstein 2006) zeigten die operierten Patienten eine schnellere Besserung der Beschwerden und nach 1 Jahr eine bessere Funktion als die konservativ behandelten. Der Unterschied zwischen beiden Gruppen verringerte sich allerdings bei der Nachuntersuchung nach 2 Jahren. Einen guten Überblick über die Spontanheilungsmöglichkeiten bei verschiedenen Erkrankungen ergeben plazebokontrollierte Doppelblindstudien. Solche Studien wurden in großer Zahl bei der Einführung der intradiskalen Therapie mit Chymopapain (Fraser 1982, Agre 1984, Dabezies 1988, Deburge 1993) durchgeführt. Es handelt sich um eine Behandlung lumbaler Bandscheibenprotrusionen durch Instillation des bandscheibengewebeauflösenden Enzyms Chymopapain. Die Studien haben gezeigt, dass das Chymopapain sehr effektiv ist, aber auch, dass 50 % der Patienten aus der Kontrollgruppe, die nur ein Plazebo erhielten, ebenso gute Ergebnisse erzielt wurden. Die Pla-

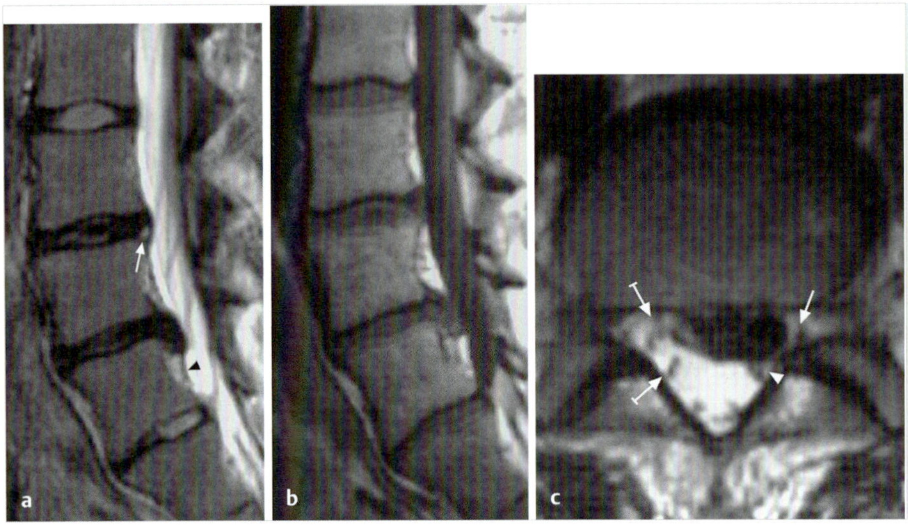

Abb. 12.5 Untersuchungssequenzen (aus Krämer/Köster: MRT-Atlas der Lendenwirbelsäule. Thieme, Stuttgart 2001).
- **a** T 2-TSE, sagittal links paramedial.
- **b** T 1-SE, sagittal links paramedial.
- **c** T 2-TSE, transversal Deckplatte LWK 5.

zebo- bzw. Spontanheilungsrate beim lumbalen Bandscheibensyndrom ist eine der höchsten in der evidenzbasierten Medizin.

Wir haben unsere eigenen Erfahrungen mit der Spontanheilung des lumbalen Bandscheibenvorfalles bei der Einführung des Chymopapains machen können (Krämer 1988). Als diese Methode propagiert wurde, hatten wir eine lange Warteliste und mussten die Patienten bis zur stationären Aufnahme vertrösten. Als sie sich dann schließlich nach 2–3 Monaten nach der Untersuchung in der Ambulanz zur stationären Aufnahme vorstellten, waren die Beschwerden so weit abgeklungen, dass eine Indikation für ein invasives Vorgehen nicht mehr bestand. Wir bezeichneten dies als **„Wartelistenphänomen“**.

12.4 Zusammenfassung

Im Gegensatz zu beispielsweise Arthrose, Diabetes und Parkinson gehören bandscheibenbedingte Erkrankungen zu den sich selbst limitierenden Leiden. Sie erreichen ein Maximum mit großem Leidensdruck und hören dann von selbst wieder auf. Dies gilt sowohl für die bandscheibenbedingten Erkrankungen im Laufe des Lebens als auch für das akute Zervikal- bzw. Lumbalsyndrom.

Während die Diskose nach dem 20. Lebensjahr kontinuierlich zunimmt und am Ende des Lebens regelmäßig 100 % erreicht, zeigen bandscheibenbedingte Erkrankungen eine charakteristische Lebenskurve. Frequenz und Intensität von Beschwerden durch Gewebelockerungen und Verlagerungen im Zwischenwirbelabschnitt nehmen individuell verschieden bis zum 40.–50. Lebensjahr zu und dann wieder ab. Sie enden spontan in der wohltätigen Teilversteifung.

Die Spontanheilung gilt auch für die einzelne bandscheibenbedingte Erkrankung, allerdings in einem kürzeren Zeitabschnitt. Gewöhnliche, akute Nacken- und Kreuzschmerzen sowie diskogene Nervenwurzelkompressionserscheinungen bilden sich nach einigen Wochen, spätestens nach einigen Monaten wieder zurück. Wartelistenphänomen und Erfolge ungewöhnlicher Behandlungsmethoden sind auf diese Spontanheilung zurückzuführen. Längere Dauer mit Chronifizierung der Beschwerden bedeutet eine iatrogene Komponente, psychosoziale Faktoren oder beides zusammen.

Fazit

Invasität, Kosten und Risiko diagnostischer und therapeutischer Maßnahmen sind dem stets gutartigen Spontanverlauf bandscheibenbedingter Erkrankungen anzugleichen.

Kapitel 13
Wirbelsäule und Psyche

13 Wirbelsäule und Psyche

M. Hasenbring

13.1 Einleitung

M!

Merke

Da Wirbelsäulensyndrome und Verhaltensstörungen weit verbreitet sind, ist ein Zusammentreffen dieser Krankheitsbilder häufig zu erwarten.

Hinzu kommt, dass eines dieser Leiden jeweils das andere hervorrufen bzw. verstärken kann. Wie bei jeder Erkrankung, die mit einer Beeinträchtigung der körperlichen Unversehrtheit einhergeht, haben auch die schmerzhaften Bandscheibensyndrome Rückwirkungen auf die Psyche. Umgekehrt können primär psychische Störungen Beschwerden hervorrufen, welche weitgehend den bandscheibenbedingten Erkrankungen entsprechen.

13.2 Begriff der Psychosomatik

Psychosomatische Interaktionen bei Wirbelsäulenerkrankungen beschäftigen nicht nur Mediziner, sondern auch Psychologen. Die Literatur zum Thema ist dementsprechend umfangreich (Waddell u. Turk 1992, Hildebrand et al. 2005, Blumenstiel et al. 2005).

Der Begriff Psychosomatik beinhaltet sowohl die Geisteseigenschaften eines Menschen (Psyche = Seele) als auch seine körperliche Beschaffenheit und Funktion (Soma = Körper). Die psychosomatische Denkweise geht bei der Diagnose und Behandlung von Krankheiten davon aus, dass der Mensch eine psychophysische Einheit darstellt. Der Einfluss psychischer Faktoren auf die Entstehung von Asthma bronchiale, Duodenalulkus, Migräne, Ekzem usw. ist bekannt. Bei den psychosomatischen Erkrankungen im engeren Sinne liegen die Organläsionen pathologisch-anatomisch erfassbar vor, wie z. B. beim Magenulkus. Demgegenüber finden sich bei den funktionellen Störungen keine messbaren Organbefunde, wie z. B. bei Herzneurosen, Kopfschmerzen und Störungen der Peristaltik im Magen-Darm-Bereich. An der Wirbelsäule lässt sich eine Unterteilung in funktionell und organisch nicht immer aufrechterhalten, weil das Substrat, z. B. eines chronischen Kreuzschmerzes, oft nicht fassbar ist.

Bei dem Versuch, Ätiologie und Pathogenese chronischer Schmerzen zu verstehen, hat sich der Schwerpunkt interdisziplinärer Forschungsarbeiten in den vergangenen 15 Jahren zunehmend auf den Prozess einer sich allmählich entwickelnden Chronifizierung verlagert (Pfingsten 2005). Die Ergebnisse vieler prospektiver Studien, insbesondere aus dem Bereich des Rückenschmerzes, belegen dabei eindrucksvoll, dass psychosoziale Mechanismen die Chronifizierung deutlich besser vorhersagen können als somatische Faktoren (Linton 2000).

13.3 Beschreibung der Wechselwirkungen in der Literatur

Im Gegensatz zu psychosomatischen Erkrankungen anderer Lokalisation zeichnet sich bei den Patienten mit chronisch-rezidivierenden Wirbelsäulensyndromen kein spezifischer Habitus ab.

Beck (1975) betont in seiner Arbeit über die Persönlichkeitsstruktur beim psychosomatischen Schmerzzustand am Bewegungsapparat die herausragende Rolle relativ bewusstseinsnaher **aggressiver Konflikte**, die sich anstauen und zu Muskelhartspann und chronischen Schmerzzuständen führen.

Wolf (1963) hat bei seinen elektromyographischen Untersuchungen emotionale Einflüsse auf den Tonus der Nackenmuskulatur nachgewiesen. Patienten mit chronischen Schmerzzuständen am Bewegungsapparat neigen zu neurotischen Fehlentwicklungen im Sinne mangelhafter affektiver Äußerungsfähigkeit, übertriebener Selbstkontrolle und überstrenger Anforderungen an die eigene Leistungsfähigkeit. Die Autoren deuten diese Symptome als zusätzlichen Hinweis auf unzulänglich funktionierende Abwehrmechanismen.

Weintraub (1975) betrachtet **Erregungshemmung und Einengung des Lebensbezuges** als Ursachen für statische Fehlhaltungen und schmerzhaften muskulären Hypertonus. Er bezeichnet diese Schmerzzustände als neuromuskuläres Äquivalent konfliktbedingter Verhaltens- und Abwehrmechanismen. Die psychosomatische Lumbalgie ist für ihn Ausdruck lang andauernder psychischer Überlastung und des subjektiven Unvermögens, familiären oder beruflichen Anforderungen zu genügen. Die Patienten zeichneten sich durch mangelnde Gelassenheit im Umgang mit inneren und äußeren Problemen aus.

In den Untersuchungen von Sternbach (1974) waren die Skalen für Hysterie, Depression, Hypochondrie und Hypomanie bei Kreuzschmerzpatienten signifikant erhöht. Die männlichen Patienten waren bei der Untersuchung signifikant depressiver, gereizter, passiver und ängstlicher als die weiblichen Patienten. Die Autoren erklären dies mit den höheren gesellschaftlichen Anforderungen an den Mann bezüglich seiner beruflichen und sozialen Funktion, die neben der eigentlichen Erkrankung einen zusätzlichen Stressor darstellen.

Bei aller Individualität und Variabilität ist es eindeutig, dass ein chronisches Schmerzerlebnis als das Resultat eines durch psychologische Faktoren beeinflussten Vorganges betrachtet werden muss (Pfingsten 2005). In diesem Vorgang wirken Faktoren der Wahrnehmung und Aufmerksamkeit der kognitiven Bewertung und der emotionalen Befindlichkeit verhaltenssteuernd ein.

Caldwell u. Chase (1977) vermuten bei Patienten mit psychisch auffälligem Verhalten einen sekundären Krankheitsgewinn durch den chronischen Kreuzschmerz. Die **Schmerzerwartungsangst** wird durch die Vermeidung von eventuell schmerzverursachenden Situationen geprägt. Demnach wäre z. B. der Wunsch nach einer vorzeitigen Berentung so zu interpretieren, dass der Patient damit vermeiden wolle, sich bei schwerer körperlicher Arbeit erneut zu verheben. Beals u. Hickman (1972) untersuchten operierte Bandscheibenpatienten und fanden eine positive Korrelation zwischen dem Ausmaß der psychischen Gestörtheit und der Anzahl der Bandscheibenoperationen. Als Vergleichsgruppe dienten Patienten mit Verletzungen an den Extremitäten. Die Autoren sind der Auffassung, dass eine neurotische Fehlentwicklung der Bandscheibenerkrankung vorausgehe und durch die Operationen und die lang dauernden Beschwerden manifest wird.

Blumetti u. Modesti (1976) verglichen in einer 6-monatigen Follow-up-Untersuchung medizinisch gebesserte und nichtgebesserte Kreuzschmerzpatienten nach verschiedenen Behandlungen. Sie fanden signifikant erhöhte Hysterie- und Hypochondriewerte bei der ungebesserten Gruppe gegenüber der gebesserten Gruppe.

▶ **Persönlichkeitstests.** Wiltse u. Rocchio (1975) stellten bei ihren Untersuchungen fest, dass hohe Punktzahlen in den MMPI-Skalen Hs und Hy bei Patienten, die sich einer Chemonukleolyse unterzogen, mit großer Wahrscheinlichkeit schlechtere Behandlungsergebnisse zeigten als bei Patienten, die in den MMPI-Skalen Hs und Hy normale Punktzahlen erreichten und von den Ärzten als psychosomatisch unauffällig bezeichnet wurden.

Ergebnisse dieser Studie konnten inzwischen mehrfach repliziert werden (Hasenbring et al. 1994, Hasenbring 1992). Croft u. Mitarb. (1996) zeigten anhand einer Bevölkerungsstudie mit prospektivem Design, dass Menschen mit hoher emotionaler Beeinträchtigung (Depressivität) nach 1 Jahr eine doppelt so hohe Wahrscheinlichkeit aufweisen, an Rückenschmerzen zu erkranken, wie Menschen mit niedrig ausgeprägter psychosozialer Beeinträchtigung. Auch für den Chronifizierungsverlauf nach akuten unspezifischen Rückenschmerzen erwies sich die aktuelle depressive Stimmungslage als signifikanter Risikofaktor. Kognitive emotionale sowie Verhaltensaspekte, welche die Schmerzbearbeitung und Bewältigung betreffen, sind von hoher Bedeutung. In der Aufrechterhaltung dieser Faktoren komme Prozessen der klassischen und operanten Konditionierung eine zentrale Bedeutung zu (Hasenbring u. Pfingsten 2005).

Spring u. Wörz (1976) untersuchten mit dem MMQ, einer Beschwerdeliste und einer Befindlichkeitsskala Patienten mit bandscheibenbedingten Kreuzschmerzen prä- und postoperativ. Hierbei zeigte sich, dass Patienten mit neurotischer Persönlichkeitsstruktur gegenüber Patienten ohne neurotische Persönlichkeitsstruktur postoperativ signifikant häufiger neue Beschwerdebilder manifestierten.

▶ **Wirbelsäule und Psyche.** Stein u. Floman (1990) ermittelten eine Korrelation zwischen chronischem Lumbalsyndrom (chronic low back pain) und Depression. Zwischen 60 % und 100 % der Patienten mit chronischen Rückenschmerzen zeigten nachweisbare Symptome einer Depression, die vielfach mit neurovegetativen Symptomen begleitet war. Durch Antidepressiva konnten Rückenschmerz und Depression beeinflusst werden. Hasenbring (1992) definierte aufgrund umfangreicher Untersuchungen die Risikofaktoren für einen ungünstigen Genesungsverlauf bei konservativ und operativ behandelten Bandscheibenpatienten. Neben der ebenfalls von anderen Autoren bestätigten Depressivität haben auch Fähigkeiten zur gedanklichen gefühlsmäßigen Schmerzverarbeitung sowie die Art der Schmerzbewältigung einen massiven Einfluss auf das resultierende Schmerzerleben. Dabei spielen Vermeidungsverhalten, Ablenkungsstrategien und Vermeiden sozialer Aktivitäten eine entscheidende Rolle. Die Ergebnisse der Studien zeigen, dass sowohl kurz- als auch langfristig verbliebene Schmerzen in statistisch und klinisch bedeutsamem Maß über eine Kombination medizinischer, psychologischer und sozialer Parameter vorausgesagt werden können. Die Frage einer vorzeitigen Berentung 6 Monate nach Klinikentlassung konnte in 85 % der Fälle allein anhand der beiden psychologischen Faktoren depressives Zustandsbild und Ausmaß an Alltagsbelastungen am Arbeitsplatz vorhergesagt werden. Eine Korrelationsanalyse zeigte, dass keinerlei Zusammenhang (Nullkorrelation) zwischen dem Ausmaß der Bandscheibenverlagerung als Indikator für die Schwere der Nervenwurzelbedrängung und den psychologischen Risikofaktoren bestand.

M!

Merke

Psychologische Faktoren sind in jedem Fall wirksam, unabhängig davon, ob bei einem Patienten nur eine Protrusion oder ein massiver Bandscheibenvorfall vorliegt.

Weitere Aussagen zum Thema Wirbelsäule und Psyche finden sich bei zahlreichen Autoren (Waring et al. 1976, Cailliet 1978, Frymoyer u. Pope 1980, Pope et al. 1980, Aronoff u. Evans 1982, Blumer 1982, Leavitt 1982, Cameron u. Shepel 1983, von Bayer 1983, Bradley u. van der Heide 1984, Hendler 1984, McCulloch 1984, Weber u. Niethard 1984, Feuerstein et al. 1985, Ryden et al. 1985, Adams et al. 1986, Crisson et al. 1986, France et al. 1986, Keefe et al. 1986, Schofferman 1986, Stein u. Villard et al.

13

1986, Watkins et al. 1986, Love 1987, Dvorák et al. 1988, Manucher 1988, Waddell u. Reilly 1988, Floman 1990, Greenough u. Fraser 1991, Hazard et al. 1991, Hasenbring 1992, Basler 1998, Pfingsten 2004, 2005, Waddell 2004, Kovacs et al. 2006).

Bei einer vergleichenden Untersuchung in unserer Klinik und in den Praxen niedergelassener Kollegen fanden wir an 93 Patienten mit chronischem Lumbalsyndrom deutliche Unterschiede in einigen Testskalen nach dem Freiburger Persönlichkeitsinventar (FPI-A) gegenüber einer Kontrollgruppe von Gonarthrosepatienten (Bösken 1986).

Merke M!

Patienten mit Lumbalsyndrom haben deutlich höhere Werte in den Skalen Nervosität, Depressivität und emotionelle Labilität.

Bei der **Sichtung der Literatur und unserer eigenen Untersuchungen** schälen sich im Wesentlichen 2 Gedankengänge heraus:

- Einmal geht es um die Frage nach der psychosomatischen Genese vertebragener Beschwerden, d. h. inwieweit psychische Störungen auf die Wirbelsäule übertragen werden können.
- Zum anderen ergibt sich ein somatopsychischer Aspekt, ob chronisch-rezidivierende bandscheibenbedingte Erkrankungen mit manifester Pathogenese Rückwirkungen auf die Psyche haben können.

Im folgenden Abschnitt sind die Ergebnisse von Untersuchungen am eigenen Krankengut unter diesen beiden Gesichtspunkten zusammengestellt und interpretiert. Weitere Ausführungen finden sich in Kap. 8.

13.4 Die Wirbelsäule als Projektionsfeld psychischer Störungen (psychosomatische Veränderungen)

Merke M!

Der seelische Zustand eines Menschen ist an seiner Haltung zu erkennen.

Die Wirbelsäule als zentrales Organ des Bewegungsapparates spielt dabei eine wesentliche Rolle. Die verschiedenen Konstitutions- und Psychotypen von Kretschmer, Jung, Adler u.a. haben auch ihre spezifischen körperlichen Ausdrucksformen, die sich nicht nur in Körperbau und Habitus, sondern auch in bestimmten Bewegungsabläufen, Gangbildern und Sitzhaltungen äußern. Ein introvertierter Astheniker sitzt, geht und steht anders als ein extrovertierter Pykniker. Selbstbeobachtung, Neigung zu Muskelverspannungen und unterschiedliche Empfindlichkeit der Schmerzrezeptoren sind dafür verantwortlich, ob nach einem bestimmten mechanischen Reiz die Schmerzempfindungen sofort wieder aufhören oder ob sich ein Circulus vitiosus Schmerz–Krampf–Schmerz bzw. eine reflektorische Bewegungshemmung aufbaut, die Brügger (1979) als Folge eines sog. nozizeptiven somatomotorischen Blockierungseffektes sieht.

Psyche und Grundstimmung sind bei Patienten mit Wirbelsäulensyndromen schon an der äußeren Erscheinungsform, Körperhaltung und Gestik ablesbar. In ▸ Tab. 13.1 sind einige Begriffe aus der Körpersprache aufgeführt, welche physische wie psychische Eigenschaften gleichermaßen widerspiegeln.

Merke M!

Aufrechte, schlaffe Haltung, Hartnäckigkeit und Kopf hängen lassen haben ihre psychosomatische Komponente.

Tab. 13.1 Körpersprache und Wirbelsäule.

HWS	BWS/LWS
hartnäckig	stramme Haltung
halsstarr	aufrechte Haltung
Kopf hoch	schlechte Haltung
Kopf hängen lassen	gebeugte Haltung
Genick brechen	gute Haltung
halsbrecherisch	Fehlhaltung
Nackenschläge	kein Rückgrat haben
Behauptung	stocksteif
	lendenlahm
	kreuzlahm
	buckeln
	krummer Hund
	sich hängen lassen
	sich aufbäumen
	Kreuz brechen

▸ **Verquickung von psychischer und organischer Genese.** Auf der anderen Seite muss man sich davor hüten, alle Krankheitserscheinungen, die man organpathologisch nicht einordnen kann, als psychosomatisch zu bezeichnen. Viele bandscheibenbedingte Beschwerden bieten so wenig objektivierbare Befunde, dass man oft geneigt ist, das ganze Beschwerdebild als psychosomatisch abzustempeln. Eine Psychogenese könnte man theoretisch für jedes Krankheitsgeschehen erarbeiten, weil es kaum einen Menschen gibt, der nicht irgendwelche seelischen Konflikte hat oder hatte und nicht bereit wäre, psychosomatische Komponenten ursächlich anzuerkennen.

So beobachteten wir eine 19-jährige Patientin, bei der als einziges Symptom eines subligamentären, paramedian liegenden Sequesters (bei L 4/5) eine schmerzhafte ischiatische Fehlhaltung bestand ohne weitere neurologische Ausfälle. Die Patientin glaubte nach eingehender Psychoanalyse und Therapie schon selbst an die Psychogenese ihrer Fehlhaltung und stellte sich auch entsprechend in unserer Poliklinik vor. Nachdem im MRT die Ursache der Fehlhaltung erkannt war, wurde der Sequester operativ entfernt. Psychische und physische Fehlhaltung waren nach der Operation verschwunden.

Die organische Genese eines Wirbelsäulensyndromes lässt sich nicht immer so eindeutig klären wie in diesem Fall. Meistens liegen psychische und physische Beeinträchtigungen dicht beieinander. Man kann davon ausgehen, dass Kreuz- und Ischiasschmerzen meistens irgendein organisches Substrat haben. Die biomechanischen Vorgänge im Bewegungssegment mit positionsabhängigen Beschwerden lassen sich nicht psychisch hervorrufen, wie etwa beim Magenulkus oder bei Migräne. Allenfalls kann ein vorhandener kleiner Kreuzschmerz bei gegebener psychischer Konstellation über den Circulus vitiosus Schmerz–Krampf–Schmerz zu einem großen Kreuzschmerz aufgebaut werden, z. B. wenn die Erkrankung von dem Patienten wegen irgendeiner Versagenssituation instrumentell eingesetzt wird.

Merke

Die psychische Betreuung dieser Patienten ist ebenso wichtig wie die physische.

Psychosomatische Wirbelsäulenbeschwerden unterscheiden sich von den rein organischen Schmerzen durch einige Charakteristika, die in ▶ Tab. 13.2 aufgeführt sind.

Wichtige Anhaltspunkte für die Diagnostik ergeben sich aus der Positionsabhängigkeit und der direkten Ansprechbarkeit echter vertebragener Schmerzen auf Lagerung und Extension. Feinheiten der Anamnese und der Untersuchungstechnik sind hier diagnostisch bedeutungsvoll. Die in ▶ Tab. 13.2 angegebenen Charakteristika sind nur Anhaltspunkte und sollen den Arzt nicht dazu verleiten, bei jeder fehlgeschlagenen Therapie dem Patienten eine psychische Überlagerung zuzuschreiben. Es sind erst alle diagnostischen und therapeutischen Möglichkeiten auszuschöpfen, bevor man eine Psychogenese diagnostiziert und behandelt. Auf der anderen Seite geben verschiedentlich Patienten mit **rein psychosomatischen Beschwerden** eine Besserung durch die Therapie an: Entweder handelt es sich um einen echten Plazeboeffekt oder die Patienten geben eine therapeutische Ansprechbarkeit vor, weil ihnen die Behandlung durch einen Orthopäden lieber ist als durch einen Psychiater.

Die Fürsorge und Rücksichtnahme der Mitmenschen ist bei organischen Leiden im Allgemeinen größer als bei psychischen Beeinträchtigungen. In diesen Fällen kommt man diagnostisch weiter, wenn man tatsächlich Plazebos einsetzt, wie z. B. als angeblich starkes Analgetikum oder als lokale Infiltration mit Kochsalzlösung.

In der Praxis lassen sich psychosomatische und somatopsychische Störungen nicht immer so leicht voneinander trennen. Es wurde einleitend bereits darauf hingewiesen, dass bei der allgemeinen Häufigkeit bandscheibenbedingter Erkrankungen auch ein „Verhaltensgestörter“ eine echte Zervikobrachialgie oder Ischialgie erleiden kann. Sobald eine psychosomatische Genese als alleinige Ursache oder als Überlagerungskomponente erkannt ist, muss man ihr auch in der Therapie Rechnung tragen.

Merke

Die Patienten leiden unter den von ihnen so empfundenen Schmerzen ebenso wie die Patienten mit rein organischer Ursache.

Die therapeutischen Akzente sind jedoch etwas anders zu setzen. Während man das pathologisch-anatomische Substrat bei den organischen Schmerzen erfolgreich und gezielt angehen kann, wie etwa durch eine bestimmte Lagerung, Extension oder lokale Injektionen bzw. Operation, so behandelt man psychosomatische Wirbelsäulenbeschwerden entweder aufdeckend kausal durch Psychotherapie oder man begnügt sich mit einer zudeckend symptomatischen Therapie, wie z. B. durch ein gezieltes Übungsprogramm mit Krankengymnastik, Extension und Rückenschulung (back school).

Tab. 13.2 Charakteristika psychosomatischer und organischer Wirbelsäulenbeschwerden.

Psychosomatische Wirbelsäulenbeschwerden	Organische Wirbelsäulenbeschwerden
sind nicht positionsabhängig	sind positionsabhängig
ungenaue Schmerzlokalisation (die ganze linke Seite)	genaue Schmerzlokalisation
werden als anhaltend, unerträglich geschildert, mit dem häufigen Gebrauch von Superlativen	einsehbare Kausalität; durch exogene Faktoren wechselhafter Schmerz, der nach Lagerung, Extension und Analgetika erträglich wird
sprechen nicht auf die einschlägige Therapie an	
verschwinden bei Ablenkung	werden bei Ablenkung nur etwas gemildert
Der Patient wird nicht vom Schmerz geweckt, wacht so auf.	Der typische Schmerz weckt den Patienten, wenn er nachts unwillkürlich die „falsche Position“ einnimmt.

Invasive diagnostische oder therapeutische Maßnahmen sind bei diesen Patienten zu vermeiden, um einmal den Patienten nicht unnötigen Risiken auszusetzen und um eine gewisse Verstärkerfunktion dieser Maßnahmen zu vermeiden. Dieser Warnung wird mit dem Spruch Rechnung getragen:

Merke

„Operiere keinen Patienten an der Wirbelsäule, der sich in psychiatrischer Behandlung befindet."

13.5 Rückwirkungen bandscheibenbedingter Erkrankungen auf die Psyche (somatopsychische Veränderungen)

Bandscheibenbedingte Erkrankungen betreffen meistens Menschen im mittleren Lebensalter, die noch nie ernsthaft krank waren.

Merke

Der „Schock" eines Bandscheibenvorfalles mit starken Schmerzen und einer deutlichen Bewegungsbehinderung erschüttern Physis und Psyche des 40-Jährigen gleichermaßen.

Es hängt weitgehend von der psychischen Strukturierung des Patienten ab, wie er diesen Schock verarbeitet. Besondere Aufmerksamkeit ist auf Patienten mit vorbestehenden psychiatrischen Erkrankungen zu richten. Konnopka et al. (2013) zeigten eindrucksvoll den Zusammenhang zwischen psychiatrischen Komorbiditäten und Ergebnis nach Bandscheibenoperation an 531 nachverfolgten Patienten.

Viele Patienten verändern ihre Grundstimmung. Diese wird weiterhin durch Ängste bestimmt, dass nach Abklingen dieses Schmerzanfalles neue auftreten, vor allem wenn der Patient im Beruf oder im Privatleben starken körperlichen Beanspruchungen ausgesetzt ist. Aus ehemals robusten, tatkräftigen Menschen, die überall mit anpackten, entwickeln sich ängstliche, scheinbar arbeitsscheue Wehleider. Sie suchen häufig schon bei geringsten Kreuzschmerzen den Arzt auf und lassen sich krankschreiben. Mangelnde Leistungsbereitschaft bei der Arbeit und häufige Ausfallszeiten wegen Krankheit lassen Schwierigkeiten am Arbeitsplatz entstehen. Falls keine Umschulung oder innerbetriebliche Versetzung zu leichteren Arbeiten möglich ist, legt man dem Betroffenen nahe, seine vorzeitige Berentung einzureichen.

Merke

Mit dem Lumbalsyndrom beginnt in vielen Berufsgruppen ein sozialer Abstieg der Betroffenen, die dadurch weiteren psychischen Belastungen ausgesetzt sind.

Ist der Mechanismus der beruflichen Ausgliederung mit Rentenantrag erst einmal in Gang gesetzt, gerät der Betroffene in die Situation, das Wirbelsäulensyndrom vor seinen Arbeitskollegen, Familienangehörigen und vor dem Doktor ständig vorzeigen zu müssen, selbst wenn die Kreuzschmerzen nachlassen oder verschwinden. Es zählt zu den undankbarsten Aufgaben ärztlicher Tätigkeit, Patienten in dieser Phase zu behandeln. Ein Therapieerfolg mit vollständiger Beschwerdefreiheit würde nicht ins eingeleitete Konzept passen. Der Patient ist geneigt, sein Instrument Kreuzschmerz und Bewegungseinschränkung zur Erreichung seiner Ziele bei Bedarf einzusetzen.

Merke

Aus der somatischen entwickelt sich zusätzlich eine psychische Fehlhaltung.

13.6 Instrumentelles Einsetzen bandscheibenbedingter Erkrankungen

13.6.1 Simulation

Ein organisches Substrat kann fehlen oder nur in bescheidenem Umfang vorhanden sein, wenn der Patient die Symptome bandscheibenbedingter Erkrankungen vorgibt oder bei geringer Ausprägung bewusst verstärkt, um sie als Instrument zur Durchsetzung persönlicher Interessen zu gebrauchen. Ein sekundärer Krankheitsgewinn muss da sein: Anerkennung einer Rente, Vermeiden unangenehmer Arbeit, Erklärung bei sexuellem oder anderem Versagen. Diese Menschen sind eigentlich normal strukturiert, denn sie versuchen ihrer Umgebung und vor allem dem Arzt eine Krankheit vorzutäuschen, um sich Vorteile zu verschaffen. Mitunter steigern sich die Betroffenen derart in ihre Rolle, dass aus der vorgegebenen eine tatsächliche Erkrankung wird.

Merke

Meistens handelt es sich jedoch um normale Persönlichkeiten, die mit mehr oder weniger Geschick Krankheitssymptome vorgeben, welche nicht oder nur angedeutet vorhanden sind.

13.6.2 Beurteilungsmöglichkeiten

Wenn sich die Betroffenen auf Schmerzangaben beschränken und z. B. nur starke Nacken-, Kreuz- oder Ischiasschmerzen vorgeben unter dem Motto „Playing pain games with the doctors" („Schmerzspiele mit den Ärzten") ist die Situation für den Gutachter schwierig. Er muss eine genaue Anamnese erheben und die Charakteristika bandscheibenbedingter Beschwerden beachten (Positionsabhängigkeit, wechselhafter Verlauf). Ununterbrochene starke Schmerzen und strumpfförmige Empfindungsstörungen in den Extremitäten lassen sich den degenerativen Wirbelsäulensyndromen z. B. nicht zuordnen.

Einfacher wird die Beurteilung für den Gutachter, wenn der Patient Form- und Funktionsstörungen vorgibt.

> **M!**
> ### Merke
> Die ischiatische Fehlhaltung mit ihrer charakteristischen Verdrehung des Rumpfes lässt sich nur schwer nachmachen.

Sie wird spätestens beim An- und Auskleiden sowie beim Besteigen des Untersuchungstisches nicht konsequent beibehalten. Der wirklich Erkrankte vermeidet bei allen Bewegungsabläufen eine Rumpfvorneigung bei gestrecktem Hüft- und Kniegelenk. Er verwendet das Gesäß als Drehpunkt und hält den Rumpf gerade. Jede Abweichung von dieser Schonhaltung, bei der Prolaps und Nervenwurzel den geringsten Kontakt haben, ist mit starken, ins Bein einschießenden Schmerzen verbunden. Auch Schmerzzuckungen kommen bei vertebragenen Beschwerden nicht vor.

13.6.3 Langsitz-Reklinations-Kniehocktest (LRK)

Der Lasègue-Test im Liegen ist eine allgemeine, auch bei Patienten bekannte Untersuchungsmethode. Den sog. Ischiasdehnungstest kann man ebenso gut beim gebeugten Hüftgelenk mit einer passiven Unterschenkelstreckung (▶ Abb. 13.1a) wie auch im sog. Langsitz prüfen (▶ Abb. 13.1b).

Ein Patient, der beim Anheben des gestreckten Beines stärkste Schmerzäußerungen von sich gibt und anschließend im Langsitz mit durchgestrecktem Kniegelenk seinen Fußrücken berühren kann, um etwa auf Aufforderung die geschilderten Schmerzausstrahlungen bis zum großen Zeh zu zeigen, hat sicher kein positives Lasègue-Zeichen. Eine ähnliche Situation ergibt sich auch, wenn man beim sitzenden Patienten den Unterschenkel anhebt und das Knie streckt, um z. B. den Fußpuls zu prüfen: Weicht der Patient dabei mit dem Oberkörper zurück, ist der Reklinationstest positiv. In diesem Fall sind auch die

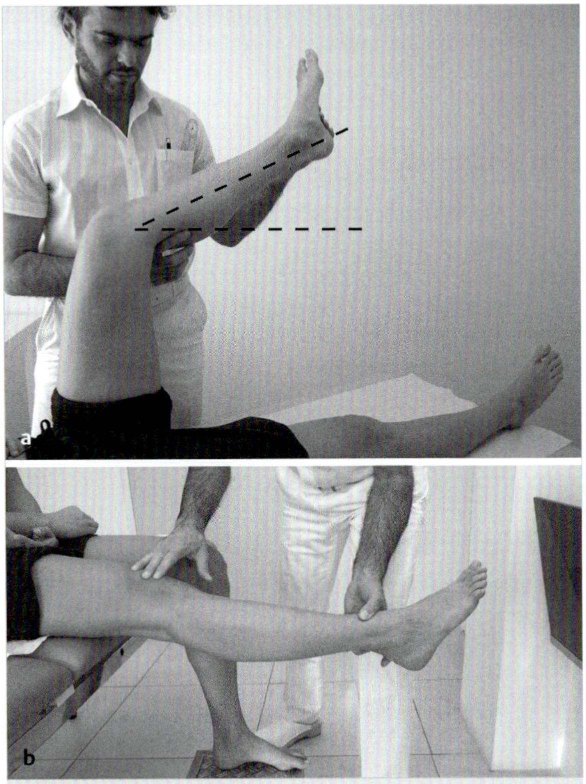

Abb. 13.1 Langsitz-Reklinations-Kniehocktest.
a Lasègue-Test.
b Langsitz.

üblichen Ischiasdehnungszeichen glaubwürdig. Bleibt er aber beim **Reklinationstest** aufrecht sitzen (Reklinationstest negativ), sind nichtorganische Ursachen maßgebend.

Gleiches gilt für den **Kniehocktest**: Ein Patient, der vorgibt, sich im Stehen wie auch in der Kniehocke wegen seiner Rückenschmerzen nicht vornüberbeugen zu können, ist unglaubwürdig (▶ Abb. 13.2).

Wenn ein Patient beim Anheben des gestreckten Beines und bei der Aufforderung, sich im Stehen vornüber zu neigen, schon frühzeitig Schmerzen äußert, geben Langsitz-Reklinations- und Kniehocktest gute Hinweise für das Vorliegen organischer oder nichtorganischer Beschwerdeursachen. Verdacht entsteht, wenn einer der 3 Tests auffällig ist: LRK 1fach positiv. Wenn 2 oder gar alle 3 auffällig sind (LRK 2fach bzw. 3fach positiv), muss die Glaubwürdigkeit der Angaben aufgrund unserer Erfahrungen (Nentwig et al. 1993) infrage gestellt werden.

Wird ein mehrmonatiger Nicht- oder Mindergebrauch einer Extremität infolge anhaltender Schmerzen angegeben, mit der typischen Angabe: „Ich kann den Arm schon seit langem nicht mehr gebrauchen, die Kraft fehlt", so hat man mit der seitenvergleichenden Umfangsmessung und Beurteilung der Handflächenbeschwielung und der Arbeitsspuren sowie durch den Seitenvergleich der Knochendichte im Röntgenbild Hinweise dafür, ob z. B. der Arm schon tatsächlich länger geschont wird oder nicht.

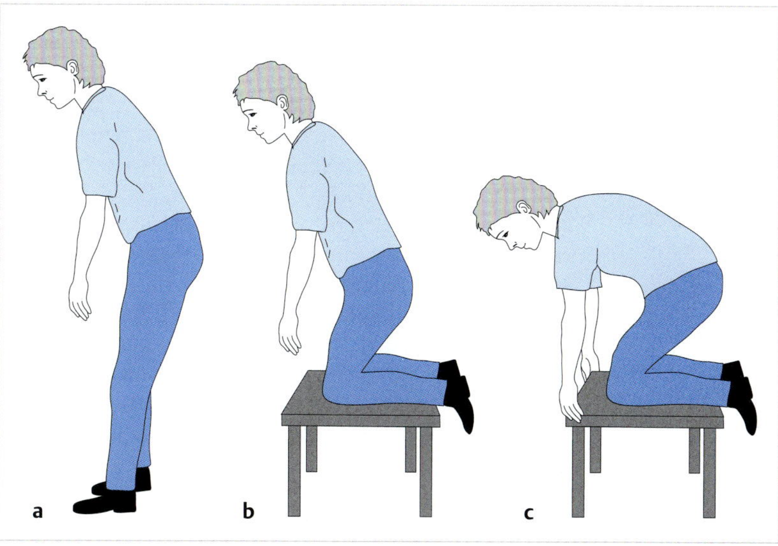

Abb. 13.2 a–c Beim Kniehocktest wird der Patient, der sich im Stehen mit gestreckten Beinen wegen seiner vorgegebenen Rücken- und Beinschmerzen überhaupt nicht nach vorn neigen kann (a), aufgefordert, sich auf einen Stuhl zu knien und sich nach vorn zu neigen. Kann er sich auch in dieser Position nicht oder nur geringgradig vorneigen (b), ist eine nichtorganische Ursache seiner Beschwerden anzunehmen, denn bei gebeugtem Kniegelenk sind Ischiasnerv und Ischiokruralmuskeln soweit entspannt, dass auch bei akutem Lumbalsyndrom mit Nervenwurzelkompression eine Vorneigung (im Hüftgelenk) möglich ist (c).

Diese Hinweise gelten auch in gewisser Weise für Patienten mit psychosomatischen Beschwerden.

Es erfordert eine große klinische Erfahrung, psychosomatische Syndrome und vorgegebene Beschwerden von echten organischen Wirbelsäulensyndromen zu differenzieren. Solange man im Einzelfall seiner Sache nicht sicher ist, sollte man sich dem Patienten gegenüber immer so verhalten, als habe man es mit einer echten somatischen Störung zu tun.

Zusatzinfo

Dem Patienten mit einem organischen Leiden, wie z. B. einer eingeklemmten Nervenwurzel, kann nichts Schlimmeres passieren, als wenn er vom Arzt als Psychopath oder Simulant behandelt wird.

Bei den degenerativen Wirbelsäulensyndromen stehen ausreichend nichtinvasive, diagnostische und therapeutische Möglichkeiten zur Verfügung, um die Zeit zu überbrücken, bis man sich durch Verlaufskontrolle Klarheit verschafft hat.

13.7 Psychotherapie, Entspannungstechniken

Die psychologische Mitbetreuung von Patienten mit bandscheibenbedingten Erkrankungen erstreckt sich auf Diagnostik und Therapie.

Neben der Behandlung psychischer Störungen oder Begleitreaktionen kann man mit den Entspannungstechniken, wie autogenes Training oder progressive Muskelentspannung, auch direkten Einfluss auf das somatische Geschehen ausüben.

Eine psychologische Behandlung ist angezeigt bei drohender Schmerzchronifizierung, Angst und Depression (Schock durch den Bandscheibenvorfall im mittleren Lebensabschnitt) und bei einem Missverhältnis zwischen Schmerzerleben und körperlichem Befund (Engel u. Ströbel 1990, Basler 1998, Pfingsten 2005). Neben den Methoden der einfachen Gesprächstherapie und der Konfliktevaluation haben sich Techniken zur psychologisch geführten Schmerzbewältigung und zum Erlernen von Entspannungstechniken bewährt. Ein Therapieerfolg ist u. a. dann zu erkennen, wenn eine Krankheitsbewältigung mit positiver Lebenseinstellung trotz aller Behinderungen und Einschränkungen erzielt werden kann. Dies gilt insbesondere für Patienten mit therapieresistentem Postdiskotomiesyndrom.

Die wichtigsten Entspannungsverfahren nach Kröner-Herwig u. Pfingsten (2005) sind:

- progressive Muskelentspannung nach Jacobson,
- autogenes Training,
- Biofeedback,
- Hypnose,
- andere Imaginationsarten sowie Meditationstechniken.

Das im multimodalen Therapiekonzept bei weitem am häufigsten angewandte Entspannungsverfahren ist die *progressive Muskelentspannung nach Jacobson*, die das autogene Training weitgehend abgelöst hat.

▶ **Autogenes Training.** Die Methode des autogenen Trainings, von J. H. Schulz 1930 aus der Hypnose abgeleitet, ist heute in zahlreichen Variationen als Selbstentspannungstechnik weit verbreitet. Durch formelhafte Vorsatzbildung wird ein Entspannungszustand aktiv herbeigeführt. Somit wird der Circulus vitiosus Schmerzverstärkung durch zunehmende Muskelverspannung von der muskulären Seite her unterbrochen. Wir führen das autogene Training als Begleittherapie bei bandscheibenbe-

13

dingten Erkrankungen in kleinen Gruppen ambulant und stationär durch. Die ursprünglich angegebene Droschkenkutscherhaltung ersetzen wir durch die schonendere Stufenlagerung.

Zusatzinfo

Mit der allgemeinen Entspannung und Detonisierung der Rumpf- und proximalen Extremitätenmuskeln werden gute Voraussetzungen für ein Zurückführen eines Bewegungssegmentes in die Normalstellung gegeben.

Bandscheibenprotrusionen flachen sich ab, die Stellung der Wirbelgelenke normalisiert sich wieder.

▸ **Progressive Muskelrelaxation (PMR).** Noch direkter zur Entspannung in der Entlastungshaltung führt die progressive Muskelentspannung bzw. progressive Relaxation. Es handelt sich um eine Methode mit dem reinen Ziel der Entspannung. Das Verfahren eignet sich sowohl zur Behandlung muskulär induzierter Fehlhaltungen als auch zur Schmerzbewältigung.

Das Prinzip besteht darin, dass der Patient zunächst die Spannung eines Muskels oder einer Muskelgruppe kontrolliert, um anschließend diese Muskeln bewusst von Minute zu Minute immer mehr zu entspannen. Hierzu werden ihm vom Therapeuten entsprechende Anweisungen gegeben. Die Übungen müssen wie beim autogenen Training vom Patienten selbst als Eigenübung fortgeführt werden.

Ein wichtiger Vorteil der PMR-Technik gegenüber anderen Entspannungstechniken liegt in der leichten Erlernbarkeit des Verfahrens und den sich üblicherweise schnell einstellenden Erfolgserlebnissen (Kröner-Herwig u. Pfingsten 2005).

13.8 Zusammenfassung

Bei bandscheibenbedingten Erkrankungen findet man häufig auch psychische Veränderungen. Diese sind maßgeblich an der Chronifizierung des Leidens beteiligt. Die Interaktionen zwischen Wirbelsäule und Psyche betreffen sowohl psychosomatische Erkrankungen, die sich auf die Wirbelsäule projizieren, als auch Wirbelsäulenerkrankungen, die wegen ihrer Dauer und Schmerzhaftigkeit auf das Gemüt schlagen.

Bei der Diagnostik und Therapie von Rückenschmerzen sind organische und psychosoziale Komponenten gleichermaßen zu beachten. Eine entsprechende Schulung von Ärzten und Psychologen im jeweils anderen Fachgebiet während ihrer Weiterbildung ist erforderlich. Dies betrifft das Erkennen von Verhaltensstörungen ebenso wie die Wertung von Untersuchungsbefunden, wie z. B. echte und vorgegebene Nervendehnungszeichen.

Sobald Risikofaktoren für eine Chronifizierung möglichst schon beim Erstkontakt erkannt sind, ist neben der Behandlung des Wirbelsäulensyndroms ein psychotherapeutisches Begleitprogramm einzuleiten.

Fazit

Beim Management von bandscheibenbedingten Erkrankungen ist die Psyche zu beachten.

Kapitel 14

Rückenschule

14

14 Rückenschule

14.1 Definition

Definition

Unter Rückenschule versteht man ein Haltungs- und Verhaltenstraining zur Vorbeugung von Rückenschäden.

► **Prinzip.** Im Rahmen der Rehabilitation und Prophylaxe von Wirbelsäulenschäden speziell der bandscheibenbedingten Erkrankungen erlernen die Patienten neben Muskelkräftigungsübungen ein rückenschonendes Heben, Tragen, Bücken, Sitzen, Stehen und Liegen. Weiterhin werden die rückenschonenden Bewegungsabläufe und Körperhaltungen bei den täglichen Verrichtungen, z. B. An- und Auskleiden, Waschen, Verrichtungen im Haushalt, demonstriert und eingeübt. Im Wesentlichen bestehen die **Lerninhalte** der Rückenschule aus 3 Teilen:

- Informationen über Bau und Funktion der Wirbelsäule,
- systematisches Durchgehen der Rückenschulinhalte zum Heben, Bücken, Sitzen, Stehen, Liegen usw. anhand der Rückenschulregeln,
- aktiver Wirbelsäulenschutz durch Gymnastik und Sport.

Im Gruppenunterricht finden Informationen und Demonstrationen statt, die durch praktische Übungen ergänzt werden. **Zielgruppen** der Rückenschule sind im Rahmen der sekundären Prävention Patienten, die eine bandscheibenbedingte Erkrankung durchgemacht haben und eine Wiederholung dieser Beschwerden vermeiden wollen. Bei der primären Prävention werden Lerninhalte und Übungen an Menschen vermittelt, die noch keine bandscheibenbedingten Erkrankungen haben, aber bedroht sind: haltungsschwache Kinder und Jugendliche, Erwachsene mit Haltungskonstanz (sitzende Tätigkeit) im Beruf und Freizeit und grundsätzlich alle Menschen mit schwachen Muskeln.

14.2 Biomechanische Grundlagen der Rückenschule

14.2.1 Einleitung

► **Osmotisches System Bandscheibe aktivieren** (► **Abb. 14.1**). Die druckabhängigen Flüssigkeitsverschiebungen im Zwischenwirbelabschnitt, als osmotisches System Bandscheibe (s. Kap. 5), stellen die wesentliche Grundlage der **Rückenschulregel Nr. 1:** Du sollst dich bewegen.

Die 10 Regeln der Rückenschule

1. Du sollst dich bewegen.
2. Halte den Rücken gerade.
3. Gehe beim Bücken in die Hocke.
4. Hebe keine schweren Gegenstände.
5. Verteile Lasten und halte sie dicht am Körper.
6. Halte beim Sitzen den Rücken gerade und stütze den Oberkörper ab.
7. Stehe nicht mit geraden Beinen.
8. Ziehe beim Liegen die Beine an.
9. Treibe Sport, am besten Schwimmen, Laufen oder Rad fahren.
10. Trainiere täglich deine Wirbelsäulenmuskeln.

Durch regelmäßigen Wechsel zwischen Be- und Entlastung, Sport und Gymnastik wird der Stoffaustausch im Zwischenwirbelabschnitt angeregt.

► **Intradiskale Druckspitzen vermeiden** (► **Abb. 14.2**) . Wie in Kap. 5 ausgeführt, haben experimentelle Untersuchungen nachgewiesen, dass bei bestimmten Körperhaltungen und Bewegungsabläufen hohe intradiskale Druckwerte auftreten. Diese gilt es im Rahmen der Rückenschule zu vermeiden. Hoher intradiskaler Druck, zusammen mit asymmetrischer Belastung des Zwischen-

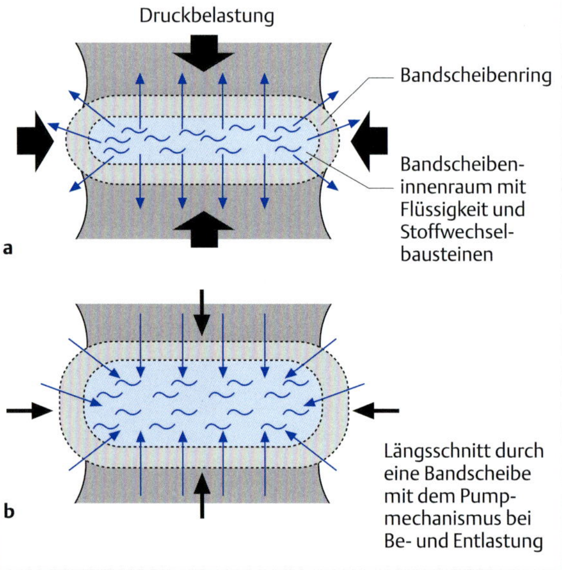

Abb. 14.1 Osmotisches System Bandscheibe.
a Belastungsdruck über 80 kg Flüssigkeit und Stoffwechselschlacken werden durch die Bandscheibengrenzen herausgepresst.
b Belastungsdruck unter 80 kg Flüssigkeit und Stoffwechselbausteine werden durch die Bandscheibengrenzen aufgenommen.

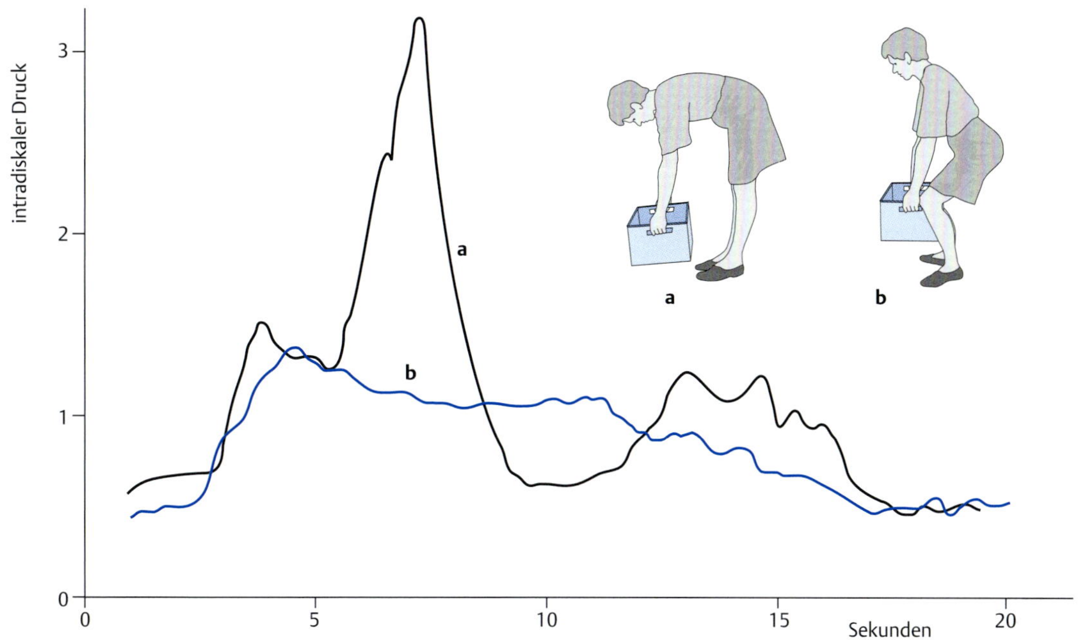

Abb. 14.2 Intradiskaler Druck beim Heben mit Rundrücken (a) und mit geradem Rücken (b). Deutliche intradiskale Druckerhöhung mit Belastungsspitzen beim Heben mit Rundrücken (a) (Nachemson 1966, Wilke 2004).

wirbelabschnittes, führen im Experiment und aufgrund klinischer Beobachtungen zur Verlagerung des Bandscheibengewebes mit Protrusion und Prolaps. Die Rückenschulregeln 2–6 haben diese biomechanischen Tatsachen zur Grundlage.

▸ **Teleskoping der Wirbelgelenke vermeiden.** Axiale Belastung führt zu einem teleskopartigen Ineinanderschieben der lumbalen Wirbelgelenke. Lordose und Hyperlordose verstärken diesen Effekt. Es kommt zur Überdehnung der Gelenkkapseln. Durch leichtes Anwinkeln der Beine kann man dem entgegenwirken (Regeln Nr. 7 und 8).

▸ **Muskelkorsett aufbauen** (▸ **Abb. 14.3**). Training der Bauch-, Rückenstreck- und Beinmuskeln stabilisiert degenerativ gelockerte lumbale Bewegungssegmente von außen her.

14.2.2 Sitzen

Entlastungseffekt kurzzeitigen Sitzens

Das Sitzen wird zu Unrecht als allgemein bandscheibenschädigend angesehen. Viele Kreuzschmerzgeplagte sind froh, wenn sie sich nach längerem Stehen und Gehen, z. B. im Museum oder beim Einkaufen, einmal kurzfristig hinsetzen können. Die bis dahin unerträglichen tiefen Kreuzschmerzen gehen dann sofort zurück. Der Grund hierfür ist der Übergang von der für die unteren lumbalen Bewegungssegmente ungünstigen Hyperlordosierung nach längerem Stehen in die Streckstellung der LWS beim Sitzen. Denn hierbei erweitern sich die Foramina intervertebralia; der Wirbelkanal wird größer. Dass die lumbalen Bewegungssegmente bei Streckstellung bzw. Kyphose der LWS besser entlastet sind als in Lordose, beweist auch die Beobachtung, dass die ischiatische Fehlhaltung immer auch eine leichte Vorneigung des Rumpfes enthält.

Zusatzinfo

Beim Sitzen mit Knie- und Hüftbeugung sowie Aufhebung der Lendenlordose nimmt die Wirbelsäule ihre einem früheren Entwicklungsstand entsprechende Krümmungsform ein.

Die Sitzhaltung stellt einen phylogenetisch älteren Erwerb dar als die volle Aufrichtung, welche mit einer Streckung in den Hüften verbunden ist. Charakteristisch ist, dass dabei alle durch den aufrechten Stand erworbenen Haltungen, wie Lendenlordose, Hüft- und Kniestreckung, aufgehoben sind. Diese Körperhaltung entspricht auch der entlastenden Stufenlagerung, allerdings um 90° gedreht, sodass die Schwerkraft als Belastungsfaktor hinzukommt. Um eine möglichst geringe und gleichmäßige Druckbelastung zu gewährleisten, ist deswegen die richtige Sitzhaltung von entscheidender Bedeutung.

Es gibt 3 Sitzhaltungen, je nachdem ob sich der Oberkörperschwerpunkt vor, lotrecht über oder hinter der Sitzfläche befindet.

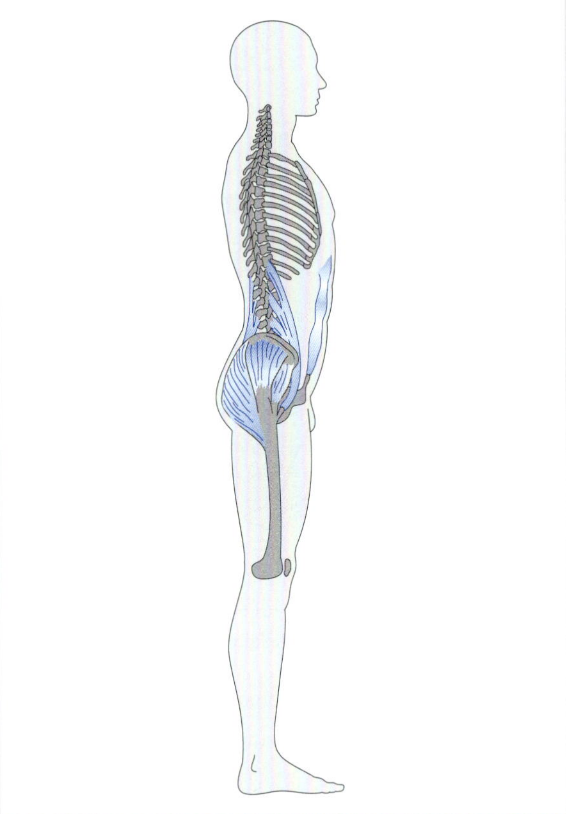

Abb. 14.3 Muskuläre Stabilisierung der lumbalen Bewegungssegmente durch Rumpf- und Hüftmuskeln.

> **Merke**
> In der vorderen Sitzhaltung (▶ Abb. 14.4a) ist der intradiskale Druck fast doppelt so groß wie im Stehen.

Die vermehrte Vorderkantenbelastung führt zusammen mit dem hohen Belastungsdruck auch leicht zu Verlagerungen von Bandscheibengewebe nach dorsal, d. h. zu Protrusion oder Prolaps. Beim aufrechten Sitzen mit gestreckter bzw. lordotisch eingestellter LWS ist nach den intradiskalen Druckmessungen von Andersson u. Mitarb. (1974) der Bandscheibenbelastungsdruck wesentlich geringer als beim Sitzen mit total rundem Rücken. Aus der vorderen Sitzhaltung ist zwar eine aktive Aufrichtung mit lordotischer Einstellung der LWS möglich; der Vorgang erfordert jedoch viel Rumpf- und Muskelarbeit, die nur kurzfristig aufgebracht werden kann, denn bei 90° Hüftbeugung und Beckenrückkippung ist die LWS physiologischerweise kyphotisch eingestellt (▶ Abb. 14.4a).

Eine Rückenlehne mit Lendenstütze – bereits 1889 von **Staffel** vorgeschlagen – sollte die Totalkyphose ausgleichen und der Wirbelsäule beim Anlehnen ihre Normalform geben (Staffel 1989). Sie wirkt jedoch nur kurzfristig und drückt dann punktförmig gegen die gestreckte oder

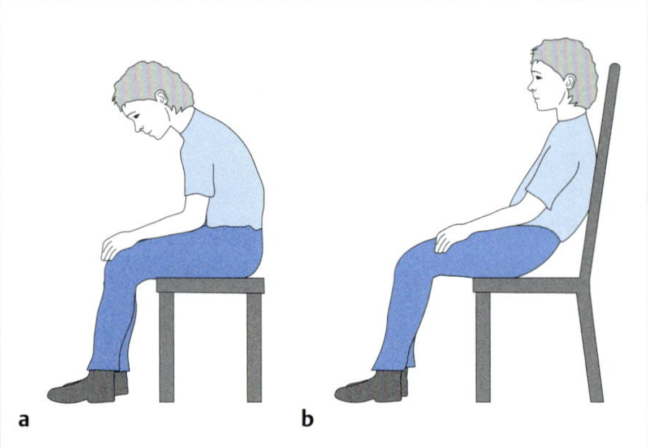

Abb. 14.4 Sitzhaltungen.
a Vordere Sitzhaltung: lumbaler intradiskaler Druck 0,65 MPa.
b Hintere Sitzhaltung: lumbaler intradiskaler Druck 0,3 MPa.

kyphotische LWS. Nach Beobachtungen von Grandjean u. Burandt (1962) fällt die gewünschte Korrektur auch weg, wenn der Betroffene, wie es meistens geschieht, sich nicht richtig anlehnt oder wenn das Gesäß auf der Sitzfläche nach vorn gleitet.

> **Merke**
> Die geeignete Sitzhaltung ist die, welche Bandscheiben, Bänder und Muskeln am wenigsten belastet.

Hintere Sitzhaltung

Da es nur im Liegen zu einer fast vollständigen Entlastung aller dieser Elemente kommt, sind bei lang dauernden Sitzperioden nach Möglichkeit Sitzpositionen anzustreben, die der Horizontallagerung am nächsten kommen. Diesem Bedürfnis folgen die meisten Menschen schon dadurch, dass sie bei ausreichend langer Sitzfläche auf dieser immer weiter nach vorn gleiten und den Rumpf schräg stellen. Es entsteht die extreme hintere Sitzhaltung mit zurückgedrehtem Becken (▶ Abb. 14.4b). Diese Haltung wird zunächst als angenehm empfunden, weil das Oberkörpergewicht zum Teil von der Rückenlehne abgefangen wird. Wegen fehlender Unterstützung im Bereich der LWS bei steiler, hoher Rückenlehne bildet sich allerdings eine Totalkyphose, welche auch die HWS noch miteinbezieht.

Entlastende Sitzhaltung

Wird nun die Rückenlehne den physiologischen Wirbelsäulenkrümmungen entsprechend gestaltet und die Kopf-Hals-Region zusätzlich in günstigerem Winkel unterstützt, ergibt sich bei einem Neigungswinkel von 45° eine Sitzhaltung, die eine Entlastung von Wirbelsäule, Bändern und Muskeln gewährleistet. Die Haltearbeit, wel-

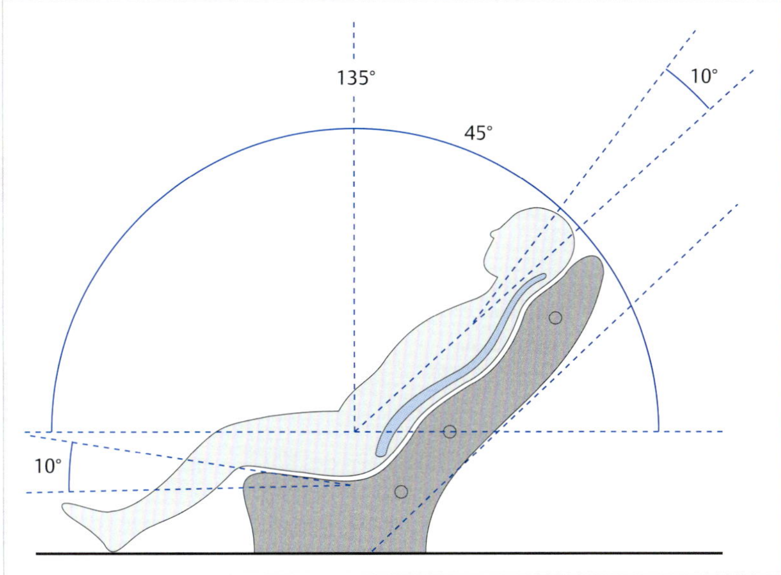

Abb. 14.5 Entlastende Sitzhaltung: lumbaler intradiskaler Druck 0,3 MPa.

che Hals- und Rumpfmuskulatur aufbringen müssen, ist in dieser entlastenden Sitzhaltung gering (▸ Abb. 14.5). Der Belastungsdruck der Bandscheiben reduziert sich in allen Wirbelsäulenabschnitten; im Bereich der LWS liegt er unter 0,3 MPa und nähert sich weitgehend dem Wert bei Horizontallagerung (Nachemson 1974, 1976). Die intradiskalen Druckmessungen von Nachemson (1974), Andersson u. Mitarb. (1974) sowie Wilke (2001) haben gezeigt, dass sich der Belastungsdruck auf die lumbalen Bandscheiben mit zunehmender Schrägstellung der Rückenlehne erniedrigt. Parallel durchgeführte elektromyographische Untersuchungen von Hosea u. Simon (1984) zeigten auch eine Abnahme der Rumpfmuskelaktivitäten.

Bei der entlastenden Sitzhaltung darf die Rückenlehne nicht allzu weich sein und muss in der HWS und der LWS eine geringe, der in dieser Position abgeflachten Lordose entsprechende Vorwölbung aufweisen. Mit Vergrößerung des Winkels zwischen Oberschenkel- und Rumpfachse auf 135° bzw. 125° und durch Abstützung der LWS wird die Beckenkippung nach hinten verringert. Es ergeben sich Hauptabstützpunkte am thorakolumbalen Übergang und in der Kopf-Nacken-Region. Um den Blickwinkel zu verbessern, ist die Kopfachse gegenüber der Körperachse um 10–20° nach vorn geneigt. Eine der Oberschenkellänge angepasste Sitztiefe, die um etwa 10° von vorn nach hinten abfallende Sitzfläche und eventuelle Fußstützen vermeiden ein Nachvorngleiten auf dem Sitz.

Die Angleichung der Sitzhaltung an die Horizontallagerung mit einem solchen 45°-Sitz ist sowohl bei einigen beruflichen Tätigkeiten als auch in der Freizeit möglich. Bei einigen verstellbaren Freizeit- und Fernsehliegen kann man diese entlastende Sitzhaltung ohne weiteres einstellen. Auch beim Autofahren hat sich die entlastende Sitzhaltung als praktikabel erwiesen (Krämer et al. 1979, 2005), denn die geringe Sitzhöhe über der Bodenfläche erlaubt im Auto ohnehin nur eine hintere Sitzhaltung. Jeder Versuch, die Wirbelsäule in die Vertikale aufzurichten, ist mit einer noch stärkeren Kyphosierung der LWS verbunden.

Für das **Sitzen in aufrechter Haltung** mit Vertikaleinstellung der Wirbelsäule gibt es Richtlinien von Akerblom (1948), Schoberth (1962) und Berquet (1984). Danach sollte die Lendengegend mit einer geeigneten Rückenlehne, die bis zum Beckenrand reicht, starr abgestützt sein. Stühle müssen Armlehnen haben, damit ein Teil des Oberkörpergewichtes wenigstens zeitweise mit dem Ellenbogen seitlich abgestützt werden kann. Hiermit wird auch die Haltearbeit der Schulter-Nacken-Muskeln verringert. Die Sitztiefe richtet sich nach der Oberschenkellänge. Die Sitzfläche soll in einem Winkel von etwa 5° von vorn nach hinten abfallen. Die Tischhöhe muss bei handschriftlichen Arbeiten so bemessen sein, dass man die Unterarme frei auflegen kann, ohne die Schultern heben zu müssen. Eine Anpassung des Arbeitsplatzes, an dem viele Menschen den größten Teil ihres Lebens verbringen müssen, an die individuellen Körpermaße ist notwendig und erfolgt am besten durch Sitzproben. Falsche Abmessungen haben Haltungskonstanz in ungünstiger Körperposition zur Folge.

Sitzen und Lenden-Becken-Bein-Winkel

Lendenwirbelsäule, Becken und Oberschenkel bilden ein durch Bänder und Muskeln verbundenes biomechanisches System. Auch ohne Muskelbetätigung lässt sich die Stellung der Wirbelsäule über den Hebel des Oberschenkels beeinflussen: Hüftstreckung bedeutet Lordosierung und Hüftbeugung Kyphosierung der Lendenwirbelsäule. Die Übertragung der Beinbewegung auf die Lendenwirbelsäule tritt umso eher ein, je kürzer und unelastischer Gelenkkapselbänder und Muskeln sind (▸ Abb. 14.6). Untersuchungen zum Lenden-Becken-Bein-

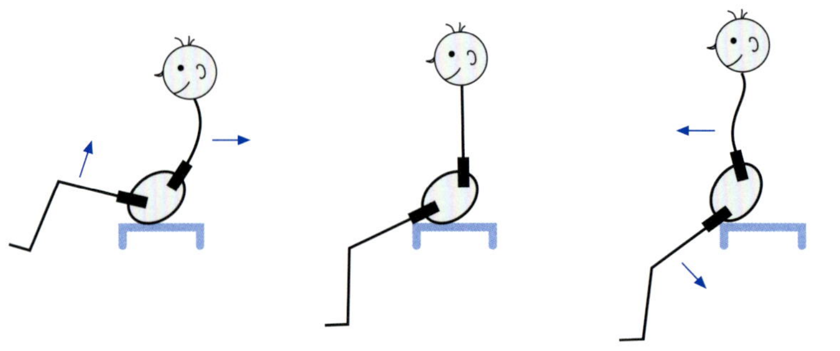

Abb. 14.6 Aus der Rückenschule: Einfluss von Hüftbeugung und -streckung beim Sitzen: Hüftbeugung führt zur Kyphosierung der Lendenwirbelsäule, Hüftstreckung führt zur Lordosierung der Lendenwirbelsäule (aus: Krämer J. Bandscheibenschäden. Vorbeugen durch Rückenschule. München: Heyne; 2005).

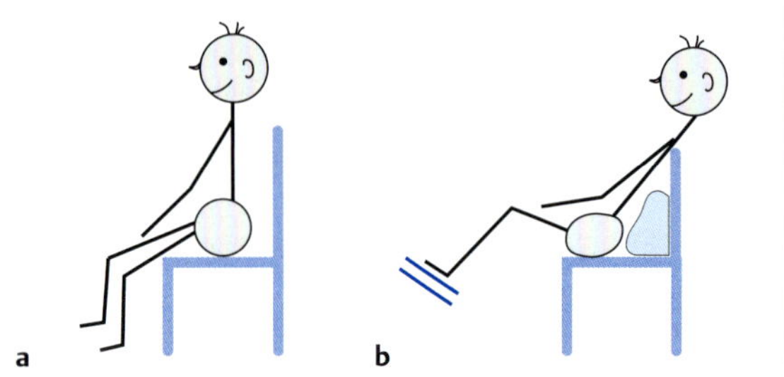

Abb. 14.7 Aus der Rückenschule.
a Vordere und mittlere Sitzhaltung: Knie tiefer als Hüfte.
b Hintere Sitzhaltung: Knie höher als Hüfte zur Aufrechterhaltung der physiologischen Lendenlordose mit normalem Lenden-Becken-Bein-Winkel.

Winkel finden sich bei Nentwig, Krämer, Ullrich (1997) und Schramm u. Mitarb. (1997).

In der vorderen und mittleren Sitzhaltung sollten deswegen die Hüftgelenke weniger gebeugt gehalten werden: Knie tiefer als Hüfte. Zur Unterstützung dieser Sitzhaltung kann man ein Sitzkissen verwenden, welches die von Schneider u. Lippert (1961) vorgeschlagene, nach vorn geneigte Sitzfläche aufweist. Zur Aufrechterhaltung des physiologischen Lenden-Becken-Bein-Winkels in der hinteren Sitzhaltung ist ein Anheben der Beine (Knie höher als Hüfte) erforderlich (▶ Abb. 14.7).

14.2.3 Dynamisches Sitzen

Die neuen intradiskalen Druckmessungen von Wilke u. Mitarb. (1992–2001) haben gezeigt, dass im Sitzen – je nach Position – recht unterschiedliche intradiskale Druckwerte gemessen werden können, die von 0,83 MPa in der vorderen Sitzhaltung mit Rundrücken bis zu 0,27 MPa in der entlastenden, sog. lässigen Sitzhaltung reichen. Somit ist auch durch Wechsel der Sitzposition ein Wechsel zwischen Be- und Entlastung der Bandscheiben und somit zwischen Flüssigkeitsaufnahme und Flüssigkeitsabgabe im Zwischenwirbelabschnitt möglich. Durch kurzfristiges Abstützen des Körpers an den Armlehnen in der sog. Barrenstütze ist es sogar möglich, eine deutliche Druckreduzierung mit einem intradiskalen Druck von 0,10 MPa zu erzielen. Somit empfiehlt die Rückenschule ein dynamisches Sitzen mit Wechsel der Sitzposition und zeitweiliges Abstützen des Oberkörpers an den Armlehnen. Die derzeit auf dem Markt befindlichen Sitzmöbel erlauben je nach Ausstattung nur bedingt ein dynamisches Sitzen. Aufbauend auf den neuen Erkenntnissen hat Wilke (2004) ein Konzept für einen neuen Stuhl für dynamisches Sitzen empfohlen.

In der aufrechten Position wird wie bisher die Lendenlordose unterstützt. Beim Nachhintenlehnen wird die Krümmung der Rückenlehne kontinuierlich verändert, bis in der hinteren Position eine Kyphose erlaubt wird. Hierbei wird allerdings die Wirbelsäule über die gesamte Länge abgestützt. Man erlaubt dadurch der Bandscheibe und allen anderen beteiligten Wirbelsäulenstrukturen durch die unterschiedliche Sitzposition eine wechselnde Belastung, durch die wechselnde Kontur der Rückenlehne eine Bewegung der gesamten Wirbelsäule, d. h. ein natürliches Bewegungsverhalten auch beim Sitzen (▶ Abb. 14.8). Eine weitere zusätzliche Möglichkeit besteht in dem Nachvornegleiten der Sitzfläche beim Nachhintenlehnen, sodass man sich auch in der hinteren Sitzposition nicht wesentlich von der Tischfläche wegbewegt und somit stets mit abgestützter Wirbelsäule weiterarbeiten kann.

Durch solche dynamischen Sitzvorrichtungen ist das von der Rückenschule geforderte dynamische Sitzen möglich.

14.2.4 Stehen

Das aufrechte Stehen mit vollständiger Hüftstreckung und Lendenlordose ist ein phylogenetischer Neuerwerb des Menschen. Stehen bedeutet für die Hals- und Lendenbandscheiben **Belastung** in der ungünstigen Lordoseposition. Bei schlechter Haltung mit Beckenvorkippung wird die Lendenlordose noch verstärkt. Dementsprechend treten nach längerem Stehen in unveränderter Po-

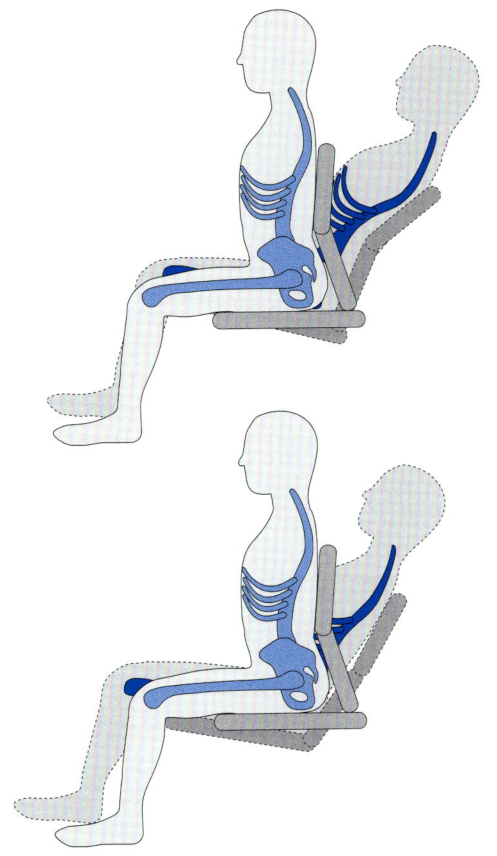

a

b

Abb. 14.8 Dynamisches Sitzen durch Wechsel zwischen 2 Positionen (Wilke 2004).
a Entspricht den bisherigen Empfehlungen: erlaubt wechselnde Belastung aber keine Bewegung.
b Neues Konzept: Stuhl ändert beim Nachhintenlehnen die Kontur der Rückenlehne, gleichzeitig gleitet die Sitzfläche nach vorn. Dies erlaubt eine wechselnde Belastung und Bewegung in den Wirbelsäulensegmenten, das Arbeiten z. B. am Computer in beiden Sitzpositionen am Schreibtisch.

sition bei vielen Patienten mit vorgeschädigten Bandscheiben Kreuzschmerzen auf. Diese gehen sowohl von den insuffizienten Rumpfhaltemuskeln als auch von den Wirbelgelenken aus. Zur Vorbeugung gegen derartige Beschwerden sollte man jede Gelegenheit nutzen, lange Stehperioden durch kurzfristiges Umhergehen zu unterbrechen. Pendelbewegungen der Arme und Wechsel zwischen Stand- und Schwungphase der Beine beim elastischen Gehen und Laufen sind mit intradiskalen Druckschwankungen verbunden, die den Flüssigkeitsaustausch im Zwischenwirbelabschnitt beschleunigen. Zur Reduzierung des Bandscheibeninnendruckes im Bereich der unteren Wirbelsäulenabschnitte sollte man sich bei längerem Stehen möglichst anlehnen oder den Oberkörper an allen erreichbaren Gegenständen mit den Händen abstützen. Den Vorteil einer entsprechenden Haltungsschulung konnten Di Ciaccio u. Mitarb. (2012) zeigen.

Beim Stehen wirkt sich besonders die anhaltende **halb gebückte Haltung** (Gartenarbeit) nachteilig auf Bandscheiben und Rückenmuskeln aus. Der Bandscheibeninnendruck ist in dieser Stellung größer als in aufrechter Haltung. Die Bandscheiben nehmen keilförmige Gestalt an und können sich bei plötzlicher Aufrichtung nach hinten vorwölben und Beschwerden verursachen. In der vornübergeneigten Haltung werden außerdem die Rückenstreckmuskeln überbeansprucht und reagieren bei ungenügendem Trainingszustand mit Schmerzen. Deswegen sollten Tische und Arbeitsplätze ausreichend hoch sein, um ein Hantieren in aufrechter Körperhaltung zu ermöglichen. Bei Garten- und Hausarbeiten sind aus diesem Grunde möglichst *langstielige Geräte* zu verwenden. Für kurzfristige Schreibarbeiten empfiehlt sich ein *Stehpult*.

M!

Merke

Ebenso wie die extrem kyphotische muss auch eine hyperlodotische Einstellung der LWS vermieden werden.

Wie in Kap. 11 ausgeführt, entsteht der Hyperlordosekreuzschmerz durch schlechte Haltung mit Rückenmuskelinsuffizienz, aber auch durch äußere Umstände wie Bergabgehen, Tragen von hohen Absätzen und Arbeiten über Kopfhöhe. Zur Prophylaxe dieser Kreuzschmerzen sind neben einem intensiven Rumpfmuskeltraining auch gewisse Ausgleichshaltungen zur Abflachung der Lumballordose im Stehen angebracht, sofern man keine Möglichkeit hat, sich kurzfristig hinzusetzen. Eine Erleichterung bringt z. B. schon das Anlehnen an eine Wand mit leicht angebeugten Hüftgelenken und geringer Vorneigung des Oberkörpers oder das vornübergeneigte Abstützen an einem Geländer. Auch das wechselweise Aufsetzen des Fußes auf eine Fußbodenerhöhung flacht die Lumballordose ab (▸ Abb. 14.9) (Rückenschulregel Nr. 7).

Auf die Möglichkeiten zur Prophylaxe des Hyperlordosekreuzschmerzes durch eine Flexionsorthese wird in Kap. 11 hingewiesen.

14.2.5 Liegen

Die entlastende Stufenlagerung ist wesentlicher Bestandteil der Behandlung bandscheibenbedingter Erkrankungen. Aber auch bei der Prophylaxe spielen bandscheibengerechte Lagerung und Unterlage eine wichtige Rolle. Viele Menschen gehen abends beschwerdefrei ins Bett und stehen morgens mit Kreuz- oder Nackenschmerzen auf. Der Mensch verbringt ungefähr ⅓ seines Lebens in Horizontallagerung, ⅔ in aufrechter Haltung. Damit es während des Liegens und Schlafens auch zu einer weitgehenden Entlastung mit Flüssigkeitsaufnahme in die Bandscheiben kommt, muss die **Unterlage** so gestaltet sein, dass der intradiskale Druck möglichst klein gehalten wird. Wie die Druckmessungen zeigen, bedeutet Rücken-

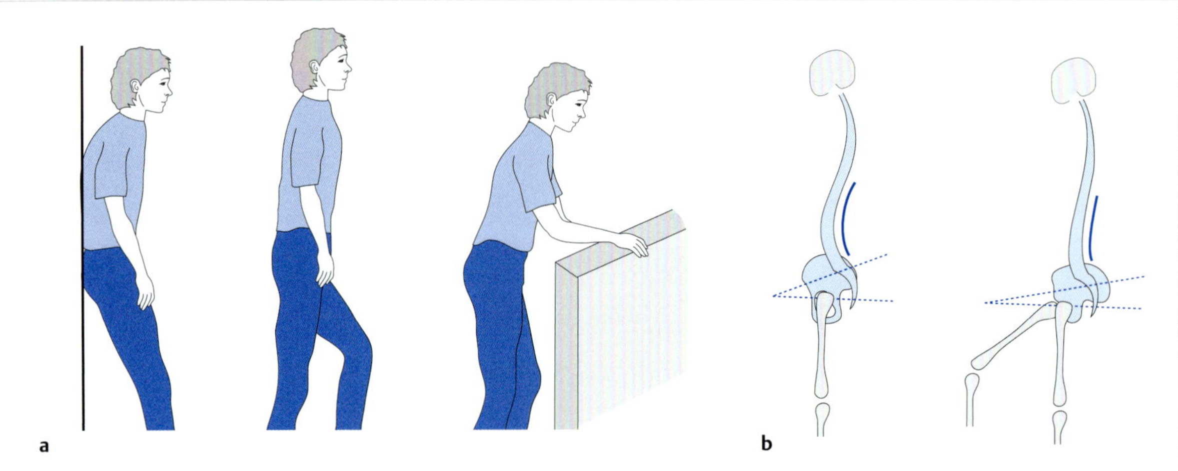

Abb. 14.9 a u. b Vermeidung der Hyperlordosebelastung durch leichte Hüftbeugung.

oder Seitenlage auf harter Unterlage mit leicht angewinkelten Hüft- und Kniegelenken geringste Bandscheibenbelastung. Beim Liegen auf weicher Unterlage bildet sich eine Längsmulde mit tiefster Stelle am Schwerpunkt des liegenden Körpers, also im oberen LWS-Bereich. In der Längsmulde wird die LWS bei Rückenlage nach hinten und bei Seitenlage zur Seite durchgebogen. Ein Kopfkeil verstärkt die Verbiegung der Wirbelsäule noch weiter. Neben einer Erhöhung des Bandscheibeninnendruckes bringt diese Position auch die bereits beschriebene keilförmige Deformierung der Bandscheiben im stärksten Krümmungsabschnitt mit sich. Unter diesen Umständen können während des Schlafens beim Umdrehen oder kurz nach dem Aufstehen bandscheibenbedingte Beschwerden im Bereich von HWS und LWS auftreten.

Mit einem *Lattenrost* unter der Matratze kann man auf einfache Weise für eine harte Unterlage sorgen. Die Lagerung der Kopf-Hals-Region erfolgt am besten auf einer *Nackenrolle*, die man z. B. aus jedem locker gefüllten Kopfkissen formen kann (▶ Abb. 14.10).

Die **Bauchlage** ist wegen ihrer lordosierenden Wirkung auf die HWS und LWS weniger bandscheibenfreundlich. Vor allem die HWS erfährt in dieser Position neben der Reklination auch noch eine mehr oder weniger starke Rotation, die sich negativ auf die Zirkulationsverhältnisse der A. vertebralis und auf die Nervenwurzeln in den Foramina intervertebralia der Konkavseite auswirkt. Patienten, die habituell auf dem Bauch schlafen, klagen morgens häufig über einen steifen Hals oder eingeschlafene Finger.

Neben der Auswahl einer geeigneten Unterlage kann auch die **Liegedauer** maßgebend für das Auftreten bandscheibenbedingter Beschwerden sein. Horizontallagerung bedeutet Entlastung der Zwischenwirbelabschnitte und damit Flüssigkeitsaufnahme; das Volumen der Bandscheibe nimmt zu.

Lang anhaltende Entlastung bedeutet vermehrte Flüssigkeitsaufnahme. Es können Schmerzen vom angespannten hinteren Längsband oder von den Kapseln der Wirbelgelenke ausgehen.

M!

Merke

Eine bereits bestehende Protrusion kann sich bei längerer Entlastung durch Volumenzunahme der Bandscheibe verstärken.

Deswegen kann eine einfache Horizontallagerung, die über den gewohnten Tages- und Nachtrhythmus hinausgeht, über eine abnorme Volumenzunahme der Zwischenwirbelabschnitte zu Beschwerden führen. Charakteristisch ist hier die Aussage der Patienten, dass trotz geeigneter Unterlage Rückenschmerzen auftreten, die kurz nach dem Aufstehen wieder verschwinden. Auch in der Klinik beobachtet man häufig Patienten, meistens jüngeren Alters, die nach mehrtägiger Bettruhe über Kreuzschmerzen klagen, welche auch durch das obligate Brett unter der Matratze nicht verschwinden. Solange die Grundkrankheit kurzes Sitzen oder Stehen nicht erlaubt, genügt es in diesen Fällen, das Fuß- oder Kopfende des Bettes zu erhöhen und isometrische Spannungsübungen der Rumpfmuskeln durchführen zu lassen. Damit steigt der Bandscheibeninnendruck. Derartige prophylaktische Maßnahmen, die eine abnorm anhaltende Volumenzunahme der Bandscheiben verhindern sollen, sind auch bei mehrmonatigem Aufenthalt im schwerelosen Raum (Raumstationen, Weltraumflüge) zu berücksichtigen, denn wie Körperlängenmessungen an amerikanischen Astronauten zeigten, waren diese nach mehrtägigem Aufenthalt im Weltraum mehrere Zentimeter größer als vor dem Start.

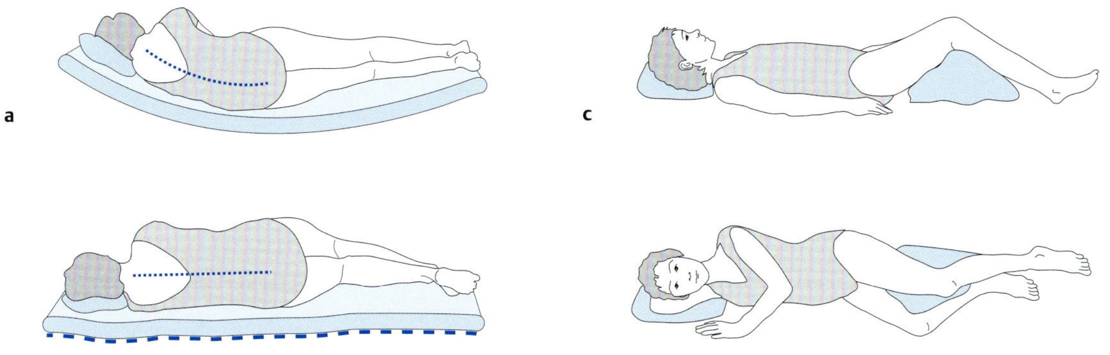

Abb. 14.10 Liegen.
a Durchbiegung der Wirbelsäule bei Lagerung auf weicher Unterlage.
b Lagerung auf einem Lattenrost.
c Vermeidung hohlkreuzbedingter Schmerzen (Facettensyndrom) im Liegen durch Anwinkeln der Hüft- und Kniegelenke in der Rückenlage.
d Vermeidung hohlkreuzbedingter Schmerzen (Facettensyndrom) im Liegen durch Anwinkeln der Hüft- und Kniegelenke in der stabilen Seitenlage. Eine Decke oder ein Kissen zwischen den Beinen verhindert eine Torsion der LWS (Rückenschulregel Nr. 8).

▶ **Ergebnisse.** Aufgrund der Heterogenität der bestehenden Curricula und der Teilnehmer und der Vielzahl an Evaluationskriterien ist eine pauschale Bewertung der Rückenschule schwierig (Nentwig 1999, Nentwig u. Czolbe-Flothow 2002, Flothow 2003, Ostelo et al. 2004, van Tulder et al. 2004, 2005, Heymans et al. 2005, 2006, Airaksinen et al. 2006). Schneider u. Schiltenwolf (2005) weisen darauf hin, dass gerade Bevölkerungsgruppen mit erhöhtem Erkrankungsrisiko Präventionsmaßnahmen wie Rückenschulen signifikant seltener nutzen. Insofern sind nur randomisierte kontrollierte Studien aussagekräftig. Die ▶ Tab. 14.1 zeigt die Resultate von 17 randomisierten kontrollierten Studien. 9 Studien liefern Belege für die Wirksamkeit von Rückenschulprogrammen, 2 finden keine eindeutigen Ergebnisse und in 6 Studien konnte die Wirksamkeit nicht belegt werden. Die unterschiedlichen Ergebnisse sind u. a. darauf zurückzuführen, dass das Konzept der Rückenschule missverstanden wird. So bezeichnen sich z. B. einige Institutionen als Rückenschule, die reine Muskelkräftigungsprogramme anbieten. Auch reine Information ohne praktische Übungen ist unzureichend. Schließlich hängt der Erfolg der Rückenschule von den Instruktoren ab. Das Konzept der Rückenschule ist eines der wichtigeren Elemente im Management von Rückenschmerzen. Es leitet den Patienten zur Selbsthilfe an, unter dem Motto: „Lerne gut zu deinem Rücken zu sein und dein Rücken ist gut zu dir" (Kirkaldy-Willis 1988).

In Deutschland liegen bislang 3 prospektiv kontrollierte Evaluationsstudien vor: Rückenschulprogramme für die sekundär präventive Zielsetzung sind von Nentwig u. Ullrich (1999) und von Walter u. Mitarb. (2002) durchgeführt worden und für die primär präventive Zielsetzung im Kindergarten und in der Schule von Czolbe-Flothow 1994. Alle 3 Studien kommen zu positiven Ergebnissen. Nentwig u. Ullrich (1999) und Czolbe-Flothow (1994) beschreiben eine signifikante Besserung des Haltungs- und Bewegungsverhaltens der Teilnehmer an einer Rückenschule gegenüber einer nichttrainierten Kontrollgruppe. In einer kontrollierten prospektiven Studie der AOK Niedersachsen (Walter et al. 2002) wiesen die Teilnehmer (Patienten mit unspezifischen Rückenschmerzen und mit einer Dauer von weniger als 6 Monaten) des Rückenschulprogramms nicht nur weniger Schmerzen auf, sondern hatten auch im Vergleich zur Kontrollgruppe deutlich weniger Arbeitsunfähigkeitstage. Durch einen „Return on Investment" gesamtwirtschaftlich von 3,1:1 und einzelwirtschaftlich für die Krankenkassen von 1,3:1 ist das Programm auch in volkswirtschaftlicher Hinsicht lohnend. Diese ermutigenden Ansätze sollten zum Anlass genommen werden, den genannten Mangel an qualitativ hochwertigen Primärstudien zu beheben, um die „Low-Cost-Technology" Rückenschule möglichst effizient und effektiv im Rahmen der primären und sekundären Prävention einzusetzen (Ullrich et al. 2004). Sorgsam ausgewählte Lernmaterial kann gedankliche Einstellung und Verhalten positiv ändern, potentiell klinische Verläufe verbessern und damit krankheitsbedingte Arbeitsausfallzeiten verringern (Waddell 2004).

Die systematische Review im Rahmen der Cochrane Collaboration Back Review Group (Heymans et al. 2005) zieht den Schluss, dass es moderate Evidens bezüglich der Rückenschule besteht. Es zeigte sich, dass Rückenschulen bessere kurz- und mittelfristigen Effekte auf Schmerz und Funktionalität haben, als andere Therapieformen bei Patienten mit wiederholten und chronischen Rückenschmerzen. Im beruflichem Umfeld verringern Rückenschulen Schmerz und verbessern die Funktion und die return-to-work Rate (Wiese et al. 2008).

Tab. 14.1 17 Randomisierte, kontrollierte Studien zur Wirksamkeit der Rückenschule (Ullrich et al. 2004).

Autoren	Positive Wirksamkeit	Resultate	
		Uneindeutige Ergebnisse	Wirksamkeit nicht belegt
Berwick (1989)	–	•	–
Berquist-Ullmann u. Larsson (1977)	•	–	–
Daltroy u. Mitarb. (1997)	–	–	•
Donchin u. Mitarb. (1990)	–	–	•
Härkäpää u. Mitarb. (1992)	•	–	–
Hurri (1989)	•	–	–
Keijsers u. Mitarb. (1990)	–	–	•
Lankhorst u. Mitarb. (1983)	–	–	•
Leclaire (1996)	–	•	–
Lindequist (1984)	–	–	•
Linton u. Mitarb. (1992)	•	–	–
Moffett u. Mitarb. (1986)	•	–	–
Morrison (1988)	•	–	–
Nentwig u. Ullrich (1990)	•	–	–
Postacchini u. Mitarb. (1988)	•	–	–
Stankovic (1995)	–	–	•
Walter u. Mitarb. (2002)	•	–	–
Summe	9	2	6

14.3 Zusammenfassung

Die Grundlagen zur Rückenschule stehen im Wesentlichen auf 4 biomechanischen Säulen:

- Bandscheiben leben vom Wechsel zwischen Be- und Entlastung.
- Intradiskale Spitzenbelastungen provozieren Bandscheibenvorfälle.
- Lordosierung staucht die Wirbelgelenke.
- Kräftige Muskeln stabilisieren das Bewegungssegment.

Werden diese Grundregeln nicht beachtet, treten Rückenschmerzen auf. Umgekehrt führen Bewegungsarmut, unbedachtes Handhaben schwerer Lasten und schwache Muskeln früher oder später zu Rückenschmerzen. Durch die Rückenschule gilt es, diese Erkenntnisse umzusetzen. Dafür hat sich ein Konzept bestehend aus Information sowie Haltungs- und Verhaltenstraining bewährt. Die Rückenschule gilt als erforderliche, geringe Kosten verursachende Einrichtung und entspricht dem WIRKE-Prinzip: Wenig invasiv, riskant und kostspielig, aber – effektiv.

Fazit

Wer die Grundregeln der Rückenschule beachtet, hat weniger Rückenschmerzen.

Kapitel 15

Bewegung im schmerzfreien Raum (BISFR)

15

15 Bewegung im schmerzfreien Raum (BISFR)

15.1 Einleitung

Das BISFR-Konzept geht von der Beobachtung aus, dass Bewegung Schmerzen abbaut. Voraussetzung sind Bewegungen, die den Schmerz nicht verstärken, d. h. die Bewegungen müssen in den Körperabschnitten stattfinden, die vom Schmerzgeschehen nicht betroffen sind. Da bei starken und multilokulären chronischen Schmerzen nur wenige Abschnitte des Bewegungssystems schmerzfrei aktiviert werden können, stellen die Betroffenen meistens jegliche körperliche Aktivität, insbesondere Sport und Gymnastik, ein. So lautet denn auch bei Rücken- und Arthrosepatienten der stereotype Satz in der Sportanamnese: „Wegen der Schmerzen habe ich jegliche Sportart, insbesondere meinen Lieblingssport, aufgegeben, weil ich dadurch vermehrt Schmerzen hatte."

Auf der anderen Seite geben Schmerzpatienten immer wieder an, dass sie insgesamt weniger Schmerzen haben, wenn sie sich mehr bewegen. Diese Patienten haben aus Erfahrung herausgefunden, welche Bewegungen ihnen gut tun und auch nach der Betätigung keine weiteren Schmerzen hinterlassen. So lautet auch die 1. Rückenschulregel: Du sollst dich bewegen.

Kontrollierte Studien haben gezeigt, dass Patienten mit akuter Lumbago durch Bewegung eher schmerzfrei werden als durch Bettruhe (Coomes 1961, Gilbert 1985, Deyo 1986, Postacchini 1988, Szpalski 1992, Malmivaara 1995, Willkinson 1995). Bewegungstherapie in ein multimodales Programm integriert führt bei chronischen Rückenschmerzen zum Erfolg (Hildebrand 1994, Pfingsten 1997).

BISFR: Motivation für den Patienten

Be „weg den Schmerz"
- Schmerzstoffe wegspülen
- Schmerzbahnen belegen
- Endorphine ausschütten
- psychischer Aufbau, Ablenkung

Zur Begründung kann sowohl die Gate-Control-Theorie als auch die neuronale Plastizität herangezogen werden. Ähnlich wie bei der medikamentösen Schmerztherapie werden Schmerzweiterleitung und Schmerzwahrnehmung gedämpft und ggf. ganz unterbrochen.

Bewegung ab einer bestimmten Intensität bewirkt Ausschüttung von körpereigenen, schmerzhemmenden Substanzen. Die Aktivierung endorphinerger Neurone führt zur Toleranzentwicklung gegenüber Schmerzen bis hin zur Analgesie (▶ Abb. 15.1).

Endogene Opioidpeptine aktivieren periphere Opiodrezeptoren und hemmen die Nozizeption im geschädigten Gewebe. Endorphine gelangen wie ein Hormon von der Produktionsstätte zum Erfolgsorgan. Sie hemmen die Freisetzung schmerzimpulsvermittelnder Neurotransmitter, wie z. B. Substanz P, und setzen dadurch die Zahl der übergeleiteten Aktionspotenziale herab. Die synaptische Aktivität mit Übererregung schmerzvermittelnder Nervenzellen durch überschießende intrazelluläre Kalziumanhäufungen wird gebremst (Waldvogel 1996).

15.2 Bewegung und Nozizeption

Bewegung, sofern sie nicht selbst als Noxe wirkt, hat an verschiedenen Stellen einen Einfluss auf die Nozizeption der Stütz- und Bewegungsorgane:
- Über die Durchblutungssteigerung, die mit jeder Bewegung verbunden ist, werden in der Peripherie Entzündungsmediatoren abgebaut.
- Muskelbetätigung bedeutet Abtransport von Stoffwechselschlacken aus der Muskulatur.
- Wirbelsäulen- bzw. gelenkfreundliche Bewegungsmuster belegen im Zentralnervensystem die Bahnen für die Schmerzweiterleitung und Schmerzwahrnehmung.

Zusatzinfo

Die wesentliche Bedeutung der BISFR liegt im psychischen Bereich, sowohl im Sinne der Schmerzbewältigung als auch der Schmerzbehandlung: Ablenkung und das Gefühl, etwas für die Gesundheit getan zu haben, auch durch Abbau der Medikamente, stehen im Vordergrund. Das Selbstwertgefühl steigt.

15.3 Welche Bewegungen sind geeignet?

Definition

Das BISFR-Programm unterscheidet sich von der krankheitsbezogenen Physiotherapie (Krankengymnastik) dadurch, dass primär nicht Gelenke mobilisiert oder Muskeln gekräftigt werden sollen, die Bewegung in der Regel entfernt vom Schmerzort stattfindet und es sich um ein rein dynamisches isotonisches Bewegungsprogramm handelt.

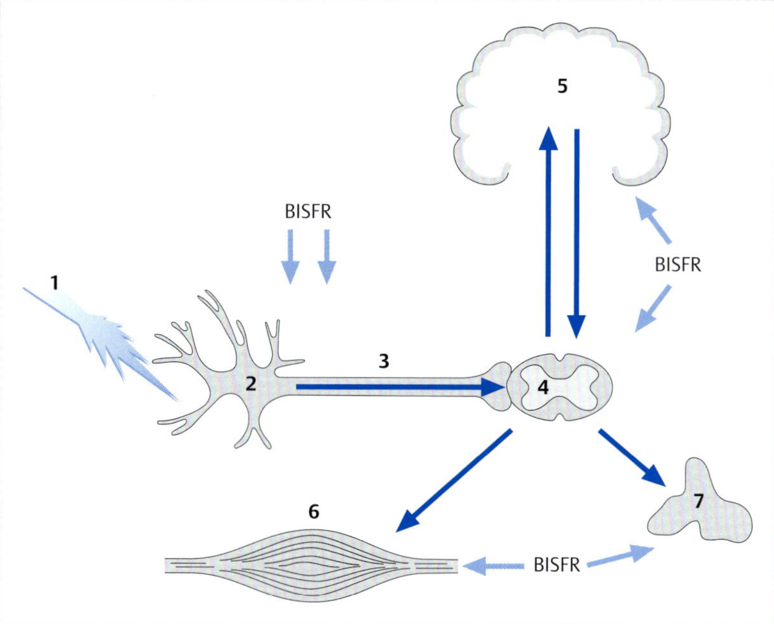

Abb. 15.1 Angriffspunkte des BISFR-Programmes in der Nozizeption der Stütz- und Bewegungsorgane. Bewegung fördert über die Durchblutungssteigerung den Abtransport von Entzündungsmediatoren im Bereich der Nozizeptoren (2) und afferenten Fasern (3). Neue Bewegungsmuster belegen die Bahnen für die Schmerzweiterleitung (4) und Schmerzwahrnehmung (5) und verdrängen die noxischen Signale. Aktivierung endorphinerger Neurone führt zur Toleranzentwicklung gegenüber Schmerzen mit Rückgang der Schmerzwahrnehmung. Es kommt zur Verbesserung der Schmerzbewältigung (5) und Verarbeitung (5). Abtransport von Stoffwechselschlacken aus der Muskulatur (6). Endogene Noxen werden abgebaut. Bessere Durchblutung des Vegetativums (7) (aus Krämer/Nentwig 1999).

Im BISFR-Programm ist Bewegung schlechthin gefragt. Es kommen nur dynamische Bewegungen mit isotonischer Muskelanspannung infrage, die lokal und generell Kreislauf und Stoffwechsel merkbar anregen, mit Steigerung der Puls- und Atemfrequenz sowie der Transpiration.

Prinzipiell wirbelsäulen- und gelenkfreundlich sind alle Bewegungsmuster, die unter teilweiser oder vollständiger Entlastung des bewegten Skelettabschnittes ablaufen, das Gelenk gleichmäßig im idealen Bewegungsspielraum bewegen, d. h. ohne Kapselanspannung, Drehbewegungen und asymmetrischer Krafteinleitung.

Im Mittelpunkt des BISFR-Programmes stehen deswegen dynamische, sog. Geradeaussportarten wie:

- Schwimmen,
- Laufen,
- Rad fahren.

Die Bewegungsmuster dieser Sportarten stehen im Gegensatz zu den eher gelenkbelastenden Zick-Zack-Sportarten wie Tennis, Squash, Fußball, Volleyball usw., die mit sog. „Stop-and-Go"-Bewegungen einhergehen.

Neben dem eigentlichen Sport zählen auch andere körperliche Aktivitäten zum BISFR-Programm, wenn sie folgende Voraussetzungen erfüllen:

- Dynamische Bewegungen mit messbarer Stoffwechsel- und Kreislaufaktivierung,
- die Schmerzen dürfen sich während und nach der Aktivität nicht verstärken.

In der Regel trifft dies für vernünftige Gymnastik, Aquajoggen, Fitnesstraining und Tanzen zu. Dazu zählen auch alle Arten von Bewegungen, wie sie bei der dynamischen Garten-, Haus- und Berufsarbeit vorkommen.

Wenn sie die Voraussetzungen erfüllen, gibt es für BISFR keine zeitliche Begrenzung. Das heißt: Viel Bewegung hilft viel.

15.3.1 Bewegungspunkte

Die einzelnen BISFR-Aktivitäten zeichnen sich durch unterschiedliche Intensität aus (▸ Tab. 15.1). Diese wird zur Intensität und Dauer relativiert. Beide zusammen ergeben sog. Bewegungspunkte. Die Intensität der üblichen wirbelsäulen- und gelenkfreundlichen Sportarten sowie körperliche Aktivitäten in Garten, Haushalt und Beruf wurden durch Pulskontrolle ermittelt, in Anlehnung an den Kalorienverbrauch pro 10 Minuten, und mit Punkten belegt. Die höchsten Werte erzielen Laufprogramme mit ihren unterschiedlichen Modifikationen. Aber auch dynamische Gartenarbeiten (Harken, Rasenmähen) und körperliche Bewegungen während der beruflichen Tätigkeit bringen ebenso wie dynamische Hausarbeit (z. B. Staubsaugen, Fegen) und Freizeitbeschäftigung wie Tanzen und normales Spazierengehen (Wandern) Punkte, die sich im Laufe des Tages summieren und vom Patienten im BISFR-Tagebuch verzeichnet werden.

Tab. 15.1 Sport und Bewegungsarten und ihre Bewegungsintensität pro Zeiteinheit bei durchschnittlicher Belastung (10 hohe, 0 keine Belastung) (aus Krämer/Nentwig 1999).

BISFR 1. Stufe	Bewegungspunkte
Laufen (Joggen)	10
Gehen (Wandern)	3
Schwimmen	5
Rad fahren	6
Aquajogging	5
Aerobic	6
Gymnastik	3
Fitnesstraining	3
Armjoggen	4
Tanzen	4
Dyn. Gartenarbeit	3
Dyn. Hausarbeit	3
Dyn. Berufsarbeit	3
BISFR 2. Stufe	**Bewegungspunkte**
Fußball	10
Handball	10
Basketball	10
Volleyball	7
Golf	2
Tischtennis	5
Tennis	6
Badminton	8
Squash	10
Ski alpin	4
Skilanglauf	10
Bergwandern	5
Inlineskating	3
Snowboard	4
Wasserball	10

15.3.2 Stufenprogramm

Je nach Befund und Befindlichkeit können im Laufe des Tages unterschiedliche Bewegungs- bzw. Sportarten ausgeführt werden. Bei stärkeren Schmerzen der Stütz- und Bewegungsorgane und in der Rehabilitationsphase nach der Bandscheibenoperation, Trauma oder Akutbehandlung kommt nur das Bewegungsprogramm der Stufe 1 infrage. Im weiteren Verlauf kann man Teile aus dem Programm der 2. Stufe hinzufügen, die mit dem behandelnden Arzt besprochen werden. Bei den Ballsportarten kann z. B. als erstes das Training mit Ball – ohne Gegner – wieder aufgenommen werden. Tennis beginnt wieder mit langen Bällen, Golf mit kurzem Spiel.

Das BISFR-Programm steigert sich im Normalfall nach Akuterkrankungen bis zur vollen Belastbarkeit. **Chronische Schmerzpatienten** verbleiben bei einem individuell unterschiedlichen BISFR-Programm, das sich überwiegend aus Einheiten der Stufe 1 zusammensetzt.

15.4 BISFR Einheiten

15.4.1 Laufen

Laufen als Dauerlauf bzw. Joggen bringt pro Zeiteinheit die meisten Bewegungspunkte und stellt eine der intensivsten Geradeaussportarten dar.

Bei leicht vornübergeneigter Haltung mit angewinkelten Armen, wie es dem Laufstil der meisten Menschen entspricht, werden die Bewegungssegmente der Lendenwirbelsäule in ihrer Funktionsmittelstellung in regelmäßigem Be- und Entlastungsrhythmus beansprucht. Gleiches gilt für die Halswirbelsäule, wenn man den Kopf leicht nach vorn neigt und den Blick nach unten richtet (▶ Abb. 15.2). Eine wesentliche Voraussetzung für die genannten Auswirkungen des Laufens auf die Wirbelsäule ist das richtige Schuhwerk mit gut gepolsterten Sohlen, wie sie heute in allen guten Laufschuhen vorhanden sind.

Laufen ist auch die ideale Sportart bei chronischen Schulterschmerzen. Die herabhängenden Arme bewirken eine Entlastung des subakromialen Raumes. Durch die Pendelbewegungen wird die Durchblutung in diesem Bereich gefördert.

Ungeeignet ist das Laufen bei allen Erkrankungen der unteren Extremitäten, insbesondere bei Arthrosen der Hüft-, Knie- und Fußgelenke. Auch bei akuten Schmerzsyndromen der Wirbelsäule führen die Erschütterungen zu vermehrten Schmerzen. Damit ist auch nicht die Forderung nach der Schmerzfreiheit in der Bewegung gegeben.

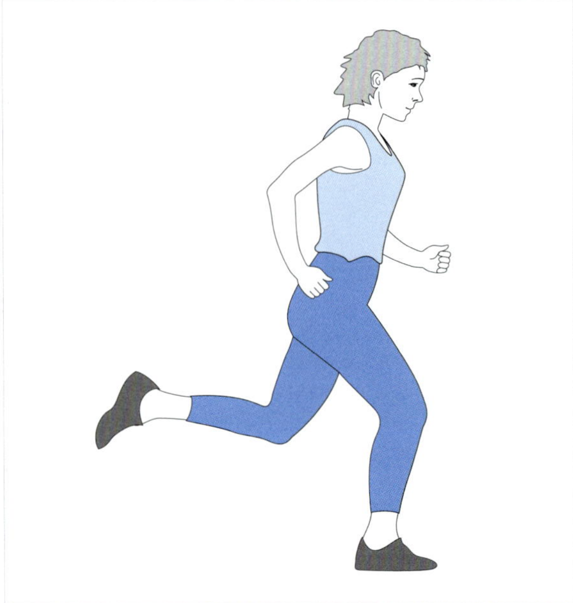

Abb. 15.2 Laufen als intensive Geradeaussportart, insbesondere geeignet bei chronischen Rücken- und Schulterschmerzen. Empfohlener Laufstil: leichte Kopf- und Rumpfvorneigung, Blick nach vorne-unten, kurze Schritte.

15.4.2 Laufen mit gleichzeitiger Armbetätigung

Dieses Laufen findet auf der Stelle entweder auf dem Laufband oder mit einem speziellen Gerät (z. B. Nordic Trac, Nordic Walking) unter gleichzeitiger Betätigung der Arme statt. Es entspricht dem alterherkömmlichen Skilanglaufstil. Die gleichzeitige Arm- und Beinbewegung bedeutet eine intensive Beanspruchung fast aller Bewegungsorgane und ist insbesondere für das BISFR-Heimtrainingsprogramm bei geringem zeitlichen Aufwand geeignet (▶ Abb. 15.3).

15.4.3 Laufen unter Entlastung

Auf dem Laufband ist es möglich, durch seitliche Abstützung einen Teil des Körpergewichtes über die oberen Extremitäten abzuleiten. Entlastet werden die LWS und vor allem die unteren Extremitäten. Wenn kein Laufband zur Verfügung steht, lässt sich das „Auf-der-Stelle-Laufen" unter Entlastung auch mit 2 stabilen Stuhllehnen erreichen (▶ Abb. 15.4). Indikationen ergeben sich bei schmerzhaften Zuständen der LWS, bei denen auch das normale Laufen noch Schmerzen hervorruft. Hauptindikationen ergeben sich bei chronischen Schmerzen der Hüft- und Kniegelenke.

15.4.4 Schwimmen

Schwimmen stellt die ideale Sportart für fast alle chronischen Schmerzzustände der Stütz- und Bewegungsorgane dar. Die Bewegungssegmente der Wirbelsäule und die großen Gelenke können ohne Druckbelastung bewegt werden. Viele chronisch Schmerzkranke können sich nur im Wasser einigermaßen schmerzfrei bewegen. Aber auch im Wasser kommt es auf die richtige Haltung an. Chronische Schmerzen der Hals- und Lendenwirbelsäule, die von den Wirbelgelenken ausgehen, verstärken sich beim Brustschwimmen. Ideal ist eine Haltung im Wasser, die der Stufenlage entspricht (▶ Abb. 15.5).

Hüft- und Kniegelenke sind gebeugt, der Rücken ist gerade oder leicht nach hinten durchgebogen. Der Kopf wird nach vorn gebeugt. Dabei ist die Halslordose aufgehoben. Die Rundrückenbildung unter Entlastung ist nicht schädlich, sondern eher erholsam für die Wirbelsäule. Positive Auswirkungen ergeben sich auch bei chronischen Schulterschmerzen, weil die Überkopfbewegungen wegfallen. Empfehlenswert ist diese Art des Schwimmens auch bei Problemen im Hüft- und Kniegelenk. Strampelbewegungen unter Wasser über einen Bogen von etwa 30–40° kräftigen die Muskulatur und bewegen schonend das Knie- und Hüftgelenk im schmerzfreien Bewegungsspektrum.

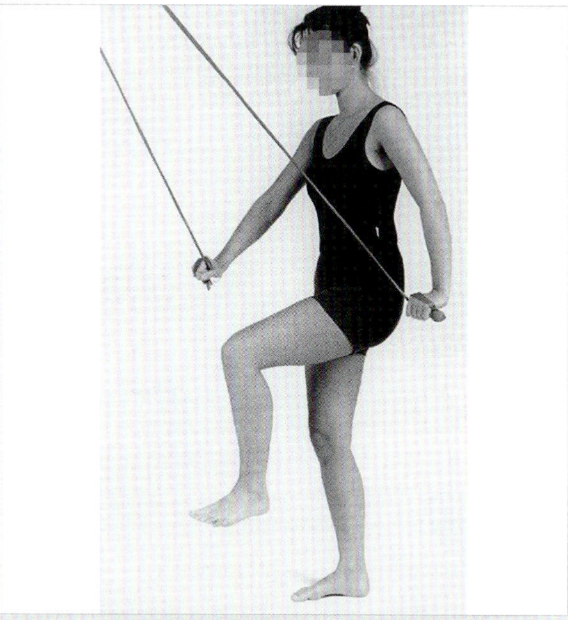

Abb. 15.3 Laufen auf der Stelle mit gleichzeitiger Armbetätigung, in diesem Fall mit dem Thera-Gummiband. Gleichmäßige dynamische Beanspruchung der unteren und oberen Extremitäten (aus Krämer/Nentwig 1999).

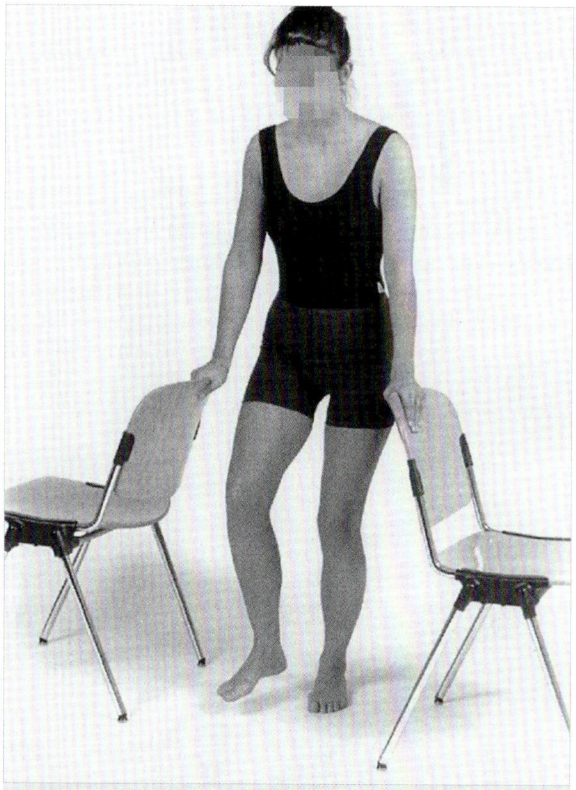

Abb. 15.4 Laufen zwischen zwei stabilen Stühlen (aus Krämer/Nentwig 1999).

15

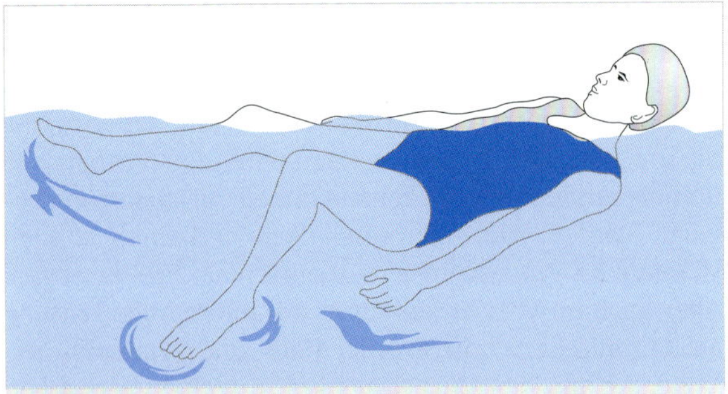

Abb. 15.5 Rückenschwimmen in der Entlastungshaltung.

15.4.5 Rad fahren

Das Radfahren zählt zu den wichtigsten Aktivitäten im BISFR-Programm. Es ist bei fast allen chronischen Schmerzzuständen der Stütz- und Bewegungsorgane durchzuführen, ohne dass zusätzliche Schmerzen auftreten. Aufgrund seiner Ungefährlichkeit, Verfügbarkeit und der Möglichkeiten der Leistungserfassung über die Wattzahl ist es auch ein ideales Testgerät für Studienzwecke.

Beim Radfahren wird das Körpergewicht nicht über die Beine, sondern über den Sattel und teilweise über den Lenker abgeleitet. Deswegen wird Rad fahren neben Schwimmen immer wieder dann empfohlen, wenn z. B. chronische Schmerzen der Hüft- und Kniegelenke vorhanden sind und sich durch belastende Bewegungen noch verschlimmern könnten. Auch die Wirbelsäule profitiert vom Radfahren, obwohl an Bewegung- und Muskeltraining nicht so viel im Rumpfmuskelbereich ankommt wie beim Laufen. Dafür ist die Wirbelsäule durch Abstützung des Oberkörpers am Lenker wenigstens teilweise entlastet. Außerdem kann man bei entsprechender Lenker- und Satteleinstellung den Körper wieder in die wirbelsäulenentlastende Stufenhaltung bringen. Knie- und Hüftgelenke sind im idealen schmerzfreien Bewegungsraum von 30–40° leicht gebeugt, die Wirbelsäule ist gerade. Das Hohlkreuz (die Lendenlordose) wird dadurch weitgehend aufgehoben (▶ Abb. 15.6).

15.4.6 Gymnastik

Jede Art von Gymnastik ist für den Schmerzpatienten geeignet, wenn sie seinen Schmerz nicht verstärkt. In der Regel sind für das BISFR-Programm Übungen geeignet, die mit der Entlastungshaltung für die betroffenen Skelettabschnitte einhergehen, d. h. mittlere Hüft- und Kniebeugung, Abflachung der Hals- und Lendenlordose. Aus dieser Haltung heraus sind alle Übungen möglich.

15.4.7 Armjoggen

Bei starken Schmerzzuständen der unteren Lendenwirbelsäule (Lumbago) und bei akuten Reizerscheinungen z. B. der Hüft- und Kniegelenkkapseln rufen auch die geringsten Bewegungen in diesen Bereichen Schmerzen hervor. Übrig bleiben die oberen Extremitäten, die aus der Entlastungshaltung heraus bewegt werden können. Bewährt hat sich in dieser Situation das Baligerät (eine Feder, die zusammengedrückt wird) oder noch einfacher ein Gummiband (Thera-Band), das rhythmisch angespannt wird (▶ Abb. 15.7).

15.4.8 Dynamische Haus-, Garten-und Berufsarbeit

Unabhängig von den genannten Sportarten ergeben sich im täglichen Leben zahlreiche Aktivitäten, z. B. im Haus, Garten und Beruf, die schmerzfrei durchgeführt werden können und aufgrund ihrer körperlichen Beanspruchung im schmerzfreien Raum Bewegungspunkte für das BISFR-Tagebuch bringen. Hierzu zählt z. B. das Fegen, Saugen, Harken usw. Wenn man bei chronischen Rückenschmerzen die Regeln der Rückenschule berücksichtigt, sollten dabei keine Schmerzen provoziert werden.

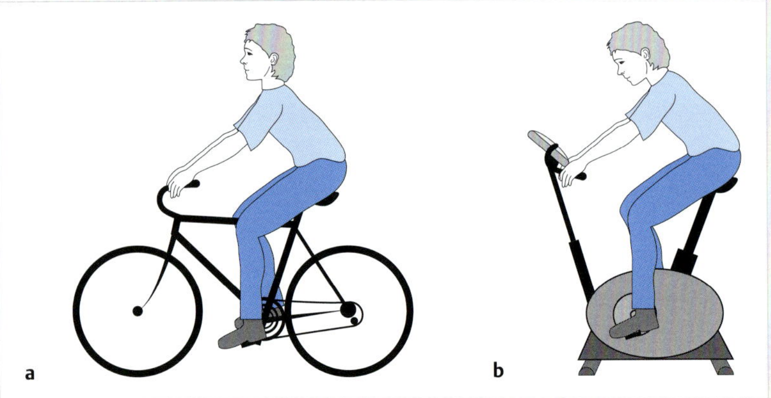

Abb. 15.6 Rad fahren.
a Richtig: Rücken gerade, Rumpf, Ober- und Unterschenkel bilden eine Stufenhaltung.
b Training auf dem Standrad: Standradfahren auf dem Fahrradergometer in der vorderen Sitzhaltung. Mittelstellung, Knie tiefer als Hüfte, gerader Rücken, Oberkörper vorn abgestützt. Entsprechend der Blickrichtung in dieser Haltung befindet sich der Bildschirm schräg vorn unten.

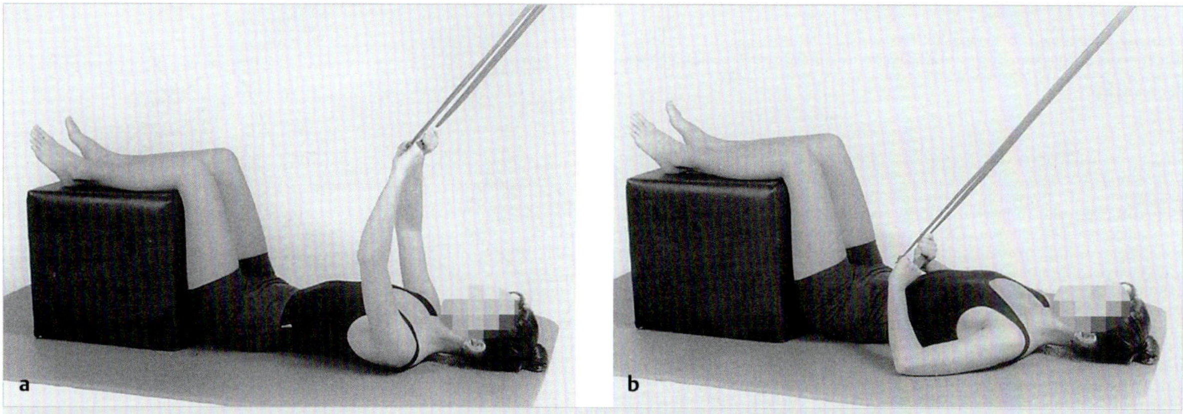

Abb. 15.7 a u. b Armjoggen (aus Krämer/Nentwig 1999).

15.5 Zusammenfassung

Patienten mit z. B. chronischen Rückenschmerzen können ohne weiteres Schwimmen, Laufen und Rad fahren, ohne während und nach Ausübung der Sportart vermehrt über Rückenschmerzen zu klagen. Gleiches gilt für die anderen Sport- und Bewegungsarten der Stufe 1 (s. ▶ Tab. 15.1). In einer prospektiven Studie mit einer vergleichbaren Kontrollgruppe hatten die Patienten mit Bewegungsprogramm

- insgesamt weniger Schmerzen,
- einen reduzierten Analgetikaverbrauch

als die Kontrollgruppe mit gleicher Behandlung, aber ohne zusätzliches Bewegungsprogramm (Krämer u. Nentwig 1999). Die von Schmerzpatienten bevorzugten Sportarten sind in ▶ Tab. 15.2 aufgeführt.

Frauen jeder Altersklasse bevorzugten Schwimmen und Rad fahren, jüngere Männer gaben am häufigsten Laufen an.

Die bevorzugte Sport- und Bewegungsart sollte im Mittelpunkt des empfohlenen BISFR-Programmes stehen, um die Motivation zur Bewegung auch weiterhin aufrechtzuerhalten.

Tab. 15.2 Von Patienten mit chronischen Rückenschmerzen ausgewählte Sportarten (n = 300) (aus Krämer/Nentwig 1999).

Sportart	%
Rad fahren	35
Schwimmen	25
Laufen (Joggen)	20
Gehen (Wandern)	10
Gymnastik	10

Kapitel 16

Sport

16

16 Sport

16.1 Einleitung, Literatur

Der Sport spielt bei Bandscheibenschäden eine zwiespältige Rolle: Einerseits beugt man durch geeignete sportliche Aktivität den Verschleißerscheinungen im Zwischenwirbelabschnitt vor nach dem Motto: „Die Bandscheibe lebt von der Bewegung." Andererseits kann man durch ungeeignete Bewegungsabläufe und übertriebene sportliche Betätigung Bandscheibenschäden, insbesondere Protrusionen und Prolapse provozieren. Bei Durchsicht der einschlägigen Literatur gibt es nur wenige randomisierte, kontrollierte Studien zu diesem Thema. Die meisten wissenschaftlichen Arbeiten zu den Verletzungen und Überlastungserscheinungen der Wirbelsäule bei den verschiedenen Sportarten erfolgen im Rahmen von retrospektiven Analysen, biomechanischen Überlegungen und zusammenfassenden Erfahrungsberichten von Experten (Mac Auley u. Best 2002, Schmitt 2004, Göbel et al. 2005, Krämer, Wilcke u. Krämer 2005, Lennard u. Crabtree 2005).

Ebenso wenig wie man bisher berufsbezogene Wirbelsäulenveränderungen einem speziellen Belastungsprofil zuordnen konnte (Dupuis 1999, Hartmann 1999) gelang es nicht, sportartinduzierte Wirbelsäulenschäden zu charakterisieren. Es gibt keine **Gewichtheber-, Ruderer-** oder **Golferwirbelsäule**. In der Literatur finden sich lediglich Berichte über Frequenz und Intensität von Rückenschmerzen in den einzelnen Sportarten, ohne dass sich sportartspezifische Schadensbilder finden ließen (Krämer 1997, Nadler 1998, Day u. Giovanni 2001). 15 % aller sportbedingten Verletzungen betreffen die Wirbelsäule (Day, Giovanni 2001). Weibliche Athleten sind häufiger von Kreuzschmerzen betroffen als männliche (Nadler 1998). **Ringer** (Granhed u. Morelli 1988), **Dreispringer**, **Speerwerfer** und **Kunstturner** (Görtzen 1998), **Kraftsportler** und **Gewichtheber** (Schmitt 2004) weisen eine hohe Lifetime-Inzidenz für Rückenschmerzen auf. **Langstrecken-** und **Marathonläufer** haben im Laufe ihres Lebens eher weniger Rückenschmerzen. Die radiologische Auswertung bei ehemaligen Hochleistungssportlern ergab die meisten degenerativen Veränderungen an der Lendenwirbelsäule bei **Kugelstoßern**, **Diskuswerfern** und **Hochspringern** (Schmitt 2004). Trotz ausgeprägter degenerativer Veränderungen hatten diese ehemaligen Hochleistungssportler weniger Beschwerden als untrainierte Kontrollpersonen.

Diagnostisch sind ebenso wenig wie für die Anerkennung als berufsbedingte Wirbelsäulenschäden nicht die Veränderungen im Röntgenbild mit der Ausprägung von Spondylose und Osteochondrose maßgebend, sondern das klinische Bild.

Der bisherige Wissensstand zur sportlichen Belastbarkeit der Wirbelsäule lässt folgende Aussagen zu:

- Austrainierte Sportler mit einer gut entwickelten Rückenmuskulatur klagen weniger über Rückenprobleme als untrainierte Personen.
- Kräftige Muskeln und straffe Bänder fangen die zahlreichen mechanischen Belastungen des täglichen Lebens besser ab als eine insuffiziente Muskulatur und ein lascher Bandapparat.
- Sportler haben einen ausgeprägten Gesundungswillen mit einer guter Compliance in der Nachbehandlung: **Sportler sind ideale Patienten.**

16.2 HWS und Sport

Auf die besondere Biomechanik der Halswirbelsäule aufgrund des relativ hohen Kopfgewichtes wird in Kap. 9 hingewiesen. Die Stabilisierung der zervikalen Bewegungssegmente erfolgt durch die Schulter-Nacken- und ventralen Halsmuskeln. Bei einem unauffälligen Untersuchungsbefund, insbesondere mit leerer Anamnese und gut trainierter Schulter-Nacken-Muskulatur, bestehen keine Bedenken gegen die üblichen Sportarten. Im **Motorsport** (Kart) treten hohe Fliehkräfte auf, deshalb sollte auch bei gesunder Halswirbelsäule eine Zervikalstütze eingesetzt werden, wie es in der Formel 1 inzwischen Pflicht ist. Kontaktsportarten wie Football, Rugby und Ringen haben ein erhöhtes Risiko für das Auftreten von Halswirbelsäulenverletzungen (Watkins u. Williams 2004). Schon bei geringem Verdacht auf eine Verletzung sind Richtlinien für den Abtransport vom Sportplatz zu berücksichtigen. Zur Prävention von HWS-Verletzungen sind Nackenstützen mit Schulterauflage zu verwenden, soweit es die Wettkampfregeln zulassen.

Bei vorgeschädigter Wirbelsäule mit rezidivierenden Schulter-Nacken-Schmerzen ggf. mit Ausstrahlung in den Arm ist Vorsicht bei einigen Sportarten geboten: **Judo, Karate, Ringen** und ähnliche. Auch beim **Fußball** (Kopfball) und **Handball** (gegnerische Einwirkung) empfiehlt sich Zurückhaltung. Der Radsport ist wegen der reklinatorischen Einstellung der Halswirbelsäule beim Sprint problematisch. Im Breiten- oder Freizeitradsport lässt sich durch das Höherstellen des Lenkers der Oberkörper aufrichten, um der in Kopf-in-Nacken-Stellung aus dem Wege zu gehen. Bei aktuellen Schulter-Nacken-Schmerzen ist vom **Radfahren** auf der Straße abzuraten, weil selbst kleinste Erschütterungen die Beschwerden verstärken können. In diesen Fällen raten wir zum **Standradfahren**.

Für Patienten, die an chronisch-rezidivierenden Schulter-Nacken-Schmerzen leiden, aber trotzdem ihren für die HWS nicht günstigen Sport ausüben wollen, empfiehlt sich ein kompensatorisches Training der Nacken und Schultermuskeln. Dieses erfolgt unter physiotherapeutischer Anleitung und an speziellen Geräten. Wenn der Betroffene mit dem entsprechenden Übungsprogramm und Geräten vertraut ist, kann er das Training in Eigenregie fortführen.

16.3 LWS und Sport

Die positiven und negativen Effekte sportlicher Betätigung auf die Wirbelsäule gelten in erster Linie für die Lendenwirbelsäule. Bei 15 % aller sportbedingten Verletzungen ist die Wirbelsäule und hier vor allem die Lendenwirbelsäule betroffen (Day u. Giovanna 2001). Meistens handelt es sich um Lumbago und Ischias, welche im Training oder im Wettkampf aufgetreten sind.

Der **Nutzen** für die lumbalen Bandscheiben beim Sport besteht in erster Linie durch die Bewegung, die mit den meisten Sportarten verbunden ist. Durch rhythmische Be- und Entlastung werden die Diffusionsvorgänge im Bandscheibengewebe verbessert.

Zusatzinfo

Mit Bewegung verbundener Sport fördert den Stoffaustausch im Zwischenwirbelabschnitt und beugt Bandscheibenschäden vor.

Schädigend für die Bandscheiben auch beim Sport wirken sich Haltungskonstanz und Bewegungsabläufe mit Rumpfvorneigung und Drehbewegungen aus. Bei Rundrückenbelastung, insbesondere in Kombination von Inklination und Torsion, kommt es zu Verlagerungen des gelockerten Bandscheibengewebes. Arbeiten von Pope u. Mitarb. (1980), Krag u. Mitarb. (1987) und unsere Untersuchungen (Krämer 1997) haben ergeben, dass man experimentell bei asymmetrischer Belastung des Zwischenwirbelabschnittes Bandscheibenvorwölbungen bzw. -vorfälle provozieren kann.

Merke

Sportarten mit hohem intradiskalen Druck, asymmetrischer Wirbelsäulenbelastung und Torsion belasten die Bandscheiben.

16.4 Bandscheibenfreundliche und bandscheibenschädliche Sportarten

Sportorthopäden, die über besondere Erfahrungen in der Betreuung von Leistungs- sowie Breitensportlern und deren Wirbelsäulenprobleme haben, wurden gebeten, auf einem Fragebogen dazu Stellung zu nehmen, welche Sportarten sie für wirbelsäulenschonend und welche sie für eher schädlich hielten (Warnecke in Krämer et al. 2005). Maßgebend sollte der Breitensport sein. Pro Sportart sollte nur eine Aussage getroffen werden. Alle Experten wurden persönlich angesprochen, sodass eine Rücklaufquote von 100 % erzielt werden konnte. Das Ergebnis findet sich in ▸ Abb. 16.1 Erwartungsgemäß wurden **Aerobic, Laufen, Rückenschwimmen, Skilanglauf** und **Tanzen** als besonders bandscheibenfreundlich eingeschätzt. Gut schnitt auch das **Reiten** ab, wohl aufgrund der Beobachtung, dass sich Rückenschmerzen beim Reiten bessern. Nicht erwartungsgemäß war das Abschneiden des **Radfahrens**, vermutlich weil undifferenziert nach Radsport gefragt wurde. Viele Experten denken hierbei an die starke Rundrückenhaltung, vor allem in der Sprintstellung, die jedoch beim Breitensport nicht vorkommt. Im Mittelfeld liegt die große Gruppe der teils rückenbelastenden, teils freundlichen Sportarten, wie z. B. alle **Mannschaftsballsportarten.** Bei den beliebten Sportarten wie **Tennis, Skiabfahrtslauf,** aber auch beim **Fußball, Handball** und **Volleyball** kommt es sportbedingt zu starken axialen Belastungen der Wirbelsäule mit Rundrücken und Verdrehungen.

Unter den bandscheibenbelastenden Sportarten wurde vor allem das **Gewichtheben** aufgeführt. Hier spielen für die Beurteilung die enorm hohen Gewichte, die zu bewältigen sind, eine Rolle. Eine überwiegend negative Beurteilung erfuhr auch der **Golf-** und **Motorsport**, weil für diese Sportarten eine relative Bewegungsarmut und bandscheibenbelastende Haltungen bzw. Bewegungsabläufe typisch sind. Die ausgeglichene Einschätzung des **Angelns** und **Segelns**, die ebenfalls mit relativ viel Haltungskonstanz verbunden sind, ist wohl darauf zurückzuführen, dass die Rückenschule positiv auf diese Sportarten einwirken kann, in dem eine korrekte bzw. entlastende Sitzhaltung angestrebt wird. Gleiches gilt auch für die hauptsächlich als mittelgradig bis sehr bandscheibenschädlich bezeichneten Sportarten wie **Skiabfahrtslauf, Eishockey, Judo, Karate, Turnen, Kanufahren, Kegeln, Ringen, Rudern** und **Squash**. Bei diesen anspruchsvollen Sportarten ist ein kompensatorisches Kraft- und Bewegungstraining unverzichtbar.

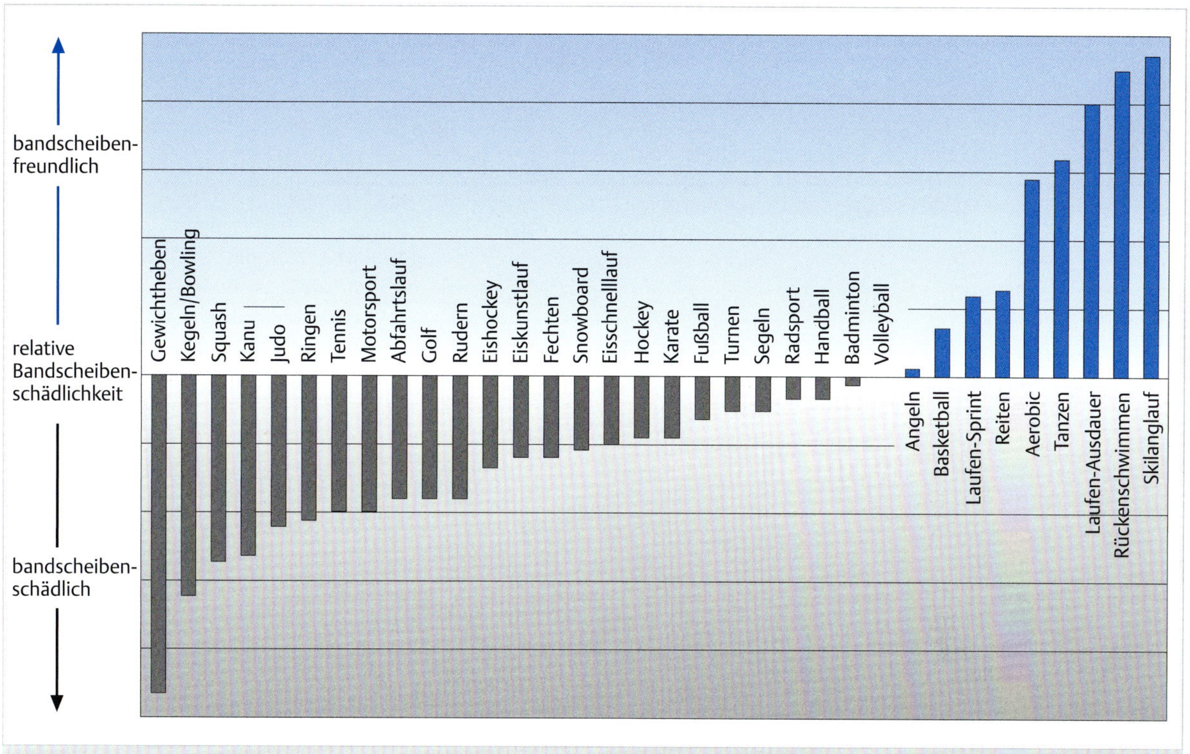

Abb. 16.1 Expertenbefragung (n = 18) mit der Fragestellung, welche Sportarten halten Sie für bandscheibenfreundlich oder eher -schädlich? Es ging um die Gesamtbeurteilung der Sportarten mit der üblichen sportartspezifischen Ausübung im Breitensport. Pro Sportart sollte nur eine Wertmarkierung (1–6) vorgenommen werden (aus Krämer, Wilcke, Krämer: Wirbelsäule und Sport. Dtsch. Ärzte Verlag, Köln 2005).

16.5 Zusammenfassung

Mit Bewegung verbundener Sport wirkt sich grundsätzlich positiv auf die Bandscheiben aus. Andererseits gibt es bei einigen Sportarten ungünstige Haltungen und Bewegungsabläufe, die mit hohen intradiskalen Drücken einhergehen und somit einen Prolaps provozieren können. Es gibt keine kontrollierten Studien zum Thema Bandscheibenschaden und Sport. Die bisherigen Beurteilungen der einzelnen Sportarten hinsichtlich ihrer Bandscheibenbelastung mit nachfolgenden Erkrankungen beruhen auf retrospektiven Analysen, biomechanischen Überlegungen und Expertenmeinungen. Danach gelten die mit Haltungskonstanz und erhöhten intradiskalen Druckwerten einhergehenden Sportarten als bandscheibenschädigend und die mit viel Bewegung und wenig axialer Belastung verbundenen Sportarten als bandscheibenfreundlich. Wer bandscheibenbelastende Sportarten ausübt, sollte zum Ausgleich ein Bewegungs- und Krafttraining durchführen und z. B. regelmäßig laufen, Rad fahren oder schwimmen.

Fazit

Bis auf wenige Ausnahmen ist Sport gut für die Bandscheiben.

Kapitel 17

Begutachtung

17 Begutachtung

17.1 Einleitung

17.1.1 Häufigkeit von Wirbelsäulenbegutachtungen

Entsprechend ihrer hohen Punkt-, Jahres- und Lebenszeitprävalenz sind bandscheibenbedingte Erkrankungen auch häufig Gegenstand ärztlicher Begutachtungen. Mit 60% führen sie die Gutachtenstatistik an, gefolgt von Schäden der unteren (30%) und der oberen Extremität (10%). Selbst wenn der eigentliche Schaden in einer Extremität liegt, wie z. B. beim Zustand nach Amputation oder nach Gelenkversteifung, werden von den Betroffenen meistens zusätzliche Ansprüche wegen sekundärer Rückwirkungen auf die Wirbelsäule geltend gemacht. Bandscheibenbedingte Erkrankungen betreffen gleichermaßen häufig Bereiche der Arbeitsunfähigkeit, Berufsunfähigkeit, Erwerbsunfähigkeit und Anträge wegen Anerkennung einer Berufserkrankung oder Unfallverletzungsfolgen.

17.1.2 Problematik

Degenerative Vorschäden, wechselhafter Charakter der klinischen Symptome und mangelnde Objektivierbarkeit der Schmerzen erschweren die gutachterliche Beurteilung bandscheibenbedingter Erkrankungen. Da der Bewertungsspielraum groß ist, entstehen häufig langwierige Gerichtsverfahren mit Gegen- und Obergutachten. Erschwerend wirkt sich für die Begutachtung die Tatsache aus, dass bis auf Kleinkinder alle Menschen mehr oder weniger stark degenerierte Bandscheiben besitzen.

Zusatzinfo

Die Wirbelsäule ist wesentlich häufiger mit Vorschäden behaftet als die übrigen Teile der Stütz- und Bewegungsorgane.

Entsteht durch ein Trauma eine zusätzliche Bandscheibenschädigung, bleibt es dem Gutachter überlassen, die Akzente mehr auf den Vorschaden oder mehr auf das Trauma zu setzen. Bei allen gutachterlichen Untersuchungen muss man immer den **wechselhaften Verlauf** bandscheibenbedingter Erkrankungen vor Augen haben. Sowohl im Tag-Nacht-Rhythmus als auch im Ablauf von Wochen, Monaten und Jahren finden Änderungen des Krankheitsbildes statt, die eine gerechte Beurteilung erschweren. Am Begutachtungstag trifft man den zu Beurteilenden häufig im beschwerdefreien Intervall. Dann ist man auf frühere Befunderhebungen in der Akte sowie auf die anamnestischen Angaben des Betroffenen angewiesen. Die **bildgebenden Verfahren** ergeben für die Begutachtung bei bandscheibenbedingten Erkrankungen **nur wenig Anhaltspunkte**. Auf der anderen Seite kann sich ein zum Untersuchungszeitpunkt nachweisbares akutes Zervikal- oder Lumbalsyndrom innerhalb weniger Tage und Wochen wieder zurückbilden. Wie im Kap. 12 ausgeführt, zeigen alle bandscheibenbedingten Erkrankungen mit zunehmendem Alter eine Besserung, sodass man langfristige Beurteilungen und Festsetzungen der MdE unter Vorbehalt stellen kann. Kontrolluntersuchungen sind erforderlich.

Wie bei allen gutachterlichen Untersuchungen ist auch bei der Beurteilung von bandscheibenbedingten Erkrankungen das Verhalten des Patienten seinen Krankheitserscheinungen gegenüber zu beachten. Bei Unfall-, Berufs-, Kriegs- und Verfolgungsschäden stehen Fragen der Ätiologie und Pathogenese im Vordergrund. Die Betroffenen neigen dazu alle Beschwerden mit dem jeweiligen Ereignis in ursächlichen Zusammenhang zu bringen. Wenn es um die Berufs- oder Erwerbsunfähigkeit im Rahmen der Rentenversicherung oder auch um die Arbeitsunfähigkeit bei der Krankenversicherung geht, ist die Ursache des Leidens unerheblich. Hier handelt es sich in erster Linie um die Behinderung bei der jeweiligen beruflichen Tätigkeit und entsprechender MdE-Einteilung (s. ► Tab. 17.6). Bei gutachterlichen Untersuchungen zur Frage der Berufs- oder Sporttauglichkeit findet man eher eine Neigung zur Dissimulation.

Merke

Die gutachterliche Einschätzung der Leistungsminderung einer Wirbelsäule durch Vorschäden oder äußere Einwirkungen ist ebenso schwierig wie die Einschätzung der Leistungsfähigkeit einer scheinbar gesunden Wirbelsäule gegenüber Belastungen in Beruf oder Sport.

17.2 Bandscheibenvorfall und Unfall

17.2.1 Problematik

Jeder Mensch, der an plötzlich auftretenden Rückenschmerzen leidet, schuldigt einem Kausalitätsbedürfnis entsprechend irgendwelche äußeren Umstände für die Entstehung seines Leidens an. Es werden Überanstrengungen, ungünstige Körperhaltungen oder traumatische Einwirkungen ursächlich verantwortlich gemacht. Hier ergeben sich immer wieder Fragen bei der Berufs-, Schadens- und Unfallbegutachtung. Beurteilungen fallen unterschiedlich aus: Einerseits wird behauptet, Bandscheiben seien eigentlich sehr widerstandsfähig, bei einem Trauma käme es eher zur Wirbelkörperfraktur als zur Bandscheibenruptur, d. h. alle bandscheibenbedingten Beschwerden seien schicksalsabhängig und auf degenerative Veränderungen zurückzuführen. Andererseits wird der Gesamtschaden bei einem bandscheibenbedingten Leiden auf ein oder wiederholte Traumen zurückgeführt und insgesamt als traumabedingte Schädigung anerkannt.

Durch die Grundlagenforschung, vor allem durch die Arbeiten von Krag (1987), Andersson (1991), Pope (1992) und Waddell (2004), weiß man heute, dass äußere Faktoren bei Ätiologie und Pathogenese bandscheibenbedingter Erkrankungen, insbesondere bei den Folgen des Bandscheibenvorfalles, Teilursachen eines multifaktoriellen Geschehens sind, bei denen dem einzelnen traumatischen Ereignis auch eine gewisse Bedeutung zukommt.

M!

Merke

Degenerierte Bandscheiben sind äußeren Einwirkungen gegenüber sehr anfällig.

Bei der Begutachtung geht es im Wesentlichen um Verlagerungen von Bandscheibengewebe in Form von intradiskalen Massenverschiebungen, Protrusionen und Prolapse, die ggf. durch ein Unfallereignis hervorgerufen oder verschlimmert worden sind. Schwierigkeiten bei der Begutachtung ergeben sich u. a. dadurch, dass man nicht genau sagen kann, ob die anlässlich der im Zusammenhang mit dem Unfall angefertigten Röntgenaufnahmen bzw. MRT- und CT-Bilder Veränderungen zeigen, die möglicherweise schon vor dem Unfall bestanden haben, ohne Beschwerden hervorgerufen zu haben. 20 % aller Protrusionen und Prolapse sind asymptomatisch.

17.2.2 Vorschaden

Da beim erwachsenen Menschen nicht von primär gesunden Bandscheiben ausgegangen werden kann, ist die von Unfallversicherungen immer wieder geforderte körperliche Unversehrtheit als Ausgangssituation irrelevant. Jenseits des 30. Lebensjahres gibt es beim Menschen keine Wirbelsäule mehr, die nicht schon degenerative Veränderungen mit einer gewissen Anfälligkeit gegenüber traumatischen Einwirkungen aufweist.

Eine besondere Anfälligkeit ergibt sich im mittleren Lebensabschnitt mit der biomechanischen Konstellation zur Verlagerung von Bandscheibengewebe im Zwischenwirbelabschnitt (s. Kap. 12). Axiale Krafteinwirkungen, insbesondere verbunden mit einer Seitverbiegung und Drehbewegung, können zu einer Dekompensation des labilen Zustandes mit intradiskalen Massenverschiebungen, Protrusionen und Prolapsen führen.

Trotz der oft eindrucksvollen morphologischen Veränderungen ist für die Beurteilung des Vorschadens allein der **klinische Befund maßgebend.** Es gibt Protrusionen und Prolapse, Osteochondrosen und Spondylosen mit geringen oder fehlenden klinischen Erscheinungen und auf der anderen Seite relativ starke Beschwerden bei nur geringgradigem morphologischem Befund. Bei der Ermittlung des Vorschadens durch anlagebedingte degenerative Veränderungen ist der Gutachter im Wesentlichen auf die klinischen Angaben des Patienten und bei Gutachtenpatienten vor allem auf die Angaben in den Krankenunterlagen über durchgemachte behandlungsbedürftige Lumbalgien und Ischialgien angewiesen. Bei der Klassifikation des Vorschadens ist zu berücksichtigen, dass es sich bei dem sog. einfachen Rückenschmerz um eine **Volkskrankheit** handelt, die **nicht als besondere Vorerkrankung zu werten** ist. Bedeutender sind schon wiederholte Kreuzschmerzen, die auch ins Bein ausstrahlen und in der Regel ärztlich behandelt werden müssen. Weitere Hinweise für den Schweregrad der Vorerkrankung ergeben sich aus der Tatsache, dass überhaupt bildgebende Verfahren angewendet wurden und dass spezielle Behandlungsmaßnahmen wie wirbelsäulennahe Injektionen, Krankenhausaufenthalte und ggf. Operationen in der Vorgeschichte zu finden sind. Sofern sich die Betroffenen nicht genau erinnern können, sollte der Gutachter Informationen von vorbehandelnden Ärzten und Versicherungsträgern einholen.

17.2.3 Der Unfall

[ ]

Definition

Unter „Unfall" versteht man in der privaten und der gesetzlichen Unfallversicherung ein plötzliches und nicht vorhersehbares, von außen einwirkendes, den Körper schädigendes Ereignis.

Wenn das Unfallereignis einen eindrucksvollen Vorgang darstellt, wie z. B. ein Sturz, Stoß oder ein Zusammenprall, besteht an dem Unfallcharakter des Geschehens kein Zweifel. Bei der Auslösung bandscheibenbedingter Erkrankungen stehen aber eher unauffällige Ereignisse zur Diskussion. Insbesondere im Bereich der gesetzlichen Unfallversicherung sieht die Rechtsprechung den Unfallbegriff sehr weit und erstreckt den Versicherungsschutz über die von außen kommenden Gewalteinwirkungen hinaus auf zahlreiche sonstige Schädigungen des Arbeitslebens. So gelten als Unfall z. B. auch Ausgleiten, Umknicken, Stolpern, Fallen, aber auch das Abfangen schwerer Lasten. In den allgemeinen Bedingungen für die private Unfallversicherung wird diesem Problem Rechnung getragen. Es fallen auch durch ungewöhnliche Kraftanstrengungen des Versicherten hervorgerufene Verrenkungen, Zerrungen und Zerreißungen an Gliedmaßen und Wirbelsäule unter den Versicherungsschutz. Entscheidend für die Anerkennung eines traumatischen Ereignisses als Ursache eines Bandscheibensyndroms ist der Ablauf des Geschehens. Es muss geklärt werden, ob der angeschuldigte Vorgang ein Ereignis war, welches eine Versicherungspflicht auslöst. Nicht als Unfall gelten arbeitsübliche Handlungen, die mit einem zielgerichteten, vom Betroffenen selbst gewollten, Bewegungsablauf einhergehen. Dazu zählen z. B. das Heben und Tragen schwerer Lasten, Arbeiten in gebückter Haltung oder Hochdrücken einer Last mit den Armen. Das sog. **Verheben,** also der Schmerzanfall beim Anheben eines Gegenstandes aus gebückter Haltung, stellt die am häufigsten angegebene Veranlassung zur versicherungsrechtlichen Klärung. Es handelt sich hierbei um **arbeitsübliche Handlungen,** die nicht als traumatisches Ereignis anzusehen sind. Somit stehen sie nicht unter Versicherungsschutz. Es handelt sich um vom Organismus bewusst gesteuerte Bewegungsabläufe. Ein Bandscheibensyndrom bzw. -vorfall, welches/r sich bei arbeitsüblichen Handlungen entwickelt hätte, wäre ohnehin im gleichen Zeitraum und in gleicher Stärke bei irgendeiner anderen gewöhnlichen Verrichtung des täglichen Lebens entstanden.

Die arbeitsübliche Handlung kann jedoch durch äußere Einwirkungen gestört sein. Wenn es bei einem Arbeitsvorgang zu einer unerwarteten Kraftanstrengung mit plötzlich ungewollter – reflektorischer – Muskelanspannung kommt oder ungewollte Bewegungsabläufe durch äußere Einwirkungen entstehen, handelt es sich um ein plötzlich von außen einwirkendes, den Körper schädigendes Ereignis im Sinne der Unfalldefinition der privaten und gesetzlichen Unfallversicherung.

> **Merke**
>
> M!
>
> Wesentliches Merkmal für das Trauma ist das Moment des Unerwarteten, Nichtvorausgesehenen, Unentrinnbaren.

Der alleinige Zusammenhang mit einem Unfallereignis und unspezifischen Veränderungen in bildgebenden Verfahren reicht im Einzelfall nicht, aus eine Kausalität zu begründen. Matsumoto u. Mitarb. (2012) konnten zeigen, dass in einer MRT Nachuntersuchung nach 10 Jahren bei Patienten mit Halswirbelsäulenschleudertrauma sich die Rate der Bandscheibenveränderungen vom Modic-I-Typ nicht von einem Vergleichskollektiv ohne Unfall unterschied.

Die Einwirkungen auf den labilen Zustand im Bewegungssegment sind ungleich größer als bei einem zielgerichteten Bewegungsablauf. Die Situation tritt ein, wenn z. B. beim Heben und Tragen die Betroffenen stolpern oder wenn ein Tragriemen reißt und das Gewicht sich plötzlich verlagert. Eine traumatische Einwirkung mit Versicherungsschutz liegt auch vor, wenn z. B. mehrere Arbeiter einen schweren Gegenstand gleichzeitig anheben und durch Kippen der Last oder Versagen eines Arbeitskollegen die ganze Last ruckartig auf nur einen Einzelnen übertragen wird. Die bei einem solchen Ereignis auftretenden hohen intradiskalen Druckwerte, verbunden mit Torsion und Seitenkantenbelastungen, erfolgen ohne den willkürlich eingesetzten muskulären Schutz der Rumpf- und proximalen Extremitätenmuskeln.

17.2.4 Anerkennungskriterien

Neben dem adäquaten Trauma ist das Befinden des Betroffenen vor und nach dem Unfallereignis für die gutachterliche Bewertung maßgebend. Gefordert wird eine Beschwerdefreiheit unmittelbar vor dem Ereignis, d. h., die typischen posttraumatischen Beschwerden dürfen nicht schon unmittelbar vorher bestanden haben. Diese Frage lässt sich meistens leicht dadurch beantworten, dass sich ein Patient mit Kreuz- und Ischiasschmerzen keiner Belastungssituation aussetzt. Eine weitere wichtige Bedingung für die Anerkennung eines Bandscheibensyndromes als Unfallfolge ist das sofortige Auftreten der Erscheinungen. Beschwerden, die erst mehrere Stunden oder Tage nach einem bestimmten Ereignis einsetzen, sind hinsichtlich ihrer Unfallzugehörigkeit mit Skepsis zu betrachten. Plötzlich entstehende intradiskale Massenverschiebungen, Protrusionen und Prolapse rufen sofort heftigste Beschwerden hervor. Da sich die Lage des dislozierten Bandscheibengewebes auch posttraumatisch noch verändern kann, ist es durchaus möglich, dass unmittelbar nach dem Ereignis ein Kreuzschmerz besteht, der sich innerhalb der nächsten Tage durch Dorsolateralverlagerung des Gewebes zu einem radikulären Syndrom weiterentwickelt. Wegen der starken Schmerzen und Bewegungseinschränkung können die Betroffenen ihre Arbeit meist nicht fortsetzen und suchen innerhalb von 24 Stunden einen Arzt auf.

> **Bedingungen für die Anerkennung eines Bandscheibenvorfalles bzw. eines akuten Bandscheibensyndromes als Unfallfolge**
>
> M!
>
> 1. Adäquates Trauma mit hohen intradiskalen Druckwerten durch eine von außen kommende Gewalteinwirkung bzw. unerwartete Kraftanstrengung mit dem Moment des Unerwarteten, Nichtvorausgesehenen, Unentrinnbaren.
> 2. Typische Beschwerden müssen sofort einsetzen.
> 3. Patient muss unmittelbar vor dem Ereignis beschwerdefrei gewesen sein.

Bei einem gewöhnlichen, altersüblichen Vorschaden (Volkskrankheit) und bei einem adäquaten Trauma mit nachfolgendem akutem Bandscheibensyndrom wird sowohl in der gesetzlichen Unfallversicherung als auch in der privaten Unfallversicherung eine Aufteilung des Gesamtschadens im weiteren Verlauf vorgenommen:

► **Gesetzliche Unfallversicherung.** Es gilt das Prinzip der Mitverursachung mit der Entschädigung nach dem Alles-oder-nichts-Gesetz. Überwiegt die traumabedingte Komponente, ist der Gesamtschaden, d. h. das Krankheitsbild der posttraumatischen Lumbalgie oder Ischialgie, für einen bestimmen Zeitraum im vollen Umfang als Unfallfolge anzusehen. Erst wenn im weiteren Verlauf die unfallbedingten Krankheitserscheinungen abgeklungen sind und ggf. neue Symptome auftreten, so sind diese in vollem Umfang dem unfallunabhängigen degenerativen Vorschaden zuzurechnen.

Die Schnittstelle zur Abgrenzung der unfallbedingten und der unfallunabhängigen Symptomatik ergibt sich aus dem Spontanverlauf bandscheibenbedingter Erkrankungen (s. Kap. 12).

► **Private Unfallversicherung.** Hier wird von vornherein eine Aufteilung in unfallbedingte und anlagebedingte Komponente vorgenommen. Der anlagebedingte Anteil stellt den sog. Mitwirkungsfaktor unfallfremden Geschehens dar. Je nach Einschätzung der unfallunabhängigen Komponente können die unfallbedingten Krankheitserscheinungen anfangs bis zu 100 % des Gesamtschadens bedeuten, mit einer abnehmenden Staffelung im weiteren Verlauf. Die Teilanerkennung kann dann je nach Zuordnung der Beschwerden als traumabedingte MdE z. B. 20 % für ein Jahr ausmachen.

► **Dauerschäden.** Normalerweise klingen auch die durch ein Trauma ausgelösten Lumbalgien und Ischialgien innerhalb von wenigen Wochen und Monaten ab. Alle weiteren, vom Bewegungssegment ausgehenden Beschwerden, vor allem neu auftretende akute Beschwerden, sind Folge der Bandscheibenerkrankung und nicht mehr des Unfalles.

Wenn ein Bandscheibenvorfall als Unfallfolge als Teilursache anerkannt wird, so muss man auch alle daraus evtl. entstehenden Dauerschäden miteinbeziehen. Dazu zählen z. B. verbleibende neurologische Störungen, wie eine Peroneusparese nach L 5-Syndrom, eine Quadrizepsparese beim L 3/4-Syndrom oder postoperative Verwachsungsbeschwerden beim Postdiskotomiesyndrom, wenn der unfallbedingte Bandscheibenvorfall eine Operation zur Folge hatte. Objektivierbare Dauerschäden, wie z. B. Operationsfolgen oder neurologische Ausfälle nach einem posttraumatischen Bandscheibensyndrom, stellen in der Gutachterpraxis jedoch eine Ausnahme dar. In den meisten Fällen stehen den Gutachtern nur die subjektiven Angaben der Patienten zum Krankheitsverlauf zur Verfügung. Wenn die Betroffenen angeben, die unfallbedingten Schmerzen seien nach einer bestimmten Zeit abgeklungen und hätten dann nach einer beschwerdefreien Zeit wieder eingesetzt, ist eine zeitliche Abgrenzung des posttraumatischen Bandscheibensyndroms von der anlagebedingten Erkrankung möglich.

Meistens wird jedoch behauptet, die vom Unfall ausgelösten Schmerzen und Behinderungen hielten vom Unfalltag über mehrere Monate und Jahre ununterbrochen an. In diesen Fällen ist eine abgestufte Beurteilung nach den allgemeinen medizinischen Erfahrungen über den spontanen Heilverlauf bandscheibenbedingter Erkrankungen erforderlich. Man kann dabei davon ausgehen, dass der Gesamtschaden nicht allein dem Unfall zugeschrieben werden kann, da ohne Vorschädigung ein gleichartiger Zustand in diesem Ausmaß nicht eingetreten wäre.

Nach ärztlichen Erfahrungen über die Spontanheilung beim lumbalen Bandscheibenvorfall (s. Kap. 12) geht die traumabedingte Verschlimmerung eines Bandscheibensyndromes nach einem ½–1 Jahr wieder in den üblichen Krankheitsverlauf über. Genaue Richtzahlen über Zeitabstände und prozentuale Verteilung des Gesamtschadens auf unfallunabhängige und unfallabhängige Ursachen lassen sich nicht aufstellen. Jeder durch ein Trauma ausgelöste Bandscheibenvorfall mit entsprechender nachfolgender Symptomatik bedarf einer entsprechenden individuellen Begutachtung.

17.2.5 Zusammenfassung

Wegen der Häufigkeit bandscheibenbedingter Erkrankungen (Volkskrankheit) ergibt sich vielfach die Fragestellung: Bandscheibenvorfall durch Unfall?

Bei jedem Menschen sind mehr oder weniger stark ausgeprägte Vorschäden der Bandscheiben anzunehmen. Als Unfallereignis gelten auch unerwartete Kraftanstrengungen.

Anerkennung setzt die Trias adäquates Trauma, Beschwerdefreiheit vor dem Unfall, typische Beschwerden unmittelbar nach dem Unfall voraus.

In der gesetzlichen Unfallversicherung werden bei gegebener Trias vorübergehend alle Krankheitserscheinungen als Unfallfolge anerkannt.

In der privaten Unfallversicherung ist eine prozentuale Staffelung unter Berücksichtigung eines Mitwirkungsfaktors unfallfremden Geschehen vorzunehmen.

Dauerschäden sind entsprechend dem Spontanverlauf akuter Bandscheibensyndrome nicht zu erwarten, es sei denn, der im Zusammenhang mit dem Unfall entstandene Bandscheibenvorfall hat zu einem nachweisbaren dauerhaften neurologischen Ausfall oder zu einer Operation mit Operationsfolgen geführt.

Fazit

Ein Bandscheibenvorfall wird auch beim immer vorhandenen Vorschaden der Wirbelsäule unter bestimmten Bedingungen als Unfallfolge anerkannt.

17.3 Bandscheibenschaden nach Verlust oder Dauerschädigung einer Extremität

Definition

Amputation bzw. Teilamputation oder gravierende Dauerschädigung einer Extremität haben Rückwirkungen auf die Wirbelsäule. Die auf symmetrische Beanspruchung eingestellten Bewegungssegmente werden nachhaltig asymmetrisch beansprucht und entwickeln außergewöhnliche Verschleißerscheinungen im Bewegungssegment. Verlust oder Dauerschädigung einer Extremität gelten als prädiskotische Deformität.

17.3.1 Halswirbelsäule

Bei Verlust oder bei erheblicher funktioneller Beeinträchtigung einer oberen Extremität kommt es zur asymmetrischen Einstellung, vor allem der unteren zervikalen Bewegungssegmente. Der erhaltene, bzw. funktionstüchtige Arm erhält ein Übergewicht und führt zu einer Verbiegung der Halswirbelsäule mit Konvexität zum funktionstüchtigen Arm (sog. Idemskoliose). Aus der Fehlhaltung entwickelt sich im weiteren Verlauf eine fixierte Seitverbiegung mit struktureller Skoliose. Beschwerden entstehen durch Über- bzw. Fehlbelastung der Schulter-Nacken-Muskeln sowie durch Überdehnung bzw. Stauchung der Wirbelgelenkkapseln der zervikalen Bewegungssegmente. Konkavseitig kann es durch Einengung der Foramina intervertebralia zu Nervenwurzelreizerscheinungen kommen.

17.3.2 Lendenwirbelsäule

An der Lendenwirbelsäule entwickelt sich nach längerem Bestehen einer unausgeglichenen Beinverkürzung bzw. beim Zustand nach Amputation oder gravierender Kniegelenkschädigung (z. B. Kniegelenkversteifung) ein Beckenschiefstand mit Seitverbiegung der Wirbelsäule. Die Konvexität weist meistens zur verkürzten bzw. geschädigten Seite hin. Zunächst ist die Seitverbiegung noch ausgleichbar, nach längerem Verlauf entsteht eine strukturelle Skoliose. Bei Amputierten wird die Prothese in der Regel 1–2 cm kürzer gehalten, um ein besseres Durchschwingen des Prothesenbeines beim Gehen zu ermöglichen. Besonders auf unebenem Boden ist dies von Vorteil.

Neben dieser statischen Abweichung in der Frontalebene gibt es bei Prothesen mit Tuberaufsitz auch eine Veränderung in der Sagittalebene: Das Becken erfährt eine Kippung nach vorn mit nachfolgender Hyperlordosierung der LWS. Beide Statikstörungen – Seitverbiegung und Lordosierung der Lendenwirbelsäule – werden normalerweise bei jüngeren Patienten kompensiert, besonders wenn die Betroffenen viel Sport und Gymnastik treiben. Wenn diese Kompensationsmechanismen durch anlage- oder altersbedingte Muskelinsuffizienz nicht mehr ausreichen, kommt es zu einer Überbelastung der lumbalen Bewegungssegmente, besonders im Bereich der Wirbelgelenke. Die Dekompensation erkennt man an der fixierten Seitverbiegung der Lendenwirbelsäule in der a.-p. Röntgenaufnahme, ergänzt durch Funktionsaufnahmen bei Seitneigung nach rechts und links. Derartige Veränderungen sind auch bei lang dauernder, einseitiger Beinschädigung wie z. B. Kniegelenkversteifung, Beugekontraktur am Hüft- und Kniegelenk sowie bei Deformierungen im Fußbereich möglich. Durch das damit verbundene Hinken entsteht eine asymmetrische Belastung, vor allem der unteren lumbalen Bewegungssegmente, einschließlich der Kreuz-/Darmbeinfugen. An der Wirbelsäule entstehen Beschwerden, die vor allem von der Muskulatur und von den Wirbelgelenken ausgehen. Die Rückenschmerzen machen sich besonders beim Gehen und Stehen bemerkbar. In der Regel handelt es sich um Beschwerden im Sinne eines lokalen Lumbalsyndromes. Wurzelreizerscheinungen durch Einengung der Foramina intervertebralia auf der Konkavseite gehören eher zu den Seltenheiten.

17.3.3 Gutachten

Da Beschwerden im Bereich der Hals- und Lendenwirbelsäule mit einer hohen Punkt-, Jahres- und Lebenszeitprävalenz weit verbreitet sind (s. Kap. 3), haben auch Amputierte und einseitig Extremitätengeschädigte diese Beschwerden und führen sie entsprechend dem Kausalitätsbedürfnis auf ihre anlagebedingte oder erworbene Behinderung zurück. Es gibt keine statistisch gesicherten Daten darüber, ob Amputierte bzw. einseitig Extremitätengeschädigte häufiger an Protrusionen und Prolapsen erkranken als ein vergleichbares Kollektiv ohne diese Schäden. Als Indikator für die Schwere und Nachhaltigkeit einer einseitigen Extremitätenschädigung gilt die Seitverbiegung der Wirbelsäule. Diese ist in den a.-p. Röntgenaufnahmen der betroffenen Wirbelsäulenabschnitte zu erkennen. Durch Funktionsaufnahmen bei Seitenbiegung nach rechts und links lässt sich klären, ob es sich um eine funktionelle Störung oder schon um eine fixierte Seitverbiegung (strukturelle Störung, Skoliose) handelt.

Im Gegensatz zur idiopathischen, anlagebedingten Skoliose weisen die Seitenverbiegungen beim Zustand nach Amputation bzw. gravierender Extremitätenschädigung keine Torsion auf, d. h. Dornfortsätze und Bogenwurzelovale projizieren sich an normaler Stelle. Eine Ausnahme bildet hier die nachhaltige, einseitige Beinschädigung bereits im Kindesalter. Hier geht die schädigungsbedingte Skoliose auch mit einer Torsion einher.

Als Mitwirkungsfaktor abzugrenzen sind in der privaten Unfallversicherung und als Mitverursachung von Beschwerden in der gesetzlichen Unfallversicherung degenerative Veränderungen der Hals- und Lendenwirbelsäule, die auch ohne Arm- bzw. Beinschädigung aufgetreten wären. Hierzu zählen in erster Linie die Verschmälerungen der Zwischenwirbelabschnitte in den unteren Anteilen der Hals- und Lendenwirbelsäule mit entsprechenden lokalen, ggf. radikulären Symptomen.

Die der erworbenen Skoliose zuzuordnenden Beschwerden mit Muskelschmerzen und Beschwerden, die von den Wirbelgelenken ausgehen, sind bei nachgewiesener Seitverbiegung der Wirbelsäule im Mittel mit einer MdE (GdB) von etwa 10 % zu veranschlagen.

17.3.4 Zusammenfassung

Das Ausmaß der einseitigen Arm- bzw. Beinschädigung ist zu werten. Beckenschiefstand und Seitverbiegung der Wirbelsäule mit Funktionsaufnahmen bei maximaler Seitneigung nach rechts und links müssen ausgemessen werden. Auf dem Röntgenbild sind die Torsionsverhältnisse zu beachten.

Bei nachgewiesener schädigungsbedingter Seitverbiegung der HWS oder LWS beträgt die schädigungsbedingte MdE nicht mehr als 10 %.

Fazit

Eine nachgewiesene Skoliose als Folge des Verlustes oder der Dauerschädigung einer Extremität wird mit einer MdE von 10 % bewertet.

17.4 Schleudertrauma – Beschleunigungsverletzung der Halswirbelsäule

Definition

Unter einer Beschleunigungsverletzung der Halswirbelsäule als sog. Schleudertrauma versteht man das Hin- und Herpendeln des Kopfes bei abrupter Rumpfbeschleunigung mit nachfolgenden Beschwerden im Nackenbereich (▶ Abb. 17.1).

17.4.1 Epidemiologie

Trotz Abnahme der Verkehrsunfälle hat die Häufigkeit von HWS-Verletzungen nach Kollisionen von Fahrzeugen in den letzten Jahren, absolut gesehen und im Vergleich zu anderen Verletzungsarten, zugenommen (Kitchel 2004). Nach Angaben der Versicherer werden jährlich in Deutschland ca. 25 000 Ansprüche wegen eines Schleudertraumas gestellt. Die hierfür anfallenden Kosten mit 1 Mrd. Euro pro Jahr errechnen sich aus Verfahrenskosten, Schmerzensgeldern, in erster Linie aber aus dem Verdienstausfall und aus den Behandlungskosten (Thomann 2004). Vor allem bei Auffahrunfällen werden von den Angefahrenen, die den Unfall nicht verursacht haben, heute häufiger Entschädigungsansprüche gegenüber der gegnerischen Versicherung geltend gemacht als früher. Die darauf folgenden Begutachtungen gestalten sich dadurch schwierig, dass wenigen objektiven Befunden meisten multiple subjektive Beschwerden gegenüberstehen. **Dabei ist das Verletzungsausmaß umgekehrt proportional dem Schwierigkeitsgrad der Begutachtung.**

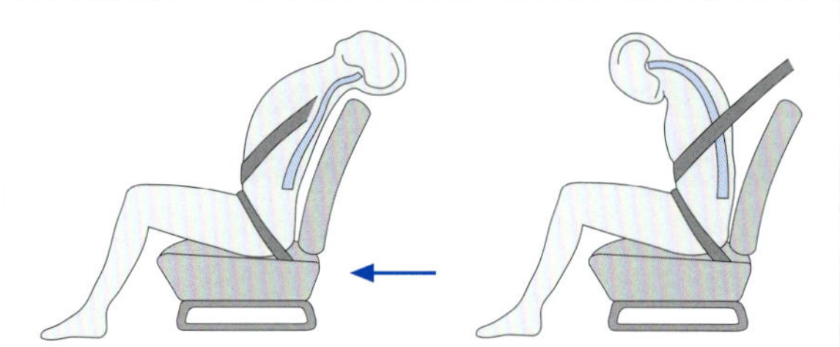

Abb. 17.1 Beschleunigungsverletzung der HWS bei Heckaufprall.
a 1. Phase. Plötzliche Vorwärtsbeschleunigung des Rumpfes mit Retroflexion der HWS.
b 2. Phase. Zurückfedern des Kopfes mit Anteflexion.

17.4.2 Terminologie

Verletzungsmechanismus

Die Halswirbelsäule stellt beim aufrecht sitzenden oder stehenden Menschen zwischen dem relativ großen Kopf und Rumpf ein schwaches Bindeglied dar, welches praktisch nach allen Seiten hin frei beweglich ist. Abrupte Rumpfbeschleunigungen mit einem Nachpendeln des Kopfes kommen vor beim Sport, auf der Kirmes (Auto-Skooter), vor allem aber bei Verkehrsunfällen. Beim Auffahrunfall kommt es zu einer ungebremsten maximalen Rückneigung des Kopfes mit anschließender Vorneigung, wenn keine oder nur eine schlecht eingestellte Kopfstütze vorhanden ist. Bei seitlicher oder schräger Gewalteinwirkung, ggf. bei seitlicher Blickrichtung, verbiegt sich die Halswirbelsäule in der Frontalebene bzw. in den Zwischenebenen. Hinzu kommt eine Gewaltwirkung mit Verschiebung der Bewegungssegmente als sog. Translationstrauma.

Wie bei jeder gewaltsamen Zerrung (Distorsion) eines beweglichen Skelettabschnittes kommt es, je nach Gewalteinwirkung, zur Stauchung, Dehnung oder Kontinuitätsdurchtrennung in den Weichteilstrukturen mit Ödembildung und ggf. kleinen Einblutungen. Die schmerzhafte Schwellung kann sich mitunter erst nach einigen Stunden, dem sog. beschwerdefreien Intervall, einstellen. Schwere Weichteilverletzungen und Frakturen machen sich sofort bemerkbar.

Bei einer traumatischen Einwirkung auf die Halswirbelsäule, wie z.B. beim Schleudertrauma, kann es auch bei entsprechender Vorschädigung zu einer Dislokation des zentralen, mobilen Bandscheibengewebes nach dorsal oder dorsolateral kommen, mit einer Vorwölbung (Protrusion) oder einem Vorfall (Prolaps).

Anamnese und Befund

Zum Unfallhergang geben die Betroffenen in der Regel an, dass sie das gegnerische Fahrzeug nicht haben kommen sehen. Bei leichten Beschleunigungsverletzungen bestehen zunächst – auch wegen der Schockwirkung – keine Beschwerden. Diese treten oft erst nach einem sog. beschwerdefreien Intervall von mehreren Stunden, meistens in der Nacht auf. Wesentlich für die Begutachtung erscheint die Frage, ob die Betroffenen nach Abwicklung der Formalitäten vom Unfallort nach Hause bzw. zur Arbeit fuhren oder ob sie direkt einen Arzt aufsuchten bzw. zum Krankenhaus zur ärztlichen Behandlung gebracht wurden. Beschwerdefreie Intervalle von mehreren Tagen ohne ärztliche Betreuung sind gutachterlich mit Skepsis zu betrachten.

Weiterhin sind zur Anamnese zu erfragen:

- Sitzplatz im Fahrzeug?
- Gurt angelegt?
- Airbag ausgelöst?
- Kopfhaltung bei Kollision, gerade, Linksdrehung, Rechtsdrehung?
- Bewusstlosigkeit oder Erinnerungslücke?
- Vorbestehende unfallunabhängige HWS-Beschwerden?

Das einsetzende Beschwerdebild entspricht weitgehend dem eines HWS-Syndromes auf degenerativer Basis: Typisch sind Nacken-/Hinterkopfschmerzen mit schmerzhafter Bewegungseinschränkung der Halswirbelsäule. Diese typischen Beschwerden klingen nach einigen Tagen (ggf. Wochen) allmählich wieder ab. Der für die Beschleunigungsverletzung typische Verlauf mit dem An- und Abschwellen der Beschwerden entspricht einem Crescendo und Decrescendo (Schröter 2004). Entsprechend dem Schweregrad der Gewalteinwirkung und dem Ausmaß der Vorschädigung können auch andere Anteile des Bewegungssegmentes sowie benachbarte Organe in Mitleidenschaft gezogen werden. Je nachdem, welche Strukturen betroffen sind, entwickelt sich ein zervikobrachial- oder zervikozephalbetonter Symptomenkomplex. Eine Brachialgie als posttraumatisches zervikobrachiales Syndrom entsteht bei Schleudertrauma durch Zerrung an den Spinalnerven, die in den Intervertebrallöchern relativ unbeweglich sind. Im Dokumentationsbogen sind neben der Palpations- und Funktionsuntersuchung der Halswirbelsäule immer auch neurologische Untersuchungsbefunde mit motorischen Schwächen, herabgesetzten Reflexen, Missempfindungen und sensorischen Defiziten aufzuzeigen.

Die **klinische Untersuchung** erfolgt durch vorsichtige Bewegungsprüfung mit segmentaler, manueller Diagnostik. Nach stärkerer Gewalteinwirkung mit Verdacht auf Fraktur wird vor der Bewegungsprüfung ein Röntgenbild angefertigt. Klinisch-neurologischer Untersuchungsbefund, Röntgenübersichtsaufnahmen der Halswirbelsäule in 2 Ebenen gehören zur Primärdiagnostik nach Beschleunigungsverletzungen der Halswirbelsäule. Optional sind spezielle Darstellungen der Kopfgelenke durch den geöffneten Mund (Densaufnahme), Funktionsaufnahmen der Kopfvor- und -rückneigung sowie CT und MRT.

17.4.3 Schweregrade

Die Schweregradeinteilung bei Beschleunigungsverletzungen der Halswirbelsäule erfolgt je nach Gewebeschädigung und posttraumatischer Symptomatik in leicht, mittel und schwer. Nach der Quebec Task Force (Spitzer 1995) unterscheidet man

- Grad I: Nackenbeschwerden, Steifigkeit, kein Untersuchungsbefund,
- Grad II: Nackenbeschwerden, Muskuloskelettaluntersuchungsbefunde,
- Grad III: Nackenbeschwerden, Muskuloskelettaluntersuchungsbefunde, neurologische Zeichen,
- Grad IV: Fraktur oder Dislokation mit entsprechenden Symptomen.

Diese Einteilung entspricht weitgehend der im deutschsprachigen Raum üblichen Einteilung nach Erdmann in ihrer modifizierten Form (Krämer 1997), in der zusätzlich die Dauer des beschwerdefreien Intervalls berücksichtigt wird (▶ Tab. 17.1). Entscheidend für die Schweregradeinteilungen ist der Befund bei der Erstuntersuchung mit der Frage, ob neurologische oder knöcherne Strukturen betroffen sind.

Der Hauptanteil der Beschleunigungsverletzungen an der Halswirbelsäule betrifft die Schweregrade I und II mit einem Anteil von 91–99 % der Fälle (Krämer 1997, Suissa 1999, Miettinen 2004, Moorahrend 2004).

Während eine Abgrenzung zwischen Schweregrad I und II häufig nicht vorgenommen werden kann, weil die primäre Befunderhebung insuffizient ist, lassen sich neurologische Symptome und knöcherne Verletzungen von Anfang an relativ gut abgrenzen. Krankheitsdauer und Folgeschäden (s. ▶ Tab. 17.2) beziehen sich im Wesentlichen auf die Schweregrade I und II.

Tab. 17.1 Verteilung von Beschleunigungsverletzungen der Halswirbelsäule in Schweregrade (ACIR, QT Force).

Autor	I	II	III (IV)
Krämer 1997	77	13,3	9,7
Miettinen 2004	47,2	10,4	0,7
Suissa 1999	66	28	5

17.4.4 Therapie

Bei der Behandlung von Halswirbelsäulensyndromen auf degenerativer Basis und auch bei den posttraumatischen Schulter-/Nackenbeschwerden hat sich in den letzten Jahren ein Wandel vollzogen. Während man früher passive Maßnahmen wie Wärmeanwendungen, Halskrawatten und Bettruhe, ggf. mit Traktion (Glisson-Extension), bevorzugte, rät man heute den Patienten aktiv zu bleiben (stay active) und sich weiter zu bewegen wie bisher (act as usual), sofern keine schwerwiegenden Verletzungen vorliegen, was für den überwiegenden Anteil der HWS-Beschleunigungsverletzungen zutrifft (Kitchel 2004, Waddel 2001, Nachemson u. Jonsson 2000). Weiterhin wird eine kontrollierte Physiotherapie im Toleranzbereich empfohlen. Hinzu kommen schmerzstillende Medikamente, in der Regel NSAR und ggf. lokale Infiltrationen. Halskrawatten werden, wenn überhaupt, nur kurzfristig für einige Tage eingesetzt.

Die Grundlagen hierfür bilden eigene Erfahrungen und Literaturangaben mit randomisierten, kontrollierten Studien, die in einer Übersichtsarbeit mit einer Metaanalyse zusammengestellt wurden (Seferiadis et al. 2004). In den Studien wurden die unterschiedlichsten Behandlungsmethoden bei akuten und chronischen posttraumatischen Beschwerden prospektiv-randomisiert gegenübergestellt (Mealy et al. 1986, McKinney et al. 1989, Pennie et al. 1990, Gennis et al. 1996, Borchgrevink 1998, Bonk et al. 2000, Rosenfeld et al. 2000, 2003, Söderlund et al. 2000).

17.4.5 Verlauf und Prognose

Die organischen Veränderungen nach Beschleunigungsverletzungen der Halswirbelsäule mit den Schweregraden I und II heilen innerhalb weniger Wochen, spätestens nach 3 Monaten aus. Suissa (1999) registrierte bei seiner umfangreichen Studie an 2600 Patienten mit Beschleunigungsverletzungen der Halswirbelsäule eine durchschnittliche Dauer von 32 Tagen. Die Prognose bei Beschleunigungsverletzungen im Schweregrad I und II wird generell als günstig bezeichnet (McClune 2002, Waddell 2001). Bei adäquater Behandlung und Verhaltensweise (aktiv bleiben) ist mit einer Restitution in kurzer Zeit zu rechnen.

Die Behandlungszeiten verlängern sich, wenn ein Schweregrad III mit ausstrahlenden Schmerzen in den Arm und Parästhesien vorhanden sind. Auch bei einem traumatisch induzierten Bandscheibenvorfall an der Halswirbelsäule verlängert sich der Heilverlauf.

17.4.6 Chronifizierung

Tab. 17.2 Folgeschäden nach Beschleunigungsverletzungen der Halswirbelsäule.

Autor	Jahr	Studie	Folgebeschwerden nach 1 Jahr
Kasch H	2003	141 HWS-Verletzungen, 40 Sprunggelenkverletzungen	7,8 % HWS 0 % Sprunggelenk
Miettinen T	2004	144 HWS-Verletzungen	11,8 % Schweregrad I u. II 26,0 % Schweregrad III
Obelieniene D	1999	210 HWS-Verletzungen Verkehr 210 Kontrollgruppe	4,0 % Verkehrsunfälle 6,2 % Kontrollgruppe

Aus der ▸ Tab. 17.2 ist ersichtlich, dass auch bei geringem Primärschaden mit Schweregrad I und II nicht alle Verletzten nach einem Jahr beschwerdefrei sind. Auch in der kontrollierten Studie aus Litauen (Obelieniene 1999), wo eine Entschädigungspflicht für Beschleunigungsverletzungen an der Halswirbelsäule nach Verkehrsunfällen nicht bekannt ist, gab es nach einem Jahr noch 4,0 % Patienten mit Beschwerden im Schulter-/Nackenbereich, die sie auf den Verkehrsunfall bezogen. Die Patienten der Kontrollgruppe hatten nach einem Jahr (6,2 % der Fälle) Schulter-/Nackenbeschwerden anderer Genese.

Kasch (2003) verglich HWS-Verletzte mit Sprunggelenkverletzten und registrierte 7,8 % Folgebeschwerden an der Halswirbelsäule nach einem Jahr gegenüber 0 % Folgeschäden bei den Patienten mit Sprunggelenkverletzungen.

Neben somatischen Ursachen mit zahlreichen Nozizeptoren an der Halswirbelsäule, die zu chronisch-rezidivierenden Beschwerden neigen, scheinen auch psychosoziale Faktoren für die Chronifizierung von Schulter-/Nackenbeschwerden bei Beschleunigungsverletzungen der Halswirbelsäule eine Rolle zu spielen. Ähnlich wie bei den chronisch-rezidivierenden Beschwerden an der Lendenwirbelsäule gibt es auch an der Halswirbelsäule psychosoziale Chronifizierungsfaktoren (gelbe Flagge), die selbst bei geringem Ausgangsbefund für andauernde Beschwerden verantwortlich zu machen sind.

In Anlehnung an die Risikofaktoren für das Auftreten chronischer Rückenschmerzen gibt es Risikofaktoren für das Auftreten chronischer Nackenbeschwerden nach Beschleunigungsverletzungen der Halswirbelsäule.

M!

Risikofaktoren für die Chronifizierung von Beschwerden nach Beschleunigungsverletzungen der Halswirbelsäule (gelbe Flagge)

- psychosoziale Überforderung
- berufliche Unzufriedenheit
- geringe berufliche Qualifikation
- emotionale Beeinträchtigung (Depression, Angst)
- passive Grundeinstellung
- inadäquate Krankheitsvorstellung
- operante Faktoren (Krankheitsgewinn)
- neben Nackenschmerzen noch andere, nicht erklärbare Schmerzen
- frühere Beschleunigungsverletzungen der HWS mit Entschädigungsansprüchen

Die vielfach in den Vordergrund gestellten Krankheitsgewinnaspekte stellen nur eine der vielen möglichen Risikofaktoren für das Auftreten chronischer Nackenbeschwerden dar. Die aufgeführten Risikofaktoren sind für die Halswirbelsäule noch nicht validiert und bleiben bei der Befunderhebung und Begutachtung bisher weitgehend unberücksichtigt. Einige Risikofaktoren können schon bei der Primärbehandlung angegangen werden, wie z. B. inadäquate Krankheitsvorstellungen durch eingehende Aufklärung und Hinweis auf den gutartigen Verlauf. Bei einer passiven Grundeinstellung ist der Hinweis auf einen günstigeren Verlauf der Krankheitsbildung bei mehr Aktivität erforderlich.

17.4.7 Begutachtung

Einleitung

Bei der Begutachtung von Beschleunigungsverletzungen der Halswirbelsäule (sog. Schleudertrauma) wird dem Ausmaß der Gewalteinwirkung seit einiger Zeit mehr Bedeutung beigemessen als dem eigentlichen medizinischen Geschehen. Es liegen umfangreiche Untersuchungen aus Versuchen an Freiwilligen vor, u. a. unter Simulationsbedingungen eines Unfalles (Castro et al. 1997, 1998). Im Rahmen dieser Untersuchungen wurden u. a. bei Freiwilligen Heckanstöße mit Pkw und Auto-Skooter verursacht. Dabei ging es in erster Linie um die Frage, ob klinische und kernspintomographische Veränderungen an der Halswirbelsäule nach einem Pkw-Heckanstoß bei einer Geschwindigkeitsänderung in der Größenordnung von 10–15 km/h nachweisbar sind. Ein Ergebnis aus dieser interdisziplinären Studie bestand darin, dass bis zu einer Geschwindigkeitsänderung von 11 km/h von keinem der Freiwilligen Beschwerden angegeben wurden. Aufgrund dieser Ergebnisse wäre zu folgern, dass ein HWS-Schleudertrauma in der Regel bis zu einer Geschwindigkeitsänderung von 10 km/h auszuschließen ist. Diese Ergebnisse haben dazu geführt, dass Gutachten schon im Vorfeld entschieden wurden, wenn Ingenieure feststellten, dass der Aufprall nur gering war und somit rein rechnerisch keine Verletzungen an der Halswirbelsäule entstehen konnten. Die nachträgliche technische Analyse der Unfallfahrzeuge wurde zum Hauptgegenstand der Begutachtung. Die Folgen waren zahlreiche Klagen und Gerichtsverfahren, weil der medizinische Sachverhalt nicht berücksichtigt wurde. Die retrospektive Unfallanalyse durch Ermittlung der kollisionsbedingten Geschwindigkeitsänderung des Fahrzeuges beschreibt die Belastung der Halswirbelsäule während des Unfalls nur unvollständig.

Die Ergebnisse aus den experimentellen Auffahrunfällen sind mit Vorsicht zu interpretieren (Di Stefano 1999) und müssen erst durch weitere Untersuchungen bestätigt werden. Änderungen der Beurteilung ergeben sich trotz geringer Aufprallgeschwindigkeit, wenn sich die Halswirbelsäule bei der Kollision nicht in Mittelstellung, wie bei den Versuchen, sondern in Rotations- oder Seitneigungsstellung befand. Auch Vorschäden der Halswirbelsäule erfordern eine differenzierte Beurteilung. Schließlich kann ein erfahrener Gutachter anhand der Schilderungen des Patienten und dem Verhalten der erstbehandelnden Ärzte ermitteln, ob ein verletzungskonformer Verlauf vorlag.

Kopfhaltung zum Kollisionszeitpunkt

Die Toleranzbreite der Halswirbelsäule für Beschleunigungseinwirkungen mit Pendelbewegungen des Kopfes ist bei einer Ausgangsstellung mit Seitneigung und/oder Rotation geringer als in Funktionsmittelstellung. Diese Situation ergibt sich, wenn die Betroffenen zum Kollisionszeitpunkt zur Seite geschaut haben. Bei einer Seitneigung oder Rotationsausgangsstellung sind die Weichteile, insbesondere die Wirbelgelenkkapseln vorgespannt, sodass ein Zusatzimpuls eher zu Verletzungen, d. h. Distorsionen, führen kann als in Mittelstellung.

Vorschäden und Unfallfolgeschäden

Wenn ein Trauma eine degenerativ veränderte Halswirbelsäule trifft, so werden in erster Linie die am meisten vorgeschädigten Segmente verletzt. Degenerativ gelockerte und somit instabile Bewegungssegmente sind äußeren Einwirkungen gegenüber äußerst empfindlich. Die schmerzempfindlichen neuralen Elemente im Wirbelkanal in den Foramina intervertebralia und in den Wirbelgelenkkapseln sind im degenerativ instabilen Bewegungssegment nicht so geschützt wie bei normalen Bandscheiben. Reflektorische Ausgleichsbewegungen und Muskelkontraktionen, wie sie bei unvorhergesehenen traumatischen Einwirkungen ausgelöst werden, können Nervenreizungen und Schmerzen auch bei geringgradigen Einwirkungen entstehen lassen. Die Beschleunigungsverletzung hat in diesen Fällen eine vorübergehende, nicht richtunggebende, d. h. zeitlich abgrenzbare Verschlimmerung eines unfallabhängigen Leidens hervorgerufen. Die insgesamt gleich bleibende Gesamt-MdE (GdB) muss, je nach zeitlichem Abstand vom Unfall, in unterschiedlich gestaffelte, unfallabhängige und unfallunabhängige Anteile gegliedert werden. Der rein unfallbedingte Anteil nach leichten bis mittelschweren Beschleunigungsverletzungen der Halswirbelsäule (Schweregrad I und II) erreicht nach kurzem Intervall nach dem Unfall ein Beschwerdemaximum, das nach einigen Wochen, maximal nach 3 Monaten, wieder abklingt. Weiter ansteigende Beschwerden mit monate- bzw. jahrelangen chronisch-rezidivierenden Schulter-/ Nackenschmerzen sind eher auf den unfallunabhängigen Vorschaden zurückzuführen.

In der gesetzlichen Unfallversicherung ist für den unmittelbaren Zeitraum nach der Verletzung die unfallabhängige Komponente in vollem Umfang für die Arbeitsunfähigkeit verantwortlich zu machen (Alles-oder-nichts-Gesetz), bis nach maximal 3 Monaten die unfallunabhängige Komponente des Vorschadens überwiegt. In der privaten Unfallversicherung ist von vornherein ein Mitwirkungsanteil unfallfremder Faktoren zu berücksichtigen.

Verletzungskonformer Verlauf

Der Verlauf beim posttraumatischen Zervikalsyndrom entspricht dem eines akuten Zervikalsyndroms auf rein degenerativer Basis. Es treten Nacken-/Hinterkopfschmerzen mit schmerzhafter Bewegungseinschränkung der Halswirbelsäule und, je nach Ausmaß der Gewalteinwirkung, Ausstrahlungen in die Arme oder den Hinterkopf auf. Die klinische Untersuchung erfolgt durch vorsichtige Bewegungsprüfung mit segmentaler, manueller Diagnostik. Für den verletzungskonformen Verlauf sind bei späterer Begutachtung der ärztliche Erstbefund unmittelbar nach dem Unfallereignis und die Verhaltensweise von Arzt und Patient von Bedeutung. Da die Aufzeichnungen der erstbehandelnden Ärzte oft äußerst dürftig sind, kann man nur aufgrund der tatsächlich verordneten diagnostischen und therapeutischen Maßnahmen auf ein vorhanden gewesenes Beschwerdebild schließen. Dazu zählen u. a. Anfertigungen von Röntgenaufnahmen (Strahlenbelastung), Verordnung schmerzstillender und entzündungshemmender Medikamente mit den bekannten Nebenwirkungen und ggf. lokale Infiltrationen und manuelle Therapie, ebenfalls mit den bekannten Risiken. Ein Arzt wird in der Regel diese Maßnahmen nicht veranlassen, wenn Anamnese und Untersuchungsbefund nicht adäquat sind.

Für die Kausalitätsbetrachtung sind Vorschäden, Unfallmechanismus, Unfallschwere, subjektive Beschwerden und objektivierbare klinische Untersuchungsbefunde mit nachfolgender Symptomatik und ärztlichem Verhalten in Einklang zu bringen. Ein verletzungskonformer Verlauf muss nachvollziehbar sein.

Posttraumatische Belastungsstörung

Unabhängig vom verletzungskonformen Verlauf auf rein somatischer Basis ist ein eventueller psychischer Schaden durch das Unfallereignis als sog. posttraumatische Belastungsstörung (Thomann und Rauschmann 2004). Diese Bezeichnung wurde erst innerhalb der letzten 2 Jahrzehnte in die internationalen diagnostischen Manuale aufgenommen. Die Untersuchungen zeigen, dass es sich bei den verschiedenen Störungen nicht um eine einheitliche Krankheitsentität handelt. Psychische Reaktionen nach Unfällen werden nur zu einem geringeren Teil durch das Ereignis an sich verständlich. So zu werten sind auch die Ergebnisse der im Jahre 2001 von Castro u. Mitarb. veröffentlichten Studie, in der 51 Probanden eine Heckkollision vorgegaukelt wurde. 20 % der gesunden Probanden hatten nach 3 Tagen Beschwerden in der Kopf-/Nackenregion, die bei 10 % der Probanden auch nach 4 Wochen noch persistierten. Bei diesem Personenkreis handelte es sich um freiwillige Probanden, die versicherungsrechtliche Ansprüche nicht geltend machen konnten.

Von Anfang an rein psychische Beschwerden lassen sich jedoch durch eine professionelle Befragung und Untersuchung mit manueller Untersuchungstechnik von somatischen Unfallfolgen unterscheiden.

17.4.8 Zusammenfassung

Beschleunigungsverletzungen der Halswirbelsäule haben einen gutartigen Verlauf. Charakteristisch ist eine Zunahme von Nackenschmerzen bis zu einem Maximum und anschließender allmählicher Abnahme der Beschwerden über mehrere Wochen, maximal bis zu 3 Monaten. Schwere Verletzungen und Verletzungsfolgen sind selten. Die Betroffenen sollten aktiv bleiben. Frühzeitige Rückkehr zur normalen Aktivität fördern, Ruhe, Passivität und Übermedikalisierung verzögern die Heilung.

Die retrospektive Unfallanalyse durch Ermittlung der kollisionsbedingten Geschwindigkeitsänderung des Fahrzeuges (Delta-V) anhand der Schäden an den beteiligten Fahrzeugen ist für die Begutachtung bei der Beschleunigungsverletzung der Halswirbelsäule allein nicht maßgebend. Die Kopfhaltung im Moment des Aufpralles, degenerative Vorschäden und verletzungskonformer Verlauf stellen wesentliche Begutachtungskriterien dar.

Offen bleibt die Frage, ob andauernde psychisch bedingte posttraumatische Belastungsstörungen bei sonst fehlenden unfallbedingten somatischen Befunden entschädigt werden sollten.

Fazit

Die immer noch bestehenden Unklarheiten in der Terminologie, Pathogenese und Symptomatologie von Beschleunigungsverletzungen der Halswirbelsäule erschweren deren Begutachtung.

17.5 Bandscheibenbedingte Erkrankungen als Berufskrankheit

17.5.1 Einleitung

Unter Berufskrankheit (BK) versteht man einen gesetzlich festgelegten Gesundheitsschaden, welcher bei der Ausübung bestimmter Berufe entsteht und von dem die Berufsausübenden bevorzugt und zeitlich in engem Zusammenhang mit dieser Tätigkeit befallen werden.

Berufskrankheiten sind in Deutschland versicherungsrechtlich den Arbeitsunfällen gleichgestellt und gehören in den Kompetenzbereich der Berufsgenossenschaften. Berufskrankheiten werden durch besondere Einwirkungen verursacht, denen bestimmte Personengruppen durch ihre Arbeit in erheblich höherem Grade als die übrige Bevölkerung ausgesetzt sind. Seit 1993 sind auch bandscheibenbedingte Erkrankungen in die Berufskrankheitenverordnung aufgenommen worden unter den Ziffern 2108–2110.

17.5.2 BK 2108 Heben und Tragen

Definition

Als Berufserkrankung nach § 2108 werden anerkannt: Bandscheibenbedingte Erkrankungen der Lendenwirbelsäule durch langjähriges Heben oder Tragen schwerer Lasten oder durch langjährige Tätigkeit in extremer Rumpfbeugehaltung, die zur Unterlassung aller Tätigkeiten gezwungen haben, die für die Entstehung, Verschlimmerung oder das Wiederauftreten der Krankheit ursächlich waren oder sein können.

M!

Beispiele für Berufsgruppen, die für die BK 2108 infrage kommen

- Bergbau
- Be- und Entladearbeiter
- Stein- und Plattenverleger
- Maurer
- Stahlbetonbauer
- Schauerleute
- Fußbodenreiniger
- Lastenträger
- Gartenbauer
- Kraftfahrzeughandwerker
- Montagearbeiter
- Fischer
- Pflegeberufe

In der 2. Änderungsverordnung zur BKV wurde für die 3 BK-Positionen 2108–2110 im Einzelnen spezifiziert, was unter bandscheibenbedingten Erkrankungen zu verstehen ist:

- Bandscheibendegeneration (Diskose),
- Instabilität im Bewegungssegment,
- Bandscheibenvorfall (Prolaps),
- degenerative Veränderungen der Wirbelkörperschlussplatten (Osteochondrose),
- knöcherne Ausziehungen an den vorderen und seitlichen Randleisten der Wirbelkörper (Spondylose),
- degenerative Veränderungen der Wirbelgelenke (Spondylarthrose)

mit den durch derartige Befunde bedingten Beschwerden und Funktionsbeeinträchtigungen der Wirbelsäule.

In der Literatur wird immer wieder auf die Problematik der Aufzählung von Röntgenbefunden unter den klinischen Diagnosen hingewiesen. Der Nachsatz in der Verordnung, dass die röntgenologisch feststellbaren Veränderungen mit Beschwerden und Funktionseinschränkungen verbunden sein müssen, geht in der Sammlung der Diagnosen fast unter und erscheint angesichts dieser Detailausführungen nur unzulänglich konkretisiert (Schwarze 2002).

Wie in Kap. 11.7 aufgeführt, versteht man unter den bandscheibenbedingten Erkrankungen der Lendenwirbelsäule die lokalen Lumbalsyndrome, pseudoradikuläre Syndrome oder lumbale Wurzelsyndrome. Röntgenologische Veränderungen sind nicht gleichbedeutend mit Erkrankungen.

Leider beziehen sich die epidemiologischen Untersuchungen beim Vergleich von Berufsgruppen mit Wirbelsäulenbelastung und Kontrollgruppen ohne Belastung immer nur auf radiologische Veränderungen mit Spondylose und Osteochondrose und nicht auf die eigentlichen bandscheibenbedingten Erkrankungen mit lokalen und radikulären Lumbalsyndromen (Kaplan u. Deyo 1988, Riihimäki et al. 1989, Heine 1991, Hartung et al. 1999, Pope 2004, Stokes u. Iatridis 2004). Auch die Frage, ob ein mono-, bi- oder polysegmentaler Befall für oder gegen eine Berufskrankheit durch Überlastung spricht, ist noch nicht geklärt.

M!

Merke

In der Regel finden sich die belastungsabhängigen Veränderungen an der Lendenwirbelsäule in den Etagen L 4/5 und L 5/S 1.

Trotz aller experimentellen und klinischen Untersuchungen gilt nach wie vor die Feststellung, dass **es ein berufstypisches, belastungsabhängiges Schadensbild an der Lendenwirbelsäule im Sinne der BK 2108 nicht gibt** (Dupuis 1999, Bolm-Audorff et al. 2005). Das Ausmaß der Spondylose, Osteochondrose und Spondylarthrose kann nicht als Kriterium herangezogen werden. Das Auftreten von Spondylose und Osteochondrose sowie Arthrose der Wirbelgelenke ist bei Patienten mit Symptomen genau so häufig wie bei Patienten ohne Symptome (Magora 1970, Torgerson u. Dotter 1976, Blome 1999, Bogduk 2000). Nach Bogduk (2000) können Spondylose und Osteoarthrose der Wirbelgelenke nicht mit Berechtigung als eine pathologische Diagnose betrachtet werden, denn es gibt auch umgekehrt viele Patienten mit zum Teil starken Rücken- und Beinschmerzen, die röntgenologisch keine Veränderungen aufweisen.

Berufliche Belastung

Heben und Tragen schwerer Lasten

In ▶ Tab. 17.3 sind Lastgewichte angegeben, die mit einem erhöhten Risiko bandscheibenbedingter Erkrankungen der Lendenwirbelsäule verbunden sind. Relevante Belastungen liegen im Allgemeinen nur vor, wenn die Lastgewichte mit einer ausreichenden Wiederholungsfrequenz, in der überwiegenden Zahl der Arbeitsschichten gehoben und getragen werden. Von besonderer Bedeutung ist die Körperhaltung, da sich die Wirbelbelastung mit der Entfernung der Last von der Körperachse unter Umständen um ein Vielfaches erhöht.

Tab. 17.3 Lastgewichte mit erhöhtem Risiko für bandscheibenbedingte Erkrankungen an der LWS.

Alter	Last in kg Frauen	Last in kg Männer
15–17	10	15
18–39	15	25
ab 40	10	20

Extreme Rumpfbeugehaltung

Gemeint sind hier Arbeiten, z. B. in niedrigen Arbeitsräumen, die eine ständige gebeugte Körperhaltung erzwingen oder Arbeiten mit einer Beugung des Oberkörpers aus der aufrechten Haltung um mehr als 90°. Tätigkeiten in vorgebeugter Haltung im Sitzen werden von der BK 2108 nicht erfasst (Schönberger et al. 2003). Als betroffene Berufe werden Bergarbeiter und Stahlbetonarbeiter genannt. Wegen des geforderten extremen Rumpfbeugewinkels von mehr als 90° ist der Anwendungsbereich für diese Tatbestandsalternative der BK 2108 derzeit relativ eng. Ein solcher Rumpfbeugewinkel kann auch bei untertägigen Tätigkeiten in Arbeitsräumen niedriger als 100 cm eintreten, wenn im Knien oder Hocken gearbeitet wird.

Technische Gutachten

Neben der speziellen Exposition wird eine langjährige Einwirkung vorausgesetzt. In der Regel werden 10 Berufsjahre mit belastender Tätigkeit gefordert. Bei extremen Belastungen können auch kürzere Tätigkeitszeiträume anerkannt werden. Zur Prüfung des Kriteriums der Langjährigkeit einer beruflichen Wirbelsäulenbelastung werden häufig nur Beschäftigungszeiträume addiert. Ausfallzeiten durch Krankheiten, Schwangerschaft und Erziehungsurlaub oder Phasen geringerer Belastung bei vorübergehender Teilzeitbeschäftigung bleiben nicht selten unberücksichtigt. Die arbeitstechnischen Voraussetzungen zur Anerkennung einer Berufskrankheit werden durch ein sog. technisches Vorgutachten mit einer TAD-Stellungnahme (Technischer Arbeitsdienst) festgestellt. Viele TAD-Stellungnahmen weisen Mängel auf, die vom medizinischen Gutachter unter Umständen nachgebessert werden müssen. Die Kritikpunkte finden sich in der Erfassung nicht wirbelsäulenbelastender Tätigkeiten und dem fehlenden Konsens zum Dosisgrenzwert. Genauere Kriterien für technische Vorgutachten finden sich z. B. im Mainz-Dortmunder-Dosismodell (MDD). Dort sind die kritischen Belastungen genannt, oberhalb derer ein Risiko für die Entstehung bandscheibenbedingter Erkrankungen angenommen werden kann (Hartung et al. 1999).

Zu den technischen Voraussetzungen gehören:

- Expositionsdauer,
- kumulierte Dosis im Berufsleben,
- Belastung pro Arbeitsschicht,
- Belastungsdauer mindestens 7 Jahre.

Nach Schönberger u. Mitarb. (2003) stellt das MDD-Modell ein sachgerechtes Verfahren zur einheitlichen Ermittlung und Bewertung von Wirbelsäulenbelastungen bei der BK 2108 dar.

Die Gründe für die Anwendung dieses Verfahrens sind:

- Die Herausfilterung von Hebe- und Tragetechniken aus dem Tätigkeitsfeld der Betroffenen, bei welchen ein geschlechtsspezifischer Belastungsgrenzwert (Druckkraft bei L 5/S 1) erreicht bzw. überschritten wird, entspricht dem Grundprinzip dieser Berufskrankheit.
- Die Erfassung der relevanten Tätigkeiten nach Häufigkeit sowie Dauer der Hebe- und Tragevorgänge entspricht den von der BK 2108 erfassten Pathomechanismen.
- Die überproportionale quadratische Gewichtung der Bandscheibenkompression wird berücksichtigt.
- Der empfohlene Richtwert für die Gesamtbelastungsdosis wird anhand von Berufsfeldern, bei denen aufgrund epidemiologischer Studien ausreichend Hinweise für ein erhöhtes LWS-Erkrankungsrisiko gegeben sind, nachvollziehbar verdeutlicht.

Konkurrierende Erkrankungen

Voraussetzungen

Wenn die Voraussetzungen für einen Antrag auf Anerkennung einer BK 2108 gegeben sind, d. h., wenn nach langjähriger Exposition in einer der genannten Berufsgruppen bandscheibenbedingte Erkrankungen der Lendenwirbelsäule zu verzeichnen sind, ist zu prüfen, ob konkurrierende Erkrankungen mit anlagebedingten Veränderungen vorliegen, die unter Umständen das Krankheitsgeschehen bestimmen bzw. für die Entstehung der vorliegenden bandscheibenbedingten Erkrankungen vorwiegend verantwortlich zu machen sind.

In der Konsensusgruppe für medizinische Beurteilungskriterien des Arbeitskreises Wirbelsäulenerkrankungen im Hauptverband der Berufsgenossenschaften (Bolm-Audorff et al. 2005) unter Mitarbeit von Arbeitsmedizinern, Orthopäden, Psychologen, Ergonomen und Epidemiologen wurden hierfür Anhaltspunkte gegeben.

Spondylolyse, Spondylolisthese

Eine anlagebedingte Unterbrechung des Gelenkfortsatzes (Spondylolyse) stellt keine konkurrierende Ursache zur BK 2108 dar, selbst wenn sie mit einem leichtgradigen Gleitvorgang (Typ Meyerding I) verbunden ist. Erkenntnisse für eine prädispositionelle Wirkung für eine vorzeitige Bandscheibenschädigung liegen nicht vor. Liegen höhergradige Verschiebungen vor (Typ Meyerding II und größer), ist ein Bandscheibenschaden im betroffenen Segment eher auf die anlagebedingte Spondylolisthese zurückzuführen. Erfahrungsgemäß sind bei annähernd 80 % der Spondylolisthesen vom Typ Meyerding II (und stärker) Bandscheibenschäden im betroffenen Segment mit entsprechenden Beschwerden zu erwarten.

Hingegen ist ein Bandscheibenschaden mit entsprechenden Beschwerden im unmittelbar benachbarten Segment zur Spondylolyse/Spondylolisthese nicht regelhaft als Folge der Spondylolisthese anzusehen.

Wenn die Voraussetzungen zur Anerkennung einer BK 2108 gegeben sind, spricht dies dann eher für die Wirksamkeit exogener Faktoren, soweit nicht im Einzelfall erheblich ausgeprägte statische Veränderungen durch die Spondylolisthese hervorgerufen wurden und diese bestimmend für das vorliegende Beschwerdebild sind.

Blockwirbel

Angeborene oder erworbene Verschmelzungen von Wirbelkörpern (Spondylodiszitis, Spondylodese) nennt man Blockwirbel.

Blockwirbel stellen eine prädiskotische Deformität dar. Die angrenzenden Bandscheiben werden durch das blockierte Segment vermehrt belastet und entwickeln entsprechende bandscheibenbedingte Beschwerden. Bekannt ist dies vor allem für den Zustand nach Versteifungsoperationen an der Lendenwirbelsäule.

Asymmetrische Wirbel

Asymmetrische Wirbel sind entweder anlagebedingt, z. B. als Halbwirbel, asymmetrische Übergangswirbel oder als Keilwirbel bei juvenilen Aufbaustörungen oder erworben als Frakturfolge oder nach Spondylitis. Mit der ungleichmäßigen Belastung der angrenzenden Zwischenwirbelabschnitte stellen asymmetrische Wirbel eine prädiskotische Deformität und somit eine konkurrierende Ursache zur BK 2108 dar.

Symmetrische Fehlbildungen, wie z. B. lumbosakrale Übergangswirbel, die beidseits die gleichen Veränderungen aufweisen oder in achsengerechter Stellung verheilte Frakturen und Entzündungen stellen kein zusätzliches Risiko für die benachbarten Bandscheiben dar.

Skoliosen

Lumbalskoliosen mit einer gleichmäßigen Krümmung bei einem Winkel unter 10–25° nach COBB stellen in dieser Ausprägung keine Prädisposition für die Entstehung einer bandscheibenbedingten Erkrankung dar. Bei stärkeren Skoliosen mit einem COBB-Winkel über 25°, vor allem dann, wenn der Scheitelpunkt in der unteren LWS liegt, führen eher zu bandscheibenbedingten Erkrankungen infolge der deutlich asymmetrischen Belastung der Zwischenwirbelabschnitte im Scheitelpunkt.

Bei stärkeren Skoliosen ist ohnehin nicht mit der Ausübung belastender beruflicher Tätigkeiten zu rechnen. Die vorliegenden Erkenntnisse begründen die Annahme, dass derart ausgeprägte Skoliosen regelhaft die wesentliche Ursache von bandscheibenbedingten Erkrankungen darstellen. Eine Berufskrankheit lässt sich hier nicht hinreichend wahrscheinlich machen.

Diese Ausführungen gelten auch für die erworbenen Skoliosen, z. B. nach Verletzungen der Wirbelsäule oder bei einem signifikanten Beckenschiefstand mit nachfolgender Skoliose stärkerer Ausprägung. Eine individuelle Bewertung ist vor allem bei Skoliosen im Grenzbereich erforderlich.

Keine konkurrierenden Erkrankungen

Morbus Bechterew und **Morbus Forrestier** führen durch ihre überbrückenden Spondylophyten bzw. Syndesmophyten eher zu einer Protektion der Bandscheibe. Bei gemeldetem Verdacht auf eine bandscheibenbedingte Wirbelsäulenerkrankung sollte differenzialdiagnostisch immer an einen Morbus Bechterew gedacht werden.

Gesicherte Hinweise, dass **Herz-Kreislauf-Erkrankungen, Stoffwechselstörungen** oder andere generalisierte Erkrankungen zu Versorgungsstörungen der Bandscheiben und somit zu bandscheibenbedingten Beschwerden führen, liegen nicht vor. Aufgrund der derzeitigen Datenlage können **Adipositas, Arteriosklerose, Nikotinabusus** und **Diabetes mellitus** und ähnliche Erkrankungen nicht als konkurrierende Ursache zur BK 2108 angesehen werden (Seidler 2005).

§ 3 der Berufskrankheitenverordnung: Präventionsmaßnahmen

Die Voraussetzungen für vorbeugende Maßnahmen bei einer bandscheibenbedingten Erkrankung nach § 3 BKVO sind in der Regel gegeben, wenn eine Anerkennung einer Berufskrankheit nach BK 2108–2110 nicht ausgesprochen wird (jedoch in der Zukunft denkbar) und wenn ein Zwang zur Unterlassung der gefährdenden Tätigkeiten (noch) nicht vorliegt. Dieser Paragraph kommt auch in Betracht, wenn die übrigen Tatbestandsmerkmale noch nicht vollständig erfüllt sind. Nach Schönberger u. Mitarb. (2003) gelten folgende Kriterien für die konkrete – individuelle – Gefahr gemäß § 3, Abs. 1, BKVO:

- Objektivierung eines – beginnenden – Krankheitsbildes im Sinne der BK Nr. 2108, einschl. Röntgen morphologischer Veränderungen,
- chronischer oder chronisch-rezidivierender Krankheitsverlauf mit beginnenden Funktionsbeeinträchtigungen,
- Nachweis beruflicher Wirbelsäulenbelastungen, die nach Art und Intensität die Voraussetzungen der BK 2108 erfüllen; für das Merkmal der Langjährigkeit geforderte Mindestdauer der Einwirkung muss nicht bereits vorliegen; Beobachtung des Erkrankungsverlaufes über mehrere Jahre ist jeweils erforderlich,
- Anhaltspunkte für eine Verschlechterung der objektiven Befunde infolge der beruflichen Wirbelsäulenbelastungen liegen vor,
- sonstige besondere Risikofaktoren für die Entwicklung einer belastungsbedingten Wirbelsäulenerkrankung, z. B. ausgeprägte Segmentinstabilität nach Bandscheibenvorfall.

Liegen derartige Vorzeichen einer Berufserkrankung gemäß § 2108 vor, hat der Unfallversicherungsträger mit allen geeigneten Mitteln der akuten Gefahrentstehung einer berufsbedingten Wirbelsäulenerkrankung entgegenzuwirken. Als vorbeugende Maßnahmen kommen z. B. in Betracht:

- arbeitsplatzbezogene Maßnahmen mit geeigneten Verhältnissen und Verhaltensweisen,
- Rehamaßnahmen ambulant und stationär zur Rezidivprophylaxe,
- orthopädietechnische Hilfsmittel, wie z. B. Tragehilfen, geeignete Sitzmöbel,
- ergonomisch optimierte Arbeitsplätze,
- Rückenschule am Arbeitsplatz,
- Angebot für Ausgleichsport.

Unabhängig von den neuen Berufskrankheitstatbeständen bemüht sich die orthopädische Rückenschule schon seit Jahren in Deutschland um eine Verbesserung der Verhältnisse und Verhaltensweisen zur Vermeidung von bandscheibenbedingten Erkrankungen, u. a. auch am Arbeitsplatz (s. Kap. 14). In Rückenschulkursen erhalten Patienten nach oder bei drohenden bandscheibenbedingten Erkrankungen von entsprechenden Instruktoren Anleitungen zum richtigen Heben, Tragen, Bücken, Sitzen und Erlernen von Übungen zur Kräftigung bestimmter Muskelgruppen, welche die Wirbelsäule stabilisieren.

Pavlowski u. Mitarb. (1999) legen einen Nachweis der Wirksamkeit eines berufsbezogenen Rückentrainings für Auszubildende im Bauhandwerk vor. Bei betriebsärztlichen Untersuchungen im Rahmen des Arbeitssicherheitsgesetzes sollte den prädiskotischen Deformitäten, vor allem Skoliose, Spondylolisthesen und asymmetrischen Wirbeln, besondere Aufmerksamkeit gewidmet werden. Ein standardisierter Untersuchungsgang ist hilfreich (Grifka et al. 2000).

Klassifikation und Begutachtung

Wenn eine bandscheibenbedingte Erkrankung der Lendenwirbelsäule besteht, die langjährige Exposition in der genannten Berufsgruppe mit belastender Tätigkeit nachgewiesen ist und konkurrierende Erkrankungen ausgeschlossen sind, muss geklärt werden, ob die vorliegende bandscheibenbedingte Erkrankung das übliche Ausmaß der Volkskrankheit Kreuzschmerz überschreitet. Das Spektrum des Schweregrades bandscheibenbedingter Erkrankungen reicht vom leichten hin und wieder auftretenden Kreuzschmerz bis zum gravierenden radikulären Lumbalsyndrom mit neurologischen Ausfallerscheinungen.

Der Schnittpunkt zwischen **erheblicher und unerheblicher bandscheibenbedingter Erkrankung** ergibt sich nicht aus den Befunden in den bildgebenden Verfahren, sondern aus dem tatsächlichen Krankheitszustand mit Schmerzen, Behinderungen, Arbeitsausfallzeiten und der Notwendigkeit eingreifender ärztlicher Maßnahmen in der Diagnostik und Therapie.

Ein gewisses Ausmaß an Wirbelsäulenverschleiß mit daraus resultierenden Schulter-, Nacken-, Kreuz- und Ischiasbeschwerden ist heute als **Volkskrankheit** zu betrachten und daher – im Sinne der Begutachtung für die Berufskrankheitenverordnung – unerheblich.

Im **Fachgutachten** muss ermittelt werden, ob die vorliegende bandscheibenbedingte Erkrankung das übliche Ausmaß der Volkskrankheit überschreitet.

Anhaltspunkte für die Erheblichkeit einer bandscheibenbedingten Erkrankung ergeben sich aus der Anamnese mit der Notwendigkeit einer fachorthopädischen ambulanten oder stationären Behandlung, ggf. Operationen.

In der Gutachterpraxis hat es sich bewährt, die Grenze zwischen lokalen, auf die Wirbelsäule beschränkten und radikulären Symptomatiken zu ziehen. Bestehen nur Kreuzschmerzen, so sind diese auch bei deutlichen radiologischen Veränderungen als unerheblich im Sinne der Volkskrankheit zu werten. Dermatombezogene Ausstrahlungen ins Bein, mit korrelierenden Befunden im CT und MRT und die Einleitung entsprechender fachärztlicher Behandlung, sprechen für eine Erheblichkeit, die nach der

BK 2108 als berufsbedingte, bandscheibenbedingte Erkrankung anerkannt werden kann.

Bestehen gleichzeitig **ebenso starke Beschwerden an der Halswirbelsäule** aufgrund degenerativer Veränderungen, so sind diese ebenso wie die Beschwerden an der Lendenwirbelsäule als körpereigene Verschleißerkrankung unabhängig von der beruflichen Belastung anzusehen. Wobei auch hier der klinische und nicht der röntgenologische Befund maßgebend ist.

Insgesamt ist es auch für erfahrene Fachgutachter schwierig, die Abgrenzung einer bandscheibenbedingten Erkrankung über das altersentsprechende Ausmaß festzulegen.

17.5.3 BK 2109 Bandscheibenbedingte Erkrankungen der Halswirbelsäule

Definition

Die BK 2109 betrifft bandscheibenbedingte Erkrankungen der Halswirbelsäule durch langjähriges Tragen schwerer Lasten auf der Schulter, die zur Unterlassung aller Tätigkeiten gezwungen haben, die für die Entstehung, Verschlimmerung oder das Wiederaufleben der Krankheit ursächlich waren oder sein können. Typisches Beispiel für einen Anwendungsfall der BK 2109 ist die Tätigkeit der Fleischträger, die Tierhälften auf dem Kopf bzw. dem Schultergürtel getragen haben.

▸ **Klassifikation und Begutachtung.** Nach vorn und seitwärts erzwungene Kopfbeugehaltung und gleichzeitiges Anspannen der Nackenmuskulatur stellen die maßgeblichen schädigenden Faktoren dar. So ergibt sich für den BK-Tatbestand ein enger Anwendungsbereich (Schönberger et al. 2003). Für das Lastgewicht wird laut Merkblatt ein Grenzwert von 50 kg angegeben. Daneben sind Art und Weise der Schulterung der Lasten bzw. Größe und Form der getragenen Gegenstände für die spezifische Fehlbeanspruchung der Halswirbelsäule von Bedeutung. Aufgrund der speziellen Forderungen stellen die Anträge zur BK 2109 nur eine untergeordnete Rolle dar und werden in Zukunft ganz wegfallen, weil die berufliche Exposition durch Verbesserungen der Arbeitsplatzsituation nicht mehr gegeben ist.

Die eigentlichen, die Halswirbelsäule belastenden Tätigkeiten, wie z. B. Überkopfarbeiten, sind in der BK 2109 nicht berücksichtigt.

17.5.4 BK 2110 Ganzkörperschwingungen

Definition

Die BK 2110 betrifft bandscheibenbedingte Erkrankungen der Lendenwirbelsäule durch langjährige, vorwiegend vertikale Einwirkung von Ganzkörperschwingungen im Sitzen, die zur Unterlassung aller Tätigkeiten gezwungen haben, die für die Entstehung, Verschlimmerung oder das Wiederaufleben ursächlich waren oder sein können.

Bei den Einwirkungen im Sinne der BK 2110 handelt es sich um Ganzkörperschwingungen mit Frequenzen zwischen 3 und 5 Hertz, die zu Resonanzschwingungen des Rumpfes und der Wirbelsäule führen und auch Torsionen der Wirbelsegmente sowie horizontale Segmentverschiebungen veranlassen (Schönberger et al. 2003). Dies betrifft vor allem die Fälle, in denen neben den vertikalen Frequenzen dorsoventrale, stochastische Schwingungen auf die Wirbelsäule einwirken.

Ätiologie, Pathogenese Klinik

Wegen der unmittelbaren Schwingungsübertragung vom Becken auf die Wirbelsäule wird der untere Lendenwirbelsäulenabschnitt in der sitzenden Körperhaltung besonders stark belastet. Stoßhaltige Schwingungsbelastungen, also Schwingungsverläufe mit einzelnen oder wiederholten stark herausragenden Beschleunigungsspitzen stellen eine besonders hohe Gefährdung dar (Schönberger et al. 2003). Nach biomechanischen Berechnungen können dabei Kompressionskräfte erreicht werden, die im Experiment an menschlichen Wirbelsäulenpräparaten Mikrofrakturen der Deckplatten, der Wirbelkörper sowie Einrisse am Anulus fibrosus der Bandscheiben verursachen. Der Schädigungsfaktor dieser Ganzkörperschwingungen im Resonanzbereich für die Bandscheiben in der Literatur ist unbestritten (Brinkmann et al. 1999, Schwarze et al. 1999).

Zu den schädigenden Fahrzeugen und Maschinen gehören u. a.:

- Baustellen-LKW,
- land- und forstwirtschaftliche Schlepper,
- Forstmaschinen im Gelände,
- Bagger bei intensiver Schwingungsbelastung,
- Straßenhobel, Bodenhobel, Erdhobel,
- Schärfwagen,
- Rad- und Kettenlader,
- Gabelstapler auf unebenen Fahrbahnen,
- Militärfahrzeuge im Gelände,
- Raddozzer.

Klassifikation und Begutachtung

Die Anerkennung einer BK 2110 erfordert genaue Ermittlungen im technischen Gutachten, weil die schädigenden Einwirkungen in der Regel längere Zeit zurückliegen. Heute gibt es kaum noch Sitze an exponierten Arbeitsplätzen, die pathogenetisch wirksame Ganzkörperschwingungen zulassen. In der Anamnese muss ermittelt werden, welche mindestens 10-jährige regelmäßige Tätigkeit auf den schädigenden Fahrzeugen oder Maschinen durchgeführt wurde. Die im Merkblatt zur BK 2110 genannten, zu ermittelnden Grenzwerte für die tägliche Beurteilungsschwingstärke zeichnen sich dadurch aus, dass sie auf eine Verknüpfung zwischen den für die arbeitstechnische Beurteilung relevanten Parametern (Frequenz, Schwingungsbeschleunigung, Expositionsdauer) beruhen und auch spezielle Belastungen (Stoßhaltigkeit, ungünstige Körperhaltung) berücksichtigen (Dupuis 1999).

Die berufliche Schwingungsbelastung setzt sich aus der Gesamtzahl der Expositionstage zusammen, an denen eine definierte Beurteilungsschwingstärke erreicht wird.

Bei Taxifahrern, Gabelstaplerfahrern auf ebenem Gelände und LKW mit schwingungsgedämpften Fahrersitz wurde bisher kein erhöhtes Risiko im Hinblick auf diese Wirbelsäulenerkrankungen beobachtet (Schönberger et al. 2003).

17.6 MdE-Bewertung bei bandscheibenbedingten Erkrankungen der Lendenwirbelsäule

17.6.1 Definition und Einstufung der MdE

Einleitung

Definition

Minderung der Erwerbsfähigkeit ist die in Prozentsätzen auszudrückende Einschränkung der vollen Erwerbsfähigkeit im allgemeinen Erwerbsleben infolge eines bestehenden Gesundheitsschadens – bei der vorliegenden Fragestellung im Falle einer bandscheibenbedingten Erkrankung.

Je nach Schwere der bandscheibenbedingten Erkrankung erfolgt die Einteilung der Leistungseinschränkung in 4 Stufen (▶ Tab. 17.4).

Das **Spektrum der Leistungseinschränkung** infolge bandscheibenbedingter Erkrankungen der Lendenwirbelsäule reicht von keiner bzw. einer nicht messbaren Leistungseinschränkung (Stufe 0) bei gelegentlich auftretenden einfachen Kreuzschmerzen als Volkskrankheit, mit unerheblichem Befund im bildgebenden Verfahren, bis zu schwersten Behinderungen, z. B. durch Geh- und Stehunfähigkeit und permanenten Schließmuskelstörungen nach Massenprolaps oder nach einer fehlgeschlagenen Bandscheibenoperation (Stufe 4). Wenn regelhafte Befunde erhoben werden, welche die Erheblichkeit des Wirbelsäulenschadens deutlich machen, sollte eine **MdE-Bewertung mit relevanter** Abstufung möglich sein. Diese richtet sich in erster Linie nach den klinischen Kriterien: **Anamnese, Schmerz, klinischer Befund** und erst nachgeordnet nach den **Befunden in den bildgebenden Verfahren.**

Tab. 17.4 Einteilung der Leistungseinschränkung.

Stufe	MdE %	Leistungseinschränkung
0	0	keine
1	10	leicht
2	10–20	mittel
3	>30	schwer
4	>50	schwerst

Klinische Befunde

Die **Bewertung der klinischen Kriterien** berücksichtigt die subjektiven Angaben der Betroffenen zur Anamnese, die aktuellen Beschwerden, die Aktenunterlagen zur speziellen Krankheitsvorgeschichte und die vom Arzt erhobenen Untersuchungsbefunde. **Schmerzen** werden nach Lokalisation, Belastungsabhängigkeit, Dauer und vor allem nach ihrer Stärke beurteilt. Kreuzschmerzen ohne Beinausstrahlung sind geringer zu bewerten als Kreuzschmerzen mit radikulärer oder pseudoradikulärer Symptomatik, die in der Regel stärker und anhaltender sind.

Die **Schmerzeinteilung** bei bandscheibenbedingten Erkrankungen erfolgt wie bei anderen Schmerzen nach der visuellen Analogskala mit entsprechenden MdE-Werten (▶ Tab. 17.5). Bei Begutachtungen sind die Angaben über die Schmerzstärke jedoch nur eingeschränkt verwertbar.

Tab. 17.5 Schmerzeinteilung.

Schmerz	VAS	MdE %
leicht	0–3	0–20
mittelgradig	4–6	20–30
stark	7–10	>30

Bei der klinischen Untersuchung sind Befunde am Rücken und Bein zu bewerten. Bleibt die Symptomatik auf die Lumbalregion beschränkt, handelt es sich um ein **lokales Lumbalsyndrom** (s. Kap. 11.7.2).

Die Symptome des lokalen Lumbalsyndromes lassen sich durch rückenschulgerechte Haltungen und Verhaltensweisen relativ gut beeinflussen. **Leistungseinschränkungen** bestehen für längeres Sitzen und Stehen, für Arbeiten in gebückter Haltung sowie für das Heben und Tragen von Lasten über 10–20 kg, je nach Schmerzstärke. Günstig sind Gehen sowie der Wechsel zwischen Gehen, Stehen und Sitzen. Die therapeutische Empfehlung lautet: Aktiv bleiben, nicht ruhen.

> **Merke**
> Die MdE beim lokalen Lumbalsyndrom liegt je nach Schweregrad zwischen 10 % und 20 %.

Beim **lumbalen Wurzelsyndrom** finden sich neben mehr oder weniger ausgeprägten Symptomen eines lokalen Lumbalsyndromes Zeichen einer Nervenwurzelbedrängung (s. Kap. 11.7.10).

Je nach Schweregrad und betroffener Nervenwurzel finden sich ein oder mehrere Symptome in unterschiedlicher Kombination. Gravierend und leistungseinschränkend sind Schmerzen und motorische Störungen funktionell wichtiger Muskeln, z. B. Fußheber (Peroneus) und Kniestrecker (Quadrizeps). Residuelle Reflexabweichungen und Sensibilitätsstörungen sind nicht leistungsmindernd. Ebenso gering zu bewerten sind funktionell weniger bedeutsame motorische Störungen, wie z. B. eine Großzehenheberschwäche oder leichte Fußsenkerschwächen. Diese stellen z. B. bei fehlender oder nur geringer Schmerzsymptomatik keine OP-Indikation dar, trotz ggf. eindrucksvoller Befunde in den bildgebenden Verfahren.

Nervenwurzelsyndrome lassen sich durch rückenschulgerechte Haltungen und Verhaltensweisen relativ wenig beeinflussen. Leistungseinschränkungen bestehen für Heben und Tragen von Lasten. Sitzen, Stehen und Arbeiten in gebückter Haltung sind nur kurzfristig möglich. Auch für lumbale Wurzelsyndrome gilt die therapeutische Empfehlung: Keine Bettruhe, im Rahmen der Möglichkeiten aktiv bleiben und so gut es geht, den täglichen Verrichtungen nachgehen. Den Betroffenen ist ein großer Teil des Arbeitsmarktes auch für leichte und mittelschwere Arbeiten verschlossen.

> **Merke**
> Die MdE für lumbale Wurzelsyndrome mit mittelgradig bis starken Schmerzen und (oder) motorischen Störungen funktionell wichtiger Muskeln liegt bei 30 % und höher.

Eine persistierende gravierende Kaudasymptomatik ist eine Sonderform des lumbalen Wurzelsyndroms und bewirkt eine MdE von über 50 %. Gleiches gilt für chronisch-rezidivierende lumbale Wurzelsyndrome im Rahmen eines Postdiskotomiesyndroms Schweregrad II und III.

Bildgebende Befunde

Die MdE-Bewertung von Befunden in den bildgebenden Verfahren erfolgt nur im Zusammenhang mit dem klinischen Befund. Klinisch relevant können sein:

- Altersuntypische Höhenminderung einer oder mehrerer Bandscheibe(n),
- Arthrose der Wirbelgelenke (Spondylarthrose),
- dorsale Spondylophyten (Retrospondylose),
- Bandscheibenprotrusion,
- Bandscheibenprolaps,
- degeneratives Wirbelgleiten,
- Retrolisthese,
- postoperative Verwachsungen.

Sklerosierungen der Wirbelkörperabschlussplatten, schwarze Bandscheiben im MRT (sog. black discs) sind ebenso wie Spondylosen ohne klinische Relevanz. Randzackenbildungen haben nur als sog. Retrospondylose mit in den Wirbelkanal ragenden Knochenauswüchsen eine klinische Bedeutung mit Leistungseinschränkung, wenn es zum Wurzelkontakt kommt. Vordere und seitliche Randzackenbildungen an den Wirbelkörpern – auch bei starker Ausprägung mit tendenzieller oder vollständiger Brückenbildung – sind klinisch bedeutungslos, weil sie mit neuralen Strukturen nicht in Kontakt treten können. Sie haben allenfalls eine Bedeutung als belastungskonformes Wirbelsäulenschadensbild der Berufskrankheit.

Klinisch relevant sind deutliche, rasch eintretende Höhenminderungen der Bandscheiben unter ⅓ der ursprünglichen Bandscheibenhöhe mit vermehrter Belastung der Wirbelgelenke und nachfolgender Arthrose (Spondylarthrose), die sich klinisch als sog. lumbales Facettensyndrom im Rahmen des lokalen Lumbalsyndroms bemerkbar macht. Die hierdurch hervorgerufenen Schmerzen und Behinderungen sind nicht wesentlich leistungseinschränkend, weil sie sich durch rückenschulgerechte Haltungen und Verhaltensweisen sowie durch viel Bewegung (aktiv bleiben) gut beeinflussen lassen. Die MdE hierfür liegt unter 10 %.

Leistungseinschränkend wegen der Möglichkeit der Verschlimmerung bei inadäquater Verhaltensweise sind Verlagerungen von Bandscheibengewebe in Form von Protrusionen und Prolapsen der unteren lumbalen Bandscheiben mit Wurzelkontakt und entsprechenden Nervenwurzelsyndromen. Hierbesteht eine deutliche Leistungseinschränkung mit MdE-Werten über 30 %. Eine Ausnahme bilden meist solitäre große Protrusionen, die mehr als 5 mm über die Verbindungslinie der dorsalen Begrenzung der WK-Hinterkante ragen und (noch) keinen bzw. nur geringen Wurzelkontakt mit keinen oder geringen Beschwerden haben. Hier ergibt sich eine Leistungseinschränkung vorwiegend aufgrund des MRT-Befundes wegen drohender Verschlimmerung. Auch eine durch Röntgenfunktionsaufnahmen (Vor- und Rückneigung) nachgewiesene Segmentinstabilität kann bei geringen oder keinen Beschwerden als leistungsmindernd bewertet werden.

Unterlassung

Schadensunabhängig ist zu definieren, welche der folgenden Anforderungen des Arbeitsmarktes in welchem Umfang eingeschränkt sind und weshalb:

- Gehen,
- Stehen,
- Sitzen,
- Arbeiten in gebückter Haltung,
- Heben,
- Tragen unterschiedlicher Gewichte,
- Überkopfarbeit.

Das **Spektrum der MdE-Abstufung** bei vorliegender bandscheibenbedingter Erkrankung reicht von den niedrigen MdE-Stufen mit der Empfehlung, weiterzuarbeiten als Teil der Therapie, bis zu höheren MdE-Stufen (über 20 %) mit Unterlassungszwang.

Unterlassung bedeutet Aufgabe der gefährdenden Tätigkeit, weil Betroffene aufgrund von Schmerzen und Funktionsbeeinträchtigungen nicht mehr dazu in der Lage sind, diese Tätigkeit auszuüben und weil eine Verschlimmerung verhindert werden soll. Der Zwang zur Unterlassung ist anhand objektiver Befunde zu bestimmen. Bei geringeren MdE-Stufen besteht kein Unterlassungszwang. Grund hierfür ist die heutige Anschauung von der Behandlung und dem Umgang mit bandscheibenbedingten Erkrankungen. Während früher Ruhe und Schonung bei Kreuzschmerzen und Ischiasbeschwerden oberstes Gebot waren, rät man heute aufgrund der Ergebnisse aus kontrollierten Studien, weiter aktiv zu bleiben und seinen täglichen Verrichtungen, einschl. leichter und mittelschwerer Berufsarbeit weiter nachzugehen (Arzneimittelkommission der Deutschen Ärzteschaft 2006, Nachemson u. Jonsson 2000, Waddell, 2004, Bolm-Audorff et al. 2005, Krämer 2006).

17.6.2 MdE-Bewertungsstufen

Einleitung

Die meisten Erkrankungen werden in Stadien und Schweregrade eingeteilt. Die Stadien bandscheibenbedingter Erkrankungen richten sich nach den Diskosestadien und den dazugehörigen klinischen Erscheinungen. Die Schweregradeinteilung erfolgt in der Regel in leicht, mittelgradig, schwer, was für die Leistungsfähigkeit bei bandscheibenbedingten Erkrankungen zu allgemein und unverbindlich ist.

Um alle Leistungseinschränkungen bei bandscheibenbedingten Erkrankungen von unbedeutenden Kreuzschmerzen bis zu schwersten Behinderungen bei Nervenwurzelkompression zu erfassen, ist eine differenziertere Einteilung erforderlich, die in ▶ Tab. 17.6 wiedergegeben ist.

Tab. 17.6 MdE-Bewertung bandscheibenbedingter Erkrankungen der Lendenwirbelsäule.

Stufe	0	1	2	3	4
Leistungseinschränkung allgemein	keine	leicht	mittel	schwer	schwerst
MdE	0 %	10 %	20 %	30–40 %	50 % und höher
Diagnose	einfacher Kreuzschmerz	lok. Lumbalsyndrom mit leichten Kreuzschmerzen	lok. Lumbalsyndrom mit regelmäßigen starken Kreuzschmerzen, gelegentlich Nervenwurzelreizerscheinungen	lok. Lumbalsyndrom mit starken Kreuz-/Beinschmerzen, neurologischen Ausfällen, PDS I./II. Grades	lumbales Wurzelsyndrom, schwere motorische Störungen, Kaudasyndrom, PDS II./III. Grades
Klinik	gelegentlich Kreuzschmerzen	regelmäßige leichte Kreuzschmerzen, Residuen von leichten Nervenwurzelreizerscheinungen	regelmäßige Kreuz- und Beinschmerzen ohne Ausfälle	lok. Lumbalsyndrom, Beinausstrahlung, starke Schmerzen, neurologische Störungen	stärkste Schmerzen, Geh- und Stehunfähigkeit, Schließmuskelstörung
Bildgebender Befund	altersentsprechend	Höhenminderung, Spondylarthrose	Osteochondrose, Spondylarthrose, Protrusion	Protrusion, Prolaps, Narbe	Protrusion, Prolaps, Narbe
Leistungseinschränkung speziell	nicht eingeschränkt	häufiges Arbeiten in gebückter Haltung, Handhaben schwerer Lasten	dauerhafte Zwangshaltung im Sitzen und Stehen, mehr als gelegentliches Arbeiten in gebückter Haltung, Handhaben schwerer Lasten	Sitzen und Stehen, Arbeiten in gebückter Haltung nur kurzfristig im Wechsel, kein Heben und Tragen	jegliche berufliche Tätigkeit
Prävention	allgemeine Schutzmaßnahmen	spezielle Schutzmaßnahmen	spezielle Schutzmaßnahmen, ggf. Unterlassung	Unterlassung	Unterlassung

Bandscheibenbedingte Beschwerden ohne Leistungseinschränkung (MdE 0 %)

▶ **Diagnose.** Einfacher Kreuzschmerz.

In diese Kategorie gehören die bei jedem Menschen gelegentlich auftretenden Kreuzschmerzen mit einer hohen Punkt- und Jahresprävalenz sowie einer 100 %-igen Lebenszeitprävalenz (s. Kap. 3.1).

▶ **Klinik.** Bei jedem Menschen treten gelegentlich Kreuzschmerzen auf, z. B. nach längerem unangelehnten Stehen, vorübergehend nach schwerem Heben und Tragen, aber auch spontan ohne Ursache. Gelegentlich kann es auch zu kurzfristigen heftigen Kreuzschmerzen mit Bewegungssperre im LWS-Bereich als Lumbago (Hexenschuss) kommen.

▶ **Bildgebender Befund.** Röntgenübersichtsaufnahmen der LWS zeigen altersentsprechende Bandscheibenhöhen. Bei Schwerarbeitern und Leistungssportlern treten als Ausdruck der stärkeren knöchernen Beanspruchung Sklerosierungen der Wirbelkörperdeckplatten, ggf. mit Randkantenausziehungen, auf. Sie sind ohne klinische Bedeutung.

▶ **Leistungseinschränkung.** Auf dem Arbeitsmarkt sind alle Arbeiten, auch Schwerarbeiten möglich. Bei einer Lumbago besteht eine vorübergehende Beeinträchtigung für schwere körperliche Arbeiten, ggf. mit kurzfristiger Arbeitsunfähigkeit (Krankschreibung).

▶ **Prävention.** Primäre Präventionsmaßnahmen zur Vorbeugung bandscheibenbedingter Erkrankungen gelten für jeden Menschen (s. Kap. 14).

Stufe 1: Leichte Leistungseinschränkung (MdE 10 %)

▶ **Diagnose.** Lokales Lumbalsyndrom mit leichten Kreuzschmerzen.

▶ **Klinik.** Regelmäßig auftretende Kreuzschmerzen mit Bewegungs- und Belastungsschmerz, Muskelverspannungen, Bewegungseinschränkung der LWS, länger anhaltend. In die Stufe 1 gehören auch residuelle sensible Nervenwurzelreizerscheinungen geringer Ausprägung wie z. B. nach durchgemachtem Nervenwurzelkompressionssyndrom oder als Endzustand einer positiv verlaufenden Bandscheibenoperation.

▶ **Bildgebender Befund.** Höhenminderung einer oder mehrerer Bandscheiben, Spondylarthrose.

▶ **Leistungseinschränkung.** Da mit einer Verstärkung der regelmäßig vorhandenen Kreuzschmerzen gerechnet werden muss, sind häufiges Arbeiten in gebückter Haltung und Handhaben schwerer Lasten zu vermeiden.

▶ **Prävention.** Für die Betroffenen der Stufe 1 sind ergonomisch optimierte Arbeitsplätze, Hebe- und Tragehilfen am Arbeitsplatz sowie Sport und Gymnastik in der Freizeit zu empfehlen.

Stufe 2: Mittlere Leistungseinschränkung (MdE 10–20 %)

▶ **Diagnose.** Lokales Lumbalsyndrom mit regelmäßig starken Kreuzschmerzen, gelegentlich Nervenwurzelreizerscheinungen.

▶ **Klinik.** Häufig auftretende Kreuzschmerzen mit Bewegungs- und Belastungsschmerz, Muskelverspannung, Bewegungseinschränkung der LWS, gelegentlich ins Bein ausstrahlend, ohne neurologische Ausfälle. In diese Kategorie gehören auch postoperative Zustände mit mittelgradigen Funktionseinschränkungen.

▶ **Bildgebender Befund.** Höhenminderung der Bandscheiben, Spondylarthrose, Protrusion, postoperative Narben.

▶ **Leistungseinschränkung.** Dauerhafte Zwangshaltung im Sitzen oder im Stehen, mehr als gelegentliches Arbeiten in gebückter Haltung und Handhaben schwerer Lasten.

▶ **Prävention.** Spezielle Schutzmaßnahmen wie in Stufe 1, ggf. Unterlassung der beruflichen Tätigkeit, wenn diese mit häufiger gebückter Haltung und/oder Handhaben schwerer Lasten regelhaft einhergeht.

Stufe 3: Schwere Leistungseinschränkung (MdE 30–40 %)

▶ **Diagnose.** Lumbales Wurzelkompressionssyndrom mit starken Kreuz-/Beinschmerzen und motorischen Störungen funktionell wichtiger Muskeln. Postdiskotomiesyndrom I.–II. Grades.

▶ **Klinik.** Lumbalsyndrom mit segmentalen Schmerzen und Sensibilitätsstörungen, die ständig vorhanden sind.

▶ **Bildgebender Befund.** Protrusion, Prolaps, Narbe.

▶ **Leistungseinschränkung.** Sitzen, Stehen und Arbeiten in gebückter Haltung sind nur kurzfristig möglich und wenn, dann im Wechsel.

▶ **Prävention.** Wirbelsäulenbelastende Tätigkeiten sollten aufgegeben werden.

Stufe 4: Schwerste Leistungseinschränkung (MdE mehr als 50 %)

▶ **Diagnose.** Lumbales Wurzelkompressionssyndrom, schwere motorische Störungen, Kaudasyndrom, Postdiskotomiesyndrom II. u. III. Grades.

▶ **Klinik.** Es bestehen stärkste Schmerzen, regelmäßig müssen starke Analgetika eingenommen werden. Es besteht eine deutliche Geh- und Stehbehinderung, ggf. finden sich Schließmuskelstörungen.

▶ **Bildgebender Befund.** Protrusion, Prolaps, Narbe.

▶ **Leistungseinschränkung.** Eine regelmäßige berufliche Tätigkeit kann nicht mehr durchgeführt werden, weil allein schon durch die regelmäßige Einnahme von Analgetika, meistens morphinhaltige Präparate, das Aufsuchen des Arbeitsplatzes mit Pkw oder mit öffentlichen Verkehrsmitteln gefährlich ist.

▶ **Prävention.** Unterlassung der beruflichen Tätigkeit.

17.6.3 Bewertungsprobleme

Die Forderung nach einer MdE-Bewertung mit relevanter Abstufung, wenn regelhafte Befunde erhoben werden, stößt bei bandscheibenbedingten Erkrankungen auf gewisse Schwierigkeiten.

17.6.4 Verlauf und Prognose

Einleitung

Bandscheibenbedingte Erkrankungen zeigen einen wechselhaften Verlauf. Im Laufe des Lebens haben Frequenz und Intensität bandscheibenbedingter Erkrankungen ein Maximum im mittleren Lebensabschnitt (35–45 J.) mit allmählichem Abklingen nach dem 50. Lebensjahr. Das heißt, wenn ein 40-Jähriger ein prolapsbedingtes lumbales Wurzelsyndrom als Berufskrankheit mit einer MdE von 30 % und Unterlassungszwang anerkannt bekommt, reduziert sich im Normalfall seine bandscheibenbedingte Erkrankung innerhalb der nächsten 1–2 Jahre bei adäquater konservativer Behandlung auf ein lokales Lumbalsyndrom mit einer MdE unter 10 %. Die Gefährdung, einen neuen Prolaps zu erleiden, ist bei ihm nicht höher als bei bandscheibenbedingten Erkrankungen der Stufe I und II. Die Problematik besteht ggf. in einer Wiedereingliederung in die ursprüngliche berufliche Tätigkeit nach vorübergehender Unterlassung.

Kontrolluntersuchungen und MdE-Anpassungen sind erforderlich.

Chronifizierung durch psychosoziale Faktoren

Wenn die angegebenen Schmerzen und Behinderungen nicht dem klinisch-neurologischen Befund und dem Befund in den bildgebenden Verfahren entsprechen, ergeben sich Schwierigkeiten in der MdE-Zuordnung. Oft spielen psychosoziale Faktoren (gelbe Flagge) eine Rolle. Psychologen sollten in solchen Fällen hinzugezogen werden.

Abweichungen von der Stufeneinteilung

Bandscheibenbedingte Erkrankungen weisen bei der aktuellen Befundaufnahme und im Verlauf eine große Variationsbreite auf. Die regelhaften Befunde können unterschiedlich kombiniert sein. Es gibt lokale Lumbalsyndrome, die trotz fehlender Beinausstrahlung aufgrund starker Schmerzen und Funktionsbeeinträchtigung eine schwere Leistungseinschränkung mit einer MdE von 30 % und höher mit Unterlassungszwang bewirken. Ursache sind z. B. seltene rasche Bandscheibenhöhenminderungen mit Segmentinstabilität und starker Wirbelgelenkbelastung. Diese seltenen Fälle stellen z. B. Indikationen zur Fusionsoperation dar. Auf der anderen Seite können lumbale Wurzelsyndrome mit geringen Beschwerden einhergehen und nur eine leichte Leistungseinschränkung mit geringer MdE ohne Unterlassungszwang verursachen. In jedem Fall ist eine individuelle Bewertung erforderlich.

Postoperative Zustände

Nach der Operation eines lumbalen Bandscheibenvorfalles (Diskotomie) und nach Fusionsoperationen kommt es nur selten zu einer vollständigen Heilung der bandscheibenbedingten Erkrankung ohne jegliche Leistungseinschränkung (Restitutio ad integrum). Operiertes Bewegungssegment nach der Diskotomie und im Falle einer Fusion die Nachbarsegmente bleiben immer eine Schwachstelle mit besonderer Anfälligkeit gegenüber äußeren Einwirkungen. Schon eine relativ kleine Bandscheibenprotrusion, die beim nichtvoroperierten Patienten ein vorübergehendes lokales Lumbalsyndrom oder leichte Nervenwurzelreizerscheinungen hervorgerufen hätte, verursacht im voroperierten Segment mit narbiger Verklebung der Nervenwurzel mit seiner Umgebung starke, anhaltende Nervenwurzelreizerscheinungen mit deutlicher Leistungseinschränkung. In 10 % der Fälle entsteht nach jeder Bandscheibenoperation ein Postdiskotomiesyndrom (PDS) mit unterschiedlichen Schweregraden, die bei der MdE-Bewertung zu berücksichtigen sind. War der operierte Bandscheibenvorfall eine anerkannte Berufserkrankung im Sinne der BK 2108, so sind auch die Folgeerscheinungen der Operation, ggf. mit Postdiskotomiesyndrom unterschiedlichen Schweregrades, anzuerkennen und mit einer entsprechenden MdE zu bewerten. Wegen der relativ hohen MdE-Werte beim Unterlassungszwang bei postoperativen Zuständen ist vonseiten der Versicherungsträger Patienten mit potenzieller BK bei der OP-Indikation, Durchführung und Nachbehandlung besondere Beachtung zu schenken.

17.7 Zusammenfassung

Es geht hauptsächlich um die BK 2108 nach langjährigem Heben, Tragen und Arbeiten in gebückter Haltung. Die arbeitstechnischen Voraussetzungen für die BK 2109 (HWS) und 2110 (Ganzkörpervibrationen) sind heute nicht mehr gegeben.

Das technisch-arbeitsmedizinische Gutachten ist im Hinblick auf die Expositionskriterien und die Expositionsdauer zu überprüfen.

Bei der Untersuchung sind konkurrierende Wirbelsäulenerkrankungen wie Skoliose, Spondylolisthese und Osteoporose auszuschließen. Zur Ermittlung der Erheblichkeit sind medizinische Vorbefunde wie CT, MRT, Röntgenbilder, Operationsbefunde und Entlassungsberichte aus dem Krankenhaus bzw. aus stationären Rehabilitationseinrichtungen zu beachten.

Die Erheblichkeit des vorliegenden berufsbedingten Wirbelsäulenschadens richtet sich nach dem klinischen Befund und nicht nach den Befunden aus den bildgebenden Verfahren.

Die abschließende Beurteilung ergibt entweder die Aufgabe oder die Weiterführung der Arbeit in einem anderen oder im gleichen Bereich mit vorbeugenden Maßnahmen.

Bei den bandscheibenbedingten Erkrankungen mit gelegentlich auftretenden leichten Kreuzschmerzen besteht keine Leistungseinschränkung. Die abgestufte MdE von 10–50% und höher betrifft regelmäßig auftretende Kreuzschmerzen mit mehr oder weniger ausgeprägten Nervenwurzelkompressionssyndromen.

Fazit

Die Beurteilung bandscheibenbedingter Erkrankungen als Berufskrankheit ist dadurch erschwert, dass beim erwachsenen Menschen immer degenerative Bandscheibenschäden vorauszusetzen sind und diese sich nur schwer von belastungsinduzierten Veränderungen abgrenzen lassen.

Sachverzeichnis

A

B

F

G

H

I

J

K

L

M

N

O

P

Q

R

S

Z